임상중풍학

개정판

Integrated clinical approach to stroke

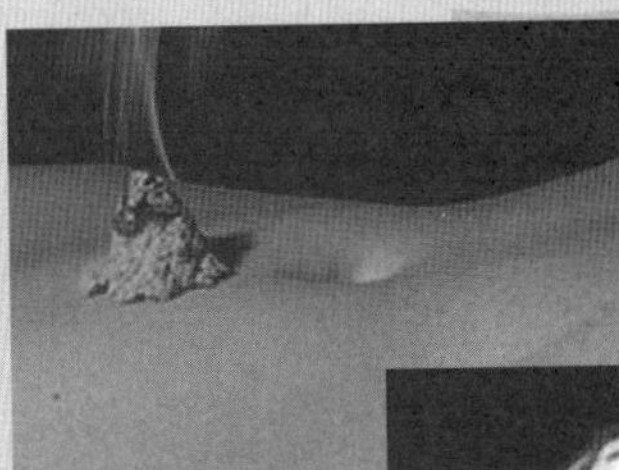

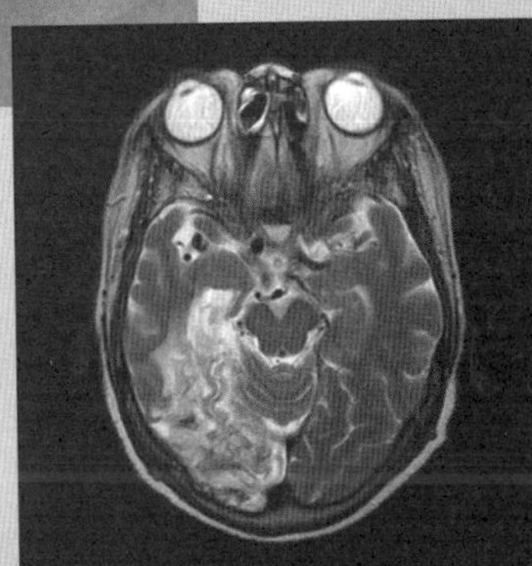

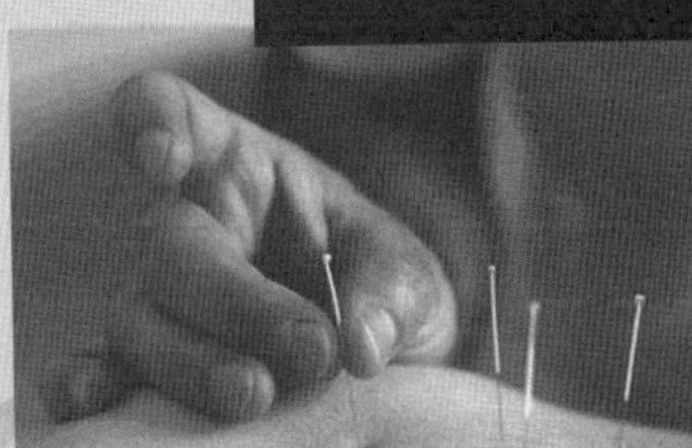

공저
김영석 문상관
박성욱 한창호

도서출판 정담

개정판 책머리에

이 책이 1997년에 출판되었으니 벌써 10년이 다가온다. 첫 출판이후 발견되는 미흡한 면을 보강할 필요성을 느껴 지난 2001년 9월 개정 첫모임 후 수차에 걸쳐 이 책을 어떻게 개정할 것인지를 논의하였다. 그 결과 중풍에 대한 최근의 새로운 내용을 소개하고, 부족한 내용은 보강하여 임상에서 손쉽게 바로 활용할 수 있도록 한다는 개정원칙을 세우고 자료를 준비하여 오다가 작년 봄부터 본격적으로 개정작업에 들어가게 되었다.

최근 뇌졸중의 하나인 뇌경색 치료는 기본적으로 혈전용해제를 사용함은 물론, 좁아진 혈관에 스텐트 삽입, 후유증 치료에 줄기세포 이식 등 날로 새로운 치료법이 대두되고 있는 실정이다. 이와 같이 국소의 병변해소를 중시하는 서의학과 전신적인 조화를 중시하는 한의학은 중풍(뇌졸중)이라는 질병에 대한 치료 관점이 다르고, 그에 따른 각각의 장단점이 있는 것이다. 그러나 현재 세계의학 조류는 서의학으로 질병중심이고, 또한 90년대 이후 세계의학계의 추세는 근거중심의학(EBM)이 중시되어 대두되고 있다.

이제는 한의학도 이런 세계의학의 조류와 추세라는 상화 변화에 따르며, 한의학 고유의 장섬은 살리고, 부족힌 점은 보강해 나갈 때 세계의학속의 한의학으로 굳건하게 자리 잡고, 세계의학에 크게 기여하는 면이 있으리라 생각한다.

따라서 이빈 개정작업에는 이와 같은 시대적 조류를 감안하여 뇌졸중이라는 질병을 보다 상세하게 기술하는 동시에 뇌졸중 전반에 대한 한의학적 관점과 이에 근거한 치료법 등을 제시하려고 하였다. 특히 중풍변증진단에 지금까지 제시된 안(案)을 참고한 새로운 변증안을 제시하여 보다 수월하게 변증치료를 할 수 있도록 하는 한편 체질적인 치료관점을 제시하여 체질을 고려한 변증치료로 상호보완토록 하였다.

이번 작업에 젊고 유능한 경희 한의대 문상관, 박성욱교수와 동국 한의대 한창호교수가 적극적으로 동참하여 내용이 일신되었음은 여간 고무스런 일이 아닐 수 없다.

그러나 우리가 다다라야 할 목표에는 이제 시작일 뿐, 아직도 한참 부족함을 잘 알고 있다. 또한 학문이라는 것은 늘 새롭게 변화하는 것이니, 그 부족함을 알고 지속적으로 개정해 나간다는 마음가짐만 있다면 점차 보다 충실한 내용이 되지 않을까 자위해본다. 이후라도 뜻을 같이하는 동료 교수들께서 부족한 점은 서슴없이 지적해주시고, 나아가 직접 참여하여 목표에 근접한 진일보된 개정판이 지속적으로 출판되기를 기대한다.

부족하나마 이 책을 통하여 중풍에 대한 동서의학적 이해와 뇌졸중에 대한 한의학적 관점, 그리고 임상 진료면에서 다소나마 도움이 되기를 기대한다.

끝으로 이 책이 나오기까지 원고정리와 교정에 수고를 아끼지 않은 2내과 의국 선생들의 노고를 치하하고, 또한 흔쾌히 출판을 맡아 애써주신 도서출판 정담의 김정찬사장께 깊은 감사를 드린다.

2007년 2월

경희의료원 연구실에서

저자대표 **김 영 석** 識

이번 개정판은 다음과 같이 개정하였다.

첫째, 총론의 내용 중 필요한 부분을 해당 각론 내용에 삽입하여 임상에서 바로 응용할 수 있도록 하는 한편, 치료편에서는 그간 발표된 임상보고를 해당 부분에 요약하여 참고하도록 하였다.

둘째, 그간의 임상경험과 "중풍병 변증진단 표준(중국안)"을 참고하여 실용적인 새로운 중풍환자 변증안을 제시하였다.

셋째, 침구치료편은 침의 중풍 치료기전에 대한 최근 연구내용과 중풍환자의 침치료에 대한 임상보고 등을 소개함과 동시에 전침・灸・頭針・자락요법 등에 대한 내용을 보강하였다. 그리고 실제 임상에서 중풍환자 침구치료에 응용할 수 있도록 구체적인 치법을 예시하였다.

넷째, 뇌졸중에 내한 내용은 이 분야의 교과서로 알려진 "아담스 신경과학 6판(Principle of Neurology-6th ed.)"의 '뇌혈관 질환편'을 참고하여 기존의 내용을 보강하였다.

다섯째, 중풍제증은 각 항목마다 관련되는 동서의학적 내용을 덧붙여 보상하였다.

목 차

CHAPTER 10 중풍의 예후 및 양생법

중풍 처방 색인

부록

CHAPTER 1

중풍에 대한 개요

중풍으로 더 잘 알려진 腦卒中은 전 세계적으로 3대 사망원인중의 하나이다. 미국의 경우 중풍은 심장병, 암에 이어 사망원인 3위를 차지하고 있으며 장기간 지속되는 심각한 장애를 만드는 질환으로서 1위에 올라있다. 한국에서는 악성종양에 이어 전체 사망원인 중에서 2위를 차지하고 있는데 통계청이 발표한 자료에 의하면 2005년에도 1년 동안 우리나라 국민의 사망원인 분석에서 중풍은 암에 이어 두 번째 사망원인으로 나타났다. 경희대학교 의과대학 예방의학 교실의 "주요 死因의 변천연구" 논문에서는 1970년대 말 이후부터 1990년대에 걸친 우리 국민들의 사망원인으로 중풍·심장병을 포함한 순환기계 질환이 첫째이고, 그 다음이 암, 사고사의 순으로 분석되었다.

이와 같이 중풍은 높은 발병률, 불량한 예후 및 死因으로서의 중요성 때문에 개인적으로나 더 나아가 사회적으로도 막대한 위험 부담을 안겨주는 질환이다. 우리나라의 경우 중풍은 1950년대 이후 줄곧 국민건강을 위협하는 주요 질환으로 자리 잡고 있으며, 사회 경제적 조건이 변화된 현재까지도 계속 국민전체 사망률의 약 15% 정도를 차지하고 있는 실정이다. 이와 같은 중풍은 예로부터 흔히 "바람에 적중 되었다" 또는 "바람 맞았다"는 뜻이다. 이는 오래된 나무가 어느 날 태풍을 만나 쓰러지거나 가지가 부러지는 모양에 비유한 것이다.

즉 갑자기 쓰러져 의식을 잃거나, 한쪽 수족을 못 쓰거나, 말을 잘 못하는 등의 증상을 중풍증이라 한 것이다. 이런 증상이 나타나는 대표적 질환이 뇌졸중(cerebrovascular accident, CVA)이다. 그밖에 뇌종양, 척수종양, 탈수초성질환, 뇌농양 등 중추신경계 질환 및 말초신경질환, 신경-근접합부질환, 근질환 등에서 중풍증에 해당되는 증상들이 나타나지만, 진단기술이 발달되지 않은 상태에서 감별하기는 쉽지 않았을 것이다. 이들 질환들을 포함한 중풍증 중에 가장 흔히 볼 수 있는 질환이 뇌졸중이기 때문에 "중풍은 바로 뇌졸중"이라고까지 말하게 되었다.

뇌졸중은 크게 뇌출혈과 뇌경색으로 나누어지는데, 뇌출혈과 뇌경색에 관한 그간의 통계를 보면 과거 우리나라의 중풍발병 추세는 7 : 3 정도로 뇌출혈이 압도적으로 많았으나 1980년대 이후부터 뇌출혈이 차지하는 비율이 현저하게 감소되어, 최근의 연구에서는 뇌경색이 1.5배 정도로 많은 것으로 보고 되고 있다.

이와 같은 경향은 앞으로 평균수명의 연장, 노인인구의 증가로 더욱 증대될 것으로 예상되며 이는 歐美(1945년 이후)와 일본(1960년 이후)에서 이미 경험한 바이다.

중풍의 발병연령에 관한 최근의 연구에 의하면 60대와 70대가 가장 많았다. 이는 50대와 60대에서 가장 많았던 과거에 비해 서구의 예처럼 평균수명의 연장과 더불어 호발연령이 점차 고령군으로 이동하는 추세임을 보여준다. 또한 30~40대의 젊은 층에서 중풍의 발병이 점차 증가하는 추세인데 이는 최근 복잡다단해진 사회생활에서 과도한 업무와 끊임없는 스트레스에 시달리는 반면에 운동량은 적어진 때문으로 생각된다.

뇌졸중의 예후에 관하여 1985년부터 1987년까지 16개 유럽국가와 2개의 아시아 국가의 뇌졸중환자를 대상으로 WHO에서 조사한 바에 따르면 전체 사망률이 15~57%로 나라에 따라 매우 다양하게 보고 되고 있으며 전반적으로 허혈성 뇌졸중의 사망률이 출혈성 뇌졸중의 1/3~1/4 수준이다. 우리나라의 경우 1980년대 후반에는 전체 사망률의 약 20~28% 정도인 것으로 보고 되었는데, 최근의 연구에서는 전체 사망률의 10.2%로 과거에 비해 크게 감소한 것으로 나타났다. 중풍의 유형별로는 허혈성 뇌졸중의 사망률이 3.8%, 출혈성의 경우 19.7%로 허혈성 뇌졸중에 비해 출혈성이 5배정도 사망률이 높은 것으로 보고 되었다.

그간 한의학에서는 천여년의 오랜 임상경험이 축적되어 중풍 치료에 커다란 기여를 하여왔다. 그러나 아직 중풍의 기저질환인 고혈압, 당뇨병 및 급성기의 뇌부종, 뇌압상승 등에 대한 응급치료 측면에서는 부족한 면이 있어 서의학적 보완이 필요한 실정이다. 부족한 부분에 대해서는 적극적인 연구가 진행중이다. 현재 경희의료원 한방병원에서는 동서의학 상호간의 장점을 잘 살려서 중풍환자에게 보다 효과적인 치료를 하고 있다. 앞으로 중풍에 대한 동서의학 상호간의 장점을 살린다면 중풍의 급성기 및 후유증치료는 물론 예방적인 차원에서 획기적인 발전이 있을 것으로 기대된다.

1 風病의 개념

한의학에서 風病(Wind disease)에 대한 개념은 대단히 광범위하고, 시대가 변함에 따라서 풍에 대한 인식이나 사용이 달라져 왔다. 풍은 "有象無形"한 천지지간 正氣의 하나로 天에 在하여 八居의 位를 循할 적에는 만물이 힘입어 生長收藏하는 것이다. 그러나 한 번 太過淫溢, 卽 流動이 過極할 때는 無形의 邪氣로 變하여 우리 몸을 침입, 善行數變하여 百病의 長이 되는 것이다. 黃帝內經 風論에 "風者 百病之長也 至其變化乃爲他病也 故有偏風, 腦風, 漏風, 內風, 首風, 目風, 腸風, 泄風, 又有肝風, 心風, 脾風, 肺風, 腎風"이라 하여 모든 병의 발생에 風邪가 관여됨을 언급하였다.

최근에 「東洋醫學 大辭典」, 「漢方醫學 大辭典」 및 「病源辭典」에 대한 이장원의 조사보고에서 "風"字가 붙은 병명이 무려 402종 이었다.

이를 증후별 내용에 따라 5대별 하였는데,

첫째 : 外感風邪가 원인이 되어 나타난 경우와
둘째 : 風의 屬性인 遊走性, 多變性을 따라 명명된 경우, 즉 風邪 및 風屬性을 나타낸 것이 162예,
셋째 : 신경계 질환으로 운동신경과 감각신경의 장애와 관련된 경우가 118예,
넷째 : 동통을 주증으로 나타낸 경우가 115예,
다섯째 : 搔痒症을 주증으로 나타낸 경우가 39예 등이었다.

또한 風病의 현대적 질환별 분류를 보면,

첫째 : 신경계 질환(중추신경계 및 말초신경계 병변, 즉 CVA, 뇌척수염, 전간, Parkinson's dis., 다발성 말초신경염…),
둘째 : 관절질환(퇴행성, 변형성, 결핵성, 류머지스성 관절염 등…),
셋째 : 피부질환(습신, 접촉성 피부염, 건선, 세균성 피부염, 나병, 대상포진 등),
넷째 : 감각기질환(시각기(내, 외장), 청각기(염증)…) 등 전신적으로 관련되어 "風은 百病의 長"으로 그 변화에 따라 모든 질병에 관련되어 있음을 알 수 있다.

2 중풍에 대한 諸家說

중풍에 대한 기록은 B.C. 2674년경의 황제내경에서 중풍의 증에 해당되는 偏枯, 仆擊, 暴病暴死, 不病卒死, 痱病 등의 표현을 찾아 볼 수 있다. 여기에서 擊仆 또는 仆擊이란 卒然仆倒한 상태를 말하는데 세칭 卒中이라 하며 중풍의 초기증상을 말한다. 偏枯란 口眼喎斜, 半身不遂한 상태를 말하며, 세칭 癱瘓과 腲腿風으로 卒中후에 나타나는 증상을 말한다. 대개 偏枯는 반드시 먼저 쓰러진 後에 오는 상태로 보아 擊仆偏枯라 하였다. 痱病은 舌强不語, 脣吻不收한 상태를 말하는데, 세칭 風懿 또는 風氣라 하며 역시 卒中후에 나타나는 重症의 증상을 말한다. 이후 張仲景은 傷寒論 辨太陽病脈證幷治法에서 "太陽病 發熱 汗出 惡風 脈緩者 名爲 中風"이라 하여 중풍이란 명칭이 처음 발견되나 여기서의 中風이란 현재의 中風이 아니고 傷字의 뜻과 같은 傷風, 즉 外感病의 虛證을 말한 것이고, 金匱要略의 中風歷節病脈證幷治에 오늘날의 中風에 해당하는 것으로 "夫風之爲病 當半身不遂 或但臂不遂者 此爲痺 脈微而數者 中風使然"이라 하고, 病邪의 침입정도에 따라 中絡, 中經, 中腑, 中臟으로 증후를 분류하였다. 巢元方은 중풍의 증후를 中風, 風懿, 風喎, 風痱, 風偏枯 등으로 5분류하였고 이후 孫思邈은 中風大法有四라 하여 偏枯, 風痱, 風懿, 風痺로 中風을 四大證으로 분류하고 구체적인 증후를 논하였다.

金元代에 이르러 중풍병인설에 대한 종래의 설을 부인하고 劉河間은 主火說을 주장하고, 중풍의 병증이 주로 九竅에 나타나는 重症인 中臟과 주로 사지에 병증이 나타나는 비교적 輕症인 中腑로 나누었고, 李東垣은 主氣說을 주장하고 中臟, 中腑에 口眼喎斜가 주증으로 나타나는 中血脈을 추가하였다. 이후 朱丹溪는 主濕說을 주장하며 분류는 東垣를 따르는 한편, 左半身不遂는 癱이라하고, 이는 血虛하면 痰火가 좌측으로 遊走한 때문으로 左癱이요, 右半身不遂는 瘓이라하고, 이는 氣虛하면 痰火가 우측으로 遊走한 때문이라 하여 右瘓이라 하였다. 이들 三家는 내경이후 唐宋代까지의 外邪風(內虛邪中)說을 부인하고, 주병인이 내인성인 火, 氣, 濕이라 주장하여 중풍병인에 대한 사고의 획기적 전환을 이루게 되었다. 그후 王安道는 "人有卒暴僵仆 或偏枯或四肢不擧 或不知人 或死 或不死者 世以中風呼之"라 하여 중풍을 정의하고, 내경이후 당송대까지와 금원대 三家의 병인설을 논해 "因於風者 眞中風也, 因於火與氣與濕者 類中風而非風也"라 하여 외감성으로 인한 경우는 眞中風이요, 내인성으로 인한 경우는 類中風이지 중풍이 아니라고 하여 병인에 따라 중풍을 眞中風, 類中風으로 분류하였는데, 이는 후대 醫家들에게 혼동을 가져오고 논쟁의 빌미가 되었다.

明代의 李梴은 중풍을 眞中風, 似中風(類中風)과 內傷을 겸한 兼中風으로 분류하였고, 孫一奎는 口開, 手撒, 眼合, 遺尿, 鼻鼾 등증을 五臟絶證이라 하였으며, 龔廷賢은 口眼喎斜를 中經絡에 넣어 中臟, 中腑, 中血脈, 中經絡으로 4대분하였고, 李中梓는 중풍의 重症인 中臟證에서 閉證과 脫證을 구분하여 牙關緊閉, 兩手握固한 症은 閉證이고 口開(心絶), 手撒(脾絶), 眼合(肝絶), 遺尿(腎絶), 鼻鼾(肺絶)의 五臟絶證을 脫證이라 하였다. 張景岳은 "非風一證 卽時人所謂中風證也"

라 하여 중풍이란 風이 원인도 아니고, 風證도 아니라 하여 "非風"이라 못박고, 동시에 내경의 厥逆證이 소위 非風證에 해당된다 하고, 의식혼미의 정도에 따라 重證, 危證을 구분하여 의식이 있으면 經病이요, 혼수상태면 臟病이라 하였다. 樓英은 중풍이란 속세에서 부르는 이름이며, 중풍의 證은 갑자기 쓰러지고, 半身不遂, 口眼喎斜 및 舌强不語등증이 나타나는 것이다. 갑자기 쓰러지는 것을 內經에서는 擊仆라 하였고, 세칭 卒中이라 부른다 하여 처음으로 "卒中"이란 명칭을 사용하였다. 또한 卒中之初와 中分淺深하여 中淺은 半身偏痛, 舌能言하며 中深은 半身不遂와 舌亂言한다 하였다. 淸代에 이르러 葉天士는 체내의 陽氣變動으로 內風이 생하여 중풍이 발병된다고 하는 內風說을 주장하였고, 淸末 서의학이 전래된 이후 張錫純은 風의 自內生이라 하여 內中風이라 하고, 대부분의 원인이 五內大虛하기 때문이며, 내경의 厥證이 곧 腦充血이라 하였다. 또한 河間의 主火는 腦充血을, 東垣의 主氣는 腦貧血을 일으키고 丹溪의 主濕은 腦充血과 腦貧血증의 겸증으로 나타날 수 있다고 하여 서의학과의 연계를 시도하였다. 근래 1970년대 중국에서는 중풍을 서의학의 뇌졸중에 국한시키는 동시에 역대 제가의 설을 요약정리하고, 辨證에서도 의식의 유무를 기준하여 中經絡과 中臟腑로 구분하였다. 그리고 中臟腑를 閉證과 脫證으로 나누어 邪氣가 實하여 內閉된 경우를 閉證이라 하고 이를 다시 熱象의 유무에 따라 陽閉證과 陰閉證으로 나누며, 元陽이 虛脫되어 五臟絶證이 나타나는 경우를 脫證이라 하였다.

최근 1983年 이래 中風에 대한 표준화작업이 진행되어 1987年에는 國家標準局에서 "中風病診斷與療效平定標準"을 발표하여 中風의 정식병명을 "中風病" 및 "卒中"으로 病症名을 통일하고, 진단 및 치료효과의 평가기준을 제시하여 향후의 임상연구와 教育 발전에 새로운 전기를 마련하였다.

한편 우리나라에서는 세종의 명에 의한 鄕藥集成方이래 楊禮壽, 許浚, 周命新, 康命吉, 黃度淵등이 三家說을 위주하였으나 李濟馬의 東醫壽世保元 즉 四象體質論이 나온 이후 中風도 각체질의 병리적 특성에 따라 발병의 양상 및 병증이 다르고 치료도 그에 따라 달라져야 한다는 주장이 제기되어 현재 임상에서 상당히 실용적으로 활용하고 있다. 지금 우리는 이 사상체질을 기본으로 기존의 변증론을 상호연계하여 보다 합리적이고 실용적인 치료법을 연구하고 있으며 이를 바탕으로 1995년 이래 중풍에 대한 표준화작업을 진행 중에 있다.

3 중풍의 정의

"중풍"에 대하여 王安道는 사람이 갑자기 쓰러져 혹은 죽거나 혹 죽지는 않으나 半身을 못 쓰거나 혹은 사지를 못 쓰거나, 혹은 사람을 잘 알아보지 못하는 병을 세상 사람들이 중풍이라(人有卒暴僵仆 或偏枯 或四肢不擧 或不知人 或死 或不死者 世以中風呼之 -溯回集-)고 부른다 하였고, 戴思恭은 중풍이 발병되면 갑자기 쓰러져 혼수상태로 사람을 알아보지 못하고 혹 痰涎이 壅盛하여 인후에서 가래 끓는 소리가 나거나, 혹은 口眼喎斜와 手足癱瘓症이 나타나거나, 혹은 半身不遂, 혹은 舌强不語 등의 증이 나타나는 것을 中風證이라(中風之證 卒然暈倒 昏不知人 或痰涎壅盛 咽喉作聲 或口眼喎斜 手足癱瘓 或半身不遂 或舌强不語) 하였으며, 許浚은 사람이 풍을 맞으면 갑자기 쓰러져 인사불성이 되거나 정신이 몽매해지고, 手足의 麻痺, 口眼喎斜가 나타나고, 言語가 蹇澁해지거나 不語증상 및 痰涎이 壅盛해지는 등의 증상이 대표적인 中風大證이라(中風大證 : 風中於人 曰卒中 曰暴仆 曰暴瘖 曰蒙昧 曰口眼喎斜 曰語言蹇澁 曰痰涎壅盛)고 하였다. 서의학에서는 이런 中風證이 나타나는 질환으로 뇌혈관질환, 뇌종양, 뇌염 등 대부분 중추신경계질환이 속하지만 그 중에 대표적인 것이 뇌혈관질환(cerebrovascular accident, CVA)이다. 이는 뇌의 급격한 순환장애로 인하여 갑자기 의식장애와 운동장애(주로 반신불수) 및 언어장애 등을 일으키는 질환이다. 이렇게 특징적으로 의식의 소실 및 국소성의 신경증상이 갑자기, 극적으로 나타나는 양상이 아주 인상적이어서 CVA외에 Stroke, Apoplexy, Shock 등의 여러 명칭이 생겼는데 이들 명칭에는 번개나 벼락같은 강타로 인하여 신체의 일부, 또는 전체가 마비되는 상태 및 졸지에 쓰러진다는 의미가 포함되어 있다.

결론적으로 중풍은 갑작스런 의식장애(暴仆, 卒暴僵仆, 不知人, 不省人事, 暈倒, 昏不知人, 精神夢寐 등의 표현), 운동장애(或偏枯, 或四肢不擧, 手足癱瘓, 半身不遂, 口眼喎斜 등의 표현) 및 언어장애(或舌强不語, 暴瘖, 言語蹇澁…) 등의 증상이 나타나는 병증을 "중풍" 또는 "뇌졸중"이라 정의한다. 이를 보면 중풍은 뇌졸중(CVA)이 대표적이나 그 외에 뇌종양, 수막염, 뇌염 등 중추신경계질환들이 다수 포함됨을 알 수 있다. 뇌졸중외에 중풍증을 나타내는 다른 질환들은 앞으로 더욱 연구가 필요할 것으로 생각된다.

참고문헌

- 康命吉: 濟衆新編, 행림서원, 서울, 1976
- 樓 英: 醫學綱目, 일중사, 서울, 1992
- 上寸 和夫 외: CT, MRI 時代の腦卒中學(上, 下), 日本臨床社, 大阪, 1993
- 서순규: 성인병·노인병학, 고려의학, 서울, 1992
- 巢元方: 諸病源候論, 集文書局, 臺北, 1975
- 孫思邈: 備急千金要方, 國立中國醫學硏究所, 臺北, 1974
- 孫一奎: 赤水玄珠全集, 上海著易堂藏版, 上海, 1914
- 宋太宗命撰: 太平聖惠方, 한성사, 서울, 1979
- 沈金鰲: 沈氏尊生書, 自由出版社, 臺北, 1973
- 沈金鰲: 雜病源流犀燭, 北京中醫藥出版社, 北京, 1994
- 楊士瀛: 仁齊直指方(全), 동의사, 서울, 1978
- 楊札壽: 醫林撮要, 흑조사, 서울, 1968
- 吳 謙: 醫宗金鑒, 大中國圖書公司, 臺北, 1977
- 吳錫璜: 聖濟總錄, 文瑞印行, 上海, 1919
- 吳天民: 醫學正傳, 의약사, 서울, 1973
- 王 燾: 外臺秘要, 성보사, 서울, 1975
- 王肯堂: 證治準繩, 성보사, 서울, 1982
- 王冰 註: 黃帝內經, 고문사, 서울, 1971
- 王淸任: 醫林改錯, 臺灣東方書店, 臺北, 1960
- 윤치훈, 윤태영, 최종명, 박순영, 유동준: 우리나라 주요사인의 변천에 관한 연구, 경희의대논문집 18(2), 서울, 1993
- 이병행: 중풍론(Ⅰ), 대한한의학회지 3(5), 서울, 1965
- 이병행: 중풍론(Ⅱ), 대한한의학회지 4(2), 서울, 1966
- 통계청: 2002년 사망원인 통계결과, 통계청, 서울, 2003
- 홍원식: 중국의학사, 동양의학연구원, 서울, 1984
- 이정춘: 풍병에 대한 문헌적 고찰, 경희대학교, 서울, 1990
- 김영석: 중풍의 병인, 병리에 대한 문헌적 연구, 동양의학 7(1), 서울, 1981
- 許 俊: 東醫寶鑑, 남산당, 서울, 1971
- 張·馬 合註: 黃帝內經素問靈樞合編, 臺聯出版社, 臺北, 1977
- 채인식: 金匱要略精解, 동양통신대학출판부, 서울, 1965
- 劉完素: 劉河澗三六書, 성보사, 서울, 1976
- 李 梴: 醫學入門, 臺聯國風出版社, 臺北, 1973
- 葉天士: 臨証指南醫案, 商務印書館, 香港, 1976
- 巢元方: 諸病源候論, 集文書局, 臺北, 1975
- 張錫純: 醫學衷中參書錄, 한성사, 서울, 1977

- 李　杲: 東垣十書(醫經溯洄集), 경희대학교 한의학부, 서울, 1973
- 陳存仁: 中國醫史學, 中國醫學研究所, 香港, 1969
- 朱震亨: 丹溪心法, 五洲出版社, 臺北, 1969
- 世宗命撰: 鄕藥集成方(卷一), 행림서원, 서울, 1974
- 李中梓: 醫宗必讀(卷六), 文光圖書有限公司, 臺北, 1977
- 康命吉: 濟衆新編, 행림서원, 서울, 1976
- 樓　英: 醫學綱目, 일중사, 서울, 1992
- 張介賓: 景岳全書, 臺聯國風出版社, 臺北, 1976
- 黃度淵: 醫宗損益(券六), 의약사, 서울, 1976

CHAPTER 2

중풍의 분류

중풍(뇌졸중)의 분류는 먼저 한의학적인 분류와 서의학적인 분류로 대별한다.
각 분류의 대표적인 분류법은 다음과 같다.

1 중풍의 분류

한의학에서는 病位, 病因, 證候 및 病態에 따라 중풍을 분류한다.

1) 病位에 따른 분류

- 中絡 : 邪在於絡하여 肌膚不仁하고, 半身 혹은 한쪽 手足麻木하며, 혹 한쪽 肢體가 少力하거나, 혹 口眼歪斜 등의 증상을 兼한다.
- 中經 : 邪在於經 卽重不勝하고, 半身不遂하며 口眼歪斜하고 舌强言語蹇澁하며, 혹 不語하고 半身麻木한다.
- 中腑 : 邪在於腑 卽不識人하고, 半身不遂하며 口眼歪斜하고 舌强言語蹇澁하며 혹 不語하고 半身麻木하며 意識迷蒙한다.
- 中臟 : 邪在於臟하면 舌則難言하고 口吐涎하며, 必有意識昏迷하고 혹 昏睡하며, 半身不遂하고 口眼歪斜하며 舌强言語蹇澁하고 혹 不語한다.

이는 張仲景이 金匱要略의 "中風歷節病脈證幷治"에서 中風證을 風邪의 침입정도(淺深)에 따라 분류한 것이다.

2) 病因에 따른 분류

- 眞中風 : 외감풍사로 인한 중풍
- 類中風 : 金元三大家인 劉河間, 李東垣, 朱丹溪의 火, 氣虛 및 濕痰으로 인한 중풍

중풍의 병인설은 내경이래 당・송대까지는 "正氣의 虛한 틈을 타고 外風邪가 침입하여 발병된다"는 外感風邪說이 주였고, 금・원대에 들어와 유하간은 "主火說"을, 이동원은 "主氣說"을, 주단계는 "主濕說"을 주장하여 外感風邪說과는 다른 원인설을 주장하였다. 그후 王履는 당・송대까지와 금・원대 삼가의 中風病因說을 논하면서 外感風邪로 인한 경우는 眞中風이요, 火・氣・濕으로 인한 경우는 類中風이지 중풍이 아니라고 하여 병인에 따라 중풍을 眞中風과 類中風으로 분류하였다. 그후 명말・청초의 程國彭은 "醫學心悟"에서 眞中風은 傷寒中風을 포함한 졸중인 중풍을 말하고, 類中風은 풍이외의 병인에 의한 중풍과 유사하지만 중풍은 아니라고 하였다. 즉 "中風者는 眞中風也요, 類中風者는 似中而非中風也라. 若類中者에 寒則厥冷하고 嘔瀉而暴痛也요, 暑則赤日中行而卒倒也요, 濕則痰涎壅盛而閉塞也요, 火則面赤하고 煩渴하며 脣燥而便閉也요, 食則因于過飽而胸脹滿悶也요, 氣則因于盛怒而閉塞無音也요, 惡則因登塚入廟 冷屋樓遲而頭面青黯也요, 虛則面色晄白하고 鼻息輕微也라"하여 그 원인에 따라 中寒, 中暑, 中濕, 中火, 中食, 中氣, 中惡 및 中虛 등으로 나누고, 각각의 특징적인 증후를 기술하였다.

그리고 眞中風과 類中風은 卒倒, 不語, 昏冒 등의 증상은 공통적으로 나타나나 類中風에서는 喎斜, 搐搦, 偏廢不仁의 증상 및 六經證은 나타나지 않는다고 하여 眞中風(腦卒中)과는 다른 病으로 인식하였고, 간혹 類中風에 眞中風이 서로 겸하게 되면 偏枯, 喎斜 등의 증상이 같이 올 수도 있다고 하였다. 이후 吳謙도 類中風에서는 口眼喎斜나 偏廢不仁不用 등의 증상이 나타나지 않는다고 하여 程國彭에 동조하고 있다. 한편 沈金鰲는 "沈氏尊生書"에서 중풍은 風이 虛한 틈을 타고 병이 된 것으로 虛야 말로 眞風의 근본이다. 中風病은 오로지 虛로 말미암은 것이니 腑虛하면 中腑요, 臟虛하면 中臟이요, 血脈이 虛하면 中血脈으로 각각 나타나는 증이 다른 것이다. 類中에 대하여 혹 痰으로 인하여 中하거나, 혹 火로 인하거나 혹 暑, 혹 濕, 혹 虛, 혹 氣, 혹 惡로 인하여 中하거나 하여 비록 所中之因이 하나가 아니나 모두 類中風이다. 무릇 類中風이란 卒倒, 偏枯, 言語蹇澁, 痰涎壅盛 등의 症이 모두 中臟, 中腑, 中血脈의 眞中風과 서로 같으나 단, 六經之形證이 없는 것이 다르다고 하여 程國彭과는 다른 견해를 보이고 있다. 이상의 두 경우가 眞中風, 類中風에 대한 대표적 견해이다. 저자는 그간의 眞中風이나 類中風 모두 현재의 腦卒中으로 대표되는 똑같은 중풍이라고 본다. 단지 중풍을 일으키는 원인설이 다를 뿐, 中風의 실체는 다름이 없는 것이다.

중풍이 발병되어 3대 증상인 의식장애, 운동장애, 언어장애 등증이 나타난다면 이는 모두 똑같은 中風證인 것이다. 원인이 外邪風이든지 寒이나 暑, 濕, 虛, 氣, 痰, 火 등이든지 위의 3대증상이 나타나면 모두 현재의 중풍(腦卒中)이다. 만약 程의 말대로 風이외의 원인으로 卒倒, 昏冒, 不語 등증이 나타나나 口眼喎斜나 偏閉不仁不用 등증이 없다면 이는 중풍이 아니고, 있다면 중풍인 것이다.

이들 卒倒, 昏冒, 不語 등의 증상은 단지 일시적인 의식장애 상태에서 나타날 수 있는 증상으로 현재의 중풍(뇌졸중)과는 전혀 다른 것이다. 또한 沈이 眞中, 類中의 증상을 똑같이 본 것은 타당하나 六經之形證의 유무로 眞中, 類中을 구분한 것은 옳지 않다. 중풍(뇌졸중)에서 六經之形證이 혹 합병될 수는 있으나 큰 의의는 없는 것으로 본다. 眞中 類中의 구분은 王履가 그 당시까지의 주원인설인 風說에 새롭게 제기된 風이 아닌 원인들인 火・氣・濕說을 대비하여 眞中, 類中으로 나누어 보았다고 생각된다. 아무튼 원인에 따라 진짜중풍, 유사중풍으로 나눌 수는 없다. 중풍(腦卒中)은 현재까지 많은 원인이 밝혀져 있고 원인에 따라 중풍의 주요증상이 변하는 것은 아니다. 그간 類中風에서 거론된 원인들도 모두 중풍의 원인이 될 수 있는 것들이다. 중풍은 둘도 셋도 아닌 하나이다. 단지 편의에 따라 나누어 활용할 뿐이다.

3) 證候에 따른 분류

- 偏枯 ; 半身不遂
- 風痱 ; 身無痛, 四肢不擧
- 風懿 ; 奄忽不知人
- 風痺 ; 諸痺類風狀(知覺障碍類) 등

孫思邈은 中風大法有四라 하여 위와 같이 偏枯, 風痱, 風懿, 風痺로 4분류하였다. 이는 중풍 발병후 증상의 특징 및 輕重에 따른 분류로 흔히 중풍 4대증이라 한다. 이들 중풍 4대증에 대한 좀 더 구체적인 증상은 다음과 같다.

(1) 풍의 風懿

일명 風癔이라고도 한다. 갑자기 혼미하여 쓰러져 사람을 알아보지 못하고 舌强不語하며 喉中이 塞塞되어 噫噫하는 痰聲이 있는 것은 病이 臟腑에 있는 것이다. 갑자기 쓰러진후 口眼喎斜, 不語하나 身軟, 汗出하면 生하고 身强直, 不汗出하면 死한다. 이는 痰水가 制火하고 心竅를 閉塞하여 不語하는 것이다. 熱者는 牛黃淸心元을, 虛者는 導痰湯을 쓴다. 이는 중풍이 발병되어 의식장애가 나타난 졸중기(급성기)의 상태를 말한 것이다.

(2) 편고 偏枯

이는 신체의 좌 또는 우 어느 한쪽의 肌肉이 枯瘦되는 병변이 있는 것으로 대개 반신불수, 偏癱, 偏風, 手足癱瘓, 偏廢不仁 등이 같은 의미로 쓰인다.

偏枯는 반신불수, 환측의 肌肉枯瘦, 骨間疼痛을 주증으로 하는 중풍 후유증의 하나이다. 楊士瀛은 血氣가 偏虛하여 風邪가 偏身에 침입한 때문이라고 하였고, 李東垣은 風邪가 分肉之間에 침입한 中腑證이라 하였다. 仲景은 偏枯에 대하여 반신불수로 환측의 肌肉을 잘 못쓰면서 통증이 있고, 言不變, 志不亂 한 것은 병이 分腠之間에 있는 것이니 마땅히 溫臥取汗하고 巨鍼으로 治한다고 하였다.

(3) 풍비 風痱

痱는 廢와 같은 뜻으로 靈樞 熱病篇에서 痱病은 身無痛하고 四肢不收하며 志亂不甚하고 언어가 微細한데, 重證은 不能言한다 하였다.

언어가 微細하지만 그래도 분별할 수 있게 말을 하는 경우는 치유될 수 있고, 언어가 전혀 불능한 경우는 重證으로 불치에 속한다. 東垣은 痱病을 中臟證이라 하였는데 이는 痱病의 重證인 志亂, 不能言의 경우를 말한 것으로 본다.

통용방으로 換骨丹, 神仙飛步丹을 쓰는데, 實者는 疏風順氣元, 承氣湯類를 虛者는 十全大補湯, 八寶廻春湯 등을 쓴다.

(4) 풍비 風痺

痺는 邪氣가 경락을 막아서 통하지 못하므로 나타나는 병증을 말한다.

대부분 風寒濕의 三邪가 肌表의 경락과 골절을 침범하여 주로 지각장애 증상과 가벼운 운동마비, 혹은 관절의 腫大 등이 나타난다.

즉, 風痺證은 汗出후에 風寒에 감촉되어 血이 肌膚에 응결되어서, 또는 虛邪가 신체에 침범한 후 久留하여 제거되지 않아서 일어나는데, 혹 痛癢하기도 하고, 혹 麻痺도 되며, 혹 衛氣가 순행되지 못하면 不仁證이 나타난다.

不仁은 不柔和를 뜻하는데 痛癢, 寒熱, 灸刺 등의 감각을 느끼지 못하거나 둔마된 상태, 즉 지각장애 상태를 말하는 것이다. 앞에 거론된 風懿, 偏枯, 風痱가 風火로 인한 陽에 속한 병이라면 風痺證을 風寒濕 三氣의 合病으로 인한 陰病으로 난치에 속한다.

4) 病態에 따른 분류

혼미, 인사불성 등 의식유무에 따른 분류이다.

- 中臟腑證
  - 閉證
    - 陽閉證
    - 陰閉證
  - 脫證
- 中經絡證

(1) 중장부증

갑자기 쓰러져서 인사불성 등 의식장애와 함께 반신불수, 언어장애 등 증이 나타난다.

- 폐증 : 邪實內閉한 때문으로 위의 증상외에 牙關緊閉하여 口噤不開하고 兩手握固하여 大小便閉하고 肢體가 强痙한 증상이 나타난다.
  熱의 유무에 따라서 陽閉證과 陰閉證으로 나눈다.
  - 양폐증 : 實熱風火之證으로 閉證 주요증상외에 火熱證이 나타난다.
  - 음폐증 : 痰氣閉阻之證으로 閉證 주요증상외에 實證이 나타난다.
- 탈증 : 陽氣虛脫된 상태로 五臟絶症이 나타난다.

(2) 중경락증

큰 의식장애 없이 半身不遂, 口舌歪斜, 言語蹇澁 및 偏身麻木, 眩暈, 頭痛 등이 나타난다. 이는 병정의 상태, 특히 혼미, 인사불성 등 의식유무에 따른 분류로 현재 중국에서 사용하고 있다.

2 뇌졸중의 분류

1) 뇌졸중의 임상적 분류

(1) 무증후성 Asymptomatic

- 뇌혈관질환중 뇌 또는 망막증상이 없는 경우

(2) 국소성 뇌기능장애 Focal brain dysfunction

- 일과성 뇌허혈발작(Transient ischemic attack, TIA)
- 뇌졸중(Stroke)
  - 뇌출혈(Cerebral hemorrhage)
  - 지주막하출혈(Subarachnoid hemorhage, SAH)
  - 뇌동정맥기형을 동반한 두개내출혈(Intracranial hemorrhage from an AVM)
  - 뇌경색(Cerebral infarction)
- 혈관성 치매(Vascular dementia)
- 고혈압성 뇌증(Hypertensive encephalopathy)

2) 뇌혈관질환의 병리학적 분류

(1) 폐쇄성(허혈성) 뇌혈관질환 Occulosive cerebrovascular disease

- 경색종류에 따른 분류
  - 뇌혈전증(Cerebral thrombosis)
  - 뇌색전증(Cerebral embolism)
- 허혈성 뇌혈관질환의 신경학적 변화에 따른 분류
  - 일과성 허혈발작(Transient ischemic attack, TIA)
  - 가역성 허혈성 신경학적 결손(Reversible ischemic neurologic deficit, RIND)
  - 진행성 뇌허혈증(Progressive stroke)
  - 고정성 뇌허혈증(Completed stroke)

(2) 출혈성 뇌혈관질환 Hemorrhagic cerebrovascular disease

- 뇌내출혈(Intracerebral hemorrhage)
- 지주막하출혈(Subarachnoid hemorrhage)

참고문헌

- 김기환: 뇌졸중의 분류 및 임상증상, 대한내과학회지, 20(4), 서울, 1977
- 김영석: 중풍(뇌졸중), 대한한방내과학회지 제15권 2호 부록-중풍학술대회 논문집, 서울, 1995
- 대한신경외과학회: 신경외과학, 대한신경외과학회, 서울, 1994
- 上寸 和夫 외: CT, MRI 時代の腦卒中學(上, 下), 日本臨床社, 大阪, 1993
- 서울대학교 의과대학편: 신경학, 서울대학교출판부, 서울, 1993
- 이병행: 중풍론(Ⅰ), 대한한의학회지 3(5), 서울, 1965
- 이병행: 중풍론(Ⅱ), 대한한의학회지 4(2), 서울, 1966
- 張仲景: 仲景全書, 集文書局, 臺北, 1972
- 中醫學院 編: 中醫·內科學, 商務印書館, 香港, 1977
- 程國彭: 醫學心悟, 宏業書局有限公司, 臺北, 1976
- 吳 謙: 醫宗金鑒, 大中國圖書公司, 臺北, 1977
- 沈金鰲: 沈氏尊生書, 自由出版社, 臺北, 1973
- 孫思邈: 備急千金要方, 國立中國醫學硏究所, 臺北, 1974
- Classification of Cerebrovascular Disease Ⅲ (Special Report From the National Institute of Neurological Disorders and Stroke), Stroke 21(4), 1990

CHAPTER 3

중풍의 병인병리

1 중풍의 병인병리

1) 中風病因에 대한 諸家說

內經(BC. 2674년경, 戰國時代)의 「風論」, 「陰陽別論」 등에서 正氣가 虛할 때에 外感風邪 즉 虛邪賊風이 침입하여 中風이 발생하게 된다 하였고, 「玉機眞藏論」에서는 脾氣太過한 경우를, 「通評虛實論」에서는 肥貴人의 高梁之疾임을 언급하였으며, 「熱病篇」에서 偏枯는 熱이 中風 발생에 관여됨을 시사하였으며, 「厥論」 등에서 中風病理에 해당하는 부분과 症을 볼 수 있는데, 특히 「生氣通天論」에서는 五志過極이 薄厥證의 원인이 됨을 언급하였고, 「至眞要大論」에서의 諸風掉眩은 모두 肝에 속한다고 하여 風證과 肝과의 관계를, 諸痙項强은 모두 濕에 속한다고 하여 濕과의 관계를, 諸逆衝上은 모두 火에 속한다고 하여 火와의 상관관계를 언급하였으며, 「海論」에서는 腦轉耳鳴 등 증상은 腦髓不足에서 온다고 하여 腦에 대해서도 언급을 하였다.

대체로 內經의 원인설은 正氣가 虛할 때에 外邪風이 침입한다는 外感風說이 위주가 됨을 알 수 있으며, 그 외에 확실한 병인을 밝히지는 못하였지만 五志過極, 厥證, 脾氣太過, 肥貴人의 高梁之疾 및 火, 濕, 熱, 腦髓不足 등에서도 中風에 해당되는 證 및 원인이 될 수 있음을 언급하였다.

- 張仲景(142~220)은 「金匱要略」에서 風病은 脈絡이 空虛하게 되면 風邪가 虛한 틈을 타서 인체에 침입, 半身不遂가 된다고 하여 風邪가 中風의 원인이 되고, 風邪의 침입정도(侵入淺深)에 따라 絡, 經, 腑, 臟으로 傳入한다고 하였다.
- 巢元方(6~7c)은 中風은 사람이 風(虛邪賊風)에 적중된 것이라 하여 內經 「刺節眞邪論」의 外感風邪가 正氣不足시에 침입하여 발병한다는 병리를 따랐고, 이후 宋代까지 中風病理의 근간으로 자리하였다.
- 扁鵲(BC 5c 전후)은 中風을 五邪의 일종인 風邪의 침입으로 보았는데, 이는 傷寒論의 中風과 같은 것으로 지금의 中風(뇌졸중)은 아니며, 華佗(2c初)는 虛邪賊風이 五臟之中한 五臟風

을 말하여 外邪風說을 따랐고, 孫思邈(590~682)은 素問의 風論 및 刺節眞邪論에서 인용하여 역시 外感風邪로 보았으며, 王燾(670~755)는 巢元方의 諸病源候論을 인용하며 外感風邪說을 따랐다.

- 宋代의 太平聖惠方(992)을 위시하여 陳言(1131~1189), 嚴用和 등이 모두 外邪風說을 따랐는데, 그 중에 嚴用和(1200~1261)는 正氣先虛하는 원인으로 喜, 怒, 憂, 思, 悲, 驚, 恐의 七情 및 飮食不節, 勞役內傷 등 내적인 요소를 거론하였다.

- 劉河間(1110~1200)은 素問玄機病原式에서 風이라는 것은 末을 말한 것이며 소위 中風癱瘓은 肝木의 風이 심해서 卒中하는 것이 아니요, 또한 外中于風한 것도 아니다. 이는 養生失宜하여 心火가 暴甚한데 腎水가 虛衰하여 心火를 제어할 수 없게 되므로 陰虛陽實하게 되고 熱氣가 怫鬱하여 心神이 昏冒하고 筋骨을 不用하여 卒倒失神하는 것이다. 대부분의 원인이 喜, 怒, 思, 悲, 恐의 五志가 過極해서 卒中하는 것이고 五志過極은 모두 熱甚하게 한다고 하였고, 또한 肥人에 中風이 많은 것은 氣虛하여 그런 것이 아니고 소위 腠理가 치밀하여 氣血이 鬱滯가 잘 되어 소통이 어렵기 때문이라 하였다. 素問病機氣宜保命集에서도 風은 본래 熱에서 生하니 熱이 本이요 風은 標라 무릇 風이라고 말하는 것은 熱인 것이다 라고 하여 唐宋 이전까지의 外邪風說을 부인하고 因火說을 주장하였다.

- 張子和(1156~1228)는 風이란 것은 반드시 風熱이 相兼하며, 善行而數變하는 것은 모두 厥陰肝의 작용이라 하였다. 무릇 肝木이 自盛하여 中風에 이르는 것은 風이 홀로 그렇게 된 것이 아니고 대개 肺金이 心火로부터 제어를 받아 勝木을 못하기 때문이라 하여, 心火가 근본원인이 됨을 주장하며 河間의 主火說을 따랐다.

- 李東垣(1180~1251)은 「東垣十書」에서 中風이라는 것은 外來風邪가 아니고 本氣自病이라 대개 사람이 40세를 지나 氣衰之際에 혹 憂, 喜, 憤怒로 그 氣를 손상하였을 경우에 이 병이 많으며 壯歲之時에는 없는 것이다. 壯歲之時라도 肥盛한 者는 간혹 발병되는데, 이는 또한 形盛氣衰한 때문이라 하여 氣虛說을 주장하였다.

- 朱丹溪(1281~1358)는 西北地方은 기후가 寒하여 外邪風에 所中되는 者가 있으나, 東南方은 기후가 溫하고 습기가 많으므로 風病이 있는 것은 風이 아니며 모두 濕生痰하고 痰生熱하며 熱生風한 것이라는 因濕痰說을 주장하였다. 이는 지역적인 濕多한 기후적 요인만을 논한 것이나, 저자는 肥滿濕多한 체질적인 소인으로 보는 것이 보다 타당하다고 생각된다.

- 虞天民(1438~1515)은 古人이 말한 中風은 그 證을 말한 것이요, 三先生은 그 원인을 말한 것이라 하였으며, 王安道가 眞中, 類中을 구분한 것에 의문을 나타내고 중풍증후가 서로 비슷한데 그 원인이 그렇게 다를 수 있겠느냐며, 그 원인은 風濕痰火가 虛를 끼고 발병되는 것이라 하여 虛가 중풍발병의 근본임을 언급하며 동원의 主虛說을 따랐다.

- 李梴(1575)은 眞中과 似中으로 나누어 眞中風은 外邪風說을 따랐고, 類中風에 대한 병인으로 河間이 主火, 東垣이 主氣, 丹溪가 主濕說을 주장하였으나, 內傷의 원인과 관계가 깊은 兼中風과 似中風은 火・氣・濕 세 가지 모두 연쇄적인 요인이 되는 것이라 하고, 三家所主가 비록 서로 다른 것 같지만 실은 같은 것이라 한 것은 濕卽中氣不運하여 痰이 생기고 痰은 因火로 動하여 風을 生하기 때문이니, 濕이 氣와 火의 二子之見을 겸한 것이라 하였다. 또한 중년에 氣血이 始衰하여 腠理空疎하고 七情, 勞役, 飮食 등으로 內傷元氣하면 賊風이 침입하여 兼中이 되는 경우는 東垣의 이른 바 外邪가 直傷한 것이 아닌 本氣病이라고 하였다.

- 孫一奎(1522~1619)는 中風은 대개 先傷於內한 후에 外感風邪가 서로 겸하여 병이 된다 하였고, 類中風의 원인은 三家說인 中火, 中濕, 中虛 외에 中氣, 中寒, 中暑, 食厥, 勞傷, 房勞 등을 거론하였다.

- 王肯堂(1551~1631)은 中風은 熱盛하여 生風하면 卒倒하고 偏枯가 된다. 그 원인은 火가 本이요 風이 標가 되니 心火가 暴甚하면 腎水가 반드시 衰하고 肺金이 이미 먹혀 肝木이 自旺케 된다. 먼저 心火를 降火시켜 주게 되면 肝木 스스로가 平해진다 하여 心火를 근본원인으로 보았다.

- 龔廷賢(1522~1619)은 眞中風의 경우 종래의 外感風邪說을 따랐고 類中風의 원인으로는 三家說을 중심으로 분류하였는데, 孫과 같이 房事六慾으로 腎虛精耗하게 되는 경우를 중시하였다.

- 張景岳(1563~1642)은 風에 中한 것은 眞風이라 하여 外感之表證을 말하고 風에 속한 것은 木邪라 하였으며 屬風은 內傷之裏證으로 곧 厥逆內奪之屬이라 이는 內經의 厥逆證을 말하는 것이다. 厥逆證은 氣血敗亂이 되어 發하는 것으로 非風證에 속하고 그 때까지 소위 中風이라 하는 것은 "非風"이라 칭하였다. 그리고 非風證은 內傷積損頹敗하여 발병한 것이지 外感風寒의 所致가 아님을 주장하였다. 또한 非風卒倒 등 증은 氣脫아닌 것이 없다 하고, 그 원인은 素不能愼, 七情內傷, 酒色過度하여 먼저 五臟의 眞陰이 傷한 것이 이 病의 本이고, 혹 年力衰邁하여 氣血이 將離한 즉 積損하여 頹가 되니 이것은 發病之因이라고 하였다. 대개 그 陰이 먼저 虧하고, 뒤에 損陽하며 陰이 下에서 陷하고 陽이 上에서 다하여, 陰陽이 相失함에 이르면 精과 氣가 交하지 못하기 때문에 홀연히 昏憒해서 졸연히 仆倒하는 것이라고 하여 非風證의 병인을 논하였다.

- 楊禮壽(1500년대)는 中風이란 其證이요, 火氣濕은 其因이라 하였으며, 비록 火氣濕 三者가 원인이라 해도 반드시 外邪가 侵侮하여 발생하는 경우가 절대로 없다고는 못한다 하여 外邪가 中風病因의 한 요소로 작용함을 시사하였다.

- 許浚(1540~1615)은 종래의 虛邪賊風說 및 三家說을 인용하였고, 方賢(1642)은 四大證을 說하고 특히 飮酒中風인 漏風과 房勞가 원인인 內風 즉 勞風에 대해 이는 飮酒, 房勞로 인해 正氣가 虛해졌을 때에 外邪風이 침입한다는 外邪風說을 말하였다.

- 李中梓(1588~1655)는 眞中風 및 類中風의 원인을 종래의 설에 따랐는데, 類中風 중에 濕中은 厚味醇酒로 인한 內中濕과 山嵐瘴氣 및 久臥濕地로 인한 外中濕으로 나누어 논하였다.

- 張璐(1617~1698)는 類中卒倒는 비록 屬虛, 屬火, 屬痰으로 나누지만 이는 모두 腎氣가 衰微한데서 연유되는 것이라 하여 腎氣虛弱을 근본원인으로 보았다.

- 周命新(1825)도 眞中, 類中으로 분류하여 종래의 설을 인용하였고, 康命吉은 中風熱症과 中風虛症으로 나누어 熱症은 河間說을, 虛症은 東垣說을 따랐으며, 程國彭(1662~1735)도 종래의 설을 따랐으나, 眞中風의 中臟證에서 臟腑의 素有熱 및 本虛寒에 따라 熱風과 寒風으로 분류하였고, 火中의 경우는 將息失宜하여 心火暴盛한 경우를 實火로, 腎水枯涸하여 虛火上炎한 경우를 虛火로 구분한 것이 특이하고, 濕中도 李中梓와 같이 內濕과 外濕으로 나누었다.

- 葉桂(1667~1746)는 前人들과는 견해를 달리하여 체내의 陽氣變動으로 內風이 발생한다고 하였다. 이는 즉 "肝은 風臟인데 精血의 衰耗로 말미암아 水不涵木하므로 木少滋榮하는 故로 肝陽이 偏亢하여 內風이 발생한다"고 한 것이니, 中風의 원인은 外風이 아니라 內風에 기인하는 것이라 하여 內風을 중풍의 주요병인으로 제시하였다.

- 徐靈胎(1693~1771)는 中風의 內因인 七情, 飮食失節, 色慾勞傷 등으로 眞元이 耗散하고 營衛가 空疎하면 邪氣가 虛한 틈을 타서 침입하게 되는데 氣虛之人은 衛外가 不密하여 外風이 易入하고, 血虛之人은 肝木이 不平하여 內風이 易作하므로 발병된다고 하여 外風, 內風을 논하였고, 類中의 경우는 肥人은 多痰하고 瘦人은 多火하니, 火는 곧 痰의 本이요, 痰은 곧 火의 標라, 痰火가 煎熬하면 壅閉氣道하여 痰熱이 風을 生하기 때문에 類中이 된다고 하였으니, 中風발병의 원인을 外風, 內風, 痰火로 보았고, 內風의 경우는 葉氏의 內風說을 따랐다.

- 沈金鰲(1701~1775)는 '中風이란 風이 虛한 틈을 타서 병이 된 것이다. 東垣의 主虛, 河間의 主火, 丹溪의 主痰說은 각기 다른 것 같으나 이들 관계는 모두 虛로 인하여 無根之火가 발하는 것이요, 虛하기 때문에 逆上하여 痰이 생하는 것으로 東垣이 그 本을 말했으며, 河間, 丹溪가 각각 그 標를 말한 것이다. 虛하지 않고는 痰과 火가 發하지 못하는 것이니 虛야말로 中風의 근본이라고 하여 東垣의 主虛說을 강력히 지지하였다.

- 吳謙(1736~1795)은 虛邪賊風이 從外而中하면 사람의 四肢와 신체를 傷하게 하는 때문에 中風이라 하고, 痰火가 從內而發하면 사람의 心主之官을 병들게 하니 痰火體中이라 하여 종래의 外邪風說과 痰火說을 주장하였고, 類中風證은 三家說을 중심으로 하여 그 원인을 거론하였다.

- 王淸任(1768~1831)은 內經 이하 三家의 中風說을 근본적으로 부인하고 半身不遂의 本源이 元氣虧損에 있다고 주장하였다. 그가 언급한 반신불수의 기전을 보면 만약에 十分(100%)의 元氣中에 五成(50%)이 虧하면 五成(50%)이 남게 되고 左右 각 半身에는 二成半(25%)씩만

남게 되는데, 이 때에는 半身不遂에 이르지는 않지만 이미 氣虧의 상태이며, 不疼不癢하기 때문에 자각하지는 못하는 것이다. 여기에 元氣가 一虧하면 자연히 經絡이 공허해지고, 그 공허한 틈에 氣가 한편으로 歸併하게 되니 만약에 右半身의 二成半元氣가 左偏으로 歸併하면 右半身이 無氣하여 右半身不遂가 되고, 左半身의 二成半 元氣가 右偏으로 歸併하면 左半身 無氣가 되어 左半身不遂가 된다라고 하였다.

- 張錫純(1860~1933)은 中風證은 대부분 五內가 大虛한 때문이며 혹 선천적으로 虛하거나, 혹은 육체적, 정신적으로 과로하게 되면 風(內風)이 經絡을 침입, 膜原을 뚫고 臟腑에 도달하여 臟腑의 기능실조가 되어 갑자기 혼도하거나 반신불수, 언어장애 등 증을 일으키는 것이라 하여 五臟이 크게 虛해진 상태가 근본원인임을 말하였다.
- 李濟馬(1894)는 새롭게 四象體質에 대한 병리를 論하고, 中風에 대한 言及에서 太陰人의 경우는 中風이 肝受熱裏熱病證에 속한 병증이라 하여 中風발병도 체질과 밀접한 관련이 있음을 시사하였다.
- 張壽頤(1873~1934)는 부귀한 사람이 평소 기름지고 단 음식을 과다하게 먹으면 痰濕이 쌓여 熱이 積滯되고, 積滯된 熱에서 風이 발병되어 갑자기 쓰러지고 偏枯症狀이 나타나는 것이라 하고 內經의 通評虛實論에서 "少謂 仆擊, 偏枯, 肥貴人則高梁之疾也"라 한 條文을 중시하여 中風의 원인이 肥甘・膏粱珍味로 인한 高梁之疾이라 하였다.

최근 1980년대 이후 중국에서는 기존의 역대 제가설을 나름대로 정리하여 병인설 및 그에 따른 치법을 제시하고 있다. 이들의 주장을 살펴보면 최근 중국에서의 동향을 살펴볼 수 있다. 陳紹宏(1988)은 중풍원인이 그간의 대표적인 虛와 瘀, 痰, 火, 風 등이나 발병기전이 氣虛生瘀하고 血瘀生痰하며 痰鬱化火하고 火極生風하여 발병한다하여 그간의 병리변화와는 다른 견해를 제시하였다. 즉, 중풍은 元氣가 虛한 것이 發病之根本이고 痰瘀互結하여 痰熱生風하는 것이 病機의 핵심이다. 따라서 중풍치료는 病機에 따라 復元固本하며 逐瘀化痰하고 泄熱熄風하며 通腑降逆하여야 한다고 하였다. 이에 대한 문헌적 근거로 "〈類證治載:中風〉曰, 凡類中風病出于臟, 精去卽氣去, 所以 眩暈 猝倒 :氣去卽神去, 所以 昏憒無知, 陰陽脫離, 卽以"元氣虛爲本"이다. 〈醫林改錯〉曰, 元氣旣虛, 必不能達于血管, 血管無氣, 必停留爲瘀, 卽"氣虛生瘀"이다. 〈景岳全書:痰飮〉曰, 血不利卽爲水요, 〈血證論〉曰, 血積日久, 亦能化爲痰水라. 즉 血瘀生痰하며 痰瘀互結하고 結聚不散하며 郁而生熱하고 熱極爲火하니 卽, 痰郁化火하며, 〈明醫指掌 類中風〉指出 :"有病風者, 非風也, 皆由濕生痰, 痰生熱, 熱生風" 卽 火極生風이라."를 인용하였다.

- 劉淑琦(1997)는 중풍은 평소에 嗜酒肥甘하고 飢飽失宜하거나 혹은 形盛氣弱하고 中氣虧虛하여 脾失健運하면 取濕生痰하고 痰郁化熱하는 경우, 또는 본래 肝陽이 旺盛하여 橫逆犯脾하면 脾運失司하여 內生痰濁하는 경우, 또는 肝火內熾하면 煉液成痰하는데, 여기에 年老体衰해지

면 肝腎陰虛해져서 肝陽化風하는 경우, 또는 五志化火한데에 肝風이 痰火를 끼게 되는 경우에 橫竄經絡하고 蒙蔽淸竅하여 돌연 昏仆하고 喎僻不遂하는 중풍이 발병된다. 즉, 중풍은 濕痰이 기본病因이며, 따라서 중풍치료는 化痰除濕의 치법으로 경락, 臟腑간에 정체된 痰濕을 제거하여야 한다고 하였다.

• 孔立, 盧尙岭(2000)은 그간 중풍병에 대한 학설로 內虛邪中, 肝陽暴亢, 氣虛血瘀, 痰熱腑實 등 몇몇 설이 있으나 복잡한 병증을 나타내는 중풍병을 완전히 밝혀낸 학설은 없다. 그중에 葉天士가 말한 "內風體內陽氣之變動"에서 代表氣의 이상운동이 바로 氣機逆亂을 일컫는 데, 바로 이 氣機逆亂이 중풍의 주요병리이다. 氣機逆亂으로 亂于頭하면 神明被擾하고, 오장기능이 모두 영향을 받아 질서가 깨지고 엄격한 규율성이 무너져 복잡한 병증이 나타나는 경우(亂于頭則 五臟 皆亂, 亂于頭則爲厥逆頭重眩仆)가 있고, 氣機逆亂은 氣化기능을 잃게 되고, 津液不化하여 水濕 痰濁하게 되고, 脈內에서 血滯하거나 脈外로 血溢하면 瘀血이되고, 氣不行하면 氣滯가 되며, 痰, 瘀와 氣滯는 다시 氣機逆亂의 원인이 되며, 상호 작용하여 生寒化熱, 化火하고 阻閉絡竅하여 중풍이 되는 경우가 있다.

따라서 중풍의 근본치법은 調理氣機이다. 調理氣機하면 장부기능이 회복되어 질서가 잡히고 氣化기능이 정상적으로 돌아가 痰 瘀 火 熱 등 모든 邪氣가 氣機의 調暢에 따라 병리적 변화없이 회복되므로 중풍이 근본적으로 치료되는 것이다. 즉 治風은 先調氣라, 氣調하면 風은 스스로 없어진다. 이 調理氣機는 마땅히 中焦에 근거하여 升降을 파악하여야 한다. 中焦는 氣機升降의 중추이기 때문에 中焦氣機를 조절하면 五藏氣機가 순조롭게 조절되어 회복되므로 氣化기능을 정상화하는 데 관건이 된다. 中焦가 통하게 되면 脾는 升淸하고, 胃는 和降하게되어 비로서 氣血津液이 정상적으로 化生하여 온몸에 보내지고 糟粕도 비로서 몸 밖으로 배출되는 것이다. "脾氣升則肝腎亦升"하고, "胃氣降則心肺亦降"하니, "中氣者和濟水火之機요, 升降金木之樞라." 따라서 중풍병의 급성기에는 마땅히 中焦의 氣機를 調理시켜 五藏氣機를 회복시켜야 한다고 하였다.

2) 中風 주요 원인설에 대한 고찰

(1) 내풍설 內風說

中風原因說중 風說은 外邪風說과 內風說이 있다. 이 중에 外邪風說은 內經이래 唐宋代까지 주요한 중풍의 원인설이었지만 金元代의 三家인 河間, 東垣, 丹溪 이후에도 계속 하나의 中風原因說로서 중요시되어 왔다. 그러나 저자는 이제 外邪風이 침입하여 臟腑의 병리변화를 가져오고 中風을 일으킨다는 설은 아주 배제하고자 한다. 따라서 風說은 이 外邪風說이 아닌 臟腑機能의 失調로 인한 內風說을 말하는 것이다.

葉天士는 "內風乃身中陽氣之變動"이라 하여 內風은 體內 陽氣의 변동을 말하며 그 주된 원인으로 肝陽化風, 熱極生風, 陰虛動風 및 血虛生風을 제시했다. 앞의 두 개는 實風이고 뒤의 두 개는 虛風이다. 이 중에서 肝陽化風은 中風 발생과 가장 밀접한 관계가 있는 것으로 대개 情志의 損傷에서 기인하는 경우가 대부분이다. 정신적으로 긴장을 많이 하거나 신경을 많이 쓰게 되면 肝腎의 陰이 소모되어 傷하게 되고 陰虛陽亢하게 되면 水不涵木하여 陽은 가라앉지 못하고 뜨게 된다. 오래되면 陽은 더욱 뜨고 陰은 더욱 虛하게 되어 결국은 下虛上實하게 된다. 陰이 陽을 제어하지 못하면 肝의 陽氣는 제어 받음이 없이 더욱 上亢하게 되어 內風이 형성된다. 가벼우면 筋惕肉瞤하고 肢麻振顫하며 眩暈欲仆하거나 혹 口眼喎斜나 혹 半身不遂가 된다. 심하면 血이 氣를 따라 上逆하여 갑자기 昏厥하는데 혹 閉厥이 되거나 혹 脫厥이 되기도 한다.

이와 같이 肝陽化風의 병리변화는 먼저 肝腎陰虧하고 陰虛陽亢한 후에 오는 것이다. 肝腎의 陰은 서로 통하기 때문에 "乙癸同源"이라고도 한다. 故로 腎陰이 부족하여 水가 木을 滋養하지 못하게 되면 항상 肝陽이 上亢하여 內風이 動하게 되는 것이다. 이는 임상에서 전형적인 上盛下虛의 상태로 나타나니 肝陽이 上亢하면 眩暈하고 耳鳴하며 上氣面紅하고 目赤目糊하며 감정이 쉽게 격동하고 脈은 弦而數하는 上盛症狀과 肝腎이 부족하면 腰膝痠軟하고 兩足이 軟弱無力한 下虛의 증상이 바로 그것이다.

(2) 화열설 火熱說

河間은 '風은 본래 熱에서 生하니 熱이 本이요, 風은 標라. 무릇 風이라고 말하는 것은 熱이라 소위 中風癱瘓은 養生失宜하여 心火가 暴甚한데 腎水가 虛衰하여 心火를 제어할 수 없게 되므로 陰虛陽實하게 되고 熱氣가 怫鬱하여 心神이 昏冒하고 筋骨을 不用하여 卒倒失神하는 것이다. 대부분의 원인이 喜, 怒, 思, 悲, 恐의 五志가 過極해서 卒中하는 것인데, 이는 五志가 過極하게 되면 모두 熱甚하게 되는 때문이라 하여 五志過極 및 心火暴甚이 中風發病의 주요한 병인병리의 하나가 된다. 이 후에 張子和는 '風이란 반드시 風熱이 相兼하며, 善行而數變하는 것은 모두 厥陰肝의 작용이라 肝木이 自盛하여 風이 홀로 그리된 게 아니고 肺金이 心火로부터 제어를 받아 勝木을 못하기 때문이라 하여 心火가 주요원인임을 말하였다. 王肯堂은 火가 本이요 風이 標라, 心火가 暴甚하면 반드시 腎水가 衰하고 肺金이 제어를 받아 肝木이 自旺케 된다. 治法은 먼저 心火를 降火시켜야 하니, 心火를 내린즉 肝木이 스스로 平해진다고 하여 모두 河間의 說을 따랐다.

임상에서 보면 정신적인 stress가 과도하게 되면 氣가 鬱滯되고 가슴속에 火熱이 요동함을 느끼며 쉽게 흥분하게 되는 데, 이를 흔히 心火 또는 裏熱이라 한다. 이와 같이 五志, 즉 정신적인 자극이 과도하게, 또는 오래 지속될 때 인체의 陰陽, 氣血 및 五臟의 생리적 평형상태에 영향을 미쳐 氣가 鬱滯되고 이것이 오래되면 陽을 따라 熱로 변하게 되니 이것이 바로 火熱이 內生하는 원인이다. 만약에 성냄이 지나쳐서 內傷케 되면 肝鬱氣滯하게 되고 오래되면 肝火가 된다. 肝火가 亢盛하게 되면 肝의 陽氣의 升發作用이 太過하게 되어 頭脹頭痛하고 面紅目赤하며 急躁易怒하고 眩暈耳鳴하는데 심하면 氣와 火가 동시에 逆하게 되어 血菀于上하면 薄厥이 되기도 한다.

思慮勞心이 과도하면 心陰心血이 소모되어 傷하게 되고 오래되면 心의 陽熱이 상대적으로 亢盛되어 心火가 된다. 心火가 亢盛케 되면 心神과 神明이 躁擾하여 躁動不安하고 신경을 쓰면 쉽게 흥분하여 억제하기가 어려워져 心煩하고 不眠하며 多夢하고 말이 많아지는 등의 증상이 나타난다. 또한 心火가 過亢되는 것과 동시에 肝火에도 영향을 미쳐 肝火上炎의 증상들이 나타나기도 한다. 이상은 五志가 過極하면 모두 火熱로 변할 수 있는데 특히 肝火, 心火 및 裏熱의 상태로 가장 많이 나타나고 오래도록 지속되면 中風발병의 원인으로 작용하기도 한다.

(3) 습담설 濕痰說

丹溪는 동남지방은 기온이 따뜻하고 濕氣가 많은 데 中風이 발병되는 것은 風邪가 아니고 濕土에서 痰이 생기고, 痰에서 熱이 생기며, 熱에서 風이 生한 때문이라고 하여 中風의 원인이 風邪가 아닌 濕痰이라 하였다. 그러나 여기서의 濕은 濕多한 동남지방의 기후인 外濕을 말한 것이고, 후에 李中梓가 말한 膏粱厚味나 厚味醇酒의 과식으로 脾胃가 實해져서 나타나는 內中濕으로 보는 것이 타당하다.

또한 丹溪는 '痰은 火를·따라 昇降하는 것으로 이르지 않는 곳이 없다. 百病이 痰으로 인한 것이다 하여 五臟六腑에 작용하여 病證을 일으킴은 물론, 經絡에 阻滯되면 肢體가 痲木하거나 半身不遂가 되고, 만약 痰濁이 頭部로 침입하면 淸陽이 상승하지 못하고 濁陰이 하강하지 못하므로 眩暈昏冒 등의 증상이 나타날 수 있다. 그리고 痰은 대개 風이나 熱, 濕을 끼고 병을 일으키는 경우가 많아 항상 風痰, 熱痰, 濕痰 등으로 표현된다. 특히 風痰은 內風이 動하는 것과 관계가 있으니, 만약 風痰이 經絡의 흐름을 방해하면 脈絡이 막히게 되어 經隧의 氣血 흐름이 不通되어 肢體가 痲木되고 半身不遂 등이 된다.

만약 風痰이 舌本을 막으면 言語蹇澁이 되고, 淸竅를 蒙蔽하여 중풍이 발병되면 의식장애가 된다. 熱痰의 증상은 中風의 卒中期에 자주 나타나는데 의식장애, 반신불수, 언어장애 등의 증상 외에 변비, 舌苔黃膩, 脈弦滑 등의 熱證이 나타난다. 濕痰은 평소에 음식을 절제하지 못하고 기름진 음식의 과식과 음주를 과음하여 생기는 것으로 內中濕에 해당된다. 이 濕痰은 中焦를 阻滯하여 氣의 昇降작용에 失調를 일으켜서 腹脹滿하며 便秘가 되고 眩暈하며 昏冒하게되는 것이다.

(4) 어혈설 瘀血說

瘀血은 전신의 혈액순환이 원활치 못하여 국소에 혈액이 정체되거나 혹은 체내에 머물러 消散되지 못한 離經의 혈액을 말한다. 瘀血이 형성되면 氣血의 운행에 영향을 미쳐 臟腑 기능의 失調를 초래하여 다양한 질병을 일으키므로 병리적 産物인 동시에 중요 병인의 하나이다. 瘀血은 두 가지로 나누어 볼 수 있는 데, 하나는 좁은 의미의 瘀血로 外瘀 또는 有形之瘀라 하여 跌打損傷이나 內臟出血로 인하여 혈액이 정체되어 있는 것을, 다른 하나는 넓은 의미의 瘀血로 內瘀 또는 無形之瘀라 하여 外邪나 臟腑기능의 失調로 인하여 혈액의 정상운행이 순조롭지 못하여 나타나는 병리현상을 말한다. 瘀血로 인한 病症은 內經을 비롯한 諸書에 痺, 積, 攣, 不得屈伸, 腹

中脹滿, 脇肋與小腹相引痛, 發狂, 喜忘, 腰痛, 腹痛 등 아주 다양하다. 그러나 瘀血의 일반적인 증상은 固定性刺痛, 腫塊, 出血, 發熱, 肌膚甲錯, 瘀斑, 舌質紫暗 등이며 脈은 細澁하거나 結代하다.

그 중의 대표적인 증상은 疼痛과 腫塊, 出血로 볼 수 있으며, 임상상 固定性刺痛과 舌質紫暗 및 舌下靜脈의 曲張, 그리고 병리성 腫塊와 口燥渴 등 증이 공통적으로 많이 나타난다.

瘀血발생의 주요 원인은 氣滯, 氣虛, 血寒, 血熱, 出血 및 外傷 등이다.

氣와 血의 관계는, 氣는 陽이고 血은 陰으로 相互化生하고 서로 의존하는 불가분의 관계이다. 생리적으로 氣는 血의 帥가 되고 血은 氣의 母가 되며(氣爲血帥 血爲氣母), 병리적으로 氣病은 血을 傷하게 할 수 있고 血病 역시 氣를 傷하게 할 수 있는 것이다. 그러므로 氣滯는 血瘀요, 氣가 막혀 不通하면 血도 막혀 흐르지 못하게 된다(氣滯卽血病, 氣塞不通 血壅不流). 中風 발병에서 氣滯와 血瘀는 항상 원인과 결과로 동시에 倂存한다. 氣滯血瘀로 脈絡을 막아 오래되면 卒中이 되어 증세가 급하고 위험하다. 그밖에 氣虛하면 不能攝血하고, 血寒하면 血凝하며, 血熱하면 妄行하게 되어 각각 瘀血을 발생하게 한다. 일반적으로 瘀血이 經絡을 阻滯하면 中風이 발병된다.

최근 瘀血에 대한 연구를 보면 瘀血은 內生毒, 血栓症, 出血症, 血液變性, 體成分變性, 高粘度血症狀態, 全血粘度增加狀態 등과의 관계에서 유의한 보고들이 있다. 그러나 中風발병인자로서의 瘀血은 다른 원인들, 즉 風, 火, 痰과 마찬가지로, 원인이면서 결과 즉 五臟기능의 失調로 생긴 병리적 물질이면서 病因이 되는데, 문제는 임상에서 瘀血이 다른 원인들보다 병인론적인 면이 더 강하다는 사실이다. 병인론적으로 처방을 한다면 큰 문제가 없겠지만 辨證을 위주로 하는 경우에는 앞으로 더욱 연구가 있어야 할 것이다.

(5) 허설 虛說

東垣은 中風이 外來風邪가 아닌 本氣自病이라 하여 40代 이후 元氣가 쇠약해지는 즈음에 憂喜忿怒 등 정신적 자극으로 그 氣를 傷하게 되면 中風이 발병된다하여 노쇠와 더불어 元氣의 쇠약이 中風의 원인임을 주장하였다. 그 후 沈金鰲는 三家의 說을 論하여 '虛하기 때문에 無根之火가 발하는 것이요, 虛하기 때문에 逆上하여 痰이 生하는 것이다. 즉 虛하지 않으면 火도, 痰도 생길 수 없다'하여 虛야말로 中風의 근본원인임을 주장하였다. 葉天士는 精血이 쇠약해지고 소모되면 水가 木을 영양하지 못하여 木이 영양을 적게 받기 때문에 肝陽이 홀로 상승한다고 하였다. 肝腎은 同源이고 精血은 互根이므로 腎精의 훼손은 항상 肝의 陰血不足을 낳게 되는데, 즉 腎水가 부족해지면 肝木이 영양을 상실하여 肝陽이 강폭해져 상승하고 제어되지 않아 陰虛陽亢의 병리가 형성되어 肝陽化風이 되는 것이다. 이와 같이 肝陽이 上亢하여 內風이 動하는 경우, 心火가 暴甚해 지는 경우, 風痰이나 瘀血이 생기는 경우 등 모두가 元氣 또는 精血이 쇠약해진 데에서부터 시작되는 것이다. 즉 肝腎이 부족한 것이 근본원인이 되어 中風의 증상이 下虛上盛이나 本虛標實하게 나타난다고 보는 것이다.

그러나 저자는 임상에서 陰虛陽亢, 下虛上盛 등에서의 肝腎陰의 虛나 陰虛외에 陽虛, 氣虛, 血虛 그리고 나머지 장기인 心, 脾, 肺의 虛도 체질에 따라 밀접하게 관련되어 있음을 경험하고 있다. 인체의 五臟六腑는 모두 허약해지고 병들 수 있으며 서로 밀접하게 영향을 주고 받는 것이다. 넓은 안목으로 臟腑 상호간의 유기적인 관계를 살펴 오장육부의 허실을 판단해야 하는 것이다.

3) 中風의 발병기전(I)

內經이후 현재까지 여러 醫家들이 제기한 中風病因들을 보면 평소의 養生失宜(素不能愼)하여 正氣가 虛할 때를 틈탄 外感風邪의 침입, 心火暴甚, 本氣自病, 年老, 五志過極, 七情內傷, 色慾, 勞倦, 濕痰, 腎氣衰微, 厚味醇酒, 酒色過度, 膏粱厚味, 痰火, 肥盛, 肥人, 虛, 五內大虛, 房勞, 飮酒, 勞力內傷, 內外勞傷, 房事肉慾, 元氣虧損, 精血衰耗 등의 여러 원인들이 거론되고 있음을 알 수 있다. 이들 원인들을 요약하면 五志過極・七情內傷은 정신적 stress, 房勞・色慾勞傷・房事肉慾・酒色過度 등은 과도한 성생활, 勞力內傷・內外勞傷 등은 육체적 과로, 厚味醇酒・膏粱厚味・飮酒 등은 음식, 肥盛・肥人 등은 체질적 소인 등으로 정리할 수 있다.

다시 말해 정신적 stress, 육체적 과로, 과도한 성생활, 飮食失節 및 체질적 소인 등이 中風 발병의 要因이 되는 것이다. 이들 요인들에 의해서 元氣의 虧損, 精血의 衰耗, 眞元의 耗散 등으로 표현되는 신체 상태가 되면서 인체의 陰陽平衡이 깨지게 되고, 이어서 氣血의 調和 및 臟腑調和가 깨지게 된다. 臟腑調和가 깨어지게 되면 五臟의 기능이 失調되어 身體內에서 風, 火, 痰濕, 瘀血이 생기게 되고 이들 원인들이 장기적으로 상호 작용하여 頭腦部 및 手足에서 氣血의 逆亂 내지는 閉塞이 일어나 中風이 발병되는 것이다(표 3-1).

표 3-1 中風의 발병기전(I)

정신적 stress, 음식, 육체적 과로, 체질적 소인, 과도한 성생활 (五志過極, 七情內傷, 厚味醇酒, 高粱厚味, 飮酒, 勞力內傷, 內外勞傷, 肥盛, 肥人, 房勞, 色慾勞傷, 酒色過度)

↓ ← 나이(노쇠)

元氣의 虧損, 精血이 衰耗, 眞元의 耗散, 傷五臟의 眞陰

↓

신체의 陰陽平衡이 깨짐 (陰虛陽實, 陽虛陰實…)

↓

氣血의 調和가 깨짐 (熱氣怫鬱, 多鬱滯氣血, 傷其氣, 氣血將離 등의 표현)

↓

臟腑의 調和가 깨짐 (五臟機能의 失調) (心火暴甚, 腎水虛衰, 肝陽偏亢, 腎虛精耗, 腎氣衰微, 肝腎虛, 脾虛(脾濕太過) 등의 표현 ; 주로 心肝腎의 陰陽失調

↓

內生 風, 火, 痰濕, 瘀血 (이들은 원인이며 결과(병리적 산물)로 작용)

↓

氣血逆亂 내지는 氣血의 閉塞 (頭腦部 및 手足部의 氣血순환장애)

↓

中風 발병

* ① 風, 火, 虛, 濕痰, 瘀血의 원인 중 주원인에 의하여 主病症이 나타난다.
② 체질적 소인에 의해 主病症이 나타난다.

4) 中風의 발병기전(II)

지금까지의 中風의 원인 및 발병기전에 대하여 정리하였다. 다시 요약하면 평소의 섭생부주의로 정신적 stress, 육체적 과로, 지나친 성생활, 음식의 부주의, 비만한 체질적 요인 등에 老衰의 요인이 더해지게 되면 元氣 또는 精血이 쇠약해지고 이로 인해 인체의 음양평형이 깨어지며 이어서 氣血의 조화가 깨지고 또한 五臟의 기능이 失調되면서 신체 내에서 風, 火, 痰濕 및 瘀血이 생기게 되고 이들 원인들이 오랫동안 상호 작용하여 氣血의 逆亂 내지는 閉塞이 두뇌부에서 일어나 의식장애, 운동장애 및 언어장애를 나타내는 中風이 발병되는 것이다.

그러나 지금까지 살펴본 中風의 발병원인만으로는 부족한 점이 있다. 현대에 이르러 中風은 뇌졸중 또는 뇌혈관질환으로 대표되는데, 이들 질환은 평소 고혈압, 당뇨병, 동맥경화, 심장질환 등 선행질환의 진행에 의한 합병증으로 보고 있다. 다시 말해 中風은 선행질환의 합병증이란 사실과 선행질환인 고혈압 당뇨병 동맥경화 및 심장질환 등은 대부분 가족력에서 많이 발견되는 것으로 보아 체질 및 유전적 소질이 인정되고 있다.

저자는 中風의 원인은 소인(素因)과 유인(誘因)으로 나누어 거론되어야 하고, 또한 中風은 반드시 素因에 誘因이 더해졌을 때 발병된다는 점을 밝히고 싶다. 中風의 원인 중에 素因은 "發病之本也"라 하여 발병의 근본조건이 되는 것이다. 즉 中風發病의 근본조건을 갖추고 있는 데 방아쇠 역할을 하는 발병의 계기가 주어진다면 中風이 발병되는 것이다.

그러면 中風發病의 근본조건인 素因이란 무엇을 말하는가?

素因을 구성하는 요소는 두 가지이다. 즉 체질적인 素因이 그 하나요, 유전적인 소질이 다른 하나이다. 먼저 체질적 소인은 사상체질적 특성을 나타내는 경우와 선천적으로 火多, 濕多, 水泛 및 元氣虛弱하게 태어난 체질적 소인을 말한다. 유전적 소질은 中風의 원인이 되는 선행질환인 고혈압, 당뇨병, 고지혈증, 동맥경화증, 심장질환 및 체질적 비만 등이 가족력상에서 많이 발견될수록 자손에게 그러한 질환들이 발생할 확률이 높아지는 경우를 말한다.

다음, 誘因이란 무엇인가? 誘因은 우리가 일상생활을 하면서 정신적, 육체적으로 받게 되는 모든 환경적 인자를 말한다. 현대 사회가 복잡다단해짐에 따라 집 안팎에서 받게 되는 정신적 stress, 과중한 업무로 인한 육체적 과로, 생활수준의 향상으로 인한 기름진 육류음식의 과식에 운동부족으로 인한 비만, 주색과도, 오래 계속된 끽연, 각종 음료수의 과음 및 젊은 부인들의 피임약 상복 등과 앞장에서 열거된 韓醫學에서의 中風原因說들의 대부분이 해당된다. 이러한 誘因들이 앞의 素因을 갖춘 사람에게 더해 졌을 때 中風을 일으키는 역할을 하는 것이다.

이후의 병리변화 및 발병기전은 같다(표 3-2).

표 3-2 中風의 발병기전(II)

- 원 인(原因)
  - 소인(素因)
    - 체질적 소인
      - 사상체질적 특성
      - 화다(火多), 습다(濕多), 수핍(水乏),원기(元氣)가 虛한 체질적 특성
    - 유전적 소질 : 선천적으로 가족력에 고혈압, 당뇨병, 비만, 동맥경화증, 고지혈증 및 심장질환이 있는 경우.
  - 유인(誘因)
    - 정신적 stress(五志過極, 七情內傷,…)
    - 육체적 과로(勞力內傷, 內外勞傷,…)
    - 과도한 성생활(房勞, 色慾勞傷, 酒色過度,…)
    - 음식의 부절제(膏粱厚味, 厚味醇酒, 飮酒,…)
    - 기타(끽연, 피임약 복용, 각종 음료수 과음, 갑작스런 기온차이, 탈수,…)

↓ ← 나이(노쇠)

원기(元氣), 정혈(精血)의 쇠약(衰弱)

↓

신체의 陰陽平衡이 깨짐

↓

氣血의 調和가 깨짐

↓

臟腑의 調和가 깨짐(五臟機能의 失調)

↓

신체내에서 풍(風), 화(火), 담습(痰濕), 어혈(瘀血)이 생김

↓

氣血의 逆亂

↓

中風 발병

2 뇌졸중의 병인병리

1) 일반적 원인 및 위험인자

(1) 확정성 위험인자

① 고혈압

가장 강력한 위험인자이다. 이완기혈압을 기준으로 보면 70mmHg에서 110mmHg 사이에는 혈압이 5mmHg 만큼 증가할 때마다 뇌졸중의 위험은 약 50%씩 증가한다고 한다. 수축기혈압이나 이완기혈압은 모두가 뇌졸중 발생율과 연관이 있으며, 이중 수축기혈압은 고혈압의 합병증인 동맥경화증이나 동맥의 rigidity와는 독립적으로 뇌졸중의 직접적인 원인이 될 수 있다고 한다. 확실한 고혈압인 160/95mmHg 이상의 혈압을 가진 사람은 정상인에 비하면 약 4배, 경계성 고혈압을 가진 사람에 비하면 약 2배 정도의 위험을 갖는다.

② 당뇨병

당뇨병은 고혈압과는 독립적으로 뇌졸중의 위험을 약 3배 정도 높이는 것으로 알려져 있다. Framingham 역학조사에 의하면 당뇨병이 있는 환자가 뇌졸중을 일으키는 위험률은 남자가 2.5배, 여자가 3.7배 높다고 하며 뇌졸중환자의 14%가 당뇨병을 가지고 있다는 보고도 있다.

③ 심장질환

류마티스성 심장판막질환과 심방세동이 같이 있는 경우는 뇌졸중의 위험을 17배 가량 증가시킨다. 국내에서 심방세동을 지닌 허혈성 뇌졸중환자의 비율은 15%로 보고되어 있고 그중 반수는 심장판막질환을 가진 것으로 알려져 있다. 만성 또는 발작성 심방세동은 5배 가량 위험을 증가시킨다. 그 간의 연구들에 의하면 심방세동(특히 색전증의 과거력이 있는 경우), 좌심방에 혈전이 있는 경우, 심근병증이 있는 경우, 갑상선기능항진증과 관련된 심질환이 있는 경우 등에는 예방적으로 항응고제, 항혈소판제제를 복용하는 것이 효과가 있다고 한다. 심장의 전벽이나 격막을 침범하는 심근경색증의 경우에는 2년 내에 약 15%에서 뇌색전증을 일으킨다고 하는데 이 경우에 항응고제로 치료를 하면 뇌졸중의 발생을 약 반으로 줄일 수 있다고 한다.

④ 뇌졸중의 과거력, 일과성 뇌허혈발작

뇌졸중 1차 발병은 재발의 강력한 예측인자이다. 급성 뇌졸중환자의 18~26%에서 1회 이상의 뇌졸중 과거력을 가지고 있으며, Marguardsen은 뇌졸중의 연간 재발률을 8~10%로 보고하고 있다. 45~65세 사이에 있는 사람은 재발의 가능성이 최초의 뇌졸중 발생률보다 10~20배 가량 높으며 65세가 지나면 8배 정도로 떨어진다. 그 이유는 아마도 65세가 넘으면 최초의 뇌졸중 발생률 자체가 증가하기 때문인 것 같다. 일과성 뇌허혈발작후 뇌졸중 발생의 위험은 처음 3년 동안은 연 5% 정도이고 3년 후에는 3% 정도로 떨어진다고 한다.

⑤ 무증상성 경동맥 협착증

무증상성 경동맥 협착증이 있을 경우에는 일반인에 비하여 뇌졸중 발생위험이 약 1.5~2배 가량이다. 이는 뇌졸중의 표식자이며 뇌졸중에 대한 위험이 증가했다는 것을 나타내 주지만 반드시 침범된 혈관의 분지에서 뇌졸중이 일어난다는 것을 나타내지는 않는다.

⑥ 흡연

흡연은 뇌혈관의 수축, 혈소판의 응집을 촉진시키고 혈관벽의 약화 그리고 혈압상승을 유발하여 뇌졸중의 위험을 2배 내지 4배 가량 높인다. 금연을 하게 되면 2~5년내에 뇌졸중의 발생위험은 많이 경감되지만, 흡연 경력이 없는 사람의 수준으로까지 낮출 수는 없다고 한다.

⑦ 연령, 성, 종족

뇌졸중의 위험은 연령에 따라 증가하여 45세에서 85세 사이에는 매 10년마다 2배씩 증가한다. 성별 뇌졸 중 발생률을 비교해 보면 남자가 여자보다 약 1.3배 가량 많이 발생한다. 종족별 차이를 보면 미국의 경우 흑인이 백인에 비하여 약 1.3배 가량 더 많이 발생하는 데 아마도 이 중 일부는 종족간의 차이 이외에도 환경이나 생활형태의 차이에 기인하는 것으로 생각되고 있다.

⑧ 기타

다혈구혈증(polycythemia), 겸상적혈구증(sickle cell disease), 편두통(migraine), 중추신경계 혈관염(CNS vasculitis) 등도 어느 정도 뇌졸중발생의 위험요인으로 작용한다.

(2) 가능성 위험인자

① 콜레스테롤, 지질, 식이, 비만

이들 요인들과 뇌졸중과의 관계는 확실하게 밝혀진 것은 없다. 당뇨나 심장질환이 있는 사람들이 뇌졸중에 의한 사망률이 높기 때문에 당뇨나 심장질환과 관련이 있는 식이나 비만이 뇌졸중과 관련이 있다고 생각된다. 어째든 비만과 당뇨, 고혈압, 지질치의 이상과는 관련이 있기 때문에 뇌졸중의 위험이 많은 사람들은 반드시 체중조절을 해야 한다.

② 음주

적당한 음주는 동맥경화증이나 관상동맥질환 및 뇌졸중까지도 줄일 수 있을지 모른다고 하지만 증명된 것은 아니다. 하지만 폭음을 하게 되면 뇌졸중의 발생을 증가시킬 수 있고, 흡연도 함께 하는 경우에는 그 위험은 더욱 커질 수 있다. 이는 아마도 혈액농축이나 혈압상승과 관련이 있을 것으로 생각된다.

③ 경구피임제

과거의 고용량 에스트로젠이 뇌졸중의 위험을 높인다는 것은 두루 알려진 것이지만, 현행의 저용량제제와의 관련성은 불분명하다. 그럼에도 불구하고 에스트로젠제제와 다른 위험요인이 겹쳐 있을 때는 뇌졸중의 위험을 증가시킬 수 있기 때문에 경구피임약을 사용하지 말도록 권하고 있다.

2) 각 분류에 따른 원인

(1) 뇌경색의 원인

뇌경색을 일으키는 원인으로는 혈전증과 색전증, 동맥염으로 인한 협착 등과 같이 혈관폐색을 일으켜 발생되는 경우와 고혈압이나 뇌관류압의 저하와 같이 혈관폐색없이 오는 경우가 있다. 혈전증이나 색전증과 같이 혈관폐색으로 오는 경우에는 폐색된 동맥의 지배영역에 한정되어 나타나지만 고혈압 등의 원인으로 저산소증이 발생되어 온 경우에는 여러 부위에 경색이 나타나는 특징이 있다.

① 뇌색전증

뇌색전증이란 심장을 비롯한 두개강 이외의 장소에서 유래한 물질이 뇌혈관을 폐색하는 것을 말한다. 대부분의 경우는 심장내 혈전의 조각이 떨어져 나온 것이고 또는 폐색된 경동맥이나 척추동맥내 혈전의 말단 끝에서 떨어져 나온 색전물질에서 기인하기도 하며, 또는 내피 손상이나 동맥경화성 플라크에서 기인한다. 단독 또는 여러 차례의 순차적인 색전은 상행 대동맥내의 커다란 죽상경화성 플라크(plaque)에서 기인하기도 한다. 또한 드물게는 지방, 종양세포, 섬유성연골, 공기 등에 의한 색전이 발생한다.

표 3-3 뇌색전증의 원인

1. 심장기원
   a. 심방세동, 기타 부정맥(류마티스성, 동맥경화성, 고혈압성, 선천성, 혹은 매독성 심장질환)
   b. 벽재혈전증(mural thrombus)을 동반한 심근경색
   c. 급성, 아급성 세균성 심내막염
   d. 부정맥이나 벽재혈전 등을 동반하지 않은 심장질환(승모판 협착증, 심근염 등)
   e. 심장수술의 합병증
   f. 이식판막(valve prostheses)
   g. 비세균성 혈전성 심내막증식증(marantic endocardial vegetations)
   h. 승모판 탈출증(prolapsed mitral valve)
   i. 선천성 심장병과 동반된 기이성 색전(paradoxical embolism)
   j. 선모충증(trichinosis)
2. 심장외 기원
   a. 대동맥이나 경동맥의 동맥경화증(벽재혈전증(mural thrombus), 죽상물질(atheromatous material)
   b. 경동맥, 추골뇌저동맥의 박리와 혹은 섬유근이형성증(fibromuscular dysplasia)부위에서 기원
   c. 폐정맥의 혈전
   d. 지방, 종양, 공기
   e. 목이나 흉부외과 수술의 합병증
3. 미확인 원인

색전은 분지를 내는 곳처럼 혈관구경이 좁아지는 부위에 걸리게 되어, 뇌경색을 유발한다. 경색부위는 창백하거나 출혈성이고 또는 이들이 복합되어지기도 한다. 대부분은 창백하나, 출혈성 경색의 대부분은 색전증에 의한 경색을 의미한다. 뇌의 어느 부위도 침범이 가능하며 특히 혈류량이 많고 쉽게 접근가능한 중대뇌동맥의 상부분지가 가장 잘 침범된다. 양쪽 대뇌반구는 같은 비율로 침범한다. 큰 색전덩어리는 때로 경부의 경동맥이나 두개내 경동맥 원위부 같은 큰 혈관을 막을 수 있고, 작은 색전 조각은 직경 0.2mm의 작은 혈관도 막는다. 색전조각은 혈관구경을 단단하게 막고 있기도 하나, 흔히 더 작은 조각으로 나뉘어서 좀더 작은 혈관으로 들어가거나 사라지므로 자세한 병리 검사로도 위치를 알지 못하는 경우도 있다. 혈관을 막은 색전 조각들이 더 나뉘어져 떨어져 나가는 경우에 증상은 수 시간 이내에 사라질 수 있다.

색전증에 의한 혈관폐색은 빠른속도로 이루어지므로 측부순환이 형성될 시간이 충분치 않다. 따라서 폐색 원위부영역이 보존되는 정도가 혈전의 경우처럼 뚜렷하지 않다.

뇌의 색전은 심장 질환의 증상으로 나타나는 경우가 많다. 이는 심장기원 색전의 75%가 뇌로 가기 때문이다. 가장 흔한 원인은 만성 심방세동으로 심방내 혈전이 색전의 기원이 된다. 색전은 발작성 심방세동이나 조동(flutter)시에도 발생한다. 만성 동맥경화성이나 류마티스성 심방세동은 각각 같은 연령의 정상 리듬의 사람보다 각각 5배와 17배 더 뇌졸중이 발생한다. 심장도관법(catheterization)이나 심장수술(특히 판막성형술)로 인해 혈전이나 석회화된 판막으로부터 색전조각이 퍼질 수 있다. 승모판 및 대동맥 판막 인공삽입물(prosthesis)은 70%에서 색전증과 관련된다.

혈관내 색전은 주로 경동맥이나 척추동맥에서 기원하는데, 이들 혈관의 궤양성 죽상경화성 플라크에서 형성된 혈병이 떨어져서 두개내 혈관분지에 막힌다. 비슷한 현상이 동맥박리에서 발생하고, 드물게는 섬유근성 이형성증에 의하기도 한다. 상행대동맥 죽종의 플라크도 색전의 중요한 원인이다. 기이성 색전은 심장의 좌·우측 사이에 비정상적인 통로가 존재하거나(특히 난원공개존증), 양심실이 대동맥과 통할 때 발생할 수 있다. 이 경우 하지정맥이나 그 외 전신정맥계에서 발생한 색전물질이 폐순환을 우회하여 뇌혈관에 도달하게 된다.

② 뇌혈전증

혈전증은 뇌경색의 주요 원인 중의 하나로 특히 내경동맥과 추골동맥에 잘 발생된다. 이러한 혈전을 형성하는 데에는 죽상경화증이 가장 큰 원인이며 그 밖에 동맥염이나 혈관기형 등의 질환에 의해 2차적으로 오는 경우도 있다.

뇌동맥의 죽상경화 과정은 대동맥, 관상동맥 등 다른 큰 혈관에서의 변화와 동일하다. 일반적으로 뇌동맥의 죽상경화 과정은 대동맥, 심장, 하지혈관과 비례하지만 대동맥, 심장, 하지혈관에서의 진행보다는 심하지 않다. 하지만 많은 예외가 있으며, 임상적으로 관상동맥이나 다른 말초혈관 질환의 병변없이도 뇌혈관이 막히는 경우가 종종 있다. 비록 죽종증은 아동기나 청소년기에 시작된다고 일려졌으나 중년기 이후에 증상이 나타나며 고혈압, 고지혈증, 당뇨가 그 과정을 악화시킨다. 관상동맥과 말초혈관의 죽상경화증에서처럼 혈중 high-density-lipoprotein(HDL)이 낮고 low-density-lipoprotein(LDL)이 높은 사람이 특히 대뇌의 죽상경화증이 잘 생긴다. 오랜기간의 흡연 또한 죽상경화증과 관련되는데 이는 HDL을 낮추고 뇌혈류를 저하시키기 때문이다.

죽상반은 뇌혈관의 분지점이나 곡선을 이루는 곳에서 형성되는 경향이 있다. 가장 흔한 부위는 총경동맥에서 내경동맥이 기시하는 부위, 추골동맥의 목부위, 추골동맥이 기저동맥으로 합쳐지는 부위, 중대뇌동맥의 줄기부 또는 주요분지, 후대뇌동맥이 중뇌를 감싸고도는 부위, 전대뇌동맥이 뇌량을 감는 부위들이다.

죽상경화증은 발생 후 20~30년 이상을 서서히 자라서 혈전성으로 인한 증상이 나타나며, 죽상반은 혈관을 좁혀서 협착을 이루지만 완전폐쇄는 대개 부가된 혈전 등에 의해 발생한다. 일반적으로 죽상경화증이 심할수록 혈전성 합병증이 심하지만, 이 두 가지 과정이 항상 평행하게 상관관계를 나타내지는 않는다.

경화된 혈관의 변성이나 혈관벽의 출혈은 내피세포에 손상을 주어서 혈소판이나 섬유소가 그곳에 부착하게 되며 부서지기 쉬운 피떡을 형성하거나 crystalline cholesterol 색전이 구경내로 스며나오면서 혈관내막 아래 부위에 죽상이 딱지처럼 침착되어 작은 말초 혈관을 폐쇄한다. 혈전은 형성 초기에는 혈관을 완전히 폐쇄하지 않고, 완전 폐쇄는 수 시간 후에야 가능하리라 짐작된다. 어떤 경우에는 혈전이 만들어진 후 반복적으로 떨어져 나가 '동맥 대 동맥' 색전증을 일으킨다. 일단 혈관이 완전히 막히면 혈전이 위, 아래로 자라서 이웃 가지 혈관을 막게 되어 문합통로(anastomotic channel)를 폐쇄시킨다.

죽상경화성 혈전증의 과정에서 일어나는 이러한 몇 가지 변화로 허혈성 전구증상(간헐적 순환폐쇄와 그 혈관영역의 기능 장애)이 흔히 그 수 일 후에 발생하는 영구적 허혈경색보다 선행하는 것을 설명할 수 있다. 드물지 않게 수개월 혹은 수년의 기간에 걸쳐 여러 혈관들이 좁아지고 혈전이 형성된다.

③ 그 밖의 뇌경색 원인

• 섬유근 이형성증(Fibromuscular Dysplasia)

이 질환은 분절성으로 발생하는 비죽종성 비염증성의 원인을 모르는 동맥질환이다. 이것은 흔하지는 않으나 혈관조영술 발전과 대동맥의 혈관조영술 중 우연히 증상이 없는 예에서 발견됨으로써 그 보고 빈도가 증가하고 있다.

뇌혈관 중 내경동맥이 가장 잘 침범되며 다음으로는 척추동맥과 대뇌동맥 순이다. 혈관조영상은 혈관이 횡으로 잘록해진 분절들로 보여 구슬이 꿰어진 줄이나 좁아진 관모양으로 보인다. 이는 75%에서 양측성이다. 대개는 두개외동맥만 침범한다.

• 내경동맥 박리(Dissection of the internal Carotid Artery)

경동맥박리는 뇌졸중의 드물지 않은 원인이다. 이는 젊은 여성(30대 후반~40대 초반)에서 자연 발생할 수도 있지만 두부외상이나 심한 편타성 상해(whiplash injury)나 심한 기침 후 잘 발생하므로 이러한 경우 경동맥 박리를 의심해야 한다.

• 모야모야병(Moyamoya Disease)과 다발성 진행성 두개내 동맥폐색(Multiple Progressive intra-cranial Arterial Occlusions)

모야모야(Moyamoya)는 일본어로 연기구름("cloud of smoke")이나 아지랑이("haze")를 뜻하며 근래에 "extensive basal cerebral rete mirabile"로 사용되었다. 이는 경동맥조영술상 윌리스환의 주위와 원위부의 뇌기저부 작은 문합혈관망으로 양측 내경동맥 말단부의 분절성 협착이나 폐색과 함께 보인다.

Rete mirabile은 뇌기저부(연막 거미막)의 미세한 섬유망을 말하는데 Yamashita 등에 의하면 내탄성판의 약화와 혈관벽이 얇아짐으로써 미세동맥류가 형성되어 있으며 이는 지주막하출혈의 원인이 된다. 따라서 증상은 경동맥협착이나 혈관망 파열 두 가지에 의하여 나타난다.

표 3-4 뇌경색의 원인

1. 두개내외동맥의 죽상경화
2. 뇌색전증
   ① 류마티스성 심장병
   ② 심근경색
   ③ 심방세동
   ④ 감염성 심내막염
   ⑤ 비감염성 혈전성 심내막염
   ⑥ 승모판일탈
   ⑦ 심징점액종
3. 고도의 혈압저하 혹은 부정맥에 의한 뇌혈류량 저하
4. 지주막하 출혈 후의 뇌동맥연축
5. 전반적 뇌 저산소증
   ① 심폐부전
   ② 폐경색
   ③ CO중독
6. 동맥염에 의한 뇌혈전증
7. 혈액질환 : 다혈구혈증, DIC, 겸상적혈구증
8. 뇌출혈부 근처의 뇌혈전증
9. 편두통에 수반된 뇌동맥 연축
10. 대동맥해리증, 방사선조사
11. 천막, 대뇌공 및 대뇌겸의 hernia
12. 동맥촬영의 합병증, 외상
13. 기타

• Binswanger병(Binswanger Disease)과 가족성 피질하 경색(Familial Subcortical infarction)

Binswanger병은 뇌백질의 광범위 변성을 말하며, 고혈압, 소혈관의 죽상경화, 다발성 뇌경색에서 관찰된다. 많은 경우에 반신마비, 구음장애, 일과성 허혈발작과 전형적인 열공성 경색, 전형적 피질경색 등이 복합되어 있다. Leukoareosis라는 말은 만성적 고혈압 환자에서 뇌실주위 조직이 덜 명확히 보임을 기술하는데 이것 또한 혈관이상에 기초함으로 때로 Binswanger병과 혼용되어 사용된다. Binswanger병에서의 치매, 가성 구연수마비상태(pseudobulbar state)와 보행장애는 허혈성 변화가 축적된 결과인데 특이하게 백질의 변성이 원인이다.

• 소아와 젊은 성인에서의 뇌졸중(Strokes in children and Young Adults)

영아와 소아에서의 갑작스런 반신마비는 잘 알려져 있다. 혈관폐색은 선천성 심혈관과 연관된 색전성이거나 혈전성이었고, 혈전성인 경우는 동맥보다는 정맥혈전이 더 흔했다.

뇌졸중은 젊은 성인(15~45세)에서도 드물지 않다. 아담스 등의 보고에 의하면 이 집단은 전체 뇌경색의 3%이며, 그 원인은 매우 다양하여 144명의 환자 중 40개 이상의 가능한 원인이 존재하였다.

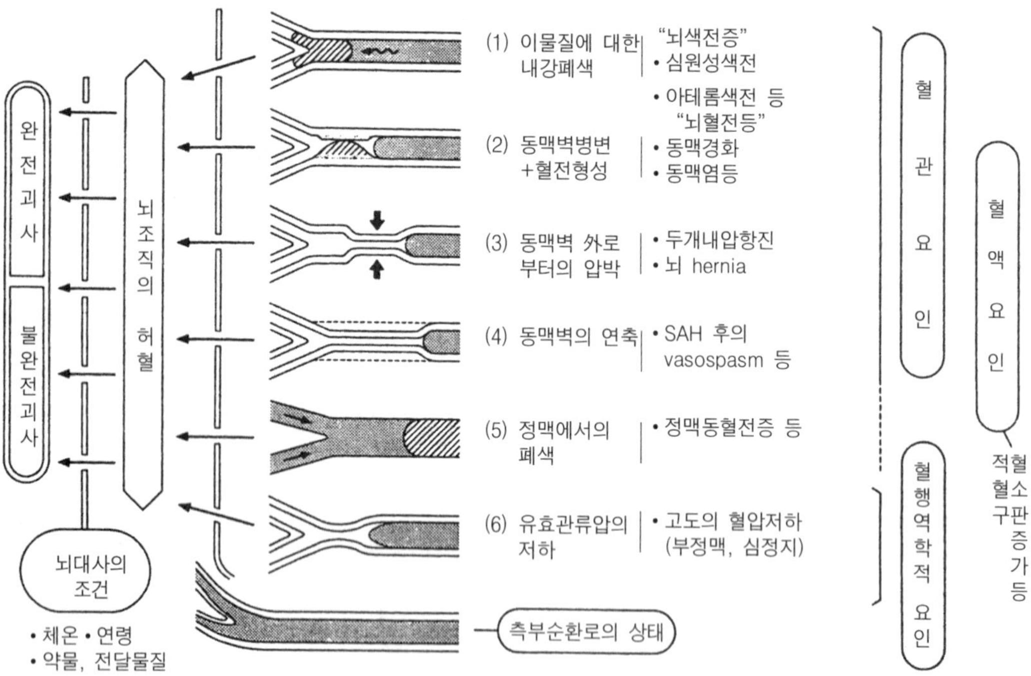

그림 3-1 뇌허혈에 의한 뇌경색의 각종 원인

그럼에도 불구하고, 78%는 다음의 3가지 원인에 해당되는데 나타나는 빈도는 거의 비슷하다. 첫째, 죽상동맥경화성 경색(대부분 위험인자가 존재함) 둘째, 심인성 색전증(류마티스성 심질환, 세균성 사마귀양 심내막염, 기이성 색전, 인공판막 등과 관련) 셋째, 비죽상경화성 혈관증(동맥외상, 자발성 경동맥박리, 모야모야, 홍반성 루프스, 약물 등과 관련 등). 그 외 피임약의 사용, 산욕기와 응고항진 상태(hypercoagulable state) 등의 혈액학적 이상과 관련된 질환은 144명 중 15%에 해당된다. 젊은 사람에서 때로 편두통의 합병증으로 뇌경색이 발생될 수 있다.

• 심장수술과 뇌졸중(Stroke with Cardiac Surgery)

심정지후 우회로수술(bypass surgery)은 전반적 또는 국소적 저산소증을 일으키므로 뇌허혈증의 위험성이 뒤따르게 된다. 발달된 수술기법으로 이의 합병증을 줄였으나 아직도 자주 나타난다. 그러나 다행히도 이 경우 대부분의 뇌질환은 일과성이다. 죽종성 플라크가 원위부 대동맥의 교차클램프(cross-clamping)중 떨어져 나갈 수 있고 이는 색전증의 중요 원인이 된다.

(2) 뇌출혈의 원인

뇌실질내 출혈의 원인은 만성 고혈압성 뇌내출혈이 대부분이며 이외에도 낭상동맥류의 뇌내출혈, 혈관기형의 파열, 출혈성 소인, 뇌종양, 출혈성 경색, 동맥염, 외상 등이다.

① 고혈압성 뇌내출혈

혈관파열을 유발하는 고혈압성 병변의 본질은 잘 알려지지 않았다. 극히 일부 예에서 연속절편으로 연구된 결과, 출혈은 고혈압에 의해 변화된 동맥벽에서 유래되는 듯하다. 즉 분절성 지방유리질증과 가동맥류[false aneurysm(mycroaneurysm) of Charcot-Bouchard]가 그것이다.

Ross Russel은 이러한 동맥류와 고혈압, 고혈압성 출혈의 관계를 입증하고 동맥류가 흔히 발생하는 위치가 기저핵, 시상, 뇌교, 피질하 백질의 작은 관통동맥과 세동맥임을 보고하였다. Takebayashi 등은 전자현미경에서 대부분 소혈관의 분지부위에 다발성 탄성판 손상을 발견하였다. 아마도 이 부위는 팽창하는 혈종에 의해 찢어진 부위일 것이다. Regli 등은 아밀로이드 침착이 많은 혈관 벽에서 혈관파열이 일어남을 발견하였다. 아밀로이드증이 심하면 뇌출혈이 계속 발생하고 대부분은 엽상출혈이다. 이와 관련하여 최근 많은 보고에서 다발성 뇌출혈을 일으키는 가족성 뇌혈관 아밀로이드증을 강조하였다.

② 항응고제 치료

고혈압에 이어서 뇌출혈의 가장 빈번한 원인은 항응고제 치료의 부작용에 의한 것이다. 이것에 의한 출혈은 고혈압성 뇌출혈이 자주 나타나는 곳에 위치하기도 하지만 뇌엽 부위에 자주 발생된다. 뇌경색의 치료에 혈전용해제를 사용할 때 증상 발생후 혈전용해제를 주입한 시간과 용량에 따라서 약 6~20%에서 뇌출혈이 부작용으로 나타난다.

③ 아밀로이드 혈관증

아밀로이드 혈관증(amyloid angiopathy)은 노인에게서 특히 다발성, 혹은 반복적으로 생기는 뇌엽출혈의 중요한 원인이다.

④ 혈액질환

여러 가지 혈액질환이 뇌출혈을 일으키는 경우가 있다. 이중 가장 많은 것은 백혈병, 재생불량성 빈혈, 혈소판감소성 자반증 등이다. 이들은 다발성 출혈을 일으키는 경우가 자주 있는데, 어떤 경우는 경막하 공간에 출혈이 생기기도 한다. 이러한 출혈은 거의 예외 없이 치명적인 결과를 초래한다. 그 외에 출혈을 일으키는 다른 질환은 말기 간질환, 투석으로 치료받고 있는 요독증, 임파종 등이다. 이러한 질환에서는 보통 여러 인자들이 작용하는데, 예를 들어 프로트롬빈이나 다른 응고인자(피브리노겐, V인자) 등의 저하, 항암제에 의한 골수 억제작용, 미만성 혈관내 응고증 등이다. 뇌의 어떤 부위에서도 출혈이 가능하며, 출혈은 보통 다발성으로 발생한다.

⑤ 경막외출혈, 경막하출혈

원인을 모르는 상태에서 갑자기 반신마비, 착란상태 등의 신경학적 결손이 발생된 경우에는 뇌척수액 내에 혈액이 있고 없음에 관계없이 항상 급성 경막외 출혈과 경막하 출혈을 생각하여야한다. 만성 경막하 출혈은 외상과 관계없이 발생될 수 있는데, 이 경우 나타나는 기면 상태, 두통, 착란, 가벼운 반신마비 등의 증상은 특히 노인에게서 뇌졸중으로 오인될 수 있다.

⑥ 동정맥기형

가끔은 뇌출혈의 원인을 임상적으로 또는 병리적으로 밝히지 못하는 경우가 있다. 사후 부검시에 현미경으로 관찰하면, 작은 동정맥기형이 발견되는 경우가 있는데 이것이 다른 뇌출혈에서도 동정맥기형을 의심하게 하는 이유이다.

⑦ 뇌종양

일차성 뇌종양이나 전이성 뇌종양에서 출혈이 생기는 경우도 드물지 않는데, 출혈이 종양의 첫번째 증상으로 나타난 경우에는 진단이 힘들어진다. 융모상피종양, 흑색종, 신장세포암, 기관지암, 뇌하수체종양, 다형성 교모세포증(glioblastoma multiforme), 수모세포종(medullblastoma) 등이 이런 식으로 발병할 수 있다. 자세히 문진해 보면 출혈 이전에 뇌종양의 성장을 의심해 볼 수 있는 신경학적 소견을 발견할 수 있다.

⑧ 진균성 동맥류

진균성 동맥류(mycotic aneurysm)는 세균성 혹은 진균성 염증에 의해 발생된 동맥의 국소적 염증에 의한 동맥류를 말한다. 항생제가 등장한 이후 진균성 동맥류는 점점 줄어들었지만 아직도 세균성 심내막염이나 주사제 마약중독자에게서 발생된다. 이것은 두개내 동맥보다 말초동맥에서 자주 발생되는데, 두개내 동맥 병변이 있는 경우 약 2/3 정도는 연쇄구균(streptococcus) 감염에 의한 아급성 심내막염과 관계가 있다. 최근에는 포도상구균(staphylococcus) 감염에 의한 진균성 동맥류의 빈도가 증가하는 추세이다.

일반적인 병리기전은 소동맥의 색전성 폐쇄에 의한 허혈성 뇌졸중이며 이때 뇌척수액내에서 염증세포도 발견된다. 나중에 또는 처음부터 약해진 혈관 벽이 파열되어 지주막하 혹은 뇌내 출혈을 일으킨다. 진균성 동맥류는 한 개의 동맥 혹은 여러 개의 동맥에 나타날 수 있으며 출혈은 재발할 수 있다.

⑨ **뇌자반증**

뇌자반증(brain purpura, pericapillary encephalorrhagia)은 출혈성 뇌염(hemorrhagic encephalitis)으로 부정확하게 알려져 있는데 뇌의 백질을 따라 퍼져 있는 다발성 점상 출혈로 나타난다. 임상적 양상은 미만성의 뇌병변이라고 볼 수 있는데, 진단은 필수적으로 병리적 소견이 뒷받침되어야 한다. 뇌척수액내에 출혈이 보이지 않으며 뇌졸중과 혼돈해서는 안 된다.

뇌자반증의 병변은 지름이 0.1~2mm로 작으며, 항상 백질 특히 뇌량(corpus callosum), 난형 중추(centrum ovalae), 중소뇌각(middle cerebellar peduncle) 부위의 소혈관, 주로 모세혈관 주위에 위치한다. 이 혈관 외층의 주위에서 수초와 축삭은 모두 파괴되고, 항상 출혈 소견을 보이지는 않지만 거의 대부분 병변은 출혈소견을 보인다. 섬유소 삼출액, 혈관 주위와 뇌막의 염증세포침윤, 조직의 광범위 괴사 등의 소견은 보이지 않는다. 이러한 점에서 뇌자반증은 기본적으로 급성 괴사성 출혈성 뇌염과는 다르다.

대부분의 환자들은 국소적 신경학적 증상이 없이 혼수상태에 빠지며 뇌척수액 검사상 정상소견을 보인다. 이 병은 바이러스성 폐렴, 요독증, 비소중독증, 대사성 뇌병증, 패혈증 등의 합병증으로 발생되기도 하나 특별한 관련 질환 없이 발생되기도 한다.

표 3-5 뇌실질내 출혈의 원인

① 고혈압(hypertension) : 60%
② 낭상동맥류 파열 : 20%
③ 뇌동맥의 기형 : 5~6%
④ 뇌종양의 출혈 : 3%
⑤ 전신질환중에서 뇌내출혈을 일으킬 수 있는 출혈성질환 및 출혈조장 약물 : 2%
- 백혈병(leukemia)
- 혈우병 (hemophilia)
- 재생불량성 빈혈(aplastic anemia)
- 혈소판 감소성 자반증 (thrombocytopenic purpura)
- heparin 등의 항응고제(anticoagulant) 투여중인 환자

⑩ 동맥과 정맥의 염증성 질환

동맥과 정맥의 염증성 질환 특히 결절성 다발 동맥염(polyarteritis nodosa), 홍반성 낭창(lupus erythematosus)과 모야모야병이 뇌출혈과 관련된 경우가 있다. 이러한 경우 뇌출혈은 고혈압과 관련된 경우도 있고 국소적 혈관 질환에 의해서 발생되는 경우도 있으나 출혈은 거의 항상 지주막하 공간이 아닌 뇌실질에 발생된다. 드물게는 두개 내에서의 동맥박리(주로 추골동맥)에 의해서 지주막하 공간으로 출혈이 발생되기도 한다.

(3) 지주막하출혈의 원인

지주막하 출혈의 원인은 뇌동맥류 파열이 약 50~80%, 뇌동정맥기형이 약 5~10%, 수막동맥의 고혈압성 병변(혈관괴사)에 의한 파열, 항응고제 투여 등에 의한 혈액응고기전의 이상으로 인한 출혈, 혈소판 감소성 자반증, 백혈병, 세균성 동맥류, 뇌경색증, 뇌종양 및 혈관염으로 인한 출혈 등이다. 이 중 뇌동맥류 파열은 40~60세에, 뇌동정맥기형은 20~40세에서 호발한다.

동맥류 파열은 지주막하 공간의 높은 압력하에서 출혈을 초래한다. 일반적으로 동맥류는 동맥 분기점이나 가지에 위치하며, 혈관 중층이나 탄력층의 발달 장애에 의한 것으로 알려져 있다. 또 다른 이론은 분기부의 정점에 혈역학적 힘이 작용하여 혈관 내측 탄력층의 손상이 일어나 동맥류가 발생된다는 것이다. 국소적인 혈관벽의 약화로 내층이 불거져 나와서 단지 외층으로만 싸여진 동맥류가 점차 커져서 결국은 파열하게 된다.

동맥류의 크기는 2mm에서 12~13mm에 이르며 평균적으로 7.5mm 정도이다. 일반적으로 파열되는 동맥류의 크기는 혈관촬영상 지름이 10mm 이상이지만 작은 크기의 동맥류도 파열된다. 동맥류의 형태는 매우 다양해서 어떤 것은 둥굴고 어떤 것은 좁은 목으로 주 동맥에 연결되어 있으며 어떤 것은 목이 없이 넓은 바닥을 형성하고 있으며, 어떤 것은 좁은 원통형을 이루고 있다. 동맥류의 파열은 주로 동맥류의 천장(dome)에서 발생되며 2차적인 꽈리를 형성할 수 있다.

① 발생 빈도

일반적인 부검에서 동맥류 파열의 발견율은 1.8%이며 파열되지 않은 3mm 이상의 동맥류 발견율은 2.0%이다. 어린이들은 동맥류 파열이 드물며, 부검에서도 드물게 발견된다. 소년기를 지나고 나이가 들면 점점 빈도가 증가되며 35세에서 65세 사이에 최고조에 이른다. 그러므로 동맥류는 완전히 선천성으로 발생하는 것은 아니며, 후천성의 동맥 결함이 서서히 진행되어 발생되는 것이다.

고혈압의 빈도도 일반인보다 높으나 정상 혈압의 사람에게서도 동맥류가 발견된다. 분만시의 진통에 의한 동맥류 파열의 가능성이 항상 있지만 임신이 동맥류 파열을 증가시키지는 않는다. 동맥경화증이 가끔 동맥류의 벽에 형성되기도 하지만 동맥류의 형성과 진행에 영향을 미치지는 않는다.

② **동맥류의 호발 부위**

동맥류의 90~95% 정도가 Willis 환의 앞 부분에 위치한다. 가장 많이 발생하는 장소는 다음의 네 곳이다.

- 전교통동맥 부위
- 내경동맥에서 후교통동맥이 나오는 부위
- 중대뇌동맥의 첫 번째 분지 부위
- 내경동맥이 전대뇌동맥과 중대뇌동맥으로 나뉘는 부위

그 외의 부위로는 내경동맥의 해면정맥동내 부위, 안동맥의 기시 부위, 후교통동맥과 후대뇌동맥의 분지 부위, 뇌저동맥의 분지 부위, 그리고 세 가지 소뇌동맥들의 기시부위이다. 해면정맥동내에서 동맥류가 파열되면 동정맥루가 생길 수 있다. 20%의 환자는 동맥류가 다발성으로 발생되며 일측성 혹은 양측으로 생길 수 있다.

③ **동맥류의 종류**

꽈리 동맥류 외에 진균성(mycotic), 방추형(fusiform), 산재형(diffuse), 구형(global) 등 여러 종류의 동맥류가 있다. 진균성은 세균성 색전이 침범한 혈관의 약화에 의해서 발생되고 다른 동맥류는 외형에 의해서 분류되며 침범 혈관의 전체적인 변화가 주된 특징인데 주로 내경동맥, 추골동맥, 뇌저동맥에서 발생된다. 이들은 동맥경화성 동맥류라고도 불리는데 혈관벽에 죽상변화를 자주 형성하기 때문이다. 그러나 적어도 발달성 결손이 어느 정도의 원인 요소를 차지하는 것은 확실하다. 어떤 경우에는 크기가 매우 커져서 주위 조직에 압력을 주기도 하고 혈전에 의해서 막히기도 하지만 파열되는 경우는 드물다.

(4) 일과싱 뇌허혈(TIA)의 원인

① **혈류역학적 기전**

내경동맥이나 뇌저동맥의 일부에 폐색이나 협착이 있을 때 측부혈행에 의하여 어느 정도의 혈류가 유지되고 있으면 무증상으로 경과할 수 있으나, 이런 예에 일과성으로 혈압이 저하되면 측부혈행로의 대상부전이 발생하여 소증상이 발생하고, 혈압이 회복되면 측부혈행이 대상되어 증상이 소실된다고 하며 이런 상태를 혈류역학적 위기라고 한다. 뇌순환은 강력한 자동조절능이 있어 관류압에 상당한 변동이 있어도 뇌혈류는 일정하게 유지되며, 뇌혈관병변 유무에 관계없이 평균동맥혈압 약 60mmHg인 뇌순환 자동조절능이 정상역치 이하로 혈압이 저하될 때 전뇌혈류가 감소한다고 한다. 그러나 TIA에서는 혈류역학적 위기가 부정되고 심한 혈압장애가 발생되는 것도 아니므로 일부 예에서는 이 원인으로 발생할 수 있으나 대부분의 TIA는 혈류역학적 기전에 의한 원인이 부인되고 있다.

② **혈소판혈전 이론**

TIA의 원인으로서 현재 정설화되고 있는 미소색전설은 1955년 Millikan 등에 의하여 주장되었다. 처음 Millikan 등이 clot이라고 말한 색전자는 현재 혈소판혈전인 것으로 생각되며, 항응고제와 항혈소판 응집제가 TIA를 억제하는 것이 널리 인정되고 있다. 현재 TIA는 일부 혈류역학적 기전이 작용할 때도 있으나 대부분의 예는 혈소판혈전에 의한 미소색전에 의해 발생하는 것으로 생각되며, 이에 의한 미소색전은 뇌동맥폐색이 재개통되는 빈도가 높다고 한다. 이와같은 혈소판 혈전이 발생하는 책임병소는 구미에서는 경동맥의 죽상경화가 중요시되고 있으며, 동양에서는 두개내 동맥병변이 두개외 동맥병변보다 빈도가 높다.

3) 뇌경색의 병리

(1) 뇌허혈시 뇌혈류의 변화와 허혈성 뇌손상을 결정하는 인자

뇌허혈은 전뇌허혈과 국소허혈로 나눌 수 있는데 임상에서 보게 되는 허혈성 뇌혈관질환의 대부분은 후자에 속한다. 국소허혈의 경우에는 뇌혈류의 감소정도에 따라 세 가지 부위로 나누어 진다.

① **중심영역** Central ischemic zone : progressing to infarction

국소 뇌허혈의 중심영역은 뇌혈류감소의 정도가 심하여 결국 뇌경색이 생기게 된다. 대개 이 부위의 뇌혈류는 10ml/100g brain/min 이하가 되고 허혈손상이 심해 세포막 투과율이 증가하므로 세포막내의 각종 이온의 농도차를 유지하지 못하게 되어 세포내로 Na^+과 수분 및 Ca^{++}이 다량 유입되며 lactate의 축적에 의해 pH가 많이 떨어지게 된다. 따라서 이 부위의 뇌세포는 소생하지 못하게 되고 괴사에 빠지게 된다.

② **경계영역** Borderline zone : Ischemic penumbra

중심영역 주변에는 뇌혈류가 감소되어 뇌세포의 전기적 기능은 유지할 수 없으나 이온 펌프의 기능이나 세포막 투과율은 보존하고 있는 소위 ischemic penumbra가 존재한다. 이 부위의 뇌혈류는 10~15ml/100g brain/min 정도이고 뇌세포의 손상은 가역적인 상태에 있다. 만약 허혈이 계속된다면 뇌세포의 손상이 비가역적으로 바뀔 수도 있고, 반대로 일정시간이내에 허혈이 해소된다면 뇌세포가 다시 살아날 수도 있는 부위이므로 허혈성 뇌혈관질환의 치료 목표가 되는 영역이라 할 수 있다.

③ **측부순환 영역** Collateral zone

경계영역 주변의 부위는 뇌혈류가 감소되기는 하였으나 측부순환 등에 의해 일부 공급받기 때문에 허혈 정도가 가벼워 궁극적으로 뇌세포가 정상으로 회복되는 곳이다. 종종 이곳은 뇌혈류가 오히려 증가되기도 한다.

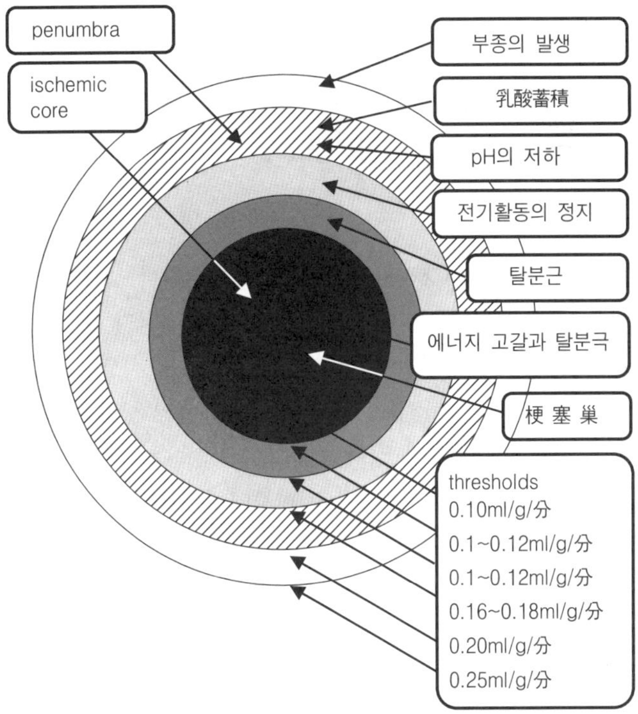

그림 3-2 허혈조직의 역치

뇌조직에서 동맥폐쇄로 인한 결과는 폐쇄위치와 이용할 수 있는 측부순환 및 문합채널에 따라 다양하다. 만약 동맥폐쇄가 윌리스환의 근위부에 있다면 종종 전교통동맥과 후교통동맥을 통해 충분한 혈액이 공급되어 뇌경색이 예방된다. 목 부위의 내경동맥 폐쇄가 있다면 안동맥을 통해 외경동맥으로부터 또는 작은 내경동맥과 외경동맥간의 연결을 통해 역행성 문합성 혈류가 형성된다. 척추동맥 폐쇄시 심경추동맥, 갑상경추동맥, 후두동맥 또는 반대측 척추동맥으로부터 역행성 혈류로 문합성 혈류가 형성된다. 만약 소뇌동맥 또는 대뇌동맥 중 하나의 간상부 또는 윌리스환의 원위부 뇌동맥이 막혔다면 동맥간 수막문합(meningeal interarterial anastomoses)을 통하여 뇌혈류가 감소된 영역에 충분한 혈액을 공급해서 허혈성 변화를 최소화할 수 있다.

또한 근접한 동맥분지 사이에 모세관 문합계(capillary anastomotic system)가 있다면 관통동맥에 의해 지배되는 영역의 허혈성 부위는 작아지겠지만 뇌경색을 완전히 막아주지는 못할 것이다. 그러므로 큰 동맥이 막혔을 경우 뇌경색의 부위는 전혀 없을 수도 있으며, 그 혈관이 지배하는 전 범위만큼 클 수도 있다. 따라서 뇌경색의 크기 및 정도는 경우에 따라 다양하다.

괴사의 범위를 결정하는 부가적인 허혈변화인자들이 있다. 폐쇄의 속도도 중요하여 천천히 혈관이 좁아지면 측부통로가 열릴 시간이 생긴다. 혈압이 그 결과에 영향을 미치게 되는데 결정적인 순간의 저혈압은 문합성 채널을 비효과적으로 한다. 저산소증과 고이산화탄소증은 해로운 결과를 미칠 것으로 추정된다. 혈액의 점도와 삼투성의 변화, 고혈당증은 잠재력 있는 주요 요인이지만 평가하기에는 어려운 점이 있다. 결국 경부혈관, 윌리스환, 표재동맥 등의 혈관이상과 이전의 혈관 폐쇄의 존재가 뇌경색의 결과에 영향을 미친다.

(2) 뇌경색의 병리

기본적으로 뇌경색은 두 가지 병리생리학적 과정으로 발생한다. 하나는 혈관폐쇄로 인하여 산소와 혈당 공급이 소실된다는 점이고, 둘째는 세포막 붕괴와 에너지 생산과정의 와해로 세포대사의 변화를 초래한다는 것이다. 최근 관찰에 따르면 신경세포에 사멸을 초래하는 세포내 과정이 혈류를 회복시키거나 세포내로의 칼슘유입을 막는다든지의 초기 중재를 통해 신경세포를 사멸로부터 피하게 할 수 있는 치료적 가능성이 있다.

경동맥, 척추동맥 그리고 때로는 대뇌동맥이 기시부에서 막혀있는데도 신경학적 기능상 거의 또는 전혀 변화를 유발하지 않고, 부검상에도 막힌 혈관영역의 조직이 정상일 수도 있다. 더구나 뇌경색이 일어났다고 하더라도 한 동맥이 공급하는 영역보다 더 작은 부위에서만 변화가 일어날 수 있다. 뇌경색 경계부위는 수막의 측부순환으로 혈액을 공급받아 충혈되어 단지 최소한의 손상을 일으키거나 뇌 실질에 전혀 손상을 일으키지 않기도 한다. 괴사된 조직은 빠르게 붓게 되는데 이는 세포내 및 세포간의 과도한 수분 축적 때문이다. 무산소증도 뇌조직의 괴사와 부종의 원인이 되기 때문에 산소결핍은 뇌경색과 무산소뇌증의 공통요인임에 틀림없다. 따라서 뇌허혈은 기능적으로 회복 가능하든지 또는 구조적으로 회복 불가능하든지 간에 저산소증의 정도와 기간에 따라 다르다.

동맥폐쇄시 뇌를 관찰해 보면 먼저 환원된 헤모글로빈의 증가로 정맥피가 까맣게 된 것을 볼 수 있다. 혈액의 점도와 혈류의 저항이 증가되면 혈액 성분들이 찌꺼기가 되어 혈관내에 침전된다. 동맥 및 소동맥들은 좁아지는데 특히 창백해지는 뇌부위에서 심하다. 폐쇄 동맥에서 재개통된 혈류에 의해 연속적인 변화가 되돌려지고 그 부위는 다소 충혈될 수 있다. 만약 뇌허혈이 계속되면 혈관내의 혈액 성분이 침전되고 내피세포의 손상으로 인하여 정상적인 혈류로 회복되지 않는다.

이러한 혈류는 Heiss와 Siesjo 등에 의해 동물실험을 통하여 연구가 되었고, Hossman에 의해 자세히 검토되었다. 그들은 Xenon clearance를 측정함으로써 기능적 장애가 일어나는 뇌혈류의 임계 역치를 결정하였다. 몇 가지 동물에서 실험한 결과 임계역치는 23mL/100g/min(정상 55mL)이었고, 짧은 기간 후 뇌혈류가 23mL 이상으로 재개 된다면 기능적 장애도 되돌아온다. 하지만 뇌혈류가 10~12mL/100g/min 이하로 감소되면 그 기간과 무관하게 뇌경색이 발생한다. 그러므로 저관류로 인해 기능적 장애와 조직 손상을 일으킬 수 있는 저혈류의 임계 수준 뇌혈류는 12~23mL/100g/min이다. 이 수준에서 뇌파는 서파를 보이고 그 이하에서는 등전위를 형성하게 된다. 가까스로 관류가 이루어지는 부위(ischemic penumbra)에서 K 수치는 상승하고(손상된 탈분극 세포로부터 유출) ATP와 creatine phosphate는 소진되나 이러한 생화학적 변화는 혈액순환이 정상화되면 회복이 가능해진다. 칼슘이온의 항상성 장애와 유리지방산 축적은 완전회복을 방해한다. 대뇌혈류가 6~8mL/100g/min으로 되면 ATP가 현저히 소진되고 세포외 칼륨이 증가하며 세포내 칼슘이 증가하고 세포가 산화되는데 이런 변화가 수 시간 동안 계속되면 조직학적 괴사에 빠진다. 유리지방산(phospholipase로 나타나는데)은 활성화되어서 신경세포막의 인지질을 파괴하고 prostaglandins, leukotrienes, free radical 등이 침착되며 세포내 단백질과 효소가 변성되어 세포부종이 발생한다.

최근의 관심사는 Krebs cycle의 해당 과정중의 부산물인 glutamate, aspartate같은 흥분성 신경전달물질에 맞추어져 있다. 이러한 신경전달물질은 허혈세포에서 방출되어 신경세포를 흥분시켜 나트륨과 칼슘을 세포내로 유입하여 비가역적인 세포 손상을 일으킨다. 이것은 생화화적 및 임상적 연구의 활발한 주제이다. 뇌경색의 범위를 줄여 보려는 현재의 시도 대부분이 NMDA (N-methyl-D-aspartate) channel(calcium channel 중 한 종류로 허혈이 발생할 경우 channel이 열리면서 세포내 변화가 생겨 결국 신경세포의 사멸을 일으킴)과 관련된 특별한 glutamate 수용체의 차단제를 이용함으로써 행해진다. 하지만 심지어 NMDA channel의 완전한 차단조차도 몇 가지 다른 종류의 칼슘 채널이 있으므로 세포의 사멸을 막지 못한다. 세포내로의 칼슘 유입을 막는 새로운 기술들이 나오고 다양한 칼슘 채널을 막는 약들이 있지만, 개심술 후에 발생할 수 있는 뇌졸중 예방을 제외하고는 임상적으로 뇌경색 전에 그런 약들을 실제 사용하는 것은 불가능하다. 게다가 과도한 허혈성 변화로 세포막이 갑자기 파괴되는 경우 그 신경세포는 구조될 수 없다. 허혈로 발생할 수 있는 부가적인 생화학적 변화로 free radicals이 생산되어 과산화(peroxidation)와 외세포막의 파괴가 생긴다.

뇌조직에서 젖산의 축적은(이런 생화학적 변화는 세포의 산성화에 따른 결과이다.) 세포손상 정도를 결정하는데 중요하다. Myers와 Yamaguchi는 원숭이에서 심장정지 전에 포도당을 투여하면 굶기거나 생리식염수를 주입한 경우보다 뇌손상을 더 많이 일으킨다고 하였다. 혐기성 하에서 뇌에 고농도 포도당이 있으면 허혈 기간동안 해당과정이 증가하게 되고 이로 인해 축적된 젖산은 신경에 독성을 가지게 된다. Plum 등은 고농도의 젖산은 더욱 선택적인 신경세포의 손상을 일으킨다는 실험적 증거를 제시하였다. 이런 관찰을 기초로 하여 Plum은 당뇨병 환자나 다른 뇌졸중을 일으키기 쉬운 환자들 그리고 고혈당의 가능성이 있는 상황에서 철저한 혈당조절은 뇌경색의 위험을 감소시킨다고 주장하였다. 그러나 이러한 주장은 임상적으로 적용하기가 어렵고 그 효과는 아직 확립되지 않았다.

Ischemic penumbra 부위의 형태적 변화도 발생하는데 이러한 부분적인 허혈 상태에서(CBF 12~23mL/100G/min) 결정적인 인자는 특별한 뇌혈류량이 아니라 남아 있는 혈류와 기타 요인을 비롯한 허혈의 기간이다. 뇌혈류량과 허혈기간과의 관계를 곡선으로 나타낼 때 18mL/100g/min점에서 무한대로 나타난다. 또한 재미있는 사실은 괴사부위의 경계부에 위치한 모든 신경세포들이 손상되는 것은 아니라는 점이다. 어떤 부위에서 어떤 신경세포들이 무슨 이유에 의해 선택적으로 손상되기 쉬운지는 아직 밝혀진 바 없다.

Olsen과 그 동료들은 중대뇌동맥 폐쇄 환자의 뇌혈류량을 연구했는데 저관류를 보인 곳은 CT에서 뇌경색 소견이 있고 경계부위는 관류과다를 보인다고 밝혔다. 기능장애를 가진 환자에서 어떤 저관류 부위는 혈류량이 ischemic penumbra 수준으로 떨어졌다고 하였다. 주위 정상 뇌로부터의 도류(steal) 현상은 뇌경색의 경우 이산화탄소 흡입에 반응하여 나타난다고 주장하였으나 증명되지는 않았다. 측부순환을 통한 뇌혈류는 이산화탄소 흡입시 증가되었고 수축성 혈압은 30~40mmHg 상승하였다.

Ames와 Nesbett는 토끼 망막을 혈관을 통하지 않고 산소와 다양한 기질들을 포함한 immersion chamber에 넣어 실험을 행하였다. 실험에서 망막세포는 20분 동안 무산소상태를 견딜 수 있었다. 30분 동안의 무산소상태 후에는 조직이 포도당을 이용하고 단백을 합성하는 것이 불가능한 비가역적 변화가 발생하였다. 저혈당에서 저산소증에 대한 내성은 감소한 반면 배양기에 마그네슘을 증가시켜 세포의 에너지 필요를 감소시킨 후 내성은 증가되었다. Ames는 생체에서와는 달리 실험에서 완전한 허혈상태에서 망막 신경들이 오랜 기간 생존할 수 있었던 것은 no-reflow phenomenon(모세혈관 내피세포의 부종으로 혈액순환의 재개를 막음)과 관련된다고 주장하였다. 체온도 중요한 요인이 되는데 2~3도 낮추는 것은 신경세포의 대사 요구를 감소시킴으로써 저산소증에 대한 내성을 25~30% 증가시킨다.

이러한 뇌졸중에 대한 생화학적 그리고 뇌혈류의 관련성은 저관류 주변부위에 혈류를 유지함으로써 뇌조직을 회생시킬 가능성과 관련된다. 실제로 부분적 허혈 상황에서 뇌조직은 5-6시간 혹은 그 이상 살아남을 수 있다.

4) 허혈성 뇌혈관질환의 신경학적 변화에 따른 분류

(1) 일과성 뇌허혈발작 Transient ischemic attack, TIA

일과성 흑내장(amaurosis fugax), 실어증, 국소 지각장애, 반신마비 등의 신경학적 증상이 갑자기 나타나 수분~수십분간 계속된 후 회복되는 경우를 말하는데, 드물게는 24시간까지 계속된 후 회복되는 수도 있다. 내경동맥의 죽상혈전증이 원인인 경우는 증상의 지속시간이 짧고(10~15분), 심장성 색전증인 경우는 지속시간이 길다(한시간 이상). 얼굴, 팔, 다리에 운동장애없이 갑자기 발생되는 이상지각 증상은 고혈압성 말초동맥의 변화에 기인하는 경우가 많다. 이러한 증상은 열공성 경색(lacunar infarction)의 전구증상인 경우가 많다. 뇌경색증 환자의 40~50%에서 TIA를 경험한다. TIA후 처음 수시간 또는 수일 동안에 재발의 위험이 있으며, 첫 1개월에 50%에서 stroke가 일어난다. 통계적으로 35%의 환자가 5년 이내에 completed stroke를 경험하게 된다. crescendo TIA는 곧 뇌경색이 발병할 수 있음을 시사한다.

(2) 가역성 허혈성 신경학적 결손 Reversible ischemic neurologic deficit, RIND

TIA에 비하여 증상이 서서히 나타난다. 뇌혈류장애에 의한 신경학적 증상이 발병후 24시간 이상 지속된 후 3주일 이내에 완전히 회복되는 경우를 말한다. 경동맥의 동맥경화증 보다는 심장성 뇌색전증에 의한 경우가 많다. 나중에 completed stroke가 발병될 위험성은 TIA와 거의 같다.

(3) 진행성 뇌허혈증 Progressive stroke

뇌혈류장애에 의한 신경학적증상이 발병 후 6시간 혹은 그 이상에 걸쳐 진행하면서 그 장애 정도가 점점 악화되는 경우를 말한다. 이는 허혈영역이 확대되고 있음을 뜻한다. 뇌부종에 의한 신경증상의 악화는 대개 발병 후 48~96시간 내에 변화가 일어나므로 진행성 뇌허혈증과는 감별된다. 추골-기저동맥 영역에서 발생되는 진행성뇌허혈증은 경동맥 영역의 뇌허혈증보다 더 오랜 시간에 걸쳐서 진행되는 것이 보통이며, 약반수에서 사망하게 되어 예후도 경동맥 영역의 뇌허혈증보다 불량하다.

(4) 고정성 뇌허혈증 Completed stroke

발병 후 18시간~24시간이 지나도록 신경학적 증상이 진행되거나 호전되지도 않고 계속 고정되어 있는 경우를 말한다. 색전성 stroke는 갑자기 심한 신경증상이 나타나 수시간 내지 수개월에 걸쳐서 고정되거나 호전되나, 혈전성 stroke는 더 급속히 진행해서 completed stroke로 된다. 전형적인 예에서는 수면 중에 증상이 발생된다.

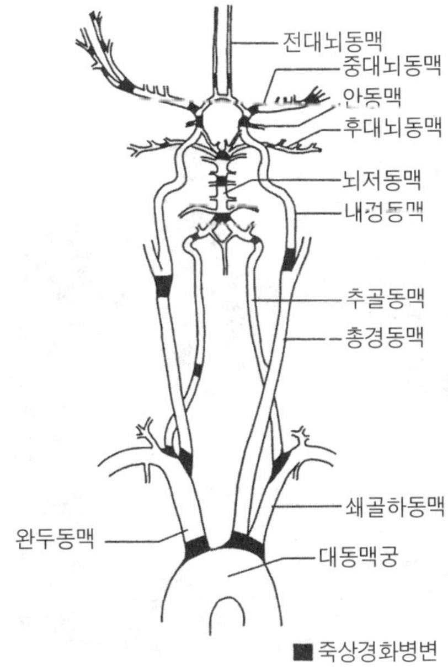

그림 3-3 죽상경화성 혈관병변의 호발부위

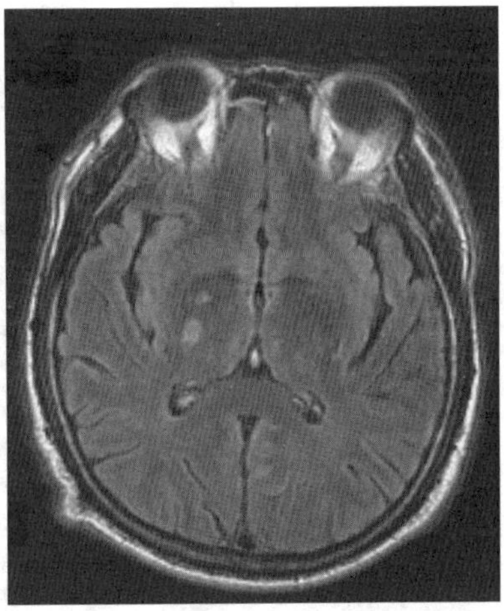

그림 3-4 혈전성 뇌경색의 전형적 MRI 소견
(좌반신소력을 주소로 입원한 48세 남환)

5) 뇌경색의 병리기전에 따른 종류

(1) 죽상경화성 혈전에 의한 뇌경색

죽상경화증은 허혈성 뇌혈관질환의 가장 흔한 원인이다. 이러한 혈관의 변화는 동맥내피의 손상, 근성내막세포의 증식, 지질침착 증가, 결합조직성분 합성증가 등으로 나타나고, 그 기전은 아직 불명이나 지질설과 내피손상 및 동맥내막 증식설로 크게 나눌 수 있다. 호발부위는 주요 뇌내동맥과 완두동맥, 총경동맥, 내경동맥, 쇄골하동맥, 추골동맥 등의 경부동맥과 그 분지이며 죽상경화 병변은 직경 약 200㎛까지의 동맥에서 발생된다. 죽상동맥경화에는 죽종, 섬유구, 복잡병변 등이 발생되고, 죽종에는 궤양이 발생하며 혈전이 형성되고, 이로서 뇌내동맥과 경부동맥에 협착, 혈전이 발생하며, 뇌에는 경색이 발생한다.

(2) 심장원인성 색전에 의한 뇌경색

여러 가지 형태의 심장질환(관상동맥질환, 심장판막질환, 심방세동)에 병발하여 생긴 혈전이 떨어져 나와 색전으로 혈류를 따라 뇌혈관에서 폐색을 일으키는 것으로서 주로 뇌혈관들이 분지를 내는 부위에서 막힌다. 따라서 다른 형태의 뇌졸중과는 그 발생기전이 달라 고혈압이나 고령 등과 직접적인 관계는 없다. 심장질환이외에도 큰 동맥에서 생긴 죽상경화성 혈전에서 떨어진 색전이 원위부에서 막혀 증상을 보이기도 하고, 드물게는 신체 다른 부위에서 발생된 색전물질이 뇌에 도달할 수도 있다.

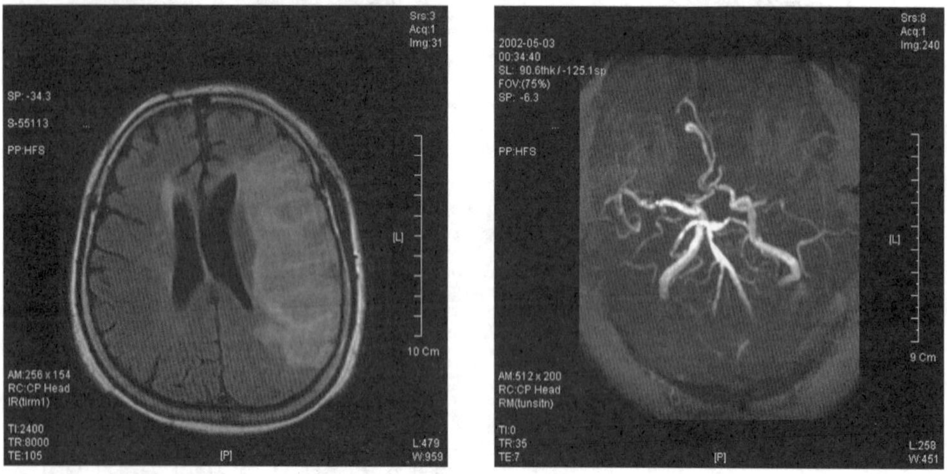

그림 3-5 색전성 뇌경색의 전형적 MRI & A소견(우반신불수, 실어 등을 주소로 입원한 65세 여환)

(3) 소공경색 Lacunar infarction

뇌의 심부에 직경 약 5~15mm의 공동양 소연화소를 小孔(lacunar)이라고 한다. 이는 대뇌, 시상, 뇌간의 작은 관통동맥(천통지)의 폐쇄에 의한다. 동맥경화증을 가진 고혈압환자에서 자주 관찰되며 이러한 동맥들은 측부혈행을 거의 가지고 있지 않기 때문에 폐쇄시에 쉽게 경색을 일으킨다. 피각에 빈발하고 교, 시상, 내포후각, 방선관, 미상핵, 대뇌·소뇌백질 등에 발생하고, 대뇌피질에는 발생하지 않으며 소뇌, 연수, 척수에는 드물다. 소공(lacunar)병변은 병소가 적고 산재할 때가 많아서 대개 뇌졸중 발작은 없다. 그러나 때로는 특징있는 증상이 발생되는 데, 이를 소공경색이라 한다. 즉 ① 편운동마비뿐일 때, ② 편지각마비뿐일 때, ③ 소뇌실조와 편마비, 구음장애와 한쪽손의 운동장애 등의 발작형을 취할 때 등이며, 다발한 예에서는 가성구마비, 부전편마비, 강박읍소 등이 발생하며 치매를 수반할 때가 있다.

(4) 혈류학적 경계영역성 경색 Watershed infarction

경계영역이란 뇌의 주간동맥에 의한 각 관류의 경계부이며 이 부위의 경색을 경계영역경색(분수령경색)이라고 한다. 이러한 경색의 발생기전은 혈압의 고도저하로 인하여 경계영역에 고도허혈이 발생할 때, 심장 혹은 내경동맥병변에서 생긴 미소색전이 뇌내혈관에 유입하여 뇌동맥 말단에서 전색되어 경계영역에 고도의 허혈을 발생한 때, 고 hematocrit, 혈액점도상승 등에 의한 혈류저하, DIC, 겸상적혈구 등의 혈액질환 등이다. 뇌는 다수의 동맥으로 관류되고 있어 다수의 경계영역이 있으나 대개 CT 소견상 전방형, 후방형, 심부형으로 구분되고 있다. 이 경색의 증상은 경색발생부위에 따라서 다르며 특징적인 것은 없다. 실신 등 혈압 강하증상의 발생 후에 국소신경증상이 발생하며 양측성 경색에서는 치매, 가성구마비, 대뇌피질증상이 발생된다.

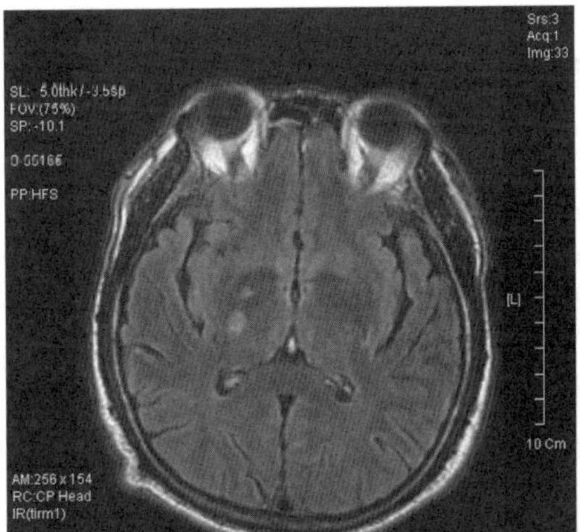

그림 3-6 소공경색의 MRI 소견

- 전방형에서는 편마비, 특히 하지에 심한 마비와 비피질성 감각장애가 발생하고 우위반구 장애시에는 발증직후에 무언증, 운동성 실어증이 발생하고, 열위반구 장애시에는 무기력, 다행(多幸) 등의 정신증상이 발생한다.
- 후방형에서는 동명성 반맹과 피질성 감각장애, 우위반구 장애시에 감각성 실어증, 호명장애 등이 나타나고, 열위반구 장애시에는 반대측의 시공간 무시, 병태실인 등이 발생한다.
- 심부형에는 안면・상지에 고도의 편마비, 비피질성 감각장애와 우위반구장애 때는 실어증이 발생된다.

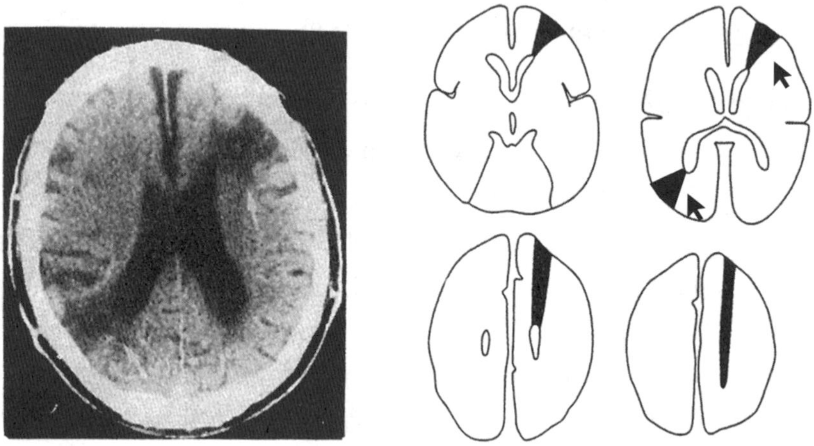

그림 3-7 전방형 및 후방형 경계영역 뇌경색의 CT 소견 및 병변부위 도해

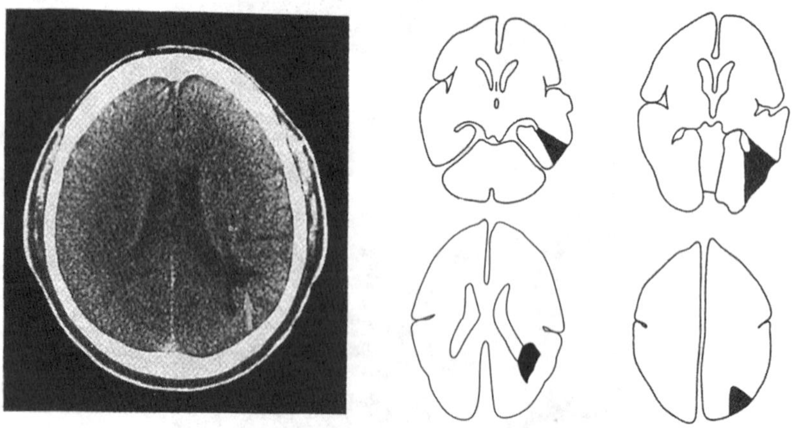

그림 3-8 후방형 경계영역 뇌경색의 CT 소견 및 병변부위 도해

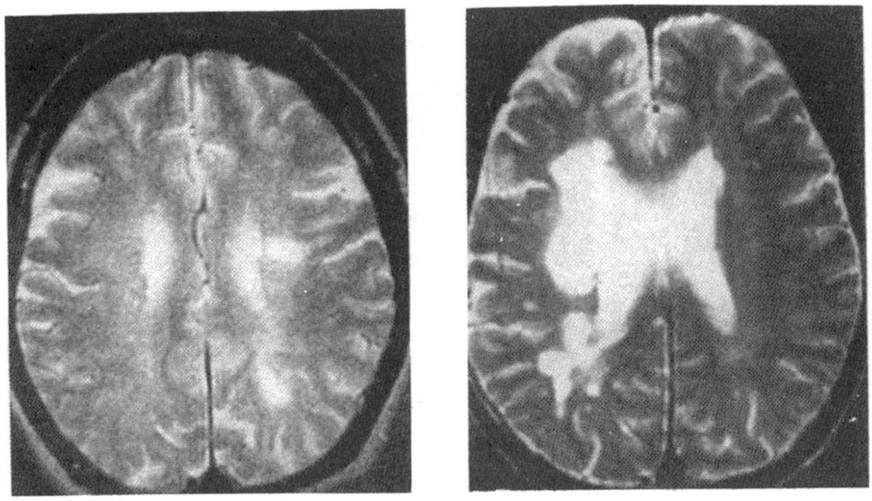

그림 3-9 심부형 경계영역 뇌경색의 MRI 소견(좌 : 미소혈전동반, 우 : 뇌혈류저하를 동반)

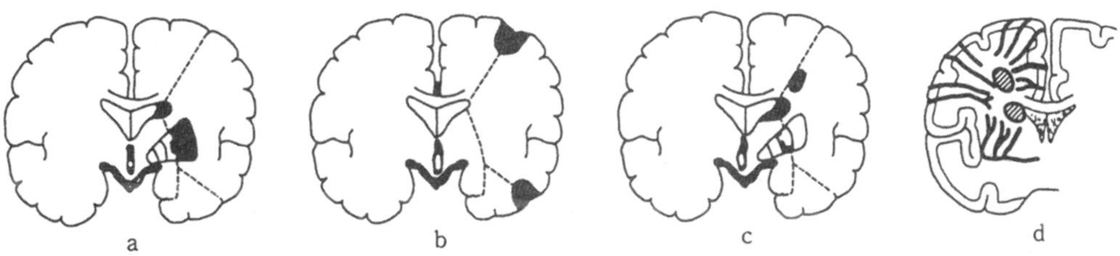

그림 3-10 경계영역경색의 발생부위

a : deep border zone infarction
b : superficial border zone infarction
c : terminal zone infarction
d : 백질과 미상핵에 발생한 경계영역경색

type	anterior type	lateral type	posterior type	superior type	inferior type	multiple type
CT	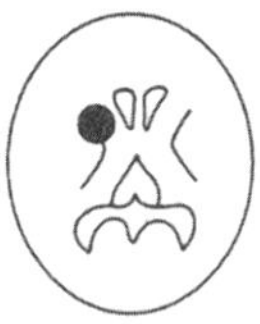	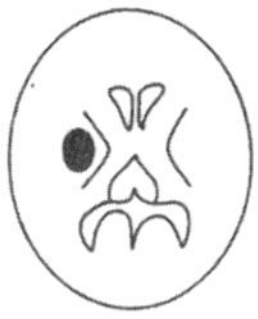	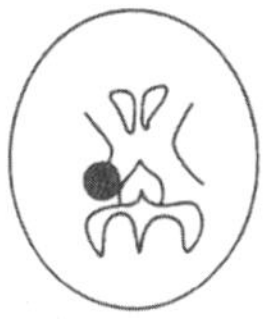	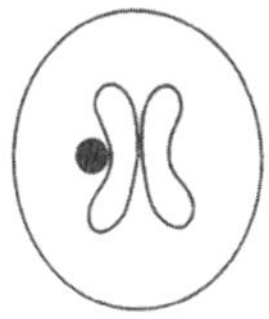	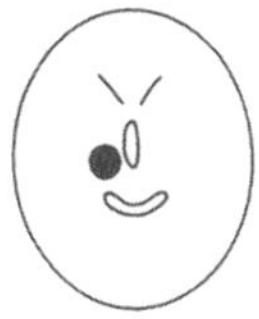	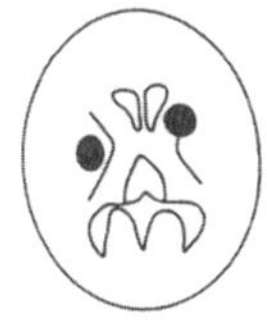

그림 3-11 심부형 경계영역 뇌경색의 출현부위

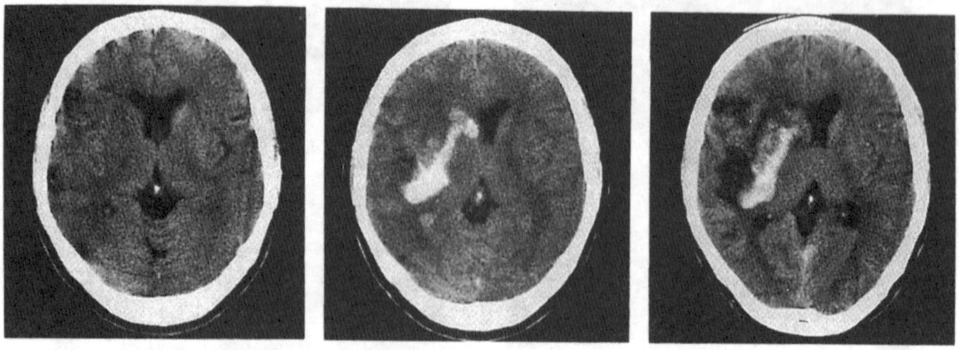

그림 3-12 출혈성 뇌경색의 CT 소견
(a : 발병 6시간후, b : 발병 15시간후, c : 발병 2일후)

(5) 출혈성 경색

뇌경색중 뇌색전증에서 출혈성 경색이 호발한다. 발생빈도가 가장 높은 것은 후대뇌동맥 영역의 경색이고 뇌저동맥이나 기저핵, 내포영역에는 적다. 뇌색전증에서 폐색된 혈관이 재개통되기 쉽고 괴사부에 혈류가 재개통되면 출혈이 발생되며 발증후 2~4일째에 호발한다. 특히 내경동맥, 중대뇌동맥 기간(근위)부의 폐색 예에서 재개통이 발생하면 광범한 출혈성경색이 발생하고 뇌 hernia가 병발하며 예후가 불량하다. 경색발생 2~4일 후에 증상과 의식장애 악화가 나타나면 출혈성경색을 의심한다.

6) 뇌출혈의 병리

뇌출혈시 뇌조직 내에서 혈액이 혈관외로 유출되어 난원형 종괴를 형성하면서 뇌조직을 압박하며 출혈이 진행되면서 크기가 커지면 인근 뇌 조직은 뒤틀리고 눌리게 된다. 만약 출혈이 많으면 중심구조물이 반대측으로 밀리면서 망상활성계(reticular activating system)와 호흡중추(respiratory center)가 영향을 받아 혼수와 사망을 일으킨다. 응괴의 크기와 위치에 의해 상부뇌간압박의 정도가 결정된다. 파열이나 유출이 대부분 뇌실내로 일어나면 90% 이상에서 뇌척수액은 혈액과 같이 보인다. 출혈은 대부분 뇌피질을 통하지 않고 뇌실을 통해 지주막하 공간으로 혈액이 들어간다. 반대로 출혈이 적고 뇌실에서 멀리 있다면 반복적인 검사에도 뇌척수액은 깨끗하다. 출혈 후 처음 수 시간에서 수일이 지나면 응괴 주변에 부종이 가중되어 종괴 효과를 더하게 되고 수두증이 일어날 수도 있다.

유출된 혈액은 예상되는 일련의 변화가 일어난다. 혈액은 처음 수 시간 이내에 응고하며 이 혈종 내에는 적혈구 덩어리와 단백성분만이 발견되나 드물게는 손상된 뇌조직도 보인다. 혈종은 찢어진 세동맥과 세정맥에 의한 점상 출혈로 둘러싸이기도 한다. 수 일 이내에 혈색소(hemoglobin) 산물인 혈철소(hemosiderin)와 헤마토이딘(hematoidin)이 나타난다. 혈철소는 적혈구를 탐식한 조직구에서 생성되고 페리틴(ferritin) 과립을 가지며 철염색에 양성으로 염색된다. 헤마토이딘은 빌리루빈(bilirubin)과 구별되지 않게 나타나는데 헤마토이딘에는 철성분이 없고 세포내와 세포외에 존재한다. 적혈구에서 산화혈색소(oxyhemoglobin)가 나오고 탈산소화(deoxygenation)를 거쳐 메트로헤모글로빈(methemoglobin)이 형성된다. 이는 수 일 이내에 시작되고 응괴 주변부를 갈색 색조로 띠게 한다. 적혈구 탐식이 24시간 이내에 시작되고 혈철소가 5~6일째에 응괴 경계부위에 처음 나타난다. 응괴색이 점차 수주에 걸쳐 변하면서 암적색에서 창백한 적색으로 되고 황갈색 혈철소 경계부위가 두꺼워진다.

수 주에 걸쳐 부종이 사라진다. 2~3개월 후 큰 응괴가 크롬색의 흐물흐물한 덩어리로 채워지고 이는 서서히 흡수되어 매끈한 벽을 가진 공동을 남기거나 또는 황갈색의 상흔을 남긴다. 탐식구내 혈철소가 흩어져서 주위 성상세포와 신경세포에 점점히 박힌다. 이는 출혈경계부위 밖으로까지 수 년 동안 지속된다.

혈액이 방사선을 약화시키는 효과 때문에 CT에서 초기출혈이 잘 보인다. 종괴효과와 주위에 유출된 혈철과 부종은 저음영(hypodense)이다. 2~3주 후 주위부종은 감소하고, 주변부터 혈종의 밀도가 감소한다. 점차 혈종이 뇌와 비슷한 음영을 가지게 된다. 혈철소로 찬 탐식구와 반응성 세포들이 출혈을 둘러싸서 피막(capsule)을 형성하여 윤상 조영증강(ring enhancement)을 보이기도 한다. MRI에서는 T1 강조영상이든지 T2 강조영상이든지 출혈후 2~3일에는 출혈이 뚜렷하게 보이지 않는다. 이는 산화혈색소가 반자성이기 때문이다. 또는 기껏해야 약간 저음영을 띠고 단지 종괴효과 만이 관찰되기도 한나. 수 일 후 주위 부종이 T2강조영상에서는 어둡게 보인다. 혈종이 아급성기가 되면서 어두운 영상이 서서히 밝게 된다. 메트헤모글로빈이 사라지고 혈철소만 남으면, 전체 남은 종괴는 T2영상에서 저음영이어서 주위의 철침착(iron deposit)과 같게 된나.

출혈은 대량(massive), 중등도(moderate), 소량(small), 점상(petechial)으로 표현한다. 대량은 직경 수cm(5~6cm 이상)에 달하고 small은 직경 1~2cm 부피 20ml 이하이고 중등도는 이 사이이다. 갸름하게 긴(slit) 출혈은 피질 바로 밑 부분에 와해된 오래된 고혈압성 또는 외상성 출혈을 말한다. 순서대로 가장 흔한 위치는 (1) 피각(putamen)과 주위 내포(internal capsule)(50%), (2) 측두엽, 두정엽, 전두엽 등의 중심백질(lobar hemorrhage), (3) 시상(thalamus), (4) 소뇌 반구, (5) 뇌교 순이다. 침범되는 혈관은 대개 관통동맥이다. 원발성 뇌출혈의 2%는 다발성이다. 드물게는 맥락막총(choroid plexus)에 의한 뇌실내 출혈도 있다. 비외상성의 중뇌출혈과 연수출혈은 드물고 대부분은 고혈압성 또는 혈관기형 때문이다.

참고문헌

- 고지혈증 치료지침 제정위원회: 고지혈증의 치료지침, 의학출판사, 서울, 1996
- 김광덕: 혈전증 및 고점도혈증에 관한 補陽還五湯의 실험적 연구, 경희한의대논문, 서울, 1988
- 김영석: 중풍(뇌졸중), 대한한방내과학회지 제15권 2호 부록-중풍학술대회 논문집, 서울, 1995
- 김영석: 중풍의 병인, 병리에 대한 문헌적 연구, 동양의학 7(1), 서울, 1981
- 김정제: 중풍증의 병리적 고찰, 동양의학지 4(3), 서울, 1978
- 김현제: 고혈압증과 중풍의 고찰, 동양의학지 2(3), 서울, 1976
- 孔立: 調氣熄風湯治療中風急性期臨床研究.中國中醫急症.2000:9(3):92-93
- 羅天益: 衛生寶鑑, 商務印書館, 香港, 1981
- 盧尙岭, 元育嵋, 王可鴻: 中風病的防治與康復, 青島出版社, 青島, 1990
- 대한동의생리학회 편: 東醫病理學, 경희대학교출판국, 서울, 1993
- 陸九芝 外: 世補齊醫書全集, 五洲出版社, 臺北, 1972
- 劉淑琦: 滌痰湯治療中風急性期68例.湖南中醫藥導報.1997:3(6):89-90
- 박준하: 뇌졸중에 관한 연구, 대한내과학회지 18(11), 서울, 1974
- 徐大椿: 徐靈胎醫書三十二種, 경희대학교 한의학부, 서울, 1974
- 劉完素: 劉河澗三六書, 성보사, 서울, 1976
- 陸青節: 萬病醫藥顧問, 大中國圖書公司, 臺北, 1973
- 張・馬 合註: 黃帝內經素問靈樞合編, 臺聯出版社, 臺北, 1977
- 張介賓: 景岳全書, 臺聯國風出版社, 臺北, 1976
- 張錫純: 醫學衷中參書錄, 한성사, 서울, 1977
- 張從正: 儒門事親, 성보사, 서울, 1975
- 張仲景: 仲景全書, 集文書局, 臺北, 1972
- 張璐: 張氏醫通, 自由出版社, 臺北, 1975
- 錢鏡湖: 辨證奇聞, 甘地出版社, 臺北, 1980
- 周命新: 醫門寶鑑, 삼협출판사, 서울, 1964
- 朱震亨: 丹溪心法, 五洲出版社, 臺北, 1969
- 中醫學院 編: 中醫·內科學, 商務印書館, 香港, 1977
- 지제근: 뇌졸중의 병리, 대한내과학회지 20(12), 서울, 1977
- 陳 言: 三因方, 臺聯國風出版社, 臺北, 1978
- 陳夢雷: 醫部全錄, 성보사, 서울, 1976
- 陳士鐸: 辨證錄, 人民衛生出版社, 北京, 1989
- 陳士鐸: 石室秘錄, 행림서원, 서울, 1973
- 陳自明 撰: 婦人大全良方, 일중사, 서울, 1992
- 陳存仁: 中國醫史學, 中國醫學研究所, 香港, 1969
- 巢元方: 諸病源候論, 集文書局, 臺北, 1975
- 張・馬 合註: 黃帝內經素問靈樞合編, 臺聯出版社, 臺北, 1977

- 宋太宗命撰: 太平聖惠方, 한성사, 서울, 1979
- 吳天民: 醫學正傳, 의약사, 서울, 1973
- 李　杲: 東垣十書(醫經溯洄集), 경희대학교 한의학부, 서울, 1973
- 李　梴: 醫學入門, 臺聯國風出版社, 臺北, 1973
- 孫一奎: 赤水玄珠全集, 上海著易堂藏版, 上海, 1914
- 王肯堂: 證治準繩, 성보사, 서울, 1982
- 龔廷賢: 萬病回春, 행림서원, 서울, 1972
- 張介賓: 景岳全書, 臺聯國風出版社, 臺北, 1976
- 楊札壽: 醫林撮要, 흑조사, 서울, 1968
- 許　俊: 東醫寶鑑, 남산당, 서울, 1971
- 李中梓: 醫宗必讀(卷六). 文光圖書有限公司, 臺北, 1977
- 葉天士: 臨証指南醫案, 商務印書館, 香港, 1976
- 沈金鰲: 沈氏尊生書, 自由出版社, 臺北, 1973
- 沈金鰲: 雜病源流犀燭, 北京中醫藥出版社, 北京, 1994
- 吳　謙: 醫宗金鑒, 大中國圖書公司, 臺北, 1977
- 王淸任: 醫林改錯, 臺灣東方書店, 臺北, 1960
- 張錫純: 醫學衷中參書錄, 한성사, 서울, 1977
- 元秦喜 譯(張壽頤 著): 中風斠詮, 대성문화사, 서울, 1994
- 李濟馬: 東醫壽世保元, 행림서원, 서울, 1963
- 陳紹宏,張曉云:中風醒腦口服液　治療急性腦出血125例療效總結.　2000年全國中醫藥臨床急,重症的應用學術交流會文集, 2000, 9;pp.1-5

CHAPTER 4

중풍의 증상

1 한의학적 관점

중풍발병에 따른 의식장애 운동장애 언어장애 등 증상과 함께 전신적으로 나타나는 신체증상을 말한다. 중풍증상은 전조증과 주증을, 신체증상은 발병 후에 나타나는 환자의 전신 상태를 말하며 변증진단의 근거가 된다.

1) 中風前兆症

中風이 발병되기 전에 국소적이거나 전신적으로 경미하고 부정기적인 증상이 단기 또는 장기적으로 나타나는 증상을 中風前兆症이라 한다.

- 大拇指와 次指가 麻木不仁하거나 不用하는者, 혹은 手足少力하거나 혹은 肌肉微掣者는 三年內에 中風이 발병한다.
- 수족이 점점 不遂되는 것을 느낀다든가 兩手와 面部 혹은 臂膊이나 髀股指節이 麻痺, 不仁하거나 혹은 口眼喎斜 言語蹇澁하거나 혹은 胸膈迷悶하고 吐痰이 계속되거나 혹은 六脈浮滑하면서 虛數無力한 경우도 모두 中風의 전조증상이다.
- 그밖에 眩暈 頭痛 項强痛 肌肉瞤動 嚥下障碍 視野障碍 復視 등의 증상이 복합적으로 나타난다.

2) 中風의 증상

中風 발병으로 인한 의식장애, 운동장애, 언어장애 및 지각장애 등의 주요 증상들과 더불어 나타나는 전신증상 및 舌狀, 脈狀 등이 모두 포함된다.

(1) 주증

첫째 卒中, 暴仆, 蒙昧, 人事不省, 昏不知人, 昏倒, 神志恍惚, 神昏, 昏憒, 혹은 迷蒙, 神識昏蒙 등으로 표현되는 의식장애 증상들

둘째 半身不遂, 偏枯, 手足癱瘓, 四肢不擧, 口舌喎斜, 口眼喎斜, 肢體癱軟, 肢體强痙拘急, 頻繁抽搐 등으로 표현되는 운동장애 증상들

셋째 暴瘖, 言語蹇澁, 舌强不語, 不語, 失語, 語鈍, 舌强語蹇 등으로 표현되는 언어장애 증상들

넷째 偏身麻木, 一側手足麻木 등으로 표현되는 지각장애 증상들

(2) 겸증

頭痛 眩暈 眩暈耳鳴 面紅目赤 面色蒼白 面白脣暗 口苦咽乾 心煩易驚 躁擾不安 煩躁失眠 尿赤便乾 便秘 便溏 腹脹 惡心 嘔吐 喀痰 혹은 痰多 痰涎壅盛 氣短乏力 口角流涎 汗多 自汗出 盜汗 心悸 手足腫脹 手足心熱 鼻乾痰鳴 項强身熱 手足厥冷 手厥冷 二便自遺 등으로 표현되는 전신증상들이다.

(3) 혀의 상태(舌診)

舌質과 舌苔의 변화를 관찰한다. 정상적인 舌象은 舌質이 淡紅윤택하고 유연원활하며 舌苔가 薄白으로 균일하며 습기가 적당히 있는 "淡紅舌 薄白苔"한 상태이다. 舌質의 望診은 生氣의 유무를 보는 舌神(榮, 枯)을 비롯하여 舌色(淡白色 紅色 絳(深紅)色 青紫色 藍色 黑色), 舌形(細嫩 粗老 瘦薄 胖大 裂紋 芒刺 齒痕 光滑), 舌態(舌軟 舌强硬 舌歪斜 舌痿軟 舌顫動 舌吐弄 舌短縮 舌舒伸)등의 변화를, 舌苔의 望診은 苔色(白苔 黃苔 灰苔 黑苔 兼色苔)과 苔質(厚薄 潤燥 膩腐 剝落 有根無根), 그리고 舌苔의 眞假와 有無·偏全의 변화 등을 관찰하여야 한다.

최 등은(1999) 중풍초기 환자의 舌象에 대한 임상연구를 통하여 중풍초기 환자에 있어서 舌色은 淡紅舌 혹은 紅色이, 舌型은 芒刺와 裂紋이, 舌態는 歪斜와 뻗뻗함(强硬)이, 苔色은 黃色 혹은 심한 黃色이, 苔質은 潤, 厚, 膩 등이 주로 나타난다고 보고하였다. 또한 중풍초기 환자의 舌象과 辨證의 관계는 紅舌은 火熱證 陰虛陽亢證과 淡白舌은 痰證과, 薄苔는 風證 火熱證과 厚苔는 痰證 瘀血證과 각각 유의한 관계가 있었다고 보고하였다.

(4) 脈의 상태(脈診)

脈象은 病證과 매우 밀접한 관계가 있다. 따라서 辨證진단도 결국은 맥진을 통하여 病證의 表裏, 病邪의 寒熱, 正氣의 盛衰를 살펴보고 최종적으로 확정하는 것이다.

정상 脈象은 不浮不沈하여 中部에 위치하고(浮沈), 한번 호흡(一息)에 4회 박동하며 不疾不遲하고(遲數), 微弱하지도 無力하지도 彈指過强하지도(虛實) 않은 和緩한 脈象을 말한다. 風脈은 대체로 浮滑한 경향인 데, 중풍환자의 맥이 일반적으로 遲하며 浮한 것은 易治이고, 緊數하거나

혹은 結代脈이 있으면 難治이다.

중풍환자에서 나타나는 脈象은 脈强有力하거나, 滑하거나, 弦滑하면서 偏癱側은 滑而大하거나, 沈細하거나, 細緩 혹은 細弦하거나, 細弦 혹은 細弦數하거나, 弦滑大하거나, 沈滑 혹은 沈緩하거나 沈緩沈微하거나, 혹은 結代脈이 나타나는 등 다양하다. 진맥시에는 항상 정상 脈象을 기준하여 이상 脈象을 알아내도록 한다.

2 서의학적 관점

1) 일과성 뇌허혈발작(Transient Ischemic Attack; TIA)

뇌졸중이 병기에 따라 진행기나 완성기로 진행되지 않고 일과성으로 뇌의 국소징후를 보이다가 정상으로 회복되는 것을 일과성 뇌허혈발작이라고 하는데 일종의 뇌졸중 전조증상이라고 할 수 있다. 신경병리학적 연구에 따르면 대부분 죽상동맥경화성 혈전으로 인한 뇌의 일시적 국소적 허혈현상이 원인이 된다. 일과성 뇌허혈발작을 임상적으로 분석할 때는 단 한번의 발작만이 있는 경우와 같은 양상이 반복되는 경우로 구분하는 것이 중요한데, 후자는 임박한 혈관폐색의 경고징후인 반면 전자는 특히 증상이 오래 지속되는 경우에, 후유증을 남기지 않는 색전에 의한 경우가 대부분이다.

(1) 임상증상 Clinical Picture

일과성 허혈발작은 대뇌와 소뇌의 어떤 동맥에서도 발생할 수 있다. 만약, 후대뇌동맥을 척추-뇌저 동맥계에 포함시킨다면 추골-기저 동맥계의 일과성 허혈발작이 경동맥계의 일과성 허혈발작보다는 좀 더 흔하다.

일과성 허혈발작은 수초에서 12시간 내지 24시간까지 지속될 수 있고 기간이 긴 경우는 대부분. 색전성이다. 대부분은 2분내지 15분 이내이고 40분 이상인 경우는 상대적으로 많지 않다. 단지 몇 번의 발작일 수도 있고 수백 번 일수도 있다. 발작이 사라지면 신경학적 검사상 이상이 없다. 뇌졸중은 첫 번째 또는 두 번째 발작 후에 일어날 수도 있고 수백 번의 발작 후 수주 또는 수개월 후에 일어날 수도 있다. 현재까지는 일과성 허혈발작이 뇌졸중으로 진행할지 여부를 예측하기는 어렵다. 장시간 지속되는 불안정한 변화를 보이는 일과성 허혈발작이 가장 불길한 징조이다. 일과성 허혈발작 후의 뇌경색 중 20%는 첫 번째 발작 후 한달 이내에 발생하며 50%는 1년 이내에 발생한다고 보고되고 있다.

① 반구성 일과성 허혈발작(경동맥계)

일과성의 신경학적 양상은 침범된 동맥영역을 시사하고 발병될 뇌졸중에서 나타날 부분적인 증상이다. 경동맥계에서는 한쪽 뇌반구나 눈에 증상을 보인다. 시야 장애는 동측성으로, 운동감각장애는 반대쪽으로 나타난다. 각각의 발작은 눈 또는 뇌를 침범하며 아주 드물게만 눈과 뇌를 동시에 침범한다.

반구발작은 중뇌동맥 원위분지와 주위의 경계영역을 주로 침범하여 반대쪽 손과 팔에 힘이 약해지거나 감각장애를 일으킨다. 그러나 얼굴과 입술, 입술과 손가락, 손가락 단독, 손과 발 등 다양한 조합이 있을 수 있다. 마비나 탈력 대신에 마치 경련처럼 불규칙적으로 진동(shake)할 수 있다. 드물게는 착란, 실어증과 계산장애(우성 반구), apractagnosia(비우성 반구), 다른 측두엽 및 두정엽 장애를 보인다.

눈을 침범하는 발작 중, 일시적 단안맹이 흔한 증상이다〔일과성 흑내증(amarousis fugax)〕. 많은 경우에서 증상이 빠르게 진행되며 환자는 통증없이 전시야가 완전히 가려질 때까지 장막이 매끈하게 내려오는 것 같다고 호소하며 천천히 같은 양상으로 사라진다. 종종 쐐기모양의 시야장애, 전반적 시력불선명(generalized blurring), 드물게는 밝은 빛의 형태로도 나타난다. 일시적 단안맹은 반구성 발작보다 더 흔한 경우이다. 이러한 동측성 반맹(homonymous hemianopia)과 팔과 손의 이상감각으로 나타나는 일과성 허혈발작은 후뇌동맥 협착을 시사한다.

② 뇌간 일과성 허혈발작(척추-뇌저동맥계)

척추-뇌저동맥 질환에 의한 재발성의 일과성 허혈발작은 경동맥계에 의한 경우보다 드문 경우지만 더 오래 지속되며, 보다 더 뇌졸중으로 진행하기 쉽다. 뇌간에는 다양한 운동감각신경이 지나므로 척추-뇌저 동맥계의 일과성 허혈발작의 증상은 매우 다양하다.

어지러움, 복시(수직성 혹 수평성), 구음장애, 양안면 감각저하, 실조증, 신체의 일측이나 양측의 감각이상(즉, 양측 운동 혹은 감각회로 손상) 등이 척추-뇌저 동맥계 침범의 특징이다. 그러나 일시적 현훈, 복시, 또는 두통만이 별도로 일어날 때는 일과성 허혈 발작으로 해석해서는 안된다. 어지러움은 경동맥 일과성 허혈발작에서도 나타난다.

이외 증상들을 빈도순으로 나열하면 비틀거리는 보행, 한쪽으로 쏠림, 사시감각, 암시, 시력불선명, 터널시, 부분적 또는 완전 맹(partial or complete blindness), 동공변화, 안검하수, 주시마비, 구음장애와 연하장애 순이다. 더 드문 증상으로는 귀 또는 머리안의 소음이나 연타음, 머리 또는 안면의 통증이나 이상한 감각, 구토, 딸꾹질, 경사감(sense of tilting), 기억상실, 착란된 행동, 졸음, 일과성 의식소실, 청력장애, 난청, 일부분의 이상운동 감각, 편측발리즘(hemiballismus), 대뇌각환각증(peduncular hallucinosis), 강제적 안구편향 등이 있다.

척추-뇌저 동맥계의 일과성 허혈발작은 동일할 수 있지만 경동맥계 일과성 허혈발작보다 똑같은 기본적 틀을 유지하면서 부분적으로 다양한 양상이 나타나는 것이 전형적이다. 예를 들면, 어떤 발작에서는 손가락과 얼굴에, 다른 발작에서는 손가락에만 증상이 있을 수 있다. 또는 어지러움이나 실조증으로 나타날 수도 있고, 복시가 첨가될 수도 있다. 뇌저동맥 질환에서는 신체의 한편씩 번갈아 가면서 증상을 보이기도 하고 침범된 모든 부분이 동시에 증상을 보이기도 하며, 경련보다는 느리게 10초 내지 수분에 걸쳐서 한 부분에서 다른 부위로 퍼지는 증상을 보이기도 한다. 각각의 발작은 갑자기 중단되기도 하며 서서히 사라지기도 한다.

③ 열공성 일과성 허혈발작

열공성 일과성 허혈발작은 작은 관통혈관의 폐색에 의한 뇌졸중으로 알려져 왔다. 발생당시에 띄엄띄엄 발생하는(stuttering) 경향이 있고 각각의 발작사이에는 기능이 완전히 정상으로 돌아온다.

2) 뇌졸중의 일반적 임상증상 및 예후

(1) 혈전성 뇌경색의 증상 및 예후

① 혈전성 뇌경색의 증상

혈전성 뇌경색은 대부분의 경우에 한 차례 발작이 나타나 수 시간 내에 주요 신경학적 결손들이 생기는 경우이다. 즉, 수 시간, 하루, 혹은 그 이상에 걸쳐 신경학적 결손이 간헐적으로 진행하는데 뇌졸중의 일부 증상이 발생하였다가 수 시간 동안 일시적으로 감퇴된 후 다시 빠른 속도로 뇌졸중이 완전히 나타난다. 몇몇 짧게 지속되는 증상이 나타난 후에 좀 더 오래 지속되는 증상이 발생하고 수 시간이나 하루, 이틀 후 주요 뇌졸중이 발생한다. 한 번에 신체 여러 부분이 침범되기도 하고 한쪽 팔, 다리 또는 얼굴 반쪽 등 신체 일부만 침범된 후 뇌졸중이 완전히 발현될 때까지 서서히 단계적으로 신체 다른 부위로 진행하기도 한다. 때로는 일어서거나 걸을 때 5분 내지 10분 동안 지속되는 상하지 불수의적 운동이나 시야장애가 나타나기도 한다. 양 측성 경동맥 협착이나 폐쇄가 있는 환자에서 여러 번 이러한 에피소드식 현상이 나타난다. 이러한 현상은 대뇌 혈전증에 의한 것임을 시사하며 그것들의 시간적으로 분산되어 나타나는 것은 혈전증이 진행됨을 반영한다. 각각의 일시적 발작과 갑작스럽게 진행되는 에피소드는 뇌졸중 양상의 요점이다. 이러한 간헐적인 증상은 처음부터 끝까지 혈선성 과정의 특징임을 보여준다.

흔히 혈전성 뇌경색은 수면 시에 발병한다. 환자는 밤이나 아침에 깨어나서 마비를 발견하기도 하고, 또 아무런 불편감도 느끼지 못하고 일어나려고 첫 발걸음을 떼자마자 무기력하게 바닥에 쓰러질 수도 있다. 이러한 증상은 혈전성 뇌경색의 60%와 색전성 뇌경색 일부에서도 나타난다.

동맥내 혈전증은 대개 두통이 동반되지 않으나 몇몇 예에서 두통이 발생하기도 한다. 대개 경동맥 폐쇄시는 머리의 폐쇄 부위 쪽에, 뇌저동맥 폐쇄시는 뒤통수나 이마와 후두부에 동시에, 척추동맥 폐쇄시는 동측 귀 뒤나 눈썹위에 두통이 온다. 통증은 뇌내 출혈이나 지주막하 출혈 때처럼 심하지 않고 경부강직은 없다. 기전은 분명치 않으나 뇌졸중 수 일 심지어 수 주 전에 나타나므로 혈관벽 질환의 진행과정과 관계될 것으로 추측된다.

② 혈전성 뇌경색의 경과 및 예후

초기의 혈전증 환자에서 정확히 예후를 알기는 쉽지 않다. 오늘의 경미한 마비가 내일은 아주 심한 편마비가 될 수 있고, 환자 상태가 하루 이틀 정도만 일시적으로 나빠질 수도 있다. 뇌저동맥 폐쇄시에는 어지럼증과 연하곤란이 수 일내 사지마비와 깊은 혼수로 진행되기도 한다. 초기에 경미해 보이는 뇌졸중이라도 진행성의 혈전증을 꼭 염두에 두어야 한다.

뇌졸중의 진행은 벽재성 혈전에 의해 침범된 혈관의 협착이나 폐쇄에 기인한다. 어떤 경우에는 혈관을 따라 혈전이 커지면서 측부분지를 막고 문합혈류를 방해한다. 뇌저동맥의 경우 혈전이 동맥전체를 서서히 침범할 수 있다. 경동맥의 경우 혈전은 때때로 목 기시부로부터 상상돌기(supraclinoid portion)까지 자라고, 전대뇌동맥까지 진행되면 반대편으로부터의 측부순환을 막을 수 있다. 중대뇌동맥 폐쇄시 역행성 혈전이 생기면 전대뇌동맥 입구를 막아 그 혈관 영역에 이차성 경색을 일으킬 수 있다. 불완전하게 혈전증이 있는 동맥에서 동맥 대 동맥 색전증이 발생하면 갑자기 변화가 있을 수 있다. 이는 임상적 변동기 또는 혈전이 왕성하게 생성되는 시기에 발생할 가능성이 높다. 가장 흔히 발생하는 동맥 대 동맥 색전증은 경동맥 혈전증으로부터 동측 중대뇌동맥이나 전대뇌동맥 색전증으로 진행되는 것이다. 척추동맥이나 하부뇌저동맥의 죽상경화성 폐쇄시 후대뇌동맥에 색전이 생길 수 있다. 때로는 완전히 혈전이 형성된 혈관이나 박리성 동맥류로 혈관이 좁아질 때 이것들이 색전증의 원인이 되어 수 일 후 말초분지를 막을 수 있다.

다음의 몇 가지 요인들이 혈전증의 즉각적 예후에 영향을 미친다. 매우 큰 범위의 경색시 경색 조직의 부종으로 뇌구조물이 이동되고 천막탈출이 발생하여 수 일 후 사망에 이를 수 있다. 이는 단순히 경색크기에 좌우되며, 경색 후 하루이내에 촬영한 CT로 확인할 수 있다. 아주 크지 않은 경색이라도 소뇌하부에 발생된 경우 대후두공을 통한 탈출이 발생되면 치명적이 될 수 있다. 부종이 심하지 않을 때 뇌압 상승은 2~3일간 진행되지만 치명적이진 않다. 광범위한 뇌저동맥 경색시 깊은 혼수상태가 되고 사망률은 40%에 이른다. 만약 혼수나 혼미가 처음부터 있었다면 생존여부는 기도유지, 뇌부종 조절, 흡인성 폐렴예방, 수액과 전해질 균형유지 등에 달려있다. 호흡기나 비뇨기계 감염은 항상 위험한데, 만약 감염이 되면 체온이 상승하고 환자상태는 급속도로 악화된다. 작은 혈전성 경색증에서는 사망률이 3~6%이며, 그 중의 상당부분은 심근경색에 기인한다.

신경학적 결손에 대한 최종적인 예후는 다양한데, 일단 생존한 환자는 호전을 보인다. 열공경색증이나 순수운동성 편마비는 예후가 좋으며 다른 작은 경색의 경우 1~2일 만에 회복이 시작되어 일주일 내에 거의 완전해진다. 심한 손상이 있는 경우라면 의미있는 회복은 힘들며 재활치료를 수개월간 열심히 하고 난 후에도 대화나 이해가 어렵고 상지는 사용 불가능하며 하지는 걸으려고 할 때 불확실한 버팀목이 될 뿐이다. 이러한 두 가지 극단사이에 다양한 경우들이 있으며 일반적으로 회복 시작이 느릴수록 예후가 불량하다. 자기 자극에 의한 중추성 운동전도 측정이 회복과 생존을 예측하는데 도움이 된다. 만약 첫 수 일내 반응이 없다면 기능회복에 대한 기대는 불투명하며 임상적 회복이 1~2주 내에 시작되지 않는다면 운동, 언어 기능에 심각한 장애를 보일 것이다. 구성 실행증, 비억제성 분노(주로 왼쪽, 드물게는 오른쪽 측두엽 손상시), 무의미한 다변증, placidity, 마비와 무시에 대한 지각장애(비우성 반구의 두정엽 병변), 착란과 섬망(비우성반구의 측두엽 병변)은 대개 감소하며 수 주 내에 사라지기도 한다. 하지만 수 주 내에 호전되지 않는 반맹은 대개 영구적으로 지속되며 글씨를 읽는다든지 색깔구별을 하는 것은 계속 호전된다. 측부연수경색시 연하장애는 4~8주 이상 지속되나 거의 모든 예에서 정상으로 돌아오고 실어증, 구음장애, 소뇌실조증, 보행은 1년 이상에 걸쳐 회복되나 5~6개월 후에도 남아있는 운동과 언어장애는 영구적이다.

특징적으로 뇌졸중 후 마비된 근육은 첫 수일 내지 수 주동안 이완상태인데 건반사는 보통 변하지 않으나 약간 상승하거나 저하될 수 있다. 서서히 근육경직이 발생되면서 건반사는 항진되고 팔은 굴곡내전되고 다리는 신전된다. 근육경직이 서서히 진행된 후엔 기능회복이 거의 불가능하다. 역으로 팔에 경직이 빨리 생기거나 파악반사가 빨리 생기면 좋은 결과가 예상된다. 심한 측두엽-두정엽병변의 환자에서 편마비는 이완인 채로 있어서 팔은 매달려 있고 늘어진 다리로는 보조기를 해야 설 수 있다. 만약 내포가 완전히 손상되지 않고 렌즈핵이나 시상을 침범시에는 마비 외에도 편측 무도성 무정위 운동, 편측 진전, 편측 실조증이 병변부위에 따라 생긴다. 배변이나 방광조절 장애는 대개 돌아오고 괄약근 장애가 지속되는 경우는 많지 않다. 종종 초기에 마비가 된 쪽을 만지면 통증이 유발된다. 물리치료는 어깨, 팔꿈치, 손목, 무릎, 발목 등 근육의 위구축과 관절 주위염을 예방하기 위해 되도록 빨리 시행되어야 한다. 이들은 흔히 있는 합병증으로 특별히 어깨의 통증과 장애의 원인이 된다. 때로 어깨의 통증과 손의 뼈 위축 및 통증이 함께 있을 때 이를 shoulder-hand syndrome이라 한다. 어지러움과 불안정한 느낌이 뇌간 경색으로 인한 전정계 손상 후 지속되기도 한다.

반복되는 경련성(간질성)발작은 혈전증에 의한 경우보다 색선증에 의한 뇌졸중에서 더 흔하며 색전성 피질 경색의 경우 20% 이상에서 반복적인 국소적 혹은 전신적 발작을 한다.

많은 환자들이 피곤함과 우울감을 호소하는데 왼쪽 선두엽 경색시에 더 심하다. 이런 증상에 대한 설명은 불확실하며 반응성 우울증(reactive depression)이라고 하는 사람도 있다. 드물게 몇몇 환자에서 뇌졸중 후 심한 행동장애가 나타나고 정신 이상이 생기지만 편집경향, 착란, 울화, 완고, 투정 등은 비교적 흔하게 나타난다. 결과적으로 예후적인 면에서 일단 혈전성 뇌졸중이 있던 사람은(특히 고혈압, 당뇨가 있으면) 그 자리 혹은 다른 곳에 뇌졸중이 재발할 위험이 높다. 다발성 경색이 수개월 내지 수년에 걸쳐 생기면 국소적 뇌 결손 이외에도 특수한 형태의 치매(다발성 뇌경색 치매)가 나타날 수도 있다. 이중 일부환자에서는 피질과 기저핵을 제외한 백질에 병변이 생기고 이를 일명 피질하 백질뇌증(Binswanger subcortical leukoencephalopathy)이라 하며, 다발성 뇌백질 경색 및 열공경색과 같은 범주에 속한다. 파괴되는 백질 부분은 관통피질동맥과 기저핵 동맥(penetrating cortical and basal ganglionic artery) 사이의 경계부위이다. 피질하 수초소실과 신경교증, 그리고 작은 피질과 피질하 경색을 특징적으로 하는 방사선학적 소견을 보인다.

미국 미네소타의 로체스터 지역의 허혈성 뇌졸중 환자를 대상으로 한 연구에서 환자의 94%가 5일 이상, 84%가 1달 이상 살아남았다. 생존율은 3년에 54%, 7년에 40%였다고 보고되었다. 장기간 생존자에서는 심장질환이 재발성 뇌졸중에 비해 더 큰 사망 원인이 되고 있다. 일반적으로 뇌경색의 사망률은 혈전성이건 색전성이건 한달 후 19%, 1년 후 23%였다. 생존자 중 65%는 독립생활이 가능하였다.

(2) 색전성 뇌경색의 증상 및 예후

① 색전성 뇌경색의 증상

색전증은 원칙적으로 증상의 완전발현까지는 수 초 이내로 가장 인상적인 뇌졸중의 시간적 경과를 예시한다. 드문 예외적인 경우를 제외하고는 경고발작이 없다. 색전은 하루 중 밤낮 구별없이 언제나 가능하며 화장실에 가려는 기상시가 가장 위험하다. 가끔 이유는 불분명하지만, 임상양상이 수 시간에 걸쳐 점차적으로 나타나거나, 변동하는 경우가 있다. 아마 이 경우는 색전이 막힌 혈관 내에서 혈전성 과정을 시작할 때일 것이다.

신경학적 양상은 침범한 혈관에 따라 다르다. 큰 색전은 내경동맥이나 중대뇌동맥의 줄기부를 막아서 그 혈관 영역의 모든 국소적 징후를 보인다. 색전은 흔히 크기가 적어 중대뇌동맥의 가지에 들어가서, 운동성 언어장애, 단마비(monoplegia), 혹은 운동마비를 거의 동반하지 않은 수용성 언어장애와 같은 인상적인 국소 이상을 일으킨다. 사실상 대부분의 중대뇌동맥 혈전(또는 내경동맥의 동맥경화성 혈전)으로 진단된 환자들에서 색전성 폐쇄가 증명된다. 척추-뇌저 동맥계를 지나가는 색전물질은 종종 뇌저동맥으로 합쳐지는 바로 밑부분의 척추동맥에서 걸리게 되거나, 그보다는 높은 빈도로 척추동맥과 뇌저동맥을 지나서 뇌저동맥의 상부 분지부위에 도달하여 갑작스런 혼수와 사지마비를 일으키는 뇌저동맥 첨단부 폐쇄 증후군의 한 형태로 나타나게 된다. 또는 경색이 한쪽 후대뇌동맥 또는 양쪽 후대뇌동맥으로 들어가서 시각피질의 색전을 유발하여, 편측이나 양측의 동측성 반맹(homonymous hemianopia)를 유발한다. 측두엽의 내측, 시상, 시상하부 등도 후대뇌동맥에서 기시하는 측두분지(temporal branch)나 작은관통 혈관 등의 폐색에 의해 침범된다. 소뇌 하부의 색전도 드물지 않으며 종종 외측 연수허혈을 시사하는 징후가 나타나기도 한다. 색전물질이 뇌교의 관통혈관으로 들어가는 경우도 드물게 있다.

색전은 일시적인 심한 신경학적 손상도 일으킬 수 있는데, 이 경우에 증상은 색전이 부서지면서 사라진다. 즉 색전증은 일과성 허혈발작의 흔한 원인이다. 또한 여러 개의 색전은 다른 임상양상의 일과성 발작을 두세 번 일으키는데, 드물게는 거의 동일한 양상의 일과성 발작을 두세 번 일으킬 수 있다.

색전증에 의해 유발되는 흥미로운 증상이 있다. 이는 색전이 큰 혈관을 지날 때 발생하는데 이동성 색전 증후군(migrating embolic syndrome)이라 하며 심장 또는 척추동맥에서 기원한 후대뇌동맥 폐색에서 가장 뚜렷이 나타난다. 환자는 반맹 발생 수 분 전에 어지러움이나 현훈, 복시, 구음장애 등을 느낀다고 하며, 이는 뇌저동맥을 지나오면서 작은 관통혈관의 기시부를 일시적으로 막기 때문에 발생한다.

대개 경고증상 없이 갑자기 뇌졸중이 발생하면 색전을 강력히 시사하나, 진단은 전체적인 임상양상을 기초로 해야 한다. 만약 CT로 출혈이 배제되었으면 혈전증과 박리성 혈관폐색의 경우를 고려해야 한다. 심방세동, 심근경색(최근 또는 수개월 이내의 것)의 과거력, 또는 신체 다른 부위의 색전증이 있는 경우에는 뇌색전증으로 진단한다. 뇌색전의 진단은 죽상경화가 없는 젊은 사람인 경우에 더욱 주의 깊게 고려해야 한다.

② 색전성 뇌경색의 경과 및 예후

색전성 경색의 즉각적인 예후는 죽상혈전성 경색의 예후와 동일하다. 뇌저동맥폐색에 의한 큰 뇌간경색은 항상 치명적이다. 그 외 대부분의 환자들은 처음 발병시 생존하여 비교적 빨리 호전된다. 뇌부종은 5% 이하의 소수에서만 진행되는데, 원위부 경동맥이나 중대뇌동맥의 줄기부와 주요 분지 침범시와 소뇌의 큰 경색시에 발생한다. 최종 예후는 원인질환(심부전, 심근경색, 세균성 심내막염, 종양 등)의 중증도와 또 다른 색전이 발생하느냐에 달려있다. 첫 색전은 약 80%에서 다음 색전을 동반하고, 심한 손상을 줄 수 있다. 더구나 언제 다음 색전이 발생할 지를 예측할 방법이 뚜렷치 않으며 환자의 10~20%는 두 번째 색전이 10일 내에 발생하고 첫 3일 이내에는 자주 발생치 않는다.

(3) 뇌출혈의 임상증상 및 예후

① 뇌출혈의 임상증상

모든 뇌혈관 질환 중 뇌출혈이 가장 극적이다. 비만의 다혈질 고혈압 환자가 건강하다 갑자기 쓰러진 다음 소리쳐 부르고 흔들고 꼬집어도 반응이 없으며 코골듯이 숨쉬다가 수 시간 내 사망하는 예가 진형적이다. 소출혈에서의 임상양상은 일반적 뇌졸중의 시간적 경과와 같다. 파열된 동맥크기와 출혈속도에 따라 갑자기 증상이 발생하여 수분, 수시간, 하루 이틀에 걸쳐 서서히 진행된다. 두통과 구토가 특징적이다. 증상을 일으키지 않은 뇌 부위의 매우 작은 출혈은 임상적으로 놓칠 수도 있다. 항응고제의 사용에 의한 출혈은 혈관기형에 의한 것처럼 더 느리게 발생한다. 대체로 두통, 어지러움, 코피 등의 경고나 선행증상이 일어나지 않는다. 평균 나이가 혈전성 뇌졸중보다는 낮다는 것 외에 특별히 호발 연령은 없고 남녀차이도 없다. 대부분의 경우 출혈의 발생은 기상해서 활동 중일 때 흔하고 수면 시 발병은 드물다.

어떤 경우에서는 급성 고혈압이 출혈을 유발한다고 생각해 왔다. 이는 발작이 극도의 공포, 분노나 흥분상태에서 발생한 것에 근거하며, 아마 만성의 고혈압이 갑자기 상승하였기 때문이라고 생각된다. 같은 이유로 교감신경흥분약물이나 코카인 사용 등 다양한 경우에서 출혈이 기술되어 왔다. 그러나 거의 90%에서 출혈은 환자가 편안한 상태에서 발생한다. 혈압이 뇌졸중의 초기에는 상승되지만, 선행되는 만성 고혈압은 대개 본태성이다. 만성 고혈압의 다른 원인으로는 신장병, 신동맥협착, 임신중독증, 크롬친화세포종, 알도스테론증, 부신피질자극성호르몬이나 부신피질호르몬 과다증을 고려해야 한다.

일반적으로 뇌출혈은 한차례만 있으나 같은 자리에 재발성 출혈이 꽈리 동맥류와 혈관기형에서 있을 수 있다. 그러나 연속 CT상 혈종이 커지면서 환자 상태는 수 시간 이상에 걸쳐 악화되는 사실이 확인되었다. 뇌 조직내로 빠져나온 혈액은 수 주, 수 개월에 걸쳐 천천히 제거되며 증상도 서서히 사라진다. 그러므로 뇌출혈로 인한 증상은 색전증에서 보이는 일과성이 아니며 신경학적 손상의 회복도 시간이 걸린다.

뇌내출혈은 몇 가지로 특징지워진다. 만성 고혈압 환자에서 평소 혈압치보다 훨씬 높은 급성 반응성 고혈압이 출혈의 원인임을 말한다(심부에 중등도 크기 이상의 출혈이 있는 경우이다). 심한 두통이 대체로 동반된다고 하나 환자의 50%에서는 없거나 미약하다. 경부강직이 자주 관찰되지만 종종 없는 경우도 있어서 진단에 혼동을 준다. 혼수가 깊어지면 경부강직이 특징적으로 사라진다. 구토는 출혈발생 시에 경색발생시 보다 흔하고, 이는 출혈임을 시사한다. 환자는 종종 처음에는 의식이 또렷하고 적절한 반응을 보일 수도 있다. 뇌실내로의 출혈이 항상 혼수를 유발하지는 않고 양이 많을 때만 발생한다. 경련발작은 대체로 국소적이고 첫 수일 이내에 천막상부 출혈의 10%에서 발생하나 발병 당시에는 드물다. 경련은 피질하 세극출혈시 특히 많다.

뇌출혈의 위치추정시 안구징후가 특히 중요하다. 피각출혈시는 양쪽 눈이 마비 반대쪽으로 치우치며, 시상출혈시는 흔히 아래로 치우치고 대광반사가 없다. 뇌교출혈시는 눈이 고정되고 동공은 작으나 대광반사는 정상이다. 소뇌출혈시는 양쪽 눈이 병변 반대쪽으로 치우치고 ocular bobbing이 나타날 수 있다.

② 증상경과 및 예후

혈종의 크기가 중간 이상이면 예후는 아주 위중하다. 이런 환자의 30~35%가 발병 1~30일내 사망한다. 뇌실로 출혈이 퍼지거나 뇌압이 매우 상승하면 뇌 관류가 차단된다. 종종 출혈자체가 시상하부나 중뇌같은 생명중추(vital center)로 서서히 확산되기도 한다.

Broderick 등은 출혈의 크기에 따라 예후를 예측하는 방안을 고안하였는데 주로 피각과 시상출혈에서 적용할 수 있다. 그들은 혈종을 크기에 따라 분류하였는데 예후와 밀접한 연관이 있었다. CT상 혈종의 크기가 30ml 이하이면 예후가 좋았고 30ml 이상시에는 예후가 좋지 않아 71명 중 1명만이 1개월 후 독립적일 정도의 기능으로 회복되었다. 60ml 이상이고 처음 Glassgow Coma Scale이 8점 이하일 때 사망률은 90%였다. 또한 부위도 크기만큼은 아니지만, 또한 예후와 관련된다. 기저핵에 60ml가 있으면 거의 대부분 치명적이나 전두엽이나 후두엽에 동량의 출혈시는 비교적 양호하다.

적은 출혈의 환자는 출혈이 뇌조직을 손상시키기 보다는 조직을 밀기만 하므로 경색에 비해 놀랄 정도의 기능회복을 보인다. 그러나 혈종이 서서히 제거되므로 기능도 서서히 회복된다. 또한 동일한 부위에서의 재출혈은 흔하지 않으므로 수 년 이상 생존한다. 중간 크기의 뇌출혈과 소뇌 출혈시 환자가 생존하면 일부에서는 뇌압상승 때문에 수일 후 유두부종이 보이는데, 이는 출혈이 증가하거나 팽창하는 것이 아니라 유두부종 자체가 천천히 진행되기 때문이다. 회복된 상흔이 뇌 피질에 연접한 경우 간질발작성 병변으로 되기 쉽다.

(4) 뇌경색과 뇌출혈의 감별

뇌경색과 뇌출혈의 감별은 용이한 경우도 있지만 고령이고 고혈압의 기왕력이 있을 때에는 진단이 어려울 때도 있다. 뇌출혈은 분명한 전구증상이 없이 갑자기 편마비나 두통, 의식장애를 일으키고 신경증상이 수분 혹은 수시간에 진행성으로 악화한다. 발작은 대개 주간에 특히 근무중, 식사중 또는 직후, 목욕중 또는 직후에 일어난다. 뇌의 대출혈에 의한 발작은 일반적으로 중증이고 혼수에 빠지는 일이 많으며 전형적인 증상을 보인다. 소출혈시에는 편마비 등의 국소징후만을 보이고 두통이나 의식장애를 수반하지 않아 뇌혈전증과 혼동하기 쉽다. 뇌경색 특히 뇌혈전증은 야간수면중에 잘 발생하고 아침이 되어서야 편마비 등의 국소징후를 알아차리는 일이 많다. 또한 뇌경색은 기상후 곧 나타나는 경우도 있다. 기왕력으로 일과성 뇌허혈발작이 있었거나 그보다 지속시간이 긴 전구발작이 있거나 한다. 뇌혈전증은 일반적으로 의식장애는 없던가 있어도 가볍다. 신경증상은 대개는 수시간에서 1~2일 사이에 걸쳐서 진행한다.

3) 뇌졸중의 종류와 병변부위에 따른 임상증상

(1) 뇌경색의 혈관별 폐쇄에 따른 임상증상

어느 한 동맥폐쇄의 임상양상은 각 환자에서 조금 다를 수 있다. 하지만 전형적인 증상은 각 주요 혈관에 기인한다. 비록 특정한 혈관영역에서의 출혈이 뇌허혈 및 뇌경색과 많은 비슷한 증상을 나타내지만 전반적인 임상적 양상은 출혈인 경우 대개 한 개 이상의 동맥을 침범하고 깊게

표 4-1 뇌경색과 뇌출혈의 감별점

증상 및 소견	뇌 경 색	뇌 출 혈
TIA의 전구	자주 TIA 동반	TIA 없음
발병 양상	휴식시에 일어나는 일이 많다.	활동시에 일어난다.
두 통	두통은 가벼운 경우가 많다.	두통이 격렬하다.
의식장애	편마비 등 국소신경징후를 보이지만 의식장애는 보이지 않는 경우가 많다.	신경증상은 급속하게 진행하고 혼수상태에 빠지는 경우가 있다.
고혈압	중등도의 고혈압 (정상혈압도 자주 있다)	고도의 고혈압 (때로 중등도의 고혈압)
뇌척수액 소견	맑은 수액	혈성 수액

퍼지며 종괴효과로 인해 두통, 구토, 고혈압과 더불어 위성 국소성 징후(falsely localizing signs)를 나타내어 뇌경색과 구분된다.

① **경동맥** The Carotid Artery

총경동맥폐쇄는 경동맥 증후군의 1%도 안되고 나머지는 내경동맥 자체의 질환에 기인한다. 하지만 총경동맥은 기시부에서 죽상경화성 플라크에 의한 폐쇄가 일어나며 이는 좌측에서 더 흔하고, 중간 부위에서는 후두나 다른 두경부 종양의 방사선치료 수년 후 죽상경화적 폐쇄나 협착이 발생하기도 한다. 분기점이 정상이고 거의 다른 증상이 나타나지 않을 경우에는 외경동맥을 통해 역행성으로 측부순환이 일어나 내경동맥 혈류 및 뇌관류를 유지한다.

총경동맥폐쇄에 의한 증후군은 내경동맥의 폐쇄 때와 동일한 증상이 나타난다. 내경동맥의 동맥경화성 혈전성 질환의 임상양상은 어떤 뇌혈관증후군보다도 다양하다. 다른 뇌혈관과 달리 내경동맥은 종혈관(end vessel)이 아니라 윌리스환과 안와를 통한 다른 혈관과 연계성을 가지므로 총경동맥의 분기점 직후에서 내경동맥 폐쇄가 일어나지만 30~40% 정도에서는 임상적으로 아무런 증상이 나타나지 않는다.

때로는 내경동맥이 기시하는 부위의 협착, 궤양, 박리로 섬유소 혈소판 색전증이 생기거나 혈류의 감소가 발생하여 일과성 뇌허혈발작이 발생하기도 한다.

내경동맥 폐쇄로부터 연유되는 두 가지 뇌졸중 발생기전이 있다. 첫째는 폐쇄부위의 혈전으로부터 색전이 생겨 내경동맥의 가지혈관 예를 들어 중대뇌동맥, 전대뇌동맥 등의 혈관에 뇌졸중을 일으키는 "동맥에서 동맥으로(artery-to-artery)" 색전증이고, 둘째는 경동맥 폐쇄로 주 혈관들 사이의 가장 낮은 관류로 인한 원위 부위의 "분수령 또는 경계영역(watershed or border-zone)" 허혈이다.

내경동맥의 두개내 부위인 원위부 내경동맥이 색전으로 막힌다면 임상 양상은 반대측 반신마비, 반신감각저하, 실어증(우성반구인 경우) 등 중대뇌동맥 폐쇄와 비슷하다. 전대뇌동맥이 포함되면 전대뇌동맥영역의 임상증상 일부 또는 전체가 추가된다. 큰 경색이 발생하면 망상체 활성화계에 영향이 미쳐 대개는 즉시 졸립거나 혼미하게 된다. 두통은 경동맥의 혈전증이나 색전증으로 발생하는데 눈썹 상부에 나타나고, 중대뇌동맥 폐쇄와 관련된 두통은 측부쪽의 관자놀이에 나타나며, 후대뇌동맥 폐쇄시는 눈이나 눈 뒤쪽에 두통이 나타난다.

한쪽 경동맥의 혈액순환이 저하되어 중대뇌동맥과 전대뇌동맥 영역의 혈류가 감소되면 가장 심한 허혈은 두 혈관영역 사이의 부위에 나타나거나, 혹은 렌즈핵선조체 분지와 궁융부(convexity)로부터 관통혈관 사이에 위치한 반구 심층부에서 "내부 경계영역(internal watershed)" 허혈로 나타난다. 첫 번째 경우의 뇌경색은 위쪽 두정엽과 전두엽의 회백질 및 피질하 백질을 침범하며 그 크기는 측부순환 정도에 달여 있다. 그 결과 초래되는 마비는 손이나 얼굴이 아닌 어깨와 고관절부에 주로 발생한다. 장기간 경동맥 폐쇄가 일어나면 경계영역 부위는 하방으로 이동하여 중대뇌동맥영역의 실비우스 주위까지 내려와 안면 움직임에 영향을 미치고 운동성 실어증을 유발한다. 뒤쪽 반구는 잘 침범되지 않기 때문에 뒤쪽을 침범하여 나타나는 형태의 실어증이나 지속적인 반맹 같은 증상은 잘 나타나지 않는다. 소위 내부 경계영역 부위의 관류장애는 전두엽과 두정엽 하방의 반난형 중추(centrum semiovale)에 다양한 크기의 뇌경색으로 나타난다.

내경동맥은 뇌뿐 아니라 시신경과 망막에 영양공급을 하므로 증상을 일으키는 경동맥 폐쇄의 약 25%에서 뇌졸중 발생 전의 간헐적 증상으로 일시적인 단안맹(monocular blindness)이 일어난다.

경동맥 폐쇄의 다른 증상들로는 Takayasu 질환처럼 상지에 맥박이 안 잡힐 수 있고 기립시 실신하거나 보행시 자꾸 의식을 소실할 수 있으며, 두통과 때로는 안구, 안와후방 및 경부의 통증이 있을 수 있다. 그리고 일측 또는 양측의 일시적 맹, 운동이나 밝은 빛에 노출 후 또는 직립 상태에서 한쪽 시력이 소실되거나 눈앞이 흐려지거나, 망막위축과 색소침착, 홍채가 위축되기도 하고, 초년기 경동맥 폐쇄시에는 홍채에 나타나는 이색증(differing coloration on the two sides), leukomas, 망막 유두주위의 동정맥 문합, 시신경 위축, 턱 근육의 파행 등으로 나타나기도 한다.

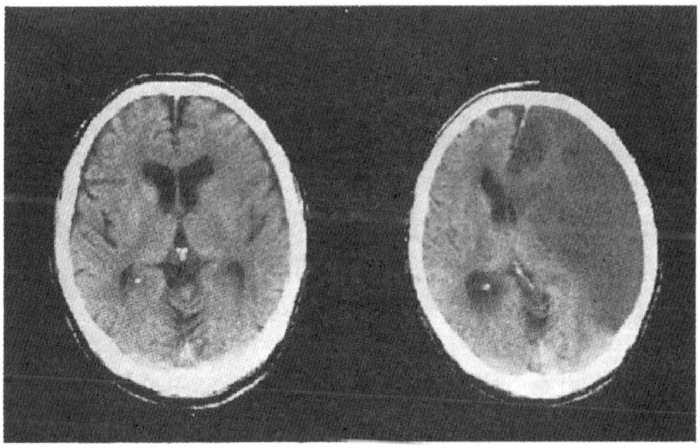

그림 4-1 좌측 내경동맥영역의 뇌색전 CT 소견
(좌 : 발병 1시간 20분후, 우 : 발병 3일후)

② **중대뇌동맥** Middle Cerebral Artery

중대뇌동맥은 그 줄기부에서 막혀 표면의 피질가지뿐 아니라 심부 관통동맥의 흐름도 막을 수 있고, sylvian구의 분지 부위에서 막혀 상부 또는 하부의 흐름을 모두 또는 각각 막을 수 있다.

줄기부에서 막힌 경우

반대측 반신마비(얼굴, 팔, 다리), 반신감각장애, 동측성 반맹, 병변쪽으로 머리와 눈이 돌아가기도 하고 좌반구의 경우 전실어증, 우반구의 경우 질병불각증(anosognosia), amorphosynthesis가 나타난다. 초기에는 환자가 전반적인 기능장애로 둔해지거나 혼미할 수 있고 일단 완전히 진행되면 운동, 감각, 언어장애가 그대로 지속되거나 몇 달 몇 년이 지나도 증상이 별로 호전되지 않을 수 있다. 만약 전실어증이라면 다시 효과적으로 대화하기는 어렵다. 중대뇌동맥의 한 가지가 막힌 경우는 상기증상들의 일부만이 나타난다.

혈전에 의한 중대뇌동맥 줄기부 폐쇄는 전체 중대뇌동맥 폐쇄의 2~5% 정도로 이전에 알려진 바와 달리 비교적 드물다. 병리연구결과 대부분의 경동맥폐쇄는 혈전에 의한 반면 대부분의 중대뇌동맥폐쇄는 색전에 의한다고 한다. 색전은 주로 표면의 피질가지로 이동되면 기껏해야 1/20 정도가 심부관통가지로 간다. 중대뇌동맥의 원위부위는 전신순환장애시 허혈이 발생하고 특히 경동맥이 좁아졌을 때 심한데, 이는 색전성 분지폐쇄와 비슷하게 보인다.

주요 분지 폐색

중대뇌동맥으로 들어가는 색전이 주요 두 분지 중의 하나인 상부분지(rolandic과 prerolandic 영역공급)나 하부분지(측두엽의 측부, 두정엽의 하부공급) 중 하나를 막을 수 있다.

- 상부분지영역의 뇌경색은 반대측의 심한 감각 및 운동장애가 나타나는데 얼굴과 상지가 더 심하고 하지는 덜 심하며, 눈과 머리가 동측으로 편위되고, 의식의 장애가 없다는 점을 제외하고는 중대뇌동맥 줄기부 폐쇄와 비슷하다. 만약 일시적이 아닌 폐쇄가 지속되는 경우는 차츰 증상의 호전이 나타나서 수개월 후 얼굴과 팔의 운동장애는 심하게 남아 있으나 경직성 다리로 걸을 수 있게 된다. 감각장애도 시상경색에서처럼 심하게 보일 수 있으나(Foix의 가성시상증후군) 대개는 덜 심하다. 입체인지마비, agraphesthesea, 위치감각장애, 촉감 국재화 장애, 두점 감별력 장애, 촉감, 동통, 온도감 등의 변화가 다양하게 나타난다. 좌측 병변은 초기에 전실어증으로 나타나지만 운동실어증으로 변하게 되어 말하거나 쓰여진 언어의 이해력이 좋아지게 되면 말을 하려고 애를 쓰며 머뭇거리고 문법적으로 단순화시킨 선율에 장애가 있는 언어를 보인다.

  상부분지의 가지 중 하나에 색전성 폐쇄가 발생시 매우 국소화된 뇌경색이 발생하여 증후군의 일부만 나타난다. Ascending frontal branch 폐쇄시 운동장애는 얼굴과 상지에 국한되고 하지에는 거의 영향을 미치지 않을 뿐 더러 약해졌다고 하더라도 곧 풀리게 된다. 좌측에 문제가 발생 시는 수일 내지 수주 동안 초기에 무언증과 경한 이해력장애가 발생하나 그 이후 호전되어 다소 유창하지 않고 문법이 맞지 않는 말을 하지만 이해력은 정상적이다. Rolandic 가지의 색전성 폐쇄시 감각 및 운동 마비와 심한 구음장애가 발생하나 실어증은 생기지 않는다. 이는 상대적으로 하지를 침범하지 않는다는 점을 제외하고는 열공 경색증의 순운동성(pure motor) 뇌졸중과 비슷하다. 피질 및 피질하 분지 폐쇄시는 상완단마비가 발생한다. 상부분지의 상행두정분지와 다른 뒤쪽분지에서 색전성 폐쇄시는 감각운동장애 없이 단지 전도성 실어증과 양측 관념운동성 실어증이 생긴다. 다른 많은 국소성 뇌졸중 증후군이나 이미 언급한대로의 전두엽, 두정엽 혹은 측두엽의 작은 부위 손상이 조합된 경우들이 있다. 이런 경우에도 수주 내지 수개월 내에 호전이 가능하다.

- 중대뇌동맥의 하부분지의 폐쇄는 상부분지보다 드물게 발생하나 이것 또한 거의 심인성 색전증에 기인하다. 좌측에 병변 발생시에 Wernicke 실어증이 흔히 발생한다. 이 상태는 대개 수주 또는 수개월까지 변하지 않다가 그 이후 어느 정도 호전이 기대된다. 혈관가지(상두정, 각(angular)회전 또는 후측두) 폐쇄로 생기는 덜 광범위한 뇌경색시에는 구두 및 언어, 서면에 대한 이해력 부족이 특별히 심할 수 있다. 이러한 손상은 두세 달 후에는 시각적으로 제시된 것들에 대해 자신이 읽고 복사하려는 정도로 대개 호전된다. 좌·우반구에 상관하지 않고 보통 상부사분맹이나 동측성 반맹이 나타나나, 우측 병변시 좌측 시야를 무시하거나 amorphosynthesis의 징후가 나타나고, 드물게는 측두엽 손상 때문인지 흥분한 착란상태가 되는데 이는 주로 우성반구 병변시 나타나지만 비우성 반구의 측두엽 뇌졸중에서도 관찰된다.

심부 내포-기저핵 병변과 표재성 피질-피질하 병변의 임상적 양상은 반신마비와 감각이상의 정도와 양상에 차이가 거의 없다. 후지절 병변으로 동측반맹이 나타날 수 있으나 반대측 공간에 대한 시각적 편무시로 오인될 수 있다. 주로 도-실비우스 주위(앞덮개)를 침범한 양측성 뇌경색시 안면-설인-저작 양측마비(실어증 없는 구음불능증)가 생긴다.

중대뇌동맥에 폐쇄보다 협착이 발생되면 일과성 허혈발작이 먼저 선행한 후 경동맥 협착에서와 비슷한 양상으로 영구적 결손이 생긴다.

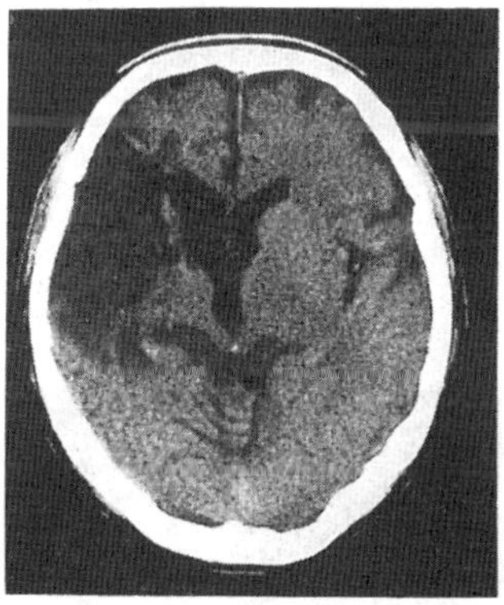

그림 4-2 우측 중대뇌동맥 피질지영역 뇌경색

③ **전대뇌동맥** Anterior Cerebral Artery

임상적 양상은 뇌경색의 위치와 크기, 다시 말하여 폐쇄부위와 윌리스환의 양상, 그리고 다른 허혈변화인자에 관련되어 있다. 전대뇌동맥영역의 뇌경색에 대해 잘 연구된 사례는 많지 않아서,

이 증후군은 충분히 밝혀지지 않았다.

전교통동맥과 연결되기 전의 전대뇌동맥 간상부에서의 폐쇄는 대개 잘 견딜 수 있는데 이는 반대측으로부터 충분한 측부순환이 이루어지기 때문이다. 최대의 손상은 2개의 전대뇌동맥이 1개의 전대뇌동맥의 간상부에서 기시할 때 발생하며, 그 간상부가 막힌 경우 양측 대뇌반구의 내측면에 뇌경색이 발생하여 대마비(paraplegia), 실금, 무의지증(abulia), 운동성 실어증 그리고 전두엽 장애로 인한 성격 장애를 초래할 수 있다. 전대뇌동맥의 양쪽 폐쇄는 색전이나 전교통동맥의 동맥류 수술 후에도 발생할 수 있다.

전교통동맥 원위부의 한쪽 전대뇌동맥의 완전 폐쇄는 반대측 다리와 발의 감각운동장애를 초래하고, 어깨와 팔은 약하게, 손과 얼굴은 침범하지 않는다. 운동장애는 다리와 발이 심하고 대퇴부는 덜하다. 감각소실은 주로 식별기능에 장애가 있고 어떤 경우에는 경하거나 없기도 한다. 머리와 안구가 병변측으로 편위되기도 한다. 뇨실금, 반대측 파악반사와 긴장성 경직이 나타난다. 좌측 폐쇄시 왼쪽 팔, 다리의 교감신경성 실행증, 혹은 왼쪽 팔의 부적절한 운동이 발생하며 왼쪽 전대뇌동맥의 휴브너분지 폐쇄시 초피질성 운동성 실어증이 나타난다. 간과하기 쉬운 행동장애로 무의지증이 있는데 모든 반응에서 느리고 자발성이 결여되어 있으며 속삭이듯이 말하려는 경향이 있고 쉽게 주의가 산만해진다. 전대뇌동맥의 분지 폐쇄로는 단지 전체 증상의 일부만 발생하게 되는데 대개 반대편 발과 다리의 경축성 탈력이나 피질성 감각 소실이 일어난다.

한쪽 또는 양쪽의 전대뇌동맥 관통분지 폐쇄시 내포의 전지절도 대부분 침범된다. 양측 미상핵경색시에는 부주의(inattentiveness), 무의지증, 건만증, 때로는 초조, 정신병이 관찰된다. 장기간 기립과 운동시 기저핵의 허혈로 일시적인 무정위무도증(choreoathetosis)과 다른 이상 운동증(dyskinesia)이 나타난다.

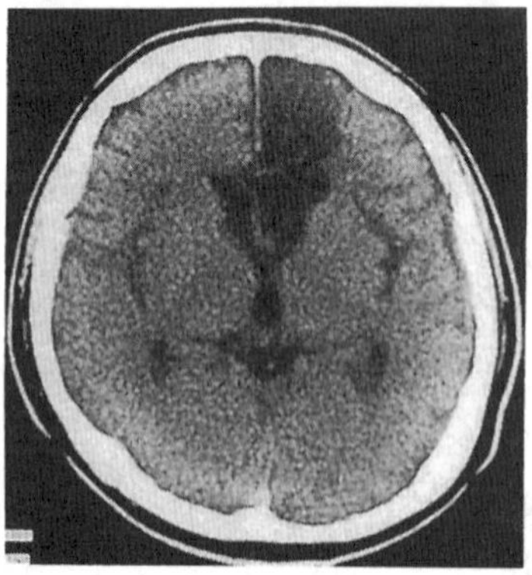

그림 4-3 좌측 전대뇌동맥 영역의 뇌경색

④ **전맥락총동맥** Anterior Choroidal Artery

내포의 후지절과 그 후측부의 슬상조거로(geniculocalcarine tract)가 지나는 백질의 침범에 의하여 반대측 편마비, 편측 감각저하, 동측성 반맹이 나타나나 인지기능은 보존된다. 우측 병변은 좌측 공간에 대한 무시와 구성실행증이, 좌측 병변은 말과 언어에 대한 경미한 장애가 나타난다.

⑤ **후대뇌동맥** Posterior Cerebral Artery

후대뇌동맥은 주요한 구조물들이 모여 있는 상부 뇌간, 측두엽의 하내측 부위, 후두엽에 분포되어있기 때문에, 이 혈관의 폐쇄는 다른 어느 혈관 폐쇄시 보다 다양한 양상의 임상 증상이 나올 수 있다.

폐쇄부위와 윌리스환의 배열 정도는 대체적인 뇌경색의 위치와 정도를 결정한다. 예를 들어 후교통동맥의 근위부 폐쇄시 측부순환이 충분하다면 증상이 없거나 단지 일시적으로 나타났다가 소실된다. 심지어 후교통동맥의 원위부 폐쇄시에도 중대뇌동맥과 전대뇌동맥으로부터의 경계영역 측부순환(borderzone collaterals)이 충분하다면 상대적으로 거의 손상이 없다.

후대뇌동맥 증후군은 3가지로 나누어진다. ⓐ 전부 및 근위부(interpeduncular, thalamic perforant, thalamogeniculate branches 침범) ⓑ 피질부(inferior temporal and medial occipital) ⓒ 양측 피질

ⓐ 전부 및 근위부 증후군(Anterior and Proximal Syndromes)

시상슬상가지 폐쇄로 인한 시상증후군은 시상의 감각연계핵의 경색으로 나타난다. 반대측의 심부 및 피질부 감각소실이 항상 심하게 나타나고 일시적인 편마비가 동반된다. 동측 반맹이 동반되기도 한다. 어떤 경우에는 통증과 온도에 대한 감각이 촉각, 진동각, 위치각에 비해 더 침범되는 해리성 감각소실이 나타나거나 신체 한 부분만이 무감각하기도 한다. 얼마 후에 감각이 돌아오기 시작하면 침범된 부위의 통증, 이상감각, hyperpathia가 생긴다. 또한 맛의 변화, 손의 무정위성 자세, 우울증이 동반될 수 있다. 간뇌와 인접 구조물의 경색으로 때로는 조증이 나타나기도 하는데, 후에 환자는 이 증상에 대해 완전히 잊어버리게 된다. 동통성 감각이상상태는 수년간 지속되기도 한다.

각간가지의 폐쇄로 중앙중뇌 및 시상하증후군이 나타나는데 안구운동마비와 반대측 편마비(Weber syndrome), 수직주시마비, 혼미 혹은 혼수, 마비된 쪽의 실조성 진전 같은 운동이상이 나타난다. 대뇌각의 경색으로 인한 지속적인 편마비는 상대적으로 드물다.

시상관통가지의 폐쇄로 전내측-하부 시상증후군이 나타난다. 가장 흔한 증상은 편무도병이나 편무정위성 무도병같은 추체외로계 운동이상이다. 심부감각소실, 편실조증 또는 진전이 다양하게 혼합되어 동반되기도 한다. 대개 편무도병은 시상하핵이나 이로부터 담창구로 연결되는 부위로 가는 작은 혈관이 막혔을 때 나타나고 양측 내측후핵(medial dorsal nucleus)이나 우성 내측후핵으로 가는 방정중 시상가지(들)의 폐쇄는 기억상실증후군(Korsakoff syndrome)을 초래한다.

ⓑ 피질부 증후군(Cortical Syndromes)

측두엽, 후두엽으로 가는 혈관의 폐쇄는 일차성 시각수용영역-조거 혹은 선조피질이나 모여지는 슬

상조거로를 침범하여 동측반맹을 초래한다. 이는 불완전할 수 있고, 시야의 하부보다는 상부 1/4을 침범한다. 중대뇌동맥(혹은 전대뇌동맥)의 말초분지로부터 후두극으로 측부순환이 있어 황반 혹은 중심시력이 유지되기도 한다. 시야결손부위에서 환시가 생기거나(Cogan), 변시증(metamorphopsia)과 잔상(palinopsia)이 생기기도 한다. 우성반구의 후측 피질경색으로 실독증(실서증이 동반되거나 안되기도 함), 건망성 실어증, 다양한 시각실인증, 드물게는 기억장애가 나타난다. 건망성 실어증(명칭실어증, dysnomia)은 특히 색깔에 대해 더 심하게 나타나고 그림이나 음악기호, 산수기호 같은 시각적으로 제시된 것들에 대한 명칭 장애가 온다. 환자는 사물을 친근하게 다루고 그 기능을 묘사하고 옳게 사용하지만 그것을 명칭(naming)할 수 없다. 이 증후군에서는 실독증보다 색깔 실어증과 건망성 실어증이 더 흔히 나타난다. 보유기억장애는 다양한 정도로 나타나며 시간이 흐름에 따라 좋아질 수도 있고 안 좋아질 수도 있다.

근위부 동맥의 완전한 폐쇄는 피질부와 전부 및 근위부 증후군이 부분적으로나 전체적으로 조합되어 나타난다. 이 혈관병변은 색전성일 수도 있고 죽상경화성 혈전일 수도 있다.

ⓒ 양측 피질 증후군(Bilateral Cortical Syndrome)

이 증후군은 후교통동맥이 특별히 작을 때, 연쇄적인 뇌경색이나 상부 기저동맥의 한차례 색전 혹은 혈전성 폐쇄로 발생한다.

양측성 후두엽병변이 광범위하다면 피질형 완전실명을 일으키는데, 즉 양측 동측성 반맹이 발생하고 때로는 비정형의 환시현상을 동반한다. 동공반사는 유지되고, 시신경유두는 정상이다. 때로는 눈이 먼 것을 깨닫지 못하고 이를 지적해 주면 부정한다(Anton 증후군). 더욱 흔하게는 병변이 불완전할 때 주로 한쪽 시야의 일부가 정상적으로 남아있게 된다. 정상적으로 남아 있는 부분이 작을 경우, 환자가 남은 시야에 상을 잡으려 노력할 때마다 보이는 것들이 순간순간 변하므로 히스테리로 의심되기도 한다. 후두극에 국한된 양측성 병변에서는 중심시력만 소실될 수 있다(동측 중심 암점). 후두극의 다른 병변시 동측성 중심 암점이 나타나게 되며 후두극이 괜찮으면 중심시야만 남게 된다. 조거고랑의 상부나 하부를 침범하는 병변으로 수평성 혹은 높이성(altitudinal)시야결손이 발생한다. 발린트(Balint)

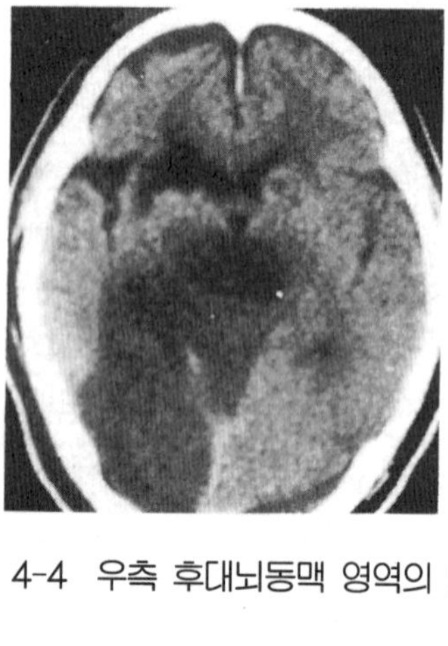

그림 4-4 우측 후대뇌동맥 영역의 뇌경색

증후군은 양측성 후두-두정엽 경계대 병변으로 생긴다. 양쪽 측두엽의 하내측 부위를 침범할 때는 기억장애가 심하다(Korsakoff amnesic state). 왼쪽 측두엽의 하내측 부위의 단독 병변시에도 보유기억장애가 올 수 있다. 양측성 내측 측두엽-후두엽 병변시 익숙한 얼굴을 잘 알지 못하는 안면실인증이 발생한다.

⑥ 척추동맥

척추동맥의 폐쇄는 아주 다양한 결과를 초래하는데 2개의 척추동맥이 각각 크기가 충분하다면 한쪽 폐쇄로는 알아 챌 수 있는 증상이나 징후 혹은 병리적 변화가 발생하지 않는다. 쇄골하동맥이 척추동맥 기시부의 근위부에서 막혔을 경우 같은 쪽의 팔을 움직이면 척추동맥으로부터 팔로 피가 흐르고 때로는 뇌저동맥 부전증의 증상이 생긴다. 이런 현상을 "쇄골하동맥도류(subclavian steal)"라고 하는데 가장 주목할 만한 특징은 운동 시 왼팔의 일시적인 위약감이고 두통과 왼팔의 파행이 생길 수도 있다. 만약 척추동맥 폐쇄에 의한 외측 연수를 공급하는 가지가 막혀 있는 경우에는 특징적인 증후군이 나타나는데, 이 증후군은 아마도 한쪽 척추동맥폐쇄의 가장 흔한 증상일 것이다. 전척수동맥으로 가는 가지의 폐쇄시 다른 가지쪽 가지로부터 혈류는 대부분 경수(cervical cord)경색을 막을 만큼 충분하다. 추체로 가는 가지가 막힌 경우 측부순환의 정도에 따라 일부 추체로는 경색될 수 있다. 어느 가지도 척추동맥의 기원이나 경로내에서 막힐 수 있고, 비슷한 결과를 초래한다.

드물게 척추동맥이나 그 내측가지 중 하나의 폐쇄시 연수 피라미드(medullary pyramid), 내측 융대, 설하신경을 침범하여 반대측 얼굴을 제외한 팔 다리의 마비, 반대측 위치감각과 진동감각의 소실, 동측 혀의 마비가 발생하고 나중에 혀의 위축이 생긴다. 추골 동맥에서 기시하는 척수동맥폐쇄로 더욱 좁은 영역의 경색이 부분적인 내측 연수 증후군으로 나타나는데 얼굴을 제외한 반대측 반신마비가, 드물게는 사지마비가 나타난다. 목 하부의 추골동맥 폐쇄는 대개 갑상경(thyrocervical), 심부경(deep cervical), 후두동맥이나 윌리스환으로부터의 역류를 통한 추골동맥 상부로의 문합성 혈류에 의해 항상 보상된다.

외측연수증후군은 Wallenberg 증후군으로도 알려졌는데 하부올리브핵 뒤쪽의 외측연수에 쐐기형태로 생긴 뇌경색이다. 완전한 형태의 증후군은 Fisher 등에 의해 기술되었는데(1961년) 전정핵(안진, oscillopsia, 현훈, 오심, 구토); 척수시상로(반대측 반신의 통각과 온도감각 이상, 때로는 얼굴이나 발만 침범); 하행성 교감신경로(동측 호너증후군-축동, 안검하수증, 발한감소); 9번, 10번 뇌신경(애성, 연하곤란, 동측 구개와 성대 마비, 구역반사 감소); 이석핵(otolithic nucleus, 수직복시와 시야가 기우는 착각), 올리브소뇌핵 또는 척수소뇌섬유와 때로는 restiform body(동측 팔다리의 실조증, 동측으로 쓰러짐, 측방돌진(lateropulsion); 5번 뇌신경핵과 하행로(동측 안면 절반의 이상 감각); 고립핵과 회로(맛소실); 드물게는 설상속핵과 박속핵(동측 팔다리의 무감각)의 손상을 반영한다. 뇌졸중 발생 당시에는 종종 현훈과 안검하수; 비틀거리고 수직복시; 애성과 불균형의 일부 증상만 나타나기도 한다. 하지만 현훈만 단독으로 나타나는 경우는 외측연수증후군을 의미하지는 않는다. 안구증상은 해석하기가 어렵다. 자주 핵간안근마비나 사편위(skew deviation)같은 부분적인 증상(대개 손상된 부위의 안구가 위에 위치한다)이 있다. 완전한 증후군은 대부분 경색에 의하고 일부는 출혈이나 뇌종양에 기인한다. 이 증후군은 8/10이 척추동맥폐쇄로 발생한다. 나머지는 후하소뇌동맥이나 외측 연수동맥 중의 한 혈관의 폐쇄로 발생한다.

연수 후부의 경색은 편측 소뇌성실조 및 드물게 딸꾹질을 유발한다. 소뇌의 하부경색과 관련되는 증상은 현훈, 오심, 구토, 실조, 안진이며, 급성 미로이상(labyrinthine disorder)과 비슷한 양상을 보인다.

⑦ **뇌저동맥**

혈전증에 의한 뇌저동맥 폐쇄는 다음과 같은 양상으로 발생할 수 있다.

- 뇌저동맥 자체의 폐쇄로 대개 죽상경화 플라크로 인한 하부 1/3 위치
- 양쪽 추골동맥 폐쇄
- 한쪽 추골 동맥이 주로 기능을 하고 있을 때 그 주된 추골동맥의 폐쇄

뇌저동맥 증후군은 많은 구조물 즉, 피질척수로, 피질연수로, 소뇌, 중소뇌각 및 상소뇌각, 내측 및 외측융대, 척수시상로, 내측종속, 교핵(pontine nuclei), 전정핵과 와우핵, 하행성 시상하척수 교감신경섬유(descending hypothalamospinal sympathetic fibers), 3번에서 8번 뇌신경(뇌간내의 핵과 그 일부) 침범을 반영한다.

완전한 뇌저증후군은 양측의 장경로(long tract) 징후(감각과 운동)와 다양한 정도의 소뇌, 뇌신경, 뇌간의 다른 부분이상을 동반한다. 종종 환자는 상부 중뇌의 망상활성계(reticular activating system)의 허혈로 인해 혼수에 빠지기도 한다. 일부 환자는 운동경로에 문제가 생기나 망상활성계는 보존되어 말은 못하고 사지마비 상태지만 의식이 있는 "locked-in" 증후군이 되기도 한다.

기저동맥 분기점 부위의 폐쇄시에는 졸림, 기억장애, 무동성 무언증, 환시, 안검하수, 안구운동장애, 폭주연축(convergence spasm), 수직주시장애, 후퇴안진(retraction nystagmus), 가성외향신경마비(pseudoabducens palsy), 상부 안검의 후퇴(retraction), 안구의 사편위(skew deviation), 격정성 혼동상태(agitated confusional state), 시야결손 등의 수많은 증상이 다양하게 나온다[(방정중(paramedian)시상, 시상하, 중뇌경색 또는 뇌저동맥 첨단부("top of the basilar") 증후군)].

상소뇌동맥폐쇄의 주증상은 동측 소뇌실조증(중소뇌각과 상소뇌각; 구역과 구토; slurred(가성연수) speech; 그리고 반대편 반신의 통증 및 온도 감각소실(척수시상로)이다. 부분적인 이롱, 동측 상지의 정지시 진전, 동측 호너 증후군, 구개근경련(palatal myoclonus)의 증상이 나타난다.

전하소뇌동맥의 크기와 지배영역은 후하소뇌동맥의 크기 및 지배영역과 반비례하기 때문에 이

혈관의 폐쇄시 경색의 범위는 아주 다양하다. 전하소뇌동맥폐쇄시는 현훈, 구역, 구토, 안진, 이명 때로는 한쪽 이롱; 안면마비; 동측 소뇌 실조증(하소뇌각이나 중소뇌각); 동측 증후군 및 외측 공액주시마비; 반대측 팔, 몸통, 다리의 통증과 온도 감각소실(외측 척수시상로)이 나타난다. 만약 폐쇄가 이 혈관의 기시부에서 가깝게 생기면 피질척수로도 손상되어 반신마비가 발생할 수 있으며, 원위부에 생기면 달팽이와 미로 경색이 생긴다.

뇌간 침범의 다른 특징적인 증상으로는 "교차된" 뇌신경과 장경로(long tract)의 감각 혹은 운동장애이다. 이와 같은 "교차된" 증상은 뇌신경 3번부터 12번까지 침범할 수 있다. 비록 양측성 신경학적 증상은 확실한 뇌간 침범을 의심하게 하지만 뇌저동맥영역 경색의 많은 예에서 신체 한쪽에만 증상이 나타나든지, 뇌신경 침범소견이 동반되거나 또는 그렇지 않을 수도 있으며 이는 뇌저동맥의 주간이 아닌 한분지의 폐쇄를 의미한다.

반신마비만으로 이것이 대뇌병변인지 뇌교병변에 의한 것인지 구별하는 것은 불가능하다. 대뇌병변처럼 뇌간병변시에도 이완성 마비가 수일 또는 수주후에 경축성(spasticity)으로 변하는데, 경축성이 어떤 경우에 뇌졸중 발병시부터 생기고 또 어떤 경우에는 수일 또는 수주 후에 생기는지에 대해서는 아직까지 충분한 설명이 없다. 또한 한쪽의 마비와 실조증이 함께 나타날 수 있다. 병변 위치를 알아내는 것은 여러 신경학적 증상의 도움을 받아 가능한데 하부 뇌간 병변으로 인한 반신마비시에는 눈이 천막상 병변과는 달리 마비된 쪽으로 편위된다. 감각장애양상도 병변 위치를 알아내는데 도움이 된다. 얼굴이나 반신에 해리성 감각장애가 발생할 때는 대개 병변이 뇌간에 위치하고, 모든 감각종류가 같은 쪽에 이상이 오면 상부 뇌간, 시상, 두정엽의 심부 백질의 병변을 의미한다. 통증이나 온도감각보다 위치감각, 두점 감별력(two-point discrimination), 촉각 국소화(tactile localization)에 더 심한 장애가 생길 경우 대뇌병변을 의심하고, 그 반대의 경우는 뇌간의 병변을 의심한다. 양측의 감각 및 운동 소실은 거의가 천막하 병변이 확실하고, 편측마비가 감각소실과 함께 있다면 대개 천막상 병변이다. 뇌간 병변으로 인한 추가적인 증상으로는 회전성 현기증, 복시, 소뇌실조증, 호너증후군, 이롱이 있다. 몇몇 뇌간증후군은 수뇌경로, 척수시상로, 삼차신경핵, 교감신경섬유가 서로 다른 위치에서 침범될 수 있어 그 주변 구조물의 침범 양상으로 미루어 정확한 위치를 짐작할 수 있게 한다.

뇌간증후군에는 많은 이름들이 있다. 그들 대부분은 종양이나 다른 비혈관성 질환과 관계되어 명명되었다. 이러한 진단명에 대한 지식은 뇌간의 혈관성 질환의 진단에 큰 도움을 주지는 않고 뇌간의 해부학을 기억하는데 보다 유익하다. 뇌저동맥, 척추동맥, 후하소뇌동맥, 전하소뇌동맥, 상소뇌동맥, 뇌교 연수부의 내측 연수분지에 의하여 주요 증후군이 나타난다. 주요 증후군의 일부가 나타나거나 증후군들의 조합으로 병변이 나타나기도 한다.

표 4-2 폐색 혈관별 임상증상

폐색동맥	의식	운동장애	지각장애	언어장애	경련	시야	뇌신경	기타
내경동맥	대부분 중대뇌동맥과 같음							
전대뇌동맥	대부분 clear	근위부 폐색 -편마비 원위부 폐색 -하지단마비	혹, 하지(+)	때로 실어증	때로 向反運動	이상 없음	이상 없음	때로 방광 직장 장애
중대뇌동맥 主幹部	가끔 coma	경성편마비	반신지각 소실	고도의 실어증	혹, 있을 수도 있음	동명 반맹	중추성 안면마비	사망률 많음
후대뇌동맥	대부분 clear	부전편마비 때로 편측 ballism	혹, 반신지 각장애를 초래함	별로 이상없음	없음	동명 半盲 때로 半盲	별로 이상없음	증상 변화 심함
후측두동맥	대부분 clear	대부분 없음	대부분 없음	감각실어	없음	동명 半盲, 또는 上1/4 半盲	별로 이상없음	
추골동맥 및 뇌저동맥	약15%에서 의식장애 (+)	양측성마비 또는 교대성마비	때로 해리성 지각장애	때로 구마비, 또는 가성구마비	없음	때로 PCA가 관여 皮質盲을 보임	혹 교대성 마비	교대성 마비에 의한 많은 증후군이 있다.

(2) 뇌출혈의 부위에 따른 임상증상

① 심부출혈

• 피각출혈

뇌실질내 출혈중 가장 많은 형태로서 50~60%를 차지하며 대개 내포(internal capsule)도 침범한다. 신경학적 증상과 징후는 출혈의 정확한 위치와 크기에 따르며 인접한 내포의 횡절단에 의한 반신마비는 중간 크기 이상의 출혈 시에는 항상 나타난다. 약 반수에서 구토가 있으며 두통은 흔하나 항상 있지는 않다. 출혈이 크면 환자는 빠르게 반신마비와 더불어 혼미나 혼수로 진행되고, 시간이 지날수록 눈에 띄게 악화된다. 그러나 더 흔히 환자는 두통과 두부의 비정상적인 감각을 호소한다. 수 분 이내에 안면마비, 구음장애나 실어증이 나타나며, 팔다리가 점차로 약해지고, 양쪽 눈이 마비된 팔다리의 반대측으로 편위된다. 이러한 증상들이 수분에서 30분 정도 걸쳐서 점차적으로 일어날 때 뇌내 출혈임을 강력히 시사한다. 차츰 마비가 진행되면서, 바빈스키 징후(Babinski sign)가 처음은 한쪽에만 보이다가 나중에는 양쪽에서 나타나게 되고, 침범된 팔다리가 이완(flaccid)되고, 통증에 반응이 없어지고, 말을 할 수가 없으며, 정신착란에서 혼미상태로 간다. 더 진행되면 상부뇌간 압박증상으로 혼수상태가 되어 양쪽의 바빈스키 징후, 깊고 불규칙적이거나 간헐적인 호흡, 확장되고 고정된 동공, 가끔 제뇌경직(decerebral rigidity)이 나타난다.

출혈이 피각의 앞 부위에 한정된 경우는 반신마비와 심부 건반사항진이 심하지 않고 빠른 회복을 보인다(Caplan). 이외에 뚜렷한 무의지증(abulia), 운동지속불능증, 일시적 편측 무시증이 나타나고, 왼쪽 변성시에는 비유창성 실어증(non-fluent aphasia), 필기불능증(dysgraphia) 등을 보이기도 한다.

피각의 뒤쪽 병변시에 마비는 덜 뚜렷하였으나 감각소실, 반맹, 반대측으로 안구추적운동의 장애, 베르니케형 실어증(Wernike's aphasia: 좌측 병변), 질병불각증(anosognosia: 우측 병변) 등이 보인다.

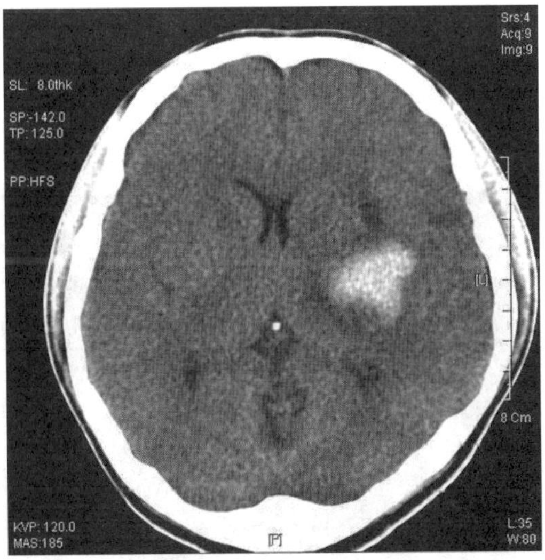

그림 4-5 좌측 피각부 출혈의 CT 소견

37세 남성, 발병당시 의식혼미, 우반신부전마비, 어삽 등의 증상을 보임

• 시상출혈

뇌실질내 출혈의 약 10~15%를 차지한다. 출혈양이 만약 중간크기 이상이면 주위 내포를 눌러서 반신마비를 유발한다. 감각이상이 가장 심하며 반대측 몸체와 팔, 다리를 침범하는데 이는 운동장애보다 심하다. 우성반구 병변시 유창성 실어증(fluent aphasia)이 나타나고, 비우성반구 병변시 amorphosynthesis, 반대측 무시증 등이 나타난다. 동측성 시야장애가 있을 수도 있으나 이는 대개 수 일내에 사라진다.

시상출혈이 시상하부나 상부 중뇌로 퍼지면 눈에 여러 이상을 일으킨다. 가성 외향신경마비를 보여 눈이 비대칭적으로 안쪽과 약간 밑쪽으로 치우치거나, 수직과 수평방향으로의 주시마비, 안구의 하측강제편위, 대광반사가 없는 비대칭 동공, 사평위(skew deviation)(출혈 반대측 눈이 아래 내측으로 전위), 동측의 안검하수와 축동, 폭주의 소실, 후퇴안진, 안검주름 등을 보인다. 경부후퇴가 뚜렷할 수도 있다. 주변의 제 3뇌실을 압박하여 측뇌실의 확장을 초래할 수 있다. 작고 중간크기의 출혈이 제 3뇌실로 터지면 신경학적 장애가 거의 없고 빠른 회복이 이루어지나, 초기에 뇌수종이 거의 필연적으로 나타난다.

생존과 회복 정도의 예후에는 출혈의 크기가 가장 중요하다. 기존의 연구에 의하면 8mL 이하의 출혈은 증상이 빨리 호전되고 때로는 완전히 사라진다. 혈종의 크기가 9~30mL이고 시상에 국한된 경우는 생존하나 심한 후유증을 남기며, 30mL 이상의 출혈이 있으면서 뇌실내로의 출혈이 있는 경우는 생존하기 어렵다.

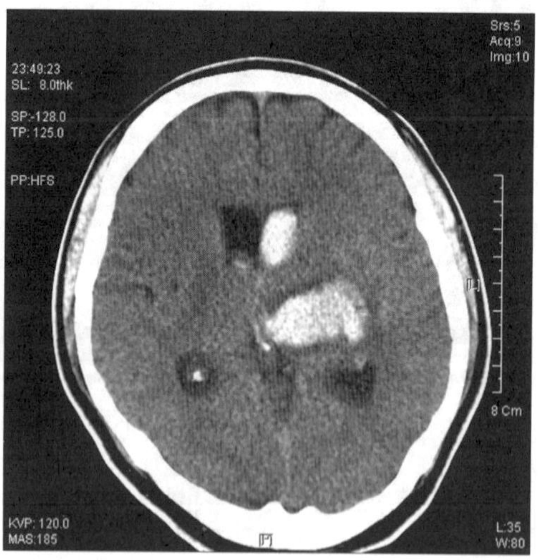

그림 4-6 좌측 시상출혈의 CT 소견

50세 남성, 우반신부전마비 및 우반신감각장애, 착란, 연하장애, 소변불리, 어미삽을 주소로 입원한 환자이다.

• 미상핵 출혈

뇌실질내 출혈의 약 5~7%를 점유한다. 주로 전대뇌동맥이나 중대뇌동맥의 관통혈관에서 출혈되나 때로는 맥락총동맥의 출혈인 경우도 있다. 출혈이 일측의 옆쪽과 뒤쪽으로 퍼지면 내포를 침범하여 큰 피각출혈과 유사한 임상양상을 보인다. 내측의 측내실(Lateral ventricle)로 진행하면 졸음, 혼미, 정신착란, 저반응성, 좌불안석증 등을 보인다(그림 4-7).

② 대뇌엽 출혈(피질, 피질하)

대뇌피질이나 피질하백질 부위에 엽상출혈을 보이는 환자는 심부출혈을 보이는 환자보다 고혈압 병력을 보이는 빈도가 적다. 특히 고령의 환자인 경우 유전분성 혈관병변이 엽상출혈의 흔한 원인이 된다. 두통은 흔한 증상이고 의식수준의 혼란은 흔하지 않으며 임상경과의 후기에서 나타난다. 이 경우 신경학적인 증상은 심부출혈에 비하여 보다 다양하며 혈종의 위치와 크기에 따라 다르나 경과는 비교적 양호하다.

• 전두엽부위(그림 4-8) : 반신마비, 실어증, 요실금, 의지결여(도덕장애, 인격붕괴 등)
• 측두엽(그림 4-9) : 측두엽간질, 감각실어, 기억(기명)장애, 청각실인 등
• 두정엽(그림 4-10) : 감각장애(국재인지, 위치각, 운동각 등), 실행, 실인 등
• 후두엽(그림 4-11) : 시야결손, 시각실인, 피질맹 등

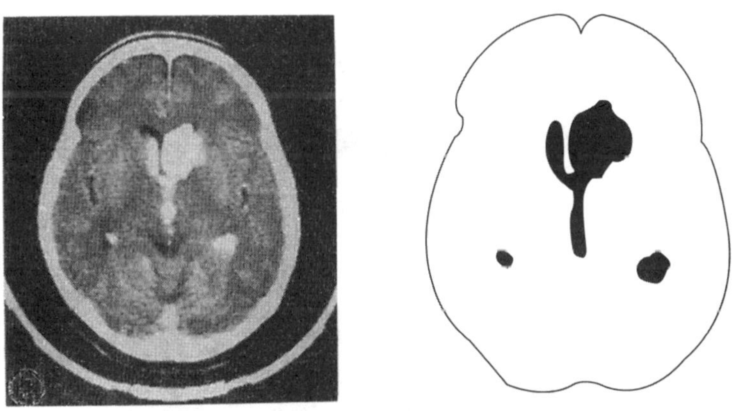

그림 4-7 좌측 미상핵출혈의 CT 소견 및 도해

미상핵두부의 출혈은 뇌실내로 천파되기 쉬워 두통, 구토, 항부경직 등 지주막하출혈과 유사한 증후를 보인다. 미상핵자체의 장애에서 보는 증후는 피각증후와 비슷하다. 운동마비와 지각장애 등의 국소증후는 가볍다.

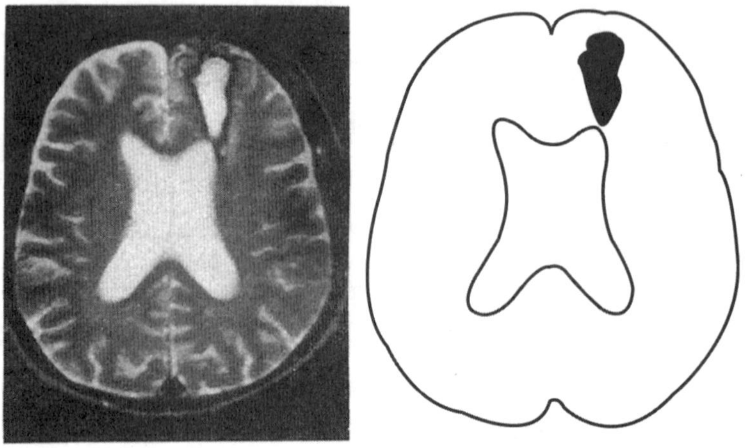

그림 4-8 좌측 전두엽 피질하출혈의 MRI 소견 (T2 강조 영상) 및 도해

63세 남성, 두통, 구토, 요실금을 발하며 의욕, 자발성의 저하와 발어량의 감소를 보였으나 운동마비는 보이지 않았다. 3개월만에 경도의 절박성 뇨실금을 제외하고는 완전회복 되었다.

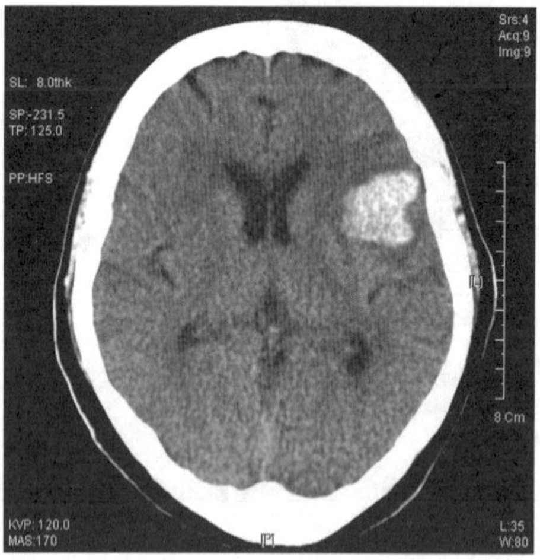

그림 4-9 좌측 측두엽 피질하출혈의 CT 소견

74세 여성, 의식 변화와 운동 장애없이 실어만을 호소함.

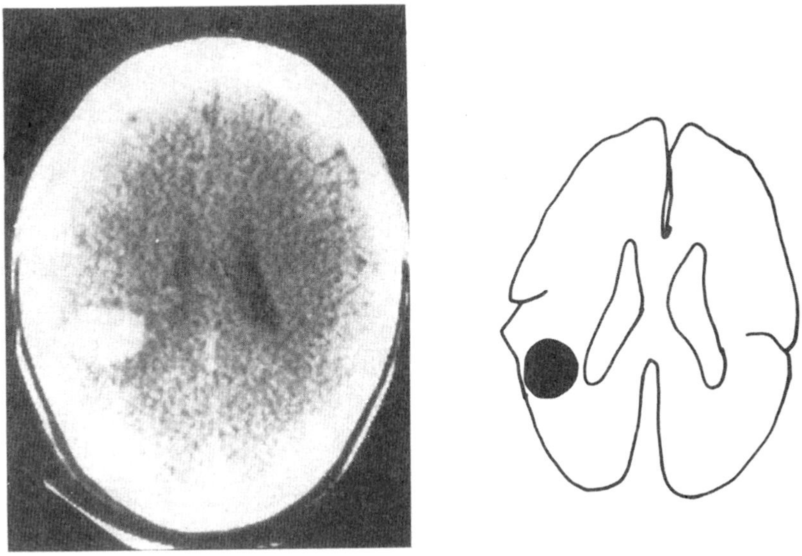

그림 4-10 우측 두정엽 피질하출혈의 CT 소견 및 도해

32세 남성으로 두통과 실어증을 발하였고 좌우실인, 수지실인, 실산증을 나타냈다. 뇌혈관 조영술상 뇌동맥기형을 발견하였다.

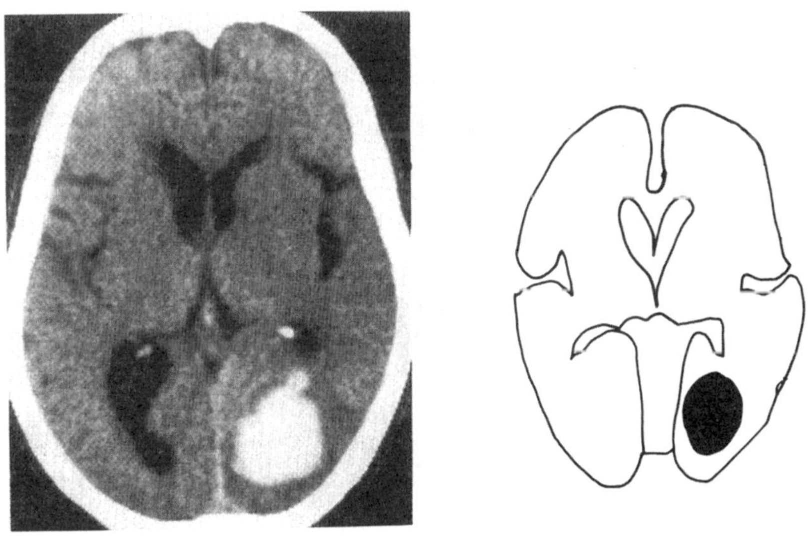

그림 4-11 좌측 후두엽 피질하출혈의 CT 소견 및 도해

72세 여성, 고혈압의 기왕력이 없었다. 발열과 전액(前額)에서 우측두부에 통증이 나타나고 휘청거리며 회전성 현훈이 나타났다. 물체가 희미하게 보였고 가벼운 신체 실조증과 좌시야의 이상을 인지하였는데 좌측시야에서 색각의 이상과 동요시(動搖視), 변연의 희미함, 시각보속 등이 보였다.

③ **뇌교출혈**

뇌실질내출혈중 약 5~10%를 차지하며 가장 치명적인 변화를 보여 혈종이 큰 경우에는 예후가 상당히 불량한 경우가 많고 출혈량이 적더라도 다른 부위보다 더 심한 증상을 나타낸다. 이 경우는 깊은 혼수가 수분내에 일어나며 사지마비, 제뇌경직, 대광반사가 유지된 소동공(1mm) 등이 특징이다. 인형안검사나 냉온검사 상 측면으로의 안구운동이 장애를 보인다. 대개 수시간내 사망하나, 뇌교의 피개(tegmentum)에 국한된 작은 출혈시는 예외여서 의식이 유지되기도 하며, 옆으로의 안구운동장애, 교차된 운동-감각손상, 소동공, 뇌신경마비, 양측 피질척수로의 장애와 같은 임상소견을 보이기도 한다.

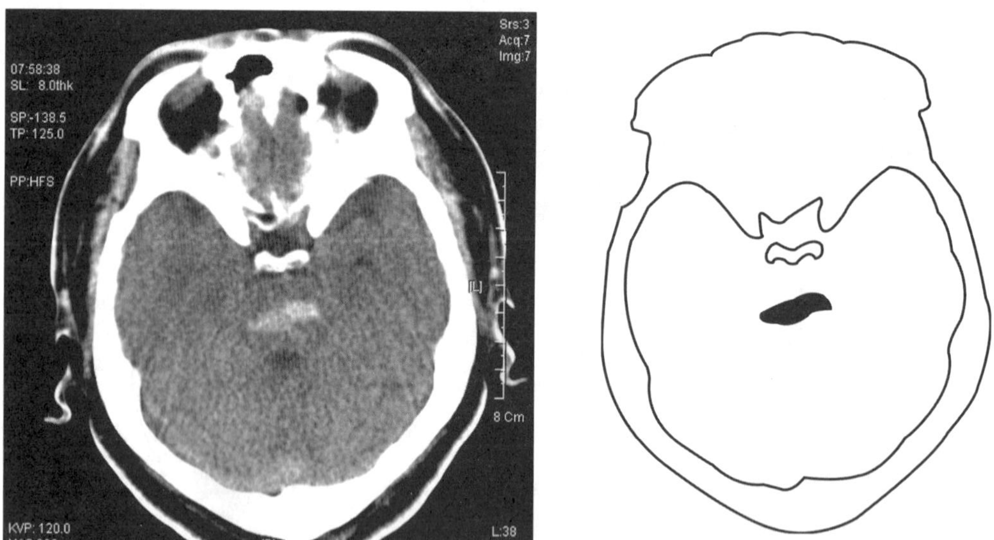

그림 4-12 뇌교출혈의 CT 소견 및 도해

53세 남성으로 의식장애, 호흡불리, 우반신부전마비 및 어미삽을 주소로 한방중환자실에 입원한 환자이다.

④ 소뇌출혈

소뇌출혈은 뇌실질내출혈의 약 5~10%를 차지한다. 이는 수 시간에 걸쳐서 일어나고 발병 시 의식소실은 드물다. 재발성 구토가 흔하고 후두부 두통, 현훈, 앉거나 서거나 걷는데 장애를 보인다. 종종 이러한 증상만이 있기 때문에 진찰할 때 환자를 꼭 서서 걷게 하여야 한다. 그렇게 하지 않으면 정상이라고 잘못 진단할 수 있다. 급성기에 다른 소뇌증상은 거의 없고, 극히 일부에서만 안구진탕이나 팔다리에 소뇌성 실조가 보인다. 미약한 동측 안면마비와 각막 반사저하가 흔하고, 구음장애, 연하장애가 뚜렷할 수도 있으나 없을 수도 있다. 반대측 반신마비와 안면마비는 연수가 횡으로 밀려 경사대에 눌리지 않으면 발생하지 않고, 출혈쪽으로의 공액안구운동장애, 반대쪽으로의 강제성 안구편위, 동측 외향신경마비 등이 종종 나타나나, 수직성 안구운동은 유지된다. 다른 안구증상으로는 안검연축, 불수의적 한쪽 눈감기, 사편위, "ocular bobbing", 병의 말기까지 대광반사가 유지되는 작고 비대칭적 동공등도 나타날 수 있다.

종종 발병 당시 의식이 보존되면서 강직성 대부전마비나 사지마비가 있기도 한다. 초기에는 바빈스키 징후가 음성이나 말기에는 양성을 보인다. 이러한 징후시 수두증이 흔하다. 수시간이 지나면서 종종 뇌간 압박으로 인해 갑자기 혼미나 혼수상태가 되거나 무호흡이 나타나기도 하며, 이 시점을 지나면 수술로도 회복이 되지 않는다.

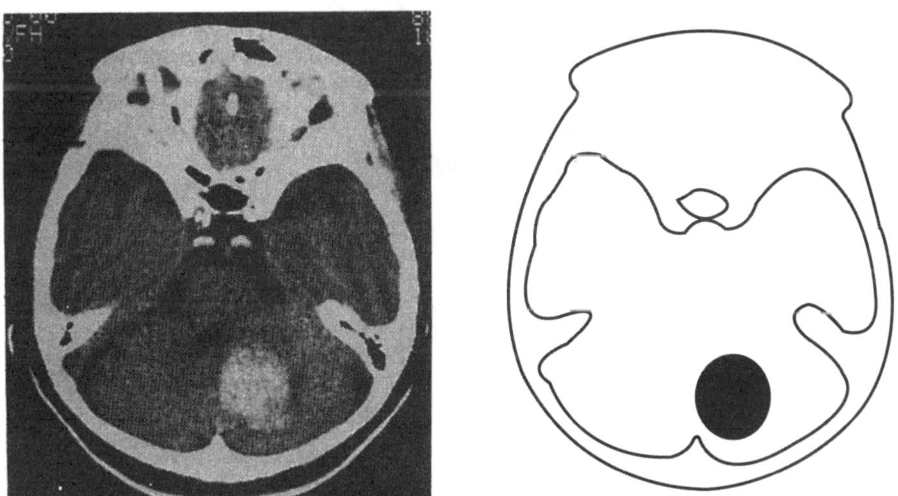

그림 4-13 좌측 소뇌출혈의 CT 소견 및 도해

68세 여성, 갑자기 구음장애가 출현하였고 의식도 기면상태가 되었다. 발병후 5시간후에 돌연 혼수가 발생한 경우이다.

표 4-3 뇌출혈부위의 감별진단

증상 및 소견	피각출혈	시상·시상하부출혈	소뇌출혈	교출혈	지주막하출혈
편마비	(+)	(+)	(−)	사지마비	(−)
동공크기	정상	소, 자주 좌우부동	소, 자주 좌우부동	소	여러 가지
동공반응	(+)	(−)	(+)	(+)또는(−)	(+)
안면신경마비	반대측,중추성	반대측, 중추성	동측, 말초성, 경도	동측, 말초성	(−)
감각장해	(+)	(+)	(−)	(+)	(−)
수평공동편시	자주(+)	때로(+)	자주(+)	※※(−)※※	(−)
수평공동편시방향	병소측	병소측	병소반대측		
하방으로의 편위	(−)	(+)	(−)	(−)	(−)
Ocular bobbing	(−)	(−)	(−)	때로(+)	(−)
초기의 행동불능	(−)	(−)	(+)	(+)	(−)
구토	때로(+)	때로(+)	중독, 반복성(+)	자주(+)	자주(+)
경련	때로(+)	(−)	(−)	(−)	때로(+)
발증시의식장애	※(−)※	※(−)※	(−)	(+)	때로(+)
망막전출혈	때로(+)	(−)	(−)	(−)	자주(+)

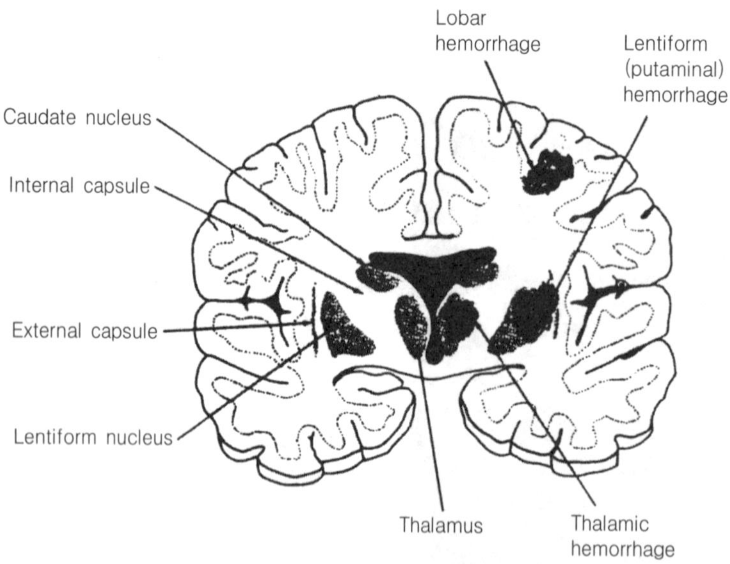

그림 4-14 시상, 피각 및 엽출혈상(관상단면)

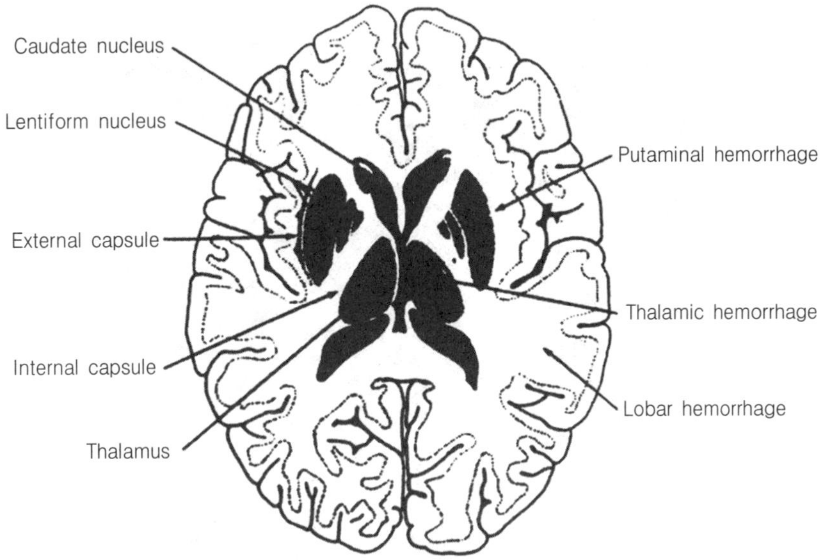

그림 4-15 시상, 피각 및 엽출혈상(수평단면)

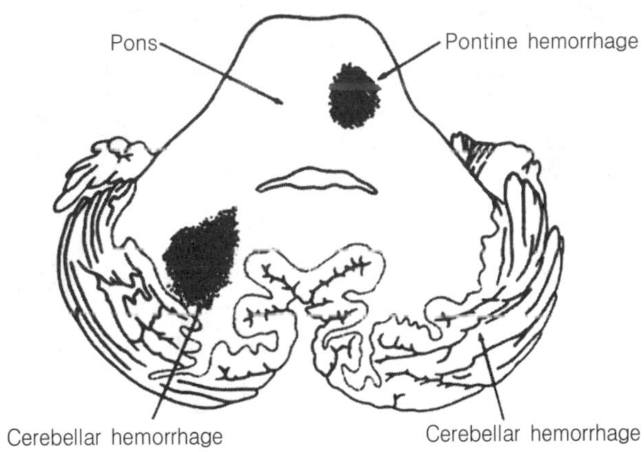

그림 4-16 교와 소뇌의 출혈상(수평단면)

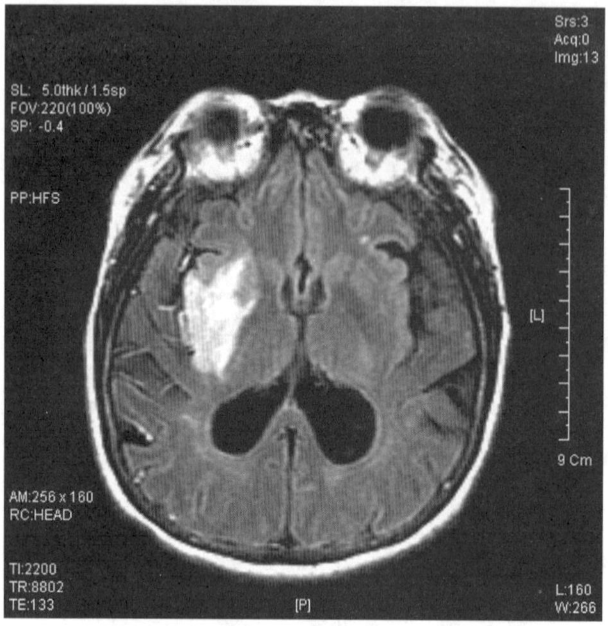

그림 4-17 우측 기저핵부 경색의 MRI 소견

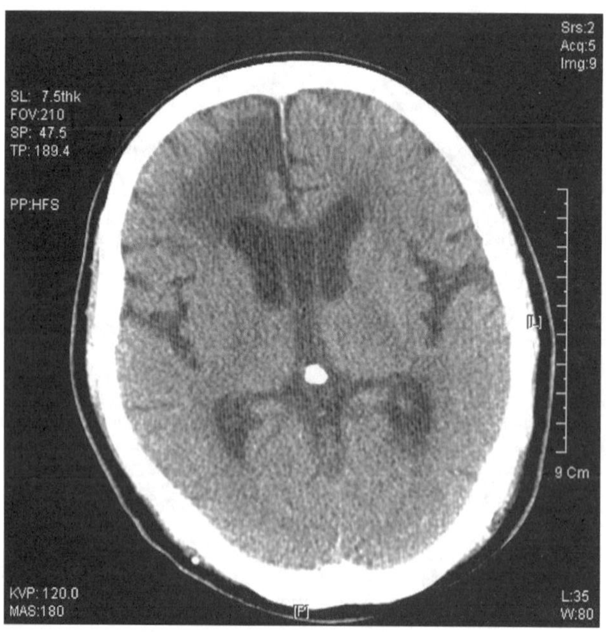

그림 4-18 우측 전두엽 경색의 CT 소견

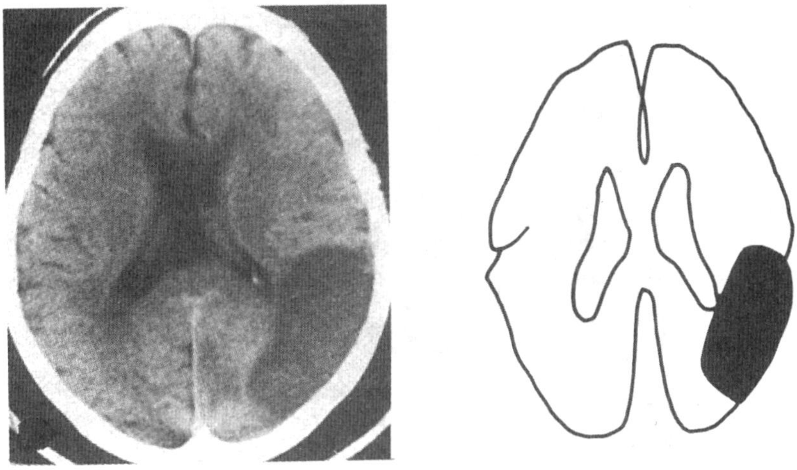

그림 4-19 좌측 두정엽 경색의 CT 소견 및 도해

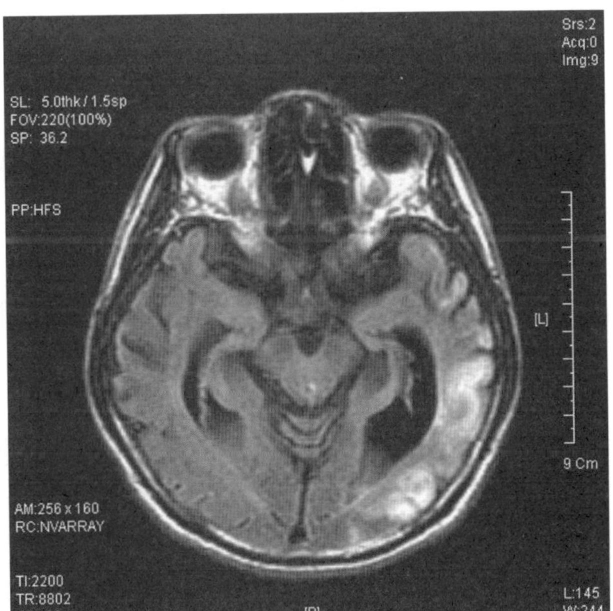

그림 4-20 좌측 측두엽 경색의 MRI 소견

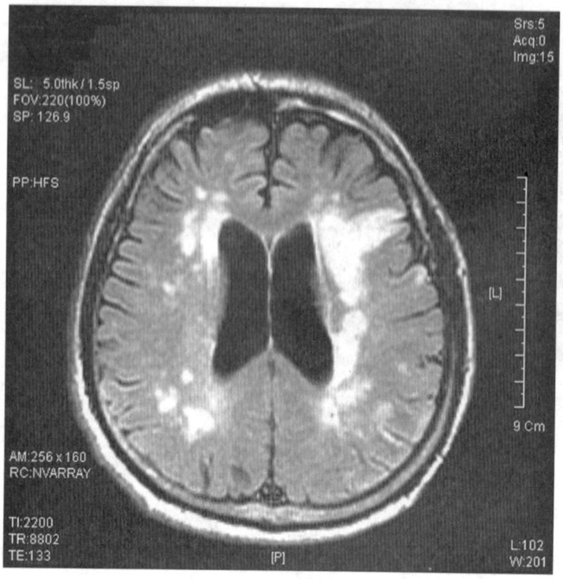

그림 4-21 대뇌 심부백질 경색의 MRI

64세 남환으로 우반신 부전마비와 함께 실어를 호소.

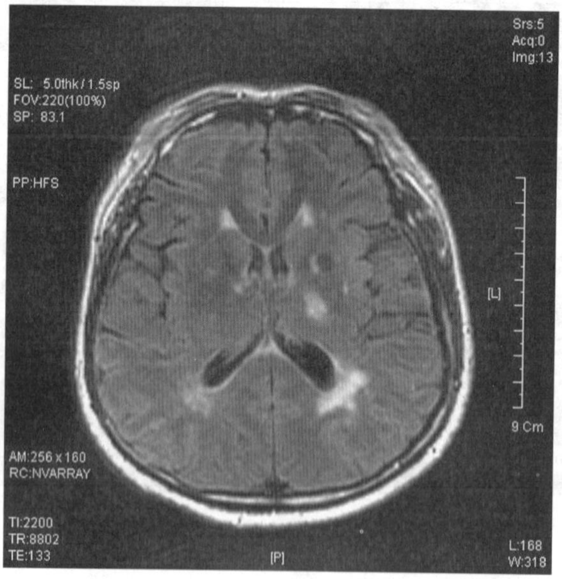

그림 4-22 좌측 시상경색의 MRI 소견

59세 남성 우수지의 저림과 우상하지의 탈력을 호소하여 내원.

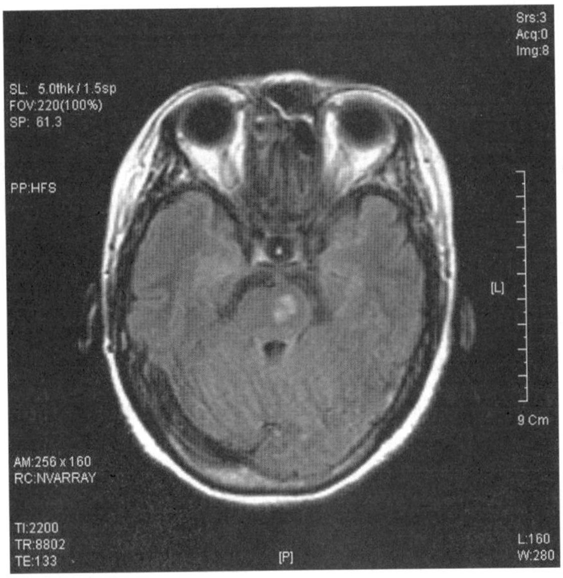

그림 4-23 뇌교부 경색의 MRI 소견

59세 여성 우반신 소력을 호소로 내원.

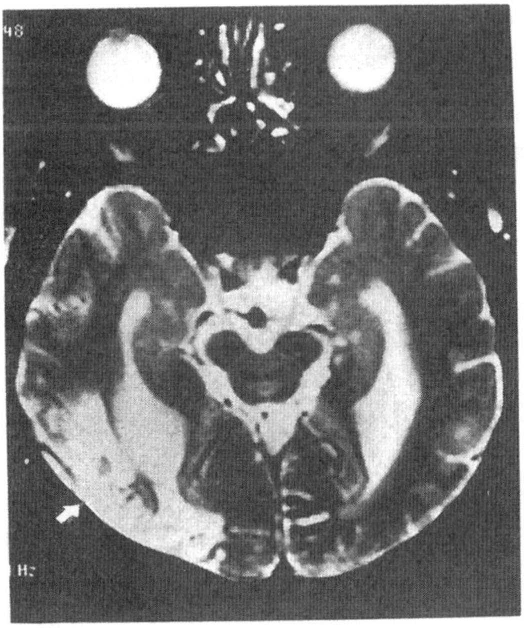

그림 4-24 우측 후두엽 경색의 MRI 소견(병변부위 : 화살표시 ⬆)

(3) 지주막하 출혈

① 발생부위

동맥류의 85~90%가 Willis 동맥륜의 前部에 있고 호발부위는 전교통동맥, 내경동맥에서 후교통동맥이 분기하는 부위와 중대뇌동맥의 제1분기부이다. 동맥류는 그 벽내에 출혈을 반복하며 점차 커져서 직경이 4~5mm 이상이 되면 지주막하 출혈의 빈도가 급격히 증가된다.

② 증상

• 파열전 증상

파열 전의 동맥류는 대개 무증상이다. 예외적으로 통증 민감 조직에 자극을 가할 정도로 큰 경우에는 국소적인 두개 동통을, 해면 정맥동의 동맥류나 중대뇌동맥의 주가지에서 발생되는 동맥류는 안구 통증을, 후하 또는 전하 소뇌동맥의 동맥류는 후두 혹은 목의 통증을 초래할 수 있다. 동공이 확장되는 부분적 동안신경마비는 대개 후교통동맥과 내경동맥 접합부의 동맥류를 의미한다(드물게는 후교통동맥과 후대뇌동맥의 동맥류를 의미함). 해면정맥동의 바로 앞쪽에서 큰 동맥류가 생기는 경우 가끔 시신경, 시신경 교차로, 동안신경, 시상하부 또는 뇌하수체를 누를 수 있다. 해면정맥동 안에서는 3, 4, 6번 뇌신경과 5번 뇌신경의 안분지를 압박할 수 있다. 전대뇌동맥과 중대뇌동맥 분지부, 안동맥과 내경동맥 분지부에 가까운 상상돌기(supraclinoid) 부위의 동맥류는 한쪽 눈의 시야결손을 초래할 수 있다.

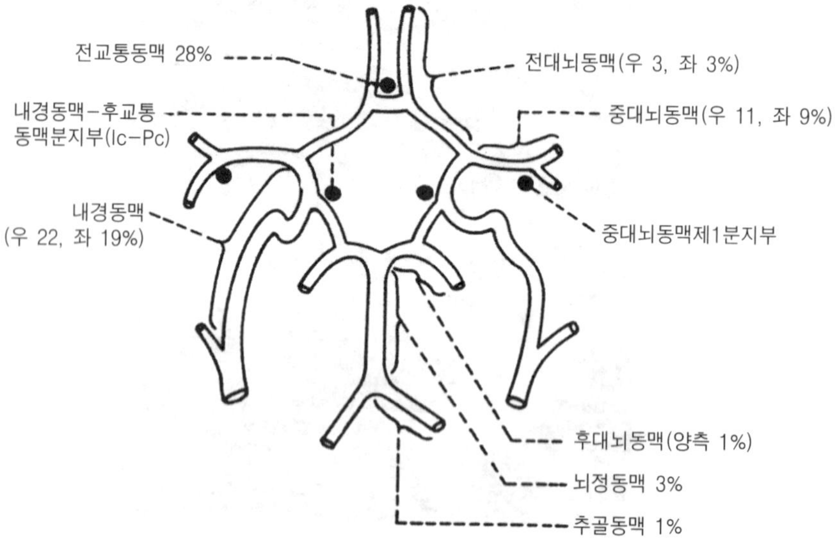

그림 4-25 동맥류의 빈발부위

• 파열후 증상

동맥류가 파열되면 높은 압력의 혈액이 지주막하 공간으로 퍼져나가 임상적 증상이 나타난다. 임상 양상은 대개 다음 세가지중 한 가지 형태를 취하게 된다.

(1) 극심한 전반적 두통과 구토를 하며 거의 동시에 의식을 잃는 경우
(2) 두통이 위와 같은 양상으로 발생되나 그 외는 정상적인 경우(일반적인 양상)
(3) 드물게 선행증상이 전혀 없이 갑자기 의식을 잃는 경우이다.

의식소실과 함께 제뇌 강직이 초기부터 나타날 수 있고, 출혈이 다량으로 발생되면 수분에서 수 시간 내에 사망할 수도 있다. 지속적인 깊은 혼수상태가 불규칙한 호흡, 신전강직발작과 동반되면서 결국에는 호흡정지와 심정지에 이른다. 이렇게 빠르게 진행되어 치명적인 상태에 도달하는 경우에는 지주막하 출혈이 두개내압을 매우 상승시켜서 뇌관류 장애를 초래하기 때문이다. 어떤 경우에는 출혈이 뇌내로 퍼져서 뇌실에 이르기도 한다(뇌막-뇌-뇌실 출혈).

파열은 대개 수면 중보다는 활동을 하고 있을 때 발생된다. 예를 들어 성생활, 대변보기, 무거운 짐들기 등의 힘을 주는 활동이 파열을 일으킨다. 기침이나 코풀기 등의 순간적인 Valsalva 수기는 동맥류 파열을 일으키지 않는다. 첫 번째 파열에서 살아난 경우 가장 무서운 합병증은 재파열인데 이것은 수분내에서 2~3주후 사이에 언제든지 발생될 수 있다.

조금 덜 심한 경우에는 의식이 소실되더라도 수분에서 수시간 내에 회복된다. 그러나 심한 두통, 경부 강직과 동반된 기면상태, 혼돈상태, 기억상실이 수일간 지속되기도 한다. 졸린 상태와 혼돈 상태가 10일 이상 지속되는 경우도 드물지 않다. 출혈은 지주막하 공간에 국한되어 있으므로 대개는 편측성 신경학적 결손은 나타나지 않는다. 반신마비, 반측시야결손, 실어증 같은 편측성 징후는 대부분의 경우 나타나지 않으나, 급성기에 간혹 나타날 수 있는데 이러한 신경학적 결손의 원인은 뇌내 혈액응괴나 동맥류가 있는 동맥 영역의 허혈상태에 의한 것이다. 이러한 초기 신경학적 결손은 수일 내에 사라진다. 이러한 증상의 기전은 확실히 밝혀지지는 않았으나 동맥류 원위부의 혈액순환 압력의 일시적 저하가 원인인 것으로 주장되고 있다. 순간적인 신경학적 결손은 많이 나타나지는 않으나 동맥류 파열의 위치를 의미있게 예측할 수 있게 한다.

• 혈관 경축(vasospasm)

지연성 반신마비나 다른 신경학적 결손이 동맥류 파열 후 3~12일 지나서 발생할 수 있으며 드물게는 그 이전, 이후에도 발생할 수 있다. 이러한 지연성 결손에 동반되어 뇌혈관 조영술에서 보이는 큰 혈관의 국소적 협착을 혈관경축이라고 한다. 이러한 경축(spasm)은 동맥외층의 혈액 자체 또는 어떤 혈액의 생성물, 아마도 hematin이나 혈소판 생성물의 영향인 것으로 보인다. 그러한 경우 부검에서는 보통 죽상경화증이나 혈전이 없이 동맥류가 있는 혈관영역의 허혈성 경색을 흔히 볼 수 있다. 이러한 허혈성 변성은 보통 다발성으로 나타난다. 수일 후에 만성 혈관경축을 보이는 혈관은 일련의 형태학적 변화를 보이는데, 중층의 평활근 세포는 괴사 상태로 되고 외

층에는 중성 백혈구, 비만세포, 적혈구가 침윤되며 그 중 일부는 내막하층까지 퍼진다.

이러한 혈관 경축의 임상 양상은 침범 혈관에 따라 다른데 일반적으로 변동하는 편마비, 실어증, 진행성 착란 등으로 나타나며 수두증에 의한 영향과의 감별이 매우 중요하다. 과거에는 진단의 정확성을 위해서 혈관조영술을 시행했는데, 검사 자체의 위험성과 임상 증상에 의한 진단이 가능하므로 자주 시행하지는 않았다. 경두개 초음파(transcranial Doppler, 이하 TCD)가 뇌혈류속도를 측정함으로써 간접적이지만 뇌기저부 주요 동맥들의 혈관 지름을 알 수 있는 안전한 검사방법으로 등장하였다. 대부분의 환자들은 출혈 후 수일 지나면서부터 혈류속도가 증가된다. 한 혈관의 혈류속도가 진행성 증가(특히 175cm/s 이상인 경우)를 보일 때는 국소적인 혈관경축이 있음을 나타낸다. 이러한 TCD 결과와 혈관조영상 혈관경축 결과 사이에는 타당한 상관관계가 있다. 그러나 임상양상은 그 외에도 측부 혈액 순환이나 뇌관류압 등의 다른 인자에 의해서도 영향을 받는다.

- 수두증(Hydrocephalus)

만약에 다량의 혈액이 뇌실로 터져나가거나 기저부의 지주막하 공간으로 넘쳐 나가면 Luschka 구멍이나 Magendie 구멍을 통해서 뇌실로 혈액이 흘러 들어갈 수 있다. 이런 경우 급성 수두증으로 환자는 착란상태에 빠지거나 의식을 소실하게 된다. 이때에는 외부 뇌실조루술(external ventriculostomy)을 시행하거나, 선별한 경우에는 요천자를 통해서 임상 증상이 많이 호전된다. 혈액이 뇌척수액 통로를 막아서 생기는 아급성 수두증은 2~4주 정도 지나서 발생된다.

③ 동맥류의 위치 판정

대부분의 환자에서 신경학적 증상이 뇌동맥류의 위치를 정확히 반영하지는 않으나 CT에서는 주 혈액응괴의 위치에 의해서 동맥류 위치를 알 수 있는 경우가 있다. 예를 들어 전방 뇌반구간열의 혈종은 전교통동맥 동맥류의 파열을 의미하고 sylvian열의 혈종은 중대뇌동맥 동맥류의 출혈을 의미하며 전방 중뇌조의 혈종은 후교통동맥이나 뇌저동맥 동맥류의 파열을 의미한다.

임상 증상이 동맥류의 위치를 시사하는 경우는 다음과 같다.

- 3번 뇌신경마비(안검하수, 복시, 동공확대, 외사시)는 후교통동맥과 내경동맥접합부의 동맥류를 나타낸다. 이는 3번 뇌신경이 이 부위의 바로 외측을 지나기 때문이다.
- 출혈시에 일시적으로 나타나는 일측성, 양측성의 하지마비는 전대뇌동맥의 순환을 저해시키는 전교통동맥의 동맥류를 의미한다.
- 편마비나 실어증은 중대뇌동맥의 첫 번째 주 분지점의 동맥류를 나타낸다.
- 일측성 시력 상실은 Willis환의 전내측 부위의 동맥류(안동맥의 기시부나 내경 동맥의 분지부)를 나타낸다.
- 의식이 유지되면서 발생되는 무동성 무언증(akinetic mutism)이나 무의지증(abulia)과 가끔씩 동반되는 하지마비는, 일측 또는 양측 전두엽이나 시상하부로의 허혈이나 출혈을 야기하는 전교통 동맥의 동맥류를 의미한다.

- 어떤 경우에는 일측성 두통 또는 망막전(preretinal)출혈, 일측성 안구통, 드물게는 동맥류 파열시에 들리는 일측성 두개내 잡음 등이 동맥류의 좌, 우 위치를 나타내기도 한다. 6번 뇌신경 마비는 일측성이건 양측성이건 대개 뇌압상승에 의해서 발생되므로 동맥류의 위치를 알아내는 데는 도움이 되지 않는다.

경련발작은 대개 짧게 전신성으로 나타나는데 빈도는 낮으며 급성 출혈 혹은 재출혈기에 나타난다. 이러한 초기 간질 발작은 동맥류의 위치와 관계가 없으며 예후와도 큰 관련이 없다.

결론적으로 갑자기 발생한 심한 두통, 허탈, 상대적인 의식의 유지와 편측성 증상이 드문 점, 그리고 경부 강직은 꽈리동맥류 파열에 의한 지주막하 출혈을 진단 할 수 있는 임상양상이다.

그 외의 다른 임상 자료들이 진단에 도움을 줄 수 있다. 대부분의 환자들은 출혈후 수일간은 고혈압을 보이나 파열 전의 고혈압 병력은 일반인에 비해서 많지 않다. 파열 직후 수축기 혈압이 200mmHg까지 오르는 경우도 있으나 대개의 경우 혈압상승은 심하지 않으며 두통에 따라서 변동이 심하다. 정상 혈압이면서 발생되는 두개내 출혈은 항상 동맥류파열이나 동정맥기형, 출혈성 경향, 드물게 뇌종양 출혈을 의심해야 한다. 경부 강직은 대개 나타나지만 없는 경우도 있으며, 주된 통증이 머리가 아니라 견갑골간 부위나 아래 허리 부위에서 발생되기도 한다. 안저 검사시에도 망막 전 출혈 혹은 유리체하 출혈이라고 불리는 평평한 표면에 경계가 뚜렷한 망막혈관 위의 출혈이 나타나며 Roth 반점이 가끔씩 보이기도 한다. 파열 후 수 일간은 babinski 징후가 양쪽에서 나오며 39℃에 이르는 고열이 첫 주에 나타날 수 있다. 때로 혈액이 경막하 공간으로 퍼지는 경우 사망에 이를 수 있기 때문에 혈종제거가 필요한 경우도 드물게 있다.

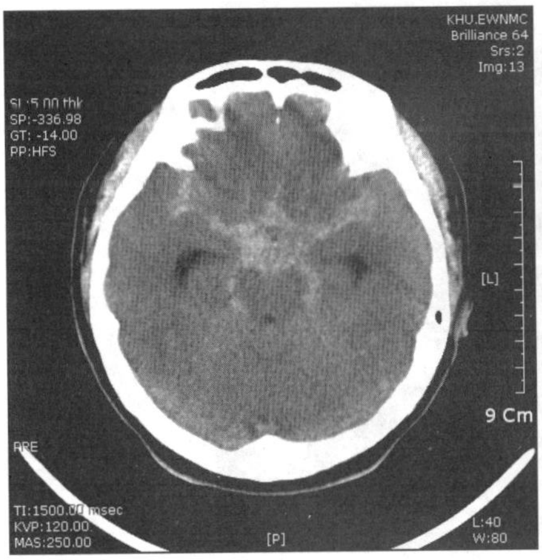

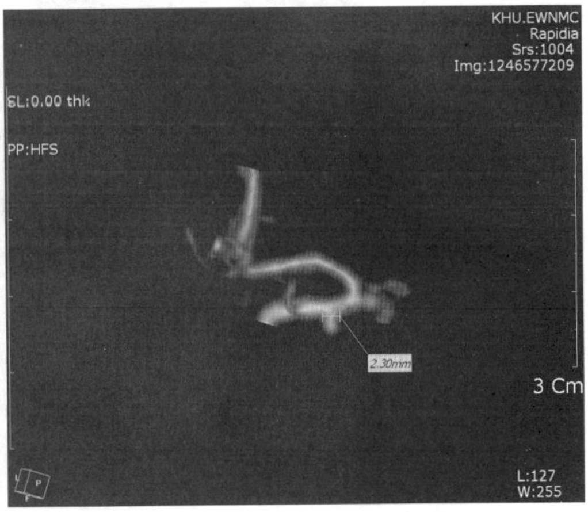

그림 4-26 지주막하 출혈의 CT 소견과 원인 동맥류의 CT angiography 사진

④ 진행 경과 및 예후

지주막하 출혈의 특징적인 현상은 같은 부위에서 다시 출혈이 발생되는 경향이 있다는 것이다. 이러한 경향이 모든 예후를 결정하나 아직 어떤 경우에 출혈이 재발되는지 정확히 예측하는 방법은 없다. 재출혈의 원인은 밝혀지지 않았으나 아마도 자연적인 혈액응고형성 및 용해기전과 관계있는 것으로 보인다. 전형적인 자발성 지주막하 출혈의 임상양상을 지니는 환자 중 혈관조영술에서 동맥류나 동정맥기형이 발견되지 않는 경우에는 병변이 발견되는 경우보다 예후가 좋다.

그 외에 소위 '중뇌주위 출혈'은 중뇌와 뇌교상부를 둘러싸고 있는 조에 대칭적으로 출혈이 있어 두통이 가볍고 혈관 경축 증상도 발생되지 않으며 예상되는 부위(뇌저동맥 첨단부 등)에서 동맥류도 발견되지 않고 예후가 좋은 경우이다. 환자는 비교적 잘 지내며 혈관조영술의 재시행은 필요하지 않다. 이 경우는 출혈의 원인이 정맥에 의한 것으로 추정되고 있다. 국제적 협력연구로 실시된 전향적 임상 조사에서 6개월의 조사기간 중 3521명의 환자(83%가 수술 시행) 중에서 26%가 사망하였고 58%가 좋은 예후를 보였다. 초기 출혈 외에도 혈관 경축과 재출혈이 사망률과 유병율의 주요한 원인이었다. Aoyagi와 Hayakawa의 보고에 따르면 재출혈은 2주 이내에 20%의 환자에서 발생하였으며 첫 출혈 후 24시간 이내가 가장 빈도가 높았다.

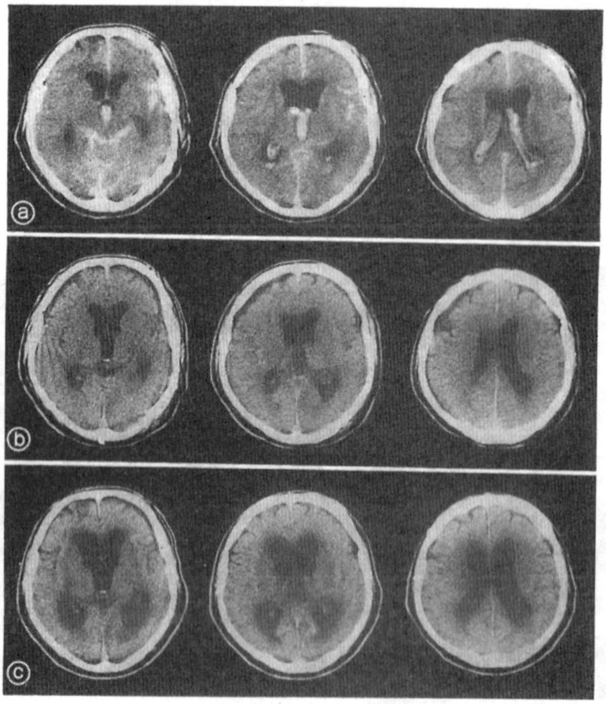

그림 4-27 지주막하 출혈후 정상압수두증의 CT(a:발병당시, b:발병 3주후, c:발병 5주후)

(4) 뇌동정맥 기형

동정맥기형은 동맥과 정맥 사이에서 비정상적인 혈류를 형성하는 확장된 혈관덩어리로서 결국은 동정맥루(arteriovenous fistula)이다. 이것은 발달성 기형으로서 종양이 아니고 혈관의 태생 양식이 지속적으로 남아 있는 상태이지만 구성 혈관들이 시간이 지나며 증식할 수는 있다. 동정맥기형은 혈관종(angioma)이나 동정맥류(arteriovenous aneurysm) 등의 여러 이름으로 불리기도 하지만 이는 적절한 용어 들이 아니다.

동정맥 기형은 대뇌의 백질이나 피질에 위치하는 수 mm 크기의 미세한 것에서부터 심장 유출량을 늘릴 정도로 큰 동정맥 단락을 형성하는 것까지 크기가 매우 다양하다. 비대해지고 확장된 동맥들은 주 병변 부위에 가까이 있으며 피질아래에서 사라지고 얇은 벽의 혈관 그물로 되어서 배액되는 정맥에 곧 바로 연결된다. 이 정맥들은 가끔씩 매우 확장되어서 박동성을 띠면서 동맥혈류를 받기도 한다. 동맥과 정맥 사이에 있는 혈관 덩어리는 비정상적으로 얇으며 정상적인 동맥이나 정맥의 구조를 가지고 있지 않다. 동정맥 기형은 대뇌, 뇌간 척수의 어느 부위에나 발생되는데 큰 크기의 동정맥 기형은 대뇌 반구의 중심부에서 자주 발생하며 피질에서 뇌실 쪽을 향하여 쐐기 모양을 이루는 경우가 흔하다.

① 발생빈도 및 증상

동정맥 기형은 동맥류에 비해서 1/10 정도의 비율로 발생하며 남녀의 비는 거의 동일하다. 동정맥 기형과 동맥류가 동반되는 경우(동맥류가 동정맥 기형의 주 공급 동맥에 발생)가 3~17%이며 이러한 동반 빈도는 동정맥 기형의 크기가 크거나 환자의 나이가 많을수록 높다. 드물게는 동정맥 기형이 같은 가족에서 두 명이상 발생되기도 하고 후대에 발생하기도 한다.

동정맥 기형 환자 217명에 대하여 수년간 (평균 10.4년) 수술 없이 경과 관찰한 결과 출혈이 42%에서, 간질이 18%에서 발생되었다. 진단 후 20년이 지난 후 29%는 사망하였으며 생존자중 27%는 신경학적 결손이 발생되었다. 병변 발생은 선천적인 것이지만 증상의 발현은 대부분 10세에서 30세 사이에 나타났으며 50세 이후에 발현되기도 하였다. 약 반 정도의 환자는 첫 번째 증상이 뇌지주막하 출혈로 나타났고, 30% 정도는 간질증상이 첫 번째이며 유일한 증상이고 20% 정도는 두통증상만 있었다. 진행성 반신마비니 다른 국소적 신경학적 증상이 10% 정도에서 나타났다. 간질은 초점성 운동성 경련이면서 일시적인 경련 후 마비증상이 동반될 수 있다. 출혈이 동반되면 혈액은 거의 예외 없이 지주막하 공간으로 퍼져서 꽈리 동맥류파열과 동일한 증상을 나타낸다. 그러나 동정맥 기형은 뇌실질내에 존재하므로 출혈은 부분적으로는 뇌실질내에 고이게 되고 반신마비나 심하면 사망에까지 이르게 된다.

출혈전에 환자들이 자주 느끼는 증상은 만성적인 재발성 두통이다. 일반적으로 두통의 양상은 비특이적이지만 환자의 10%는 전형적인 편두통의 증상을 일으키는데 이는 일반인에 비해서 훨씬 높은 빈도이다. 편두통 증상을 일으키는 동정맥 기형은 대부분 두정-후두엽 부위에 위치하며 그중 2/3의 환자는 편두통의 가족력을 가지고 있다. 크기가 매우 큰 동정맥 기형은 주위조직의 압박 및 확장된 혈관 조직을 통한 뇌내도류(intracerebral steal)로 인하여 기형을 둘러싼 정상 뇌조직의 관류가 저하되어 서서히 진행되는 신경학적 증상을 일으킬 수 있다. Galen 정맥이 침범되는 경우에는 수두증을 일으킬 수 있는데, 수두증은 이보다는 주로 후두와 부위의 지주막하 출혈에 의한 뇌막의 섬유화에 의한 경우가 많다. 일측 혹은 양측 경동맥이 목 부위에서 강하게 박동하는 경우가 드물지 않게 있다. 젊은 성인에게서 목의 경동맥이나 유양돌기부위 또는 안구에서 수축기 잡음이 들리면 거의 예외 없이 동정맥기형의 특유증상이라고 볼 수 있다. 휴식기에 잡음이 들리지 않으면 운동으로 맥압을 증가시키면 들리기도 한다. 혈압은 정상이거나 높기도 하지만 정상 혈압의 환자에게서 뇌출혈이 있으면 동정맥기형, 꽈리동맥류파열, 출혈성경향, 뇌혈관아밀로이드증, 종양내 출혈 등을 의심해야 하는 것은 널리 알려진 사실이다.

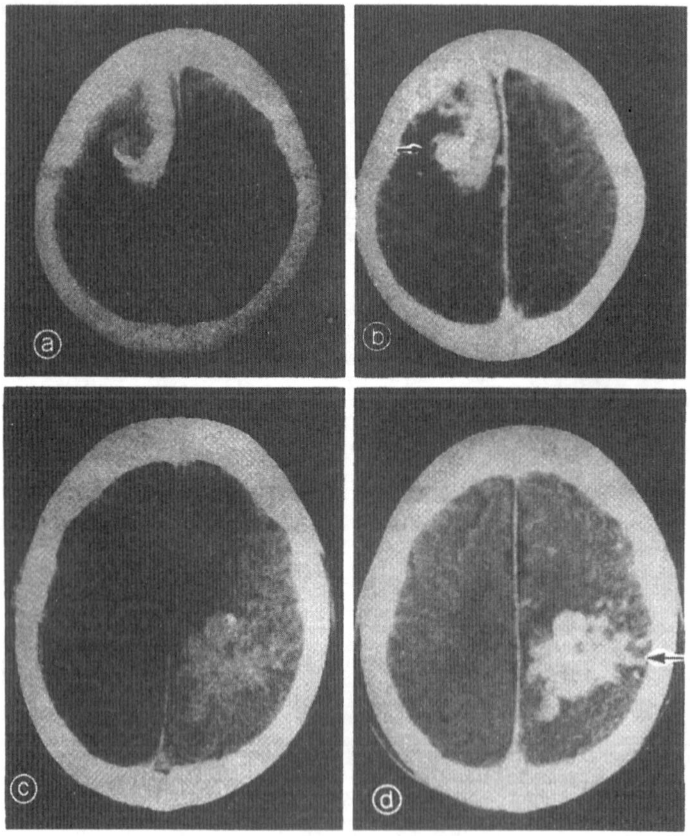

그림 4-28 뇌동정맥기형의 CT 소견

a : 출혈성(조영전), b : 출혈성(조영후), c : 비출혈성(조영전), d : 비출혈성(조영후)

② **경과 및 예후**

대부분의 동정맥기형은 오랜기간 동안 아무런 증상을 나타내지 않지만 언젠가는 출혈을 한다. 첫 번째의 출혈로 치명적인 경우도 있지만 90% 이상의 경우에는 출혈이 멈춰서 환자가 살아나게 된다. 치료받지 않은 환자에서 출혈의 위험성은 1년에 4% 정도이다. 치료받지 않은 환자를 대상으로 한 연구에 의하면 사망률은 1년에 1~2% 정도이다. 임신 자체에 의해서 출혈의 위험성이 증가하지는 않지만 꽈리동맥류처럼 분만시에나 Valsalva 운동시에 이론적으로는 출혈의 위험성이 증가할 수는 있다.

(5) 두개강내압 항진

두개강내압 항진 또는 상승은 두부손상, 뇌졸중, 뇌종양, 대사장애 및 중추신경계 감염 등의 두개강내 병변에 의하여 발생되며, 또한 이들 질환의 중요한 사망원인이기도 하다. 두개강내압 항진 그 자체가 뇌기능 장애를 야기시키는 기전은 첫째, 뇌혈류량의 감소로 뇌조직이 필요로 하는 산소량이 임계치 이하로 감소되는 경우와 둘째, 대뇌반구의 혈류량은 적절하게 유지되나 뇌 허니아(hernia)로 인한 뇌간의 압박 및 허혈상태 경우이다. 지속적인 두개강내압 항진으로 인한 뇌혈류 감소와 혈액공급의 부족에 대한 생체 방어반응으로 혈압을 상승시켜 뇌혈류를 증가시키려는 기전을 Cushing 반사라고 한다. 이때 최고혈압은 180~200mmHg 이상으로 되고, 이와 동시에 두개강내압 항진에 대항하여 충분한 혈류를 보내려고 하는 반응으로 확실하고 천천히 뛰는 50~60회/분의 서맥이 나타난다. 또 호흡은 늦고 깊어지며 뇌파는 서파화한다. 두개강내압 항진때 혈압상승과 서맥은 뇌의 중요한 위험신호이다. 이를 방치하면 뇌 허니아가 발생하여 뇌간압박으로 인한 순환장애가 일어나며 미약빈맥이 되고 Cheyne-Stokes 호흡을 보이며 호흡은 빠르고 얕아지다가 드디어 호흡정지가 된다. 이때 혈압은 최고로 높아지며 그 이후는 뇌간 기능마비에 의하여 혈압은 급격하게 하강되고 뇌순환장애가 일어나므로 불가역적으로 되어 뇌사에 이른다.

급성 고도의 두개강내압 항진 환자에서는 유두주변의 망막출혈, 극심한 두통, 뇌신경마비, 의식장애, 호흡장애 등을 동반하며, 위험한 상태로서 혼수, 혈압상승, 서-빈맥 등은 가장 중독한 병태이다. 만성으로 경과하는 두개강내압 항진상태에서는 두통, 구역 내지 구토, 유두부종이 3대 징후이며, 이외에 현기, 인격변화, 외전신경 마비 및 기억장애 등을 볼 수 있다.

① **뇌부종**

뇌의 병변에 의하여 뇌 모세혈관의 투과성이 항진하여 혈장 액체성분이 뇌실질의 세포간 기질에 증가하기 시작하고, 그 결과 뇌용적 전체가 증가하는 상태를 뇌부종이라 한다. 또한 뇌혈관주위강이 확대되고 뇌실질의 세포내 수분 등의 저류로 뇌 모세혈관이 확장되는 즉 뇌혈관 상이 증대하여 뇌용적이 불어나는 것을 뇌종창이라 한다. 그러나 양자는 본질적으로 구별이 어렵고, 임상적으로도 의미가 없어서 실제로는 동의어로 쓰이고 있다.

뇌부종은 뇌 모세혈관에 있는 혈뇌관문의 기능이 저산소상태 등의 원인으로 장애되어 중추신경계의 대사에 생화학적 변화가 생겨서 일어나는데 발생원인에 따라 세포독성부종과 혈관인성부종으로 나눌 수 있다.

- 세포독성 부종은 뇌세포막 펌프작용의 장애로 세포내 수분이 축적되어 발생한다. 이 부종의 영향은 전체적으로 미치며 모세혈관의 투과성 장애는 일반적으로 관찰되지 않는다. 가장 많은 원인은 저산소증이다.
- 혈관인성 부종은 임상적으로 가장 많이 관찰되는 뇌부종으로 뇌 모세혈관의 내피세포들이 혈장단백과 기타 다른 분자들에 대한 투과성이 증강되어서 발생하는데 뇌종양, 농양, 출혈, 경색 및 좌상 등으로 발생한다.

• 뇌허혈에 의한 뇌부종

뇌허혈에도 뇌부종이 발생되며 혈관인성 부종과 세포독성 부종의 두 가지 형태 부종이 발생된다. 즉 뇌허혈 초기에는 뇌의 산소와 포도당이 결핍되고 ATP 생산이 저하되어 세포막의 Na 펌프장애가 발생되고 먼저 세포독성 부종이 발생한다. 허혈발생 후 약 12시간경에 허혈뇌의 혈뇌관문에 장애가 발생하며 이때부터 혈관인성 부종이 발생한다. 뇌부종이 진행되면 주변의 뇌조직과 혈관이 압박되어 2차적인 순환장애가 유발되어 뇌부종은 더 심해진다. 허혈에 의한 뇌부종은 일반적으로 발증 2~4일에 최고에 달하고 그후에는 서서히 감소하여 2~3주간에 쇠퇴하게 된다. 폐색성 뇌혈관장애 후의 두개내압항진의 주원인은 뇌부종이나 급성기에는 뇌혈관상 증대도 발생한다.

• 뇌출혈에 의한 뇌부종

뇌출혈의 경우 혈종의 주변에 조기부터 혈관인성 부종이 발생하고 혈종주변은 압박으로 허혈이 발생되어 뇌부종이 증대된다.

② **뇌 허니아** hernia

고도의 두개강내압 항진, 공간점유 병소, 뇌척수액의 저류, 울혈이나 뇌종양의 증대 등에 의하여 뇌조직의 국소적 변형만으로 대상(代償)이 안되고, 저항이 적은 방향으로 뇌의 일부가 전위, 이동하게 되는 데, 뇌를 구획하고 있는 격벽의 사이로부터 정상위치가 아닌 부분으로 뇌조직 자체가 밀려나가는 현상을 뇌 허니아라고 한다. 일명 뇌감돈, 원추압박이라고도 한다.

뇌 허니아가 일어나는 부위는 정해져 있어서 뇌조직이 천막절흔이나 대후두공으로 끼이는 것, 대뇌겸을 걸쳐 나가는 것 등이 있다. 일단 뇌 허니아를 일으키면 뇌혈액 및 뇌척수액 순환장애와 뇌부종을 더욱 심화시켜 두개강내압 항진에 의한 병태는 더욱 진행된다. 뇌 허니아는 뇌신경질환의 사망원인중 많은 부분을 차지하며, 임상에서 가장 중요한 것은 천막절흔이나 대후두공에서 일어나는 허니아이다. 어느 것이든 뇌간을 압박하며, 진행되면 사망하게 되므로 허니아의 예방 즉 두개강내압 항진의 방지가 치료상 가장 중요하다고 말할 수 있다.

- 경천막절흔 허니아(측두엽 허니아)의 증상
  - 중뇌압박과 의식장애
  - 동안신경압박과 마비
  - 외전신경마비
  - 대뇌각 압박과 반신마비
  - 후대뇌동맥 폐색과 동측성반맹
  - 제뇌성 경직
  - 혈압상승, 서맥, 완서호흡
- 대후두공 허니아(소뇌편도 허니아)
  - 급성 수두증
  - 연수압박과 호흡마비
  - 뇌경막 자극증상과 경부경직
  - 상부뇌간 압박과 의식장애
  - 하위 뇌신경 압박증상
  - 추체로증상과 소뇌증상

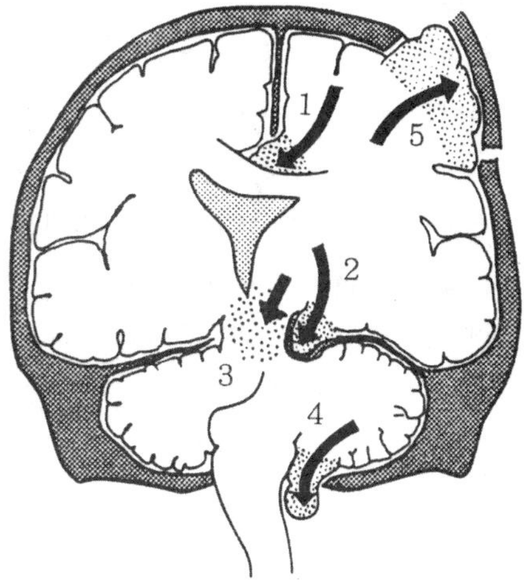

그림 4-29 뇌허니아의 종류

1. 대상회(cingulate) hernia
2. 구, tent절흔(uncal, tentorial) hernia
3. 중심성(central) hernia
4. 소뇌편도, 대공(tonsillar, foraminal) hernia
5. 경두개관(transcalvarial) hernia

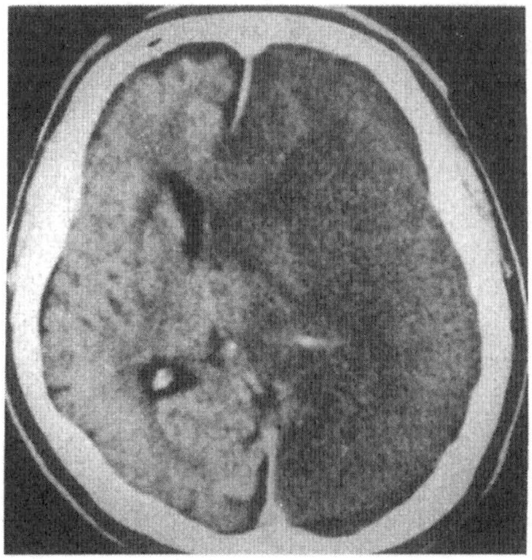

그림 4-30 발병 2일후 좌측반구전역의 뇌부종에 의한 뇌압박효과

(6) 고혈압성 뇌증

이 질환은 두통, 오심, 구토, 시각장애, 경련, 착란상태, 그리고 심한 경우 혼미 또는 혼수상태와 연관되어 빠르게 발생하는 심한 고혈압증을 가리킨다. 이러한 전체적인 뇌기능 저하상태는 일시적 혹은 영구적인 국소적 신경학적 장애와 연관되어 나타나기도 하는데 이 경우에는 흔히 심한 고혈압의 합병증인 뇌출혈이나 뇌경색을 의심하게 되는 경우가 많다. 한 부위의 다발성 미세경색과 점상 출혈은 드물게 가벼운 반신마비, 실어증, 시력장애(대부분은 망막병변)를 일으키기도 한다. 신경학적 증상이 나타날 때에는 이미 이완기 혈압 125mmHg 이상, 망막출혈, 망막삼출, 유두부종(고혈압성 망막증 4단계), 그리고 신장, 심장병의 증거 등 악성 고혈압의 단계에 이르러있는 경우가 대부분이다. 그러나 고혈압이 갑자기 발생되는 경우에는 뇌병증이 더 낮은 혈압에서 나타나기도 한다. 많은 경우에 뇌척수액압력과 단백질이 증가하는데 단백질이 100mg/dL이상으로 증가하는 경우도 있다. 혈압강하제로 혈압을 떨어뜨리면 하루 이틀 정도 지나서 증상이 좋아지기도 하는데, 고혈압이 호전되지 않으면 예후는 대부분 치명적이다.

고혈압성 뇌증은 어떤 원인의 고혈압에서도 발생되는데 예를 들어 만성 신부전, 신동맥협착증, 급성 사구체신염, 급성 임신중독증, 크롬친화세포증, 쿠싱증후군, cocaine, aminophylline, phenylephine 등 약물투여 등의 원인이 있지만 가장 많은 원인은 급속도로 진행하는 본태성 고혈압이다.

임신 중독증과 급성 신장병에서는, 그리고 특히 어린이들에서는 증상이 일반적인 고혈압성 뇌증의 혈압보다 훨씬 낮은 혈압에서도 발생될 수 있다. 임신중독증에서는 망막과 뇌의 병변이 악성 사구체경화증에서 보이는 병변과 동일하게 나타나며, 또한 뇌혈관의 자율조절기능이 상실된다. 다발성 경련이 흔히 나타나며 신체의 한 쪽으로 더 많이 나타날 수도 있고 다른 쪽으로 진행할 수도 있다.

신경병리소견은 거의 정상 뇌조직으로 보일 수 있으나 어떤 경우에는 뇌부종과 다양한 크기의 출혈이, 혹은 두 가지 병변이 모두 나타날 수 있다. 소뇌 압력추(cerebellar pressure cone)는 조직 부피의 증가와 후두와의 뇌압상승을 나타낸다. 어떤 경우에는 척수천자가 치명적인 결과를 초래할 수 있다. 현미경적으로 뇌에 미만성으로 퍼진 미세경색(특히 뇌교저-basis pontis-부위) 소견을 볼 수 있으며 또한 미세동맥, 모세혈관 벽의 섬유성 괴사와 섬유성 혈전에 의한 혈관내강의 폐색을 볼 수 있다. 이러한 소견은 뇌부종 부위와 연관되는 경우가 많다. 비슷한 혈관 변화가 다른 기관, 특히 망막과 신장에서도 나타난다.

Volhard는 처음으로 혈관경축을 고혈압성 뇌증과 연관시켰다. 이러한 이론은 Byrom이 심한 고혈압에 반응하는 뇌와 망막 세동맥의 국소적 수축과 확장을 쥐를 통하여 증명함으로써 더욱 주목받고 있다. 그러나 Byrom과 다른 학자들의 연구에서는 심한 수축보다는 세동맥의 지나친 확장에 의한 조절 기능의 상실이 혈관 벽의 괴사에 더 중요하게 작용한다고 보았다. 뇌부종은 높은 압력에 의한 단순한 수동적 혈액의 누출이라기보다는 능동적인 수분의 세포외 유출(exocytosis)

의 결과인 것으로 보인다.

고혈압성 뇌증이라는 진단명은 위에 열거된 증후의 경우만 쓰여져야 하며 만성 두통, 현훈, 간질, 일과성 허혈성 발작, 뇌졸중 등 고혈압과 연관되어서 나타날 수 있는 다른 질환에는 쓰여서는 안 된다.

(7) 모야모야병 Moyamoya Disease 또는 腦迷網症 Cerebral Rete Mirabile

모야모야(Moyamoya)는 일본어로 연기구름(cloud of smoke)이나 아지랑이(haze)를 뜻하며, 근래에는 "extensive basal cerebral rete mirabile"로 사용하고 있다. 이는 경동맥조영술상 윌리스환(circle of willis)의 주위와 원위부의 뇌기저부의 작은 문합혈관망으로 양측 내경동맥 말단부의 분절성 협착이나 폐색과 함께 보인다.

① 증상

Nishimoto와 Takeuchi의 보고는 위와 같은 두 가지 방사선적 기준에 맞는 111 증례의 대부분이 영아, 소아, 청소년으로(반 수 이상이 10세 미만, 111명 중 4명만이 40세 이상) 모두 일본인이고 남녀 모두 있었고 8명은 형제자매였다. 병원에 내원하는 증상은 주로 편측 혹은 양측 팔이나 다리의 위약이었다. 위약은 빨리 회복되나 일부는 다시 재발하였고, 그밖에 두통, 경련, 정신발달장애, 시각장애, 안구진탕 등의 증상도 드물게 나타났다. 나이가 많은 환자들은 지주막하출혈이 가장 흔하게 나타났고 다른 증상으로는 언어장애, 감각이상, 불수의운동, 불안정한 보행 등이다. 단지 6명만이 첫 발현 후 상태가 나빠졌고 4명이 사망하였다. 사후 검사상 경동맥병변의 뚜렷한 이상을 파악하지 못하였다. 좁아지거나 막힌 혈관의 외벽, 중벽, 내탄성판은 모두 정상이었고 단지 내벽이 섬유조직으로 두꺼워져 있었다. 염증세포나 죽종은 관찰되지 않았다. 일부에서는 근육층이 없으면서 혈관의 형성이 불완전하였다. Rete mirabile은 뇌기저부(연막 거미막)의 미세한 심유망을 말하는데 Yamashita 등에 의하면 내탄성판의 악화와 혈관벽이 얇아짐으로써 미세동맥류가 형성되어 있다고 하는데, 이는 지주막하출혈의 원인이 된다. 따라서 증상은 경동맥 협착이나 혈관망 파열로 인해서 나타난다.

② 원인

이 질환은 일본 뿐 아니라 미국, 서유럽, 오스트레일리아에서도 관찰된다. 이런 뇌기저부의 미세 혈관망이 선천성 혈관기형(즉 태아 혈관망의 지속)인지, 선천성 혈관형성부전, 또는 후천성 협착이나 어린 시기에 발생한 내경동맥 폐색 등에 의해 이차적으로 풍부한 측부혈관을 형성하였는지에 대해서는 견해가 양분되어 있다. 모야모야병, 다운 증후군(Down syndrome)과 특정 HLA 유형과의 연관성은 선천성을 뒷받침한다.

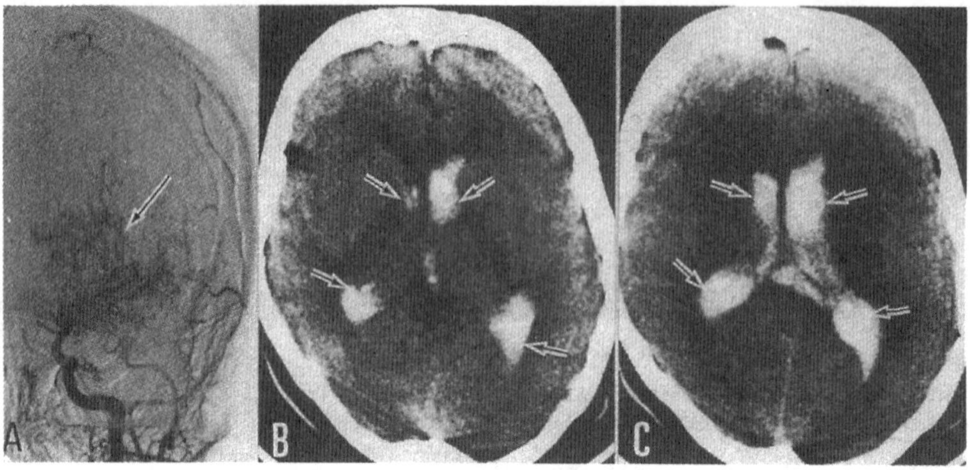

그림 4-31 모야모야병에 의한 뇌실 출혈

A : 좌내경동맥의 종말부에서 폐색되어있고 심부에 모야모야상의 병소가 보인다.
B, C : 뇌실질내 혈종을 동반한 뇌실 출혈소견을 보이고 있다.

③ 감별

Taversa에 의해 기술된 비아시아인에서의 다발성 진행성 두개내 혈관폐색(multiple progressive intracranial occlusion)은 모야모야병과 같은 연령에서 발생하며 임상양상도 비슷하나, 미세 문합망이 없다. Divry와 van Bogaert에 의해 기술된 미만성 수막성 혈관종증(diffuse meningeal angiomatosis)도 모야모야병의 한 형태일 가능성이 있고, 가족성 망상피반(familial livedo reticularis)과 다발성 혈관병변을 보이는 Sneddon 증후군은 항인지질항체(antiphospholipid antibody)와 관련되어 있을 것으로 보인다. 이들 질환의 혈관 조직학적 이상은 아직 불명확하므로 정확한 관련성 여부는 현재로서는 알 수 없다. 혈관조영술 후 큰 혈관의 폐색시 동맥염도 진단으로 고려해 보아야 한다.

참고문헌

- 이문호, 김종휘, 허인목 외: 내과학(하권), 박애출판사, 서울, 1976
- 이원택, 박경아: 의학신경해부학, 범문사, 서울, 1996
- 黃文東: 實用中醫內科學, 上海科學技術出版社, 상해, 1986
- 최동준, 박성욱, 문상관, 조기호, 김영석, 배형섭, 이경섭: 중풍초기 환자의 설상분포와 변증의 유용성에 관한 임상고찰. 대한한의학회지 1999;20(2):387-399.
- 許 俊: 東醫寶鑑, 남산당, 서울, 1971
- 이봉교, 박영배, 김태희 : 한방진단학, 성보사, 서울, 1986
- 아담스 신경과학 편찬위원회 譯(Adams 著): 신경과학, 정담, 서울, 1998
- Brain nursing No. 8 夏季增刊(腦神經領域の主要症狀)メテイカ出版, 1992
- Brain nursing No. 9 夏季增刊(腦神經領域の映像診斷)メテイカ出版, 1993

CHAPTER 5

중풍의 진단

중풍의 정확한 조기진단은 신속한 응급처치와 적절한 치료로 병의 진행을 막고 빠른 회복을 가져올 수 있는 관건이 된다. 먼저 중풍의 특징적 증상인 의식장애, 반신마비 등 운동장애 및 언어장애 여부 및 정도를 진찰하고, 중풍의 선행질환인 고혈압, 당뇨병, 심장질환의 유무를 확인한다. 이를 토대로 사진 및 임상검사, 그리고 뇌영상검사 등의 결과를 종합하여 정확한 진단을 한다.

중풍의 진단은 한의학적인 면과 서의학적인 면의 진찰을 종합하여 중풍의 종류와 정도, 체질과 변증 및 원인질환, 그리고 예후까지도 정확히 진단하여야 한다.

1 사진(四診, Four examination)

1) 망진(望診)

① 우선 환자의 의식상태의 유무 및 정도를 살펴본다.

② 눈 : 잘 감기나, 안 감기나?, 편시(偏視) 또는 사시(斜視)여부, 동공반사의 이상여부를 검사한다.

③ 입, 안면 : 口喎斜여부, 顔面麻痺여부

- 중추성 안면마비 : 눈을 감았을 때와 떴을 때 좌우 차이가 없이 정상적이나 한쪽의 口角이 비뚤어진다.
- 말초성 안면마비 : 눈을 감았을 때는 마비된 측의 눈이 감기지 않고, 눈을 위로 떳을 때는 환측의 이마에 주름이 생기지 않는 것이 특징이다.

④ 혀

- 혀를 냈을 때 한쪽으로 삐뚤어지지는 않는가?
- 舌質과 舌苔는 어떠한가?

⑤ 手足

- 한쪽 팔다리를 잘 못쓰거나 마비되지는 않았는가?
- 한쪽 팔다리가 저리지는 않는가?

⑥ 하품을 자주 하는가?

2) 문진(聞診)

① 언어장애가 있지는 않는가? 構音障碍, 失語症 여부

② 호흡곤란은 없는가? 호흡시에 냄새는 없는가?

③ 痰盛, 가래 끓는 소리가 있는가?

④ 심장의 잡음 및 경동맥 주행에 따른 경동맥잡음(Carotid bruit)의 유무

⑤ 코고는 소리가 나는가?

한의학 진단의 표준화 객관화를 위한 설진연구의 성과

한의학에서의 진단방법인 사진(四診)은 망진(望診), 문진(聞診), 문진(問診), 절진(切診)으로 이루어지는데 모두 의사의 주관적인 관점에 의해 이루어짐으로써, 진단결과의 객관성 즉, 재현성과 의사간의 일치성에 대한 문제점이 지적되어 왔다.

설진(舌診)은 망진의 한 종류로서 환자의 설질(舌質)과 설태(舌苔)의 변화를 관찰함으로써 질병을 진찰하는 방법인데, 한의학의 진단방법들 중 객관화가 가장 용이한 분야로 진단결과의 수량화 및 재현성 확보가 가능하다는 장점이 있어 이를 통해 진단의 객관화를 이루기 위한 몇 가지 연구가 시행되었다.

설진의 객관화를 위한 연구에서는 중풍 초기환자의 설상(舌象)과 변증의 분포를 확인하고, 중풍변증모형과 설진과의 관련성을 규명하기 위하여 중풍환자의 설상과 중풍병변증진단표준과의 관련성을 조사한 결과 홍설(紅舌)은 화열증(火熱證)과 음허양항증(陰虛陽亢證), 담백설(淡白舌)은 담증(痰證)을 진단하는 데 유의하였고, 박태(薄苔)는 풍증(風證)과 화열증(火熱證)을, 후태(厚苔)는 담증(痰證)과 어혈증(瘀血證)을 진단하는데 유의한 요소로 파악되었다(최동준 외, 1999).

한편, 중풍의 예후에 대한 예측인자로서의 유용성에 대해 알아보기 위해 예후가 좋지 않았던 환자와 좋았던 환자들의 설상을 비교, 검토한 결과 예후가 불량했던 군에서는 혀가 한쪽으로 기울어져 있고 색이 어둡고 붉으며 설태(舌苔)가 없거나, 설태가 어두운 황색이고 두터우며 질이 성기고 건조한 경우가 많았으며, 시일이 지날수록 苔가 오히려 더 두터워지거나 건조해지는 경우가 많았다. 반면, 예후가 양호했던 군에서는 시간이 가면서 태(苔)가 줄어들고 색이 밝아졌다(최동준 외, 1999).

중풍환자의 기능 회복도를 평가하고 예측하는데 대한 설진의 유용성을 평가하기 위해 중풍환자의 기능회복정도와 설상의 호전정도를 통계적으로 분석한 결과 태색(苔色)이 옅어질수록, 태(苔)의 두께가 얇아질수록 Modified Barthel Index(MBI) 점수변화가 크게 나타났다(최동준 외, 2000).

3) 문진(問診)

① 중풍의 원인이 될 수 있는 고혈압, 당뇨병, 심장질환(특히 부정맥, 협심증, 판막질환 등), 중풍(특히 TIA) 등의 과거력 및 가족력 유무

② 발병 당시의 증상 및 시간 경과에 따른 신경학적 장애, 증상의 변화 등 현병력

- 갑자기 의식이 없어지며 쓰러졌는가? (卒然昏倒, 人事不省, 卒倒, 蒙昧)
- 갑자기 말이 어둔해졌는가? (暴瘖, 言語蹇澁)
- 한쪽의 구각(口角)이 건측으로 당겨지고, 한쪽의 수족이 무력 또는 마비되어 잘 움직이지 않거나 감각이 저리거나 둔해져 남의 살처럼 느껴졌는가? - 마비 및 감각이상유무(口喎, 拇指次指 麻木不仁, 或不用者, 或手足無力, 或肌肉微掣者)
- 일시적으로 한 쪽 눈이 잘 보이지 않거나 複視가 나타났는가?
- 물이나 음식을 먹을 때 사래가 들리고 잘 삼키지 못하는가?
- 하품을 자주하고, 嗜眠(대개는 코를 골며)하려고 하는가? (數欠, 鼻聲如鼾)
- 갑자기 頭痛, 頭重, 項强, 眩暈, 耳鳴, 聽力障碍가 나타났는가?
- 갑자기 惡心, 嘔逆 또는 嘔吐를 했는가?
- 갑자기 胸悶, 胸痛 등이 나타났는가?

4) 절진(切診)(이학적 검사 및 신경학적 검사 포함)

① 생체활력징후(vital sign) 즉 맥박, 호흡, 체온, 혈압을 체크하여 고혈압 및 부정맥의 유무를 진단한다.

② 요골, 경, 쇄골하, 천측두동맥의 맥박을 촉진하여 맥박의 약화, 소실, 지연 등의 이상유무를 진찰한다.

③ 風脈은 대체로 浮滑한 것인데, 中風환자의 맥이 遲하며 浮한 것은 易治이고 緊數하거나 혹 結代脈이 있으면 난치이다. 또한 중풍환자의 맥이 徐脈이면 뇌압항진 또는 Adams-Stokes 증후군을, 頻脈이면 심방이나 심실성 빈맥에 의한 뇌순환 장애를, 부정맥일 경우는 뇌색전증을 의심한다.

2 신경학적 검진(Neurological examination)

중풍환자의 신경학적 검진에서는 항상 좌우 비대칭 소견에 주목해야 한다.

1) 항부경직(neck stiffness)

앙와위에서 베개를 빼고, 환자의 머리를 들어 올려 그 때 느껴지는 저항의 정도를 확인한다. 정상의 경우는 아래턱이 가슴에 닿을 때까지 굴곡할 수 있으며 뚜렷한 저항도 느껴지지 않는다. 머리를 들어 올릴 때 분명한 저항이 느껴지거나 통증을 호소하며, 머리의 굴곡도 완전하지 않은 경우에는 항부경직이 있는 것으로 판정한다.

항부경직은 수막자극증상으로서 뇌수막염, 지주막하 출혈 시에 나타난다.

뇌출혈이나 뇌종양의 경우에 항부경직이 나타나는 경우가 있는데 이는 뇌압항진에 의한 소뇌편도 헤르니아에 의한 것이다.

주의할 점은 항부경직은 머리를 앞으로 숙일 때에만 저항이 있다는 것이다. 경추질환이나 근육이 경직을 일으키는 경우에는(제뇌경직, 파킨슨병 등) 좌우로 돌릴 때나, 뒤로 젖히는 경우에도 앞으로 숙일 때와 같은 저항이 있다는 차이점이 있다.

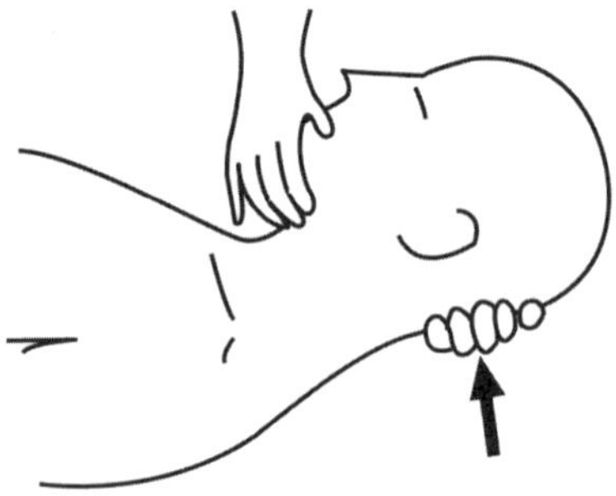

그림 5-1 항부경직
목을 굴곡시키고자 시도하면 나무(board)처럼 강직소견을 나타낸다.

2) 환자의 자세

환자가 혼수상태일 때는 여러 가지 자극을 가해서 자세의 변화를 살펴야 한다. 바늘로 찌르거나 피부를 꼬집거나 하는데 이 정도로 반응이 없으면, 유두를 비틀거나 안와상연 내측에서 삼차신경 제1지를 자극한다. 제뇌경직이나 제피질경직은 대개 이와 같은 자극으로 유발되는 경우가 많다.

(1) 제뇌경직 除腦硬直, Decerebrate rigidity

'제뇌'라는 의미는 중뇌-교 부위가 양측성으로 장애를 받아 그 이상의 뇌부위와 연락이 끊어졌다는 의미이다. 뇌출혈, 뇌저동맥혈전증, 뇌종양 등으로 인해 나타나는데 대부분 예후가 불량하다. 통증 자극 시에 사지를 신전·내선하는데, 상지는 신전·내전·내선하고, 고관절은 내전, 무릎은 신전하며, 발은 발바닥 쪽으로 신전한다.

(2) 제피질경직 除皮質硬直. Decorticate rigidity

내포, 기저핵, 시상 등 대뇌반구의 광범위한 장애 시에 나타나는 것으로, 통증 자극 시에 상지는 굴곡하고(어깨는 내전, 팔꿈치·손목·손가락은 굴곡), 하지는 신전·내전한다.

제뇌경직(decerebrate rigidity)	피질박리경직(decorticate rigidity)
상지 : 신전, 내전, 내회전 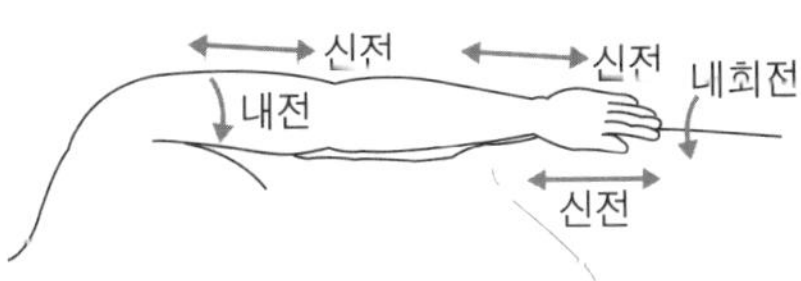	상지 : 견관절 내전, 팔꿈치·손목·손은 굴곡 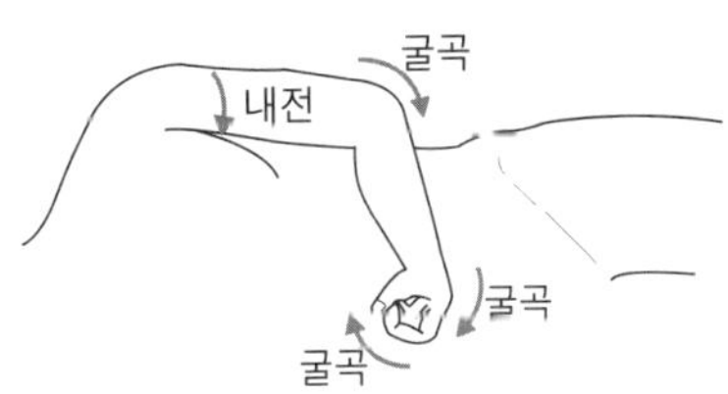
하지 : 오른쪽과 같다	하지 : 고관절 내전, 슬관절 신전, 발은 plantar flexion·내회전 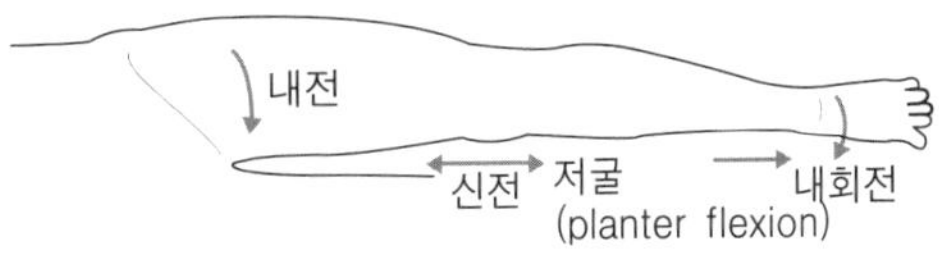
중뇌, 교뇌상부피개(tegmentum)의 양측성 장애(텐트절흔헤르니아일 때 등)	양측피질(대뇌반구)의 광범한 장애

그림 5-2 제뇌경직과 피질박리경직

3) 안구의 이상

(1) 공동편시 Conjugated deviation

양쪽 눈이 지속적으로 한 쪽으로 편위되어 있는 것을 공동편시라고 한다.

대개 뇌의 병변(뇌출혈, 뇌외상 등)이 천막상부에 있는 경우에는 안구가 병변이 있는 쪽을 향하고, 뇌교부에 병변이 있으면 병변의 반대쪽을 향하게 된다.

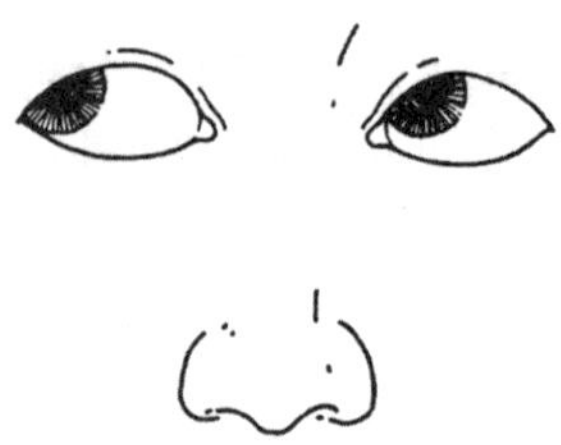

양측의 안구는 한쪽을 응시하는 듯한 위치로 편위한다

그림 5-3 공동편시

눈증상	수족증상	출혈부위
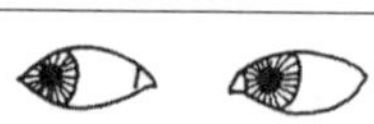 병소측으로의 공동편시	편마비(+)	피각출혈
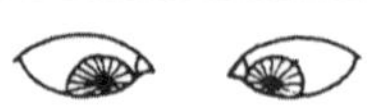 하방 공동편시(코끝응시) 병소측으로서의 공동편시 축동(2mm)과 대광반사(−) 동공부동(Horner 증후군)	편마비(+)	시상출혈
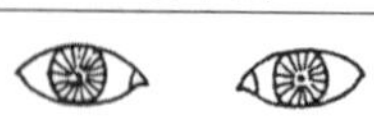 정중위, 현저한 축동(Pinpoint pupils) 대광반사(+) Oculocephalic 반사(−) 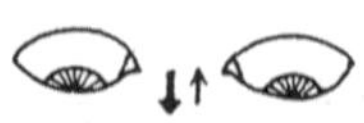 Ocular bobbing	사지마비(+)	교출혈
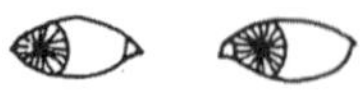 병소와 반대측으로의 공동편시 축동 대광반사(+)	사지마비(−)	소뇌출혈

그림 5-4 뇌출혈 부위에 따른 눈 및 수족증상

(2) 하방공동편시 Downward deviation

양쪽 눈이 코끝을 응시하는 형태가 되는 것으로, 시상출혈이나 중뇌의 장애 시에 나타난다. 일명 시상의 눈(thalamic eye)라고 부르기도 한다.

(3) 동공의 크기와 대광반사

동공의 크기는 눈앞에 자를 대고 직경을 재는데, 정상은 2.5~4mm이며, 2mm보다 작은 경우는 축동(miosis), 5mm보다 큰 경우는 산동(mydriasis)이라고 한다.

양측 동공의 현저한 축소는 pinpoint pupil 또는 miosis라고 하는데, 뇌교 출혈시에 나타난다. 그 외에 간뇌의 장애시나 몰핀 중독 시에 축동이 나타난다. 대사장애로 인한 뇌증에서는 교감신경계의 기능이상으로 대개 동공이 축소되지만 대광반사는 말기까지 유지된다. 양측 동공의 산대는 아트로핀 과다복용, 저혈당시에 나타난다. 한쪽 동공의 산대는 동안신경마비 특히, 동안신경의 압박성 장애로 일어나는데, 뇌저부의 동맥류나 뇌종양, 천막상부 병변(뇌출혈, 뇌종양, 뇌부종)에 의한 텐트절흔 헤르니아의 경우에 나타난다. 대광반사의 소실은 빛을 비춘 눈의 시신경 장애이거나, 중뇌, 동안신경 및 그 핵의 장애를 나타낸다.

(4) 각막 반사

한쪽만 각막 반사의 이상이 있는 경우는 반대측 대뇌반구의 장애이거나, 동측 뇌간, 삼차신경 혹은 안면신경의 장애를 의미한다. 양쪽 다 소실된 경우는 뇌간의 광범위한 장애이거나 깊은 혼수상태로 예후가 불량하다.

표 5-1 동공반사(pupil reflex)

진단-중뇌의 이상, 제 2·3 뇌신경의 이상, 교감신경로의 질환 등을 의심할 수 있다.	
○=○	; Normal(동공이 작아졌다가 커짐)
∅=∅	; sluggish(반응이 느림. 뇌부종을 의심)
○ 〉○	; 한쪽의 산대(안과적 검사 후, 또는 시신경 이상시, 또는 동공산대가 있는 쪽의 혈종 암시, 혹은 뇌부종으로 인한 측두엽 hernia를 시사하며 동공산대가 있는 반대쪽에 편마비가 나타남)
◎=◎	; 동공산대(극심한 두개강내 뇌압상승으로 인한 뇌혈부전이나 뇌손상 및 심한 저산소증일 경우)
·=·	; 축동(pinpoint pupil)(동공산대 기능을 가진 교감신경로가 시상 상하부에서 뇌간에 이르는 중간에서 손상을 받아 상대적으로 부교감신경이 항진된 경우)
ⓧ=ⓧ	; 동공반사 소실, Mental Gr.Ⅳ

(5) 눈-머리 반사 Oculocephalic reflex

의식장애가 있으면서 외안근에 마비가 없는 환자의 경우 머리를 수동적으로 좌우, 또는 상하로 빠르게 회전시키면 안구는 반대방향으로 움직이는데 이를 Oculocephalic reflex 또는 doll's eye phenomenon이라고 한다. 각성된 상태에서는 분명한 반사를 보이지 않는다. 양쪽 안구 모두 움직임이 없으면 뇌간장애를 나타내는 유력한 소견이 된다. 한쪽 안구의 움직임이 없는 경우는 동측 동안신경이나 외전신경의 마비로 인한 것이다.

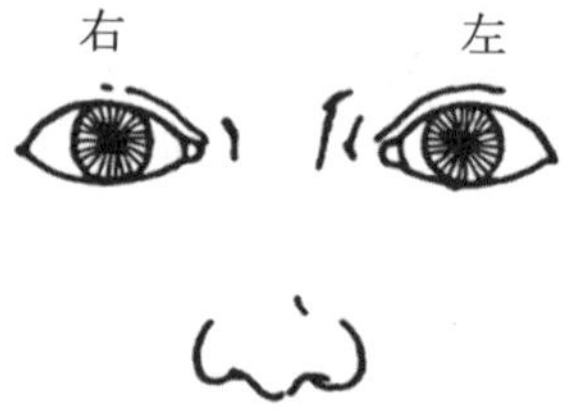

1. 앙와위에서 위를 향해 있을 때에는 안구는 거의 正中位에 있다.

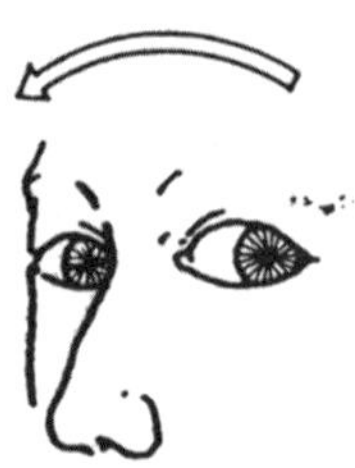

2. 머리를 수동적으로 갑자기 우측으로 회전시키면, 양측의 안구는 좌측으로 편위하고 左端에 白眼이 남지 않는다. 반사는 충분히 출현하고 full이다.

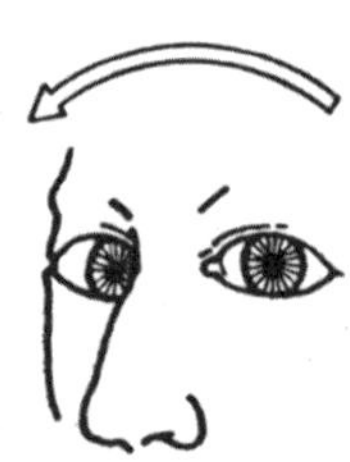

3. 머리를 우측으로 회전시켜도 좌측안구는 충분히 편위하지 않는다. 즉 흰자위가 남는다. 이것은 좌측 외안근마비를 의미한다. 좌측눈의 반사는 제한된다.

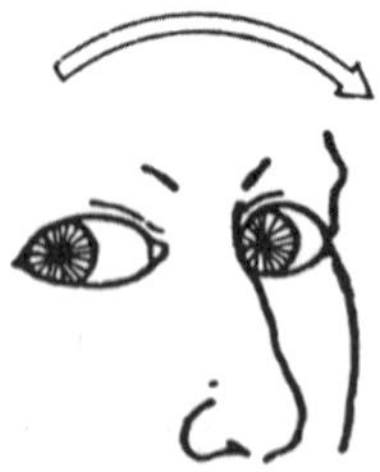

4. 머리를 좌측으로 회전시키면 양눈은 우측으로 편위하고 右端에 흰자위가 남지 않는다. 반사는 충분히 출현하고, full이다.

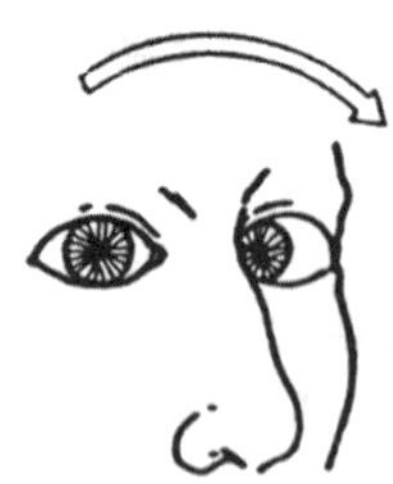

5. 머리를 좌측으로 회전시켰는데도, 우측안구는 우측으로 편위하지 않는다. 이것은 우측의 외안근마비를 의미한다.

그림 5-5 Oculocephalic 반사

(6) 자발적 안구운동(혼수 환자의 경우)

- 의식장애가 있으면서 안구가 좌우로 동시에 서서히 진자양 운동을 하는 경우를 roving eye movement라고 하는데, 대뇌반구의 장애나 대사성 뇌증으로 인한 증상으로 뇌간 장애가 없다는 것을 의미한다.
- 폭주안진(convergence nystagmus)은 중뇌장애 시에 나타난다.
- 양쪽 안구가 급속히 밑으로 내려갔다가 서서히 원위치로 올라오는 운동이 불규칙하게 반복되는 경우를 ocular bobbing이라고 하는데 이는 뇌교의 출혈 등 뇌교의 광범위한 장애로 일어나며 예후가 불량한 징후이다.

(7) 안진 nystagmus

눈으로 손가락 끝을 추적하도록 지시하고, 좌우・상하로 안구가 30도 정도 회전하도록 시키면 안진의 유무를 관찰할 수가 있는데, 때로는 정중위에서 안진을 일으키는 경우도 있다. 안진이 있는 경우에는 방향, 진폭의 크기, 빈도를 본다. 극단으로 측방을 향하게 하면 2~3회의 일과성의 진동을 일으키는데 이것의 진단적 의의는 없다

- 좌우의 측방시에서 주시방향으로 안진이 있으면서 좌우로의 진동이 거의 같으면 소뇌나 뇌간의 장애를 의미한다.
- 회전성 안진이 정중위에서도 나타나면 하부뇌간 특히 연수의 장애가 의심된다.
- 하향성 수직안진(downbeat nystagmus)이 정중위에서도 나타나면 연수하부의 장애가 의심된다.

(8) 시야장애

한쪽 눈에만 시야의 결손이 있으면 안구・망막・시신경의 병변을 의미한다. 동측반맹(homonymous hemianopias)이 있으면서 황반부의 시력은 보존되어 있으면 후두엽의 병변(뇌경색, 뇌출혈, 뇌종양 등)을 의미한다. 동측 1/4맹(homonymous quadratanopias)이 상부로 나타나면 측두엽의 장애를, 하부로 나타나면 두정엽의 장애를 의미한다.

4) 안면의 비대칭 유무

안면신경마비로 안면이 비대칭인 경우에는 말초성인지 중추성인지의 여부가 중요하다. 이마에 주름을 지을 수가 있고, 안륜근의 마비증상도 없거나 가벼우나, 구순주위의 하안면근에 분명한 마비가 있는 것은 중추성 마비이고, 한 쪽 안면근 전체가 마비된 경우는 말초성 마비이다.

5) 연하운동 유무

여러 방울의 물을 입속으로 흘려 넣어 조사하는데, 연하운동은 혼수, 양측 대뇌반구의 장애, 뇌간장애 시에 소실된다.

6) 상지

(1) 손바닥을 아래로 하고 팔과 손을 수평으로 전방으로 내밀면 마비측 5지가 외측으로 빗나가게 되는데(제5 수지징후, Digiti quiniti sign), 편마비가 분명하지 않은 경우에 유용한 검사법이다.

(2) 혼수 환자나 의식이 분명치 않은 환자의 경우의 마비 측 판정은 자발운동의 유무로서 관찰하는데, 분명치 않은 경우에는 통증자극에 대한 도피운동의 양상으로 판단하게 된다. 동통자극으로도 판단이 어려운 경우에는 arm dropping test를 시행한다(그림 5-6).

(3) 근 긴장도의 이상

근 긴장도의 항진은 운동 초기에 저항이 크다가 어느 정도 후에는 급격히 저항이 줄어드는 spasticity와 운동이 행해지는 동안에 계속적으로 저항이 있고 굴신방향 양쪽으로 다 저항이 있는 rigidity로 나누어지는데, 전자는 추체로 장애로 나타나며, 후자는 추체외로계 장애 시에 나타나는 증상이다. 근 긴장도의 저하는 소뇌질환과 중풍 편마비의 초기에 중요한 징후가 된다.

(4) 심부반사 이상

상완 이두근, 상완 삼두근, 요골(완요골근), 척골(회내근)의 반사를 확인한다.

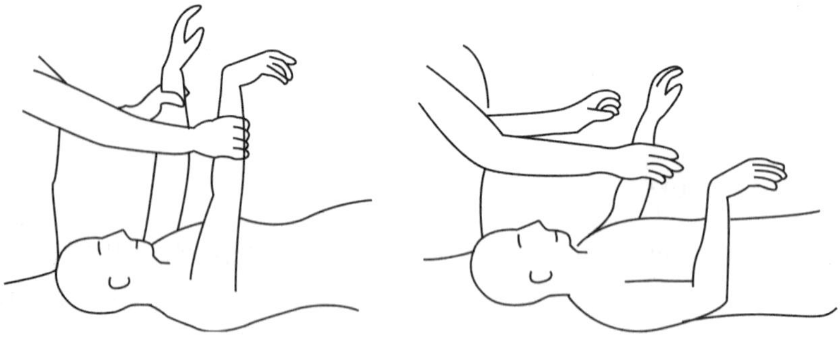

그림 5-6 arm-dropping test

A와 같이 양상지를 끌어올리고 B와 같이 놓으면 마비측의 상지는 건측보다 빠르게, 가슴위로 낙하한다. 양상지 모두 가슴위에 떨어져서 판정하기 어려울 때에는 얼굴위에까지 양상지를 끌어올린다. 마비측은 안면에 빠르게 낙하하기 때문에 비출혈을 일으키지 않도록 주의한다.

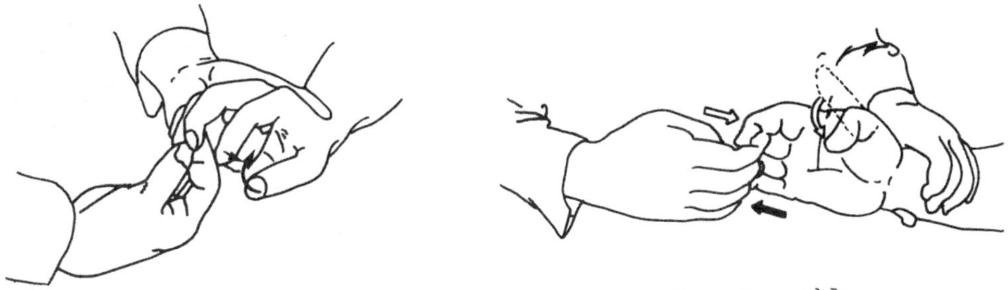

그림 5-7 호프만 징후와 와텐버그 징후

(5) 병적반사 유무

호프만 징후(Hoffmann's sign), 와텐버그 징후(Wartenberg's sign) 등의 병적반사가 나타나면 추체로의 장애를 의미한다(그림 5-7).

7) 복벽반사의 유무

표재반사(Superficial Reflexes)의 이상유무를 살피는데, 복벽반사(abdominal reflex)나 거고근 반사(Cremasteric reflex)가 한쪽에서 감약되거나 소실되면 추체로 장애의 중요한 징후이다.

8) 하지

(1) 마비측은 외선위를 취한다.

혼수 환자의 경우에는 수동적으로 슬관절을 굴곡 시켰다가 검사자가 손을 떼면 마비측은 즉시 외측으로 넘어지게 된다. 또는 leg-dropping test를 시행한다(그림 5-8).

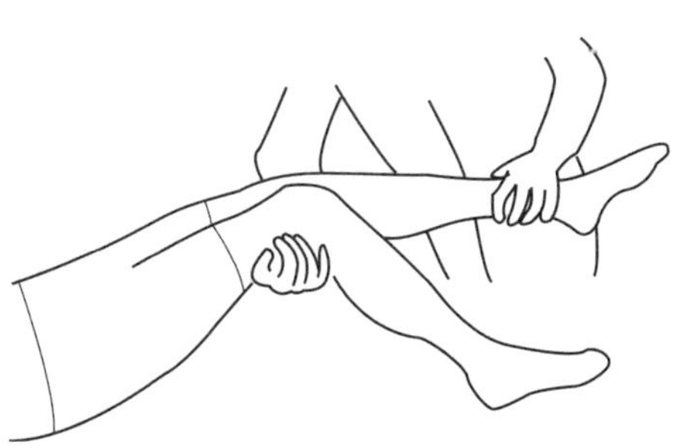

그림 5-8 Leg-dropping test

무릎 아래에 검사지의 팔을 넣어 받치고, 하퇴를 각각 들어 올려 낙하시킨다. 마비측쪽이 건측보다 빠르게 떨어진다.

(2) 병적반사의 유무를 확인한다.

바빈스키 반사(Babinski's sign)는 추체로의 장애를 의미한다.

[방법] 환자를 앙와위시키고, 양하지를 펴 긴장을 풀게 한다. 자극은 끝이 둔한 안전핀, 끝이 약간 뾰족한 열쇠, 플라스틱 침관, 해머손잡이 등을 이용한다. 자극하는 부위는 발바닥 외연의 발뒤꿈치에서 천천히 위를 향해 문지르고, 마지막에 엄지발가락 쪽으로 구부린다(그림 5-9).

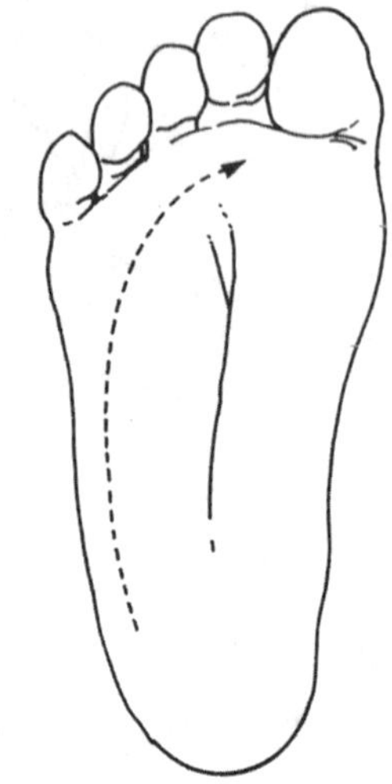

그림 5-9 Babinski 반사

[판정] 정상인은 이 자극에 의해 족저반사가 일어나기 때문에 엄지발가락은 발바닥 쪽으로 굴곡한다. Babinski반사가 양성인 경우는 이와는 반대로 엄지발가락이 배굴하는 것으로, 모지현상 또는 신전 족저반사(extensor plantar response)라고 불린다. 엄지발가락 외에 4趾가 펼쳐져 소위 부채꼴 모양(fanning sign)이 나타나는 경우도 있는데, 부채꼴현상의 임상적 의의는 분명하지 않으며, 추체로 증상으로 중시되는 것은 모지현상이다. 또한 발바닥 자극시 엄지발가락이 전혀 움직이지 않는 현상도 추체로 장애를 의미하는 것이다.

(3) 발목 클로누스(ankle clonus)가 일측성으로 출현하면 추체로 장애를 생각해야 한다.

앙와위에서 무릎을 가볍게 굴곡시켜, 그림 5-10과 같이 검사자의 왼손으로 무릎 안쪽을 받치고, 오른손을 발밑에 대고 급격하게 발을 상방으로 밀어 올리며, 그대로 힘을 계속 가하면 하퇴삼두근의 간대성경련이 일어나고, 발이 상하로 연속적으로 경련한다.

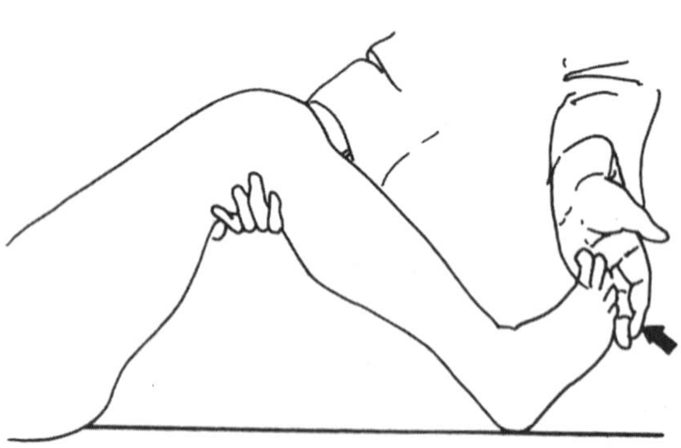

그림 5-10 발 또는 발목 clonus

9) 심부건반사

심부건반사의 항진은 반사중추에서 윗 부분에 장애가 있다는 것을 나타내고, 심부건반사의 감약 내지 소실은 일반적으로 반사궁에 장애가 있다는 것을 나타낸다. 하악반사(Jaw jerk), 상완이두근반사(Biceps reflex), 상완 삼두근반사(Triceps Reflex), 요골반사(Radial reflex), 척골반사(Ulnar reflex), 슬반사(Knee jerk), 아킬레스건반사(Achilles tendon reflex) 등을 검사하며 그 기록법은 다음과 같다(그림 5-11).

① 전혀 반응하지 않는 것(소실)(absent) ………… (−) or 0
② 경도의 반응이 있고 低下라고 판정되는 것(diminished) ………… (±)
③ 정상반응(normal) ………… (+)
④ 약간 항진(slightly exaggerated) ………… (++)
⑤ 항진(moderately exaggerated) ………… (+++)
⑥ 분명한 항진(marked exaggerated) ………… (++++)

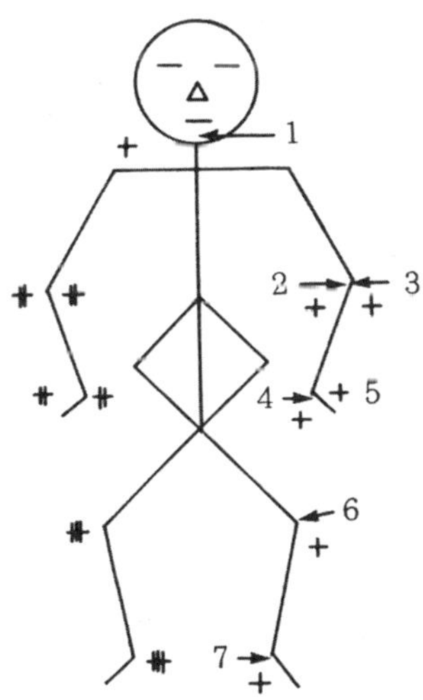

1. 하악(Jaw)
2. 상완이두근(Biceps)
3. 상완삼두근(Triceps)
4. 요골(Radial)
5. 척골(Ulnar)
6. 슬(Knee)
7. 아킬레스건(Achilles)

기록법 :
O 또는 (−) : 소실
(±) : 경도저하
(+) : 정상
(++) : 약간 항진
(+++) : 항진
(++++) : 분명한 항진

그림 5-11 심부건반사의 기록법(우측 편마비의 예)

10) 표재반사와 병적반사

표재반사(Superficial Reflexes)의 이상 유무를 살피는데, 복벽반사(abdominal reflex)나 거고근 반사(Cremasteric reflex)가 한쪽에서 감약되거나 소실되면 추체로 장애의 중요한 징후이다. 병적반사의 존재여부를 살피는데, 호프만 징후(Hoffmann's sign), 와텐버그 징후(Wartenberg's sign), 바빈스키 반사(Babinski's sign) 등의 병적반사가 나타나면 추체로의 장애를 의미한다. 표재반사와 병적반사의 기록법은 다음과 같다(그림 5-12, 13).

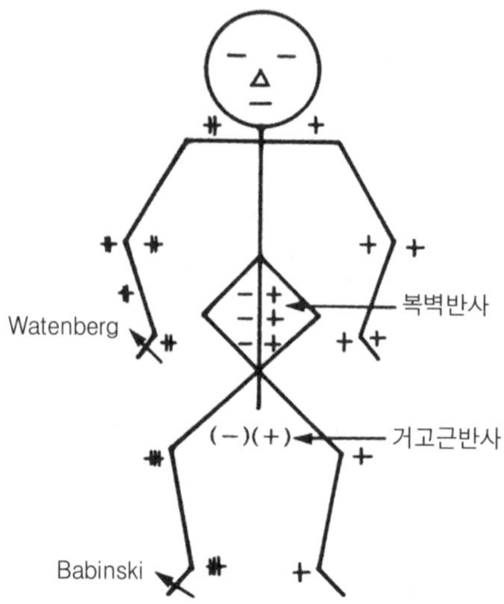

• 병적반사의 기록법
(↖) ↑ 양성
(↘) ↑ 의심스럽다.
(↘) ↓ 음성

• 표재반사의 기록법
\+ 정상
± 감약
− 소실

그림 5-12 우측 편마비(뇌경색)환자의 예

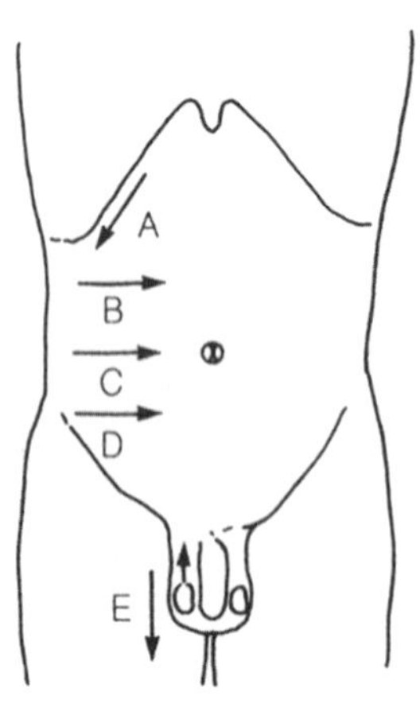

A : 늑골연을 따라 문지른다(중추 Th5−6).
B : 배꼽과 늑골연 사이를 수평으로 문지른다(Th6−9).
C : 배꼽의 높이를 수평으로 문지른다(Th6−9).
D : 배꼽보다 아래를 수평으로 문지른다(Th11−L1).
E : 대퇴내측을 아래를 향해 문지른다(L1−2).

그림 5-13 복벽반사와 거고근반사

3 임상검사(Clinical examination)

임상검사는 고혈압, 동맥경화증, 고지혈증, 당뇨병, 심장질환 등 중풍의 원인질환을 진단하고 뇌병변의 크기, 위치, 종류 등에 관한 객관적이고 정확한 진단을 목적으로 한다. 기본적으로 흉부 방사선검사(Chest PA), 심전도(EKG), 심초음파 검사(echocardiography), 생화학 검사, 일반 혈액검사, 뇨검사를 하고, 뇌영상 검사로 Brain CT나 MRI, MRA와 뇌혈류검사(TCDS), 뇌혈관 조영술(angiography) 등이 있고, 그밖에 PET, SPECT, Xenon CT 등 보다 발달된 진단기기들이 속속 개발되어 앞으로 점차 많이 쓰이게 될 전망이다. 한의학적 진단기기로는 전자맥진기, 양도락, EAV 등 경락진단기기가 있다.

1) 흉부 방사선검사(Chest PA)

심장의 크기와 윤곽(고혈압성 심장질환(hypertensive heart disease)), 거심증(cardiomegaly), 울혈성 심부전(congestive heart failure)의 징후, 판막질환, 그리고 폐의 감염이나 종양 또는 경색 및 대동맥의 병변 유무를 확인한다.

2) 심전도(EKG) 검사

(1) 기본 심전도(EKG)

협심증, 심근경색 등 허혈성 심질환, 심방 및 심실세동 등 부정맥, 좌심실비대 및 기타 심장의 이상여부를 확인한다.

(2) 24시간 심전도검사 Holter monitoring

심장기원의 색전 등이 의심되는 경우 24시간동안 심장의 박동과 리듬을 감시함으로서 심방세동 등 간헐적인 부정맥을 발견할 수 있나.

3) 심초음파(Echocardiography) 검사

심전도상에서 이상이 발견되면 시행하는 정밀검사이다. two-dimensional echo는 승모판탈출, 심방 점액종, 감염성 심내막염, 비세균성 혈전성 심내막염, 벽성 혈전증 등을 진단하는데 유용하다. 벽성 혈전은 승모판 협착증, 심근경색증의 전구증, 특발성 심근증, 심장이식, 인공심장 또는 인공판막을 가진 환자에서 발견할 수 있다. Doppler echo는 심장판막의 기능이상을 평가하기 위하여 가장 먼저 시행하는 초기 검사법이고, Contrast echo는 좌우심 단락을 진단하는데 유용하다. 심초음파는 좌심실비대, 비대칭성 중격비대, 미만성 심근증, 승모판 석회화, 심실동맥류, 심실운동장애 등을 진단하는 가장 좋은 방법이다. 정상 심초음파 소견이라도 심장 원인성 색전의 가능성을 배제할 수 없다. 경식도 심초음파(transesophageal echocardiography)는 좌심방의 혈전 및 심방 중격의 이상유무를 검사하며, 승모판질환 및 대동맥박리 등의 질환을 발견하는 데 유용하다.

4) 생화학 검사(Biochemistry)

혈청 콜레스테롤, 중성지질, 총지질 등과 관련된 고지혈증, 간기능, 당뇨 여부, 신기능, 전해질 이상 여부를 확인한다.

5) 일반 혈액검사(CBC)

혈액질환, 고점도혈증 및 염증성 여부를 확인한다.

6) 소변검사(Urinalysis)

당뇨의 유무 및 신기능 이상여부를 확인한다.

7) 뇌영상검사

뇌전산화 단층촬영(brain CT scanning), 자기공명영상(MRI) 및 자기공명 혈관조영술(MRA), 뇌혈관 조영술(brain angiography), 양전자방출단층촬영(PET), 단일광자방출 전산화단층촬영(SPECT), Xenon CT 등이 이에 속하며 병변의 크기, 위치, 경색·출혈성 여부를 95% 내지 100% 확진한다.

(1) 뇌전산화단층촬영 Brain CT

① 뇌경색(Cerebral infarction)의 Brain CT 소견

병소부위가 저밀도 음영(low density image)으로 보인다.

- 뇌경색의 발생부위가 특정한 혈관 영역을 따라서 분포한다.
- 발병후 시간 경과에 따라 CT 소견이 변화한다. 즉 응고성괴사(1~6일) → 액화성괴사(7~10일) → 공동화현상(6~8주후)
- 24시간내에는 이상소견이 나타나지 않는다. 혹 희미하게 저밀도 음영을 나타내는 경우도 있으나 보통 24~72시간이 지나서 뇌부종이 증가될 때 저밀도 음영이 분명해진다. 조영증강(enhance)은 경색 발생후 10~14일경에 나타나며, 3~4주에 가장 뚜렷해진다. 조영증강의 원인은 혈뇌관문이 파괴되어 조영제가 스며들거나 자동 조절능의 손상 때문이다.
- TIA의 CT 소견은 대부분 정상이다. 그러나 20% 정도에서 silent area에 경색증을 보인다.

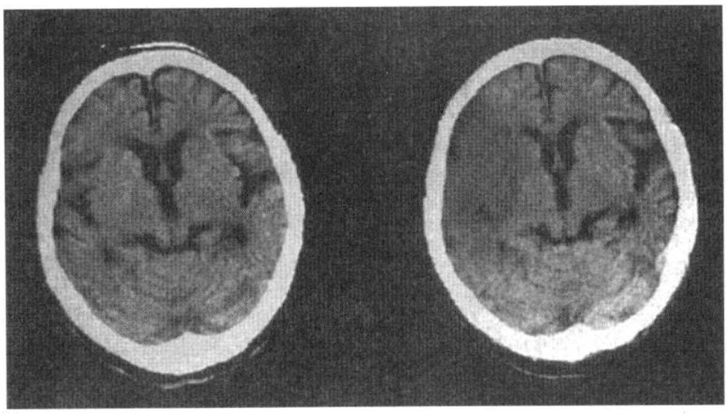

그림 5-14 우측 중대뇌동맥 관류영역 뇌경색의 CT 소견

좌 : 발병 1시간 20분후, 우 : 발병후 2일째

② **뇌출혈**(Cerebral hemorrhage)의 Brain CT 소견

출혈부위가 고밀도 음영(high density image)으로 보인다.

- 출혈 3시간 정도면 혈액이 응고되어 고밀도 부위(High density area)를 보인다.
- 시간경과에 따라 출혈 직후에는 고밀도 영역의 경계가 뚜렷해 보이고, 2주일이 경과하면 고밀도 영역이 작아지고 경계도 불분명해지며, 3주일 후에는 등밀도 영역으로, 4주일 후에는 저밀도 영역으로 변하고 환측의 뇌실 확장을 동반하게 된다.
- 뇌내 혈종의 용해과정에서 조영증강 CT에 ring sign의 시간적 변화는 출혈직후에는 보이지 않고, 1~6주 사이에 걸쳐 혈종부위를 감싸며 출현했다가 2~6개월후에 소실된다.
- 지주막하 출혈은 뇌조(cistern)와 구(sulci)에서 국한적으로, 또는 넓은 범위에 걸쳐 고밀도 음영이 보인다.

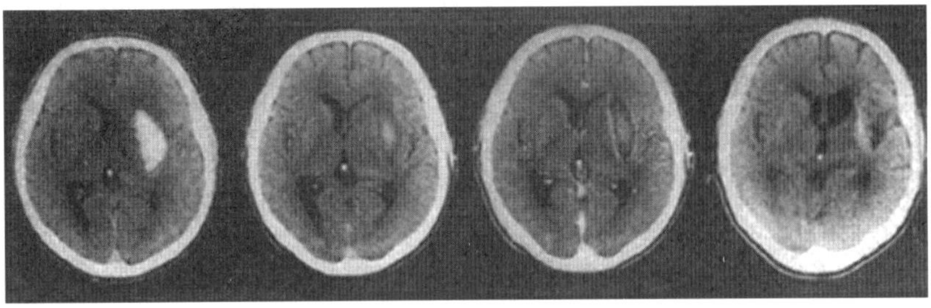

그림 5-15 고혈압성 피각출혈의 경시적 변화(CT 소견)

-좌로부터 급성기(발병후 2일째), 만성기(3주후) 단순CT, 만성기(3주후) 조영CT, 4개월후-급성기의 혈종은 고밀도 음영으로 나타나고 주변에 뇌부종으로 인하여 저밀도 음영을 보인다. 만성기에는 혈종 주변에 저밀도음영이 보이고 점차 중심으로 확대되며 조영CT에서 혈종주변에 조영증강의 효과를 보인다. 진구성기에는 혈종은 흡수되어 혈종강은 선상으로 보이며 동측 측뇌실 전각의 확대를 볼 수 있다.

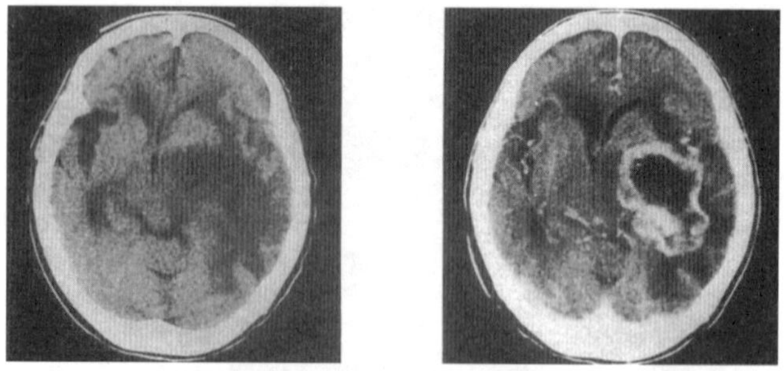

그림 5-16 뇌종양의 CT 소견(좌 : 단순CT, 우 : 조영증강CT)

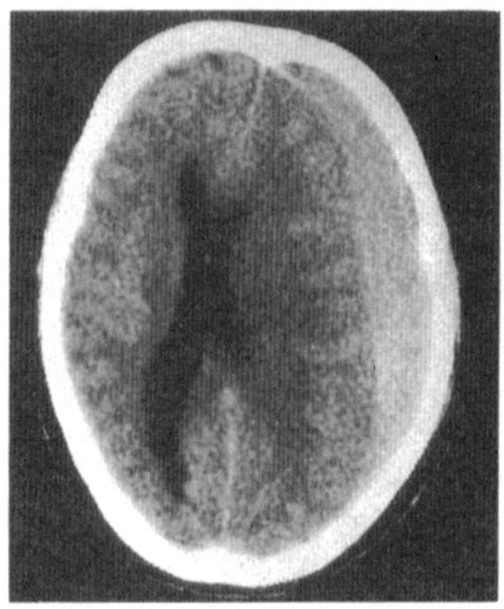

그림 5-17 만성 경막하 혈종의 CT 소견

③ 그밖에 뇌종양(Brain tumor) 그리고 아급성 또는 만성 경막하 혈종(SDH) 등을 발견할 수 있다.

(2) 자기공명영상 Magnetic resonance imaging : MRI

자기공명영상은 인체에 해가 없는 자석과 고주파만을 이용, 체내의 원자핵에 핵자기공명현상을 일으켜, 그 원자핵의 밀도 및 물리화학적 특성을 영상화한 것이다.

MRI는 CT에 비하여 공간해상력과 대조도가 모두 우수하며, 횡단영상뿐만 아니라 양질의 관상영상과 시상영상도 자유자재로 얻을 수 있는 장점이 있기 때문에 최근에는 거의 모든 중추 신경계 질환의 영상진단에서 CT보다 진단적 가치가 높다고 인정되어 CT에 앞서 이용되고 있다. MRI에는 T1 강조 영상과 T2 강조 영상이 있는데, T1 강조 영상은 CT 영상과 같이 뇌실의 뇌척수액이 검게, 경색부위는 저신호강도(검게)를, 출혈부위는 고신호강도(희게)를 나타내고, T2 강조 영상은 T1 강조 영상과 반대로 나타난다.

MRI가 CT와 다른 장점은 다음과 같다.

- Brain CT보다 더 조기에 경색부위를 더 정확히 진단할 수 있고, 비출혈성 경색과 출혈성 경색을 감별할 수 있다.
- 뇌의 백질과 회백질의 대조가 더욱 선명하고, 소뇌와 뇌간의 경색부위도 정확히 진단할 수 있다.
- 출혈성 병변에서 시간적 경과를 추측할 수 있다(시간의 경과에 따른 혈종의 헤모글로빈 변화에 따라 T1 강조, T2 강조에서 특징적인 신호강도로 변하게 된다).
- 중풍에 수반된 부종을 확인하는 데 우수하다.
- 중풍과 유사한 증후 및 경과를 나타내는 뇌외혈종이나 뇌실질내 종양 등을 보다 정확히 감별할 수 있다.

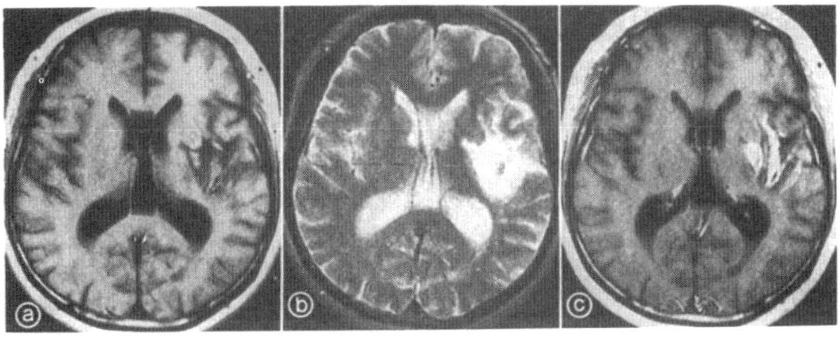

그림 5-18 좌측 도부(insula)에 국한된 뇌경색의 MRI 소견

(a : T1, b : T2, c : DTPA 조영증강후 T1 강조영상)

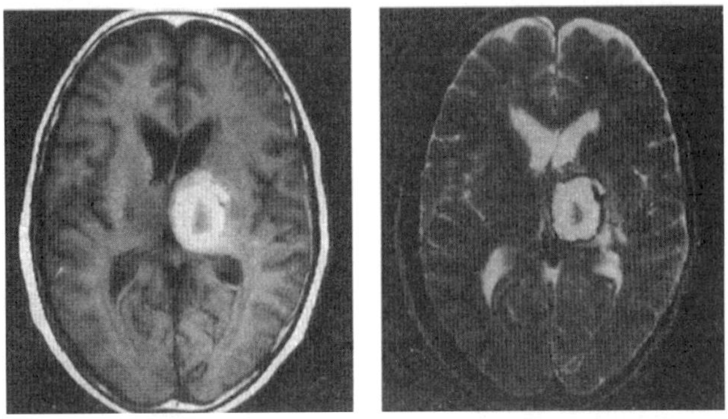

그림 5-19 고혈압성 뇌내 출혈의 발병 3일후 MRI 소견(좌 : T1강조영상, 우 : T2강조영상)

이상과 같은 장점이 있는 반면에 단점도 있다. 지주막하 출혈은 CT 상에서 고밀도 음영으로 정확하게 보이지만 MRI 상에서는 확실하게 보이지 않는다. 그 이유는 뇌척수액내의 높은 산소 분압, 동맥혈류에 기인한 뇌척수액의 움직임, 그리고 알려지지 않은 다른 인자들에 의한 것으로 생각되고 있다.

(3) 자기공명 혈관조영술 Magnetic resonance angiography : MRA

최근에는 자장을 받은 양자(proton)가 움직이는 물체에서는 되돌아오는 자력을 검출해낼 수 없는 성질을 이용하여 주위 조직과 혈관을 분리하여 영상을 얻어내는 자기공명 혈관조영술이 개발되었다. 이는 비침습성 검사로서 경동맥 및 뇌기저부 혈관의 상태를 추적할 수 있어 기존의 혈관조영술을 시행할 수 없는 경우 대신할 수 있고 병변을 추적 관찰할 수도 있게 되었다.

(4) 뇌혈관 조영술 Brain angiography

뇌혈관 조영술은 조영제를 혈관에 주입한 후 X선 촬영을 하여 뇌혈관을 나타나게 하는 방법을 말한다. 뇌혈관 조영술은 두개강내의 공간 점유병소에 대하여 뇌혈관의 전위나 주행이상을 보아 간접적으로 병소를 진단할 수 있다. 또한 뇌종양 내의 혈관상태에 따라 종양의 위치나 종류를 추정하고 급양동맥의 상태를 알아내어 수술할 때 참고로 할 수 있으며, 연속촬영을 통하여 두개강내 또는 병소내에서의 혈류의 증감상태를 파악할 수 있다. 두개강 내압의 항진 특히 뇌실 확장을 간접적으로 진단할 수 있으며, 측부순환의 상태를 알 수 있어 혈관질환의 치료계획을 세우는데 도움을 준다. 최근에는 MRA, 경동맥 초음파검사, 경두개 도플러검사 등이 개발되면서 그 필요성이 차츰 줄어 들고 있으나 고혈압을 동반하지 않은 젊은 환자로 동정맥기형, 동맥류 파열, 조영증강 CT상 뇌종양 등이 의심되는 환자에서 시행한다.

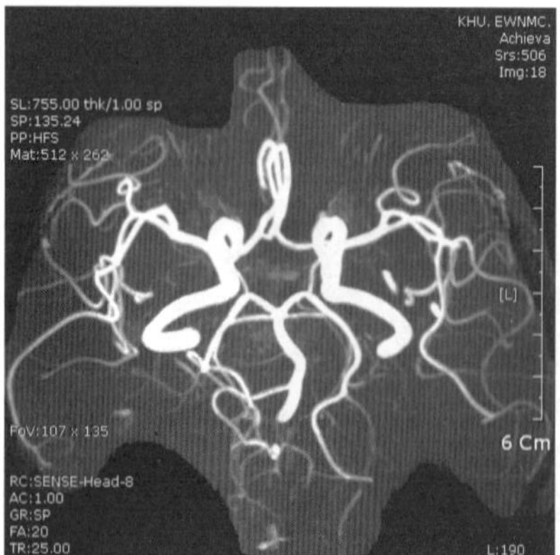

그림 5-20 MRA 정상혈관의 예

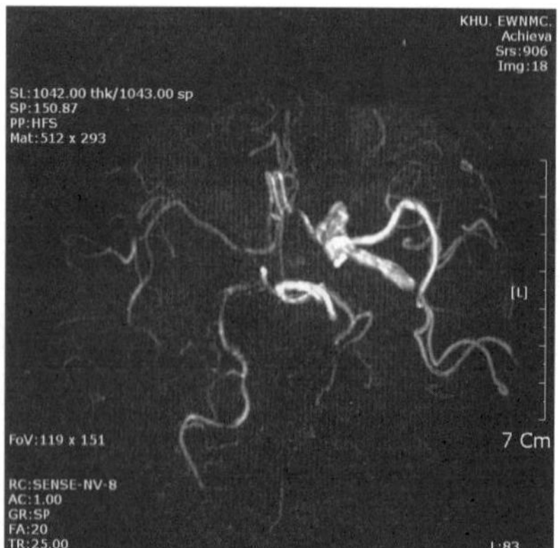

그림 5-21 우측내경동맥 폐색

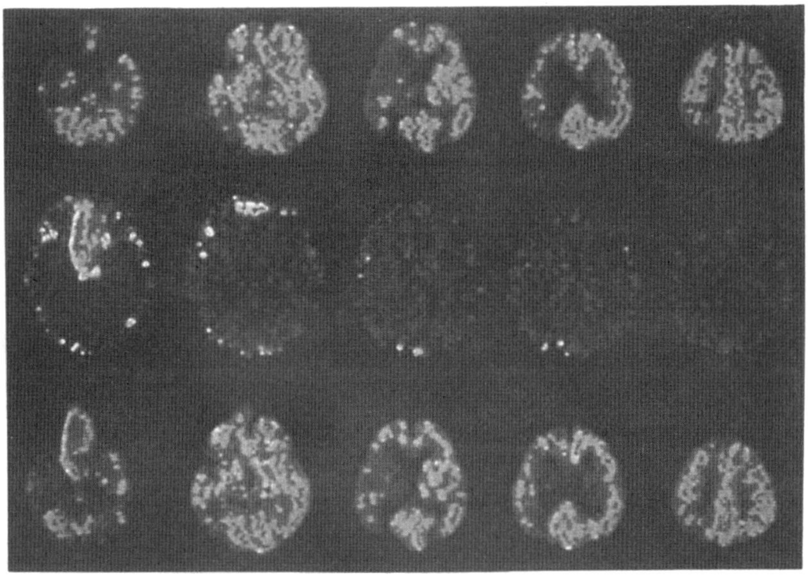

그림 5-22 기저핵부와 백질의 다발성 소경색환자의 PET소견

상단 : CBF(cerebral blood flow), 중단 : OEF(oxygen extraction fraction), 하단 : $CMRO_2$(cerebral metabolic rate of oxygen)- CBF와 CMRO2의 국소적 저하와 좌우 차이를 나타내고 있다.

(5) 양전자방출 단층촬영 Positron emission tomography : PET

PET는 최근 핵의학에서 급속히 발전하고 있는 기능 영상기술이다. 즉 양전자를 방출하는 방사성의약품(18F-FDG, $^{18}O_2$)을 환자에게 정맥주사 또는 흡입으로 주입한후 PET를 이용하여 그 물질의 분포를 영상화하는 것이다. 따라서 국소혈류량과 혈액용적을 반정량적으로 영상화할 수 있고 혈류뿐 이니라 당, 산소, 단백질 대사상태까지 영상화할 수 있다. 즉, 인체내 각 장기의 생리 또는 화학반응에 대한 정량분석이 기능하여 해부학적인 변화가 생기기 이전에 기능적인 이상을 찾아낼 수 있다. 주로 腦卒中, 관상동맥질환, 간질 등의 분야에서 응용된다.

腦卒中과 관련하여 뇌혈류와 산소대사 및 포도당대사를 모니터할 수 있어 국소뇌조직이 경색에 빠지기 전에 대사상태의 이상을 관찰하여 허혈상태 유무의 판정 및 기타 뇌조직의 기능적 영상을 얻을 수 있다. 아울러 여러 가지 치료방법을 통한 뇌조직의 대사상태가 영상화 또는 수치화되므로 뇌의 국소혈류와 대사를 모두 측정할 수 있는 가장 정확하고 민감한 방법이다.

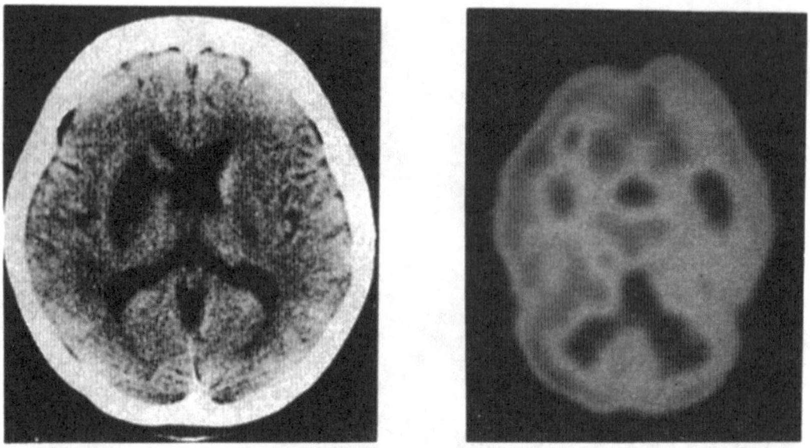

그림 5-23 우측 선조체·내포경색의 CT 및 SPECT 소견
(좌 : CT 소견, 우 : SPECT 소견)

(6) 단일광자방출 전산화 단층촬영 Single photon emission computed tomography : SPECT

SPECT는 핵의학적 진단방법으로 뇌의 국소 혈류상태를 영상화할 수 있어 임상에서 많이 사용되고 있다. 즉 방사성 동위원소(^{123}I-amphetamine, ^{99m}Tc-HMPAO)를 이용하여 뇌혈류를 측정, 뇌경색 환자에서 뇌의 실제 기능적인 면을 볼 수 있어 뇌경색의 초기 영상진단으로는 CT 보다 더 민감할 수 있으나 출혈 등과는 구별하기 어려운 점이 있다. 기본적인 영상 원리는 PET와 같은데, 단 PET와 같이 국소 뇌조직의 정확한 대사율 등을 구하는 데에는 제한점이 있으나 전반적인 뇌관류 상태를 파악하는 데에는 상당한 도움을 주어 뇌조직의 기능적 영상으로 PET를 대신하여 쓸 수 있다. 뇌 SPECT의 임상 응용은 알츠하이머 병과 치매, 정신질환, 수면장애, 腦卒中, 간질, 뇌종양, 추체외로계 질환, 두부손상, 뇌손상, 뇌사, 근위축성 측색경화증, 편두통 등의 분야에서 적용된다. 특히 腦卒中에 대하여 병소의 결정, 조직 생명력 평가, 예후판정을 목적으로 시행한다. 또한 뇌혈관 폐색의 병태생리를 평가할 수 있는데 CT 소견이 나오기 전에 피질하 경색의 경우 3/4에서 같은 쪽 반구피질의 관류가 감소함을 볼수 있고, 뇌경색의 예후 판정에 대하여 급성기 SPECT를 통하여 rCBF(국소 뇌혈류)가 유지되어 있으면 예후가 좋으며, 일과성 뇌허혈발작의 경우에도 진단 및 경과관찰, 치료반응 관찰에 유용하다.

(7) Xenon CT

방사성이 없는 불활성의 Xenon을 써서 뇌혈류를 측정하는 방법으로 환자가 CT scanner 속에 들어가서 검사 받아야 된다는 단점이 있지만 고해상도의 정량적인 정보를 제공할 수 있고, 수십분이내에 반복 측정이 가능하여 임의조작에 의한 뇌혈류 변화를 역동적으로 관찰할 수 있다.

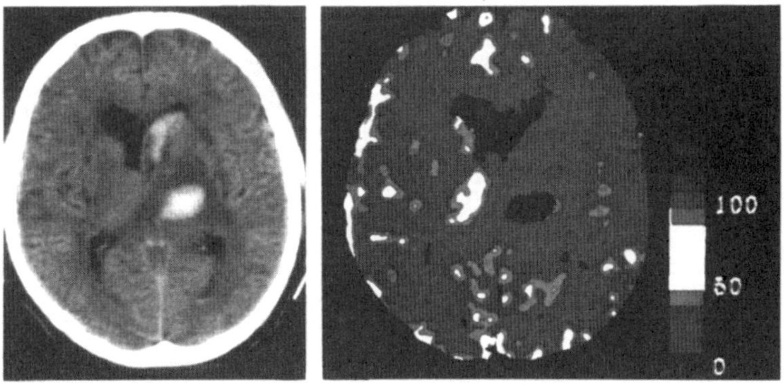

그림 5-24 좌측 시상출혈의 CT(좌) 및 Xe-CT 소견(우)

좌측 시상부 출혈 및 뇌실로 출혈이 파급되어 우측 부전마비와 감각장애, 실어, 치매증상을 나타낸 경우이다. CT상 혈종주위에 국소적인 부종 소견이 보이고 있으며 Xe-CT 소견상 양측성으로 광범위하게 뇌혈류가 감소되어 있고 특히 좌측 대뇌반구에서 현저함을 알 수 있다.

8) 경두개 도플러(Transcranial doppler sonography : TCDS)

(1) 개요

경두개초음파(transcranial Doppler, TCD)는 간편하고 비침습적인 방법으로 뇌기저부 윌리스 환을 구성하는 전・중・후 대뇌동맥과 척추・기저동맥의 혈류속도와 방향 등을 측정하여 뇌혈관의 협착여부를 진단할 수 있는 기기이다.

최근 MR angiography가 혈관의 상태를 비교적 정확하게 보여주어 뇌혈관질환의 평가에 널리 이용되고 있으나, 혈류의 방향이나 측부순환의 형성 등에 관한 정보는 얻을 수 없다. 이에 대한 정보는 TCD를 이용하면 정확한 정보를 얻을 수 있으므로 TCD를 MR angiography와 보완적으로 이용하면 뇌혈관질환을 진단하고 치료방침을 정하는데 큰 도움이 될 수 있다.

이와 같이 TCD는 임상에서 주로 중풍환자의 뇌혈류이상을 진단하는 데 쓰이지만, 그밖에 뇌내・뇌외의 폐쇄성질환 평가, 동정맥기형(AVM)영양동맥의 탐색, 윌리스 동맥륜의 측부순환능 평가, 혈관내 미세색전 탐색, 간헐적인 Monitoring으로 지주막하 출혈후 혈관연축, 급성뇌졸중 후의 혈류변화, 폐색동맥의 재소통 평가, 항응고요법중 폐색질환의 혈류평가, 뇌혈류에 영향을 주는 치료법에 관한 평가, 두부외상 후의 혈류변화, 연속적인 Monitoring으로 경동맥내막절제술의 영향평가, 심장수술이나 다른 심장요법 중 뇌혈류의 영향평가, 뇌압상승의 영향평가, 뇌사판정의 보조 평가를 하는 경우와 CO_2나 Acetazolamide test, 체동맥 혈압저하시의 뇌혈관운동반응도 평가, 그리고 광선이나 손가락운동 등으로 대뇌피질영역을 자극함에 따라 나타나는 혈류속도의 증가를 평가하는 등 폭넓게 응용되고 있다.

표 5-2 정상인의 혈관별 평균혈류 속도

측정부위	측정혈관		측정 깊이	평균혈류속도 (Cm/sec)	
				외국 기준	국내 기준
측두창	MCA	M1	50 (45-60)	55 ± 12	61±14
		M2	35 (30-40)	*	
	ACA		70 (60-75)	50 ± 11	51±14
	PCA	P1	70 (60-75)	39 ± 10	45±11
		P2	65 (60-65)	40 ± 10	
	C1		65 (60-70)	39 ± 9	*
후두창	VA	Prox.	50 (40-55)	34 ± 8	*
		Dist.	70 (60-95)	38 ± 10	
	BA		95 (70-115)	41 ± 10	43±14
안와창	C2		70 (65-80)	41 ± 11	47±13
	C4		70 (65-80)	47 ± 14	
	Ophthalmic a.		45 (35-55)	21 ± 5	15±5

(2) 뇌혈류속도의 정상범위

TCD에서는 ① Probe의 투사 깊이, 각도, ② 혈류의 방향, 파형의 모양, ③ 총경동맥 압박검사에 대한 Signal의 반응에 따라 측정혈관을 확인할 수 있다. 정상인의 혈관별 평균혈류속도에 관한 외국 및 국내 기준은 표 5-2와 같다.

(3) 임상에서 중요한 경두개초음파 검사소견

① 혈관 협착의 진단

- 두개강내 혈관협착부위의 특징적 소견

우리나라는 서구인에 비해서 중대뇌동맥 질환이 흔하고 이는 TCD를 통해서 비교적 정확하게 측정할 수 있는 부위이므로 TCD는 중대뇌동맥 질환의 진단이나 추적 검사를 하는데 유용하다.

혈관협착부위의 특징적인 소견은 ① 혈류속도의 증가 ② 협착주변부의 와류 형성(특히 수축기에 저주파반향이 대칭적으로 나타난다) ③ 혈관벽이나 주위연부조직의 진동현상(covibration)으로 발생하는 음악성 잡음(musical murmurs)이다(Babikian 등).

임상적으로 중요한 협착부위 진단의 Point로는 혈류속도가 정상치 표준편차의 2배 이상 증가된 경우와 반대측 대뇌반구보다 30% 이상 증가한 경우를 들 수 있다. 구체적인 혈관별 협착의 진단기준은 표 5-3과 같다.

표 5-3 혈관협착의 진단기준

평균혈류속도 기준(Rorick 등)	수축기혈류속도 기준(Wong 등)
중대뇌동맥 : 80cm/sec이상 추골, 기저동맥 : 70cm/sec이상	중대뇌동맥 : 140cm/sec이상 전대뇌동맥 : 120cm/sec이상 후대뇌, 추골, 기저동맥 : 100cm/sec이상

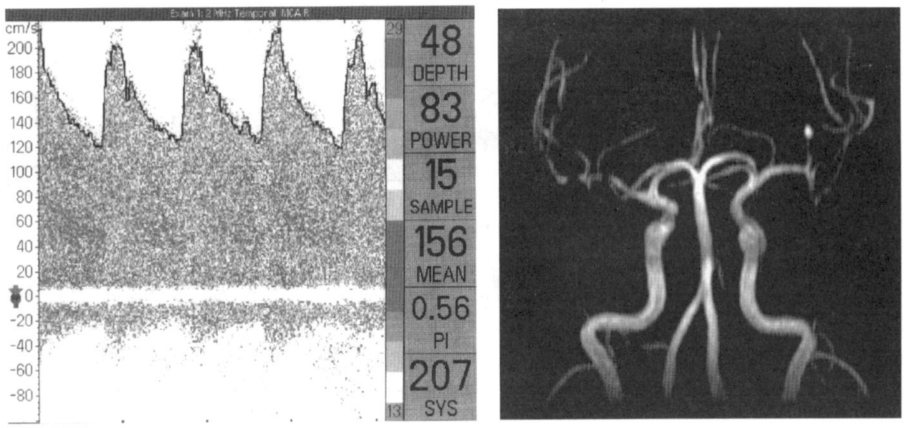

그림 5-25 우측 중대뇌동맥 협착환자의 TCD와 MRA 소견

특히 Wityk 등(1996)은 두개강내 혈관의 50% 이상 협착에 대한 TCD상 혈류속도를 보고하였는데, 중대뇌동맥의 경우 수축기 혈류속도 150cm/sec 이상; 추골동맥, 뇌저동맥, 후대뇌동맥의 경우 수축기 혈류속도 120cm/sec 이상; 내경동맥의 경우 수축기 혈류속도 90cm/sec 이상이었다.

그림 5-25는 우측 중대뇌동맥의 혈관협착을 보이는 환자의 경두개 초음파소견(좌)과 MR-Angio소견(우)을 비교한 것이다.

혈관 폐색부위의 특징적 소견으로는 동측의 측두창에서 혈류신호가 발견되지 않고 반대측 측두창을 통해서도 혈류파형이 나타나지 않는 경우이다.

• 협착 또는 폐색에 의한 원위부 혈관에서의 변화

심한 협착이나 폐색된 혈관의 원위부에서는 혈류 속도가 감소한다. 경동맥의 폐색이 있을 때, 동측 중대뇌동맥의 혈류 속도의 감소 정도는 반대측에 비해서 20~30% 정도로 알려져 있으나 증례별로 차이가 매우 크다. 일부 보고에 의하면 내경동맥이 지름 1.5mm 이하의 협착인 경우 동측의 중대뇌동맥의 수축기 혈류속도가 반대측보다 35% 이상 감소되었으며, 동측의 전대뇌동맥의 수축기 혈류속도가 반대측보다 50% 이상 감소되었고, 동측의 후대뇌동맥의 혈류속도가 동측의 중대뇌동맥보다 35% 이상 증가하였다(Can 등).

또한 협착의 원위부에서는 flow acceleration[=(PSV-EDV)/Time]이 감소하고, 이완기 혈류속도의 감소보다는 수축기 혈류속도의 감소정도가 커서 pulsatility index가 감소한다.

원위부 혈관에서 보일 수 있는 파형의 변화는 dampened signal, blunted signal, minimal signal, absent signal의 4가지 형태로 구체적인 소견은 표 5-4와 같다.

표 5-4 혈관 협착에 따른 원위부혈관의 변화

	TIMI	TCD	Interpretation
Grade 0-1	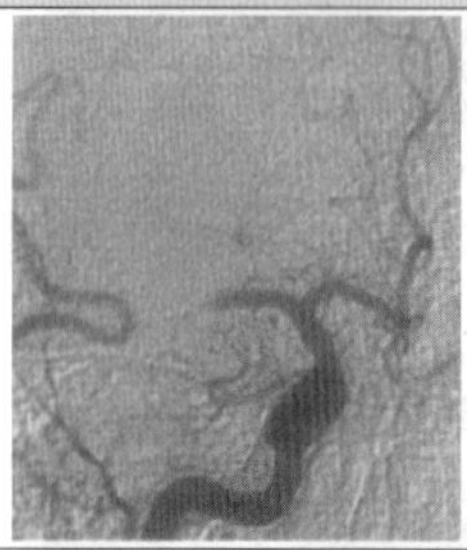	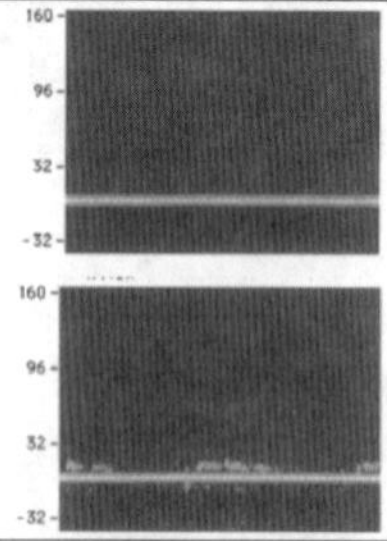	Complete occlusion *Absent flow signal:* No detectable Doppler shift distal to the occlusion site *Minimal flow signal:* Absent end-diastolic flow and a short systolic spike
Grade 2	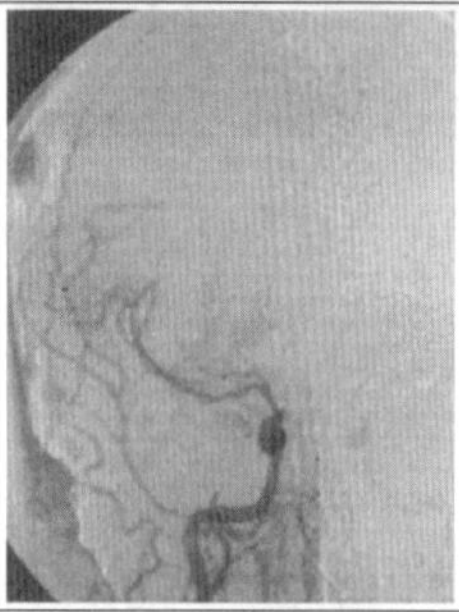	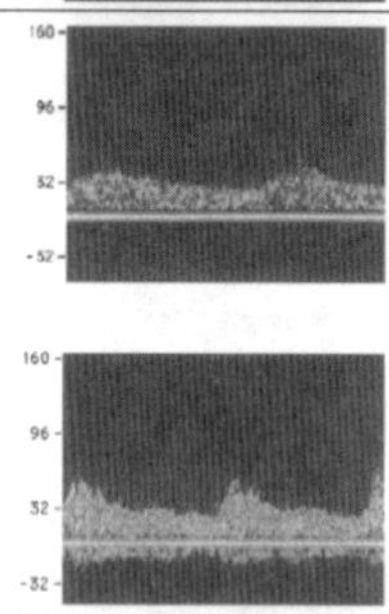	Partial occlusion: *Blunted flow signal:* Delayed systolic flow acceleration and a MFV < 30cm/s *Dampened flow signal:* Pulsatile signal with normal acceleration, MFV decrease of>30% compared to normal side, and positive end diastolic flow
Grade 3	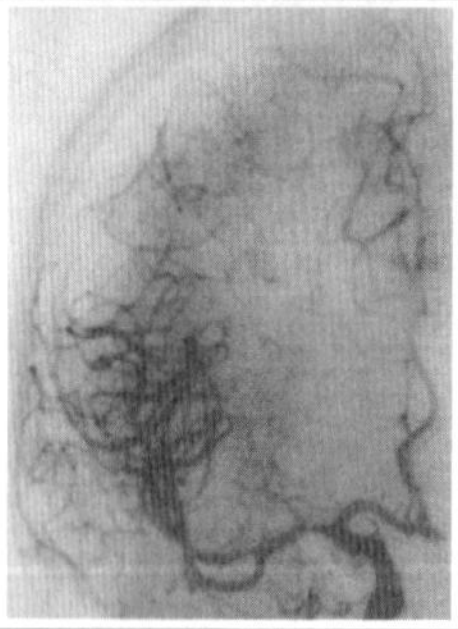	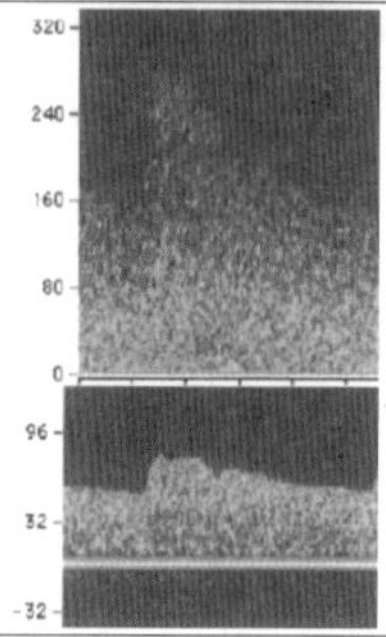	Complete recanalization: *Stenotic flow signal:* Low resistance flow with a significant focal velocity increase; may also be seen in hyperemia *Normal flow signal:* Low resistance flow with no significant difference in velocities compared to the normal side

• 협착 또는 폐색에 의한 근위부 혈관에서의 변화

원위부 혈관에 어느 정도의 협착이 있더라도 근위부 혈관에서는 특별한 변화가 관찰되지 않는다. 그러나 협착이 심하거나 폐색이 있으면, 혈류량의 감소와 원위부의 혈류저항의 증가로 인해서 혈류 속도가 감소하고, 이완기 혈류가 억제되며, pulsatility index가 증가하는 등 low flow-high resistance pattern으로 변한다.

• 주변혈관의 혈류변화

심한 협착이나 폐색이 있을 때 그 주변혈관의 변화에 대한 체계적인 연구는 없었으나, 일반적으로 심한 협착이나 폐색이 있으면, 측부 순환의 형성에 의해서 주변부 혈관의 혈류량이 증가하고 혈류속도가 증가하는 것으로 알려져 있다. 그러나 이런 측부 순화에 의한 혈류속도의 증가는 이들 혈관의 협착과 감별되어야 한다.

② 혈중 색전자(Emboli)의 진단

혈액속을 흐르는 공기나 색전은 초음파에 대한 반사나 산란의 정도가 Doppler파형을 구성하는 적혈구와는 달라 배경 Doppler파형과는 구별되는 밝은 (high intensity) 신호강도를 나타낸다. 혈중의 미세색전물질은 중풍발생의 위험도를 증가시키는 것으로 알려져 있으며(OR=8.10, 95% CI=1.58 to 41.57), 경두개 도플러는 동맥경화성 뇌혈관질환 환자에 대한 항혈전치료의 효과를 모니터할 수 있어 치료경과 추적에 유용하다.

TCD상에서 관찰할 수 있는 색전물질(embolus)신호는 혈류 spectrum내에서 나타나며, 색전 신호강도는 주위 스펙트럼강도보다 9dB 이상 높고, 신호지속시간은 70msec 이하이다. 단, 신호가 기저선 양방향으로 나타나고 신호 지속 시간이 길 경우는 artifact일 가능성이 많다(Markus 등, Ringelstein 등). 그림 5-26은 TCD상에서 관찰되는 미세색전 신호의 전형적인 예이다.

③ 뇌혈관반응도 평가

뇌혈류는 뇌관류압이 저하될 경우 자동조절능에 의해 세동맥이 확장됨으로서 적절한 혈류량을 유지하려 한다. 자동조절능에 의해 늘어날 수 있는 혈류량을 예비혈량이라 하는데 뇌혈관 반응도는 예비혈량을 측정하는 지표가 된다. 뇌혈관반응도는 혈관의 확장능력을 평가하여 해당 혈관의 자동조절능을 측정하는 것으로, 기존 보고에 따르면 뇌혈관반응도의 증가는 뇌혈류량의 증가와 비례한다. 따라서 이를 이용하여 특정 약물 또는 치료가 뇌혈류변화에 미치는 영향을 평가하는 방법으로 뇌혈관반응도의 평가를 이용할 수 있다. Izumi 등은 Defibrination이 정상인의 뇌혈관반응도를 증가시킴으로서 뇌혈류를 증가시킴을 보고하였다. 저자 등도 정상인을 대상으로 하여 우황청심원이 과호흡으로 유발된 뇌혈관반응도에 미치는 효과를 관찰한 결과 우황청심원 투여후 뇌혈관반응도가 유의하게 증가하였으며, 약물 투여 후 40분에 최대의 효과를 나타냈고 120분까지 지속되어 우황청심원의 뇌 모세혈관 확장효과를 관찰할 수 있었다.

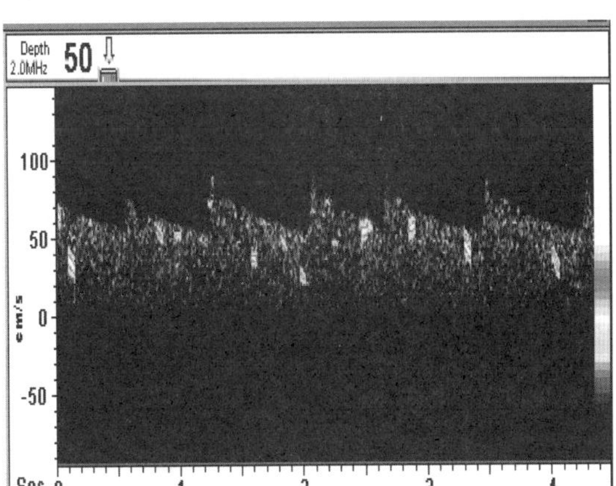

그림 5-26 TCD상에서 관찰되는 미세색전 신호의 예

4 한의학적 진단기기

1) 전자맥진기

맥진기는 요골동맥상에 전기 압전 정밀소자를 장착하여 심장의 수축과 이완작용에 따른 위치 변위에 비례한 미소압력변화를 전기적 신호로 변환 검출하여 컴퓨터 시스템과 접속, 寸關尺 또는 關 맥파를 모니터에 표시하여 기록, 인쇄시키는 기기이다. 맥진기의 종류에 따라 다소 측정원리를 달리하고 있으며 전통맥과 맥진기 사이의 학문적인 차이에 관하여 더 많은 연구가 필요하지만, 맥진기는 검사자의 촉각에 의존하던 진단법을 오관중 가장 발달된 시각을 이용하여 분석함으로서 객관성을 갖게 하고 주관적인 이해에 따른 오진의 가능성을 극소화시킬 수 있다. 또한 맥의 객관화로 인하여 기록의 보관이 용이하며 치료 경과의 비교평가가 가능하게 되어 임상에서 많이 응용되고 있다.

맥상파 측정기의 하나인 A-PULSE21(일명 봉교식)은 전통적인 脈象을 기준하여 요골동맥에서 측맥파의 脈象을 연구하여 脈象의 기본이 되는 八要脈(浮沈遲數大小滑澁脈)과 변증의 기본이 되는 陰陽, 寒熱, 虛實證의 脈象파형을 제시하였다.

즉, 일반적으로 陰證의 脈象파형은 沈遲澁小脈이, 陽證의 脈象파형은 浮數滑大脈이 많이 나타나고, 表證에서는 浮脈이, 裏證에서는 沈脈이, 寒證에서는 遲脈이, 熱證에서는 數脈이, 虛證에서는 小脈이, 實證에서는 滑脈이 자주 나타나고, 辨證과 脈象과의 관계는 從證辨脈, 또는 從脈辨證으로 서로 유기적인 관계이다.

여기, 정상맥상파형을 비롯한 陰證, 陽證, 陰虛證, 陽虛證의 속도맥상파형을 예시한다(그림 5-27).

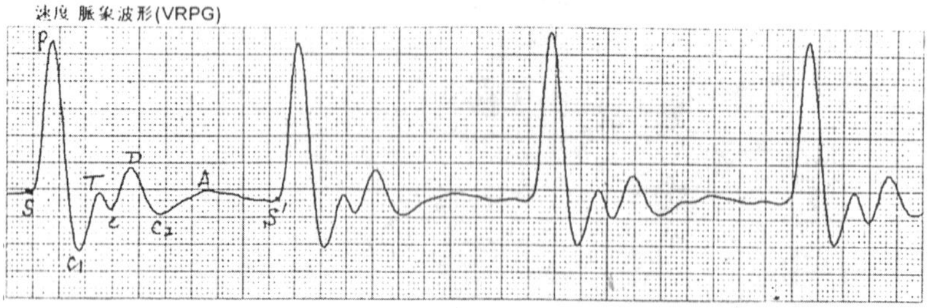

정상 맥상파형 : 맥박 61/분,Time[0.02sec./DIV.]
(25세 남자, 혈압 120/80mmHg) : 조랑파(VT)보다 중복파(VD)가 약간 높다.

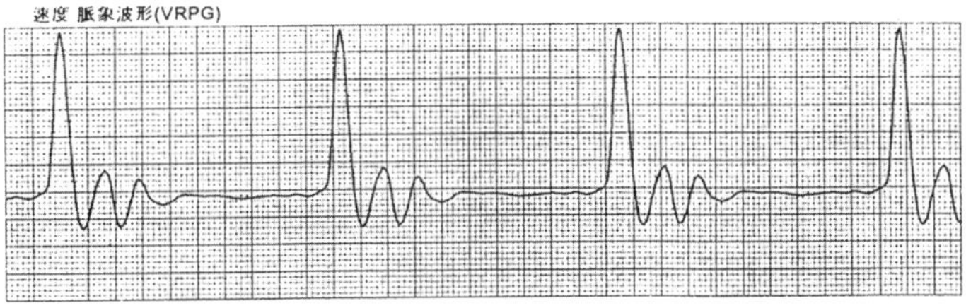

陰證의 맥상파형 : 맥박 58/분,Time[0.02sec./DIV.]
: 陰盛生內寒한 證의 경우로 조랑파(VT)가 크게 증가, 중복파(VD)는 약간 감소, 충격파(VP)는 증가경향, 심방파(VA)는 소실된다.

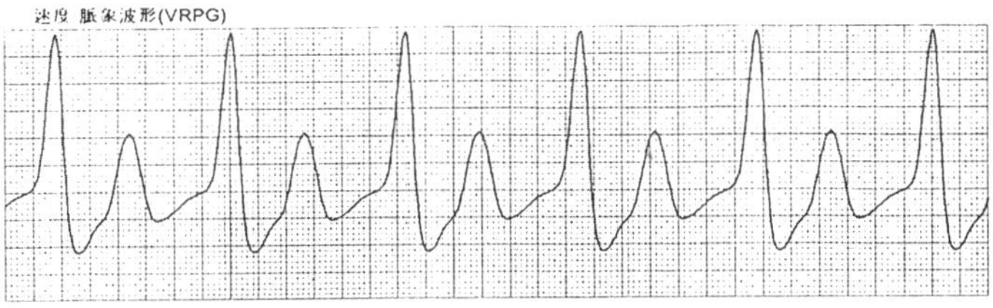

陽證의 맥상파형(탄력성 확장파형) : 맥박 96/분,Time[0.02sec./DIV.]
: 20세 남자로 高熱 煩渴 咳嗽 두통 등 陽盛發熱한 證의 경우로 중복파(VD)가 아주 크게 증가, 조랑파(VT)는 작게 감소 또는 소실된다.

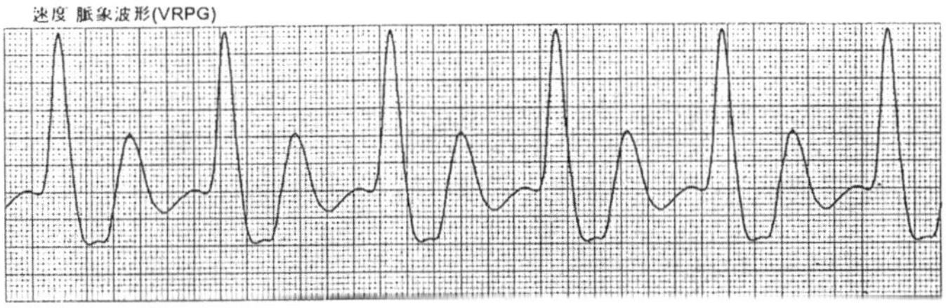

陰虛證의 맥상파형(무력성 확장파형) : 맥박 96/분,Time[0.02sec./DIV.]
: 陰虛則生內熱한 證의 경우로 조랑파(VT)는 소실되거나 감소, 중복파(VD)는 증가, 심방파(VA)는 증가 또는 감소한다.

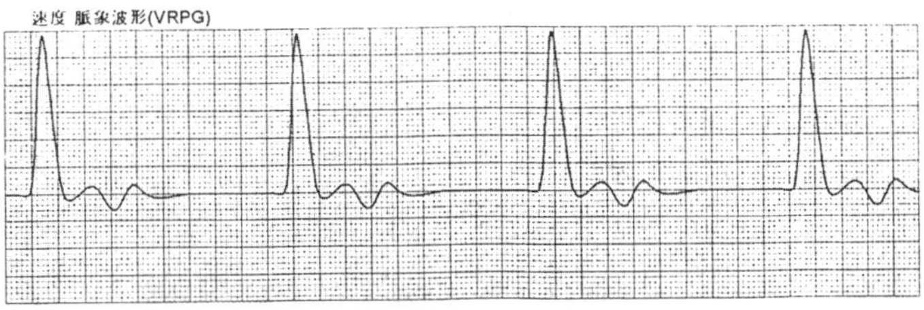

陽虛證의 맥상파형(무력성 수축파형) : 맥박 61/분,Time[0.02sec./DIV.]
: 충격파(VP)는 크게 증가, 조랑파(VT)는 약간 증가하고 중복파(VD)는 감소하여 비슷해지며, 심방파(VA)는 소실된다.

그림 5-27 속도맥상파형에서 예시(正常, 陰證, 陽證, 陰虛證, 陽虛證)

2) 경락기능 진단기(생기능 진료기, 양도락, EAV)

경락기능 진단기는 경혈이 다른 부위에 비하여 전기가 강하게 통하는 점에 착안하여 건강인의 평균치를 구하고 정상적인 경혈의 전기량을 정량화한 후 이러한 기준값과 비교하여 장기의 이상 여부를 진단하는 장치이다. 즉 경락이론을 응용하여 손, 발의 경혈 속의 전류를 측정하여 경락의 이상여부를 알아봄으로서 경락이 주관하는 각 부위와 내부 장기의 이상을 진단한다. 이와 같이 오장육부의 기능 검사를 실시함으로서 발병전 또는 발병초기에 나타나는 기능이상을 조기 진단함을 목적으로 한다. 경락기능진단기로는 양도락(良導絡), EAV 등이 있다.

(1) 양도락 良導絡

양도락이란 1950년 일본의 中谷이 발견한 것으로, 인체 피부에 전기가 통하기 쉬운 부위가 일정한 선으로 나타나는 것을 말한다. 이는 한의학의 경락유주선과 일치하므로 이를 측정하는 양도락진단기기를 개발하여 이를 5장6부의 허실을 진단하는 데 활용하는 것이다. 즉, 인체의 좌우 12경락의 原穴에서 미소한 전류변화를 측정, 5장6부의 허실과 그에 따른 증후군을 컴퓨터로 검출하여 그래프로 표시해 주는 器機이다.

측정점은 각 경락의 原穴에서 측정한다. 단, 소장경은 腕骨대신 陽谷에서, 대장경은 合谷대신 陽谿에서, 방광경은 京骨대신 束骨에서 한다. 手六經은 H(Hand)를 붙여서 H_1(폐-太淵), H_2(심포-大陵), H_3(심-神門), H_4(소장-陽谷), H_5(삼초-陽池), H_6(대장-陽谿)로, 足六經은 F(Foot)를 붙여서 F_1(비-太白), F_2(간-太衝), F_3(신-太溪), F_4(방광-束骨), F_5(담-坵墟), F_6(위-衝陽)로 한다.

양도락 그래프 진단은 기본적으로 다음사항을 참고한다.

① 정상범위는 그래프상 40～80이며, 40이하는 장부기능이 저하된 상태이고 80 이상은 항진된 상태이다.

② 정상적인 그래프는 모든 양도락 측정점이 정상범위선내에 있어야 한다.

③ 좌우선의 값 차이가 1～2정도(좌우선 겹침)이면 폐색이고, 40이상일 경우는 격차이다. 폐색은 만성적 상태를, 격차는 급성적 상태를 의미한다. 따라서 측정점이 정상 범위내에 있더라도 폐색상태는 기혈의 운행이 순조롭지 못한 병리상태를 의미한다.

④ 양도락에서의 手經은 기능적인 면, 정신적인 면을, 足經은 기질적인 면, 육체적인 면을 나타낸다. 특히 삼초경은 기능적, 정신적 原氣를, 담경은 기질적, 육체적 原氣를 의미한다.

⑤ 폐 심포 심경은 上焦를, 소장 삼초 대장은 下焦를 주관하고, 비 간 신경은 臟을, 방광 담 위경은 腑를 주관한다.

⑥ 소장 삼초 대장경은 여성에서는 자궁 및 좌우 난소의 상태를, 남성에서는 陽氣(생명력)상태를 나타내며, 담경은 元氣의 발휘상태를 나타낸다. 따라서 삼초경과 담경이 극히 저하되었다면 근원적인 생명력(元氣)의 저하이므로 만성적인 기능저하, 만성피로 등의 상태를 의미한다.

⑦ 정상상태에서 교차점의 수는 5~8개이다. 4개 이하일 경우는 급성, 염증성, 비증, 刺痛 등을, 9개 이상일 경우는 만성, 무력, 순환장애, 痿症, 둔통 등을 의미한다.

1. 간경 담경 폐색의 경우

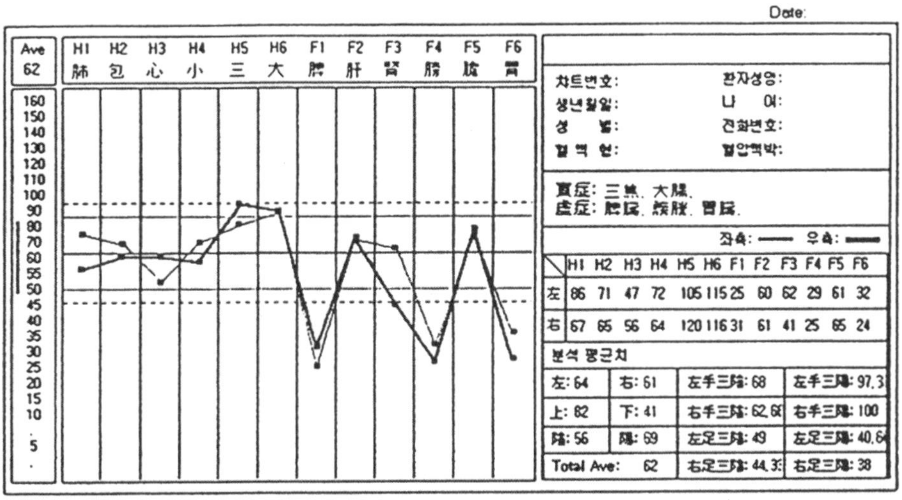

2. 간경 담경 격차의 경우

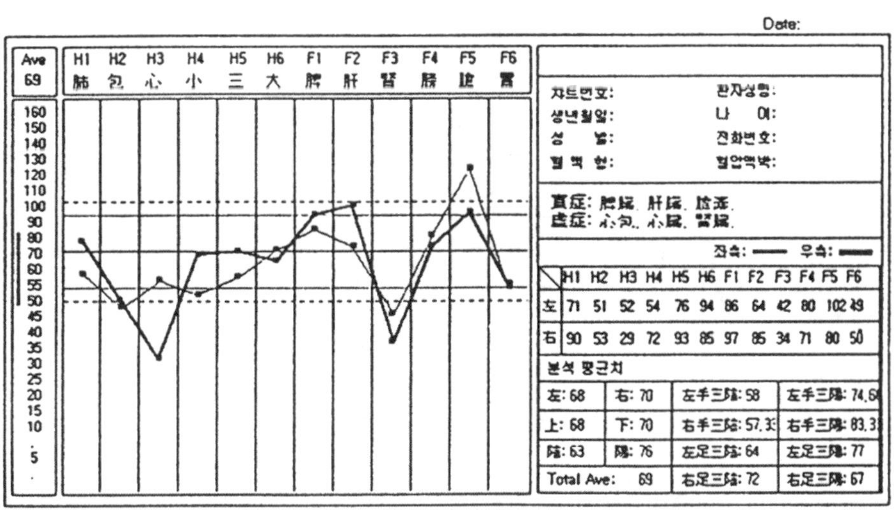

3. 고혈압을 나타내는 경우-기본적으로 삼초가 항진되고, 담이 저하되는 경우가 많다.

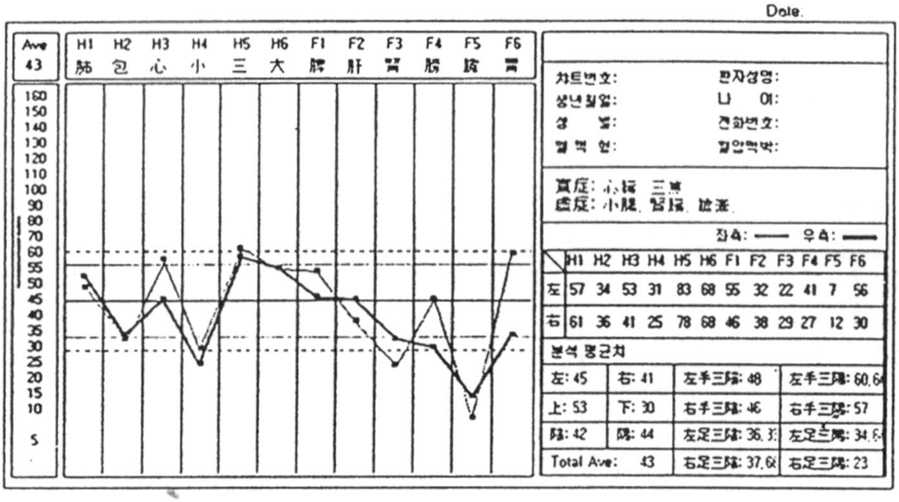

4. 마비, 중풍전조를 나타내는 경우-수경과 족경의 상하격차가 큰 폭으로 나면서 전체적으로 좌우선이 폐색되어 있는 형태를 보인다.

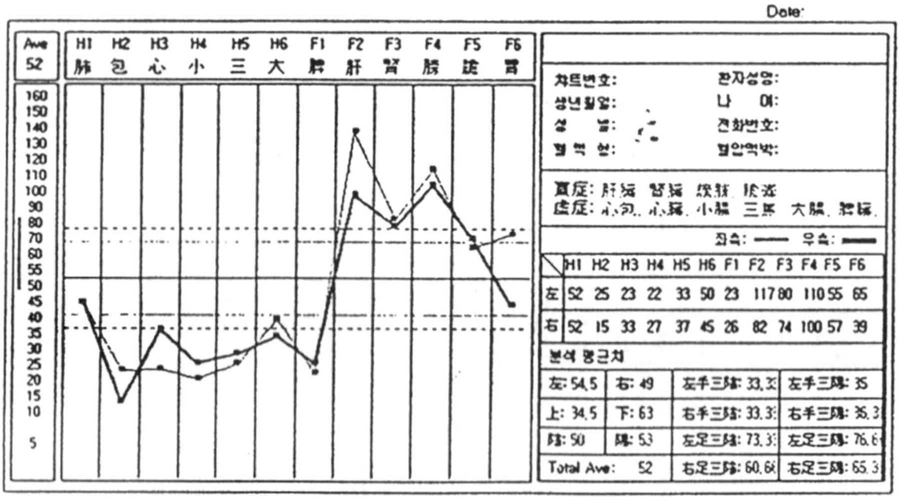

그림 5-28 양도락 그래프 예시

(2) Voll식 전침 Electro-Acupuncture according to Voll : EAV

인체의 20개 경락(12개 고전경락+EAV추가 8개 경락)의 경혈을 측정하여 생체기능의 허실 진단 및 치료를 할 수 있는 기기이다. 즉, 경혈에서 장기, 조직, 세포의 기능을 측정하여 해당 경락 및 장기의 허・실・변성정도 등 불균형을 찾아내고, 그 불균형을 정량화된 전기침으로 교정하여 생체기능을 바로잡아주는 진료기기이다.

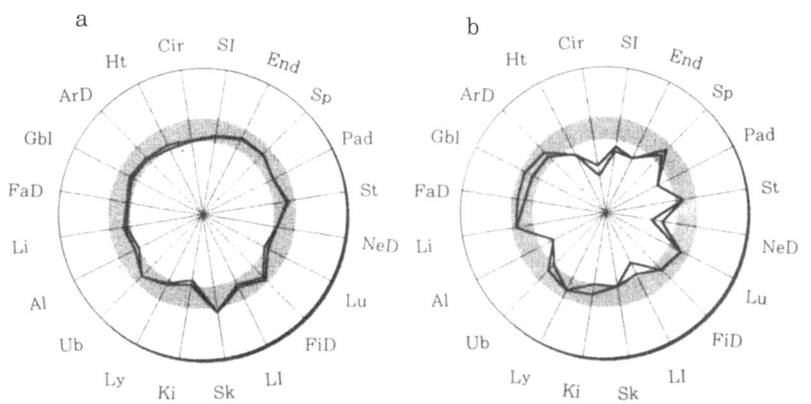

그림 5-29 정상인(a)과 57세 여자 좌측편마비 중풍환자(b) 예의 오행순원도표

정상인의 경우(a) : 측정치의 연결선이 모두 정상범주내에 위치하며 원행을 이룬다.
중풍환자의 경우(b) : 좌우측 순환(cir)과 신경변성(NeD)에서 뚜렷한 기능저하를 보였고, 특히 여기 나타난 (a) 정상인측에서 신경변성(NeD)의 기능이 많이 떨어져 있음을 나타내고 있다.

＊11시 방향 Ht부터 시계바늘 방향으로

Ht : Heart(심장)
SI : Small Intestine(소장)
Sp : Spleen(비장)(또는 Pa : Pancreas(췌장))
St : Stomach(위)
Lu : Lung(폐)
LI : Large Intestine(대장)
Ki : Kidney(신장)
Ub : Urinary Bladder(방광)
Li : Liver(간)
Gbl : Gall bladder(담낭)
Cir : Circulation(순환 또는 심포)
End : Endocrine(내분비)(또는 3-W:triple warmer(삼초))
PaD : Parenchymal epithelial Degeneration(기관변성)
NeD : Nerve Degeneration(신경변성)
FiD : Fibroid Degeneration(결합조직변성)
Sk : Skin(피부)
Ly : Lymph Vessel(림프)
Al : Allergy(과민반응)
FaD : Fatty Degeneration(지방변성)
ArD : Articular Degeneration(관절변성)

3) 맥파전파속도 검사(Pulse wave velocity, PWV)

(1) 개요

맥파전파속도(Pulse wave velocity, PWV)는 동맥의 일정한 두 지점 사이를 지나는 맥파 파동의 속도로서, 동맥경직도를 측정하는 유용한 지표인 동시에 죽상동맥경화의 보조지표로도 활용되고 있다. 최근에는 상완과 발목에 커프를 감는 방식으로 간단하게 PWV를 측정하는 brachial-ankle PWV(baPWV)가 개발되었으며, 기존의 방식인 carotid-femoral PWV(cfPWV)와의 비교에서 그 타당성과 재현성이 검증된 바 있다(그림 5-30).

(2) PWV의 측정원리

PWV를 이용해서 동맥의 경직도를 측정하는 원리는 다음과 같다. 정상인의 혈관은 고무튜브와 같이 탄력성이 있기 때문에 맥박의 박동이 혈관벽에서 흡수되어 맥파의 전달속도가 늦어지지만, 동맥의 경직도가 증가된 경우에는 박동이 혈관벽에 흡수되지 않아 속도가 빨라지게 된다. 따라서 혈관벽이 뻣뻣할수록 맥파 전달의 속도가 빨라지는데, 이러한 원리를 이용해서 혈관벽의 뻣뻣한 정도를 측정하는 것이 PWV이다.

(3) PWV의 의미

PWV가 증가하는 것은 동맥의 경직도가 증가한 것을 의미한다. 여기서 동맥의 경직도는 동맥의 구조적인 변화와 기능적인 변화를 동시에 반영하게 된다. 구조적인 변화는 동맥경화로 인한 동맥벽의 기질적인 변화를(주로 collagen, elastin 등의) 의미하고, 기능적인 변화는 eNO, endothelin 등에 영향 받는 혈관 탄성도의 변화를 의미한다.

(4) PWV의 활용과 임상의의

① PWV는 심혈관 질환 발생의 독립적인 예측인자이다.

PWV의 증가는 심혈관 질환의 발생의 유의한 예측인자인 것으로 여러 가지 보고가 있었으며, 특히 baPWV가 1400cm/sec 이상인 경우에 심혈관질환의 발생위험이 유의하게 높아

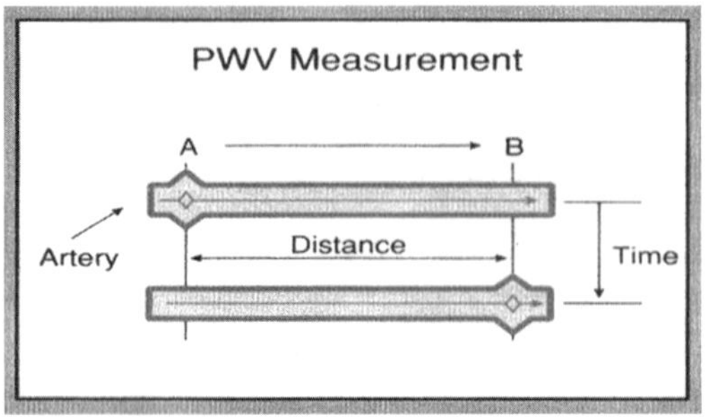

$$PWV = \frac{L(\text{거리})}{PTT(\text{맥파전파시간})}$$

그림 5-30 PWV의 의미

지는 것으로 보고된 바 있다.

② PWV는 동맥경화성 혈관손상의 평가지표가 된다.
PWV는 동맥경화로 인한 혈관손상을 조기에 나타내는 지표가 되어, 고지혈증, 고혈압, 당뇨 등으로 인한 혈관합병증 초기에 진단이 가능하게 한다.

③ PWV는 죽상동맥경화 정도의 보조평가지표가 된다.
PWV는 죽상동맥경화의 보조지표로서도 그 의의가 있는데, PWV 증가와 Intima-media thickness(IMT) 상의 두께증가가 유의한 상관관계를 가지는 것으로 보고된 바 있다.

④ PWV는 동맥경화에 대한 치료시 그 치료반응에 대한 지표가 된다.
PWV는 대개 4주 정도면 변화가 나타나며 Flow mediated dilatation(FMD)는 수시간, IMT는 수개월에서 수년 정도의 치료후에 변화가 나타나는 것으로 보고되고 있다.

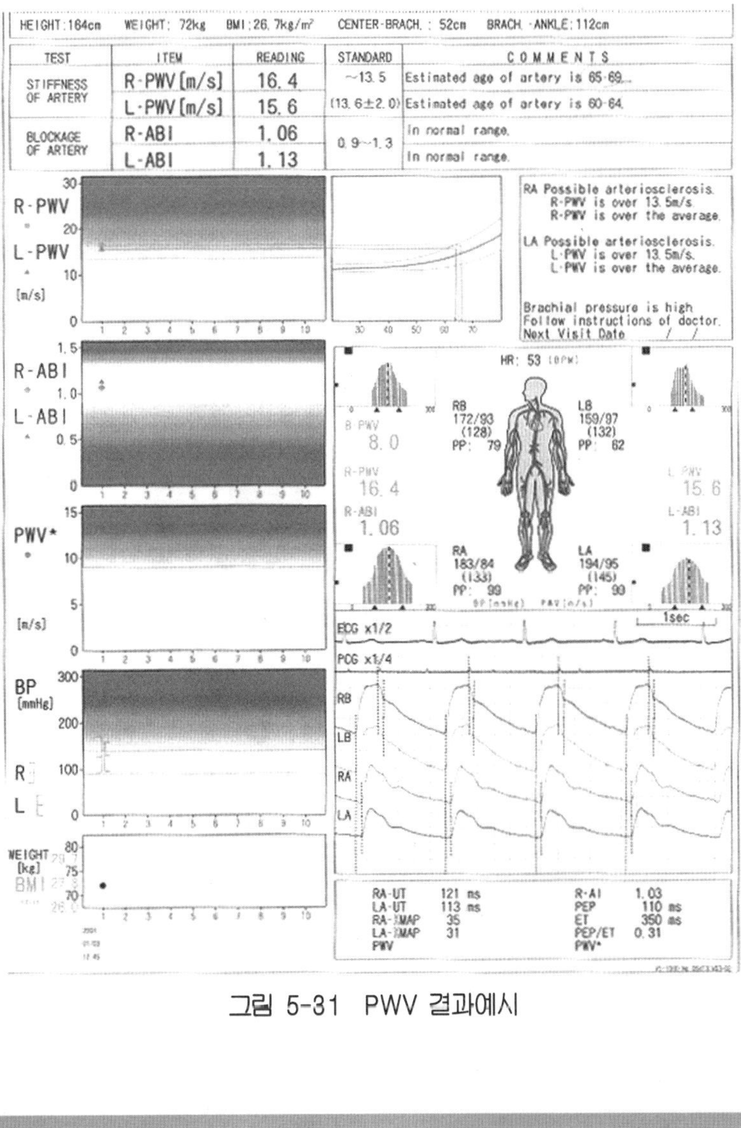

그림 5-31 PWV 결과예시

4) 심박변이도 검사(Heart Rate Variability : HRV)

(1) 개요

심박수는 동방결절에 있는 심박 조율 세포의 고유의 자발성에 자율신경계가 영향을 미쳐 결정된다. 동방결절에 미치는 자율신경계의 영향은 체내외의 환경의 변화에 따라 시시각각으로 변화하는데, 이러한 영향으로 일어나는 하나의 심장 주기로부터 다음 심장 주기 사이의 미세한 변이를 심박 변이도(HRV)라 한다. HRV는 동방결절에 영향을 미치는 교감 신경과 부교감 신경 사이의 상호 작용과 관련이 있다(그림 5-32).

건강한 사람은 심박동의 변이가 크고 복잡하게 나타나지만, 질병 상태에 있는 사람의 경우에는 심박동의 변화가 매우 작고 단조롭게 나타난다. 이처럼 HRV 감소는 심박동 변화의 복잡성이 감소된 것인데 이는 변화하는 환경에 대한 체내 적응 능력의 감소를 의미한다(그림 5-33).

(2) HRV 측정의 목적

① 비침습적인 자율신경 기능평가

② 심혈관계 조절 시스템의 평가

③ 체내 항상성 평가

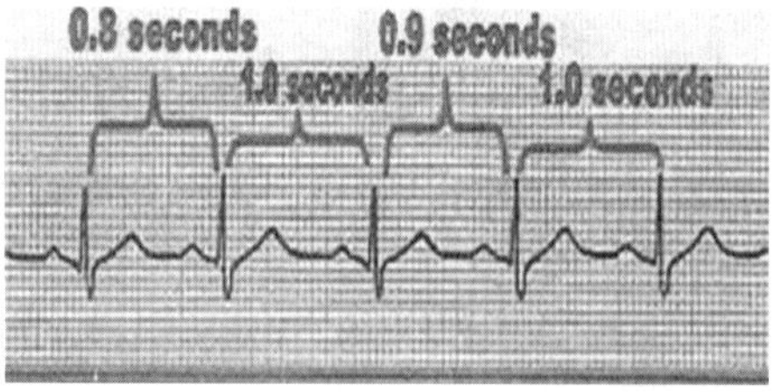

그림 5-32 심박 변이도의 의미

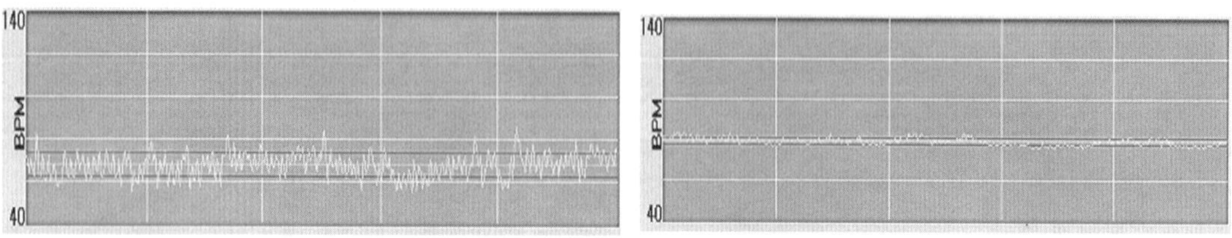

그림 5-33 정상 심박변이(좌)와 감소된 심박변이(우)

(3) HRV 신호의 유도

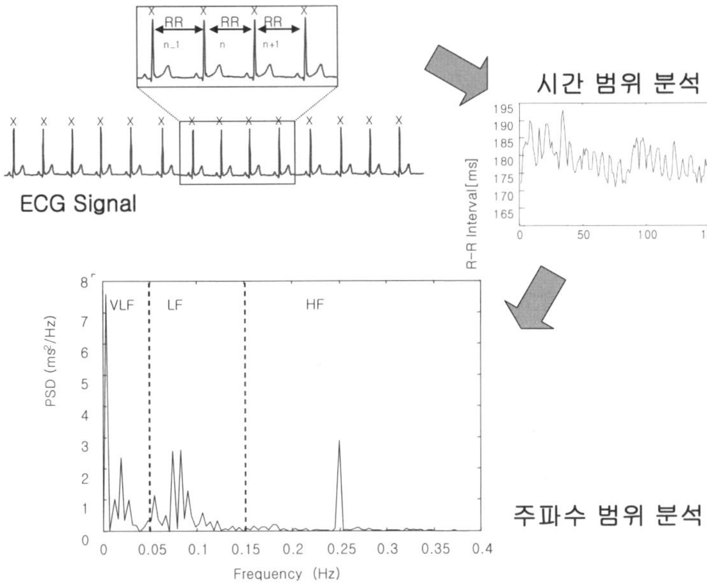

그림 5-34 HRV 분석원리

(4) HRV 분석 방법

HRV 분석 방법은 여러 가지가 있을 수 있으나 시간 범위 분석과 주파수 범위 분석의 두 가지 방법이 일반적으로 사용되고 있다.

① 시간 범위 분석

RR간격을 통계적으로 처리하는 기법으로 대개 24시간동안의 자료를 분석하는데, 편의상 5분간의 기록으로 분석하기도 한다. 시간 범위의 심박 변이도는 주로 부교감 신경계의 영향을 반영한다.

시간 범위 분석에서 얻어지는 자료는 다음과 같다.

- 평균 심박동
  기록 시간 동안의 평균 심박동수
- 복잡도(The Standard Deviation of the NN interval, SDNN)
  전체 NN간격(혹은 RR 간격)의 표준편차이다. 이는 각각의 NN interval이 평균과 얼마나 많은 차이를 나타내는가를 의미하는데, 복잡도가 큰 것은 심박 변동 신호가 그만큼 크고 복잡하다는 것을 의미한다.
- 안정도(Square Root of the Mean of the Sum of the Square of Differences be-

tween adjacent NN interval, RMSSD)

인접한 RR 간격의 차이를 제곱한 값의 평균의 제곱근으로, 심장에 관여하는 자율 신경 중 부교감 신경의 활동을 평가하고자 할 때 가장 흔하게 이용되는 변수이다.

심장에 이상이 있는 경우나 이상 징후가 나타나기 전에 안정도는 건강한 사람에 비해 저하되어 있는데, 복잡도의 감소와 더불어 안정도의 감소(10 이하)는 심장 질환의 발병 위험이 높다는 것을 시사한다.

② 주파수 범위 분석

HRV 신호는 각기 다른 대역의 주파수 신호가 합쳐져서 하나의 복잡한 신호로 나타나는 것인데, 주파수 범위 분석은 HRV 신호를 구성하는 각 주파수 대역(VLF, LF, HF)의 강도를 분리하여 평가하는 방식이다.

일반적으로, HRV 신호의 주요 주파수 대역은 0(또는 0.2)~0.4Hz 사이이며 아래와 같은 세 가지 주요 주기 성분이 존재한다.

- VLF(Very low frequency)
  0.0033~0.04Hz의 주파수 대역으로, 교감신경의 부가적인 정보를 제공해준다고 추정된다.
- LF(low frequency)
  0.04~0.15Hz의 주파수 대역으로 교감신경계와 부교감신경계의 활동을 동시에 반영하는데 교감 신경의 영향이 더 우세하다.
- HF(High frequency)
  0.15~0.4Hz의 주파수 대역으로 부교감신경계의 활동에 대한 지표이다.
- total power(자율신경평가)
  VLF, LF, HF을 포함한 모든 power를 의미한다. 이것은 자율신경계의 전체적 활동을 반영한다.
- LF norm & HF norm(상대균형도)
  Total power에서 VLF를 뺀 것에 대한 LF 또는 HF의 비율이다.
  * LF norm = LF / LF+HF
  * HF norm = HF / LF+HF

(5) HRV의 역사와 임상응용

18세기 초 Hales와 Haller가 혈압과 심박동의 주기적인 변화에 대해 최초로 언급하였다. 1977년 Wolf 등은 심근경색 후 사망위험과 HRV 감소와의 관계에 대해서 보고하였으며, 1985년 Ewing 등은 당뇨병 환자에게 있어 심혈관계의 자율신경계 기능의 평가에 대한 보고를 하였다. 1987년 Kleiger 등은 급성 심근경색 후의 사망에 대한 독립적인 예견 지표로서 HRV를 제시하였으며, 1996년에는 Naver 등이 우측 대뇌반구 병변성 뇌졸증 환자에 있어서 HRV가 감소됨을 보고하였다.

최근에는 뇌졸중, 고혈압, 영아 돌연사 증후군(Sudden Infant Death Syndrome, SIDS), 울혈성 심부전(congestive heart failure), 심장 돌연사(Sudden cardiac death), 자율신경 실조증, 우울증, 당뇨, 노화, 기능성 위장장애, anxiety/panic disorders 등 자율신경계 기능 장애 뿐 아니라 자율신경계와 관련된 다양한 질환들에 대하여 응용 및 연구가 진행되고 있다.

5 중풍변증(辨證) 진단

1) 개요

辨證은 病症을 객관화하여 보다 효율적으로 치료하기 위한 방법론의 하나로 한의학에서는 가장 중요한 핵심 중의 하나이다. 辨證은 치료의 근거가 되기 때문에 정확한 辨證이 있어야 보다 효과적인 치료를 할 수 있는 것이다. 중풍환자의 辨證은 중풍의 원인이나 증후에 따라, 또는 病證의 輕重상태에 주안점을 둔 病態에 따른 辨證이 대표적이다.

중풍은 갑작스런 의식장애와 운동장애 언어장애 등의 특징적인 증상과 함께 두통 현훈 구토 흉민 번조 실면 대소변이상 등 전신증상이 동시에 발생하는 특징이 있다. 이들 전신적인 증상들은 중풍의 원인인 風 火熱 濕痰 瘀血 氣虛 등과 체질적인 특성에 의해 달라지며, 대부분이 本虛標實證으로 나타난다.

발병 초기에는 風 火熱 濕痰 瘀血 등으로 인한 標實한 證候가 시일이 경과함에 따라 氣虛 陰虛등 本虛한 證候나 또는 標實과 本虛를 겸한 證候로 변하게 된다. 즉, 발병 초기의 辨證과 발병 후 시간 경과에 따라 辨證의 양상이 달라지는 것이다. 따라서 치료법도 시간경과에 따라 변하는 辨證의 양상에 따라 달라져야 한다.

실제 임상에서 중풍환자의 변증진단이 쉽지 않은데, 이는 중풍환자의 발병원인이 하나가 아닌 2~3개가 복합되는 경우가 대부분이어서, 그에 따라 다양한 證候들이 나타나기 때문이다. 따라서 그간 이와 같은 문제점-즉 변증방법의 객관화-해결을 위한 시도의 일환으로 1994년 '中風病辨證診斷標準案'이 중국에서 제시되었다. 이 '中風病辨證診斷標準案'은 중풍 발병 후에 나타난 중풍환자의 특징적인 證候에 따라 風證 火熱證 痰證 血瘀證 氣虛證 陰虛陽亢證의 6개의 辨證群으로 분류한 것으로, 환자에게 나타난 여러 가지 증상들에 각각 점수를 부여하고, 그 점수의 합이 가장 높은 것을 그 환자의 辨證群으로 정하는 방법이다.

이 案은 나름대로 객관성이 있으나, 각각의 한 증상에 부여한 점수의 기준에 대한 객관성과 점수의 합이 비슷한 경우에는 辨證群 판정이 모호한 점 등 다소의 문제점이 있고, 그 밖에 6개의 변증군 분류가 실제 임상에서는 실용성이 떨어지는 아쉬운 면이 있다.

이에 저자는 중풍환자에서 多見되는 증후와 병인을 고려하고, 이 '中風辨證診斷標準案'과 그간의 임상경험을 참고하여 중풍의 변증을 3개의 主辨證－火熱證 濕痰證 氣虛證－으로 대별하고, 나머지 病證은 副證候-風證 血瘀證 陰虛證(虛熱證)－으로 하여 실제 임상에서 보다 간편하게 활용할 수 있도록 하였다. 나아가 이 들 3개의 主辨證이 주로 나타나는 病證形으로 火熱形 濕痰形 氣虛形을 제시하여 病證形과 辨證진단의 결과를 관찰하였다. 또한 이 病證形을 체질과 연계하여 보다 폭넓은 다양한 치료와 함께 향후 체질에 따른 양생법을 활용하여 재발방지에 도움이 되도록 하였다.

2) 기간에 따른 중풍환자의 변증분포

1999년 7월 1일부터 2000년 10월 3일까지 경희한의대 부속한방병원 중풍센터에 입원한 중풍환자 601명을 대상으로 1994년 중국에서 제시한 "中風病辨證診斷標準案"에 의거하여 중풍환자에서 나타난 증후를 風證 火熱證 痰證 血瘀證 氣虛證 陰虛陽亢證의 6개 변증군으로 진단하여 관찰한 보고이다. 중풍발병기간에 따른 중풍증후의 분포특징에 대한 관찰은 발병 3일 이내군(급성기) 114명, 4~10일군(아급성기) 254명, 11~30일군(안정기) 160명, 31일 이상군(후유기) 100명을 대상으로 하였다.

발병 3일 이내 급성기에는 風證이 36%, 火熱證이 21%, 痰證 血瘀證이 각각 13.2%, 氣虛證이 11.4%, 陰虛陽亢證이 5.2%로 나타났고, 4~10일 사이 아급성기에는 風證이 6.7%, 火熱證이 34.7%, 痰證이 23.2%, 血瘀證이 16.5%, 氣虛證이 9.8%, 陰虛陽亢證이 9.1%로 나타났으며, 11~30일 사이 안정기에는 風證이 5.0%, 火熱證이 32.5%, 痰證이 13.1%, 血瘀證이 12.5%, 氣虛證이 23.1%, 陰虛陽亢證이 13.8%로 나타났고, 31일 이상 후유기에서는 風證이 4.1%, 火熱證이 27.4%, 痰證이 6.8%, 血瘀證이 17.8%, 氣虛證이 28.8%, 陰虛陽亢證이 15.1%로 나타났다.

이상의 결과를 보면 급성기에는 風證이 36%로 가장 많았고, 火熱證이 21%로 다음이었으며, 그리고 痰證과 血瘀證, 氣虛證, 陰虛陽亢證의 순으로, 아급성기에는 火熱證이 34.7%로 가장 많았고, 痰證이 23.2%로 다음, 그리고 血瘀證, 氣虛證, 陰虛陽亢證의 순이었으며, 반면에 風證은 6.7%로 감소하여 가장 적게 나타났으며, 안정기에도 火熱證이 32.5%로 가장 많이, 氣虛證이 다음으로 23.1%로, 그리고 陰虛陽亢證 痰證 血瘀證 風證의 순으로, 후유기에는 氣虛證이 28.8%로 가장 많았고, 다음이 火熱證으로 27.4%, 그리고 血瘀證 陰虛陽亢證 痰證 風證의 순으로 나타났다.

결론적으로 발병기간에 따른 중풍 변증의 분포는 風證이 발병초기의 급성기에 높다가 기간이 경과함에 따라 현저히 감소하고, 火熱證은 중풍 전 기간에 걸쳐 가장 많이, 氣虛證과 陰虛陽亢證은 급성기를 지나 안정기 및 후유기로 접어들면서 점차 증가하여 많아짐을 알 수 있었다.

3) 체질과 辨證과의 관계

사상체질별로 중풍발병기간에 따른 중풍증후의 분포특징을 보면 태음인과 소양인은 전 기간에 걸쳐 火熱證이 가장 많이, 그밖에 風證 痰證 血瘀證 등이 체질과 상관없이 고르게 나타났고, 기간이 경과함에 따라 氣虛證과 陰虛陽亢證이 증가하는 경향이었다. 소음인도 발병 초・중기에는 다양한 증이 보이나 31일 이상군에서는 특히 氣虛證이 많은 특징을 보였다. 이는 중풍환자 240명을 대상으로 임상관찰을 한 결과인 데, 태음인이 144명(60%), 소양인이 66명(27.5%), 소음인이 30명(12.5%)의 분포를 보였다. 辨證과의 관계를 보면, 태음인(144명)중에 발병 3일 이내의 25명은 火熱證(9명), 風證(8명), 氣虛證(5명), 血瘀證(1명)의 순으로, 4~10일 사이의 58명은 火熱證(26명), 痰證(16명), 血瘀證(6명), 氣虛證(5명), 陰虛陽亢證(3명), 風證(2명)의 순으로, 11~30일 사이의 41명은 火熱證(17명), 氣虛證(11명), 陰虛陽亢證(6명), 그리고 風證과 血瘀證(각 3명), 痰證(1명)의 순으로, 31일 이상의 20명은 氣虛證(6명), 火熱證(5명), 血瘀證과 陰虛陽亢證(각 3명), 風證(2명)의 순으로 나타났다.

소양인(66명)중에 발병 후 3일 이내의 36명은 火熱證(4명), 風證(3명), 血瘀證(1명)의 순으로, 4~10일 사이의 23명은 火熱證(8명), 氣虛證과 血瘀證(각 4명), 風證과 痰證(각 3명), 陰虛陽亢證 (1명)의 순으로, 11~30일 사이의 26명은 火熱證(11명), 氣虛證과 痰證(각 4명), 血瘀證과 陰虛陽亢證(각 3명), 그리고 風證(1명)의 순으로, 31일 이상의 9명은 火熱證과 氣虛證(각 3명), 血瘀證(2명), 陰虛陽亢證(1명)의 순으로 나타났다.

소음인(30명)중에 발병 3일 이내의 3명은 風證(2명), 血瘀證(1명)의 순으로, 4~10일 사이의 11명은 火熱證과 血瘀證(각 3명), 痰證(2명), 그리고 風證 氣虛證 陰虛陽亢證(각 1명)의 순으로, 11~30일 사이의 12명은 火熱證(5명), 痰證(3명), 氣虛證(2명), 그리고 風證과 血瘀證(각 1명)의 순으로, 31일 이상의 4명은 氣虛證(3명), 陰虛陽亢證(1명)의 순으로 나타났다. 소음인도 전체적으로 火熱證이 가장 많이 나타났고 血瘀證도 고르게 나타났다.

체질과 변증과의 관계는 관찰례수가 많이 부족하여 유의성이 없었던 점이 아쉬우나 중풍증후와 체질과의 상관성은 심사할 수 있었다.

즉 중풍환자에서 火熱證(30.6%)이 발병초기를 비롯해 전 기간에 걸쳐 가장 많이 나타났던 것과 같이 체질에 따른 辨證분포에서도 태음인과 소양인에서 火熱證(39.6%)이 가장 많이 나타났다. 결과적으로 중풍증후는 체질과 상당히 밀접한 관계가 있다는 점과 또한 체질에 상관없이 모든 증후가 나타나나 체질의 특성에 따라 많이 나타나는 증후군이 있다는 것을 알 수 있었다.

4) 病證形에 따른 辨證진단

1999년 7월 1일부터 2000년 10월 3일 사이에 경희한의대 부속 한방병원 중풍센터에 입원한 601명의 중풍환자를 대상으로 중국에서 1994년에 제시된 〈中風病辨證診斷標準案〉으로 변증진단하여 발병기간에 따른 변증의 분포, 체질에 따른 변증분포 등을 분석한 결과를 참고하고, 그간의 임상경험에서 많이 보였던 病證 및 주요 원인 등을 고려하여 중풍의 변증을 3개의 病證形에 따른 主辨證으로 대별하고, 그밖에 나타나는 특징적인 證候(風證 瘀血證 陰虛陽亢證 등)는 副病證, 즉 겸임증후로 하였다.

病證形에 따른 辨證진단은 중풍환자에서 나타나는 主辨證을 중심으로 火熱形 濕痰形 氣虛形으로 3분류한 것이며, 각 病證形에 모든 증후가 나타날 수 있으나 火熱證은 주로 火熱形에, 濕痰證은 주로 濕痰形에, 氣虛證은 주로 氣虛形에 나타나는 것에 착안하였다.

사람은 현재의 形象에 따라 음양기혈의 상태가 다르고, 그에 따라 나타나는 病證도, 치법도 다르기 때문이다. 허준은 "血實氣虛則 肥하며, 氣實血虛則 瘦하다. 肥人은 氣虛多濕하니 마땅히 割痰補氣하고, 瘦人은 血虛有火하니 마땅히 瀉火滋陰하여야 한다. 肥白한 사람도 氣實血實한 사람이 있지만, 대체로 肥人과 面白한 사람은 氣를 補해야 한다"고 하였다.

濕痰形은 비만한 사람이 대부분이고, 肥人은 氣虛多濕하며 濕痰證이 주로 나타나는 형을 말한다. 火熱形은 마른 사람이 대부분이고, 瘦人은 血虛有火하여 火熱證이 주로 나타나는 형을 말한다. 氣實血虛則 瘦하고, 瘦人은 血虛有火하며, 火에는 實火와, 그리고 血虛 내지는 陰虛로 인한 虛火가 있으니, 이에 따라 實熱證과 虛熱證이 있다. 氣虛는 陽氣가 虛한 경우와 陰氣가 虛한 경우가 있다. 즉 後天之氣인 脾胃氣가 虛한 경우와 先天之氣인 腎氣가 虛한 경우이다. 허준은 "陽虛則氣虛하고, 陰虛則血虛하다. 陽虛한 것은 責이 胃에 있고, 陰虛한 것은 責이 腎에 있다"고 하였다. 따라서 脾胃氣가 虛하면 陽虛(氣虛)해지고, 腎氣가 虛하면 陰虛(血虛)해지는 것이다. 여기에서의 氣虛形은 脾胃氣가 虛한 경우이며, 이로 인해 주로 (脾胃)氣虛證이 나타나는 형을 말한다.

따라서 火熱形의 변증 시는 實熱證과 虛熱證을, 濕痰形의 변증시는 肥濕生痰으로 인한 濕痰證을, 氣虛形의 변증 시는 脾胃氣가 虛해서 오는 氣虛證을 중심으로 살펴야 한다.

이와 같이 중풍환자의 辨證은 우선 病證形과 그에 상응하는 病證여부를 살펴 主辨證을 결정한 후에 副病證의 兼證 유무와 정도를 참작하여 전체적인 변증을 하여야 한다. 예를 들어 病證形이 火熱形(火熱證)으로 진단되었다면 어떤 副病證이 兼證되었는지를 살펴보는 것이다. 兼證된 副病證 유무 및 종류에 따라 火熱風證 火熱瘀證 火熱風瘀證 등으로, 濕痰形(濕痰證)이라면 濕痰風證 濕痰瘀證 濕痰風瘀證으로, 氣虛形(氣虛證)이라면 氣虛風證 氣虛瘀證 氣虛風瘀證 등으로 兼證될 수 있고, 물론 病證形의 3개 主辨證간에도 火熱痰證 濕痰熱證 氣虛痰證 氣虛熱證 등으로 兼證될 수 있음은 물론이다.

한편, 체질에 따른 변증분포에서 主辨證중에 火熱證은 소양인과 태음인에서, 濕痰證은 태음인에서, 氣虛證은 소음인에서 많이 나타나, 火熱形은 소양인과, 濕痰形은 태음인과, 氣虛形은 소음인과 연계하여 관련성을 연구해 보는 것도 향후의 흥미로운 과제라 생각된다.

病證形에 따른 辨證진단이 사상체질적인 면과 다른 점은 病證形은 形象이 변함에 따라 다른

病證形으로 변하고, 그에 따라 辨證도 변한다는 점이 다르지 않나 생각된다.

(1) 主辨證의 개요 및 辨證기본

辨證은 望聞問切의 四診을 기본으로 한다. 望診항목으로는 面色 目 口 舌診(舌質 舌苔) 흉복부 사지 전신상태 등을 살피고, 聞診항목으로는 목소리 언어 호흡 등을, 問診항목으로는 정신상태 面部 胸脇 腹 腰背部 性器 및 전신적인 신체증상(口乾 頭痛 眩暈 耳鳴 胸痛 煩燥 心悸 腰背脇部痛 遺精 惡寒 發熱 汗出(自汗 盜汗…)과 대변(溏稀 便秘) 소변 수면…)을, 切診은 촉진(手熱 肢冷…) 및 복진 맥진 등이다.

① 火熱形의 火熱證

• 개요

火邪가 원인이 되어 나타나는 모든 火熱證을 말한다. 火는 熱之極으로 外來之火와 內生之火로 나누는데, 外來之火는 外感風熱이나 火熱之邪로 인한 陽熱過盛한 상태로 기능항진을 나타내며 대부분 實火(熱)이다.

內生之火는 內火 또는 內熱이라고도 하며, 實火(熱)와 虛火(熱)가 있다. 實火(熱)는 陽氣가 過盛하여 化火한 경우, 風·寒·燥·濕·痰濕·瘀血 등의 병사가 入裏鬱滯하여 從陽化熱한 경우, 그리고 五志가 過極하여 從陽化熱한 경우 등 熱邪熾盛이 주원인으로, 병세가 급하고 病程이 비교적 짧으며 上熱面赤하고 口渴喜冷하며 小便黃赤하고 大便秘結하며 혹은 口舌生瘡하거나 혹은 舌紅目赤하며, 심하면 神昏하고 狂躁하며 舌苔黃燥하고 脈洪數하다. 虛火(熱)는 精血虧少하거나 陰液의 손상이 주원인이며, 陰虛則熱의 병리변화로 虛火(熱)가 생기는데, 병세가 완만하고 病程이 긴 편이며 五心煩熱하고 骨蒸潮熱하며 午後顴紅하고 失眠盜汗하며 口燥咽乾하고 眩暈耳鳴하며 舌紅少苔하고 脈細數하는 등의 증상이 나타난다. 河間의 主火說은 "風은 본래 熱에서 生한다"고 전제하고, 이 熱은 喜怒思悲恐의 五志 過極으로 인한 暴甚해진 心火를 腎水虛衰로 인해 이를 制御하지 못하여 생긴다하여 五志化火로 인한 實火가 중풍의 원인임을 제시하였다.

임상에서는 먼저 實火(熱)와 虛火(熱)를 구분하여야 한다. 實火(熱)의 특징은 壯熱煩渴하고 神昏譫語하며 혹은 腹滿脹痛拒按하거나 大便閉結하고 舌紅하며 苔黃厚燥하고 脈은 數하거나 洪數하다. 虛火(熱)의 특징은 消瘦疲乏하고 潮熱盜汗하며 五心煩熱하고 咽乾口燥하나 不欲飮하며 舌紅絳하고 少苔 혹은 無苔하며 脈細數하는 등 서로 다른 점을 참작하여야 한다. 그러나 일반적으로 火(熱)邪는 實火(熱)와 虛火(熱)를 막론하고 모두 炎上灼外하고 浮動亂神하며 津液耗傷하고 生風動血 및 肺를 損傷시키는 特性이 있고, 실제 임상에서 발병초기에는 實火(熱)證으로 나타나는 경우가 많은 점, 그리고 陽邪는 傷陰하고 陰邪는 傷陽하는 병리로 實熱證이 오래되면 반드시 陰을 상하여 虛熱로 轉化되는 점을 주의하여야 한다. 實火(熱)證은 다시 心火亢盛한 熱證인지, 肝火上炎한 熱證인지, 熱動肝風한 熱證인지, 裏熱實證인지, 또는 上熱下寒證인지 등을, 虛火(熱)證은 "陰虛則熱"의 병리가 기본으로 陰虛內熱, 陰虛火旺의 경우가 주로 해당되나, 陰虛

陽亢, 陰虛肝旺(肝陽上亢) 등 陰虛로 인한 病證도 세심히 살펴 치료하여야 한다.

• 火熱證의 辨證기본

1. 舌診: 舌質은 乾하며 紅하고, 혹은 紅絳하다. 苔는 黃 또는 黃乾하고, 혹은 黑乾하다.
2. 脈診: 數大有力하고, 혹은 弦數하거나, 혹은 滑數, 혹은 洪數 등 數脈이다.
3. 頭部: 頭痛 眩暈이 있다.
4. 面目色: 面紅目赤하다.
5. 口脣咽喉: 口乾 咽乾 口渴 口苦하고 혹은 氣促口臭하며 혹은 口脣乾紅하다.
6. 흉부: 煩燥 胸悶 心煩(胸中煩熱)하며 혹은 喘急하다.
7. 手足: 관절부의 灼熱感있는 통증이 있다.
8. 피부: 혹 發疹이 있다.
9. 大便: 便秘가 있고 혹은 後重感, 혹은 냄새가 심하다.
10. 小便: 黃赤而少하고, 혹은 黃하거나, 혹은 濁하며, 혹은 배뇨시 灼熱感있는 통증이 있다.
11. 睡眠: 혹 不眠이 있다.
12. 喜冷熱飮: 喜冷飮한다.
13. 땀(汗出): 汗多하다.
14. 가래(痰): 黃痰 혹은 粘稠痰이며, 냄새가 심하다.
15. 발열여부: 發熱이 있다.
16. 정신상태: 精神昏迷하거나 혹은 譫語, 혹은 쉽게 興奮한다.
17. 기타 신체상태: 혹 嘔血하거나 聲高氣粗하다.

- 임상보고에서 중풍환자의 6가지 辨證중에 火熱證이 30.6%로 가장 많이, 그리고 체질에 따른 辨證분포에서도 태음인과 소양인에서 火熱證이 210명중 83명(39.6%)으로 가장 많이 나타났다. 뿐만 아니라 이 火熱證은 중풍의 발병초기를 비롯해 전 기간에 걸쳐 가장 많이 나타나고, 체질과도 밀접한 상관관계가 있음을 알 수 있다.

② 濕痰形의 濕痰證

• 개요

濕의 성질은 重着하여 濕邪가 있으면 肢體가 困重하고 頭重昏沈하며, 또한 粘滯하니 濕이 쌓여 痰이 되면 痰多粘膩하며, 쉽게 氣機를 阻滯하고 陽氣를 상하게 한다. 또한 濕과 脾는 밀접한 관련이 있으니, 水濕의 邪는 脾陽을 가장 쉽게 손상시켜 水濕의 운화기능에 장애를 일으켜 水濕困脾하게 되며, 그리고 脾虛 또는 脾實등 脾의 기능이 실조되면 痰濁을 內生케 한다. 또한 濕과 痰의 관계는 "聚濕爲水하고 積水成飮하며 飮凝成痰이라" 결국 濕이 쌓이고 변화하여 痰이 되며, 濕과 痰은 同源으로 밀접한 관련이 있다. 丹溪가 말한 濕生痰 痰生熱 熱生風의 경우도 濕에서

痰이 생성되는 병리 변화를 말한 것이지만, 나아가 痰이 盛한데에 濕象을 겸하는 경우도 또한 濕痰 또는 痰濕이라 한다. 다시 말해 痰은 痰飮이며 신체의 수액대사 장애로 생긴 병리적 산물로 有形의 痰飮과 無形의 痰飮이 있다. 有形의 痰飮은 기관지에서 배출된 粘稠汚濁한 분비물인 痰濁을 말하며, 無形의 痰飮은 痰濁외에 체내에 留滯된 水濕으로 말미암아 凝聚된 痰液水邪, 그리고 임상에서 頭目眩暈하고 惡心嘔吐하며 心悸氣短하고 神昏 혹은 癲狂하는 등 증상만 나타나고 그 形은 볼 수 없는 痰飮病證을 말한다. 痰飮의 성질은 聚散不定하고 流動不居하여 전신을 돌아다니며 발병하는 특성이 있다. 이 痰飮은 체내 진액대사의 이상으로 생기는 데, 肺 脾 腎의 氣化기능장애 또는 三焦水道가 通調되지 못하므로 진액의 敷布나 배설이 제대로 이뤄지지 않아 水濕이 停聚하여 생성되는 것이다. 痰飮은 外感六淫이나 飮食傷, 七情內傷등이 원인이나, 만약에 평소에 肥胖陽虛하거나, 또는 오랫동안 酒肉肥甘 등 生濕하는 음식을 즐기면 聚濕하여 痰飮을 생성하게 된다. 痰飮은 기혈의 운행, 氣機의 승강출입, 수액대사 등을 阻滯하고, 神明을 쉽게 蒙蔽하는 작용을 한다. 즉 痰濁이 上擾하면 淸竅를 蒙蔽하여 頭昏目眩하며 정신이 부진하고, 痰迷心竅하면 神昏譫妄하거나 혹은 癲 狂 癎 등의 병증이 나타나기도 한다.

한편, 丹溪가 언급한 濕生痰 痰生熱 熱生風은 동남방 지역의 多濕한 기후적인 특성인 外(中)濕만을 거론했지만, 중풍원인적인 인자로서는 신체내의 內(中)濕이 더 주요한 要因이다. 이 內(中)濕은 脾의 運化기능과 津液輸布기능의 감퇴로 수곡진액대사가 실조되어 水濕痰濁이 停滯된 것으로 이를 濕濁內生이라 하며 크게 脾虛生痰하는 경우와 脾實濕多로 肥濕生痰하는 경우, 그리고 內濕素盛한 사람의 경우가 있다.

脾虛生痰은 평소에 飢飽失宜하거나 혹은 勞倦內傷으로 脾胃가 損傷되면 脾失健運하여 聚濕生痰하는 것이고, 脾實濕多는 肥濕盛之人으로 평소에 膏粱厚味를 즐기고 嗜酒肥甘하면 脾失健運하여 肥胖濕多하게되어 生痰하는, 즉 肥濕生痰하는 경우이다. 이후의 병리변화는 痰鬱化熱하여 阻滯經絡하고 蒙蔽淸竅하여 갑자기 昏仆하고 喎僻不遂하는 중풍이 발병되기도 하는 것이다. 따라서 濕痰으로 인한 중풍은 먼저 脾虛生痰한 경우와 脾實濕多하여 肥濕生痰한 경우를 辨證한 후, 다시 痰이 風, 熱, 濕을 끼고 나타난 경우, 그리고 드물게 肝陽素旺하여 橫逆犯胃하면 脾運失司하여 內生痰濁한 경우, 혹은 肝火內熾로 煉液成痰하여 以致肝風挾雜痰火하는 경우 등을 고려하여야 한다.

- 濕痰證의 辨證기본
  1. 舌診: 舌体가 胖大하고 齒痕이 많다. 舌質은 胖嫩하고, 舌苔는 膩하거나 水滑하다. 혹은 厚膩하다.
  2. 脈診: 滑하거나 濡하다.
  3. 頭部: 頭目眩暈하거나 頭不淸而重하다.
  4. 面目: 面目이 熏黃하다. 표정이 淡漠하고 혹은 寡言少語한다.
  5. 口脣咽喉

6. 흉복부: 胸悶하거나 胸腹痞滿하거나 腹脹하거나 心悸氣短하다.
7. 수족: 四肢困倦하거나 혹은 足不收行하며 脚下疼痛하거나, 四肢不擧하거나 혹은 四肢怠惰하다.
8. 식욕: (惡心嘔吐하고) 善飢하며 食則腹脹하고 身重하다.
9. 大便: 溏稀 혹은 便秘
10. 小便: 小便不利하다.
11. 睡眠: 欲眠 嗜臥한다.
12. 喜冷熱飲: 渴하나 不欲飮水한다.
13. 땀(汗出)
14. 가래(痰): 喀痰 혹은 嘔吐痰涎한다. 痰多하며, 粘하거나 혹은 쉽게 咳出한다. 혹은 粘涎多하거나, 혹은 流涎하거나, 혹은 鼻鼾痰聲한다.
15. 발열여부
16. 정신상태: 혹은 精神不淸하고, 혹은 欲眠하고, 혹은 神昏하거나, 혹은 癲狂한다. 精神이 呆滯하거나, 혹은 반응이 遲鈍하다
17. 기타 신체상태: 全身沈重(頭身困重)하고 乏力하며, 身重하고 疲困하며, 肥滿하고 잘 붓는다(水腫).

-임상보고에서 전체 중풍환자 601명중에 발병일로부터 4~10일 사이에 많이 나타난 증후는 火熱證 痰證 氣虛證의 순이었다. 痰證은 발병 3일내에는 13.2%, 4~10일 사이에는 23.2%로 증가하여 역시 火熱證다음으로 많았다. 痰은 濕에서 생기고, 濕痰은 주로 濕痰形에서 유래한다. 濕痰形은 대체로 비만한 경우가 많다. 따라서 평소 비만으로 肥濕하면 生痰하여 중풍이 발병(肥人多中風)될 수 있음을 주의해야 한다.

③ **氣虛形의 氣虛證**

• 개요

東垣은 사람이 40세 즈음하면 元氣가 衰해지는 데, 이 때에 憂, 喜, 憤怒하게되면 쇠약해진 氣가 傷하게되어 중풍이 발병되는 것이라 하여 氣衰로 인한 氣虛를 중풍발병의 주요 원인으로 제시하였다. 氣虛는 일반적으로 元氣虛損 및 면역력저하 상태를 말하고, 氣虛證이란 장부기능의 쇠퇴로 元氣가 虛해져서 나타나는 證候를 말한다. 대부분 오래된 병이나 飮食失調, 또는 年老体弱한 것이 원인이다. 그런데 先天元氣의 근본은 腎이고, 後天宗氣는 脾肺에 근원하기 때문에 氣虛證은 주로 脾 肺 腎의 장부기능쇠퇴와 관련이 깊다. 따라서 임상에서는 전신적인 氣虛의 바탕위에 각 장부별 氣虛의 특징－肺主氣, 心主血脈·藏神, 脾胃의 運化·中氣下陷·統攝, 腎藏精·生髓·氣化기능－의 쇠퇴를 판별하여야 한다. 즉 面色이 晄白하고 전신이 疲乏無力하며 정신이 不振하고 호흡이 短淺하며 懶言怕動하고 語音이 低微하며 自汗하고 설질은 淡하거나 혹은

胖하며, 맥은 細而無力한 氣虛의 공통증상에 특히 肺氣虛(呼吸短促 咳嗽 痰多 등…), 心氣虛(氣短 心悸怔忡 心神不寧 結代脈 등…), 脾胃氣虛(面色萎黃 식욕감퇴 소화불량 食則脘腹脹悶 四肢倦怠 대변 溏薄등…), 腎氣虛(頭昏 目眩 耳鳴 耳聾 腰膝痠軟 遺尿 성기능 감퇴 등…) 그리고 衛氣虛(自汗 怕風 易于感冒 등…)의 증상, 즉 각 장부의 생리기능과 관련된 특징적인 증상이 복합 된 것을 살펴보아 氣虛主臟腑를 감별하여 변증시치하여야 한다.

그러나 임상에서는 주로 脾의 쇠약에 의한 氣虛와 腎의 쇠약에 의한 氣虛로 대별하고, 부차적으로 심·폐 등 기타 장기의 氣虛 상태를 고려하여 변증시치함이 간명하고 실용적이다.

여기서는 脾의 쇠약에 의한 氣虛를 위주하고, 腎의 쇠약에 의한 氣虛는 陰虛證에서 다루기로 한다.

• 氣虛證의 辨證기본

1. 舌診: 舌胖大하고, 齒痕이 많다. 혹은 舌痿하다. 舌質은 舌淡한데 淡白하거나 淡紅하고, 苔는 적으며, 엷은 黃色 혹은 白色이다.
2. 脈診: 沈細, 또는 遲緩, 또는 脈虛 또는 沈無力, 또는 細而無力 등 맥이 약하다.
3. 頭部: 隱隱頭痛 眩暈 頭昏한다.
4. 面目色: 面晄白하거나, 혹은 蒼白하거나, 혹은 萎黃하다. 혹은 目睆睆하고 目眩하며 耳鳴 혹은 耳聾이 있다.
5. 口脣咽喉
6. 흉부: 心悸(怔忡)하고, 호흡이 短淺하다.
7. 수족: 四肢倦怠하고, 手足冷하다.
8. 식욕: 食慾低下하고 納少하며 食則肚子脹하고 消化不良경향이다.
9. 大便: 溏稀하거나 혹은 初硬後溏하다. 혹은 遺屎 등 설사경향이다.
10. 小便: 遺尿 失禁하거나 혹은 小便淸長하다.
11. 睡眠: 不眠
12. 喜冷熱飮
13. 땀(汗出): 自汗
14. 가래(痰): 묽은 痰이 있다.
15. 발열여부
16. 정신상태: 精神疲憊하고 意慾喪失한다.
17. 기타 신체상태: 神疲乏力하다. 몸이 나른하고 기력이 없다. 쉽게 피로하다. 呼吸氣가 不足하고, 눈빛과 목소리, 기침소리도 힘이 없다(少氣懶言하고 語聲低微하며 혹은 咳聲無力). 낮에 졸린다. 肢體倦怠하고 嗜臥한다. 잘 놀란다. 평소 감기에 잘 걸린다. 腹部가 연약무력(복력이 약)하다. 小腹不仁(하복벽의 긴장저하), 胃下垂 腎下垂같이 內臟이 下垂되거나, 陰挺 또는 脫肛이 나타난다.

- 氣虛는 중풍발병의 주원인으로 거론되며, 임상보고에서 氣虛證은 발병초기 3일 이내에는 11.4% 정도지만, 31일 이후에는 28.8%로 다른 변증군에 비해 가장 많은 비율을 나타내고 있다. 소음인의 경우에도 발병 초중기에는 風證 痰證 火熱證 등 다양하게 보이나, 특히 31일 이후에는 氣虛證이 다른 체질보다 많이 나타나고 있다.

(2) 副病證의 개요 및 辨證기본

① 풍증(風證)

• 개요

風證은 風淫, 즉 外風邪와 內風邪가 원인이 되어 나타나는 證候를 말한다. 外風邪로 인한 風證은 頭痛, 身痛하고 筋肉關節痛이 上下左右로 痛處無定하거나 혹은 發熱惡風하고 鼻塞流涕하며 咳嗽咽痛한다. 舌脈은 一定하지 않으니 寒邪와 合하면 舌淡하고 脈은 緊하거나 혹 遲하고, 熱邪와 合하면 舌紅하고 脈은 數하거나 혹은 洪하다.

風邪의 성질 및 발병특징을 보면, 첫째; 風邪는 陽邪로서 그 성질이 輕揚開泄하여 인체의 陽位(上部 表部 肺部)를 쉽게 침범하며(傷於風者 上先受之, 犯賊風虛邪者 陽受之), 둘째; 風의 성질은 善行數變하고 主動하며(風勝則動…), 셋째; 風은 百病之始也로 다른 邪氣와 쉽게 兼邪하고(風寒 風濕 風熱…), 넷째; 風과 肝은 상응하는 특징이 있다. 따라서 風邪에 感受되면 쉽게 肝氣偏盛을 일으켜 某種의 병변을 일으킨다(風氣通於肝, 風氣大來木之勝也 土濕受邪 脾病生焉…).

또한 肝氣는 易逆하고 肝陽은 易亢하므로 肝臟의 병변은 쉽게 亢逆動風의 病症을 나타낸다. 따라서 內風의 병리변화는 肝과 관련이 밀접하다.

만약에 頭暈目眩하며 口眼喎斜하고 牙關緊急하며 角弓反張하거나 抽搐 振顫하는 등의 증상이 나타나면 動風되었다하는데, 動風은 風氣內動으로 인체의 陽氣가 亢逆되어 나타난 병리상태로 肝과 밀접한 관련이 있는 것이다. "風氣內動"은 陽熱亢盛이나 陰虛不能制陽 등으로 陽昇無制하여 亢逆而動하면 動搖 抽搐 振顫 등의 증상이 나타나는 것으로, 葉天士가 제시한 "內風乃身中陽氣之變動"이 바로 이것이다. 이 風氣內動은 肝陽의 易亢하며 易動하는 성질이나, 肝의 藏血, 主筋, 開竅于目하는 肝기능의 실조와 밀접한 관련이 있기 때문에 실제로는 肝風內動이다. 중풍을 風病이라 하는 것은 이와 같은 風氣의 특성인 激蕩 游走 急驟 多變하는 성질을 취택하여 명명한 것이다.

內風邪로 인한 (內)風證은 바로 肝風內動으로 인하여 頭目眩暈하고 四肢를 抽搐强直하거나, 혹은 두 눈을 위로 치뜨며, 口眼喎斜와 半身不遂, 혹은 四肢麻痺가 나타나기도 하며, 혹은 手足痙攣이나 振顫, 혹은 전신 근육과 눈주위 근육(眼瞼)이 瞤動하고 手足이 蠕動하는 등의 증이 나타나는 것이다.

이같은 內風證은 肝風內動하게 되는 肝陽(上亢)化風 熱極生風 血虛生風의 경우를 辨證하여 치료하여야 한다.

• 風證의 辨證기본

風證은 善行數變하며 전신의 痙攣이나 强直, 또는 수족이나 혀의 振顫 등의 증상이 특징이다.

1. 舌診
2. 脈診
3. 頭部: 頭目眩暈, 眩暈欲仆하고 頭痛 혹은 頭痛如掣하며, 頸項이 强急하고 抽搐한다.
4. 面目色: 혹 두 눈을 위로 치뜨거나, 눈이 한쪽으로 쏠려 깜박이지 않거나, 눈동자가 왔다 갔다 한다.
5. 口脣咽喉: 口噤不開한다.
6. 흉부
7. 手足: 兩手握固한다. 手足痙攣이나 振顫, 혹은 手足이 蠕動, 혹은 肢麻蠕動, 혹은 수족이 瘓瘲하고, 심하면 수족이 拘攣不伸, 혹은 四肢 抽搐强直한다.
8. 피부
9. 大便
10. 小便
11. 睡眠
12. 喜冷熱飮
13. 땀(汗出)
14. 가래(痰)
15. 발열여부
16. 정신상태
17. 기타 신체상태: 두 눈을 위로 치뜨고, 눈주위 근육(眼瞼)과 전신 근육이 瞤動한다. 두 눈이 上竄하며 角弓反張한다. 肢體가 拘急하고, 麻木不仁하거나 筋脈이 躁動한다.

- 風證을 副病證으로 한 것은 風證의 주요결정요인이 증상의 신속하고도 다양한 변화이기 때문이다. 발병기간에 따른 변증의 분포에서 風證은 발병초기에 가장 많은 비율(36.0%)을 보인반면 3일이 지나면 급속히 감소(6.7%)하였다. 중풍이 발병되며 갑작스런 의식장애, 반신마비 등 급변한 증상이 나타나는 것은 중풍 병리변화의 특징이다. 이는 중풍의 발병 특성상 초기의 어떤 변증군에서도 나타나는 일반적인 특징이기 때문에 風證을 단독 辨證群으로 하기보다는 중풍의 겸임증후로 수용하여 그에 상응한 對證치료를 하는 것이 효율적이라고 생각된다.

② 혈어증(血瘀證)

• 개요

瘀血은 생리적 기능을 상실한 혈액이 凝聚하여 생성된 병리적 산물인 동시에 혈액의 유속저하, 울체, 흐름의 중단 등 혈의 흐름에 장애가 일어난 병태, 그리고 혈관 밖으로 누출되어 혈의 기능을 수행할 수 없는 혈(뇌출혈, 복강내 출혈, 피하 출혈 등…) 등을 말한다. 최근 연구에서는 주로 혈액순환장애 특히 미세순환장애로 일어나는 허혈 울혈 출혈 혈전형성 등의 병리변화를 일으키는 주요원인으로 보고 되고 있다.

어혈은 주로 氣虛(則血行遲滯故), 氣滯(則血凝故), 血寒(則血凝故) 및 情志內傷(則氣機鬱滯故)이나 飮食起居失宜(則血瘀故) 등의 원인에 의해 혈액순환이 순조롭지 못해 凝滯鬱積하거나, 혹은 血熱 外傷 出血 및 기타 원인으로 제 때에 消散 혹은 배출되지 못하여 형성된다. 어혈은 일단 형성되면 다시 발병인자로 작용하여 계속해서 氣機를 阻滯하고 기혈의 운행에 영향을 미쳐 장부기능을 실조케 하는 악순환이 계속된다. 따라서 어혈은 일종의 중요한 발병인자에 속한다. 어혈은 색이 紫黑이고 비교적 강한 응고성과 취집성이 있으며, 발병하면 부위가 固定不移하고 기혈순환을 阻滯한다. 어혈병증은 다양하지만 晝輕夜重한 고정성 疼痛, 固定不移한 腫塊, 紫暗한 血色의 出血, 口脣 面部 爪甲青紫 舌質紫 등 紫紺과 肌膚甲錯, 그리고 맥은 細澁하거나 結代脈이 특징이고, 이 밖에도 面色黎黑 皮膚紫癜 善忘 狂躁 昏迷와 같은 정신신경증상도 비교적 자주 나타난다.

또한 瘀阻된 부위에 따른 어혈병증 또한 다양하니, 心에 瘀阻하면 胸悶心痛 口脣青紫하고, 瘀血이 攻心하면 神明不守하여 發狂하며, 肺에 瘀阻하면 胸痛咳血하고, 胃腸에 瘀阻하면 嘔血, 便血하고, 肝에 瘀阻하면 脇痛痞塊하고, 胞宮에 瘀阻하면 少腹疼痛 월경불순 痛經 經閉 經色紫黑成塊 혹은 崩漏 등이, 肢體末端에 瘀阻하면 脫骨疽가, 肢體局部肌膚에 瘀阻하면 局部腫痛青紫 등 증이 나타난다.

• 血瘀證의 辨證기본

1. 舌診: 舌質은 青紫하거나 혹 紫暗하고 舌邊과 尖部에 瘀血斑點이나 斑塊가 있다.
2. 脈診: 脈은 沈細澁하거나 結代脈이 나타난다.
3. 頭部: 頭刺痛
4. 面目色: 面色이 晦暗하거나 혹은 眼輪部에 紫黑색소가 침착한다.
5. 口脣咽喉: 口唇이 青紫 또는 暗赤化하거나 혹은 잇몸(齒肉)이 暗赤化한다.
6. 胸腹部: 胸悶心痛하고, 少腹疼痛하거나, 腹珍상에서 臍傍(좌・우・중앙부) 季肋部・回盲部・S字狀 結腸部 등에 압통이나 저항이 있다.
7. 手足: 혹은 肢體麻木하고 痙攣하며 肢端이 冷해지는 등의 이상감각이 나타난다.
8. 피부: 皮膚甲錯(피부가 거칠고 까실하게 균열이 일어난 상태)나 혹은 手掌紅斑이 나타난다. 爪甲이 青紫色이며, 피하출혈이나 細絡(모세혈관망이나 거미혈관망)이 잘 나타난다.
9. 大便
10. 小便
11. 睡眠

12. 喜冷熱飮: 口乾하여 欲漱水하나 不欲咽한다.
13. 땀(汗出)
14. 가래(痰)
15. 발열여부
16. 정신상태
17. 기타 신체상태: 頭痛 脇痛 四肢痛 등 身體의 일부가 腫脹刺痛하는데 痛處가 一定한 固定痛으로 晝輕夜重한다. 치질이 있고, 여자에서는 월경장애가 있다. 혹 發狂하기도 한다. 또한 爪甲靑紫하며 高粘度血症이 있다.

- 임상보고에서 血瘀證은 중풍 전 기간(발병일~31일 이후까지)에 걸쳐 고루 나타나고 있다.

血瘀證을 副病證으로 한 것은 瘀血이란 혈액의 유속저하, 울체, 흐름의 막힘 또는 혈관 밖으로 누출되어 혈액 및 그로 인해 나타난 병증을 말한다. 이와 같은 어혈은 病證으로서보다는 원인적인 요인으로서 비중이 크기 때문에 血瘀證으로 단독 변증시치하기 보다는 主辨證에 兼證으로 보는 것이 효율적이라고 생각된다.

③ 음허증(**陰虛證 ; 陰虛陽亢證, 虛熱證, 腎氣虛證** 등)

• 개요

陰虛는 신체의 精 血 津液 등의 물질이 소모된 상태를 말하며, 이렇게 精 血 津液 등 陰液이 부족해지면 制陽하지 못하므로 陽이 상대적으로 亢盛해져서 나타나는 機能虛性 병리상태를 말한다. 陰虛하면 신체가 瘦弱하고 口唇色이 붉으며 오후潮熱하고 五心煩熱하며 骨蒸盜汗하고 顴紅하며 心煩失眠하고 頭暈目眩하며 耳鳴하고 咽乾口燥하며 舌은 紅하고 苔가 적거나 혹은 광택이 나고 苔가 벗겨져 없으며 脈은 細數하다. 陰虛의 병기특징은 陰液不足과 滋養 寧靜기능의 저하, 그리고 陽亢으로 인한 虛熱證이다. 陰虛의 발생은 주로 熱病의 邪熱이 熾盛하여 傷陰하거나, 五志過極으로 化火하여 傷陰하거나, 久病으로 耗陰하는 등으로 陰液이 灼傷되어 나타나며, 陰虛한 體質的 소인에 의하기도 한다. 陰虛병변은 五臟에 모두 발생할 수 있으나, 통상 肺 肝 腎의 陰虛가 주가 되며, 결국에는 肺腎이나 肝腎으로 귀결되므로 임상에서는 肺腎과 肝腎의 陰虛증후가 많이 나타난다. 하지만 결국 腎陰이 諸臟陰液의 근본이므로 陰虛병변에서는 腎陰부족이 가장 관건이 된다.

虛熱證은 虛火(熱)로 인한 火熱證을 말하는 데, 이는 陰虛로 인한 病證의 하나로, 내경에서 "陰虛則熱"의 병리변화로 나타난 것이다. 다시 말해 虛熱證은 陰液의 부족으로 陽氣를 제어하지 못하여 陽氣가 홀로 亢盛해져서 陰虛內熱이나 陰虛火旺의 병리로 발전되어 나타나는 熱을 말한다.

만약에 五心煩熱하며 骨蒸潮熱하고 消瘦하며 盜汗하고 口乾하며 舌紅하고 脈細數하는 등 증이 나타나면 陰虛內熱이요, 만약에 潮熱盜汗하며 五心煩熱하고 顴紅昇火하며 咳血하거나 혹은 痰中帶血하고 消瘦하며 失眠 등이 나타나면 陰虛火旺이다. 일반적으로 陰虛內熱은 전신적인 기능허성항진의 虛熱증상이고, 陰虛火旺은 火熱이 인체의 일부분에 집중되는 특징이 있어 牙痛 咽痛 骨蒸 昇火顴紅 등의 증상이 나타나는데, 虛火가 上炎한 때문이다. 만약에 眩暈耳鳴하고 腰膝痠軟하며 失眠多夢하고 혹은 遺精하며 性慾은 亢進하고 舌紅하며 脈數한 등 증이 나타나면 陰虛陽亢이요, 만약에 肝腎陰虛로 肝陽을 制約하지 못하여 위로 亢逆하거나, 또는 勞心焦思나 鬱怒등으로 氣機가 鬱結되어 化火하므로서 陰血을 虧耗하여 陰이 陽을 制約하지 못하게 되면, 眩暈耳鳴하고 頭痛目脹하며 面紅目赤하고 急躁易怒하며 失眠多夢하고 健忘心悸하며 腰痠膝軟한다. 舌質은 紅絳하며 脈이 弦細數하면 肝陽上亢이다. 이는 本病이 陰虛이고, 標病은 陽亢이므로 陰虛陽亢 또는 陰虛肝旺이라고도 하는 데, 이것이 바로 內風證인 肝風內動證이다.

임상에서는 陰虛로 인한 陰虛陽亢, 肝陽上亢 및 陰虛內熱이나 陰虛火旺에서 나타나는 虛熱證 등의 病證, 그리고 陰虛의 근본인 腎陰虛, 腎陽虛 등 腎氣虛 病證과의 관계도 잘 살펴야 한다. 腎陰은 腎水라고도 하며 身中陰液의 근본으로 신체와 臟腑를 자양하고 뇌수와 골격을 充養하며 陽火의 亢動을 억제하여 정상적인 생장발육과 생식 등의 기능을 유지하는 작용을 한다. 만약에 腎陰이 虛하면 신체와 臟腑가 자양을 잃고 精血과 骨髓가 부족해지며 命門火를 제어하지 못해 亢逆하여 病證이 나타난다. 腎陽은 命門火라고도 하며 身中陽氣의 근본으로 신체를 溫煦하고 수액을 蒸化하여 생식 발육 등을 촉진하는 작용을 한다. 만약에 腎陽이 虛하면 신체를 溫煦하고 氣化하지 못하여 畏寒肢冷하고 성기능쇠약 등 증이 나타난다.

• 陰虛證(虛熱證 등)의 辨證기본

1. 舌診: 舌質은 건조하며 紅하거나 또는 紅絳하며, 苔는 적거나 없고 윤기가 있다(光剝無苔, 或無苔而潤氣).
2. 脈診: 細數하거나 또는 沈無力하며 細數하다.
3. 頭部: 眩暈 혹은 頭痛, 혹은 脫毛 혹은 髮白하다.
4. 耳面目: 耳鳴 혹은 耳聾 眼花 오후兩顴紅赤(顴紅昇火), 혹은 面部燒熱, 혹은 兩目乾澁하다.
5. 口脣咽喉, 齒牙: 口乾 咽乾口燥 혹은 이가 흔들리거나 빠진다.
6. 흉부: 煩熱하고 氣短하며 心悸하고 心煩하다.
7. 手足: 혹은 手足掌(心)熱하다.
8. 피부
9. 大便: 혹은 便乾하다.
10. 小便: 혹은 尿少하고, 夜尿頻多하다.
11. 睡眠: 失眠多夢한다.
12. 喜冷熱飮: 喜冷飮이나 量少하다.
13. 땀(汗出): 盜汗이 있다.
14. 가래(痰): 痰少而粘하고 咳血하거나, 혹은 痰中帶血한다.

15. 발열여부: 骨蒸潮熱 또는 오후微熱이 있다.
16. 정신상태: 精神昏迷하거나, 또는 譫語하거나, 또는 쉽게 興奮한다.
17. 기타 신체상태: 신체가 瘦弱하고 乏力하며 혹은 遺精하며 혹은 性慾亢進하고 腰膝痠軟하며 腰痛한다.

- 임상보고에서 陰虛陽亢證은 발병 3일 이내에 5.2%이던 것이 시간이 경과함에 따라 점차 증가하여 31일 이후에는 15.1%로 크게 증가하였다.

이와 같이 陰虛病證은 陰虛陽亢, 肝陽上亢, 陰虛內熱, 陰虛火旺의 病證과 腎陰虛, 腎陽虛 등 腎氣虛의 病證 등을 포함한다. 이들 병증은 모두 陰虛로 인한 것이나 각각의 病證 차이를 살펴 변증치료하여야 한다. 陰虛病證은 특히 체질적으로 陽盛陰虛한 소양인에서 회복기 이후에 많이 나타날 수 있는 病證이다.

중풍변증진단은 임상에서 한 가지 타입의 전형적인 변증으로 나타나는 경우는 드물다. 대부분 둘 이상의 원인이 겹치는 경우가 많고, 나타나는 증상도 복합적이므로 辨證시에는 항상 이 점을 염두에 두어야 한다. 따라서 중풍변증은 복합된 병증에서 먼저 主辨證을 가려내는 것이 중요하다. 그런 다음 수반병증(부병증)의 유무 및 정도를 살펴 변증진단을 하여야 한다.

5) 中風病진단과 療效評定표준〈국가중의약관리국腦病急症協作組, 1996〉

중풍병은 氣血이 內虛한 상태에서 勞倦內傷하고 憂思惱怒하며, 膏粱厚味와 음주 흡연 등을 즐겨하면 臟腑陰陽이 조화를 잃게 되고 氣血逆亂이 일어나 뇌를 直沖하면 뇌맥이 막히거나 터져 발병되는 것이다. 크게 출혈성중풍과 허혈성 중풍으로 나눈다.

이 표준안은 1988~1991년까지 2,296명의 중풍환자를 분석하여 중풍병의 진단표준중에 病名 病類 證類 疾病分期 및 치료효과를 評定하는 표준을 정한 것이다. 病名은 中風病 또는 卒中으로, 病類는 輕型(中絡) 普通型(中經) 重型(中腑) 極重型(中臟)으로 중풍병의 輕重을, 證類는 證에 따른 7가지 분류를, 疾病分期는 급성기 회복기 후유증기를 나타낸다.

이 표준안은 중풍병진단 및 치료효과를 판정하는 데 적용한다.

(1) 중풍병 진단표준

① 병명진단 표준

- 主症－반신불수, 意識昏蒙, 언어건삽 혹은 不語, 偏身감각이상, 口舌歪斜 등
- 次症－두통, 현훈, 동공의 변화, 물마실 때 사레들림, 눈이 한쪽으로 쏠리고 깜박거리지 않는다. 共濟失調가 있다.
- 발병양식－급성발병하며, 발병 전에 많은 誘因이 있고, 항상 전조증상이 있다.

- 발병연령－대부분 40세 이상이다.

－主症 2개 이상, 또는 主症 1개 次症 2개와 발병양식, 유인, 전조증상, 연령 등을 결합해보고 확진할 수 있다. 이 조건이 구비되지 않았을 때는 영상검사결과를 보고 확진할 수 있다.

② **證類진단표준**

半身不遂와 口舌歪斜, 그리고 言語蹇澁 혹은 不語, 또는 감각둔마 내지는 消失등의 중풍기본 병증이 있고, 病因에 따라 나타나는 전신증상으로 辨證한다.

- 風痰火亢 : 頭暈目眩하며 돌연히 發病하여 心煩易怒하고 肢體强急하며 痰多而粘 하다. 舌質은 紅하고 苔는 黃膩하며, 脈은 弦滑하다.
- 風火上擾 : 병세가 돌변하여 의식이 昏迷하며 頸項强急하고 呼吸氣粗하며 便乾便秘하고 尿短赤하다. 舌質은 紅絳하고 舌苔는 黃而乾하며, 脈은 弦數하다.
- 痰熱腑實 : 頭痛目眩하며 喀痰 혹은 痰多하고 腹脹하며 便乾便秘하다. 舌質은 暗紅하고 苔는 黃膩하며, 脈은 弦滑한데 혹 偏癱側은 弦滑하며 大하다.
- 風痰瘀阻 : 頭暈目眩하고 痰多而粘하다. 舌質은 暗紅하고 舌苔는 薄白하거나 白膩하고, 脈은 弦滑하다.
- 痰濕蒙神 : 의식이 혼미하고 痰鳴이 있으며 二便自遺하고 전신이 濕冷하다. 舌質은 紫暗하고 苔는 白膩하며, 脈은 沈緩滑하다.
- 氣虛血瘀 : 面色晄白하고 氣短乏力하며 自汗出하다. 舌質은 暗淡하고 舌苔는 白膩한 데 혹齒痕이 있고, 脈은 沈細하다.
- 陰虛風動 : 眩暈耳鳴하고 手足心熱하며 咽乾口燥하다. 舌質은 紅瘦하고 舌苔는 少苔거나 苔가 없고, 脈은 弦細數하다.

(2) 中風病 療效評定표준

부록 참조

6) 中風病辨證診斷標準〈국가중의약관리국 腦病急症科硏組, 1994〉

중풍병은 졸연 昏仆하며 半身不遂하고 口舌歪斜하며 不語 혹은 言語蹇澁하고 偏身麻木하는 등 昏仆하며 喎僻不遂를 主症으로 하는 노년에 주로 발병되는 질환이다.

이 標準案은 3,000여 중풍환자의 症狀을 분석하여 중풍병 證候를 風證 火熱證 痰證 血瘀證 氣虛證 陰虛陽亢證의 6개의 기본 證候群으로 分類한 것이다.

(1) 풍증 風證

① 발병

(a) 48시간에 정점에 달한다(2점)
(b) 24시간에 정점에 달한다(4점)
(c) 병의 상태가 자주 바뀐다(6점)
(d) 발병즉시 정점에 달한다(8점)

② 신체

(a) 주먹을 꽉 쥐고 있으며 입을 꼭 다물어 벌려지지 않는다(3점)
(b) 온몸을 떤다(5점)
(c) 온몸이 경련을 일으켜 굴신하기 힘들거나 혹은 뒷목이 뻣뻣하다(7점)

③ 舌體

(a) 혀가 떨린다(5점)
(b) 혀가 비뚤어지고 떨린다(7점)

④ 눈동자

(a) 눈동자가 흔들거리거나 혹은 한쪽으로 치우쳐서 깜빡거리지 않는다(3점)
(b) 정상이다(0점)

⑤ 脈弦

(a) 그렇다(3점)
(b) 그렇지 않다(0점)

⑥ 頭痛眩暈

(a) 머리가 어지럽거나 혹은 조이는 것처럼 아프다(1점)
(b) 머리가 어지럽고 눈이 아찔하다(2점)

(2) 회열증 火熱證

① 舌質

(a) 혀가 진한 붉은색이다.(紅)(5점)
(b) 혀가 매우 붉어서 심홍색이다(紅絳)(6점)

② 舌苔

(a) 엷은 황색이다(2점)
(b) 두터운 황색이다(3점)
(c) 건조하다(4점)
(d) 건조하며 숯같은 검은 색이다(5점)

③ 大便

(a) 변이 딱딱하게 굳어서 보기 어렵다(2점)

(b) 변이 굳고 3일 동안 보지 못했다(3점)

(c) 변이 굳고 5일 동안 보지 못했다(4점)

④ 精神狀態

(a) 가슴이 답답하고 쉽게 화를 낸다(2점)

(b) 손발을 저으면서 불안해한다(3점)

(c) 정신이 혼미하고 헛소리를 한다(4점)

⑤ 얼굴 눈 호흡 냄새

(a) 목소리가 높고 숨이 거칠거나 혹은 입술이 마르고 붉다(2점)

(b) 얼굴이 붉고 눈이 충혈되거나 혹은 숨이 가쁘고 입에서 냄새가 난다(3점)

⑥ 發熱

(a) 있다(3점)

(b) 없다(0점)

⑦ 맥상

數大有力하거나 혹은 弦數하거나 滑數하다(2점)

⑧ 입안의 느낌

(a) 입이 쓰고 목구멍이 건조하다(1점)

(b) 목이 말라서 찬 것 마시기를 좋아한다(2점)

⑨ 소변양이 적고 색이 붉다

(a) 그렇다(1점)

(b) 그렇지 않다(0점)

(3) 담증 痰證

① 痰

(a) 입에 끈적한 침이 많다(2점)

(b) 가래를 뱉거나 혹은 침을 토한다(4점)

(c) 담이 많고 끈적하다(6점)

(d) 코고는 소리가 나고 담 끓는 소리가 난다(8점)

② 舌苔

(a) 膩하거나 水滑하다(6점)

(b) 厚膩하다(8점)

③ **舌體**

(a) 胖大(4점)

(b) 胖大하고 齒痕이 많다(6점)

④ **정신상태**

(a) 무표정하거나 혹은 말이 없다(2점)

(b) 정신상태가 맑지 못하거나 혹은 반응이 느리거나 혹은 잠자기를 좋아한다(3점)

⑤ **脈象**

滑하거나 濡하다(3점)

⑥ **머리가 몽롱(昏沈)하다**

(a) 있다(1점)

(b) 없다(0점)

⑦ **몸이 부어오른 것처럼 비대하다(매우 뚱뚱하다)**

(a) 그렇다(1점)

(b) 그렇지 않다(0점)

(4) 혈어증 血瘀證

① **舌質**

(a) 혀밑의 정맥이 어혈로 노창되어 青紫色이다(4점)

(b) 혀가 자주색으로 어둡다(5점)

(c) 어혈로 인한 점들이 있다(6점)

(d) 어혈로 인한 반점이 있다(8점)

(e) 혀가 青磁色이다(9점)

② **頭痛**

(a) 두통이 있고 아픈 곳이 움직이지 않는다(5점)

(b) 두통이 바늘이 찌르는 듯하거나 혹은 터지는 듯하다(7점)

③ **신체**

(a) 사지가 아픈데 통처가 움직이지 않는다(5점)

(b) 손톱이 青紫色이다(6점)

④ **顔色**

(a) 안검 밑이 青黑色이다(2점)

(b) 입술이 어두운 紫色이다(3점)

(c) 입술이 어두운 紫色이며 안색이 어둡고 검다(5점)

⑤ **脈象**

(a) 沈弦細(1점)

(b) 沈弦遲(2점)

(c) 澁하거나 혹은 結代(3점)

*부가점수-고점도 혈증(5점)

(5) 기허증 氣虛證

① **舌質과 舌體**

(a) 舌淡(3점)

(b) 舌胖大(4점)

(c) 胖大하며 가장자리에 齒痕이 많거나 혹은 舌痿(5점)

② **신체와 목소리**

(a) 정신이 피곤하고 힘이 없거나 혹은 몸에 힘이 빠지고 말하기 힘이 든다(1점)

(b) 말하는 목소리가 낮고 겁이 많거나 혹은 기침하는 목소리가 힘이 없다(2점)

(c) 피곤하고 권태로우며 누워있기를 좋아한다(3점)

(d) 코고는 소리가 가늘고 미미하다(4점)

③ **땀**

(a) 약간만 움직이면 땀이 난다(2점)

(b) 가만히 있어도 땀이 난다(3점)

(c) 식은 땀이 그치지 않는다(4점)

④ **대변과 소변**

(a) 대변이 묽거나 또는 처음에는 굳지만 후에 묽은 변이 나온다(1점)

(b) 소변을 저절로 흘린다(2점)

(c) 대소변을 저절로 흘린다(4점)

⑤ **신체**

(a) 손발이 붓는다(2점)

(b) 신체가 마비되고 부드럽다(3점)

(c) 손이 떨리고 손발이 차다(4점)

⑥ **가슴 두근거림**

(a) 활동이 비교적 많을 때 가슴이 두근거린다(1점)

(b) 가벼운 활동을 하면 곧 가슴이 두근거린다(2점)

(c) 가만히 있을 때에도 항상 가슴이 두근거린다(3점)

⑦ **顔色**

(a) 얼굴이 희다(1점)

(b) 얼굴이 희고 안색이 뜬 것 같다(3점)

⑧ **脈象**

(a) 沈細하거나 또는 遲緩하거나 또는 맥이 虛하다(1점)

(b) 結代(2점)

(c) 맥이 微하다(3점)

(6) 음허양항증 陰虛陽亢證

① **舌質과 舌體**

(a) 설체가 여위었다(3점)

(b) 여위었고 붉다(4점)

(c) 여위었고 붉으며 건조하다(7점)

(d) 여위었고 붉으며 건조하고 많이 갈라져 있다(9점)

② **舌苔**

(a) 苔가 적거나 혹은 벗어지고 떨어진다(5점)

(b) 光澤이 나며 붉고 태가 없다(7점)

③ **정신상태**

(a) 가슴이 답답하고 쉽게 화를 낸다(1점)

(b) 가슴이 답답하여 잠을 이루지 못한다(2점)

(c) 손발을 저으면서 불안해한다(3점)

④ **熱象**

오후에 광대뼈부위가 붉어지거나 또는 얼굴이 달아오르고 또는 손발바닥에 열이 난다(2점)

⑤ **머리가 어지럽고 눈이 아찔하다**

(a) 있다(2점)

(b) 없다(0점)

⑥ **盜汗**

(a) 있다(2점)

(b) 없다(0점)

⑦ **귀에서 소리가 난다**

(a) 있다(2점)

(b) 없다(0점)

⑧ 건조

목이 건조하고 입이 마르거나 또는 눈이 건조하고 뻑뻑하거나 변이 굳고 소변양이 적다(2점)

⑨ 脈象

弦細 혹은 細數(1점)

- 이 변증진단표준은 각 분류당 최고점을 30점으로 한다.
- 6 분류 중에 가장 높은 점수가 나온 것을 그 환자의 病證으로 한다.
  (>7:해당증후진단 가능함, 7~14:輕度(mild), 15~22:中度(moderate), 23<:重度(severe))

이 診斷標準은 각 病證에 따른 설문항목 점수가 제일 높은 것을 그 환자의 증후로 규정하는 분류이다. 이는 기존의 "中風病中醫診斷療效評定標準"을 실제 임상에 적용했을 때의 문제점인 객관타당성 부족을 보완하여 각 病證의 증상 항목에 점수를 부여하는 방식으로 변증의 객관성을 확보하려 시도하였으나, 역시 다소의 문제점이 있다.

- 각 證候群(病證)에서의 각 증상항목 점수부여시의 객관성 있는 기준유무?
- 證候群(病證)중에서 비슷한 점수를 보일 때 변증판정이 모호?
- 2~3개의 證候群(病證)이 복합되는 경우에 主證候群의 판정기준?

7) 중풍병 중의진단, 療效評定표준

<1986년 중화 전국중의학회 내과학회제정, 위생부 중의급증 중풍병 협작조 수정>

진단근거로 半身不遂하고 口舌歪斜하며 舌强語蹇하고 偏身麻木하며, 심하면 嗜眠 반혼수 혼수 등 의식장애가 나타나는지, 또한 갑자기 발병되었는지 아니면 점차 진행되었는지, 그리고 頭暈 두통 肢體麻木 등 전조증상이 있었는지 등이다.

(1) 證候분류

① 중경락(中經絡)

半身不遂하고 口舌歪斜하며 言語蹇澁하고 혹 遍身麻木하고 眩暈頭痛 등 증이 나타나나 의식장애는 없다.

- 간양폭항, 풍화상요(肝陽暴亢, 風火上擾)

半身不遂하고 口舌歪斜하며 舌强하여 言語蹇澁하거나 혹 不語하고 遍身麻木하며 眩暈頭痛하고 面紅目赤하며 口苦咽乾하고 心煩易怒하며 尿赤便乾 등의 證이 나타난다. 舌質은 紅하거나 紅絳하며 舌苔는 薄黃하고, 脈은 弦하고 有力하다.

• 풍담어혈, 비저맥락(風痰瘀血, 痺阻脈絡)

半身不遂하고 口舌歪斜하며 舌强하여 言語蹇澁하거나 혹은 不語하고 遍身麻木하며 痰多하고 頭暈目眩등의 證이 나타난다. 舌質은 黯淡하며 舌苔는 薄白하거나 白膩하고 脈은 弦滑하다.

• 담열부실, 풍담상요(痰熱腑實, 風痰上擾)

半身不遂하고 口舌歪斜하며 舌强하여 言語蹇澁하거나 혹은 不語하고 遍身麻木하며 頭暈目眩하고 喀痰 혹은 痰이 많으며 腹脹하고 大便은 乾燥한 便秘 등의 證이 나타난다. 舌質은 黯紅하거나 黯淡하며 舌苔는 黃 혹은 黃膩하고 脈은 弦滑하거나 患側이 弦滑而大하다.

• 기허혈어(氣虛血瘀)

半身不遂하고 口舌歪斜하며 舌强하여 言語蹇澁하거나 혹은 不語하고 遍身麻木하며 面色㿠白하고 氣短乏力하며 口流涎하고 自汗出하며 心悸하고 便溏하고 手足이 腫脹하는 證이 나타난다. 舌質은 黯淡하고 舌苔는 薄白하거나 白膩하며 脈은 沈細하며 無力하다.

• 음허풍동(陰虛風動)

半身不遂하고 口舌歪斜하며 舌强하여 言語蹇澁하나 혹은 不語하고 遍身麻木하며 煩躁失眠하고 眩暈耳鳴하며 手足心熱한다. 舌質은 紅絳하거나 黯紅하며 舌苔는 적거나 없고 脈은 細數하다.

② 중장부(**中臟腑**)

위급한 重症으로 갑자기 쓰러져서 人事不省 등 의식장애가 있으며 半身不遂, 言語蹇澁, 口眼喎斜 등증이 나타난다. 重症의 정도에 따라 閉證과 脫證으로 나눈다.

• 풍화상요청규(風火上擾淸竅)

평소에 대부분 眩暈과 麻木증상이 있으며 정신적인 충격을 받아 갑자기 意識이 昏迷해지고 半身不遂와 더불어 肢體가 痙攣拘急하며 大便은 乾燥한 便秘가 나타난다. 舌質은 紅絳하고 舌苔는 黃膩하며 乾하고 脈은 弦滑大數하다.

• 담습몽색심신(痰濕蒙塞心神)

風火上擾淸竅證보다 증상이 좀 더 심하여 의식상태가 昏蒙 혹은 昏迷상태이다. 대부분 평소에 몸이 陽虛하며 濕痰이 內蘊한 상태로 發病하여 意識이 昏迷하고 半身不遂가 나타나는 데, 肢體가 弛緩되어 마비된 수족이 늘어지고 不溫하다. 심하면 四肢逆冷하고 面白脣暗하며 痰涎壅盛한다. 舌質은 暗淡하며 舌苔는 白膩하고 脈은 沈滑하거나 沈緩하다.

• 담열내폐심규(痰熱內閉心竅)

발병하면서 바로 昏睡狀態가 되어 鼻鼾痰鳴하고 半身不遂가 되는데 肢體가 强痙拘急하고 項强身熱하며 躁擾不寧한다. 심하면 手足厥冷하며 抽搐이 자주 일어나고 嘔血이 보일 수 있다. 舌質은 紅絳하고 舌苔는 褐黃乾膩하며 脈은 弦滑數하다.

• 원기패탈, 심신산란(元氣敗脫, 心神散亂)

갑자기 昏睡狀態가 되어 肢體癱軟하고 手撒肢冷하며 汗多하는 아주 위독한 증상이다. 重하면 全身이 濕冷하며 二便自遺한다. 舌은 痿縮되며 舌質은 紫暗하고 舌苔는 白膩하며 脈은 沈緩하거나 沈微하다.

變證으로 呃逆 厥逆 抽搐 嘔血과 戴陽證이 나타날 수 있다.

후유증으로 半身不遂 言語蹇澁 痴呆 抽搐 癲證 등이 나타날 수 있다.

8) 중풍병 중의진단, 療效評定표준 〈1986년 이전〉

중풍의 證候를 中經絡과 中臟腑로 나누고, 각각에 해당하는 원인에 따른 변증을 하였다.

(1) 중경락 中經絡

의식장애는 없이 半身不遂하고 口舌歪斜하며 言語蹇澁하거나 혹은 遍身麻木하고 眩暈頭痛 등증이 나타난다.

① 經脈空虛, 風邪入中

手足麻木하고 肌膚不仁하며 갑자기 口眼喎斜와 語言不利하고 심하면 半身不遂하며 혹은 겸해서 惡寒發熱 肢體拘急 關節酸痛 등이 나타나고, 苔는 薄白하며 脈은 浮弦하다.

② 肝腎陰虛, 風陽上擾

평소에 頭部脹痛하고 眩暈耳鳴하며 頭重脚輕하고 急躁易怒하며 面紅耳赤하고 失眠多夢하며 口苦咽乾하고 小便黃赤하며 腰膝酸軟하고 혹은 갑자기 口眼喎斜나 半身不遂 語言不利 등이 나타난다. 舌은 紅하고 脈은 弦하며 有力하거나 弦細數하다.

③ 痰熱腑實, 風痰上擾

갑자기 半身不遂하고 偏身麻木하며 口眼喎斜하고 頭暈하며 대변은 건조한 변비가 나타나고, 舌은 마르고, 脈은 弦滑하다.

④ 氣虛血瘀, 脈絡阻閉

발병이 완만하고 대부분 휴식중이나 수면시에 발병한다. 四肢麻木하고 口眼喎斜하며 語言不利하고 半身不遂하며, 혹은 半身麻木不遂만 있고 語言不利나 口眼喎斜는 없기도 하다. 舌質은 紫暗하고 맥은 細弱하며 澀하다.

(2) 중장부 中臟腑

위급한 重症으로 갑자기 쓰러져서 人事不省 등 의식장애가 있으며 半身不遂, 言語蹇澁, 口眼喎斜 등증이 나타난다. 重症의 정도에 따라 閉證과 脫證으로 나눈다.

① 閉證

갑자기 쓰러져 인사불성이 되고 半身不遂와 口眼喎斜, 그리고 牙關緊閉하여 口噤不開하고 兩手握固하며 大小便閉하고 肢體는 强痙하다. 熱의 有無에 따라 陽閉證과 陰閉證으로 나눈다.

- 陽閉證 : 實熱風火之證에 속한다. 閉證의 주요 증상 외에 顔面潮紅하고 呼吸氣粗하며 口臭身熱하고 躁動不安하며 大便이 乾燥하다. 脣舌이 紅하고 苔는 黃膩하며 脈은 弦滑而數하다.
- 陰閉證 : 痰氣閉阻之證이다. 閉證의 주요 증상외에 面白脣暗하고 痰涎壅盛하며 靜而不煩하고 四肢不溫하다. 舌苔는 白膩하고 脈은 沈滑하면서 緩하다.

② 脫證

'脫'은 正氣虛脫을 말하며, 正氣虛脫로 因해 갑자기 쓰러져 人事不省이 되어 眼合口開하고 鼻鼾息微하며 手撒肢冷하고 汗出不止하며 大小便을 自遺하고 面色이 蒼白하며 肢體는 軟癱(弛緩性麻痺)한다. 舌은 淡紫하거나 위축되고 脈은 微欲絶한다.

6 체질진단(體質診斷, Constitutional Diagnosis)

사상의학에서는 환자의 병증에 앞서서 진단하여야 할 것이 체질이다. 네가지 체질중에 어떤 체질인가가 확정된 연후에 병증에 대하여 살펴보아야 한다. 그런데 사상의학에서 임상상 가장 어려운 문제가 바로 정확한 체질을 감별하는 일이다. 그간 체질판별의 객관화를 위하여 동의수세보원의 四象辨證論에 근거한 설문지(QSCC:Questionnaire of Sasang Constitution Classification)조사연구, 형태학적(각 체질별 외형적 특성에 관한 것)연구, 혈액학적연구, 유전학적(유전자 지문법, Amp-FLP, ACE(angiotensin converting enzyme)유전자타입 등을 이용한)연구, 한약의 장내세균효소활성도 연구 등과 그밖에 O-ring test, EAV, 적외선 체열촬영, 聲紋분석법, 지문, 손바닥문(掌紋) 등을 통한 연구 등이 계속되고 있다. 하지만 아쉽게도 아직까지는 확실하게 객관성이 확보된 방법은 발견되지 않은 상황이다. 하지만 기본적인 근거는 동의수세보원의 四象體質辨證論에 제시된 것이다. 즉 체질적 특성으로 용모(얼굴 및 체형)와 기질(성격), 그리고 생리, 병증, 맥상 등이다. 이들 중 그간 연구된 용모(얼굴형)와 체형에 관한 기준 및 기본형을 제시하는 바이다.

1) 사상체질별 표준 안면형 및 특징

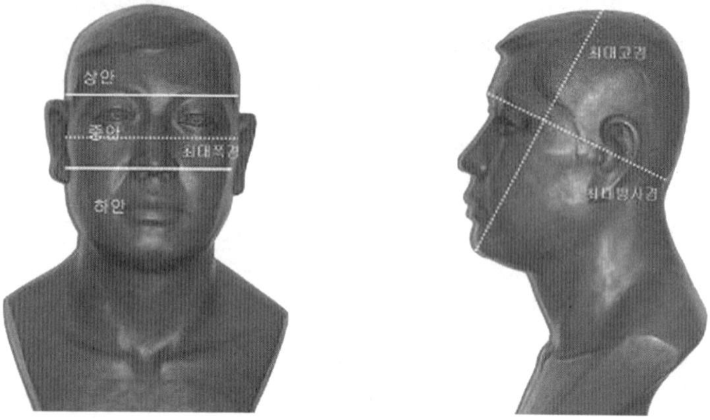

태음인 표준모형

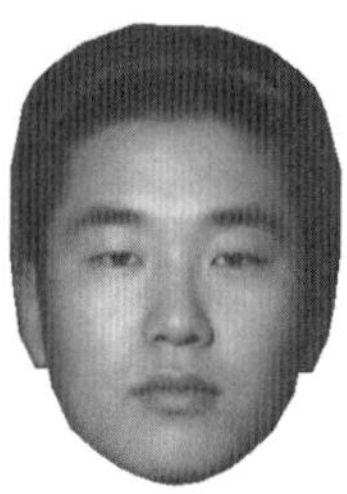

전형적 태음인 남자

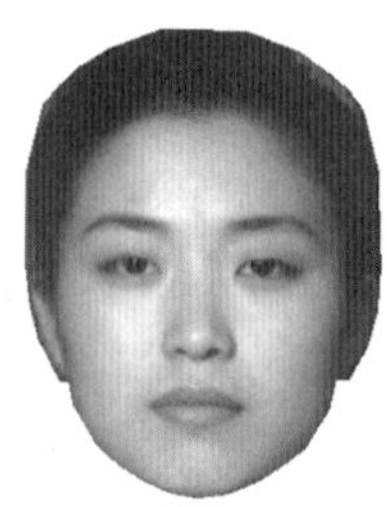

전형적 태음인 여자

그림 5-35 태음인의 표준안면형

(1) 태음인의 특징

- 고경, 폭경, 방사경항목의 측정치가 대체로 최대의 경향성을 나타낸다.
- 하안고의 길이가 최대이며, 하안면적 역시 최대이다.
- 각막점방사경에 따른 비첨점, 비하점방사경의 비가 최소로 나타나서 비부위인 중안부위함몰의 특징이 나타난다.
- 폭경과 방사경의 비가 최소로서 두안부의 전후 돌출이 최소
- 코, 비익부, 중안, 하안의 면적이 최대이며, 눈의 면적은 최소치이다.
- 눈썹의 경사가 최소
- 턱의 돌출이 최대
- 안정폭이 최소
- 상안부의 전면돌출이 대체로 우측의 경향성이 나타난다.

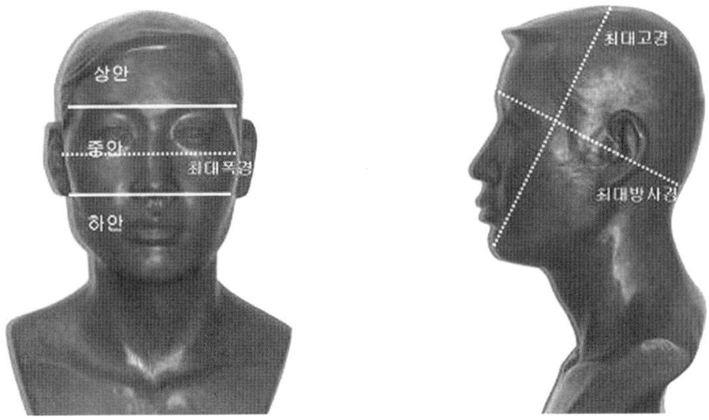

소음인 표준모형

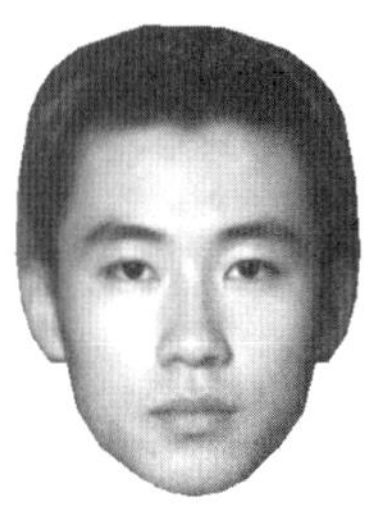

전형적 소음인 남자

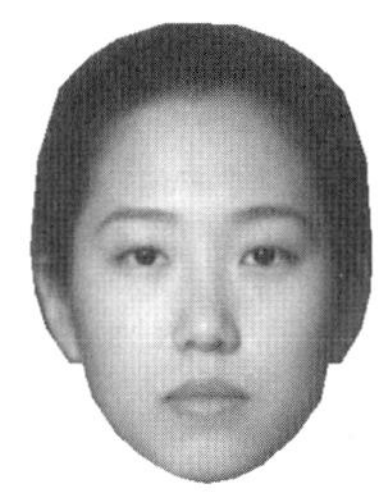

전형적 소음인 여자

그림 5-36 소음인의 표준안면형

(2) 소음인의 특징

- 방사경항목의 전 측정치는 소음인에서 최소치를 나타낸다.
- 하인의 길이가 최소이며, 하인의 면적 역시 최소이다.
- 각막점방사경에 따른 각각의 방사경비에서 소음인이 최소치를 나타내어 소음인의 얼굴형퇴축되어 있음을 알 수 있다.
- 눈, 입, 상안의 면적은 최대이며, 코, 비익부, 중안, 하안은 최소면적을 나타낸다.
- 눈썹의 경사가 최대
- 입이 돌출이 최소
- 턱이 퇴축
- 안폭이 최대
- 상안부의 전면돌출은 대체로 좌측의 경향성이 나타난다.

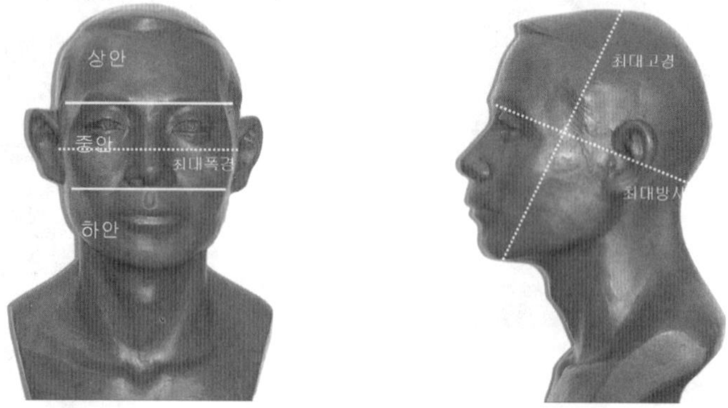

소양인 표준모형

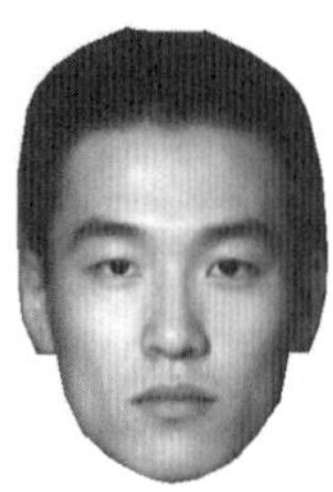

전형적 소양인 남자

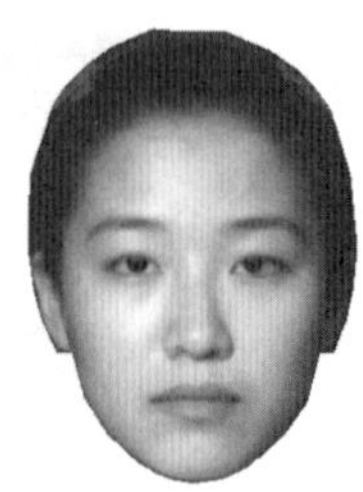

전형적 소양인 여자

그림 5-37 소양인의 표준안면형

(3) 소양인의 특징

- 고경의 항목 측정치는 대체로 소양인에서 최소치를 나타낸다.
- 각막점방사경에 따른 각각의 방사경비에서 소양인이 최대치를 나타내어 소양인의 얼굴형은 돌출되어 있다.
- 폭경과 방사경의 비에서 앞뒤로 돌출이 최대(짱구형)
- 입의 면적이 가장 최소이다.
- 이마의 경사가 최소
- 입이 최대 돌출
- 안폭이 최소
- 상안의 전면돌출은 대체로 좌측의 경향성이 나타난다.
- 중안이 돌출형

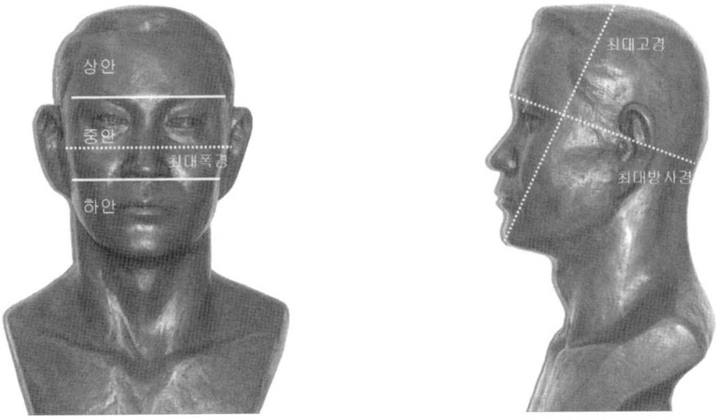

태양인 표준모형

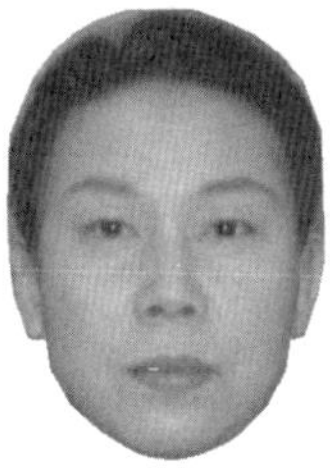

전형적 태양인 남자

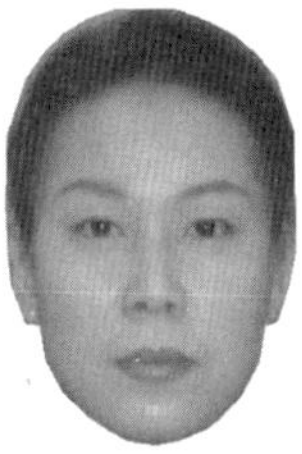

전형적 태양인 여자

그림 5-38 태양인의 표준안면형

-이상 경희대 부속한방병원 사상의학과 제공 자료임-

2) 사상체질별 표준 체간형 및 특징

(1) 체형기준선

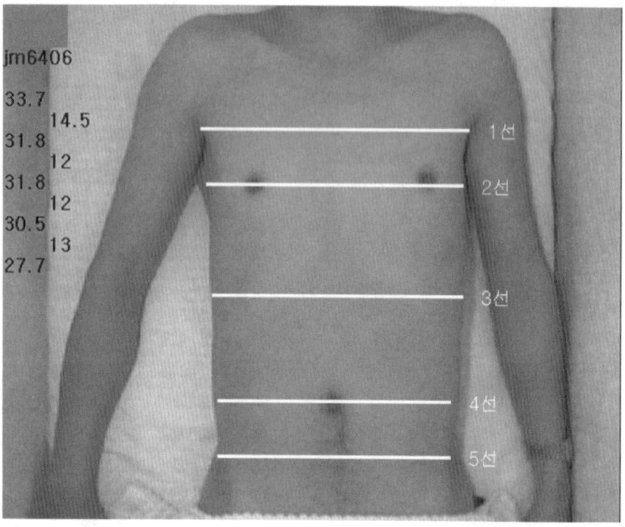

그림 5-39 체형기준선

제1선 액와횡문 기시점이 기준이다.

제2선 좌우 양 유두를 횡행직선으로 연결하여 흉배부측면(적백육제선)까지의 거리를 측정

제3선 제7·8 늑연골 접합부 융기부분을 좌우로 연결하여 흉배부측면(적백육제선)까지의 수평직선

제4선 神闕穴에서 양 天樞穴을 횡으로 연결하여 요복부 측면 경계(적백육제선)까지의 수평직선

제5선 양 전상장골극의 바깥 측면부위까지의 수평직선거리

(2) 체간측정법에 따른 체질판단법

① 태음인

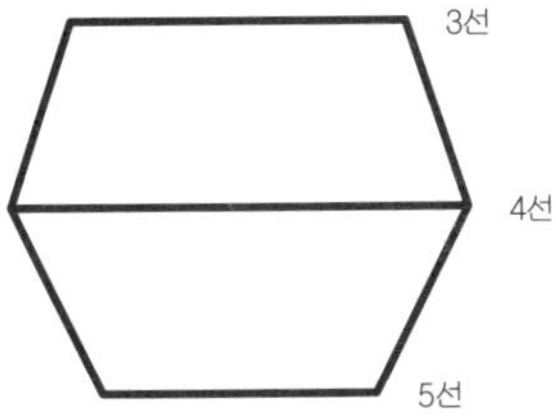

열태음인 4〉3〉5

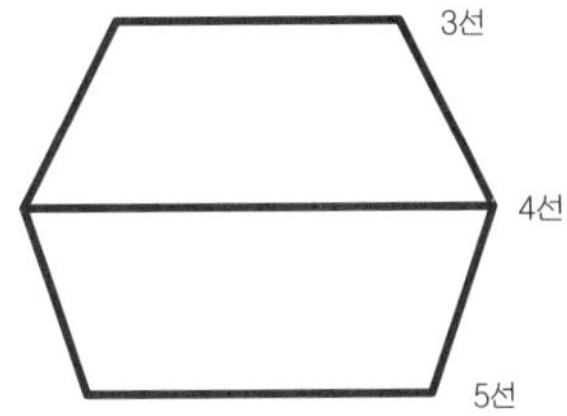

한태음인 4〉5〉3

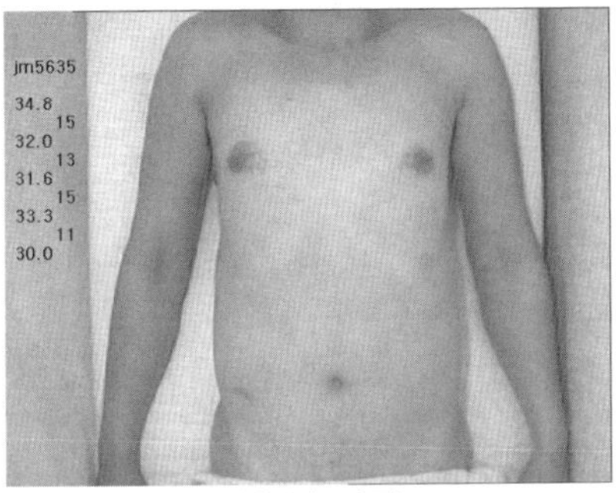

태음인 남자

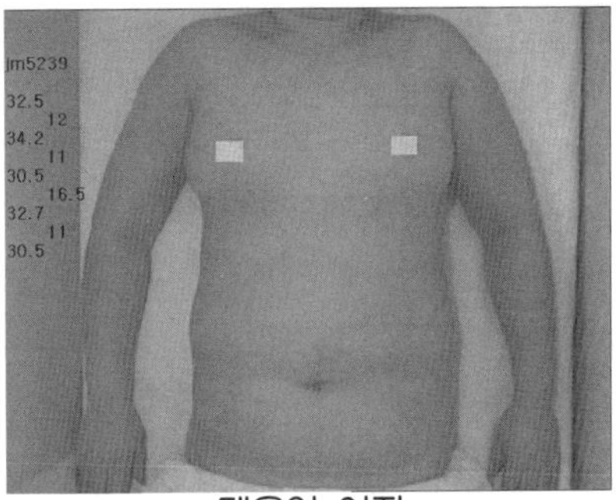

태음인 여자

그림 5-40 태음인의 체간 형태

② 소음인

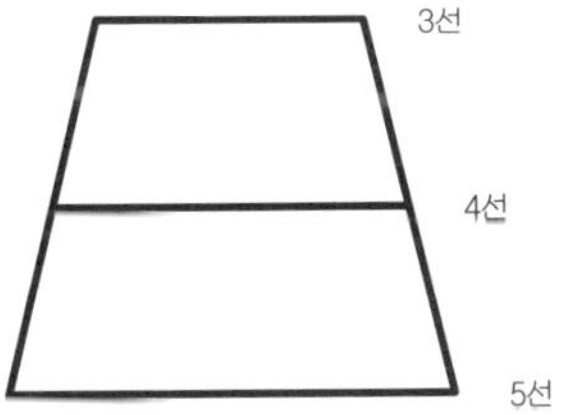

소음인Ⅰ 5〉4〉3

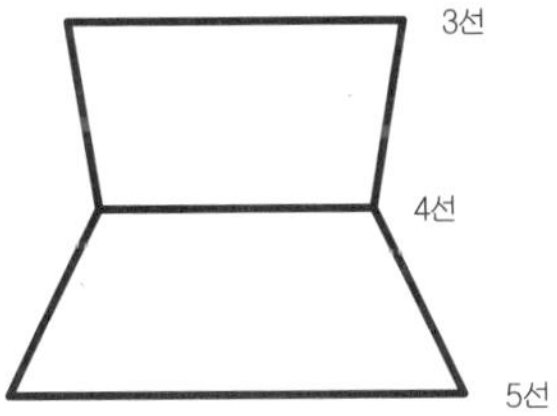

소음인Ⅱ 5〉3〉4

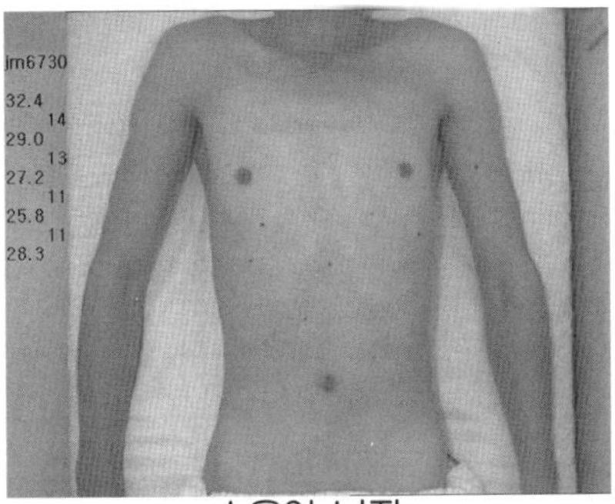

소음인 남자

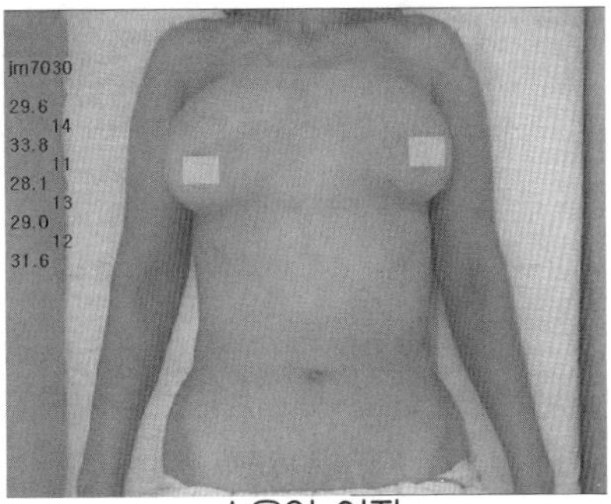

소음인 여자

그림 5-41 소음인의 체간 형태

③ 소양인

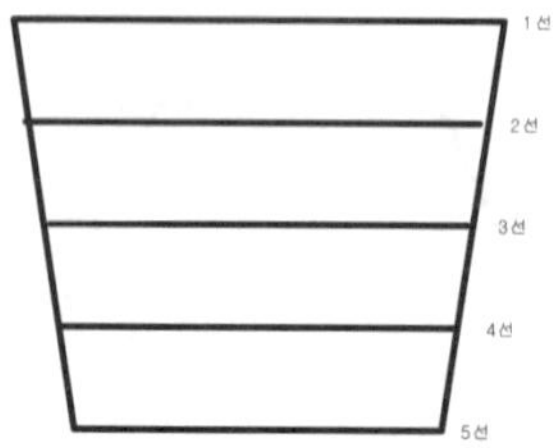

1>2>3>4>5

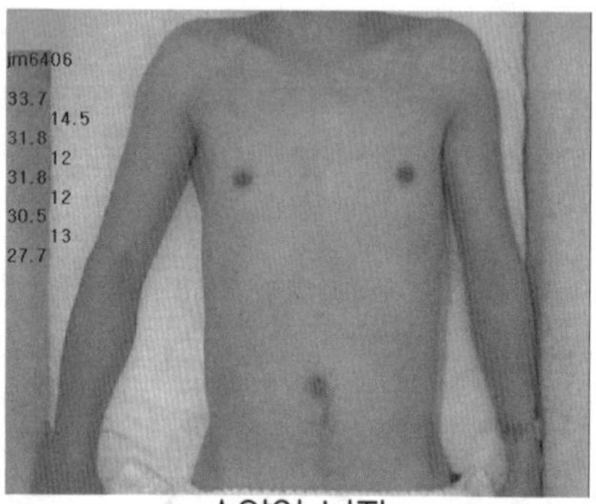

소양인 남자

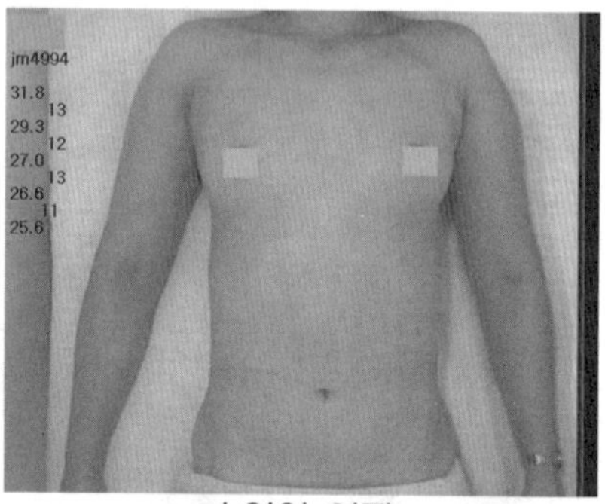

소양인 여자

그림 5-42 소양인의 체간형태

④ 태양인

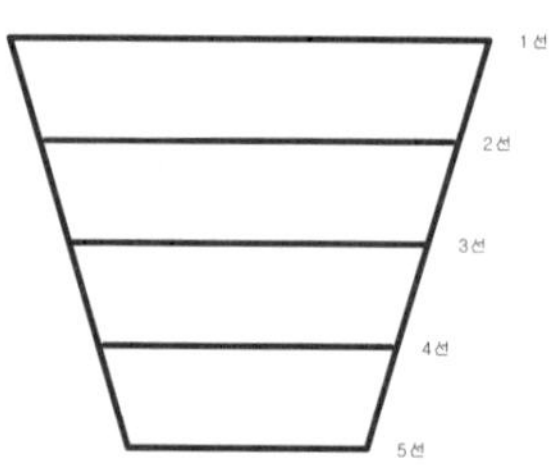

태양인 1>2>3>4>5
단 1선이 36cm 이상이고 1선보다 5선이 10cm 이상 길다.

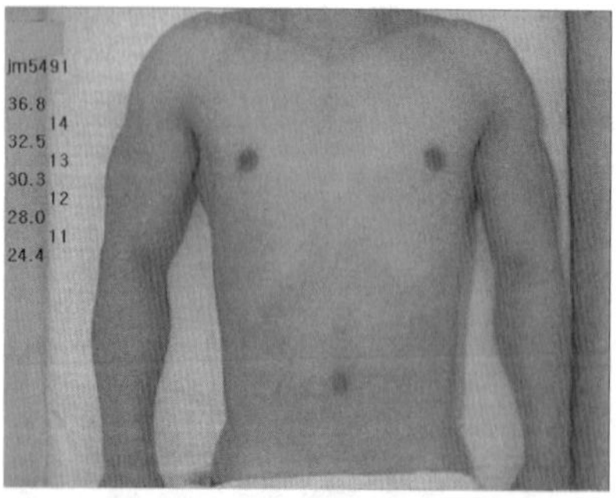

태양인 남자

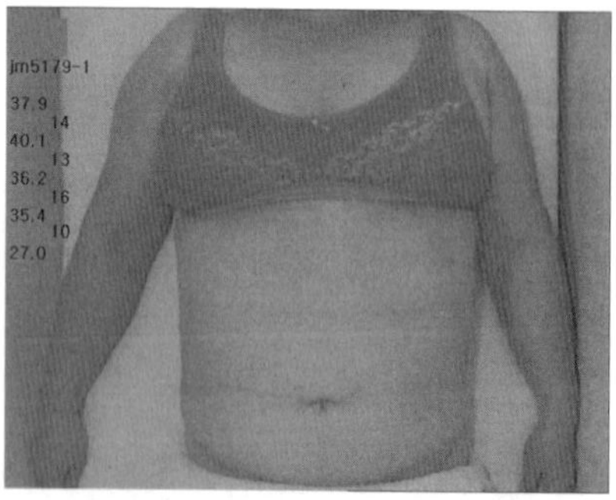

태양인 여자

그림 5-43 태양인의 체간형태

-이상 체형사상학회에서 제공한 자료임-

3) 특성(용모, 생리, 병증, 맥상)

(1) 태음인

- 전체적인 체형상 허리와 배가 풍만하다.
- 골격이 굵고 살이 찐 편이다.
- 걸음이 느리고 무게있게 걷는다.
- 얼굴의 윤곽이 뚜렷하고 의젓하다.
- 안면이 갈색 혹은 검은 빛이다.
- 耳目口鼻가 크고 입술이 두텁다.
- 얼굴에서 코끝(準頭)이 풍부하고, 땀구멍(毛孔)이 크다.
- 눈빛이 밝지 않고 침침하다.
- 가슴이 넓고 잘 발달되었다(비만형).
- 손발이 따뜻하나 겨울에 잘 튼다.
- 피부가 거칠다.
- 평소에 땀을 많이 흘린다.
- 아주 뜨겁든지 아주 찬 물을 좋아한다. 미지근한 물은 싫어한다.
- 음성이 탁하고 침중한 편이다.
- 말수가 적고 간혹 더듬기도 한다.
- 변비가 자주 오는 편이다(변을 묽게 하루 2~3회 보기도 한다).
- 가슴이 두근거리고 눈이 쉽게 피로하거나 아픈 증상이 자주 나타날 수 있다.
- 평소 잘 나타나는 병증 : 가슴이 뛴다. 감기, 변비, 눈병, 설사, 갈증이 잘 나타난다.
- 맥이 길고 긴(緊)하다.

(2) 소음인

- 전체적인 체형상 어깨가 좁고 엉덩이가 발달되었다.
- 골격이 적고 균형이 잡혀있다.
- 걸음걸이가 조심성있고 얌전하다.
- 얼굴의 윤곽이 갸름하고 둥글다.
- 안면이 황백색이다.
- 눈, 코, 입이 적고 섬세한 편이다.
- 앞머리에 고수머리털이 있고, 땀구멍(毛孔)이 작다.
- 눈빛이 순하고 눈웃음을 잘 짓는다.
- 가슴이 빈약하고 구부정하다(세장형).
- 손발이 차고 겨울에 잘 트지 않는다.

- 피부가 연하다.
- 평소에 땀이 잘 나지 않는다.
- 뜨거운 물을 좋아한다.
- 음성이 조용하고 침착하다.
- 말수는 많지 않으나 가까운 사이와는 말을 많이 하는 편이다.
- 대개는 변이 굳어 자루가 지는 편이고 그다지 불쾌감은 없다(2~3일만에 변을 보아도 별 지장이 없다).
- 평소에 한숨을 잘 쉬고 팔다리가 떨리거나 소화가 잘 안되는 증상이 자주 나타날 수 있다.
- 평소 잘 나타나는 병증 : 소화이상, 신경예민, 설사, 요통이 잘 나타나고 팔다리에 힘이 없다.
- 맥이 세삭(細數)하고 약하다.

(3) 소양인

- 전체적인 체형상 가슴이 발달되고 어깨가 넓으나 엉덩이가 빈약한 편이다.
- 보통 골격에 다부진 체격이다.
- 걸음이 빠르고 어깨를 좌우로 흔든다.
- 얼굴이 다소 길고 머리가 앞뒤로 나왔다.
- 안면에 흰색 혹은 붉은 빛이 돈다.
- 입이 크지 않고 턱이 뾰족한 편이고 입술이 얇다.
- 앞머리가 성글고 빠드러지며, 땀구멍(毛孔)은 보통이다.
- 눈빛이 반사적이고 예리하다.
- 가슴이 넓고 튼튼한 편이다(근육형).
- 손발이 따뜻한 편이다.
- 피부가 매끄럽고 엷어 보인다.
- 평소에 땀을 흘리기는 해도 그다지 많지는 않다.
- 찬 물이나 미지근한 물을 좋아한다.
- 음성이 맑고 카랑카랑하고 힘이 있다.
- 말수가 많고 함부로 막하는 편이다.
- 대개는 변이 무른 편이다(약간의 변비만 있어도 고통스럽다).
- 건망증이 있고 신경증이 있거나 胃病이 있다면 변비가 되는 경우가 자주 나타날 수 있다.
- 평소 잘 나타나는 병증 : 변비, 건망증, 구역감, 코피가 잘 나타난다.
- 맥이 부이세삭(浮而細數)하고 침무력(沈無力)하다.

(4) 태양인

- 전체적인 체형상 두부(머리)와 목덜미가 발달되고 허리부분이 약하다.
- 키가 크고 몸은 수척한 편이다.
- 걸음걸이가 가볍고 꿋꿋하다.
- 머리가 크고 정수리가 솟아있다.
- 얼굴이 흰 편이다.
- 이마가 넓고 광대뼈가 나와 있다.
- 얼굴이 수척하게 보이나 용모가 뚜렷하다.
- 눈에서 빛이 난다.
- 가슴이 벌어지고 견실하다.
- 피부가 부드럽고 마른 편이다(소음인과 비슷).
- 시원한 물을 좋아한다.
- 말수가 많고 음성이 메마르다.
- 말수가 많고 빠르고 급하다.
- 변 보기가 부드럽고 양이 많다.
- 가슴이 답답하고 막힌 듯 하고 다리에 힘이 없어 오래 걷지 못하는 증상이 자주 나타날 수 있다.
- 평소 잘 나타나는 병증 : 요통, 하지무력, 목의 이상감각이 잘 나타난다.

4) 기질과 성격

(1) 태음인

- 과묵하고 점잖다.
- 평소에는 게으름을 피우다가 일을 당하면 급히 서두른다.
- 매사에 신중하다.
- 일을 싫어하고 게으른 편이다.
- 운동보다 오락을 좋아한다.
- 밖의 일보다 집안 일이나 개인적인 일을 더 중요시한다.
- 자기의 의견을 끝까지 관철하는 편이다.
- 정직하고 고집이 센 편이다.
- 인내심이 많다.
- 미련하고 우둔한 편이다.
- 매사에 귀추를 보고 난 후 자신에게 이롭다고 생각될 경우 행동에 옮긴다.

- 평소 점잖은 편이나 음흉한 면도 있다.
- 교만하다.
- 욕심이 많다.
- 노력형이다.
- 이해와 타산을 많이 따진다.

(2) 소음인

- 온순, 침착하고 단정하다.
- 사교적으로 친우(親友)교제에 능하다.
- 꼼꼼하여 모든 일을 세밀하게 처리한다.
- 개인주의 내지 이기주의가 강한 편이다.
- 몸을 움직이는 일보다 앉아서 하는 일이 마음에 든다.
- 남성적인 면에 비하여 여성적인 면이 많은 것 같다.
- 수줍음이 많아 많은 사람들 앞에 나서기가 싫다.
- 판단력이 빠르다.
- 생각하는 것이 조직적이다.
- 내성적이라 자기의 의견이나 화를 잘 내지 않는다.
- 한 번 감정이 상하면 좀처럼 잘 풀리지 않는다.
- 남이 자기일에 간섭하는 것을 아주 싫어한다.
- 박력이 없는 편이다.
- 질투심이나 시기심이 많다.

(3) 소양인

- 날쌔고 용감하다.
- 매사에 열성적이다.
- 부지런해서 일이 없으면 만들어서도 한다.
- 솔직담백하다.
- 시작은 잘 하나 마무리가 부족하다.
- 외부일에 치중하여 나 자신과 가정에 대해서는 소홀한 편이다.
- 봉사정신이 많다.
- 사무에 밝고 일처리가 신속하다.
- 의협심이 강하다.
- 남의 잘 잘못을 따지기 좋아한다.
- 성격이 급해 화를 잘 내고 참을성이 없다.

- 싫증을 잘 느끼고 체념을 잘 한다.
- 사치를 좋아한다.
- 과장하기를 잘 한다.
- 행동이 경솔한 편이다.
- 싹싹하고 인정이 많다.

(4) 태양인

- 과단성이 있다.
- 모든 일에 거침없이 행동한다.
- 남을 공격하기를 잘한다.
- 성격이 화통하며 앞으로 나갈 줄만 알고 후퇴를 모른다.
- 머리가 명석한 편이다.
- 창의력이 있다.
- 적극적이고 행동적이다.
- 일이 자신의 뜻대로 이루어지지 않으면 스스로 억제할 수 없을 정도로 화가 난다.
- 자신이 한 일에 대하여 후회하는 일이 거의 없다.
- 계획성이 적다.
- 대담하지 못하다.
- 영웅심이 많다.
- 자존심이 강하다.
- 정직하고 충실한 편이다.

참고문헌

- 경락진단학회: 경락이론과 임상적 활용에 관한 연구(양도락 진단기를 중심으로)
- 김두원 편역(田崎義召 齋藤佳雄 저): 임상신경진찰법, 서광의학서림, 서울, 1993
- 김영석, 문상관, 고창남, 조기호, 배형섭, 이경섭. 우황청심원이 정상인의 뇌혈류 및 혈압에 미치는 영향. 대한한방내과학회지. 1999;20(1):222-231.
- 김이동, 윤상필, 이상호, 김은주, 나병조, 정동원, 신원준, 문상관, 배형섭. 우황청심원이 혈압, 맥박수, 뇌혈류 및 뇌혈관반응도에 미치는 영향. 대한한방내과학회지. 2004;25(3):440-450.
- 김진수, 이명식, 최경규 공역(Peter Duus저): 신경국소진단학(Topical Diagnosis in Neurology), 과학서적센터, 서울, 1993
- 노진환, 김영석: 중풍변증진단기준안에 대한 임상적 연구, 2001
- 박석언: 東醫四象大典, 의도한국사, 서울, 1977
- 박인상: 東醫四象要訣, 소나무, 서울, 1991
- 원지상: 東醫四象新編, 문우사, 경성, 1929
- 윤길영: 사상체질의학론, 한얼문고, 서울, 1974
- 의학교육연수원 편: 임상진단학, 서울대학교출판부, 서울, 1992
- 의학교육연수원 편: 증상별 임상검사, 서울대학교출판부, 서울, 1991
- 의학연구회 譯編: 내과진단학, 고문사, 서울, 1975
- 이봉교: 診脈現代化의 理論과 實際. 성보사, 서울, 2003
- 이봉교, 박영배, 김태희: 한방진단학, 성보사, 서울, 1986
- 이을호, 홍순용: 四象醫學原論, 수문사, 서울, 1973
- 李濟馬: 東醫壽世保元, 행림서원, 서울, 1963
- 이준상 편역(Babara Bates, M.D저): 건강진단법(Physical Examination and History Taking), 고려의학, 서울, 1989
- 이태호: 東醫四象診療秘典, 행림출판사, 서울, 1972
- 전국 한의과대학 사상의학교실 엮음: 四象醫學, 집문당, 서울, 1997
- 테라사와 카츠토시(조기호 김영설역): 증례로 배우는 동서의학, 군자출판사, 2005
- 한국한의학연구소: 한의진단명과 진단요건의 표준화 연구(Ⅱ), 한국한의학연구소, 서울, 1996
- 최동준, 박성욱, 문상관, 조기호, 김영석, 배형섭, 이경섭, 중풍초기환자의 설상분포와 변증의 유용성에 관한 임상고찰. 대한한의학호지 1999;20(2):387-399
- 최동준, 김승은, 한창호, 배형섭, 설진을 통한 중풍환자의 예후판정. 전국 한의학 학술대화발표논문집 1999;219-221
- 최동준, 김재관, 문상관, 조기호, 김영석, 배형섭, 이경섭. 중풍환자의 설상변화와 운동기능향상의 관련성 연구. 대한한의학회지 2000;21(3):113-118
- Babikian VL, Feldmann E, Wechsler LR, et al. Transcranial Doppler ultrasonography: year 2000 update. J Neuroimag 2000;10:101-115.
- Bank AJ, Wang H, Holte JE, Mullen K, Shammas R, Kubo SH. Contribution of collagen, elastin, and smooth muscle to in vivo human brachial artery wall stress and elastic

modulus. Circulation. 1996;94:3263-70.

- Blacher J, Asmar R, Djane S, et al. Aortic pulse wave velocity as a marker of cardiovascular risk in hypertensive patients. Hypertension. 1999;33:1111-7.
- Blacher J, London GM, Safar ME, et al. Influence of age and end-stage renal disease on the stiffness of carotid wall material in hypertension. J Hypertens. 1999;17:237-44.
- Can U, Furie KL, Suwanwela N, et al. Transcranial Doppler ultrasound criteria for hemodynamically significant internal carotid artery stenosis based on residual lumen diameter calculated from en bloc endarterectomy specimens. Stroke 1997;28:1966-1971.
- Cortez-Cooper MY, Supak JA, Tanaka H. A new device for automatic measurements of arterial stiffness and ankle-brachial index. Am J Cardiol. 2003 Jun 15;91(12): 1519-22, A9.
- Kelly R, Hayward C, Avolio A, O'Rourke M: Noninvasive determination of age-related changes in the human arterial pulse. Circulation 1989;80:1652-9.
- Lynn S. Bickley: Bates' Guide to Physical Examination and History Taking, Lippincott, Philadelphia, 1999
- Markus HS, Ackerstaff R, Babikian V, et al. Intercenter agreement in reading Doppler embolic signals: a multicenter international study. Stroke 1997;28:1307-1310.
- Munakata M, Ito N, Nunokawa T, Yoshinaga K. Utility of automated brachial ankle pulse wave velocity measurements in hypertensive patients. Am J Hypertens. 2003; 16(8):653-7.
- Ringelstein EB, Droste DW, Babikian VL, et al. Consensus on micro-embolus detection by TCD: International Consensus Group on Micro-embolus Detection. Stroke 1998;29:725-729.
- Rorick MB, Nichols FT, Adams RJ. Transcranial Doppler correlation with angiography in detection of intracranial stenosis. Stroke 1994;25:1931-1934.
- van Popele NM, Grobbee DE, Bots ML, et al: Association between arterial stiffness and atherosclerosis: the Rotterdam Study. Stroke 2001;32:454-60.
- Wityk RJ, Lehman D, Klag M, Coresh J, Ahn H, Litt B. Race and sex differences in the distribution of cerebral atherosclerosis. Stroke 1996; 27:1974-1980.
- Wong KS, Li H, Chan YL, et al. Use of transcranial Doppler ultrasound to predict outcome in patients with intracranial large-artery occlusive disease. Stroke 2000; 31:2641-2647.
- Wong KS, Li H, Lam WWM, Chan YL, Kay R. Progression of middle cerebral artery occlusive disease and its relationship with further vascular events after stroke. Stroke 2002;33:532-536.
- Yamashina A, Tomiyama H, Takeda K, Tsuda H, Arai T, Hirose K, Koji Y, Hori S, Yamamoto Y. Validity, reproducibility, and clinical significance of noninvasive brachial-ankle pulse wave velocity measurement. Hypertens Res. 2002;25(3):359-64.
- Yoshinari Izumi, MD; Yoshiyasu Tsuda, MD; Shin-Ichiro Ichihara, MD; Tsutomu Takahashi, MD; Hirohide Matsuo, MD. Effects of Defibrination on Hemorheology, Cerebral Blood Flow Velocity, and CO_2 Reactivity During Hypocapnia in Normal Subjects. Stroke. 1996;27:1328-1332.

CHAPTER 6

중풍의 감별진단

중풍(뇌졸중)의 대표적인 증후는 의식장애, 운동마비, 감각장애, 언어장애, 연하장애, 안면마비, 치매 등이다. 이와 같은 중풍증과 유사한 여러 病證과 이들 증후가 나타날 수 있는 다양한 질환 및 상태에 대한 이해는 중풍의 정확한 진단 및 치료에 있어서 필수적이라 하겠다. 이 장에서는 중풍증과 유사한 여러 病證을 알아보고, 아울러 중풍(뇌졸중)에서 나타날 수 있는 각각의 증후들에 대하여 깊이 있는 이해를 통하여 중풍의 진단 및 치료에 도움이 될 수 있게 하였다.

A. 중풍 유사증의 감별

중풍의 대표적 증상인 의식장애 운동마비 언어장애 등과 비슷하게 나타나는 중풍 유사증을 감별해야 한다. 중풍증은 특히 뇌가 손상을 받아 의식장애, 반신불수, 언어장애 등 신경학적 장애가 나타나는 것이 특징이며 이것이 감별의 요점이 된다.

(1) 中氣證

中氣證은 脈沈하고 身冷하며 口中에 痰涎이 없다. 졸도 후 잠시 후에 소생하며 반신불수, 언어장애 등 후유증이 없다. 이에 반하여 中風證은 脈浮하고 身溫하며 口多痰涎하다. 졸도하여 의식장애가 있으면 쉽게 깨어나지 못하고 반신불수, 언어장애 등 후유증이 나타난다.

(2) 癎證

癎證은 癲癎이라고도 한다. 대개 소리를 지르며 졸도하여 침을 흘리고 두 눈을 치뜨며 사지에 강직성 경련을 일으키며 인사불성이 된다. 그러나 잠시 후에 깨어나고, 깨어나면 반신불수, 언어장애 등의 후유증이 없다. 중풍은 졸도하여 인사불성이 된 경우에는 쉽게 깨어나지 못하고 口舌歪斜, 반신불수, 언어장애 등의 후유증이 있다.

(3) 痿證

痿證은 痿躄이라고도 한다. 四肢筋脈이 이완되고 手足이 위축되고 無力해지는 데 대개는 兩下肢를 잘 쓰지 못한다. 대개 溫熱病 후에 발병되고 병의 진행이 대체로 완만하다. 중풍은 병이 진행이 빠르고 대개 한 쪽 手足을 잘 쓰지 못하는 것이 다르다.

(4) 厥證

厥證은 음양의 실조로 氣機가 逆亂하여 졸도, 인사불성이 되고 四肢厥冷이 수반되는 急症이다. 그러나 厥證의 졸도, 인사불성은 심한 경우 죽기도 하지만 대개는 잠시 후에 깨어나고, 깨어나서는 반신불수, 언어장애 등 후유증이 없다. 이에 반해 중풍은 쉽게 깨어나지 못하고 반신불수, 언어장애 등 후유증이 나타나는 것이 다르다.

B. 중풍 유사증후의 감별

뇌졸증의 대표적인 증상인 의식장애, 운동장애, 감각장애, 언어장애, 연하장애, 안면마비, 치매 등이 나타나는 질환은 뇌졸중 이외에도 많다. 뇌졸중과 유사한 증후를 발하는 질환에 대해서는 다음 장에서 논하고, 본장에서는 이들 각 症候의 원인 기전 분류 진찰 질환 예후 등을 살펴서 뇌졸중에 대한 인식을 보다 새롭게 하여 치료 및 예후판단에 도움이 되도록 하였다.

1 의식장애 증후의 감별

의식이라는 것은 시각적, 청각적, 체성감각(體性感覺)의 구심성 자극에 정상적으로 반응하는 대뇌기능을 의미하며, 무의식의 비정상적 상태는 구심성 자극에 뇌가 정상적으로 반응을 하게하는 대뇌반구 기능에 장애가 있을 때와 시각적, 청각적, 체성감각 자극을 차단하는 뇌간병변으로 정상적인 구심성 자극이 대뇌까지 도달하지 못하는 경우이다.

임상에서는 환자 본인이 잘 느낄 수 있는 일시적인 의식상실과 지속적이며 응급적인 처치가 요구되는 진행성 무의식의 상태로 나눌 수 있다.

1) 일시적인 의식 상실

(1) 원인에 따른 분류

① 혈관미주성 실신 Vasovagal syncope

미주신경의 활동이 증가되고 교감신경의 활동이 저하되면 심박출량이 저하되고 말초혈관의 혈액공급이 줄어들어 환자가 기립자세일 때 뇌관류가 충분하지 않아 의식상실이 온다. 이때는 환자의 머리를 심장 위치 아래로 내리게 되면 의식이 회복된다.

일반적인 증상

- 10대나 청년층에 흔하다.
- 오랜 시간 서 있거나, 감정적으로 혼란스러운 환경 등에 의해 유발될 수 있다.
- 현훈, 시야의 혼탁, 오한, 발열, 발한, 창백과 같은 전조증상이 나타난다.
- 보통 30초~2분 정도 짧은 시간의 의식상실이 온다.
- 회복기에 오심이나 발한을 느끼지만 15분 정도가 지나면 정상적으로 돌아온다.

② 기립성 저혈압 Postural hypotension

교감신경의 활성도가 저하된 경우에는 누운 자세에서 일어날 때 심박출량이 저하와 말초혈관의 정상적 수축이 일어나지 않아 심박출량과 대뇌 관류가 부족하여 의식상실이 온다.

교감신경의 활성도가 저하되는 원인은 대부분 약에 의한 것이며, 때로 중추신경계나 말초신경계에서 발생되는 교감신경로의 기질적인 병변이다.

일반적인 증상

- 중장년이며 약을 복용중이다.
- 서 있을 때 현훈이나 어찔어찔함을 호소한다.
- 앉아 있을 때나 누워 있을 때 의식이 소실된 경험이 있다.
- 누워 있을 때보다 서 있을 때 수축기 혈압이 30mmHg 이상 낮다.

③ 과호흡 Hyperventilation

과호흡으로 혈중의 이산화탄소가 빠져나가 저탄산혈증을 유발하고 이로 인하여 대뇌혈관이 심하게 수축되어 의식상실이 온다. 이때는 호흡이 규칙적으로 되고 혈중가스가 정상적으로 돌아오면 대뇌혈류량도 정상화되어 의식이 돌아온다.

일반적인 증상

- 환자가 젊고 여성이다.
- 환자가 불안상태에 있다.
- 사지 원위부의 지각 이상, 또는 수족 경련(호흡성 알카리증이 있을 때 혈장의 칼슘 이온 농도가 감소하여 신경 흥분도가 증가하여 생기는)이 관찰된다.

④ **심장의 부정맥** Cardiac dysrhythmia

빈맥이나 서맥으로 인한 불충분한 심박출량 때문에 대뇌 관류의 부족이 일어나 의식장애가 발생한다.

일반적인 증상

- 의식상실이 자세와 관련이 없다.
- 허혈성 심질환에 대한 과거력이 있다.
- 심계항진을 느낀다.
- 의식상실이 오기 전에도 현훈을 경험할 때가 있다.
- 의식상실이 올 때 안색이 변하거나 맥박이 소실되는 경우가 있다.
- 심박동이 불규칙하다.
- 심전도상에 허혈, 전도장애의 소견이 나타난다.

⑤ **저산소증** Hypoxia

무의식장애를 일으키는 원인 중 매우 드문 경우이다. 천식발작과 같은 심한 호흡장애가 있을 때 나타날 수 있으나 이 경우는 대부분 의식은 남아 있다. 급성 심근경색이나 익사 등의 사고로 호흡이 정지되어 뇌에 산소공급이 수분 간 되지 않았을 때 볼 수 있다.

⑥ **저혈당증** Hypoglycemia

일반적으로 당뇨병환자를 제외하면 저혈당증으로 인한 일과성 의식 상실은 드물다. 주로 경구 혈당 강하제나 인슐린을 맞는 환자에서 볼 수 있다.

일반적인 증상

- 허기나 공복감이 전조된다.
- 저혈당 발작시에는 심계항진, 진전, 발한과다가 나타나는데 이는 아드레날린의 분비와 관련이 있다.
- 단순히 말이 이상하거나 착란 또는 이상한 행동 등을 할 때도 있다. 특히 아동들에 있어서는 실신, 기면에서 혼수로 빠르게 진행될 수 있다.
- 발작시 혈당 농도를 측정해 봄으로써 확진할 수 있으나 항상 가능한 것은 아니다.

⑦ **척추뇌저성 일과성 뇌허혈 발작** Vertebro-basilar transient ischemic attack

심장이나 기타 부위의 동맥에서 발생한 혈전, 색전 물질이 뇌간으로 분지하는 세동맥을 폐색하거나 혈관의 내경이 좁게 되어 뇌간 조직의 허혈을 초래하게 된다.

일반적인 증상

- 환자가 주로 중장년이다.
- 동맥질환을 가지고 있거나(심근경색, 협심증, 간헐적 파행 또는 뇌졸중의 과거력) 또는 확실한 색전의 제공처가 있다.

⑧ **간질** Epilepsy

간질은 비정상적 전기 방전이 심부 중간 구조물(뇌간의 상부)에서 시작하여 양측 대뇌 반구로 퍼져 나가는 전반성 발작(중심뇌성)이다. 이것이 특발성 대·소발작의 본질이며, 항상 의식상실을 동반하게 된다.

또 다른 형태로 국소성 간질이 있는데, 이는 비정상적 전기 방전이 대뇌피질의 한 부위에 국한되는 것으로 방전이 일어나는 대뇌부위의 기능은 장애 받지만 다른 부위의 대뇌기능은 정상이다. 심부 중간 구조물의 장애가 없기 때문에 의식은 유지된다. 만약 측두엽에 국소적인 간질발작이 있거나 기억과 관계된 국소적인 뇌활동이 발작으로 혼란된 경우에는 의식보다는 기억이 상실되기도 한다.

⑨ **히스테리 발작** Hysterical attack

주로 정신적인 원인에 의해 일어나는 발작으로 의식이 있거나 부분적으로 있는 상태에서 갑자기 의식이 상실되며 발작시 외견상 의식 상실과 졸도가 나타나고, 가끔 사지와 얼굴에 경련을 수반하기도 한다.

일반적인 증상

- 사춘기나 청소년기에 흔하다.
- 발작을 증명할 만한 운동을 보이게 된다.
- 발작을 일으킬 수 있는 신체적 활동과 관련되어 나타나기도 한다.

(2) 일시적 의식상실의 진단

정확한 진단을 위해서 환자가 일시적 의식 상실이 있기 전, 의식 상실이 일어날 때, 그 후에 충분히 이야기 할 수 있도록 충분한 시간을 주는 것으로 또한 주위에 있던 보호자에게도 충분히 본 것을 이야기 할 수 있게 하는 것이다. 경우에 따라서 입원시켜 옆에서 관찰해 보는 것도 필요할 때가 있다. 이학적 검사는 대부분이 정상이므로 큰 도움이 되지 않는다.

① 먼저 환자와 보호자 등을 통하여 의식상실이 일어난 당시의 상황을 자세히 확인한다.

② 심전도(ECG) : 24시간 holter monitering이 도움이 된다.

③ 뇌파검사(EEG)

④ 이학적 검사가 필요치 않은 경우

- 전형적인 혈관미주성 실신을 가진 청년기 환자
- 확진된 기립성 현훈을 가진 복약중인 노년자

(3) 일시적 의식 상실의 일반적 원인들에 대한 치료(관리적인 측면)

① **원인별 치료**

- 혈관미주성 실신 : 발병 당시에 머리를 낮춘다.
- 기립성 저혈압 : 복용 중이던 약을 중지시키고, 기립자세에서 혈압을 이학적 방법 또는 약물로 유지시키는 방법을 고려한다.
- 과호흡 : 안심을 시키고 호흡조절 연습을 한다. 혹은 종이를 입위에 올려 놓기도 한다.
- 심장의 부정맥 : 약물이나 심박조율기를 사용하여 심박동을 조절한다.
- 저혈당증 : 당뇨병 환자들에게는 약물 복용에 주의를 시키고, 인슐린종(인슐린腫, insulinoma*)으로 인한 것은 수술로 제거한다.
- 척추뇌저성 일과성 뇌허혈 발작 : 아스피린으로 색전 물질의 근원을 치료한다.
- 간질 : 항경련제
- 히스테리 발작 : 정신과적 접근을 한다.

② **개인적 안전에 대한 관리**

갑작스런 의식 상실의 가능성이 있는 경우는 운전하거나, 무거운 물건을 들거나 높은 곳에서 일하거나, 전선 옆에서 일하는 것 등은 피하는 것이 좋다.

(4) 일시적 의식 상실을 일으키는 특수한 경우의 신경학적 질환

① **수면발작** Narcolepsy

수면발작을 일으키는 환자들은 가족력을 가지고 있어서 HLA type에서 DR_2를 나타내며, 특이하게 잠자기 적당하지 않은 시간(식사를 하거나 운전을 할 때)에도 나타날 수 있다.

② **일과성 전기억상실** Transient global amnesia

주로 50세 이상의 연장자에 발생하며 몇 시간 동안 기억상실이 나타나는데, 기억상실이 있는 동안 운전과 같은 복잡한 활동도 정상적으로 잘 할 수 있다. 그러나 다른 신경학적 기능은 정상이다.

2) 지속적인 의식장애

의식장애는 비교적 급한 뇌기능장애, 또는 만성 뇌장애에서 급격한 변화가 일어나고 있을 때에 나타나는 중요한 징후이다. 의식장애의 판정은 자극에 대한 반응을 보이는 것으로 기준 삼는다. 자극은 부름이나 질문, 아픈 자극이고, 판정은 이러한 자극에 대한 응답이나 반응을 보는 것이다.

---

* Insulinoma : 췌장의 島細胞腫으로 인하여 insulin이 과잉생산되고 이로 인하여 저혈당증상을 나타내는 병으로 의식장애가 쉽게 올 수 있다.

(1) 의식의 평가

① Glasgow coma scale과 japan coma scale

환자의 의식상태를 객관적으로 평가하기 위한 평가기준은 일반적으로 Glasgow coma scale (GCS) 또는 Japan coma scale(JCS)을 사용한다.

GCS는 환자의 눈을 뜨게 하는데 필요한 자극의 정도와 환자의 언어, 운동반응을 기록한 것이다. JCS는 중풍 급성기 의식장애를 분류해서 3-3-9 방식으로 나타낸 것이다. 시간 간격을 두고 이를 작성하면 의식장애환자의 진행정도를 잘 평가할 수 있다.

표 6-1 Glasgow Coma Scale(1974. by Jannett)

관찰반응	반응	점수
눈뜸 (eye opening) (E)	자발적으로 눈을 뜬다(opens eyes spontaneously) 불러서 눈을 뜬다(to speech) 통증자극에 의해서 눈을뜬다(to pain) 전혀 눈을 뜨지 않는다(none)	4 3 2 1
최상의 언어반응 (best verbal response) (V)	지남력 있음(appropriate and orientated) 혼돈된 회화(confused conversation) 혼란된 말(inappropriate words) 이해 불명의 음성(incomprehensible sounds) 전혀 없음(no sound)	5 4 3 2 1
최상의 운동반응 (best motor response) (M)	명령에 따른다(obeys commands) 동통에 국재성 반응이 있다(localizes to pain) 자극에 움츠린다(withdraws to pain) 이상 굴절반응(abnomal flexor response) 이상 신전반응(abnomal extensor response) 전혀 없음(no movement)	6 5 4 3 2 1

※ 각각의 반응 수치를 내고 이를 합산하여, 중등도의 평가 척도로 한다.

GCS 3~4점 이하 : 97% 지속성 식물상태
7점 이하 : 혼수
8점 : 25% 식물상태 혹은 사망, 61% 양호한 회복, 또는 중등도의 장애
9점 이상 : 혼수에서 제외

Glasgow coma scale의 반응들은 구심성 자극에 대한 대뇌의 반응을 의미하며 대뇌반구 기능에 장애가 있을 때나 또는 뇌간의 병변으로 자극이 대뇌반구로 들어가지 못하게 될 때 나타나게 된다.

표 6-2 Japan Coma Scale (일본 뇌졸중 외과연구회)

Ⅲ. 자극해도 각성하지 않는 상태(3항의 점수로 표현) ; deep coma, coma, semicoma	
3. 아픈 자극에 전혀 반응하지 않는다.	300
2. 아픈 자극에 조금 손발을 움직이거나 얼굴을 찡그린다.	200
1. 아픈 자극에 대해 뿌리치는 듯한 동작을 한다.	100
Ⅱ. 자극하면 각성하는 상태(2항의 점수로 표현) ; stupor, lethargy, hypersomnia, somnolence, drowsiness	
3. 아픈 자극을 가하면서 반복해서 부르면, 고통스러워하며 개안한다.	30
2. 큰소리 또는 몸을 흔듦에 따라 개안한다.	20
1. 보통으로 부르면 쉽게 개안한다.	10
Ⅰ. 자극하지 않아도 각성하고 있는 상태(1항의 점수로 표현) ; delirium, confusion, senselessness	
3. 자신의 이름, 생년월일을 말할 수 없다.	3
2. 부위감각 상실이 있다.	2
1. 의식청명이라고는 말할 수 없다.	1

(註) R : Restlessness I : Incontinence A : 자발성 상실 Apallic state
예) 100-I : 20-RI : 3-IA
Japan coma scale(3-3-9度 방식)은 grade를 Ⅰ, Ⅱ, Ⅲ으로 나누고, 각 grade를 다시 3단계로 분류해서 1, 2, 3, 10, 20, 30, 100, 200, 300의 점수로 표현하고 있다.

② 의식장애 정도 및 증상

• 고도 내지 중등도의 의식장애

의식이 없고 자극에 대한 반응이 적은 상태, 즉 혼수상태(comatous state)로 다음 4가지로 나눈다.

- GI(경면, Somnolence) : 여러 가지 자극으로 각성하고, 질문에 대답하고 동작한다. 자극이 없어지면 다시 잠들어 버린다. 착각, 망상, 섬망 등도 일어난다. 경면傾眠과 혼미와의 중간을 기면(嗜眠, lethargy)이라고도 부른다.
- GII(혼미, Stupor) : 자발운동도 가끔 확인할 수 있다. 여러 가지 자극, 가령 동통, 접촉, 높은 음, 밝은 빛 등에 반응하고, 자극을 피하려고 하고, 손발을 뺀다. 자극을 계속하면 간단한 질문이나 지시에 응하는 수도 있다. 대소변실금을 반드시 수반하지 않는다.
- GIII(반혼수, Semicoma) : 피부를 강하게 자극하며 도피반사를 보이거나 그 외 극히 간단한 반응을 보인다. 심부반사, 동공반사는 존재하지만, 역시 대소변실금 등이 있다. 자발운동은 거의 없다.
- GIV(혼수, Deep coma, Coma) : 자동운동은 전혀 없고, 근육은 이완하고, 소변이나 대변의 실금이 일어난다. 피부를 꼬집거나, 바늘로 찌르거나 해도 전혀 반응하지 않는다. 이것을 혼수라고 한다. 그러나 안와상연내측이나 손가락의 손톱, 정강이 위를 강하게 압박하거나, 아킬레스건 또는 대흉근을 강하게 잡아서 자극을 주면 반응을 보이는 경우도 있

다. 이와 같은 반응이 최초에는 있었지만, 점차로 소실할 때에는 혼수가 진행한다는 것을 뜻한다. 심부반사, 각막 반사도 소실되면 deep coma이다.

• 가벼운 의식장애

착란(confusion) : 주위에 대한 인식이나 이해가 떨어지고, 자극에 대한 인식의 혼란과 지남력 장애 등을 중심으로 사고력, 기억력도 떨어지며 의식저하와 과민한 반응이 번갈아 나타나기도 하는 상태이다.

• 특이한 형태의 의식장애

– **섬망**(Delirium) : 착란의 심한 특수한 현상으로 지남력 상실, 공포감, 불안정감, 감각자극에 대한 인지장애와 착각, 환각, 망상 등이 차례로 나타난다. 이는 경도 내지 중등도의 의식장애가 있는 데에 정신적인 흥분이 더해진 상태이다. 심리적으로 외부와 차단되어 있고 대개 흥분되어 큰소리를 치거나 난폭하게 공격적인 행동을 한다. 이에는 만성 알콜 중독으로 뇌기능이 떨어져 손가락의 진전과 함께 섬망이 나타나는 진전섬망(delirium tremens)과 야간에만 섬망이 일어나는 야간섬망(nocturnal delirium)이 있다. 진전섬망(delirium tremens)은 과로, 갑작스런 금주등이 유인으로 작용하여 일어나고 야간섬망(nocturnal delirium)은 대개 뇌동맥경화의 노인에게 일어나기 쉽다.

– **몽롱상태**(Twilight state) : 정신이 몽롱한 상태로 전체적인 판단력이 결여되어 이때의 일은 후에 기억해내지 못하는 경우가 많다.

– **아멘티아**(Amentia(G)) : 주위에 대한 인식을 잘 못하고, 사고가 종합되지 않으며, 이로 인하여 환자 자신이 당혹해하는 상태를 말한다. 영어의 amentia는 정신박약을 뜻하고 의식장애를 나타내는 말은 없으므로 주의를 요한다.

– **무동성 무언증**(Akinetic mutism)과 **실외부(失外套)증후군**(Apallic syndrome) : 1941년 Cairins에 의해 명명된 것으로 눈을 뜨고 있어 언뜻 보아서는 각성하고 있는 듯이 보이지만, 안구운동을 제외하고는 말도 할 수 없고 신체의 움직임이 전혀 없는 상태를 말한다. 이와 같은 상대는 무동성 무언증, 실외투 증후군, 감금증후군 등에서 볼 수 있다. 이와 같이 눈만 뜨거나, 움직이지만 사물을 인식할 수 있는 정신활동이 없고, 말도 할 수 없으며 원시반사에 의한 움직임만 보이는 것을 지속식물상태(persistent(or chronic) vegetative state)라고 한다. 무동성 무언증(akinetic mutism)은 뇌경색, 뇌종양 등으로 인한 뇌간망양체, 시상, 시상하부의 일부 망양부활계의 장애가 주병소로 의식장애가 나타나게 되면 발증하고, 그 밖의 뇌동맥류 파열, 뇌경색으로 인한 대뇌피질전대상회, 뇌량 등의 병변에서도 이 증이 일어난다. 실외투 증후군(apallic syndrome)은 1940년 Kretschmer에 의해 명명된 것으로 대뇌반구를 둘러싼 외투(pallium)기능이 상실된 상태라고 한다. 나타나는 증상은 무동성 무언증과 같고 제뇌경직을 보이지만 연하작용과 같은 식물기능은 유지되고 흡인반사 등의 원시반사를 보인다. 이는 광범한 대뇌백질 및 피질의 병

변으로 인하며, 무동성 무언증에 포함시키기도 한다.

- **감금증후군**(Locked-in syndrome) : 1966년 Plum and Posner에 의해 명명된 증후군으로 의식은 청명하고 정신활동은 정상이지만 눈의 수의운동, 즉 개폐안, 수직안구운동, 폭주반사이외에는 의지를 전할 방법이 없고 무언 무동에 빠져버리는 상태를 말한다. 이 증후군은 수의운동의 원심로가 장애를 받아 일어나기 때문에 수출로 차단상태(de-efferent state)라고 하며, 또한 기본병소가 뇌교의 상 2/3의 양측 저부에 있기 때문에 복측 뇌교증후군(ventral brainstem syndrome)이라고도 불린다. 이 증후군에서는 안구의 수평운동 경로가 교상부에서 장애받기 때문에 좌우로의 안구 수의운동이 불가능하게 된다. 뇌파는 거의 정상이다. 원인질환은 뇌저동맥혈전증이 대부분이다.

③ 의식변화와 무반응의 상태 분류

- 혼수(Coma) : 강력한 외부의 자극에도 깨어나지 못하는 상태
- 혼미(Stupor) : 직접적인 외부의 자극을 주어야만 깨어나는 상태
- 과수면(Hypersomnia) : 병리적 졸음(pathologic drowsiness)을 지칭하며, 둔마(Obtundation)는 비정상적으로 수면이 증가되는 것을 말하며, 깨어있는 동안에도 주의와 흥미가 떨어지는 상태
- 섬망(Delirium) : 인식, 주의, 지남력과 수용력이 급성과 아급성으로 감소되는 것
- 실신(Syncope) : 뇌혈관관류의 전반적 부족으로 인한 일시적인 의식소실의 상태
- 치매(Dementia) : 인식기능의 지속적이고 영구적이며 전체적인 손실
- 식물상태(Vegetative state) : 수면 기상 cycle과 자율신경기능은 비교적 정상이지만 인식력의 지속적이고 완벽한 상실상태로서 이경우는 뇌간장애보다 양측대뇌의 급격한 손상에서 많이 볼 수 있다.
- 폐쇄상태(Locked-in state) : 뇌나 말초운동신경의 하행성 운동성 신경로의 기능장애로 인하여 자발적인 반응을 표시할 능력이 전혀없는 상태이나, 지적능력은 보전되어 있는 상태이다.
- 뇌사(Brain death) : 저온, 알콜중독, 저혈당증을 배제한 상태에서 모든 뇌반응의 소실, 호흡정지, 모든 뇌반사의 소실, 자발적 운동정지 상태로 2~24시간 이상 경과된 경우이다.

(2) 혼미, 혼수의 원인

혼미와 혼수의 원인이 되는 질병이나 상황은 매우 많다. 그 중에 흔히 볼 수 있는 대표적인 것들은 다음과 같다.

- 중풍(Apoplexy) : 뇌출혈, 뇌경색, 지주막하출혈 등
- 간질(Epilepsy) : 발작 후나 발작 시의 혼수(post-ictal state), 중첩 간질(status epilepticus)

- 두부외상(Injury) : 뇌진탕
- 감염(Infection) : 수막뇌염, 뇌종양
- 저산소증(Hypoxia) : 산소의 결핍
- 중독(Toxication) : 이산화탄소, 농약, 수면제나 안정제의 과다복용, 아편제제
- 대사성 혼수 : 당뇨병, 요독증, 간부전, 신부전, 저혈당 등
- 패혈증이나 기타 shock 상태
- 기타 : 진전섬망, 갑상선 기능저하증, heat stroke, hypothermia, catatoniac stupor, eclampsia, hypertensive encephalopathy, Wernicke's encephalopathy, toxic encephalopathy, hysteria 등

(3) 의식장애(혼미, 혼수)의 감별 요점

환자의 병력, 활력징후, 이학적 검사 및 신경학적 진찰을 참고로 하여 원인을 규명해 나간다.

① 병력 청취

- 평소에 건강하던 사람이 혼수상태로 발견되었을 경우 : 두부외상, 약물이나 일산화탄소중독, 알콜중독, 뇌졸중
- 일상생활을 하던 중, 갑자기 쓰러져 의식을 잃었을 경우 ; 뇌출혈, 지주막하출혈, 뇌경색, 심근경색에 의한 뇌졸중
- 발열이 선행한 경우 ; 수막염, 뇌염, 뇌농양
- 경련을 동반할 경우 ; 간질, 뇌졸중, 뇌종양, 뇌혈관종, 뇌농양
- 격심한 두통에 이어서 의식장애가 나타난 경우 ; 지주막하 출혈, 뇌출혈, 수막염, 고혈압성 뇌증
- 이전에도 의식장애의 경험이 있었던 경우 ; 간질, 뇌경색, 뇌종양, 뇌동정맥 기형, 저혈당, 간성뇌증(hepatic encephalopathy), Adams-Stokes 증후군
- 기초질환이 있을 경우
  - 고혈압이나 심장질환 ; 뇌졸중
  - 당뇨병 ; 당뇨병성 혼수, 저혈당성 혼수
  - 신질환 ; 요독증
  - 간질환 ; 간성 뇌증
  - 만성 폐질환 ; 폐성 뇌증, 암의 전이 등

② 활력징후 Vital sign

- 호흡
  - 호흡시 냄새
    - 술 냄새－알콜중독

- 아세톤 냄새 – 당뇨병성 혼수
- 소변 냄새 – 요독증
- 암모니아 냄새 – 간성 뇌증

– 호흡수와 규칙성
- Cheynes-Stokes 호흡 : 양측 대뇌의 피질하 부위나 간뇌, 혹은 뇌간 상부장애, 중독한 질환의 말기 등에 일어난다.
- 과호흡(metronomically regular hyperpnea) : 당뇨병성 혼수와 요독증 등의 대사성 산증(acidosis)에서 나타나는 혼수시의 깊고 빠른 Kussmaul 호흡이나, 간성 혼수나 뇌 hernia에 의한 상부 뇌간장애시에 나타난다. 호흡수는 1분간에 25~30회 이상되고, 깊고 빠른 호흡으로 정상 환기량의 1.5~4배가 된다. 동맥혈 CO_2 분압은 30mmHg 이하가 된다.
- 호흡실조(ataxic respiration) : 연수장애

이외에 뇌교 중・하부 level의 背外側의 피개부 장애로 나타나는 無氣門式 호흡(apneustic breathing)이 있다. 지속성 흡식(apneusis)은 지속성 흡기에 이어 2~3회의 짧은 호흡정지가 일어나는 상태, 즉 숨을 가득 들이마신 상태로 休止하고 있는 상태이다. 전형적인 경우는 극히 드물고 흡기 종말에 2~3초 休止하며 호흡리듬도 불규칙하다. 呼氣性 休止의 경우도 있다.

• 맥박

– 서맥(50회/분 이하) : 뇌압항진, Adams-Stokes 증후군

– 빈맥(160회/분 이상) : 심방이나 심실성 빈맥에 의한 뇌순환장애

– 부정맥 : 뇌전색증(cerebral embolism)

• 혈압

– 급격한 혈압상승 : 고혈압성 뇌출혈, 뇌저동맥 색전증, 고혈압성 뇌증, 여러 가지 원인에 의한 급성 두개내압 항진

– 급격한 혈압하강 : 심근경색에 의한 뇌졸중, 뇌경색, 내장출혈 등에 의한 shock, 당뇨병성 혼수, barbiturate 중독, 알콜 중독

• 체온

– 발열(41℃이상 44℃)에 이어 의식장애에 빠진 경우 : 뇌염, 수막염, 뇌막염, 열사병

– 급격히 의식장애(혼수)에 빠진 후에 발열이 동반된 경우 : 뇌출혈의 뇌실 파급, 뇌교부 장애에 의한 중추성 발열이나 폐렴, 요로감염 등 합병증의 경우, 특히 뇌종양이나 뇌외상으로 발열시는 뇌간압박징후로 예후불량

– 체온하강 : 알콜 중독, barbiturate 중독, 탈수상태, 말초성 순환부전 등

③ 일반적인 이학적 검사

- 동공의 상태와 반사
  - 한쪽이 산동되고 대광반사가 소실되었을 때 ; uncal hernia에 의한 동안신경장애, 중뇌장애로 예후 불량
  - 한쪽이 축동되고 반대쪽의 대광반사가 정상일 때 ; Horner 증후군, 시상출혈, 시상하부나 뇌간의 장애
  - 양쪽 동공이 축동되고 대광반사나 모양체 척수반사(ciliospinal reflex: C2 dermatome 부위를 꼬집어서 동공의 일시적 산동을 유발하는 반사)가 존재할 때 ; 양측 간뇌 장애, Central syndrome
  - 심한 축동(pin-point pupil) ; morphine이나 유기인산제제(농약)중독, 양안이 거의 정중위에 고정된 경우는 뇌교의 출혈
  - 양쪽 동공이 거의 정상이거나 약간 산대된 상태에서 대광반사가 없을 때 ; 중뇌장애로 위험
- 경부 강직(neck rigidity)이 있을 때 ; 수막염, 지주막하 출혈, 뇌실질 출혈의 뇌실 파급시
- 안저검사에서 울혈유두가 있을 때 ; 뇌종양, 뇌농양, 두개내 뇌출혈 등 두개내압 항진상태, 망막전출혈이나 초자체하출혈(subhyaloid hemorrhage)이 있으면 지주막하 출혈이나 뇌동맥류 파열
- 비출혈, 귀에서 출혈, 귀 뒤의 피하출혈(Battle's sign) 등이 있을 때 ; 두개저 골절을 의심
- 안색이 창백한 경우 ; 일반적으로 혈압하강, 외상시는 내장출혈 가능성, 요독증, 심부전, 폐기능부전
- 안색이 붉은 경우 ; CO_2 중독, 폐성뇌증

(4) 신경학적 진찰

① 반신마비

안구가 편마비와 반대쪽으로 편향되어 있을 때는 텐트상부(supratentorial), 즉 편마비와 반대쪽의 대뇌반구에 뇌출혈, 뇌경색, 뇌종양, 뇌농양 등의 종괴 병소가 있음을 알 수 있다. 안구의 편향이 편마비와 같은 쪽일 때는 편마비와 반대쪽의 텐트하부(infratentorial), 즉 뇌간 자체 또는 소뇌의 종괴에 의한 2차적인 뇌간의 압박에 의한 것으로 본다. 그러나 시상 출혈의 경우는 텐트 하부의 병소와 같은 양상(wrong way eyes)을 보이는 경우도 있다.

한편, 혼수 환자의 마비측 판정은 팔, 다리를 들어 올렸다가 떨어뜨리는 dropping test를 해보면 알 수 있다. arm dropping test는 누워있는 환자의 두 팔을 끌어 올렸다가 놓으면 마비측이 건측보다 빠르게 떨어진다. leg dropping test는 두 무릎 아래 팔을 넣어 받친 후 다리를 각각 들어올렸다가 떨어뜨리면 마비측이 건측보다 빠르게 떨어진다. 또한 두 무릎을 세웠다가 놓으면 마비측이 즉시 외측으로 넘어지는 것을 보고 판정하기도 한다.

② **동통 자극에 대한 자세반응 Posturing**

혼수시 바늘로 찌르거나, 유두를 비틀거나 안와상연 내측에서 삼차신경 제1지를 강하게 압박하는 등의 자극을 주었을 때 ;

- 제피질경직(Decorticate rigidity) ; 상지는 굴곡, 하지는 신전하는데 이는 대뇌반구 피질척수로(corticospinal tract lesion)의 장애에서 온다.
- 제뇌경직(Decerebrate rigidity) ; 사지가 신전내선(extension and internal rotation)하는데, 이는 중뇌의 양측성장애로 인하며 예후가 불량하다.

③ **자발적 안구 운동의 관찰**

- Roving eye movement(양쪽눈이 약간 떠진 상태에서 좌우로 동시에 서서히 진자양 운동을 할 때) ; 이는 대뇌반구 장애나 대사성 뇌증으로 상부 뇌간의 기능은 보존된 것으로 본다.
- 폭주안진(Convergence nystagmus) ; 이는 중뇌장애에서 온다.
- Ocular bobbing(양쪽 눈이 정중 위에서 급속히 밑으로 내려갔다가 서서히 원위치로 올라오는 운동이 불규칙한 간격으로 반복될 때) ; 이는 뇌교의 출혈이나 기타 장애에서 온다.

④ **각막 반사**

한쪽만 소실되었을 때는 삼차신경이나 안면신경, 혹은 뇌간의 장애이고, 양쪽 다 소실되었을 때는 뇌간의 광범위한 장애이거나 깊은 혼수상태로서 예후가 불량하다.

⑤ **심부건반사**

중추신경 장애에 의한 반신마비에서는 마비측에 항진을 보이나, 뇌출혈 등에 의한 급성 반신마비에서는 초기에 일시적으로 떨어지는 경우도 있다.

⑥ **Babinski's sign**

반신마비측에서 나타나는 것이 보통이고, 두개내압 상승으로 양측에 나타날 수도 있다. 복벽의 표재반사(superficial abdominal reflex)의 소실이 동반될 때가 많다.

⑦ **Oculocephalic reflex 또는 Doll's eye phenomenon**

머리를 좌우, 또는 상하로 급속히 돌릴 때 안구가 반대방향으로 공동편위를 보이는 것을 관찰할 수 있다.

- 양쪽 눈이 거의 움직이지 않을 때 : 중독한 뇌간의 장애이다.
- 한쪽 눈만 움직이지 않을 때 : 같은 쪽의 동안신경이나 외전신경의 마비이다.
- Internuclear ophthalmoplegia(INO : medial longitudinal fasciculus의 장애) : 한쪽은 외전이 되면서 안진을 보이나, 반대쪽 눈은 내전되지 않는 것으로 뇌간의 장애에서 나타날 수 있다.

⑧ 안저검사

뇌압 항진에 의한 울혈유두, 망막동맥의 경화, 출혈, 白斑 유무, 망막정맥 울혈유무, 시신경 위축 등을 확인한다.

(5) 혼미, 혼수 상태의 일반적인 처치 및 치료

혼미, 혼수의 응급상황에서는 먼저 GCS나 JCS로 의식평가 후에, 뇌의 국소에 기질적 병소가 있는 것인가, 또는 대사장애나 중독에 의한 범발적인 뇌기능 저하에 기인한 것인가의 두 가지 경우로 대별하는 것이 실제 치료에 있어서 중요한 사항이다.

왜냐하면 기질적 병소가 있는 경우는 수술로 제거하는 것 외에는 두개내압 조절과 보존 요법이 치료의 주안점이 되고, 대사장애의 경우는 감염증이나 중독증 등 특이요법이 가능한 경우가 많고, 검사소견을 근거로 교정해 나가는 것이 치료의 관건이 되기 때문이다. 그러나 두 가지 경우가 겸해있는 경우도 있고, 합병증 등의 다른 요소가 복합되는 등 문제가 있을 수 있으며, 더구나 많은 경우 혼미나 혼수가 일어나게 된 상황에 대한 정보가 불충분하고 부정확하여 진단에 어려움이 있다. 하지만 혼수의 응급상황에서 응급처치를 하는 데에는 기본적인 두 가지 원칙이 있다.

첫째, 더 이상의 뇌손상을 막는다.

더 이상의 뇌손상을 막기 위해서는 ;

① 산소결핍증(Anoxia)이나 저산소증(Hypoxia)의 예방 : 기도확보, 산소공급, 가능하면 baseline arterial blood gas analysis를 시행한다.

② 범발적인 뇌혈류 저하의 예방 : shock, 심장 부정맥 및 심부전을 치료

③ 저혈당의 교정

④ 두개내압 항진의 확인과 치료

⑤ 경련중적(重積)상태(Status epilepticus)의 치료

⑥ 대사성 장애의 교정 : Addisonian crisis(Addison's crisis, adrenal crisis라고도 하며 즉각적인 치료를 필요로 하는 급성의 생명을 위협하는 심한 부신피질 부전 상태로 glucocorticoid의 부족, 세포외액의 감소, 고칼륨혈증을 특징으로 한다), 뇌하수체 apoplexy, 저나트륨혈증, 빈혈 등

둘째, 원인을 규명하여 그에 의거한 치료를 한다는 것이다.

앞서, 환자의 GCS 또는 JCS를 통한 의식 평가 후에 병력청취, 활력징후, 이학적 검사 및 신경학적 진찰 등을 세밀히 시행하여 원인 및 원인질환을 규명하여 그에 적절한 치료를 한다.

(6) 혼수 환자의 예후

혼수는 비가역적인 대뇌의 구조적 손상에 의한 것이다. 그러므로 일반적으로 오랜 기간 혼수 상태에 빠진 환자는 회복이 어렵다. 또한 깊은 혼수에 빠져 인공 호흡장치에 의해 호흡이 유지되는 환자 중에 뇌간의 심한 손상으로 자발적인 호흡의 회복이 어려운 경우는 그 예후가 극히 불량하다. 이를 뇌간사망(brainstem death)이라 한다.

혼수 환자의 예후가 불량한 경우는 다음과 같다.

① 자발적이거나 소리에 대한 반응에도 눈을 뜨지 못하는 경우
② 이해할 수 있는 언어를 구사할 수 없는 경우
③ 통각자극을 받는 위치를 지각하지 못하는 경우 등

이상의 의식상태가 6시간 이상 지속되는 환자들중 50% 이상은 사망하고 극소수만이 회복된다. 반면에 이상의 경우를 제외한 약물중독이나 가벼운 뇌간 기능저하로 호흡보조기를 사용 중인 환자는 대체로 예후가 양호하다.

(7) 의식장애와 뇌간병변

의식이 없는 환자에게는 반드시 뇌간 병변이 분명하게 나타난다. 즉 동공이 산대되고 대광반사가 소실되는 것은 중뇌의 이상을 의미하며 체온, 혈압, 맥박, 호흡 등 생체활력징후(vital sign)의 조절이 안되는 것은 생체 조절중추인 뇌교, 연수에 문제가 있다는 것을 의미한다. 그러므로 혼수환자는 먼저 생체활력징후(vital sign)인 호흡, 체온, 맥박, 혈압과 동공의 크기와 반응, 그리고 Glasgow Coma Scale 또는 Japan Coma Scale에 따른 환자의 눈, 언어 및 운동반응 등을 check 하여 혼수의 정도를 평가하여야 한다.

뇌간의 장애를 초래하는 원인은 뇌졸중, 뇌종양 등 뇌질환의 진행으로 인한 이차적인 뇌 hernia인 경우가 많다.

① 뇌 Hernia

뇌졸중과 같이 뇌에 원인질환이 있을 때에는 다음과 같은 소견이 있으면 예후가 불량하다. 첫째, 의식장애가 고도로 지속되는 경우, 둘째, vital sign(호흡, 맥박, 혈압, 체온 등)에 변화가 일어나는 경우이다. 그러나 뇌졸중, 뇌외상, 뇌종양 등에서는 2차적으로 뇌부종, 뇌압항진을 일으키고, 이로 인한 뇌 hernia가 생명의 예후를 결정한다.

Tent 상부, 즉 대뇌의 병변에서는 병소주변의 부종, 뇌의 저산소화에 의한 변화, 혈관 반응성의 소실 등이 가해지면 먼저 한쪽반구가 腫大되고 이어서 대뇌겸하 tent절흔 헤르니아를 일으킨다(그림 6-1). tent하부의 뇌압이 항진되면 대후두공으로 hernia가 일어난다. 이러한 뇌의 hernia에 의해 2차적으로 뇌간이 장애받으면 중증이 된다.

• 대뇌겸하 Hernia

대뇌겸하에서 한쪽의 帶狀回(cingulate gyrus)가 반대측으로 눌려지면 hernia를 일으킨다. 이것을 대상회 헤르니아(cingulate herniation)라고 부른다. 이로 인해 전대뇌동맥이나 대뇌 정맥이 압박을 받으면 뇌순환장애가 심해져 뇌부종이 조장되고 tent상부의 두개내압은 더욱 항진하게 된다.

• Tent(天幕)절흔 hernia

tent상부의 뇌압이 높아지면 tent절흔으로 뇌가 밀려가는데, 이에는 다음 2가지 기전이 있다. 먼저 간뇌가 下方으로 압박받아 tent절흔에 꼭맞게 들어가서 간뇌장애를 보이는 것이 중심성 또는 經 tent性 헤르니아(central or transtentorial herniation)이다. 이에 비해 측두엽의 鉤 또는 海馬回(hippocamgal gyrus)가 tent 절흔에 hernia를 일으키는 것이 鉤헤르니아(uncal herniation)이다. 鉤헤르니아의 발생에 의해, 먼저 같은 쪽의 동안신경이 장애받고, 또한 중뇌도 압박장애를 받는다. tent 절흔의 hernia는 점차로 진행하여 초기에는 가역적인 병태도 결국 불가역적인 것이 된다. 즉 뇌간에 2차적인 허혈이나 출혈(Duret's hemorrhage), 부종이 일어나고, 간뇌, 중뇌, 교, 연수가 上에서 下(rostral-caudal)로 장애받아 결국 죽음에 이른다.

• 대후두공 Hernia

대후두공에는 소뇌편도가 嵌入한다. 이것을 소뇌편도 헤르니아(tonsillar hernia)라고 하는데, 이로 인해 연수가 압박받아 호흡정지를 일으킨다.

대뇌기저핵출혈, 중대뇌동맥폐색에서는 대상회 헤르니아, tent절흔에서의 鉤 헤르니아, 소뇌 편도헤르니아를 부검으로 확인하는 경우가 많다. 중심성 헤르니아는 부검에서는 그다지 기재되고 있지는 않지만 실제로는 잘 일어난다고 생각된다. 뇌 헤르니아에 의한 사망은 上述한 바와 같이 병태가 진행되어 일어나기 때문에, 수시간 내지 수일의 경과를 요한다. 따라서 뇌 헤르니아에 의한 증상이 나타나면 중증이다.

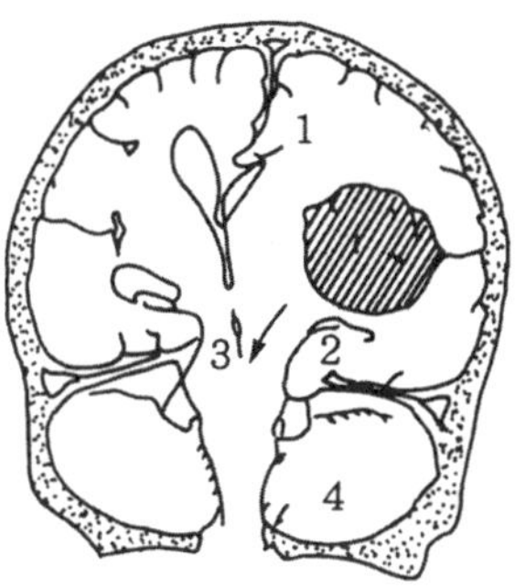

1) 대상회 헤르니아 형성(cingulate herniation)
2) 구(鉤) 헤르니아 형성(uncal herniation)
3) 중심성 헤르니아 형성(central herniation)
4) 소뇌 편도 헤르니아 형성(tonsillar herniation)

그림 6-1 뇌 헤르니아의 발생부위(plum에 의함)

2 운동마비 증후의 감별

사람의 운동계는 상위(중추성) 운동 뉴런과 하위(말초성) 운동 뉴런 및 그 지배를 받는 횡문근으로 구성되어 있다. 그런데 수의운동을 하기 위해서는 이러한 운동계가 건전하지 않으면 합목적인 활동을 할 수 없다. 정상상태에 있어서의 상위운동뉴런에서는 추체로계(pyramidal tract system)와 추체외로계(extrapyramidal tract system)가 협조적으로 작용하고 있으며, 하위운동뉴런에서는 말초신경, 자율신경, 신경-근 접합부 및 근육이 각각 지장없이 기능을 영위하고 있다. 운동마비라고 하는 것은 운동중추에서 말초인 근섬유에 이르는 경로의 어딘가에 장애가 있어 수의적인 운동이 불가능한 상태를 말한다. 그러나 이런 신경계에 기질적 또는 기능적 장애가 없어도 심인성으로 마비가 나타나기도 한다.

1) 운동마비의 종류

운동마비는 그 정도, 나타나는 형태, 장애부위 혹은 그 원인에 따라 다음과 같이 나눈다.

- 마비정도 : 완전마비(paralysis)와 불완전마비(paresis)
- 신체부위에서 나타나는 형태 : 단마비, 편마비, 대마비, 사지마비
- 장애부위 : 중추성마비와 말초성마비
- 筋 tonus : 痙性마비와 이완성마비
- 마비의 나타나는 형태 : 급성마비와 만성마비
- 마비의 지속시간 : 일과성마비와 지속성마비

이상과 같이 마비의 표현에 대해서는 임상적으로 일정한 기준은 없고 각각의 상황에 따라 적당하게 선택되어 사용된다.

2) 중추성마비와 말초성마비

상위운동뉴런은 대뇌피질(주로 운동영역)에서 내포를 통과하여 뇌간에서 척수전각세포에 이르는 긴 경로를 가지고 있다. 이 경로의 어딘가에 장애가 있게 되면 중추성마비라 한다. 즉 상위운동뉴런 장애를 중추성마비, 또는 핵상마비(核上痲痺, supranuclear or corticospinal paralysis)라고도 한다. 하위운동뉴런은 척수전각세포에서 일어나 말초신경이 되어 근육에 이른다. 이 경로의 어딘가에 장애가 있어 나타나는 마비를 말초성마비라 한다. 즉 하위운동뉴런장애를 말초성마비, 또는 핵하마비(核下痲痺, infranuclear), 또는 척수근마비(脊髓筋痲痺, spinomuscular paralysis)라고도 한다.

중추성마비와 말초성마비는 나타나는 증상의 특징에 따라 표 6-3과 같이 감별한다.

표 6-3 중추성마비와 말초성마비의 감별요점

중추성마비(상위운동 신경원 장애)	말초성마비(하위운동 신경원 장애)
1. 근긴장도는 항진되고, 대부분 痙性마비가 나타난다. (단 대뇌피질 제4영역의 장애에서는 이완성마비가 나타난다.)	1. 근긴장도는 저하되고, 이완성마비가 나타난다. 심부반사는 감약내지 소실된다.
2. 근위축은 없다.	2. 근위축이 뚜렷하다.
3. Babinski반사(+)	3. Babinski반사(−) 혹은 감약
4. 근섬유성 痙縮(Fasciculations)(−)	4. 근섬유성 痙縮(Fasciculations)(+)
5. 침해범위가 광범위하다. 고립된 筋만이 침해받는 일은 없다.	5. 고립된 筋만 침해받는다.

이상과 같이 중추성마비와 말초성마비는 서로 상당히 다른 특징이 있기 때문에 운동마비의 원인이 중추성인가 말초성인가의 추정이 가능하다. 대체로 중추성마비는 경성마비가, 말초성마비는 이완성마비가 나타나는 것이 큰 특징이지만, 중추성마비에서도 반드시 경성마비가 나타나는 것은 아니다. 상위운동뉴런 장애는 운동영역(Area 4)장애와 前운동영역(Area 6)장애에 의한 것으로 나누는데, 운동영역 장애에서는 이완성마비와 Babinski반사가 양성이고, 前운동영역장애에서는 경성마비와 심부반사의 항진, Babinski반사는 음성이지만 Rossolimo반사는 양성으로 나타난다. 그러나 일반적으로 볼 수 있는 편마비 환자의 경우는 Area 4와 6의 장애가 혼합되어 같이 오는 경우가 대부분이다. 척수장애에서는 피질척수로가 상해를 받으면 이완성, 망양체척수로가 상해되면 경성이 된다. 이로 보아 피질척수로, 즉 추체로 장애시에는 이완성마비가, 추체외로의 장애시에는 경성마비가 된다고 추정된다.

상위운동뉴런의 장애로 인한 증후군은 표 6-4과 같다.

표 6-4 상위운동뉴런 장애에 의한 증후군

장 애 부 위	운동영역(Area 4)	前운동영역(Area 6)	Area 4+6
운동장애	Hemiplegia (isolated movement의 장애)	Hemiparesis (skilled movement의 장애)	편마비의 중강
강직(Spasticity)	−	+	++
이완(Flaccidity)	+	−	−
심부반사	감 약	중등도 항진	현저한 항진
Babinski 모지현상	+	−	+
開扇(부채꼴)현상	−	+	+
Rossolimo 반사	−	+	+
강제파악 반사	−	+	+
근위축	+	−	+
혈관운동 이상	−	+	+

3) 운동마비의 부위에 따른 감별

운동마비의 부위에 따라 다음과 같이 나눈다. 이는 감별진단을 하는 데에 중요한 참고가 된다.

(1) 단마비 Monoplegia

얼굴, 상지, 하지 등이 단독으로 마비되어 있는 상태를 말한다. 이는 병변부위의 근위축이 없는 것과 있는 것으로 나누어 원인질환을 추정한다. 근위축이 없는 경우는 대뇌피질운동영역의 장애이다. 대뇌피질운동영역은 광범위하게 영향을 미치기 때문에 운동영역 전영역에 걸쳐서 손상되는 경우는 드물다. 대부분은 일부의 손상에 그치므로 그에 대응한 신체부위에 단마비를 일으키게 된다. 원인으로는 뇌종양이 가장 많고 그밖에 뇌혈관질환, 외상 등이다. 이 경우는 근위축이 없이 두개내압 항진과 국소증상이 나타난다. 근위축이 있는 경우는 척수의 전각세포, 前根, 말초신경의 국소적 장애에 기인한다. 원인으로는 진행성 척수성근위축증, 척수공동증, 종양, 추간판헤르니아, 외상, 말초신경염, 폴리오 등이 있다(그림 6-2).

(2) 편마비 Hemiplegia

임상적으로 가장 많이 볼 수 있다. 신체 한쪽의 상하지에 나타나는 운동마비이다. 대뇌피질에서 척수에 이르는 경로의 어딘가에 장애가 생기면 병소와 반대쪽의 신체 반쪽이 마비되어 편마비 상태가 된다. 상해부위는 내포부근이 가장 많다. 기타 대뇌피질, 뇌간, 척수의 장애에서도 나타난다. 운동영역과 내포사이의 장애에서는 완전한 편마비는 아니고 적어도 단마비보다는 넓은 반대쪽의 부전 편마비를 일으킨다.

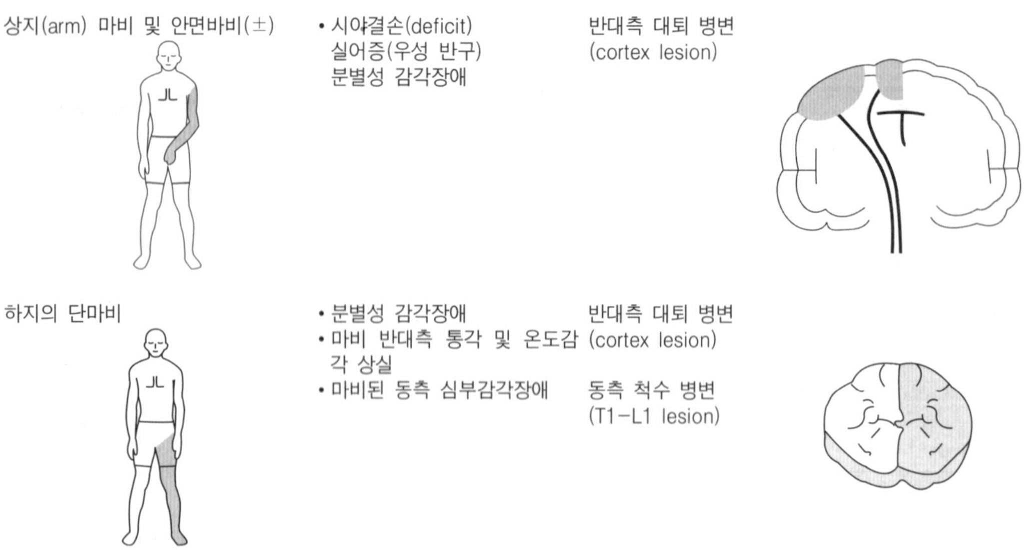

그림 6-2 단마비의 형태와 손상부위

내포부근의 장애에서는 전형적인 편마비가 나타난다. 즉 반대쪽의 얼굴, 혀, 상하지에 마비가 나타난다. 또한 때때로 지각장애, 시야결손을 수반하며 우위반구의 장애에서는 실어증을 수반한다. 편마비에서 실어(失語)*, 실행(失行)†, 실인(失認)‡, 피질성감각장애(皮質性 感覺障碍)§ 등을 수반하는 것은 대뇌피질 및 피질하에도 장애가 있다고 생각해도 좋다.

뇌간의 장애에서는 한쪽의 편마비와 다른쪽의 뇌신경마비를 수반한다. 이것을 교대성편마비(交代性片麻痺, alternate hemiplegia, hemiplegia alternans(L))라고 하는데 이는 腦脚-延髓간의 장애 때문이다. 동안신경(Ⅲ)마비와 반대쪽의 편마비가 있으면 上交代性 편마비라 하고, 안면신경(Ⅶ)마비와 반대쪽의 편마비는 下交代性 편마비라고 한다. 그리고 한쪽의 상지와 다른쪽의 하지가 마비되는 것을 교차성편마비(交叉性片麻痺, hemiplegia cruciate(L))라고 하는데, 이는 연수추체교차부의 장애에 의한다. 척수가 원인으로 편마비가 되는 일은 드물지만, 경수장애로 일어나는 일이 있다. 이 때에는 Brown-Sequrd's syndrome을 보이고 감각장애를 수반한다.

대뇌, 뇌간장애에 의한 편마비는 분명한 근위축은 보이지 않지만, 근을 사용하지 않기 때문에 폐용성근위축(廢用性筋萎縮)이 일어날 수 있다. 그러나 종양 등으로 두정엽이 침해받으면, 편마비와 함께 분명한 반신위축이 확인된다. 편마비 원인의 대부분은 뇌혈관장애이며, 외상, 종양 등의 순이다.

---

* 실어(aphasia) : 發語에 대한 筋이나 말초신경에는 이상이 없고, 지능이나 의식저하 및 청력장애도 없는 데 언어에 의한 표현이나 문자를 이해할 수 없는 것이다. 이는 대뇌의 언어중추영역(Broca영역, Wernicke영역 및 궁상속(arcuate fascicle) 등의 손상에 기인한다.

† 실행(apraxia) : 운동마비나 실조, 불수의 운동 등 운동장애가 없고, 또한 실시해야 할 동작이나 행위도 충분히 알고 있는 데도 이를 시행할 수 없는 상태를 말한다. 이는 실어, 실인과도 밀접한 관련이 있는 대뇌의 국소징후이다. 즉 대뇌의 운동영역, 상전두회, 두정엽부, 두정-후두엽부 등의 장애 부위에 따라 지절운동실행(limb-kinetic apraxia), 수지실행(hand-finger apraxia), 안면실행(facial apraxia), 기립-보행실행, 관념운동실행(ideomotor apraxia), 관념실행(ideational apraxia), 구성실행(constructional apraxia), 착의실행(dressing apraxia) 및 실행성실서(apraxic agraphia) 등이 나타난다.

‡ 실인(agnosia) : 어떤 물체를 보거나 만지거나 하여 그것이 무엇인가를 판정하는 데에는 우리 몸의 감각기관(시각, 청각, 촉각 등)과 그것을 인지하는 대뇌의 기능이 정상이어야 한다. 그런데 치매나 의식장애없이 시각, 청각, 촉각 등 감각기관을 통해 대상이 무엇인가를 알지 못하는 것을 실인이라 하는데 대부분은 뇌혈관질환, 그리고 뇌종양에서 기인된다. 이는 한쪽 또는 양쪽의 후두엽장애시의 시각실인(visual agnosia)으로 시각물체실인(object agnosia), 색채실인(color agnosia), 후두엽성실독(실서를 수반하지 않는 실독)과 두정엽성실독(실서를 수반하는 실독), 상모실인(prosopagnosia) 등과 두정엽, 대뇌반구, 두정, 측두, 후두엽부 등의 장애시의 시공간실인(visual spatial agonsia)으로 시공간적 정보의 자각장애(visual disorientation), 반측시공간실인(hemispatial agnosia(neglect)), 地誌的장애(topographical disturbance) 등과 양측측두엽장애시의 청각실인(auditory agnosia), 한쪽 두정엽장애시의 촉각실인(tactile agnosia), 좌반구의 두정-후두엽 이행부 장애시의 Gerstmann 증후군으로 手指실인(finger agnosia), 좌우장애(Rt-Lt disorientation), 失書(agraphia), 失算(acalculia) 등과 양측 두정-후두엽부 장애시의 신체실인(asomatognosia) 등이 있다.

§ 피질성 감각장애 : 두정엽, 즉 감각영역의 피질 및 피질하가 장애받으면 반대측에 식별감각의 장애가 나타난다. 즉 자극부위 관절의 운동각, 위치각 등의 인식과 복합감각이 장애를 받는다. 그래서 물건을 만지거나 들거나 해도 그 물건이 무엇인지 알 수 없다고 하는 입체인식불능(astereognosis) 현상이 나타난다. 또한 피부에 쓰여진 것을 알아 맞추지 못하고, 2점 식별, 2점 동시자극도 장애를 받으며, 무게가 다른 것도 모르게 된다.

안면(상부 운동신경원성) 및 상하지 마비(hemiplegia) 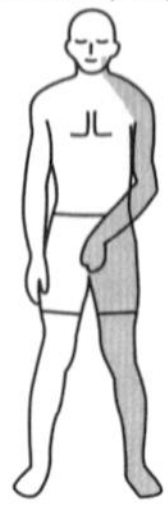	• 의식수준 장애, 시야결손, 실어증(우정반구) • 의식-명료(alert) 실어증-없음 시야결손 없음 • 반대측 제III뇌신경장애	반대측 대뇌반구 방면(hemisphere le-sian)	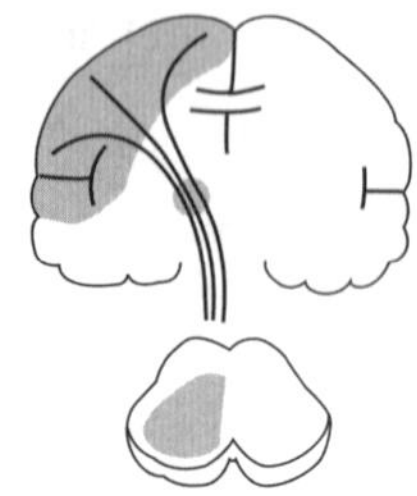
안면(하부 운동신경원성) 상하지 마비(hemiplegia) 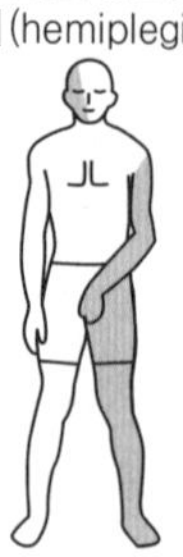	• 마비된 사지쪽을 향해 공액주시(coujugate agze)(정상쪽을 향한 주시장애) 및 마비된 반대쪽 하부 안면 근마비	반대측 내포 병변(internal capsule lesion)	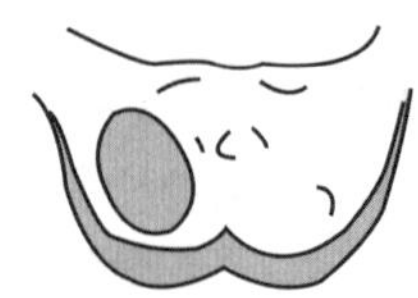
단지 상하지를 침범한 편마비(hemiplegia) 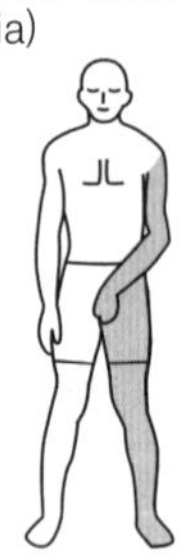	• 시야결손(deficit) 분별성 감각장애(discrimina tory sensory deficit) • 마비된 사지의 통각, 온도 감각 상실 마비된 반대측 horner씨 증후군, 구개근력 및 설근력 약화 • 마비 반대측에 통각 및 온도감각 상실 및 마비된 사지 동측의 horner씨 증후군 및 심부감각 장애	반대측 대뇌 병변(cortex lesion) 반대측 연수 병변(medullary lesion) 반대측 내포 병변(C1-T4 lesion)	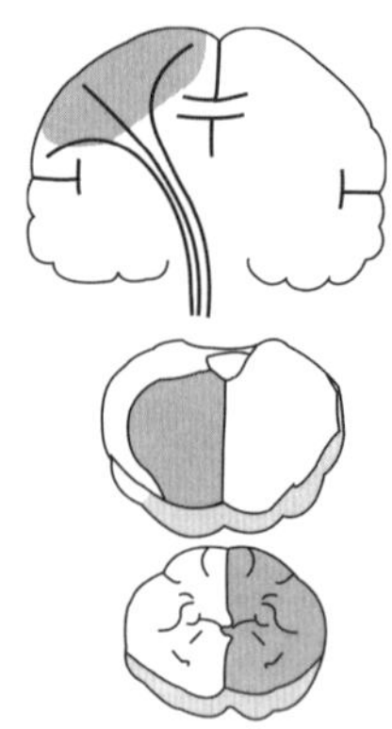

그림 6-3 편마비의 형태와 손상부위

(3) 대마비 Paraplegia

양측하지의 마비를 말한다. 대마비는 병소의 위치로 보아 뇌성 대마비, 척수성 대마비, 말초성 대마비로 나누는데 척수장애에 의한 것이 가장 많다.

① 뇌성(腦性)대마비

양측 대뇌반구의 하지로의 운동중추가 장애를 받을 때 일어난다. 가성 구마비, 뇌종양(특히 parasagital의 수막종), Little病 등에서도 볼 수 있다.

② **척수성 대마비**

병소의 높이에 따라 사지마비 또는 하지대마비가 된다. 대부분 痙性마비를 나타내고 하지는 신전위, 또는 굴곡위가 되는데 신전위를 취할 때에는 paraplegia-in-extension, 굴곡위를 취할 때에는 paraplegia-in-flexion이라고 한다. 대부분은 지각소실, 방광직장장애, 근위축 등을 수반한다. 원인은 척수압박성질환(척수종양, 카리에스, 악성종양의 전이, 경부척추증 등)과 척수내부의 질환이다. 척수내부 질환에서 급성으로 대마비가 나타나는 것으로는 급성척수염, 척수출혈, 전척수동맥 증후군 등이 있다. 초기에는 이완성마비를 나타내다가 차차 痙性마비로 이행한다. 서서히 대마비를 가져오는 것에는 근위축성 측삭경화증, 痙性척수마비, 索性척수증, 다발성 경화증의 만성기 등이다.

대마비시에는 우선 척수전각세포를 핵이라고 생각하고, 상위운동뉴런 장애인가, 하위운동뉴런 장애인가를 판정한다. 상위운동뉴런 장애에서는 경성대마비가 되고, 하위운동뉴런 장애에서는 이완성대마비가 된다. 척수장애에서는 일반적으로 상위운동뉴런 장애를 일으키지만, 급성기에는 척수 shock을 수반하기 때문에 이완성대마비를 보인다. 그러나 이때에는 척수횡단증후군, 방광직장 장애가 있으므로 진단에 어려움을 겪는 일은 적다. 대개 척수전각염으로 요선부가 침해받을 때, 馬尾의 손상, 다발성신경염 등에서는 이완성대마비가 된다.

다음은 진단상 참고가 되는 경과이다. 갑자기 일어나는 것은 외상에 의한 척수손상, 척수혈관장애, 예를 들면 전척수동맥폐색, 척수출혈, 척수동정맥기형 등이다. 수시간~수일에 걸쳐 급성으로 일어나는 것은 다발성신경염(Guillain-Barre증후군), 감염성 척수염, 탈수초 질환 특히 다발성경화증이나 Devic's syndrome, 급성 산재성뇌척수염(ADEM) 등 경막외농양 또는 종양에 의한 척수압박이다. 이중 회백수염(poliomyelitis)은 운동장애만을 보이고, 감각장애를 수반하지 않기 때문에 진단에 어려움은 없다.

만성의 경과로 대마비를 보이는 것은, 소아기에 일어나는 것과 성인에게 일어나는 것으로 나누어서 생각한다. 소아기의 것은 선천성, 혹은 생후 얼마 안되어 뇌질환으로 일어나는 소위 뇌성소아마비로, 사지마비를 보이지만, 상지보다도 하지가 분명하게 장애받아 대마비를 주징후로 한다. 소아기에서 사춘기에 걸쳐 발증하는 유전성질환은 유전성 경성대마비(hereditary spastic paraplegia)이다. 성인에게는 척수종양, 추간판 헤르니아, 매독성 수막척수염, 에르프 경성대마비(Erb's spastic paraplegia), 만성 경막외 감염증(Chronic epidural infection), 척수공동증(syringomyelitis), 근위축성 측삭경화증, 악성빈혈에 따른 아급성연합성 척수변성증(subacute combined degeneration of the spinal cord) 등이 원인이 된다.

③ **말초성 대마비**

다발성신경염(특히 급성의 것으로 Guillain-Barre 증후군), 외상 등으로 인하며 이완성 대마비가 된다.

대마비(paraplegia) 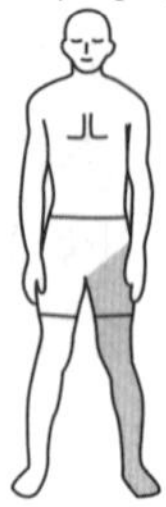	• 분별성 감각상실(discriminatory sensory loss), 전두염성 실금(incontinence) (통각 및 온도감각기능 정상) • 감각 수위(sensory level) 즉, 어느 부위 이하에서는 모든 종류의 감각이 소실, 급성 잔뇨(acute urinary retention)	양측성 내측 전전두엽병변(medial prefrontal lesion) 양측성 흉부척수병변(T1-L1 lesion)	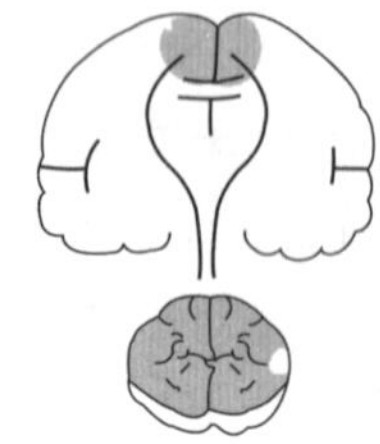
상지: 하부 dsn동 신경 원성마비(± 상부운동신경원성 마비) 하지:상부운동신경원성 마비 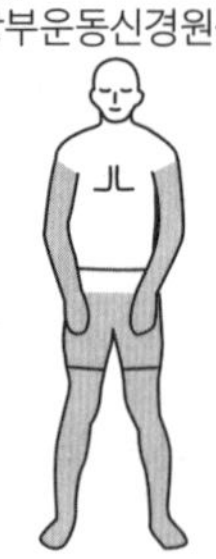	기타 다른 하부 운동신경일성상이 있으면 (예) 상지내전근 쇠약 팔꿈치굴근 쇠약, 이두박근반사 감소가 있는 하부 운동신경원성 병변 (예) 팔꿈치 신전근 쇠약, 삼두박근 반사 증가가 있는 상부 운동신경원성	병변경부척수 병변(CS LL lesion) (CS lmn 병변) CS UMN 병변)	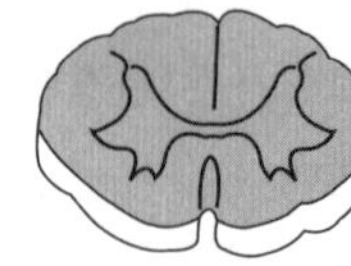
하지:하부 운동신경원성과 상부 운동신경원성 마비증세가 동반된 경우 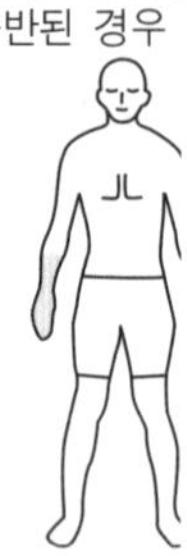	상부 운동신경원성 증상이 나타내는 위치가 매우 중요하다. (하부 운동신경원성 증상은 분절성(segmental) 손상이나 더 위쪽 부위 신경근 병변에 의해 얼마든지 나타날 수 있다.	척수 병변(L2-S1, lesion)	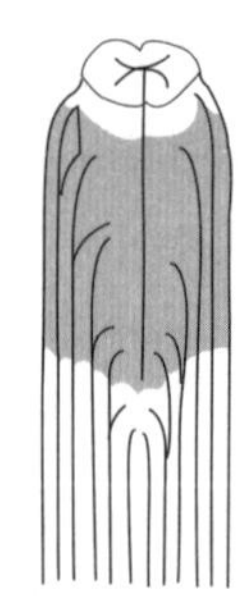

그림 6-4 대마비의 형태와 손상부위

(4) 사지마비 Quadriplegia or Tetraplegia

상하지가 양측성으로 운동마비를 보이는 경우를 말한다. 상해부위는 대뇌, 뇌간, 경수, 척수말초신경, 근육, 신경근접합부 등의 여러 부위에서 발생할 수 있다(그림 6-5).

① 양측대뇌반구의 장애

성인에서는 양측성의 뇌혈관장애, 소아에서는 뇌성마비, Schilder병, 지질대사이상에 의한 뇌증 등의 뇌질환이 있다. 마비는 痙性이고 상지는 굴곡위, 하지는 신전위가 되어 소위 제피질경직(decorticate rigidity)을 나타낸다.

② **뇌간부 장애**

두드러진 의식장애를 가져오며 뇌신경마비와 함께 사지는 痙性伸展位를 나타낸다. 원인으로는 혈관성장애, 종양, 염증 등을 볼 수 있다.

③ **경수부 장애**

원인질환으로는 종양, 경추의 손상, 추간판 헤르니아, 경부척추증이 있다. 경수하부 손상에서의 상지는 이완성, 하지는 경성마비를 나타낸다.

④ **말초신경장애**

다발성신경염, 특히 Guillain-Barre 증후군에서는 이완성 사지마비가 나타난다.

⑤ **신경근접합부 및 근육의 장애**

신경근 접합부의 이상으로는 중증근무력증, 중독이나 화학물질의 영향을 들 수 있고, 근육에서는 주기성 사지마비, 근디스트로피증 등이 있다. 어느 것이나 사지마비를 나타낸다. 운동뉴런 질환중에서 특히 近位筋群이 침범되는 병형(Kugelberg-Welander병, Werding-Hoffmann병 등)은 현저한 사지의 이완성 마비를 나타낸다.

이 중에서 완전한 사지마비는 경수장애, 다발성신경염(Guillian Barre' 증후군 등)에 의한 것

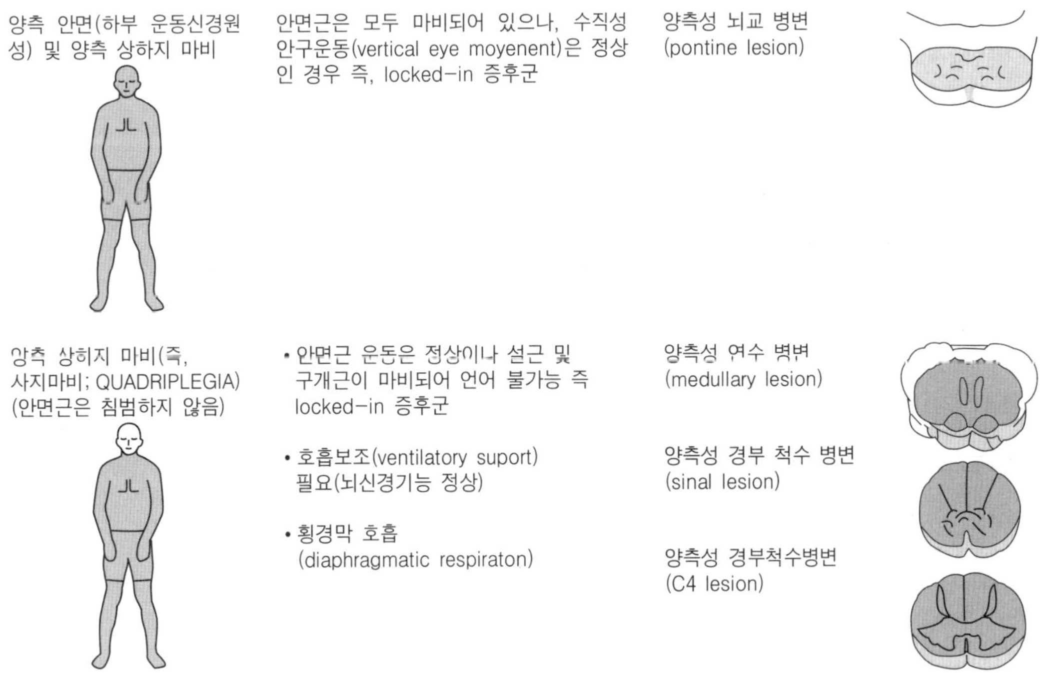

그림 6-5 사지마비의 형태와 손상부위

이 많다. 경수장애는 종양, 추간판 헤르니아, 후종인대골화증, 외상, 경수관협착증, 두개저함입증, 염증, 혈관장애 등으로 일어난다. 대뇌의 양측성 장애에서는 경성(痙性)이 되고, 상지는 굴곡, 하지는 신전위를 취하고, 제피질경직(decorticate rigidity)*을 보인다. 뇌간장애 특히 중뇌의 장애에서는 사지전체가 경성이 되고, 상하지 모두 신전위를 취하며, 소위 제뇌경직(decerebrate rigidity)†을 보이는 일이 많다. 척수장애 중 전척수동맥증후군에서는 척수의 전반이 침해받고, 경수 부분의 장애에서 상지는 이완성마비를, 하지는 경성마비를 보인다. 유, 유아(乳, 幼兒)에서 신경손상으로 사지마비의 원인이 되는 것은 뇌성소아마비외에 범발성 경화증(diffuse sclerosis), 백질디스트로피(leuko dystrophy), 유아형 진행성 척수성 근위축증(Werdnig-Hoffmann disease) 등 특수한 것이다.

노인에서는 뇌혈관장애가 반복되고, 양측성의 대뇌장애에 의하여 사지마비를 초래하는 수도 있다. 이때는 언어 및 연하장애가 나타나고, 소위 가성구마비(pseudobulbar palsy)를 수반한다. 또한 여러 가지 근증(myopathy)도 사지의 탈력 내지 마비를 일으킨다.

(5) 일부근의 운동마비 Isolated Paralysis

말초신경의 마비에 의해 일어나고 동시에 그 지배영역의 감각장애를 수반한다. 말초신경이 거의 완전하게 상해받으면 근위축, 피부, 피하조직, 손톱의 영양장애도 확인된다. 말초신경장애에 의한 증후는 각 신경근에서 특수하게 나타나는 것이지만, 그 하나하나를 기억할 필요는 없다. 말초성마비중 국소적으로 일어나는 것은 외상에 의한 것이 가장 많다. 좌우대칭성으로 말초성마비가 일어나고, 사지의 선단만큼 운동장애와 감각장애가 심한 것은 다발성신경염이다.

그 원인으로서는 아연, 알콜, 수은 등의 중독, 비타민 B_1 결핍, 당뇨병 등의 대사장애, 설파제 등의 약물 중독, "Guillian-Barre" 증후군 등을 들 수 있다.

임상적으로 비교적 많이 볼 수 있는 말초신경장애에 의한 운동마비의 경우는 다음과 같은 것이 있다.

---

* 제피질경직(除皮質硬直, Decorticate Rigidity)
이는 내포와 그에 인접하는 기저핵, 시상등 대뇌반구의 상당히 광범위한 장애시에 볼 수 있다. 혼수상태 환자에게 바늘이나 침 등으로 동통자극을 주면 환측의 상지를 굴곡한다. 즉 어깨를 내전하고 팔꿈치와 손목, 손가락을 굴곡한다. 하지는 신전, 내전하는 소위 Wernicke-Mann 型의 肢位가 나타난다. 이는 뇌혈관장애에 의한 경성편마비의 경우에 상지는 내전굴곡하고, 손가락, 손목, 주관절도 굳어지며, 하지는 신전된 채 굳어 버리는 특유의 자세를 말한다.

† 제뇌경직(除腦硬直, Decerebrate Rigidity)
除腦라 하는 것은 중뇌-교가 부분적이긴 하지만 양측성으로 장애받아 그것보다 상부의 뇌와 연락이 끊어져 있다는 것을 뜻한다. 이와같은 징후는 뇌출혈, 뇌저동맥혈전증, 뇌종양으로 일어나는데 대부분 예후가 나쁘다. 이는 혼수상태의 환자에게 바늘이나 침 등으로 동통자극을 주게되면 사지를 신전내선한다. 즉 상지는 신전, 내전, 내선하고, 고관절은 내전하고 무릎은 신전하며 발은 족저로 굴곡한다. 때로는 활과 같이 굽은 형상의 긴장(opisthotonus)을 보이는 일도 있다. 또한 머리를 좌우 어느쪽으론가 향하면 그쪽의 상지, 하지는 신전하고, 반대측의 상지, 하지는 굴곡한다. 이것을 긴장성경부반사(tonic neck reflexes)라 하는데 역시 제뇌환자에게 일어난다.

① **요골신경마비**

완전마비는 下垂手(wrist drop, hand drop)로 유령의 손짓이 되고, 손의 신전이 불가능하다.

② **정중신경마비**

모지의 굴곡장애로, 항상 모지는 신전위를 취하고, 다른 4개의 손가락에 근접할 수가 없다. 모지의 손바닥면과 손바닥이 항상 같은 평면에 있다. 모지구가 위축하면 원숭이손(simian hand)의 모양처럼 된다. 주먹을 쥐게하면 척골측(尺骨側)의 三指만 굴곡할 수 있다.

③ **척골신경마비**

골간근의 위축과 소지구의 위축이 일어나고, 독수리(발톱)손(claw hand)현상을 보인다. 모지내전근이 마비된다.

④ **비골신경마비**

첨족(尖足) 또는 하수족(下垂足, foot drop)을 보이고, 발끝이 늘어지며, 발의 배굴(背屈)이 되지 않고, 걸음은 닭이 걸어가는 듯(鷄步)한 모양이 된다.

⑤ **경골신경마비**

발등으로 굴곡위를 취한다. 鉤足 또는 踵足(pescalcaneus)이라고 한다. 족저굴곡 및 발가락의 족저굴곡이 불가능하게 된다.

⑥ **근긴장이상에 의한 운동마비**

근긴장은 중추신경마비에 의해 긴장하며 말초성마비로 감퇴한다. 근긴장의 이상은 眞性마비는 아니나 운동부전을 일으킨다. 예를 들면 Parkinson 병에서 근경직, 운동감소증상, 진전이 나타나는 경우 등이다.

⑦ **일과성 마비**

운동마비가 일과성으로 나타났다가 간헐기에는 정상적인 운동이 가능한 경우를 말한다. 예를 들면 일과성뇌허혈발작, 주기성사지마비, 또는 중증근무력증 등이다.

⑧ **심인성마비**

운동계에 장애가 없이 다만 힘이 없는 탈력감 또는 피로감에서 완전마비에 이르기까지 심인성으로 일어나는 경우가 있다. 심인성 마비는 근육군이 침범되며 개개의 근의 마비를 나타내는 경우는 적다. 또한 병적반사나 방광직장장애 등은 나타나지 않는다. 보행은 기묘하며 아미탈소듐으로 가볍게 의식을 몽롱하게 해놓으면 마비된 지체를 움직일 수 있는 등의 소견을 얻을 수 있다.

4) 운동장애를 유발하는 특이 질환

(1) 추체로 징후

추체로 징후는 다음의 4가지를 특징으로 하고 있다.

- 근위축을 수반하지 않는 경성마비
- 심부반사항진
- Babinski 반사의 출현
- 복벽반사의 소실(포함하지 않을 때도 있다)

그러나 이것은 추체로만의 장애에 의한 것이 아니라, 추체외로장애의 관여가 현저하다는 임상연구가 있다. 실제로 추체로 증상으로 간주할 수 있는 것은 손가락의 개별적 운동(discrete movement)의 장애와 Babinski 반사의 출현이다. 전자는 손가락의 미세운동의 장애로 젓가락을 사용하거나 물건을 집거나 글씨를 쓸 수가 없고, 손가락을 하나씩 구부리려고 하면 2~3개가 동시에 움직여 정확하게 구부릴 수 없다.

오늘날에는 추체로 징후라고 하는 말은 임상적으로 매우 편리하기 때문에 이용되고 있는데 그것은 장애가 상위운동 뉴런에 있다는 것을 나타내는 것으로 이해하면 된다.

(2) Guillian-Barre' 증후군

이 증후군은 특징적인 경과와 증상을 가지는 다발성신경근염(polyradiculoneuritis) 중의 하나이다.

진단기준은 다음과 같다.

- 전구증상으로서 인두발적, 편도염, 급성결막염, 위장장애, 미열 등 감기와 유사한 증상이 1/2~1/3의 빈도로 나타나지만 반드시 발생하지는 않는다.
- 신경증상의 발현은 급성이다.
- 운동마비의 대부분은, 양측하지말초에서 시작하여 양측상지, 안면, 더욱 심하면 호흡근으로 진행하고 마비도 심해진다. 사지의 마비는 원위근에 심한 것이 원칙이다. 양측의 말초성 안면신경마비는 본증의 특징적 소견이다.
- 감각장애는 운동마비에 비해 가볍다. 그 중에서도 자각적 감각장애에 비해, 타각적 감각장애가 가볍다.
- 근압통, 신경신전통을 볼 수 있다.
- 심부건반사는 감약 내지 소실한다(표재반사는 종종 유지된다).
- 뇌척수액은 단백증가를 보인다. 이것은 임상증상과 대체로 비례하고, 시일이 경과함에 따라 명료해지며 10~20일에 절정에 달한다.
- 경과는 처음에 급속히 심해져서 10~20일에 정점에 달한 후 호전되기 시작하면 대체로 예

후가 양호하나, 20일 이후에도 호전의 기미가 보이지 않으면 예후가 불량한 경우가 많다.

- 2차적인 다발성 신경근염(polyradiculoneuritis), 가령 약물중독, 세균감염, 비세균성 감염(바이러스, 리켓챠, 아메바, 렙토스피라 등), vaccine 접종, 항혈청주사, 대사이상(당뇨병, 포르피린증(porphyria*), 임신, 영양불량, 골수종, 악성종양 및 백혈병 등에 의한 것은 제외할 수 있다.

Guillian-Barre 증후군은 원인불명의 다발성 신경근염 중에 위와 같은 조건을 보이는 것을 말하는데, 다음 몇 가지의 변형(variants)이 있다.

- 척수신경(근)형
- 척수 및 뇌신경(안면신경, 동안신경)형
- 뇌신경(Ⅲ, Ⅳ, Ⅵ, Ⅶ, Ⅸ, Ⅹ, Ⅺ, Ⅻ의 대칭적 마비)형
- 가성 myopathy형(사지 근위부에 우위인 근력저하, 근위축 수반)
- 운동실조형(대개는 척수로형이지만 소뇌형도 있다)
- Fisher 증후군(외안근 마비와 운동실조가 주증상) 등으로 나누어진다.

(3) Landry 마비 Landry's paralysis

1859년 Landry는 급성상행성마비, 즉 운동마비가 양측하지에서 시작되어 급속하게 상승하는 중독(重篤)한 마비를 보고 하였는데, 나중에 이를 Landry 마비라 하였다. Gullain Barre 및 Strohl 등에 의한 Guillain-Barre 증후군이 보고 된 것은 1916년, 1차 세계대전 중이었다. 이후 Haymaker 및 Kernohan은 2차 세계대전 중에 Landry 마비와 Guillain-Barre 증후군과의 관계를 검토한 결과 본질적으로 같은 것이라 하여 1948년 Landry-Guillain-Barre 증후군이라 불렀다. 그러나 Landry 마비는 Guillian-Barre 증후군이외에 2차적인 다발성신경근염(Polyradiculo neuritis)에서도 일어날 수 있으므로 양자를 동의어(synonym)로 사용하지 않는 것이 좋나.

(4) 신경장애, 근위축을 확인할 수 없는 운동마비

운동뉴런 장애의 특징(예를 들면 심부반사의 항진이라든가, fasciculation(−), 근위축이 없다)이 없는 데도, 탈력이나 마비를 호소하는 환자가 있다. 이것에는 여러 가지 원인이 있어서, 심인성인 것, 실행(失行) 등도 생각하지 않으면 안 되지만, 호소의 내용으로 진단되는 다음과 같은 질환이 있다.

---

* 포르피린증(porphyria) : 포르피린 또는 그 전구물질의 형성이나 배설의 현저한 증가를 특징으로 하는 포르피린 대사장애에 대한 총징이다. 즉 선천싱 대사이상으로 인해 포르피린이 혈액과 조직중에 침적(沈積)하는 질환이다.

① 중증 근무력증 Myasthenia gravis

이 증은 근육의 이상피로성이 특징으로 운동하면 급속하게 피로해 진다. 심할 때는 움직일 수 없게 되지만 휴식하면 바로 회복된다. 대체로 오전중에 상태가 좋지만 해질녘부터 밤중에는 근력의 탈력 및 운동장애가 나타난다. 초기에는 대개 眼筋이 침범되어 안검하수나 외안근마비를 일으켜 복시를 호소한다. 성인은 전신성의 근무력증상이나 구마비를 보이고 眼증상이 분명하지 않은 경우도 있으므로 주의해야 한다. 진단은 손을 반복해서 잡게 하거나 악력검사를 반복해서 실시하면 급속하게 힘이 떨어진다. 이때 텐시론(안티렉스) 1ml(10mg : 먼저 2mg 정주 후 부작용이 없으면 30초 후에 3mg 추가 정주, 다시 30초 후에 5mg 정주)를 정맥주사하면 곧바로(30초 내) 탈력이 회복되어 수분간 지속된다. 혹 부작용(안면창백, 발한, 流涙, 流涎, 오심, 구토, 두통, 복부경련, 설사 등)이 나타나면 즉시 중단한다. 중증 근무력증의 진단기준(표 6-5)과 분류(표 6-6)는 다음과 같다.

표 6-5 중증 근무력증(Myasthenia Gravis)의 진단기준

(후생성 특정질환 조사연구반)

Ⅰ. **필수사항**

일반적으로 반복운동을 함에 따라 안근, 연하근 및 전신근육의 탈력이 급속하게 저하하지만 휴식을 취함에 따라 일시적인 회복을 보인다.

Ⅱ. a) **참고사항(검사사항)**

1. 抗 cholinesterase 제의 투여로 근력저하 등의 증상이 개선된다.
   (안티렉스 2~10mg 정주, 또는 vagostigmine 0.5mg 근주)
2. 근전도검사에 의해 Waning현상이 확인된다.
   (수의수축시 또는 50cps 이하의 최대연속자극에 의한 유발근 전도에 의한다)

b) 기타사항

3. 증상의 악화와 완화가 하루중에 반복된다.
4. 다음의 증상들을 보이는 경우가 많다.
   ① 안검하수　② 안구운동장애 내지 복시　③ 연하곤란
   ④ 언어장애　⑤ 보행 및 운동장애　⑥ 호흡곤란
5. 다음의 합병증 내지 증상을 수반하는 것이 있다.
   ① 흉선종　② 갑상선 기능이상　③ 근위축
6. 추체로 징후나 감각장애는 수반하지 않는다.

[진단의 기준]

1. 확진 : Ⅰ이 있고, Ⅱ의 1 또는 2의 검사결과가 양성이고, 더불어 3의 조건을 만족시킬 때
2. 의심스러운 경우 : Ⅰ및 Ⅱ의 3은 확인할 수 있지만, Ⅱ의 1과 2의 검사결과가 음성인 것.

표 6-6 중증 근무력증의 Osserman의 병형분류

Ⅰ. **성인형(adult form)**

1. 안근형(ocular form)
   외안근만 침해받아 한쪽 안검에만 나타나는 경우가 많다. 예후는 좋다.
2. 전신형(generalized form)
   외안근, 경근, 사지근의 탈력이 나타난다. 구근장애를 수반하기도 하나 호흡장애는 없다. 예후는 좋은 경우와 악화하는 경우가 있다.
3. 급성격증형(acute fulminant form)
   전신형으로 급속하게 발증하고 호흡마비를 수반하여 결국 죽는다.
4. 만기 중증형(late severe form)
   전신형이 오래 지속되다가 어떤 유인으로 급성으로 악화, 호흡근 마비를 일으켜 죽는 경우가 많다.
5. 근위축 합병형(with muscular atrophy form)
   전신형의 경과중에 골격근의 위축을 수반한다. 주로 설근, 견갑 상완부, 요-상퇴부 근위근의 위축이 많다.

Ⅱ. **소아형(juvenile form)**

소아기에 나타나는 것으로 眼筋型이 많다. 한쪽 또는 양쪽 안검에 나타나는 데, 예후는 좋다.

Ⅲ. **신생아 일과성형(transient neonatal form)**

어머니가 근무력증일 경우에 태어난 신생아에서 일과성으로 근무력증이 나타난다. 생후 6주 이내에 자연적으로 치유되지만 분만직후에는 항콜린에스테라제를 투여해야 한다.

② 주기성 사지마비 Periodic paralysis

사지의 발작성 이완성마비를 특징으로 하는데, 대개 20세 전후의 젊은이에 주로 나타난다. 발작은 안정을 취한 후에 일어나기 쉽고, 밤중 혹은 새벽녘 잠이 깰 때 나타나는 일이 많다. 단수화물 과식 후에 일어나는 일도 있다. 운동마비는 상지보다 하지에 심하고, 사지의 원위부보다 근위부에 심한 것이 일반적이다. 肋間筋의 탈력으로 인해 호흡곤란이 나타나는 일도 있다. 발작은 3~4시간에서 수일간 지속되기도 하지만 자연적으로 치유된다. 히스테리와는 감별을 요하지만 병력을 보면 감별할 수 있다. 원발성인 경우는 분명한 원인 질환이 없이 가족성인 경우(familial periodic paralysis)이고, 속발성인 경우는 갑상선기능항진증 및 원발성 aldosterone증에 의한 경우가 많기 때문에 갑상선기능항진 검사와 혈압측정은 반드시 시행하여야 한다. 또한 이 증의 발작시에는 혈청 K의 함량에 따라 임상증상이 다르다. 발작시 혈청 K량에 따라 저 K혈성, 고 K혈성 및 정상 K혈성 사지마비로 분류되고, 그에 따른 임상증상의 특징은 다음과 같다(표 6-7).

표 6-7 주기성 사지마비의 병형감별

혈청 K⁺량에 따라	저 K^+혈성 사지마비 (hypokalemic)	고 K^+혈성 사지마비 (hyperkalemic)	poskanzer형 사지마비 (normokalemic sodium responsive)
발병연령	10세대	10세 이하	10세 이하
발작빈도	1-2개월에 1회	주 1회 이상	1-3개월에 1회
마비 지속시간	1시간-4일(평균 12시간)	1시간 이내	2일-3주간
자연 발작시 혈청 K량	저하	증가	정상
Kcl 투여시	마비가 소실됨	마비가 유발됨	마비가 유발됨
마비정도	완전	불완전	완전
유인	과식(특히 탄수화물), 음주, 과로	공복, 운동후 휴식, 한냉	운동후의 휴식, 한냉, 알코올, 정신적 스트레스
감각장애	없음	수반	특히 말초성 감각 이상 있음

3 감각장애 증후의 감별

감각장애는 운동장애와 함께 신경계 질환의 중요한 증상이다. 그러나 운동장애는 객관적으로 확인할 수 있는 증상이 있지만 감각장애는 항상 환자의 주관에 의해 표현되기 때문에 좀처럼 알아내기 어려운 증상이다.

감각장애란 일반적으로 표재감각(superficial sensation), 심부감각(deep sensation) 및 복합감각(combined sensation)의 이상을 말한다. 표재감각은 피부 혹은 점막의 감각으로 통각, 온도각, 촉각 등이 이에 속한다. 심부감각은 골막, 근육, 관절 등에서 전해지는 감각으로 音叉를 발목이나 손목 등뼈에 가까운 피부에 대고 진동을 느끼는지 알아보는 진동각, 사지가 어떤 위치를 취하고 있는가를 판단하는 위치각, 손가락 등이 어느 방향으로 움직이는가를 아는 운동각, 筋이나 腱 등에 강한 압박을 가했을 때 느껴지는 심부(壓)통각 등이 심부감각에 속한다. 복합감각은 피부의 2점식별이나 피부에 쓰여진 숫자 등을 알아맞힐 수 있는가의 여부 등을 검사하여 두정엽의 장애여부를 추정할 수 있다.

1) 감각장애의 분류 및 감별 진단

(1) 표재 감각장애

표재 감각장애에는 말초신경성, 척수 분절 및 후근성, 대뇌 및 뇌간성인 것이 있고 각각의 특징은 다음과 같다.

① **말초신경성의 감각장애**

이것은 말초신경이나 신경총의 손상에 의해 일어난다. 각 말초신경 분포영역의 경계부분은 이웃한 말초신경에서도 함께 지배받게 된다. 이것을 중첩(重疊, overlap)이라 하는데 통각이 가장 넓고, 온도각이 그 다음이다. 따라서 말초신경의 손상으로 일어나는 통각둔마는 그 분포영역보다도 축소되어 있고, 통각소실은 그 중앙부 뿐이다. 그러나 촉각의 중첩(overlap)은 좁고 말초신경의 분포에 거의 일치한 장애를 일으킨다.

② **척수분절 및 후근손상에 의한 감각장애**

이 감각장애는 체간에서는 띠모양(帶狀), 사지에서는 축(軸)방향을 따라 가늘고 긴 형태로 나타난다. 이와 같은 피부의 감각분포를 피부절(dermatome)이라고 한다. 이것은 분절성 감각분포와 같고 척수장애 level을 아는데 아주 중요하다. 척수후근의 상해에 의한 통각탈실은 분절성 분포에 일치하지만, 촉각은 그 섬유가 굵고 저항이 강하기 때문에 장애는 가볍다.

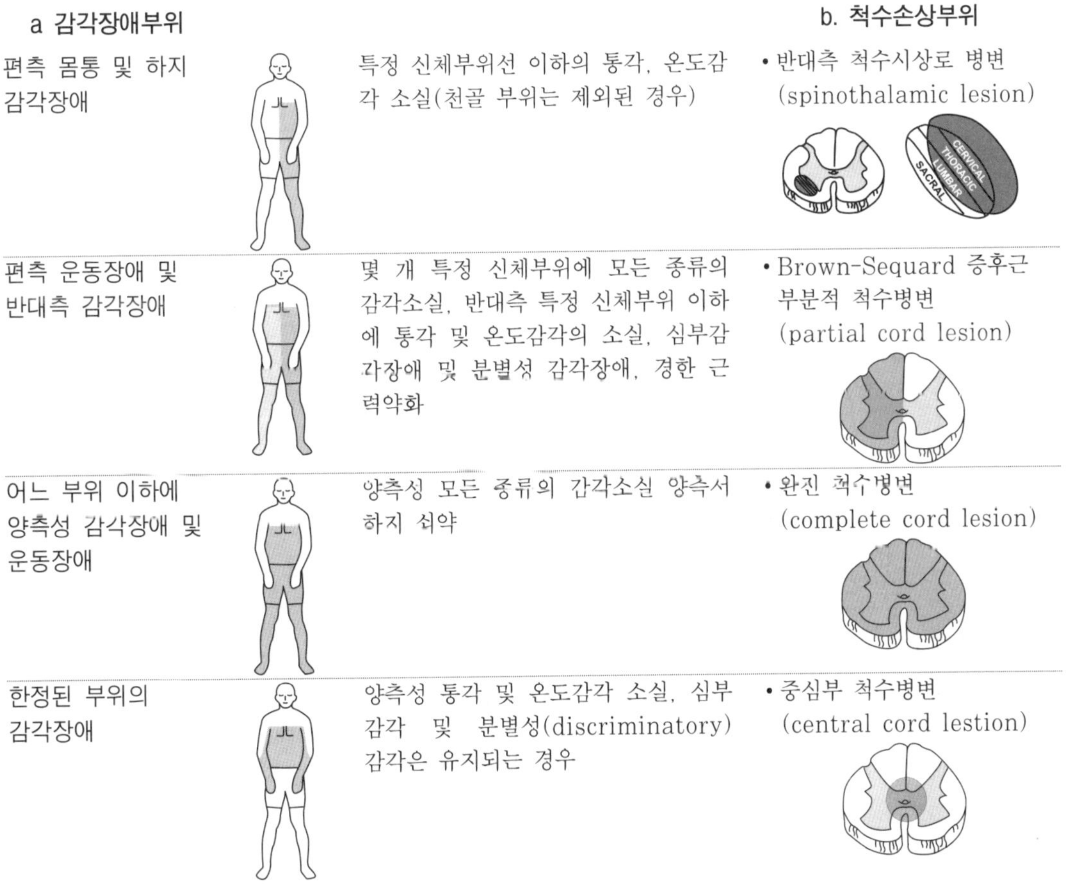

그림 6-6 척수손상부위에 따른 감각장애 영역

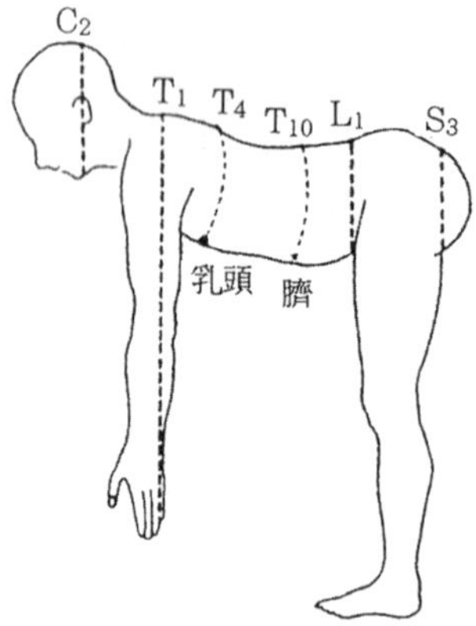

두정과 하악을 연결하는 선은 3차신경과 C_2와의 경계이다. 상지는 거의 중앙에서 약간 척골측의 경계는 T_1, 유두를 통하는 선은 T_4, 배꼽은 T_{10}, 하지가 붙어있는 前端은 L_1, 하지가 붙어 있는 後端은 S_3이다.

그림 6-7 분절성 감각분포의 기억법

③ **대뇌 및 뇌간성의 감각장애**

이 때는 반신(半身)의 감각장애를 보일 경우가 많다. 중심선에서 좌우의 감각섬유는 2~5cm 정도 서로 겹쳐 있다. 따라서 편측성의 감각둔마 내지 탈실에서는 중심선에 가까워짐에 따라 점차로 정도가 약해지는 것이다. 히스테리 등 심인성인 것에서는 중심선 혹은 그 이상으로 감각장애가 늘어나고, 게다가 정중부와 명확한 경계를 보이고 있다(그림 6-8).

감각결손(sensory deficit)		정위에 유용한 동반 증상	병변 위치(lesion site)	
1. 편측 감각소실	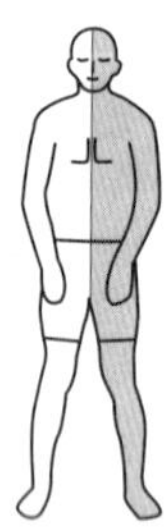	-분별성 감각결손, 감각 무관심, 경도의 통각 및 온도 감각소실 -안면, 상지, 몸통, 하지에 선택적 결손만이 존재 -안면, 상지, 몸통, 하지의 모든 감각(all modalities)이 소실된 경우	• 반대측 두정엽 피질 병변 (perietal cortex) • 선택적 피질 병변 (selective cortex lesion) • 반대측 시상 병변 (thalamic lesion)	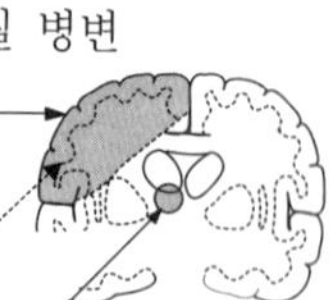
2. 편측 감각소실 및 반대측 안면 감각장애	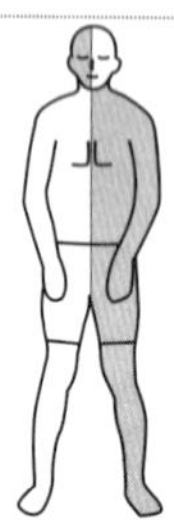	-사지의 모든 종류 감각소실, 반대측 안면의 통각, 온도감각소실 (코와 입주위는 제외) 측면주시 마비 -상하지 모든 종류 감각소실, 반대측 안면 통각·온도감각 소실, 측면주시-정상, 반대측의 구개 및 설근 쇠약	• 반대측 뇌교 병변 (pontine lesion) • 반대측 연수 병변 (medullary lesion)	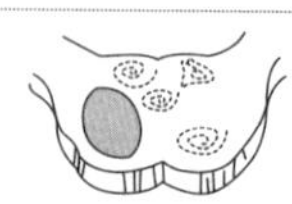 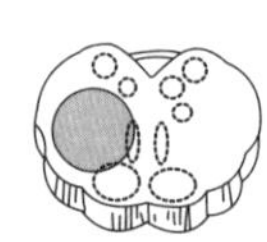

그림 6-8 대뇌 및 뇌간의 손상에 의한 감각장애

(2) 감각해리 Sensoy Dissociation

어떤 종류의 감각은 장애받지만 다른 감각은 정상으로 유지되어 있는것을 "감각해리"라고 한다. 가령 감각 검사시 촉각에서 분명한 이상이 없고, 통각과 온도각만 장애받고 있는 것을 감각해리라고 한다. 감각해리는 척수시상로, 척수의 후각 또는 중심회백질의 병변에서는 통각과 온도각만 장애받고, 척수후삭의 병변에서는 촉각과 심부감각만이 장애가 일어난다. 중심관부근의 병변에서 감각해리는 양측성으로 출현하지만, 후각, 후삭의 병변에 의한 것은 일측성인 것이 많다. 중심 회백질이 침해받는 대표적 질환은 척수공동증으로, 그 병변은 하부 경수 및 상부 흉수에서 시작되는 것이 많고, 따라서 감각해리는 양측 손의 척골측에서 나타나고, 점차 요골측, 전완, 상완, 흉부에 퍼진다. 척수종양이나 척수의 혈관장애에서도 감각해리를 보인다. 후근의 병변에서도 온·통각만 장애받는 감각해리를 보이는 것이 있다. 또한 뇌간부의 장애에서도 감각해리를 확인하고, Wallenberg 증후군에서는 환측 안면과 건측 반신에서 온·통각탈실을 확인할 수 있지만, 촉각은 유지되어 있다. 척수후삭이 침해받는 대표적인 질환은 척수로(脊髓癆, tabes dorsalis)이고, 그 감각해리는 척수로성 감각해리(tabetic dissociation)라고 부른다.

(3) 원인에 따른 진단

감각장애의 원인이 되는 병변부위나 병소의 성질을 진단하기 위해서는 먼저 감각장애의 분포, 범위, 성질에 대해서 잘 검토하고, 다른 신경학적 소견과 종합 판정하는 일이 중요하다. 감각장애는 피부에서 대뇌까지의 각 level의 병변으로 특징 있는 소견을 보이기 때문에 여기에서는 신경계의 장애부위와, 그 임상소견에 대해 간단하게 알아보고, 원인이 되는 주된 질환을 들어본다(그림 6-9).

① 단일말초신경장애

단일말초신경의 장애는 그 지배영역의 감각 장애를 일으킨다. 따라서 비교적 국한된 좁은 부분의 감각장애를 확인할 수 있다. 외상 등으로 단일 신경지의 절단이 일어나면, 중심부에 촉·통·온도각이 脫失한 부분이 있고, 주변으로 감에 따라 점점 감각둔마의 정도는 감소한다. 감각장애의 범위는 앞에 기술한 중첩(overlap)이 있기 때문에 해부학적인 신경지배영역 보다는 좁아지지만, 촉각장애의 범위가 가장 넓고, 통각장애의 범위는 가장 좁다.

말초신경의 손상에서는 운동장애나 근위축을 수반하는 일도 있지만 천재지(淺在枝)의 상해에서는 감각장애만으로 운동장애를 수반하는 일은 거의 없다. 신경학적으로는 외상에 의한 절단과 같은 완전한 장애보다, 단신경염(mononeuritis)과 같은 불완전한 장애쪽이 중요하다. 이 때에는 장애부에서 이상감각(paresthesia)이 확인되고, 특히 통각자극에는 통각과민(hyperpathia)을 보이는 것이 있다. 단일신경장애의 전형적인 것은 대퇴의 외측에 일어난다. 이것은 외측대퇴피신경(lateral femoral cutaneous nerve)의 단신경염이고 이상감각을 주증상으로 한다. 이 증의 동증은 때로 대난히 심하고, 대퇴외측뿐만이 아니라 주변으로 방산하는 것도 있다. 원인은 不明

한 것이 많지만, 외측대퇴피신경이 그 주행 중에 압박 받아 자극을 받기 때문에 장골전상극직하(腸骨前上棘直下)에서 압통점을 확인하는 일이 많다. 남성에게 많고 비만과 관계가 있는 것도 있다.

② 다발성 신경장애

다발성신경염(polyneuritis)의 감각장애는 사지말단에서 심하고, 구간에 가까워질수록 점차 감각둔마의 정도는 약해진다. 장애부는 장갑이나 양말을 신은 듯한 분포를 보이기 때문에 이것을 "glove and stocking type"이라고 한다. 상지보다도 하지가 먼저 침해받고 그 정도도 심하다. 감각장애와 함께 운동마비나 반사감약 등을 수반하고 동시에 감각장애는 좌우대칭성이다(그림 6-9A). 원인은 바이러스 감염증, 대사장애, 膠原病, 중독 등으로 다양하다. 그간 신경염(neuritis)이라고 불려왔으나 적당하지 않은 면이 많기 때문에 지금은 말초성 신경장애(peripheral neuropathy)로 통칭하고 있다.

③ 척수후근(post. root of spinal cord)의 장애

척수후근의 장애에 의한 감각장애는 피부절(dermatome)과 일치하여, 그 부분에 특유한 통증이 있으며, 타각적으로 감각둔마 혹은 감각이상을 확인할 수 있다(그림 6-9B). 이와 같은 후근장애에 의한 증후군을 신경근증후군이라고 한다. 특유한 통증은 근통(根痛, radicular pain, root pain)이라고 하며, 해수, 재채기, 분노, 기립 등으로 심해진다. 후근의 장애에서는 모든 감각섬유가 침해받지만, 촉각을 전하는 섬유는 다른 통각섬유에 비해 굵고, 동시에 두꺼운 수초로 덮여 있어 침해받기 어렵기 때문에 감각해리가 생길 수 있다.

신경근장애는 일괄해서 신경근염(radiculitis)이라고 불리지만, 반드시 염증이 있는 것은 아니고, 여러 가지 원인으로 일어난다. 신경근염(radiculitis)를 일으킬때에는, 이것에 말초신경이나 척수에도 병변을 수반하는 일이 많고, 근신경염(radiculoneuritis), 신경근 척수염(neuroradiculomyelitis)의 형을 취한다.

④ 척수장애 脊髓障碍

척수의 장애부위에 따라 감각장애의 양상도 여러 가지로 다르다.

• 완전한 횡단성(橫斷性) 장애

소위 척수횡단 증후군을 보이고, 장애부 이하에 대칭성의 감각탈실을 보이며, 경성(痙性)의 운동마비 특히 대마비(對痲痹)와 방광직장장애를 수반한다(그림 6-9C). 상해부의 바로 위에서는 병변에 의해 후근이 자극받고 이상감각(paresthesia)이나 감각과민(hypersthesia)등을 보이는 수가 있다.

이와 같은 병변은 척수손상, 척수의 완전압박, 탈수초질환인 Devic's disease, 기타 여러 가지 원인에 의한 횡단성 척수염(transverse myelitis)으로 일어난다.

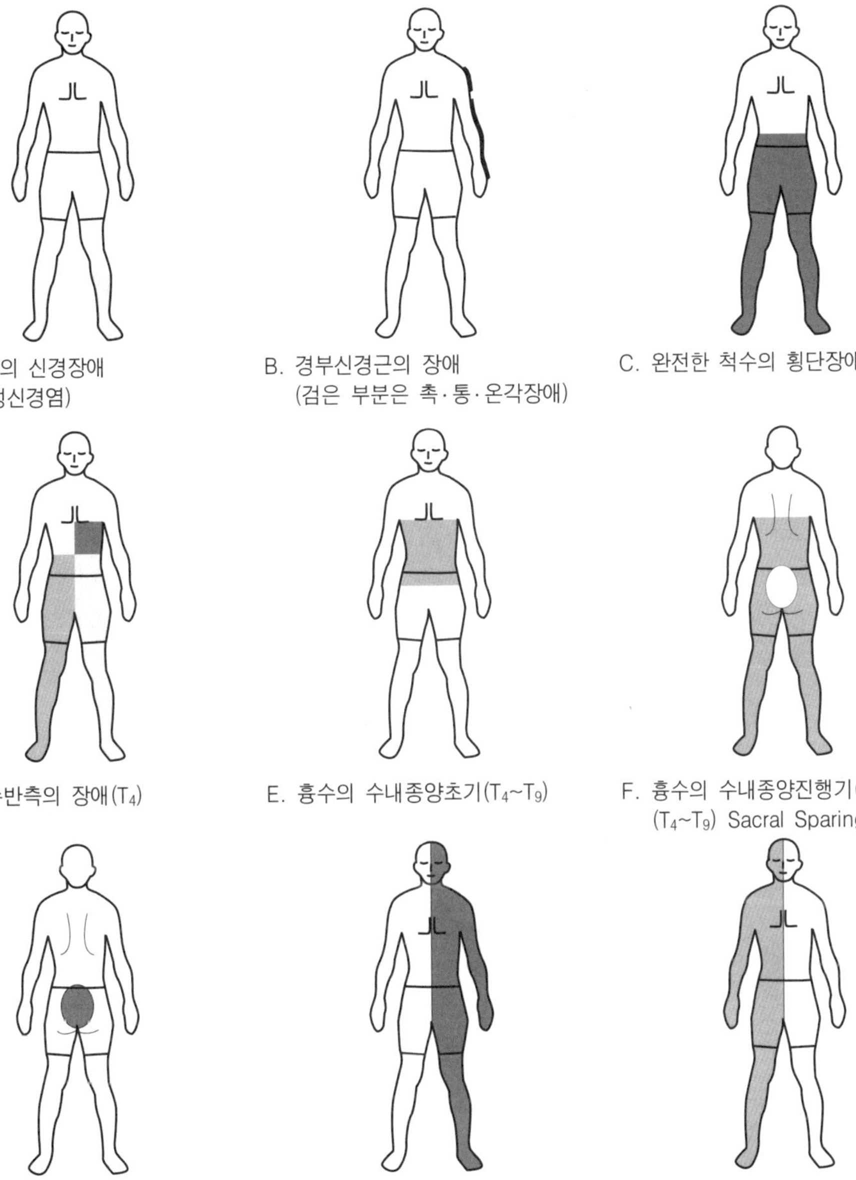

촉각, 통각, 온각의 장애(A는 사지말단으로 갈수록 분명한 촉·통·온도각 장애를 보인다.)

온·통각만의 장애(D.E.I.에서 확인된다.)

진동각, 위치각만의 장애(D에서만 확인된다.)

그림 6-9 원인별로 본 간각장애의 분포

• 반측장애 半側障碍

유명한 Brown-Sequard 증후군을 보이고, 그 감각장애는 장애측에서는 장애부 이하에 심부 감각의 장애가 있고, 그 상부에는 좁은 전감각탈실대(全感覺脫失帶)가 있다. 반대측에서는 감각해리를 확인하고, 온・통각은 탈실하지만 촉각은 유지되어 있다(그림 6-9D).

Brown-Sequard 증후군에서는 장애측에 운동장애가 일어나고, 척수의 전각장애에 의한 마비와 추체로장애에 의한 경성마비, 심부반사항진, 병적반사를 보인다. 이 증후군은 외상에 의한 경우 이외에는 전형적인 것은 확인하기 어렵지만 수외종양, 추간판 헤르니아의 초기 증상으로서 일어나는 것이 있다(그림 6-10).

• 척수시상로(脊髓視床路, Spinothalamic tract)장애

이 경로는 척수가 여러 가지 병변으로 침해받아 온・통각장애를 보인다. 척수종양일 때는 수외(髓外)종양과 수내(髓內)종양에 의해 전측삭(前側索)이 상해를 받는 법도 다르고, 특이한 감각이상을 보이는 일이 있다.

척수시상로는 신체의 하부에서의 섬유만큼 표층에 위치하는데 이를 성층(成層, lamination)이라고 한다. 즉 상부경수에서는 선수(仙髓)에서의 섬유가 가장 외측을 통하고, 그 내측에 요수, 흉수 무엇보다도 외측으로 하부경수에서의 섬유가 통하게 된다(그림 6-11).

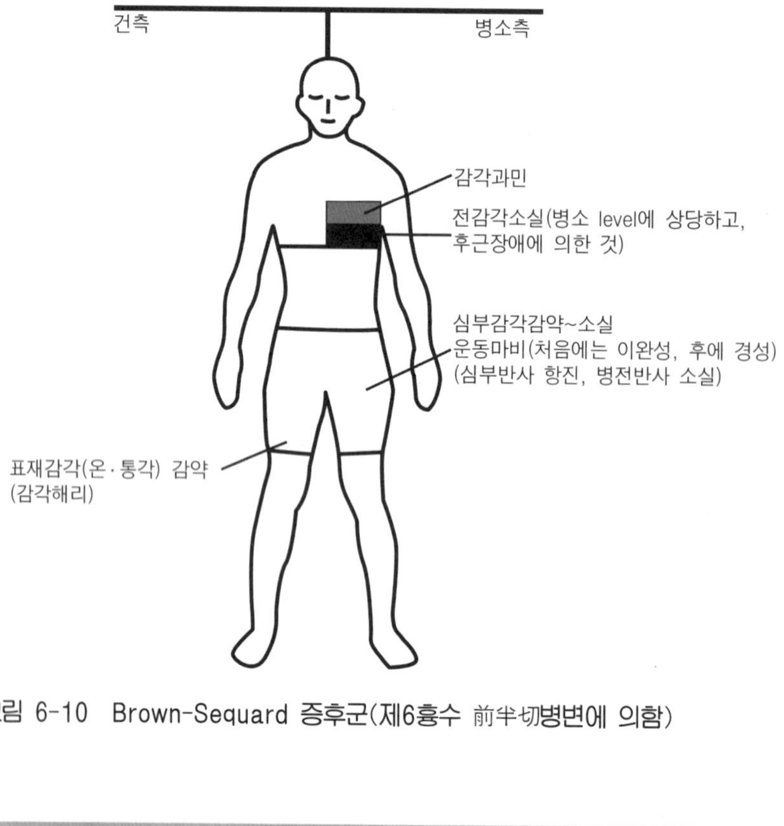

그림 6-10 Brown-Sequard 증후군(제6흉수 前半切병변에 의함)

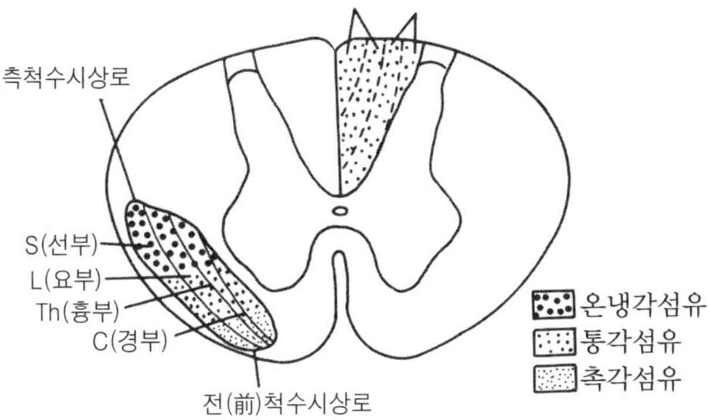

그림 6-11 척수 상행로의 온 · 통 · 촉각섬유 분포

척수시상로가 수외종양으로 압박받으면 먼저 외측의 섬유가 침해받기 때문에 조기에 하지의 온 · 통각장애가 나타나고 점차로 구간으로 상승한다.

수내종양에서는 반대로 장애부의 척수분절영역에서 온 · 통각의 장애가 시작된다(그림 6-9E). 진행하면 온 · 통 · 촉각 모두 장애를 받지만 선수(仙髓)영역은 침해받기 어려워 그부위의 감각은 유지되어 있다. 이를 sacral sparing이라고 한다(그림 6-9F).

그래서 종양이 수내(髓內)인가, 수외(髓外)인가의 감별은 중요하다. 그러나 수외종양에서도 sacral sparing을 보이는 수도 있으므로 절대적인 것은 아니다.

척수시상로를 침해하는 척수의 혈관장애에는 전척수동맥증후군이 있다. 이 동맥은 척수의 전반에 혈액을 보내고 있기 때문에 그 폐색에 의해 양측의 척수시상로, 추체로는 장애받지만, 후삭은 침해받지 않는다. 따라서 상해부 이하에 양측성의 온 · 통각의 탈실이 보이지만, 심부감각은 정상이고, 대미비와 방광직장장애를 수반한다.

• 후삭의 장애

후삭의 장애에서는 심부감각, 촉각 등이 장애받는다. 그 대표적 질환으로서 척수로(脊髓癆)가 있다. 심부감각의 장애에 의해 척수성 실조증이 확인되고 Romberg sign* 양성이 된다. 말초신경의 장애로 척수로양의 심부감각 장애를 보이는 것으로는 위척수로(pseudotabes)와 알코올성 위척수로(alcoholic pseudotabes)가 있다.

* Romberg's sign : 운동실조에서 볼 수 있는 증상으로 환자에게 양하지를 밀착시켜 기립시키고, 눈을 감게 했을 때, 신체가 좌우로 흔들려서 넘어지려는 경향이 있는 것인데, 관절의 위치감각 결여가 원인이다.

• 척수 중심회백질장애

이 부위의 병변을 일으키는 대표적 질환은 척수공동증으로 감각해리를 보인다. 척수공동증은 주로 하부경수, 상부흉수에서 일어나는데, 진행되면 요수에 까지 이른다. 따라서 상지, 흉부상부에 양측성의 온·통각소실이 확인된다. 온도각, 통각의 장애가 공중에 매달린 형(forme suspension)으로 나타난다(그림 6-12).

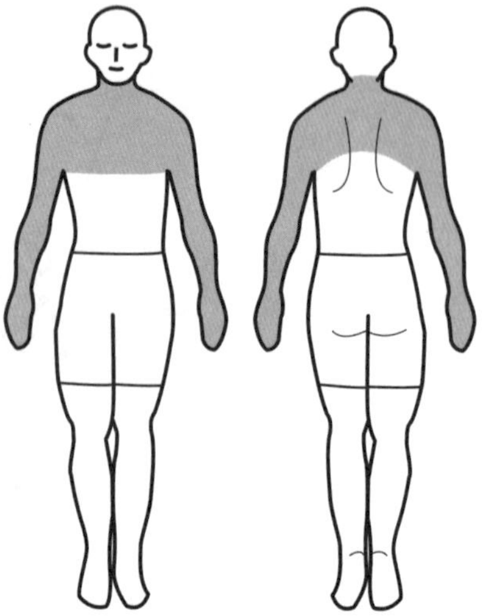

그림 6-12 척수공동증에서 볼 수 있는 공중에 매달린 형의 감각해리

• 원추(圓椎)·馬尾장애
(Conus and Cauda equina lesion)

원추는 제3~5仙髓 및 尾髓를 말하고 $L_{2\text{-}3}$ 이하의 신경근으로 둘러 싸여 있다. 한편 하지근의 대부분은 제2선수 이하의 수절지배를 받고 있지 않다. 따라서 순수한 원추장애에서는 방광직장장애와 항문, 성기주위의 좌우 대칭성의 감각소실(perianogenital anesthesia)을 일으키지만 운동장애나 심부반사의 장애는 없다. 그러나 원추부만이 침해를 받는 경우는 드물고 그 대부분은 마미장애를 수반한다. 마미(馬尾)는 원추보다 아래에 있고 L_2 이하 신경근의 집합이다. 그 상부의 절단에서는 L_2 이하, 중부에서는 L_4 이하의 운동, 반사, 감각장애 증상이 나타난다. 그러나 하부 마미장애에서는 항문주위, 회음부를 주로한 승마바지의 바대를 닮은 전감각장애를 확인한다. 이것을 안상(鞍狀)감각소실이라고 한다. 제1요추 이하의 골절, 종양 등으로 일어난다. 마미 장애에서는 尿閉, 大便失禁 등을 수반한다(그림 6-9G).

⑤ **뇌간부 장애**

뇌간에서는 감각섬유외에 여러 가지 뇌신경핵이나 운동신경 섬유가 밀집되어있기 때문에, 이 부위의 장애에서는 감각만이 침해받는 일은 없고, 여러 가지 뇌신경증상, 운동장애 등을 수반한다. 뇌간의 병변에 의한 감각장애의 특징은, 연수나 교하부의 국한성 병변에서는 감각해리를 보이지만 중뇌이상 시상까지의 병변에서는 반대측의 머리, 안면을 포함해서 반신의 전감각장애를 보인다(그림 6-9H). 후하소뇌동맥폐색에 의한 Wallenberg 증후군에서는 연수의 외측이 침해받고, 환측안면과 반대측반신의 감각해리를 확인한다(그림 6-9I). 뇌간부의 장애는 추골뇌저동맥계의 순환장애, 종양, 연수공동증(延髓空洞症, syringobulbia) 등으로 일어난다.

⑥ **시상장애**

시상장애는 여러 가지 원인으로 일어나지만, 가장 중요한 것은 뇌혈관장애이다. 시상장애에서는 반대측의 모든 감각이 침해받고, 특히 심부감각이 심하게 장애를 받는다. 시상의 외측핵이 침해받을 때에는 소위 시상증후군을 보이고 반대측의 반신에 동통자극을 주면, 불쾌감을 수반하는 격통(激痛)을 호소한다. 이 격통은 일종의 시상과잉반응(thalamic overreaction)으로 알려져 있다. 또한 반대측에 자발적인 심한 동통을 느끼는 수가 있는데 이를 중추성 동통(central pain), 즉 시상통(視床痛, thalamic pain)이라고 한다. 시상의 국한성 장애로 한쪽의 수장(手掌)과 입 주변의 감각장애가 일어나는 데 이를 手掌-口증후군(cheiro-oral syndrome)이라고 한다.

⑦ **대뇌장애**

두정엽, 즉 감각영역의 피질, 피질하가 장애받으면, 반대측에 식별감각의 장애가 일어난다. 즉, 자극부위 관절의 운동각, 위치각 등의 인식이 장애받고, 복합감각이 장애받는다. 즉 물건을 만지거나 들거나 해도 그 물체가 무엇인지 알 수 없다고 하는 입체감각소실(astereognosis)현상이 일어난다. 또한 피부에 쓰여진 것을 알아 맞출 수 없다(문자 식별검사). 2점식별, 2점 동시자극도 장애를 받으며, 무게가 서로 다른 것을 식별할 수도 없게 된다.

감각영역의 장애에서는 반대측에 표재성의 감각장애가 생기지만, 그 정도는 가볍고, 감각탈실을 보이는 일은 없다. 만약 감각탈실이 있으면, 피질하의 장애도 존재한다고 생각해야 한다. 시상피질로의 장애로 인하여 시상통과 같은 자발통을 보이는 일이 있으므로, 이것을 상시상통(上視床痛, suprathalamic pain)이라고 한다. 내포후각의 장애에서는 편마비와 반신의 감각둔마를 보이고, 환자 스스로 감각장애를 확인하고 있는 경우가 많다.

⑧ **히스테리**

특징은 감각장애의 범위가 해부학적인 신경분포에 일치하지 않는 것이다. 한쪽 손이나 발에 장갑모양, 양말모양으로 나타나는 일이 있고, 팔의 중간정도, 혹은 무릎에서 아래로 경계가 선명한 감각탈실이 나타나는 일도 있다. 반신의 감각탈실에서는 그 경계가 전혀 중심선에 일치하지 않는 것이 특징이다. 또한 의사의 암시에 의해 나타나거나 사라지거나 변화하는 일도 있다. 전액부 혹은 흉골 중심선의 같은 곳에서 검사하고 있는 데도 좌우차를 호소한다. 또한 인후 후벽을 자극해서 일어나는 구역반사(嘔逆反射, gag reflex)가 양측으로 소실하고 있는 것도 참고가 된다.

4 언어장애 증후의 감별

언어장애에는 크게 실어증(aphasia), 구음장애(dysarthria), 발성장애(dysphonia)로 나눌 수 있다. 이중 중풍에서 흔히 나타나는 언어장애는 실어증(aphasia)과 구음장애(dysarthria)이다.

1) 실어증(aphasia)의 감별

실어증은 언어를 구상하고 이해하는데 관계되는 중추신경의 손상으로 언어능력의 4요소인 말하기, 읽기, 쓰기 및 듣고 이해하기가 전반적으로 장애된 경우를 말한다.

실어증을 초래하는 원인 질환은 중풍, 뇌종양, 뇌외상, 치매 등이나 가장 큰 원인은 중풍이고 그 중 76% 정도가 뇌경색이다. 중대뇌동맥 전영역 경색시에는 전실어증이, 중대뇌동맥 앞부분 경색시에는 브로카실어증이, 중대뇌동맥 뒷부분 경색시에는 베르니케 실어증이 나타난다. 실어증 종류에 따른 회복 가능성은 일반적으로 브로카 실어증이 다른 어느 실어증보다도 빨리, 그리고 잘 회복되고, 가장 회복가능성이 없는 실어증은 전실어증(global aphasia)이다. 실어증의 치료는 발병 후 2개월 이내에 시작하는 것이 효과적이고, 이후 대개 1년~1년 반 사이까지 언어장애 회복 가능성이 있다고 본다.

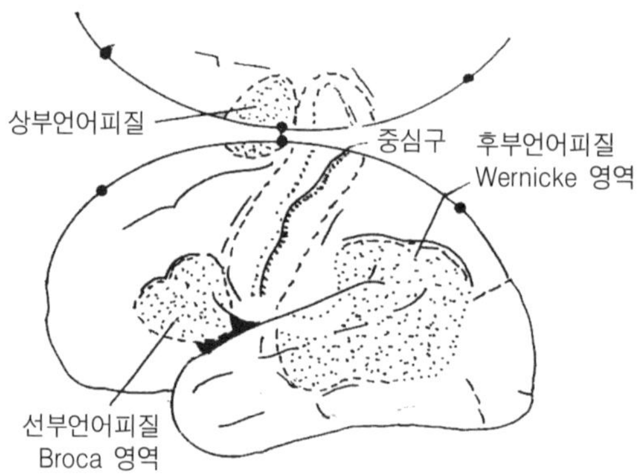

그림 6-13 Penfield and Roberts(1959)의 언어영역

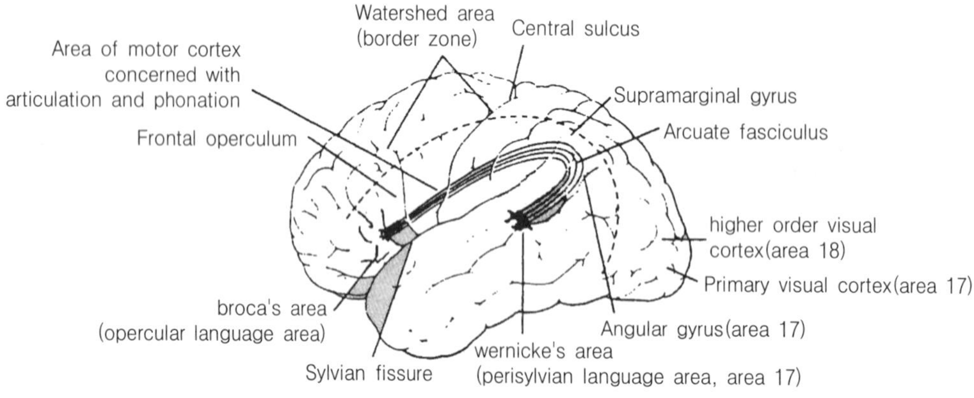

그림 6-14 주요 언어 부위

(1) 실어증의 분류

실어증에는 다음 6가지 형태가 있다.

① **브로카 실어증** Broca's aphasia

운동성 실어증이라고도 하며, Broca's area(Brodmann's area 44)의 손상으로 인한 경우로, 다른 사람의 말을 이해할 수는 있으나 여기에 대답할 단어를 기억하고 있으면서도 사실상 말을 못하는 경우이다. 그리고 따라 말하기와 이름대기가 비교적 심하게 떨어져 있다. 또한 자신의 언어장애를 인식하기 때문에 답답해하고 한숨을 많이 쉰다. 그래서 일명 표현언어실어증 또는 비유창성 실어증이라고도 하는 데, 언어이해능력은 양호하나 전보식 문장을 많이 쓰고 문법을 잘못 지키며 글 쓰는 능력이 손상되는 경우가 많다. 브로카 실어증의 병소는 운동피질에 가깝기 때문에 造音장애와 반신불수가 많이 동반된다.

② **베르니케 실어증** Wernicke's aphasia

감각성 실어증이라고도 하며, Wernicke's area(Brodmann's area 39, 40)의 손상으로 인한 경우로, 다른 사람의 말을 듣고 이해하는 능력이 장애된 경우이다. 즉 알아듣기 장애가 아주 두드러져 따라 말하기와 이름대기 등을 모두 잘 못한다. 그러나 말수가 많고, 말을 쉽게 하는 편이나 내용이 없는 빈 문장이 많으며, 착어증으로 인하여 이해할 수 없는 부분이 많다. 자기의 언어장애에 대한 인식이 없어서 답답해하지 않는다. 베르니케 실어증의 병소는 운동피질에서 멀리 떨어져 있으므로 造音장애나 반신불수가 동반되는 경우는 드무나 병소가 클 때에는 시야장애가 동반될 수 있다. 그래서 일명 수용언어실어증 또는 유창성 실어증이라고도 하는 데, 문법은 양호하나 의미 없는 말을 제멋대로 사용하기 때문에 의미를 파악하기가 어렵다. 그러나 gesture 등의 행동으로 상호 의사소통이 가능하다.

③ **전(全)실어증** Global aphasia

우위대뇌반구의 언어중추영역이 파괴되어 스스로 말하기, 알아듣기, 이름대기, 따라 말하기, 읽기, 쓰기 등 모든 언어기능에 장애가 나타난 경우이다. 대부분 병소가 크기 때문에 심한 우측 반신마비나 우측 반신의 감각소실을 동반한다.

④ **전도성 실어증** Conduction aphasia

Broca' area와 Wernicke's area를 연결하는 통로인 궁상속(arcuate fasciculus)의 손상으로 Broca와 Wernicke area 사이의 정보교환 장애로 인한 실어증이다. 특징은 유창하게 말을 하나 錯語症이 있는데, 의미착어증(verbal paraphasia)보다는 음소착어증(phonemic paraphasia)이 더 흔하다. 또한 알아듣기를 비교적 잘하며, 자기의 말이 잘못된 것을 알고 고치려 하기 때문에 말막힘이 나타나기도 한다. 따라서 베르니케 실어증 환자보다는 유창성이 떨어지는 편이다. 그러나 가장 특징적인 것은 환자가 스스로 말하기를 잘하는 데 비하여 남의 말을 따라서 말하기가 매우 떨어지는 것이다.

⑤ **연결피질 실어증** Transcortical aphasia

언어중추 자체는 손상이 없으나 언어중추와 뇌의 다른 부위를 연결해 주는 역할을 하는 언어중추 주위의 조직에 손상이 있는 경우이다. 스스로 말하기, 알아듣기, 이름대기 등 언어장애가 뚜렷하게 있는 데도 따라 말하기는 아주 잘할 때 이를 연결피질 실어증이라 한다. 브로카 실어증과 똑같으나 다만 따라 말하기를 비교적 잘할 때 이를 연결피질 운동 실어증(transcortical motor aphasia)이라 하고, 베르니케 실어증과 비슷하나 따라 말하기를 잘하면 연결피질 감각성 실어증(transcortical sensory aphasia)이라 한다. 이들 환자는 검사자의 말을 받아서 다시 한 번 반복하는 경향이 있는 것이 특징인데, 이를 반향어(echolalia)라 한다.

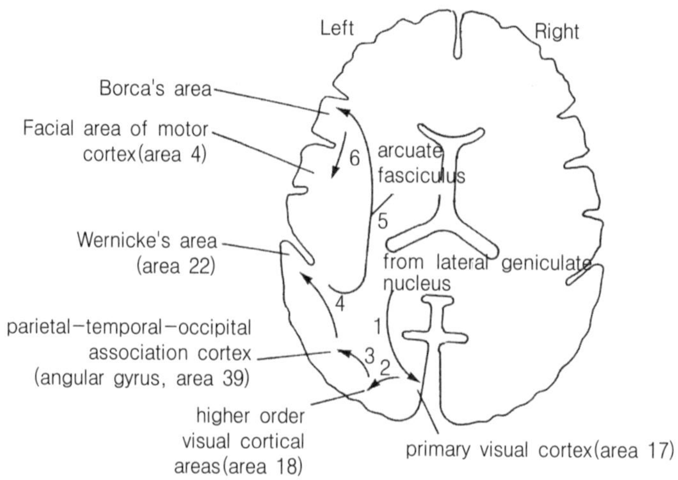

그림 6-15 어떤 물체를 보고 그 명칭을 말할 때의 신경통로

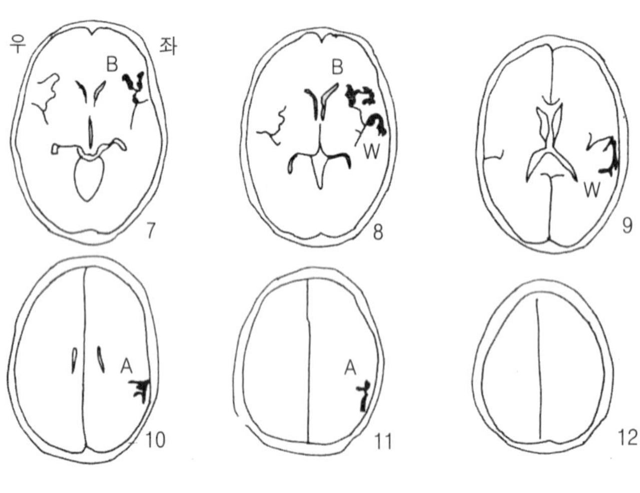

그림 6-16 뇌단층촬영에서 주요 언어 부위의 위치

⑥ **명칭 실어증 Anomic aphasia**

유창하게 말을 하나 단어 선택에 어려움이 있고 둘러대는 표현과 의미 착어증을 보이기도 한다. 일반적으로 알아듣기나 따라 말하기는 정상에 가까우나 다만 이름대기의 장애가 있을 뿐이다. 다른 형태의 실어증이 있다가 회복되면서 명칭 실어증이 되는 경우가 많다.

2) 구음장애(dysarthria)의 감별

구음장애(dysarthria)는 말(speech)을 산출하는 과정에서 호흡기관(폐, 기관, 기관지 등), 발성기관(후두 및 성대) 그리고 조음기관(입술, 혀, 구강의 각조직, 비강, 입천장 등)의 이상으로 의사소통에 장애가 생긴 것을 말하는 데 특히 조음기관인 입술, 혀, 구개, 비강, 인두, 후두 등의 불완전한 운동에 의해 일어나는 기계적인 것이다. 정확한 발음이 어려운 것은 신경근육장애 때문이다. 언어구사에는 신경계의 기본 구성요소의 완벽성을 필요로 한다.

신경계의 각 요소에 장애가 있을 때, 말의 특징적인 형태가 나타나게 되는데 이는 구음장애의 형태이다.

① **상위운동신경원 병변에 의한 구음장애**

언어구사에 관계되는 상위운동신경원은 각 대뇌반구에 있는 중심전회(pre-central gyrus)의 아래쪽에 세포체를 가지고 있다. 이 세포들의 축삭은 운동피질로부터 내포를 통해 반대측 뇌신경핵 V, VII, IX, X, XII로 내려간다.

- 단측성 상위운동신경원 병변 : 언어발음에 중요한 문제를 유발하는 경우는 드물다. 언어가 다소 어눌한 것은 반신부전마비에 의한 안면근의 쇠약에 기인한다.
- 양측성 상위운동신경원 병변 : 중요한 언어상애를 유발한다. 양측성 상위운동신경원 병변에 의한 V~XII 뇌신경에 의해 지배되는 근육의 쇠약이 나타나는 경우 가성 구마비(pseudo-bulbar palsy)라 하는데 이로 인하여 입술, 턱, 혀, 구개, 인두, 후두의 쇠약을 유발하여 특징적인 경련성 구음장애로 알려진 특징적인 언어장애를 가지고 있다. 말이 느리고 불분명하며 힘들고 딱딱하다. 근위축은 나타나지 않으며 하악반사는 증가하고 감성적으로 불안정이 동반될 수 있다.

이와 같은 환자는 양측성 대뇌반구의 뇌혈관질환, 운동신경원질환, 심한 다발성 경화증에서 볼 수 있다.

② **하위운동신경원 병변에 의한 구음장애**

언어에 관계되는 하위운동신경원들은 뇌교와 수질에 세포체를 가지고 있고, 그들의 축삭은 V~XII 뇌신경에서 입술, 턱, 혀, 인두, 구개, 후두의 근육으로 분포한다.

- 단측성 하위운동신경원 병변 : VII 뇌신경을 제외하면 언어장애를 일으키는 경우는 드물다.

심한 단측성 안면마비의 경우에는 다소 어둔하게 말하는 증상을 나타낸다.

- 양측성 하위운동신경원 병변 : V~XII 뇌신경에 의해 지배되는 근육의 쇠약으로 구마비(bulbar palsy)가 발생하게 된다. 구마비의 뚜렷한 특징은 언어장애와 연하곤란, 그리고 인두의 기능실조로 인한 흡인성 폐렴이다.

③ 신경근접합부와 근육의 병변에 의한 구음장애

球筋(bulbar muscle)의 양측성 위축은 하위운동신경원이나 신경근접합부 또는 근육 어느 곳에 그 병변부위가 있던지 구마비를 일으킨다. 말은 조용하고 분명하나, 구개가 쇠약한 경우는 비성, 후두가 쇠약한 경우는 목이 쉰소리, 입술이 쇠약한 경우에는 불량한 순음소리 등이 나타난다. 운동신경원 질병, Guillian-Barre 증후군, 중증근무력증은 각각의 구근의 뇌신경핵, 뇌신경축삭, 그리고 신경근 접합부 병변에 기인한 구마비를 일으킨다.

④ 소뇌성 병변에 의한 구음장애

마치 술취한 사람이 말하는 것처럼 들린다. 주동근(agonist), 길항근(antagonist), 협력근(synergist)의 협조가 제대로 되지 않고, 발성에 관여하는 근육군의 운동마비도 함께 발생한다. 이는 소뇌기능에 영향을 주는 약물(술, 항경련제), 다발성 경화증, 뇌혈관 질환, 후와종양 등에 의해서 발생하는 경우가 많다.

⑤ 기저핵 병변(Basal ganglion lesion)에 의한 구음장애

대표적인 병으로 파킨슨병과 무도병이 있다.

파킨슨병은 운동완서(bradykinesia), 경직(rigidity), 휴식시 진전(resting temor)의 3가지 특징적인 증상을 보이는 추체외로계의 퇴행성 질환으로 특징적인 구음장애를 보이는 데, 말의 폭이 적어져 조용하고 불분명하며, 억양의 높낮이가 없고 무표정하며 생기없는 얼굴(mask-like face)에 단조로운 목소리 등의 전형적인 임상증상을 나타낸다.

무도병은 환자의 호흡근, 후두, 입, 안면근육에 갑작스러운 움직임이 있을 때 언어장애가 나타날 수 있다.

3) 발성장애(Dysphonia)의 감별

발성의 장애를 일으키는 경우는 성대의 질병이 가장 보편적인 원인이다. 일반적으로 후두염, 성대를 침범하는 결절이나 종양 등이 있다.

실질적으로 성대운동의 약화는 발성장애를 일으켜 쉰 목소리를 내는 데 재발성 후두신경마비로 나타나는 경우가 많다. 흉근과 후두근의 약화는 대부분 운동신경원질환, Guillian-Barre' 증후군, 중증 근무력증, 일차적 근질환 등에서 유래하게 된다. 이런 경우 발성장애는 구근쇠약(球筋衰弱)에 기인한 구어장애와 함께 나타난다.

5 연하장애(Dysphagia) 증후의 감별

연하장애는 음식을 삼킬 때 구강, 인두, 식도 등에 걸리거나, 막힌듯한 느낌을 말하는데, 임상적으로 口咽頭性 嚥下障碍와 食道性 嚥下障碍로 나눈다. 口咽頭 嚥下障碍는 뇌혈관질환, 염증성질환으로, 食道性 嚥下障碍는 기질적 병변에 의한 식도질환과 불수의근 경련을 일으키는 자율신경이상 등이 원인질환이다.

중풍시의 연하장애는 연수의 병변으로 설인신경(IX), 미주신경(X), 설하신경(XII) 등의 뇌신경이 양측성으로 장애를 받아 연하, 發語, 저작이 불가능하게 되는 구마비에서 비롯된다.

이에는 양측피질연수로의 장애로 연하와 구음이 장애되는 가성 구마비(pseudobulbar palsy), 연수출혈, 연수혈전 등에 의해 급격한 일반 뇌증상과 연하장애가 나타나는 급성 구마비(acute bulbar palsy), 발병이 느리고 완만하게 진행되는 진행성 구마비(progressive bulbar palsy) 등으로 분류한다. 또한 연하장애를 일으키는 질환은 크게 기계적 협착을 일으키는 질환과 식도 및 인두근육의 이상을 초래하는 질환 및 인후의 통증을 일으키는 염증성 질환 등으로 분류하기도 한다. 이러한 연하장애는 경구영양섭취에 영향을 미쳐 전신상태를 좌우하게 되므로 연하장애 환자에 대해서는 그 원인과 대책을 강구하는 외에도 영양섭취를 위한 처치가 반드시 필요하다.

1) 임상적 분류에 따른 원인질환

연하장애는 임상적으로 구인두성 연하장애와 식도성 연하장애로 나누며 각 분류에 따른 원인질환들은 표 6-8과 같다.

표 6-8 연하장애의 임상적 분류 및 원인질환

분 류	원 인	질 환
구인두성 연하장애증 (口咽頭性 嚥下障碍症)	운동장애	중풍(가성 구마비, 구마비), 기타 회백수염, 디프테리아성 다발성 신경염, 중증 근무력증, 근긴장성 dystrophy, 국한성 筋 dystrophy 등
	염증질환	급성인후염, 인후두결핵, 육아종성질환, Zenker憩室症, 갑상선비대에 의한 압박, 종양, 본태성 減色性빈혈, Plummer-Vinson 증후군(빈혈, 설염, 연하통 등)
식도성 연하장애증 (食道性 嚥下障碍症)	내강의 변화	기질적 변화 : 식도암, 식도궤양, 식도염, 식도게실 외부압박 : 갑상선비대, 종격동염 및 종양, 종격동성 흉막염, 대동맥류, 대동맥 경화증, 삼출성 심막염, 횡격 흉막염, 횡격막 hernia 등
	운동이상	연하근(수의근)마비 : 급성 구마비, 진행성 구마비, 가성구마비 등 자율신경이상(불수의근 경련) : 특발성 식도확장증, 噴門경련증 등

2) 연하장애를 일으키는 질환

이는 크게 기계적 협착을 일으키는 질환, 식도 및 인두근육의 이상을 초래하는 질환 및 인후의 염증성 질환으로 나눈다.

(1) 기계적 연하장애 Mechanical dysphagia

이는 식도의 기계적 협착을 일으키는 질환에 의해 일어나는 연하장애를 말한다.

① 식도암(食道癌)

초기는 간헐적이나 수개월에 걸쳐 급격히 진행한다. 육류와 같은 고체성 음식이 악화요인이 되고 협착의 정도가 심해질수록 음식물의 역류가 스스로 유도한 구토에 의해 발생한다. 연관된 증상으로는 체중감소, 흉부와 등 부위의 통증이 있다.

② 식도협착(食道狹窄)

서서히 진행하며 식도염에서는 연하곤란이 협착에 선행될 수 있다. 대부분 위액의 역류에 의한 염증에 의한 것이고 식도암에서와 마찬가지로 육류와 같은 고체성 음식이 악화요인이 되며 협착의 정도가 심해질수록 음식물의 역류가 스스로 유도한 구토에 의해 발생한다. 그리고 장기간의 가슴앓이 과거력이나 소화성 궤양 또는 반복적인 구토와 관련이 있다.

③ 외부압박

식도주위 조직의 종양 및 경추의 병변으로 식도가 압박을 받아 협착되는 경우를 말한다.

(2) 운동성 연하장애 Motor dysphagia

이는 식도 및 인두근육의 이상을 초래하는 질환에 의해 일어나는 연하장애를 말한다.

① 식도근육에 영향을 미치는 운동근육이상

이완불능증, 미만성 식도경련, 공피증(鞏皮症, scleroderma)과 같은 질환에서 나타난다. 대개 서서히 시작하고 이완불능증을 제외하고는 대개 심한 정도로는 진행하지 않는다. 특히 찬 액체를 먹으면 악화되며 고체성 음식 역시 나쁜 영향을 미친다. 반복적인 연하연습과 따뜻한 유동식을 먹이면 도움이 되고 어깨를 등쪽으로 제끼고 성문(聲門)을 닫을 수 있도록 긴장시키는 Valsalva 수기법을 실행한다. 연관된 증상은 일정치 않고, 흉통은 미만성 식도 경련을 추측케 하나 이완불능증일 때도 나타날 수 있다.

② 인두근육에 영향을 미치는 운동근육이상

발작, 구마비(bulbar palsy), 가성 구마비(pseudobulbar palsy), 근무력증, 미만성 식도 연축(diffuse esophagial spasm) 또는 다른 신경근육이상 같은 신경학적 증상이 존재할 수 있다. 음식물을 입에서 식도로 운반하는 데 어려움이 있는 경우를 말하며 원래 존재하는 기존질환에 따라서 급성 또는 만성으로 시작된다. 연관된 증상으로는 흡인성 폐렴이 발생하거나 삼키려고 할 때 유체가 코로 역류된다.

(3) 인후의 염증으로 인한 연하장애

이는 인후의 염증을 일으키는 질환에 의해 일어나는 연하장애를 말한다. 수일에 걸쳐 서서히 시작되며 통증과 염증을 동반하는 심한 인두염이나 인두후부 농양 등 급성 인후질환에서 볼 수 있다.

3) 임상에서 확인할 사항

① 음식의 종류

- 고형식에서만 연하장애가 나타날 때 : 기계적 연하장애
- 초기부터 유동식에서도 연하장애가 나타날 때 : 운동성 연하장애

② 증상의 지속시간

- 일시적인 경우 : 염증성 질환
- 장기간(수주~수년)에 걸쳐 진행될 때 : 악성 종양, 뇌간장애 등
- 수년에 걸쳐 반복해서 간헐적으로 발생할 때 : 식도륜

③ 동반증상

- 연하시 폐흡인이 있을 때 : 인두마비, 식도 및 인두의 누공(瘻孔)
- 연하와 무관한 폐흡인 : 이완 불능증, 게실(憩室), 식도역류
- 가슴앓이(가슴부위의 작열감) : 식도협착

④ 과거력

- 녹극물(양잿물등), 방사선치료 여부

⑤ 진찰

- 신경학적 검사 : 신경학적 검사(신경근육질환), 피부(공피증)

⑥ 선별 및 확진을 위한 검사

- 흉부 방사선, 식도촬영, 식도경, 계측검사(manometry)

4) 서의학에서의 치료

- 뇌졸중, 뇌종양 등 중추신경질환 : 원칙적으로 원인질환을 제거해야 한다. 즉 뇌졸중에 의한 경우는 뇌졸중 치료법을, 세균감염에 의한 경우는 항생제를, 장기입원환자의 경우는 수액의 공급, 경중심정맥(頸中心靜脈)영양, L-tube(鼻胃管)삽입, PEG(胃瘻造設)처치 등을 통하여 영양확보 및 전해질균형을 위한 집중적 관리를 한다.
- 말초신경 마비에 의한 연하곤란은 strychnine이나 prostaglandin 등을 투약하며 대증요법을 시행한다.
- 자율신경 이상에 의한 연하곤란은 papaverine, atropine, epinephrine 등이 유효하며, 자율신경차단제나 진정제도 효과가 있다.
- 구내염, 점막궤양, 구강내수술후(편도선절제후 등) : 병소점막 국소에 국소마취제를 도포(2% 리도카인)하고 항생제 및 진해제를 투여하며 스테로이드(하이드로코티존)제제를 주사한다.
- 구개열(口蓋裂) 및 암종(癌腫) : 구개열은 수술을 원칙으로 하고, 암종은 초기에는 방사선치료 혹은 부분절제를 실시한다. 진행시에는 화학요법, 수술요법 등을 종합하여 시행하고 2차적으로 식도재건술을 실시한다.
- 반회신경마비(反回神經痲痺) : silicon을 주입하여 성문폐쇄(聲門閉鎖)를 개선한다.

6 구안와사(안면신경마비) 증후의 감별

구안와사(안면신경마비)는 口僻, 季春痺, 面癱이라고도 하며, 중풍 반신불수에 흔히 수반되는 중추성마비와 한 쪽의 안면에만 오는 말초성마비가 있다. 서의학에서는 안면신경마비, 또는 Bell's palsy라 하며 뇌신경(VII cranial nerve=facial nerve)병변 중에 가장 흔히 볼 수 있는 증후이다.

1) 원인에 따른 감별

(1) 중추성마비

뇌혈관질환(CVA), 뇌종양, 청신경종 등의 한 증상으로 안면마비가 올 수 있는데 경과가 잠행성이고 예후가 불량하다.

(2) 말초성마비

원인은 다양하다. 지금까지는 경유돌공(mastoid foramen)부근에서의 virus 감염(외이도염, 중이염, 유양돌기염)에 의한 안면신경내 또는 주위의 염증반응에 의하여 발병된다는 설과 안면에풍 또는 한냉자극에 의한 신경염설, 그리고 유전, 자가면역설 및 외상(두개골 골절, 안면손상 등)이나 혹 치아의 병변에 의해서 발병되기도 한다. 이들 원인에 의한 동맥수축으로 안면으로 가는 혈액공급에 장애가 생기고 그 결과 안면 신경관 속의 신경에 부종이 생겨 마비를 일으키거나 혹은 부종으로 인한 압박으로 마비가 생긴다는 혈관허혈설이 유력하다. 그러나 그밖에 원인불명의 경우도 적지 않다.

2) 증상

급성과 아급성으로 나누는데, 급성은 수시간 내에, 아급성은 수일 내에 걸쳐 구안와사가 된다.

- 위쪽을 보게 하면 마비 쪽의 이마주름이 잡히지 않는다(전두근 마비).
- 마비 쪽의 눈이 감기지 않고 눈물이 흐르며 눈이 시다(안륜근 마비, Bell's pheonmenon or lagophthalamus).
- 마비 쪽의 구순이 건측으로 끌려가고 환측의 안면표정이 소실된다.
- 미각의 둔마(혀 앞부분 2/3부분의 미각, 혀 뒷부분 1/3은 설인신경이 지배)
- 청각예민
- 이명
- 구각(口角)이 처지고 혹 침을 흘린다(流涎)
- 구음장애(dysarthria)
- 환측의 耳後, 또는 耳下部(유양돌기부위)의 통증
- 환측의 편두통 또는 後項部 牽引痛
- 환측 안면의 numbness(no sensory disturbance)

3) 분류

(1) 원인에 따른 분류

① 중추성 안면신경마비

중추신경계의 병변에 수반된 안면신경마비

② 말초성 안면신경마비

- Bell's palsy : 上記의 말초성마비의 일부원인을 제외한 대부분의 경우와 증상들이 해당된다.
- Ramsay Hunt syndrome : 안면신경(VII)의 슬상신경절(geniculate ganglion)이 대상포진(herpes zoster)을 일으키는 Varicella-Zoster virus의 침습을 받아 발병된다. 먼저 환측의 심한 耳痛(외이도 전벽통)이 나타나고, 이개・외이도 및 두개외피부에 수포성 발

진이 생기며 심한 안면신경마비를 일으킨다. 혀의 앞 2/3부분의 미각장애 및 현훈을 수반하고, 때로 청신경이 손상을 받아 이명 및 난청이 나타나기도 한다.

(2) 안면신경 손상부위에 따른 분류

① **말초 안면신경마비 Peripheral paralysis**

가장 흔한 형태의 안면신경 기능장애이다. 안면관(facial canal) 내에서 안면신경이 손상되어 결과적으로 이마를 포함한 말초성 이완마비가 생겨 한쪽안면의 표정을 짓지 못하게 된다. 이외에 안면관내에서 손상되는 부위에 따라 여러 다른 증상들, 즉 미각장애, 누액 및 타액분비장애, 청각과민 등이 동반된다(그림 6-17).

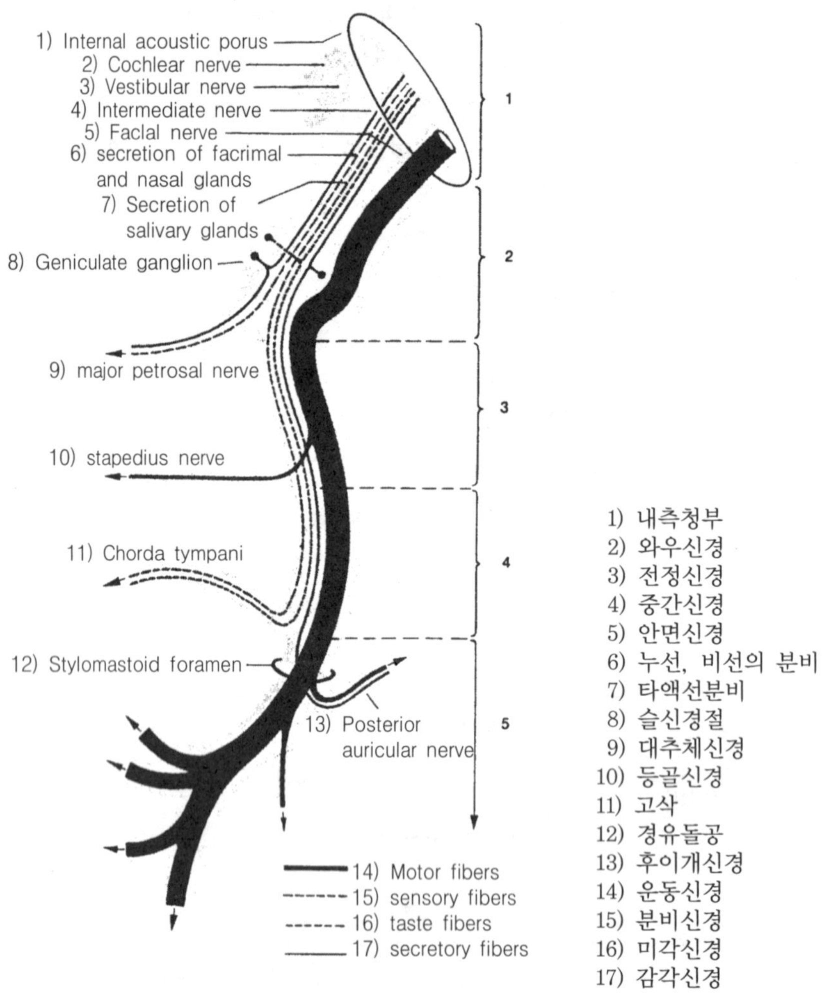

그림 6-17 안면신경과 중간신경의 구성 및 각 부위의 손상에 따른 증상

두개내에서의 안면신경과 중간신경은 내이도에 도달할 때까지 청(VIII)신경과 함께 주행하기 때문에 그 부분에 생기는 청신경초종에 의해 청신경과 안면신경이 함께 손상 받을 수 있다. 다른 종류의 종양이나 추골동맥에 생긴 큰 동맥류도 유사한 증상을 일으킬 수 있다. 드문 원인으로 중이염, 유양돌기염, 추체골 골절, 이하선염, 이하선수술후유증 등이 있다.

말초 안면신경 손상 후에 신경재생이 일어나는 데, 특히 자율신경에서 생기며, 일부만 재생되거나 원래와는 다른 축색과 연결되어 회복되면 원하는 운동이 아닌 엉뚱한 운동이 나타난다. 예를들면 "악어의 눈물증후군(the syndrome of crocodile tears)"은 잘못된 신경재생 때문에 생긴 것이다. 즉 타액분비선과 연결되어 있던 축색이 손상받은 후 누선에 분포하던 절단된 축색에 연결되면 타액분비 자극이 눈물을 흘리게 만들기 때문이라고 본다.

② 핵마비 Neclear paralysis

안면 신경핵 마비는 진행성구마비(progressive bulbar palsy)나 구공동증(syringobulbia) 같은 퇴행성 질환, 순환기계 질환, 회백뇌염(polioencephalitis) 같은 염증성 질환, 뇌교종양, 뇌교출혈 등의 원인으로 생긴다. 안면신경핵과 안면신경 내측슬은 외전신경(VI)핵의 축색과 매우 근접하여 있기 때문에 두 신경 중에 한 신경만 손상되는 경우는 매우 드물고 외전신경(VI)마비를 합병하는 경우가 많다. 특히 뇌교 교복측의 장애로 한쪽의 말초성 안면신경마비 및 안구의 외전장애와 반대측 편마비를 나타내는 것을 Millard-Gubler 증후군이라 한다. 핵마비로 나타나는 증상은 안면신경마비외에 안구건조, 안진 및 수의근의 마비(편마비 및 사지마비)가 동반된다.

③ 핵상마비 Supranuclear palsy

핵상 신경로는 어느 곳에서든지 손상받을 수 있는데 가장 흔한 호발부위는 내낭이다. 그 원인으로는 중뇌동맥(MCA), 내경동맥(ICA)의 폐색에 의한 뇌경색이나 혈관종(angioma)에 의한 대량출혈, 고혈압성 혈관질환, 종양 등이 있다. 독립된 핵상 안면마비는 안면을 지배하는 중심전회(precentral gyrus)의 피질에 생긴 작은 병변에 의해 생길 수 있으며, 경우에 따라서는 안면에 Jacksonian 양상의 간질 발작이 동반되기도 한다. 핵상마비에 의한 안면마비때 추체외로는 보존되어 있기 때문에 간대성 tics 또는 강직 같은 안면근육의 불수의운동이 나타날 수 있다. 그밖에 수의근의 마비, 근 긴장도의 소실 등이 나타난다.

4) 진단

① 4진(望·間·聞·切)

특히 자세한 병력 청취로 원인 및 증상을 파악

② 이학적 검사

- 안면신경의 병변 분지 확인

- 다른 신경의 이상 유무

③ **임상검사**

- 누량 검사
- 타액분비량 검사 : Bell's palsy의 경우 예후결정에 도움을 주는 검사로 양측의 타액분비량을 측정한다. 건강한 측에 비하여 환측의 분비량이 50% 이상되면 80% 정도에서 예후가 좋을 것으로 예상하고, 25% 이하로 줄었다면 10% 정도에서만 회복이 예상된다.
- 미각검사

④ **전기적 장애 판정**

- 전기미각검사
- 신경전도검사(evoked electromyography) : 유양돌기 하방에서 경피적으로 전기 자극을 주어서 안면신경의 말초 부위 피부에서 근육의 활동전압을 측정하여 비교한다. 안면신경마비가 있는 쪽의 활동전압이 정상적인 쪽에서 측정된 활동 전압의 10% 이상이면 자연회복을 기대할 수 있으며, 5% 미만이면 자연 회복이 어렵다.
- 근전도검사(EMG) : 일반적으로 안면신경마비가 생긴 후 10~21일 경과 후 fibrillation potential이 나타나는 데, 이는 변성변화를 의미한다.

5) 구안와사 환자의 임상적 관찰

① 남녀 발병비율은 1.1 : 1이고, 발병부위도 남녀좌우가 거의 1 : 1이다.

② 연령별 발생빈도는 30대, 20대, 40대의 순으로 주로 청장년층에서 높은 발병률을 보였고, 연령분포는 1~80세 이상까지 전연령층에 걸쳐 발병된다.

③ 발병시기는 봄, 여름(3~8월)보다는 가을, 겨울(9~2월)에 다발한다.

④ 전조증상이 발병전 12시간 전에서 48시간 이전에 약 60%의 환자에서 나타난다.

⑤ 전조증상으로는 환측의 유양돌기부, 귀뒤쪽 부위의 동통, 後項部 견인통, 편두통, 耳部이상 등이다.

⑥ 발병당시의 신체상태는 정신적, 육체적 과로로 인한 전신기능 저하상태가 90% 이상이었다.

⑦ 완치기간은 1~2주내에도 20% 가량, 4주 이내까지는 73%, 6주까지 83% 정도였다. 그러나 8주 이상 치료하였어도 예후가 불량한 경우도 20% 가까이 되었다.

⑧ 예후가 불량한 경우(2달 이상 치료기간)는 다음과 같았다.

- 기혈이 극도로 허한 경우
- 고혈압의 기왕력 환자
- 당뇨병의 기왕력 환자
- 전자맥진상 혈허맥상(緩而沈無力)이 나타난 경우

• 발병 2주 이상 경과되어 별 호전없이 내원한 경우
• 전조증상 및 수반증상이 1주 이내 빨리 소실되지 않는 경우
• 만성중이염 수술 후 발병된 경우
• 미각소실, 청각과민이 수반된 환자의 경우
• 역(逆)으로 호전되는 경우, 즉 이마부터 호전되는 것이 정상인데, 입주위부터 좋아지는 경우

⑨ 후유증은 대부분 치료기간이 오래된 경우에 나타났고, 그 증상으로는 안면경련, 피로, 안면의 둔마감, 볼 안쪽으로 무슨 액체가 흘러내리는 감, 시력 저하감, 혹 눈물 흘러내림 등이었다.

⑩ 구안와사의 재발율은 5% 이내로 높지 않았다.

⑪ Ramsay Hunt 증후군 환자는 전체 안면신경마비 환자 1503명 중 7명(0.5%)이었고 총병력기간은 20일에서 81일까지, 거의 회복되기까지의 치료기간은 4일에서 41일까지로 안면신경마비의 치료기간과 비슷하였다.

7 진전(Tremor)증후의 감별

진전은 뇌졸중이나 그밖에 여러 가지 원인에 의하여 발생하는 가장 흔한 이상 운동증으로 신체의 일부분이 반복적으로 움직이는 불수의 진동 운동으로 정의할 수 있다.

1) 진전의 현상학적 분류

(1) 안정시 진전 tremor at rest

중력이 작용하지 않도록 완전히 지지 받고 있는 신체부위에서 발생하는 진전이다. 책상에 팔을 잊어 놓거나 누워서 힘을 빼고 쉬고 있을 때 나다닌다.

(2) 활동시 진전 action tremor

근육이 자발적으로 수축하고 있는 동안 나타나는 진전으로 체위성 진전, 운동성 진전이 해당된다.

① **체위성 진전** postural tremor

중력에 대항하여 일정한 자세를 수의적으로 유지하고 있을 때 발생하는 진전이다. 앉거나 선 채로 손을 앞으로 뻗고 있을 때 손에서 나타나는 진전이다.

② **운동성 진전** kinetic tremor

수의적 운동을 하는 동안 발생하는 진전으로 단순 운동성 진전과 의도성 진전이 해당된다.

- 단순 운동성 진전(simple kinetic tremor)

  목표물 없이 수의적 운동을 할 때 발생하는 진전

- 의도성 진전(intension tremor)

  목표물을 향해 움직일 때 목표물에 가까이 갈수록 진폭이 커지는 진전

- 특정 작업성 운동성 진전(task-specific kinetic tremor)

  특정 운동을 할 때만 진전이 나타나거나 악화되는 경우로, 직업성 진전(occupational tremor)이나 일차성 쓰기 진전(primary writing tremor) 등이 있다.

2) 진전의 증후성 분류

(1) 생리적 진전 physiologic tremor

정상인에게 나타나는 증상으로 정신적 긴장 상태, 과도한 근육 수축 후, 저체온, 저혈당 등의 상태에서 잘 나타난다.

(2) 본태성 진전 essential tremor

가장 흔한 경우이다. 절반 이상에서 가족력이 있고, 20대와 60대에 많이 발생한다. 주로 양손에 나타나는데, 체위성 진전이면서 검사 소견 상 진전의 원인이 밝혀지지 않는 경우에 해당한다.

일반적으로 상지의 원위부에서 체위성 진전으로 시작되는데, 움직일 때는 점차 줄어들다가, 목표물에 접근하면 다시 나타나는 양상을 보인다. 대부분 상지에서 시작해 목, 다리, 몸, 음성, 턱,

표 6-9 진전의 증후성 분류에 따른 현상학적 특징

	안정 상태	자세 유지	목표물을 향한 운동
생리적 진전	−	±	±
본태성 진전	±	++	±
근긴장 이상성 진전	±	++	++
파킨슨병 진전	++	±	±
소뇌성 진전	−	±	++
Holmes 진전	++	±	++
약물 유발성 진전	±	±	±
심인성 진전	−	++	±

안면근육 등으로 퍼진다. 손에는 진전이 없고 머리만 떠는 (체머리) 환자들은 유심히 관찰하면 목의 자세에 이상이 있으며 이런 경우는 본태성 진전이 아니라 근긴장 이상증으로 분류해야 한다. 초기에는 대개 정신적 흥분상태에서만 나타나다가 시간이 지날수록 지속적으로 나타난다.

(3) 일차성 기립성 진전 primary orthostatic tremor

서 있으면 시간이 지날수록 더 불안정해져서 넘어지려고 하기 때문에 앉거나 기대려고 하며 심한 경우에는 걷는 동안에도 불안정감을 느낀다. 그러나 앉아 있거나 누워 있을 때는 이상을 느끼지 않는다. 소뇌실조나 전정기관 이상으로 오진되는 경우가 흔하다. 환자의 다리근육을 촉진하면 육안보다 진동이 더 잘 느껴지며 다리 근육에 대한 근전도를 시행하면 13~18Hz의 빠른 진전이 관찰된다.

(4) 특정 작업성 혹은 특정 자세성 진전 task and position specific tremor

특정 상황에서만 진전이 나타나는 것이 특징인데, 글씨를 쓸 때만 진전이 생기는 일차성 쓰기 진전이 가장 흔하다. 악기를 연주할 때만 나타나는 진전도 있다.

(5) 근긴장 이상성 진전 dystonic tremor

근긴장 이상이 있는 신체부위에서 나타나는 진전으로 대개 불규칙한 속도와 진폭으로 나타난다. 국소성 진전이며 주로 체위성/운동성 진전으로 완벽한 안정 상태에서는 잘 나타나지 않는다. 근긴장 이상증을 진단하기 위해서는 환자에게 여러 가지 운동(글씨쓰기, 단추 채우기, 손가락 벌리고 손을 앞으로 뻗기, 걷기 등)을 시키며 자세이상이 유발되는지 관찰해야 한다.

(6) 파킨슨 진전 증후군 parkinsonian tremor syndrome

병적인 진전을 보이는 환자에서 서동, 강직, 자세 불안정 등 파킨슨병의 진단 기준에 적합한 추가적인 소견이 있으면 의심할 수 있다. 전형적인 경우는 안정시 진전이며 경우에 따라서 체위성 진전이 동반될 수도 있으나 운동 시에는 진전이 줄어드는 것이 일반적이다.

(7) 소뇌성 진전 증후군 cerebellar tremor syndrome

자세성 혹은 활동성 진전으로 나타나는데 운동 목표에 다가가면 특히 심해지는 의도성 진전이 주로 나타나며 진전의 빈도는 대개 4~5Hz이다. 소뇌성 진전에서 안정시 진전은 나타나지 않는다.

(8) Holmes tremor

중뇌의 적핵 근처의 국소 병변에 의해 생기는 경우가 많아서 적핵 진전, 중뇌 진전 등으로 불리기도 한다. 진전이 다소 불규칙적이며 진폭이 매우 크고 빈도는 느려서 4.5Hz 이하이다. 중뇌의 국소병변이 생기고 나서 일정기간이 경과한 다음에 진전이 발생하는 경우가 많다.

(9) 구개 진전 palatal tremor

뇌간이나 소뇌에 병변이 있는 증후성 구개 진전과 병변 없이 나타나는 본태성 구개경련으로 나누어진다. 증후성 구개진전은 구개 거상근의 수축에 의해 발생하는데, 안구진탕 같은 뇌간이나 소뇌의 신경학적 이상이 동반된다. 본태성 구개 진전은 구개 장근 수축에 의해 발생하기 때문에 귀에 잡음이 들리는 경우가 많다.

(10) 약물 유발성 진전 drug induced tremor

약물 투여와 일정한 시간적 관계를 보이면서 진전이 발생하는 경우이다. 진전을 일으키는 약물에는 항 정신성 약물, 항 구토제, 칼슘 채널 차단제, valporic acid 등 여러 종류의 약물이 있다.

(11) 말초 신경병성 진전 tremor in peripheral neuropathy

IgM 이상 단백혈증에 동반된 신경병증, 유전성 운동 및 감각 신경병증, 급성 및 만성 특발성 탈수초성 다발성 신경병증 등과 척수의 전각세포질환을 가진 환자들에게 본태성 진전과 유사한 진전이 나타날 수 있다.

(12) 심인성 진전 psychogenic tremor

다양한 임상양상을 보이는데, 일반적인 소견은 갑작스럽게 발병하며 호전과 악화가 반복되고 안정시, 체위성, 운동성 진전이 혼합되어 있고 여러 가지 과제(계산하기, 복잡한 손발 운동을 따라 하기 등)를 부여해 정신 집중을 방해하면 진전의 진폭이 감소하거나 사라진다. 심인성 진전을 진단하는 가장 중요한 소견 중 하나는 진동수가 급변하는 것이다.

3) 진전 환자의 임상적 평가

- 진전이 어떤 상황에서 생기는지
- 진전이 발생한 신체부위는
- 진전이 언제 시작되었는지
- 신경계 질환과 관련이 있는 가족력이 있는지
- 술을 복용하면 호전되는지
- 약물 복용력이 있는지
- 진전의 frequency 확인(대개 4Hz 이하면 저빈도, 4~7Hz 사이는 중간빈도, 7Hz 이상이면 고빈도)
- 무동증이나 서동증을 동반하는지
- 근긴장은 정상인지
- 자세에 이상은 없는지(양손을 뻗었을 때 손가락의 자세이상, 체간 자세이상)

- 소뇌징후는 없는지
- 피질 척수로 기능은 정상인지(심부 건반사와 바빈스키 징후)
- 말초 신경질환은 없는지(팔다리의 감각이상)

8 치매(Dementia) 증후의 감별

치매(dementia)는 정상적으로 성숙한 뇌가 외상이나 질병 등의 원인으로 기질적인 병변이 생겨 의식 장애없이 전반적인 지능(특히 기억력 감퇴), 학습, 언어 등의 인지기능 감퇴와 인격기능의 장애가 후천적으로 서서히 지속적으로 나타나는 복합적인 임상 증후군을 말한다. 이러한 치매를 전에는 "망령" 또는 "노망"이라 하여 노인이 되면 당연히 겪게 되는 병, 즉 노화에 따른 생리적 현상으로 보았으나 최근에는 중추신경계의 대표적인 질환의 하나로 인식하게 되었다. 여기에서는 중풍 후유증의 하나인 중풍성 치매(뇌혈관성 치매)와 다른 형태의 치매를 감별하기 위하여 치매의 전반적인 면을 같이 살펴보기로 한다.

1) 치매의 분류에 따른 감별

치매의 분류는 신경 병리학적 소견에 따른 분류, 원인에 따른 분류, 병변의 진행에 따른 분류 등 다양하나, 노인성 치매의 원인으로 가장 중요시 되는 질환인 Alzheimer 병과 뇌혈관질환에 의한 치매 및 기타원인에 의한 치매로 나눈다.

① 원발성 퇴행성 치매(primary degenerative dementia) : Alzheimer병에 의한 치매를 말한다.

② 다발성 경색 치매(multi-infarct dementia) : 뇌동맥 경화증 및 뇌혈관 질환(CVA)이 원인이 되는 뇌혈관성 치매의 하나를 말한다.

이상 두 가지 형태의 치매가 노인성 치매의 대표적이다.

③ 기타

- 질병에 의한 치매 : Pick 병, Creutzfeldt-Jakob 병, Huntington 병 및 HIV 감염에 의한 치매
- 알콜성 치매 : 오랜기간 다량의 알콜 섭취에 의한 치매
- 외상후 치매 : 각종 산업재해 및 교통사고 등의 외상 후에 오는 치매

2) 치매 유발 주요질환

(1) 알츠하이머병 Alzheimer's disease

이 병은 50~60세에서 발병하고 여자에 호발한다. 먼저 두통, 현기, 불면, 기면, 기억장애가 발생하는 동시에 견당식(見當識) 장애가 조기부터 발생하며, 특히 공간견당식 장애가 심하여 장소의 구별을 못한다. 언어이해도 나쁘고 자발어(自發語)는 언어축닉(logoclonia), 반향(언)어(反響(言)語), 보속증(保續症, preservation) 등이 현저하다. 신체적으로는 Parkinson 증후군이 조기에 같이 발병되는 경우도 흔하고, Parkinson증후군이 동반되어 말기가 되면 보행이 종종걸음이 되고 동일동작 반복, 상동적(常同的)배회 등이 나타난다. 이어서 자발운동이 없어지고 언어기능도 상실하며 식물적 존재로 사망하게 된다.

이 병은 성인 치매의 원인중 50~60%를 차지하고 있다. Reisber 등(1986)은 수백명의 알츠하이머병 환자의 임상경험을 통해 임상적 특징을 보다 구체화하여 7단계(Stage)의 서로 다른 임상단계를 제시하였다. 행동학적 측면에서 보면 기억력장애가 가장 현저한 증상으로 보통 초기에 나타난다. 기억력은 최근의 사건에 대해 손상되어 있으며, 상대적으로 오래된 사건에 대한 기억은 비교적 유지되고 있다. 점차 병이 진행되면서 기억력이외에도 주의집중, 언어기능(어휘선택), 시공간지각기능(drawing, route finding), 실행증(apraxia), 수리계산, 시각, 청각, 후각 등의 지각기능, 문제해결 능력과 판단력 등에서 장애가 발생한다. 우울증, 성격변화, 감정둔마(apathy), 과민성 등이 흔히 동반되는 증상이다. 비교적 언어적 능력과 사회적 적응 기술은 오랫동안 유지되기도 한다. 어떤 환자들은 꽤 능란하게 화술을 구사할 수 있어서 가족이나 일반인의 눈에는 정상인 것처럼 보인다. 편집증적 망상이나 착각 및 환각은 병의 후기 단계에서 나타난다. 알츠하이머병 환자들의 절반 정도는 행동학적 장애가 뚜렷하지 않다.

또한 행동학적 장애 역시 환자에 따라 다양하게 나타난다. 어떤 환자들은 시공간 지각기능은 손상되었으면서도 언어적 기능은 유지되고 있고, 또 어떤 환자들에서는 이와 반대양상을 보이기도 한다. 이런 증상의 다양성(hetergeneity)은 뇌의 어느 부분이 얼마나 심하게 손상되었느냐에 달려있기 때문이다. 예를 들어 좌측 측두엽과 두정엽 피질이 심하게 손상된 오른손잡이 환자는 언어기능의 장애가 현저하게 나타날 것이다. 알츠하이머병의 증상은 서서히 진행되는 것이 특징이며 생존율은 발병 후 5~12년 정도로 보고되고 있다. 알츠하이머병에 대한 가능성 있는 위험요인들을 가장 포괄적으로 검증한 연구결과에 의하면 알츠하이머병의 일관성있는 위험요인으로서 연령의 증가, 알츠하이머병의 가족력, 그리고 두부손상 과거력의 3가지로 요약되고 있으며, 그외 가능성 있는 위험요인들로서 아시아인, 낮은 사회교육상태, 낮은 출산력, Down 증후군의 가족력, phenacetin과 같은 진통제의 남용, 식수의 aluminum량, 기질성 용매에 노출된 작업경력, 칼슘의 결핍 정도 등이 제안되고 있다.

알츠하이머병의 특징적인 병리소견으로는 뇌의 전반적인 위축 이외에도 신경섬유뭉치(neurofibrillatory tangie), 노인반(senile plague), 혈관내의 amyloid 침착, 과립공포변성(granulovacuola degeneration), Hirano body 등이 있고, 또한 신경세포 역시 소실된다(특히 거대추체세포). 이런 이상소견들은 해마(hippocampus)와 편도(amygdala)와 같은 내측 측두엽 조직(medial basal temporal cortex), 또는 Mynet 기저핵과 중격핵(septal nucleus)같은 basal forebrain에서 가장 심하게 나타난다. Primary sensorimotor cortices와 변연계는 심하게 손상을 받는다. 노인반의 핵과 대뇌와 뇌척수막(meningeal) 혈관벽내에 있는 amyloid 단백질(소위 A4 또는 beta 단백질)의 기원이 되는 전구단백질(preA4 또는 preamyloids, APP)은 21번 염색체에 유전정보를 갖고 있다. 이 물질은 건강한 사람들의 여러 조직에서도 발견된다. 최근의 연구가들은 이런 정상적으로 존재하는 전구단백질이 알츠하이머병에서 발견되는 amyloid 단백질을 생성하게 되는 기전에 초점을 맞추어 연구를 하고 있다. 알츠하이머병의 신경병리학적 소견은 정상적인 노화과정의 소견과 질적으로 유사하다. 알츠하이머병 환자의 뇌에서는 건강한 사람들과 비교하면 이런 병리소견이 광범위하게 퍼져 있고, 농도가 짙게 나타난다.

알츠하이머병의 가장 현저한 신경화학적 장애는 acetylcoline 신경전달물질에 있다. 이런 결함은 뇌피질을 통해 콜린성 신경전도를 보내는 basal forebrain 신경세포의 손실이 주요 원인이 된다. 그 외에 다른 신경전달체계로는 somatostatin(cortical interneurons), serotonin(dorsal raphe nucleus), norepinephrine(locus ceruleus), endogenous opioids(hypothalamus) 및 dopamin(substantia nigra pars compacta)이 관계가 있다. 알츠하이머병에서 나타나는 심한 기억력 장애는 해마와 이와 관련이 있는 측두엽 변연계에서의 콜린성 신경전달물질 소실의 결과로 설명되고 있다. 그 외 다른 신경전달물질의 행동학적 영향은 잘 밝혀져 있지 않다.

(2) 다발성 경색치매 Mmulti-infarct dementia

뇌혈관성 치매는 이제까지 뇌동맥경화성 치매라고도 불러 왔지만, 1974년 Hachinski는 다발성 경색치매라고 불러야 한다고 주장하였다. 왜냐면 뇌동맥경화만에 의한 만성적인 뇌순환장애에서는 치매가 일어나지 않고 다발성 뇌경색이 생긴 상태에서만 치매를 수반하기 때문이다. 이러한 다발성 경색치매는 반복되는 뇌졸중으로 뇌의 여러 부위에 경색이 생김으로써 인지기능이 황폐화되는 경우이다. 서구사회에서 치매 원인 중 두 번째로 흔한 것이 다발성 경색치매로 약 20%를 차지하고 있다. 또한 약 15~20%에서는 알츠하이머병과 함께 나타난다. 경색의 범위나 정도는 매우 다양하다. 다발성 경색치매와 연관된 뇌졸중은 일반적으로 양측성이다. 다발성 경색치매와 연관된 임상적 특징으로는 급작스러운 발병, 뇌졸중의 병력, 국소 신경증상과 징후, 단계적 황폐화(stepwise deterioration), 임상증상의 기복, 고혈압의 병력 등이 있다. 뇌경색의 증거가 없는 알츠하이머병 환자들에서는 일반적으로 이런 결과들을 발견할 수 없다. 심부백질에 경색이 심하게 있는 다발성 경색치매의 한 유형으로 Binswanger' disease(subcortical arteriosclerotic encephalopathy)가 있다. 이 경우 치매증상은 흔히 보행장애와 정서불안, 구음장애, 안면근육마비를 보이는 가성 연수마비(pseudobulbar palsy)를 동반한다.

혈관성 치매의 하나로 뇌졸중의 과거력은 없으나 전체적인 뇌동맥의 경화에 의한 정신장애 및 치매가 있다. 뇌경화성 정신장애는 노년기 치매와 함께 노년기 정신장애 전체의 약 70%를 점유하고 있는 가장 큰 원인이다. 이에는 뇌출혈이나 뇌경색이 없는 뇌동맥경화로 인한 뇌순환장애와 특수한 뇌순환장애인 고혈압성 뇌증과 일과성 허혈발작 등이 포함된다. 뇌동맥경화는 신체 타부위의 동맥경화와 일치하지 않으며 경화정도와 임상증상과의 상호관계도 불명하다. 이 뇌동맥경화성 정신장애는 55~65세에서 가장 호발하고 초기증상으로서는 두통, 현훈, 망각과 수면장애이며, 신경쇠약 상태와 유사하고 신경증과의 감별이 곤란할 때가 많다. 점차적인 피로, 활동능률의 저하, 주의집중 곤란, 정신작업능력 저하 등이 발생하면서 치매상태로 되어간다. 주증상인 치매는 뇌실질의 전체적인 병변에 의하여 발생하며 뇌출혈과 경색 등의 뇌졸중후 치매증과 뇌동맥경화에 의한 뇌전체의 병변에 의한 치매가 있다. 뇌동맥경화에 의한 치매는 노년치매에 비하면 정신기능 저하가 불균등하며 건망증은 심하나 판단력, 인격 등은 잘 보존되어 반치매(lacunal dementia)라고도 한다. 또한 이 뇌동맥경화성 치매는 정동의 변화가 심하여 易怒的, 자극적이고 쉽게 우는 感情失禁(emotional incontinence)이 특징이다. 성격은 완고하고 융통성이 없어지며 관심사의 범위가 좁아진다. 때로는 억울적, 비관적으로도 되고 피해, 죄업, 질투, 망상이 발생할 때가 있다. 일반적으로 이 증은 서서히 진행하며 수년 내지 수십년의 경과를 가지며 뇌졸중 혹은 기타 합병증으로 사망한다.

(3) 파킨슨씨병 Parkinson's disease

파킨슨씨병과 알츠하이머병은 서로 중복되는 경우가 많다. 치매증상이 파킨슨씨병을 가진 환자의 약 25~40%에서 발견된다. 비교적 인지장애는 심하지 않으나 흔히 볼 수 있다. 파킨슨씨병의 약 15~30%에서는 알츠하이머병과 같이 병발한다고 보고되고 있다. 반대로 파킨슨씨병의 특징적인 임상증상인 운동완서(bradykinesia), 경직, 가면모양의 얼굴 등과 같은 증상이 중기 이후의 알츠하이머병을 가진 환자의 15~30%에서 발견될 수 있다.

(4) Pick 병

원발성인 국한성 뇌위축성 질환이며 50세 전후에 발병하고 알츠하이머병 발생율의 1/10~1/15 정도로 발생률이 낮다. 초발증상이 지능면의 장애보다 인격변화가 선행되는 것이 특징이다. 易怒, 난폭, 충격적이고 무분별한 반사회적 행위(거짓, 도벽 등), 배회, 멸시적 배회 등이 발생된다. 반면에 무위, 무관심으로 되는 예도 있다. 병이 진행하면 失語, 失認이 발생하고 말기에는 無爲茫乎한 상태로 되어 사망한다. 병소에 따른 증상을 보면 측두엽 위축형에는 실어, 두정엽 위축형에는 失認, 失行, 失書, 후두엽 위축형에는 Gerstmann 증후군*이 발생하고, 전두엽 위축형에는 주증상이 불명하다. 신경증상은 발생되지 않는 것이 이 병의 특징이다.

---

*게르스트만 증후군(Gerstmann's syndrome) : 角回 및 回旋回장애에 의한 증후군으로 失讀症, 입체감소실, 作爲不能失行, 건망성실어증, 반맹 등이 특징이다.

(5) Creutzfeldt-Jacob 병

40대에 발병하고 경과가 수개월에서 1년 정도로 짧은 드문 병이며 대뇌피질 기저핵, 腦幹諸核, 척수 등의 광범위한 영역의 신경조직의 변성이 발생한다. 海綿狀態 신경세포의 탈락이 발생하는 것은 아급성 海綿狀 뇌증(subacute spongiform encephalopathy)이라 하고 slow virus infection에 기인한다고 한다. 전구기에 피로, 불쾌감, 심기증 호소, 울상태 등의 신경쇠약 증상이 있고 이어서 건망증, 見當識 장애, 치매, 착란, 혼미 등의 정신증상과 단마비, 편마비, 지각장애, 근 tonus변화, 反弓緊張, 운동감소, 무도병양 운동, 無定位운동(athetosis), 운동실조, 근위축 등의 신경증상이 발생된다. Myoclonus 발생은 특징적인 증상이며 이 시기에 뇌파에 주기성 동기성 방전(periodic synchronous discharge)이라고 하는 주기성의 고진폭 서파가 출현하며 진단에 유용하다.

(6) 기타

Kraepelin병과 Binswanger병은 초로기에 치매가 발생되는 병이다. Kraepelin병은 긴장병양 증상과 조울병양 증상이 출몰하고 곧 간질발작, 치매, 무관심 등이 발생한다. Binswanger병(subcortical arteriosclerotic encephalopathy)은 50~65세에서 발생하고 대뇌백질에 주로 병변이 발생하며 미만성의 수초소실과 뇌위축, 백질에 小梗塞巢 산재, 기저막에 status lacunaris, 백질에 고혈압성 소동맥경화가 발생된다. 증상은 진행성으로 정신기능이 저하되고 失語, 半盲, 편마비, 지각장애 등의 소증상이 발생하고 경과는 10년 이상이라고 한다. 이상의 Pick 병, Creutzfeldt-Jacob병, Kraepelin 병과 Binswanger병은 노년치매보다 조기에 발병되는 초로기 치매(presenile dementia)를 일으키는 질환들이다.

3) 치료 가능한 치매(Treatable dementia)

임상적 특징은 알츠하이머병과 유사하지만 치료 가능한 치매를 일으키는 많은 원인질환들이 있다. 전체 치매환자의 10~20%가 치료가능성이 있는 질환으로 추정된다. 어느 한 문헌 고찰에 의하면 치매환자의 약 11%는 치료를 통해 부분적으로 혹은 완전히 회복된 수 있는 경우였다고 보고하고 있다. 앞으로 치료 가능한 치매환자 발생율은 더욱 높아질 것으로 예상된다. 치매의 조기발견과 치료가능한 원인 규명은 매우 중요하다(표 6-10 참조). 치료가 지연되면 영구적인 인지장애를 야기할 뿐 아니라 죽음에도 이를 수 있기 때문이다. 최근 국내조사에 의하면 종합병원에 내원한 치매환자들 중에는 급성 일산화탄소 중독의 후유증, 두부외상, 알콜중독 등이 가장 흔한 2차적인 질병으로 보고되었다.

치매를 일으킬 수 있는 심혈관계 질환으로서 울혈성 심부전증, 심근병증(cardiomyopathy)같이 뇌혈류의 흐름에 지속적으로 장애를 주는 경우와 그리고 심내막염, 다발성 경색치매, 심인성 색전화(cardiogenic embolization)로 인해 뇌혈액 순환이 급작스럽게 장애를 받는 경우로 크게 대별할 수 있다. 한편 뇌의 대사성 평형이 문제가 됨으로써 치매를 일으킬 수 있는 질환으로는 갑상선 기능저하증, 쿠싱증후군, 간부전증, 요독증, 폐기능부전, 빈혈, pellagra, 저혈당증, 칼슘 대사장애 및 Vit.B_{12} 결핍증이 있다.

독성상태(toxic state)는 치료가능한 치매의 가장 흔한 원인으로 주로 약물에 의한 것이다. 노령층환자에서의 전체적인 약물 부작용의 발생률은 젊은층에 비해 2~3배에 이른다. 노령환자들은 중추신경계에 미치는 약물의 독성효과에 젊은층보다 더 민감하다. 예를 들면, Diazepam과 Nitrazepam과 같은 항불안제의 경우 노령층 환자에서는 지용성인 체내 분포가 증가하기 때문에 체내지속시간이 더 길어지게 된다. 더욱이 노인환자들은 향정신성약물이나 항콜린성약물의 부작용인 인지장애가 더 잘 나타난다.

우울증은 노령층에서 흔한 질환의 하나이다. 우울증은 흔히 인지적 기능장애를 보인다. 우울증상은 자신이 주관적으로 느끼지 못하거나 숨겨질 수도 있다. 우울증 진단을 위하여 식욕부진, 체중감소, 수면장애와 같은 신체증상과 함께 쾌감결여(anhedonia)의 심리적 증상과 우울증의 과거 병력 등은 진단적 의미를 갖는다. 우울증의 치매는 흔히 가성치매로 불리워진다. 이 가성치매란 용어는 인지장애가 환자들이 경험하는 감정상태의 곁가지로 나타나는 것이 아니고 실제로 인지기능의 장애가 있기 때문에 적절한 용어가 되지 못한다. 대부분의 치매를 동반한 우울증은 항우울제 치료로서 좋은 반응을 나타내므로 치료가 가능한 경우이다. 그러나 알츠하이머병인 경우에는 현저한 우울증을 동반할 수 있고 때로는 인지적 기능장애를 보이는 우울증 환자가 알츠하이머병으로 발전할 수 있음을 고려해야 한다. 알콜은 다양한 기전을 통해 치매를 야기할 수 있다. 즉 두부외상, 무산소증(anoxia), 허혈성 경색(ischemic infarction), 간성 뇌병증(hepatic encephalopathy), 영양실조 혹은 알콜의 직접적 독성 등에 의해 치매로 진행될 수 있다. Wernicke' encephalopathy 경우도 인지장애를 유발할 수 있다.

노인환자에서는 외상의 병력이 뚜렷이 확인되지 않았는데도 만성 경막하혈종(chronic subdural hematoma)이 나타나는 수가 있다. 이때는 의식 수준의 현저한 장애나 뇌압상승의 징후가 관찰되지 않으면서 치매증상이 나타난다. 반복되는 복합부분발작(complex partial seizure) 환자에서도 치매증상을 보이기도 하고 진균이나 결핵균에 의해 야기되는 뇌막염 역시 치료가능한 치매증상을 야기한다. 이 외에도 감염에 의한 치료가능한 치매증상이 있으며, 원발성 뇌종양에 의해서도 직간접의 영향에 의해 치매증상을 보인다. 또한 과칼슘혈증(hypercalcemia), 변연뇌병증(limbic encephalopathy)과 같은 전신적인 악성질환에 의해서도 치매가 일어날 수 있다. 드물게 정상압수두증(normal pressure hydrocephalus)이 치매의 원인이 되기도 한다.

표 6-10 치료가능한 치매유발질환

1. **심혈관계질환(Cardiovascular disorders)**
   심장질환(cardiac disorders)
   다발성 경색성 치매(multi-infarct dementia)
   혈관염(vasculitis)
2. **지주막하 출혈(Subarachnoid hemorrhage(late effect))**
   방사선의 지연된 영향(delayed effects of radiation)
   혈관기형(vascular malformation)
3. **전신적 및 대사성 질환(Systemic and Metabolic disorders)**
   갑상선, 부갑상선, 뇌하수체, 부신질환
   (thyroid, parathyroid, pituitary, or adrenal disorders)
   유육종증(sarcoidosis)
   포르피린증(porphyria)
   전신성 홍반성 낭창(systemic lupus erythematosus)
   수액 전해질 이상(fluid and electrolyte abnormalities)
   저혈당(hypoglycemia)
   영양실조(nutritional deficiency)
   당뇨병(diabetes mellitus)
4. **중독질환(Toxic disorders)**
   약물(drugs)
   알콜(alcohol)
   산업인자(industrial agents)
   오염물질(pollutants)
   중금속(heavy metals)
   일산화탄소(carbon monoxide)
5. **정서질환(Affective disorders)**
   우울(depression)
6. **외상(Trauma)**
7. **발작질환(Seizure disorders)**
8. **감염성질환(Infectious disorders)**
   수막염(meningitis)
   뇌염(인체면역결손 바이러스 감염과 보렐리오증을 포함하는)
   encephalitis(including human immunodeficiency virus infection and Lyme borreliosis)
   뇌농양(brain abscess)
   매독(syphilis)
   보렐리오즘(lyme borreliosis)
   휘플병(Whipple's disease)
9. **신생물 질환(Neoplastic disorders)**
   지연된 방사선 독성에 의한 원발성과 전이성 종양의 직간접적 영향(direct and indirect effects of primary and metastatic tumors delayed radiation toxicity)
10. **수두증(Hydrocephalus)**
    정상압 수두증(normal pressure hydrocephalus)
    폐색성 수두증(obstructive hydrocephalus(acqueductal stenodid))
11. **유전질환(Genetic disease)**
    윌슨병(Wilson's disease)
12. **히스테리(Hysteria)**
13. **감각손실(Sensory deprivation)**

4) 노인성 치매의 증상

① 잊는 회수가 잦고 다시 기억해내는 일이 거의 없다. 또 한번 들었던 얘기를 금방 잊어버리고 자꾸 되풀이 해 묻는다.

② 평소에 익숙히 잘 하던 일도 잘 하지 못한다.

③ 말할 때 적절치 않은 단어를 사용하거나 의사전달이 잘 되지 않는다.

④ 시간과 장소의 감각이 없어지고 판단력이 떨어진다.

⑤ 숫자가 무엇을 하는 것인지 잘 모른다.

⑥ 물건을 어디다 두었는지 모르고 엉뚱한 곳을 찾는다.

⑦ 기분과 행동이 짧은 사이에 변한다.

⑧ 성격이 급변하여 흥분과 의심, 두려움을 반복적으로 나타낸다.

⑨ 피동적으로 변하고 앞에 나서는 경우가 절대 없다.

⑩ 문제행동 증상으로는 야간착란(수면장애, 환각, 환청 등), 지남력장애(시간, 사람을 못 알아보고 배회하는 등), 정신적장애(불안, 초조, 도난망상, 피해망상 등), 행동장애(초조, 불안, 밖으로 나가려고 함, 性的문제, 목욕거부, 대소변실금 등) 등이다.

⑪ 진행정도에 따른 증상

- 초기(건망기) : 2~3년간, 기억장애 특히 최근기억장애, 계산착오 등
- 중기(혼란기) : 5~6년간, 지남력장애, 수면장애, 지각장애(환각), 사고장애(피해망상증) 등
- 말기(치매기) : 5~10년간, 고도의 인지장애(판단력장애등), 대소변실금 등의 신체증상

표 6-11 알츠하이머 치매와 노년기 건망증과의 차이점

구분 / 능력	알츠하이머 치매 환자	노년기 건망증 노인
경험이나 사건의 기억	사건이나 경험 그 자체를 기억하지 못함	경험중 부분 부분만 기억못함
잊은 것들이 생각나는 경우	기억하지 못함	기억하지 못함
말로나 적혀있는 지시들을 따를 수 있는 능력	점점 못함	거의 할 수 있음
환경에서 힌트를 얻어 활용할 수 있는 능력	점점 못함	거의 가능함
자신을 돌볼 수 있는 능력	점점 못함	거의 가능함

표 6-12 노년 치매와 뇌혈관성 치매의 비교

구 분	노년 치매	뇌혈관성 치매
뇌졸중의 기왕력	일반적으로 뇌졸중 병력이 없고 서서히 발증한다.	뇌졸중의 기왕력이 있는 예가 많다.
신경증상	신경증상은 없거나, 있어도 경하다.	단계적으로 증상이 진행되는 예가 많다. 양측 부전마비, 가성구마비도 가끔 있다.
치매의 성질	전반적 치매이고 인격붕괴가 현저하다. 병식도 빠르게 없어진다. 배회나 무의미한 다동, 고집이 있을 때가 많다.	건망과 감정 실금이 현저하나 인격, 병식은 상당히 잘 보존 될 때가 많다.
경과	진행성	동요성

5) 치매의 진단

치매의 진단은 '치료가능한 치매'를 일으키는 질환을 찾는데 의미가 있다.

① 환자 및 가족의 병력청취가 가장 중요하다.

② 신경인지 기능검사

- 기억, 지능검사
- 집중력 검사

③ 기본적인 임상 검사 : 치료 가능한 원인을 찾는 데 의미가 있다.

- 흉부X선 검사(Chest P-A)
- 심전도(ECG)
- 혈액검사(CBC)
- 소변검사(Urinalysis)
- 혈액화학 검사(Blood chemistry)
- 매독혈청반응, 혈중전해질, 혈중비타민 B_{12}, Folate 검사
- 갑상선 기능검사
- 뇌파검사(EEG) : 뇌병증(encephalopathy)의 정도를 평가하는데 이용된다. 알츠하이머병에서는 뇌파검사소견이 정상이거나 매우 경미한 이상 소견, 즉 기초율동의 徐波化가 나타난다.

④ 신경학적 검사

- 중추신경계 혹은 말초신경계의 이상소견 평가를 위하여 운동기능, 감각검사, Babinski징후, 보행상태, 안저검사, 안구운동, 경동맥잡음(carotid bruits) 등을 진찰한다.
- 하친스키의 허혈점수(Hachinski ischemic score)를 참고한다.

표 6-13 하친스키 허혈점수표(Hachinski Ischemic Score)

특 징 (Feature)	점수 (Score)
갑작스러운 발병(Abrupt onset)	2
단계적 악화(Stepwise deterioration)	1
동요성 경과(Fluctuating course)	2
야간착란(Nocturnal confusion)	1
인격의 유지(Relative presentation of personality)	1
우울(Depression)	1
신체적 호소(Somatic complaints)	1
감정실금(Emotional incontinence)	1
고혈압의 병력(History of hypertension)	1
뇌졸중의 병력(History of strokes)	2
동맥경화와 관련된 증거(Evidence of associated arteriosclerosis)	1
국소 신경학적 증상(Focal neurological symptoms)	2
국소 신경학적 징후(Focal neurological signs)	2

다발성 경색(뇌혈관성) 치매와 Alzheimer형 노년치매를 감별하기 위하여 위의 Hachinski 허혈점수가 유용하다. Alzheimer형 노년치매는 Hachinski 허혈점수가 4점 이하인 경우이고, 다발성 경색치매는 7점 이상이며 아울러 뇌전산화 단층촬영(Brain CT)이나 자기공명영상촬영(MRI)에서 심한 백질 소견(white matter lesion) 혹은 다발성 경색소견이 있을 때이다.

⑤ 뇌영상 검사(Neuroimaging) : 뇌종양이나 공간점유성 병변(space occupying lesion)의 유무를 확인한다.

- 뇌전산화단층 촬영(Brain CT, Computed tomography) : 뇌의 미만성 위축, 뇌실확대상
- 뇌자기공명 영상(Brain MRI, Magnetic Resonance Imaging) : 심한 산재성 심부백질의 병변, 다발성 경색병변
- 단일광자방출 전산화단층촬영(SPECT, Single photon Emission Computed Tomogrphy)
- 양전자방출 단층촬영(PET, Positron Emission Tomography)

⑥ 생검 또는 부검에서의 신경조직 병리검사

치매환자의 특징적인 병리조직학적 소견인 노인반(senile plaque)과 신경섬유엉킴(neuro-fibrillary tangle)을 확인하여야만 확진한다. 그외의 경우는 다른 질환이 없으면서 치매가 점진적으로 진행하면 반확정적인 알츠하이머병이라 추정진단한다.

이상의 진단을 바탕으로 치매의 원인 규명과 가역적(치료가 가능한) 치매인지, 비가역적(치료 불가한) 치매인지를 밝히고 환자의 상태 및 정도를 올바르게 판단하여야 한다.

6) 치매환자의 치료

(1) 서의학적 치료 및 관리

알츠하이머병이나 다발성 경색치매로 인한 기억력이나 인지기능에 미친 결과를 회복시킬 수 있는 치료방법은 아직 없다. 이들 치매는 대부분 비가역적이고 명확한 원인이 밝혀져 있지 않아 원인적 치료가 힘들기 때문이다. 다만 치매증상 중에 초조, 불안, 적개심, 우울증, 수면장애 등에 대한 대증(對症)치료를 하여 감정상태와 일반적 행동이 개선되는 좋은 반응을 볼 수 있다. 치매에 대한 약은 지금까지 많은 약물들의 임상연구가 있었으나 효과가 입증된 것은 1993년부터 미국 FDA에서 인정한 콜린활성도를 높이는 Tacrine(Cognex®)란 약물 정도로 초기 치매의 기억력 감퇴를 완화시키거나 진행을 늦추는 효과가 있다. 현재까지는 이 약제와 보조적으로 치매환자의 상태에 따라 항우울제, 항정신병약물 등을 투여하여 치매환자의 신체적, 정신적 기능을 유지시키기 위한 치료가 기본이 된다.

뇌혈관성 치매의 일반적 치료원칙은 급성기에 뇌조직 괴사 방지 및 최소화에 역점을 두고, 회복기 이후에는 중풍의 후유증을 최소화하며, 중풍의 위험인자인 담배를 끊고 고혈압, 고지혈증 등을 치료관리하여 재발을 방지하는 것이 중요하다.

일반적인 치매환자의 치료에는 다음 2가지 면이 고려되어야 한다.

첫째, 지적 장애를 최소화하기 위하여 치료가 가능한 증상들의 치료를 해야 한다.

둘째, 환자 가족이나 환자를 돌보는 사람을 지지 혹은 치료적 도움을 주는 것이다. 즉 치매환자와는 논쟁 등 자극을 가급적 피하고 수용적 태도를 가져야 하며, 가능한 한 집안 분위기를 안정시키고, 하루 일과를 일정한 스케줄에 의해 반복되게 하여 안정감을 도와주고, 시계나 달력은 뚜렷한 숫자로 쉽게 볼 수 있도록 하여 기억이나 지남력 유지에 도움이 되도록 해야 한다.

C. 중풍 유사질환의 감별진단

중풍의 증상 중 대표적인 운동장애, 감각장애, 언어장애, 운동실조를 유발하는 질환은 중풍이 외에도 많이 있다. 이러한 유사질환과의 감별은 그 치료법 및 예후판단에 반드시 필요하다. 중풍 유사증상을 유발하는 질환은 크게 중추신경계질환, 말초신경계질환, 근질환으로 나눌 수 있으며, 그 외에 신경이나 근육의 경시적인 변화가 없는 대사성질환 및 신경증으로 나눌 수 있다.

1 중추신경계 질환

腦卒中(CVA)를 제외한 중추신경계의 질환으로 중풍과 유사한 증상을 나타내는 질환으로는 뇌종양, 척수종양, 탈수초성질환, 퇴행성질환, 수두증, 감염 및 뇌경막하출혈 등이 있다.

1) 뇌종양

종양이 자라게 되면 뇌압이 높아져서 두통, 오심, 구토 등의 증상이 특징적으로 나타난다. 이후 서서히 반신불수나 의식장애를 흔히 유발한다. 중풍과의 차이점은 증상이 갑자기 나타나는 것이 아니고, 서서히 팔과 다리가 마음먹은 대로 움직이지 못하고, 정신상태가 맑지 못하는 등의 증상이 나타난다. 때로는 경련을 일으킬 때도 있다. 종양에서 볼 수 있는 두통은 뇌압이 상승되어 생기기 때문에 배변시 힘을 준다든가, 기침을 심하게 한다든지, 머리를 숙이면 통증이 심해진다. 가끔 아침에 일어날 때 머리가 아프다고 하는 경우도 자주 있다. 게다가 두통은 날이 갈수록 심해지는 것이 보통이다. 즉 평상시 증상으로 두통, 두중, 시력 장애, 이명, 경미한 청각 장애, 지능 장애(사고력 저하), 경련, 경미한 운동 장애, 여성의 무월경, 남성의 성불능 등의 증상이 나타날 수 있다.

다음은 각 부위별 종양의 특징이다.

① 뇌간(brain stem)의 종양

종양은 뇌간의 외부에서 발생하여 안쪽으로 커질 수 있다. 송과체, 소뇌, 제4뇌실벽의 종양은 중뇌를 침범하여 증상을 일으키고, 도수관을 압박하여 고압성 뇌수종을 유발한다.

가장 흔한 뇌교종양은 신경교종으로서 주로 청년기에 흔하며 뇌교가 점점 커져 기저동맥을 압박한다. 이로 인하여 후두부 통증과 경부 동통을 발하며 현훈과 구토가 동반되기도 한다. 이 종양은 아래 위 방향으로 자라게 되므로 외선신경이 침범되면 복시와 공액안구운동(conjugative eye movement)장애를 일으키고, 궁극적으로 얼굴과 사지에 감각과 운동이상이 나타나며 평형장애가 동반되고, 호흡마비와 고체온 증상이 나타난다.

증상은 대개 서서히 심해지지만 종양내로의 갑작스러운 출혈, 수두증에 의한 급격한 뇌압 증가, 혈행장애 등에 의해 갑자기 악화될 수 있다.

그밖에 뇌간에서 시작된 종양이 소뇌와 상소뇌각을 침범하면 운동실조가 나타나고, 천막 탈출이 생기면 뇌간을 압박하여 제뇌강직(decerebrate rigidity)을 유발하며 종양이 시상하부와 제3뇌실을 침범하면 시상하부 증후군이 생긴다.

② 소뇌(cerebellum)의 종양

소뇌내의 종양은 순환장애를 수반하는 데 이러한 순환장애가 특정 부분에 국한되는 경우는 드물며 대부분 주변부를 누르거나 밀어붙여서 넓은 부분의 장애를 유발한다. 서서히 커지는 종양은 아무 증상없이 상당 기간 시간이 경과될 수 있는데 정상 소뇌가 병변 부위의 기능을 보상해 주기 때문이다. 따라서 소뇌증상이나 징후가 나타날 때는 이미 종양이 상당히 커져 있는 경우가 많다. 이때 환자들은 가벼운 어지러움증이나 한쪽으로 치우친다고 호소하는 경우도 있다. 이 정도의 증상은 직렬보행(直列步行)을 통해 발견할 수 있다. 안구진탕, 유두부종은 없을 수도 있다. 일반적으로 환자들은 수술적 제거가 힘들 정도로 병변이 커진 다음에야 후두부 두통이 심해지며, 구토가 나타날 때까지 병원을 찾지 않는 경우가 흔하다.

따라서 보행실조가 있으면 서서히 커지는 소뇌종양이 있을지도 모른다는 의심을 하여야 하며 뇌압증가나 다른 소뇌장애징후가 없더라도 뇌전산화 단층촬영과 혈관촬영이 필요하다. 소아와 사춘기에는 성상세포종(星狀細胞腫, astrocytoma)과 수아세포종(髓芽細胞腫, medulloblastoma)이 흔하다.

③ 시상(thalamus)의 종양

내인성 종양은 제3뇌실 부위와 송과체 등에 발생하는 성상세포종(astrocytoma), 이소성 송과체종(cctopic pincaloma)이 있는데 이들은 모두 같은 부위에 생기며 젊은 사람에 많다. 이소성 송과체종은 多飮多渴症(polydipsia)이 먼저 나타나며 종양이 터키안(sella turcica)으로 침범하면 뇌하수체종양으로까지 커져 뇌하수체 기능항진증(hyperpituitarism)의 임상증상도 나타난다. 외인성 종양은 시상하부와 시신경교차를 압박하여 손상을 주는데 주로 안상(鞍上)수막종(suprasella meningioma), 두개인두종(craniopharyngioma)과 뇌하수체종양(pituitary tumors)이다. 외인성 종양은 요붕증과 함께 정서적 장애를 일으킬 수 있고 때로는 중추성 고열을 일으키기도 한다. 또 제3뇌실을 눌러 차단하면 측뇌실의 폐쇄성 뇌수종을 유발하기도 한다. 때로는 시상과 뇌저신경절(basal ganglia)을 침범하여 이에 의한 증상도 나타날 수 있다. 시신경교차와 시색을 압박하여 시야장애가 흔히 나타나기도 한다. 이들 구조의 압박에 대해서는 이들이 상당한 정도로 밀려도 이상이 나타나지 않는 경우가 많으므로 유의하여야 한다. 그리고 이때 나타나는 증상들도 이들 구조의 모세혈관의 장애에 의한 것이며, 모세혈류량의 변화 정도에 따라 임상증상의 정도도 다르다.

④ **종양에 의한 뇌간의 압박**

종양에 의한 뇌간의 압박은 뇌간자체의 종양이나 소뇌의 종양에서도 볼 수 있지만 대뇌에서 발생한 종양이 천막(tentorium)과 대공(foramen magnum)으로 압력을 가해 발생할 수 있다.

천막과 대공사이에는 뇌간을 포함하여 뇌신경, 동맥, 뇌척수액의 통로가 위치해 있다.

정상상태에서 소뇌천막의 절흔은 충분한 간격을 두고 떨어져 있으므로 내부의 구조물에 기능이상을 일으키지 않지만, 천막상부 또는 천막하부에 공간점유병소가 있을 때에 구조물들은 천막과 뇌간사이에 끼어서 압력을 받게 된다. 주로 천막상부의 병변에 의한 경우가 많은데 천막하부의 병변보다 훨씬 위험하다. 종양, 뇌혈종, 경막하혈종, 경막외 혈종, 농양 등 천막상부병변은 대개 한쪽 반구에 있다. 처음에는 뇌조직이 대뇌겸의 밑을 통해 반대편으로 이동한다. 이때 동안신경을 압박하여 조절마비와 대광반사 소실이 생긴다. 더욱 진행하면 중뇌를 반대편 천막절흔쪽으로 압박하게 되어 환자의 상태를 급격히 악화시킨다. 중뇌의 반대편 이동이 심하면 대뇌각의 하행성 운동로가 반대편 천막의 절흔에 눌리게 되고 이때 편마비는 동측에 나타난다. 또한 중뇌가 아래쪽으로 밀리면 후대뇌동맥과 그 가지가 압박을 받게 되고 이로 인하여 출혈, 괴사가 동반되고, 제3뇌실 출구와 도수관에 가해진 압력으로 뇌척수액압이 증가하여 시신경교차를 압박하므로 양측두성반맹이 나타나고 회백융기(tubercinereum)의 팽창 때문에 다른 시상하부징후와 함께 요붕증(diabetes insipidus)이 나타난다.

환자가 중추성 호흡부전으로 사망하지 않으면 중뇌에 가해진 압력이 감소하면서 회복될 수 있지만 대부분은 혼수상태로 남게 된다.

2) 척수종양

위치에 따라 척수내 종양(神經膠腫(glioma)), 上衣세포종(ependymoma), 혈관종(angioma)과 척수외 종양으로 나누며, 척수외종양은 다시 경막외 종양(척추의 육종, 암, 섬유종, 지방종, 혈관지방종, 신경초종)과 경막내 종양(수막종, 신경초종, 상의세포종)으로 나눌 수 있다.

① **척수외 종양** Extramedullary Tumor

후신경근에서 나타날 경우 초기에 신경근통과 이상감각이 나타날 수 있다. 점차 커지면서 후신경근에 압박을 가하게 되며 후외측에 위치한 종괴는 후신경근, 후신경로와 외측추체로에 압력을 가한다. 동측하지에 강직성 부전마비와 양하지에서 특히 냉각에 대한 이상감각을 나타내며, 고유감각 이상이 동측에 나타나서 점차 양측으로 진행한다. 병변부위를 두드리거나 기침을 할 때 통증이 생긴다. 손상된 신경근에 해당되는 피부절에서는 감각과민이 있는 경우가 흔해서, 병변 위치를 짐작할 수 있게 해준다. 더욱 진행하면 척수압박에 의해 방광과 직장괄약근에 마비가 온다.

척수의 앞쪽에 위치한 종양은 한쪽 또는 양쪽 전신경근을 누르는 데, 경수종양은 한쪽 혹은 양쪽 손에 이완성 마비를 일으키고 동측하지에 이어 반대측까지 강직성 마비를 일으킨다.

증상이 확실한 병소로 설명되지 않을 때는 지주막하혈종을 의심해야 한다. 이런 종괴는 여러 분절에 걸쳐 있으며 주로 척수 뒤쪽에 있다. 척수에 가해진 압력, 출혈, 동정맥분포에 의한 혈류 감소 때문에 증상을 일으킨다.

② **척수내 종양** Intramedullary Tumor

척수내 종양은 척수외 종양과 다음 사항들이 다르다.

- 신경근통이 드물다.
- 해리성 감각마비가 초기에 잘 생긴다.
- 배변장애가 초기에 생긴다.
- 척수외종양과 달리 종적성장을 하므로 위쪽 감각마비 경계가 점차 상승한다.
- 전각세포 침범에 따른 근육의 위축이 척수외종양보다 흔하다.
- 강직이 척수외종양에서 처럼 심하게 나타나는 경우는 드물다.

상부경수에 생긴 종양은 연수침범 징후를 나타낼 수 있으며 해당 근육에 속상연축(fasciculation), 섬유성연축(fibrillation)이 드물지 않게 동반된다.

대공(foramen magnum)주위의 종양(수막종, 신경초종)은 대이개신경(great auricular nerve), 후두신경(occipital nerve)영역에 이상감각, 감각저하와 통증을 유발하며, 흉쇄유돌근과 승모근의 부전마비가 일어난다. 통계적으로 척수내종양보다 척수외종양이 흔하다.

③ **모래시계 종양** Hourglass tumor

추간공에서 시작되어 안팎으로 자란 신경초종이다. 대개 신경근 압박에 따른 증상을 일으키며 척수의 옆면을 누르면 Brown-Sequard 증후군을 일으킨다.

3) 탈수초성 질환(Demyelinating disease)

탈수초성 질환이란 어떠한 원인으로 신경뉴런의 수초를 손상시켜 도약성 신경전달에 장애를 일으켜 느린 신경전달로 인한 신경학적 증상을 일으키는 질환을 말한다. 대표적인 질환으로는 다발성 경화증과 급성 파종성 뇌수초염 등이 있다.

탈수초성 질환에서 수초의 파괴는 백질에서 무작위로 산발하며, 동시에 신경세포와 축삭돌기는 정상으로 남아 있다.

탈수초성 질환의 병변은 수초파괴형과 수초이상형성형의 두 가지 형태가 있다. 수초파괴형은 수초가 성인시절까지는 정상이나 그 이후 파괴되는 것이고, 수초이상형성형은 어린시절부터 구조적으로 수초가 비정상적인 경우이다.

① **다발성 경화증** Multiple sclerosis

젊은 성인에게 생기는 만성 질환이다. 이 병의 기본적인 병리학적 변화는 백질에 무작위로 산재되는 탈수초 현상의 반점(plaque)이다.

신경학적 증상은 백질의 손상을 반영한다(상부운동 신경세포의 쇠약과 마비 : 운동 실조, 시력장애, 감각이상). 이에 반하여 실어증, 간질, 근위축 등 회백질의 증상은 드물다.

질병의 경과는 일반적으로 사지의 근력약화, 사지의 감각장애, 시력장애, 시력결손, 보행장애, 복시, 현훈, 구토, 방광기능의 장애 등 다양한 증상 및 회복(완화)과 재발(악화)을 반복하면서 서서히 진행한다. 종종 급성 중증으로 빠르게 진행되어 사망하는 경우도 있으며, 완해없이 만성적으로 진행되는 경우도 있다.

② **급성 파종성 뇌수초염** Acute disseminated cerebritis

급성 뇌염(급성 출혈성 백질 뇌염)에서 볼 수 있는데 많은 바이러스 질병과 특히 천연두와 광견병에 대한 예방 접종으로 드물게 나타난다. 임상적으로는 고열, 두통, 구토, 졸음 등이 있고 후에 혼수상태가 뒤따른다. 국소적인 신경학적 손상의 임상적 증상이 있으며 병리학적 변화는 뇌나 척수에서 광범위하게 출현하고 급격히 진행한다. 이러한 질환들은 바이러스의 직접 침습에 의한 것이 아니라 항원이 수초의 한 구성 요소이고 바이러스가 촉발인자 역할을 하는 자가면역 반응으로 알려져 있다. 특히 이러한 드문 질환의 중요성은 바이러스 감염과 만성 탈수성질환 사이에 연관성이 있다는 것이다.

③ **수초 이상형성 질환(유전적 질환)**

백질 이영양증(leukodystrophies)의 질병군으로 비정상적이거나 결핍된 효소의 작용 때문에 발생하는 질환이다. 대다수의 예가 유전적이며 어린시절에 출현하여 빠른 진행을 나타낸다.

몇몇 질환에서 수초의 소실이 현저한 신경교증(gliosis=神經膠細胞增多症)을 동반하게 되는데 이를 "미만성 뇌경화증(diffuse cerebral sclerosis)"이라고 한다.

4) 퇴행성 질환

① **파킨슨병** Parkinson's disease

특발성 파킨슨병은 중추신경계의 신경세포가 어떤 특정한 형태로 소실됨으로써 발생한다. 파킨슨병에서 중추신경계의 세포소실은 다양한 정도와 범위로 발생한다. 대부분의 경우는 50세 이후에 발생하며, 치료를 받지 않을 경우 진단으로부터 사망에 이르는 기간은 약 9년이다.

흑질의 신경원은 흑질선조체로를 경과하여 선조체로 방사되는데, 도파민의 작용을 받는다. 흑질에서의 신경원소실의 결과로 선조체에서 도파민이 결핍되게 된다. 선조체에 도파민의 자극이 부족하게 되면(그러므로 콜린의 영향이 상대적으로 지나치게 된다), 파킨슨병이 발생한다.

표 6-14 파킨슨병의 3가지 주요 특징

진 전	경 직	운 동 완 서
• 휴식시 나타남 • 행동에 의해 감소됨 • 규칙적임 • 손, 하지, 혀, 입술 그리고 눈을 가볍게 감은 상태에서	• 행동의 전 범위에서 • 납파이프 또는 톱니바퀴양 형태 • 체간 그리고 경부에서	• 주시하면서 깜박인다. • 안면운동 • 조용하고 단조로운 목소리, 정확하지 않은 말 • 먹는 것과 연하가 느림 • 손의 운동이 느림 • 누워있거나 걸을 때, 몸을 돌리는 것이 느림 • 보행시 걸음이 느리거나 다리를 질질 끈다.

이러한 세 가지 특징은 단독으로 또는 복합적인 형태로, 일측, 비대칭적, 또는 양측에 나타난다. 진전은 두드러지며, 잘 알려져 있어 일반적으로 파킨슨병의 특징으로 인식되어 있다. 운동완서와 경직은 덜 뚜렷하지만, 더욱 장애를 일으킨다.

파킨슨병을 가진 환자가 더욱 오래 생존하게 됨으로써, 질병의 후기에는 기억력장애, 착란, 지남력상실, 그리고 다른 형태의 치매가 뚜렷하게 나타난다.

약물투여 계획은 점차적으로 변경되어져야 한다. 질환의 후기에는 약물의 부작용이 흔하게 나타나므로 규칙적인 진찰이 필요하다.

정형화된 물리요법은 파킨슨병 환자에게 도움이 되지 않는다. 후기에는 지팡이, 보행기구, 휠체어 등의 도움이 필요하다.

② 뇌의 노화와 위축 Aging & atrophy

뇌의 노화와 위축은 주로 최근 기억의 소실과 지적능력의 가벼운 장애인데 이러한 증상은 腦卒中에서도 볼 수 있는 증상으로 감별이 필요하다.

대뇌용적의 평균 감소는 20세부터 10년에 2~3%의 속도로 나타나고, 노인에게는 뇌중량의 평균적소실이 30대의 뇌 무게보다 약 100gm이 적다.

노화된 뇌의 육안적 소견은 전체적으로 작아 보이며, 육아조직이 발달해 있고 뇌표면의 주름이 넓고 많이 발달해 있다. 현미경적 소견으로는 중요한 것이 신경세포의 소실과 변성인데, 특히 신피질(neocortex), 소뇌의 푸르키니에 층(Purkinje layer), 그리고 척수의 운동 신경 세포에서 심하다.

이러한 변화들은 노인성 치매에서 현저하며, 진행성 장애를 보이는 데 때때로 수년사이에 급격한 진행으로 완전한 치매가 오기도 한다. 노화의 원인은 정확히 확인된 바는 없지만 유전적 및 환경적 요소가 기여하는 것으로 보인다.

5) 수두증(Hydrocephalus)

수두증에서는 뇌척수액(CSF)의 용량은 증가하고 뇌실은 확장된다. 이로 인하여 대다수에서 뇌압의 상승이 생긴다. 수두증의 기전은 3가지로 요약되는 데 다음과 같다.

① 뇌척수액의 과잉생성 : 직접적인 원인은 아니다.
② 뇌척수액 유출 경로의 폐색 : 흔한 기전이다.
③ 뇌척수액의 흡수 장애 : 흔한 기전은 아니다. 이는 질병의 진행 즉, 염증이나 출혈 후 생성된 반흔 조직이 흡수 부위를 폐쇄하기 때문이다.

(1) 수두증의 원인은 크게 선천성(발육) 이상과 후천성 수뇌증이 있다.

① 선천성

- Arnold-Chiari malformation(소뇌와 연수가 연장되어 foramen magnum으로 탈출됨)
- Sylvius관의 선천성 협착 혹은 폐쇄
- Magendie, Luschuka공의 폐쇄

② 후천성 수뇌증

뇌종양(원발성 또는 전이성)
수막염 후의 수막의 반흔 형성 또는 지주막하 출혈

(2) 수두증의 영향은 유아와 성인에서 다르게 나타난다.

① 영유아

두개골이 확장된다. 이는 팽창된 뇌에 적응하기 위한 것이다. 뇌실의 심한 확장으로 뇌는 현저하게 얇아지고 신장되어 있다. 임상적으로는 지능 박약이 흔하다.

② 소아 및 성인

두개골의 팽창이 불가능하기 때문에 뇌의 확장은 없다. 중요한 변화는 뇌실의 확장인데 두개내압의 상승이 문제가 된다.

(3) 수두증의 특수한 형태

① **범발성 대뇌 위축** Generalized cerebral atrophy

대뇌조직의 손실을 대상하기 위하여 뇌실계가 팽창한다. 경색 후 뇌조직의 손실이 있을 때 부분적으로 올 수도 있다. 이 경우에는 뇌압의 상승은 없다.

② 정상압 수두증

뇌압이 높아지지 않고 정상인 경우를 정상압 수두증이라고 한다. 이 정상압 수두증의 임상적 특징은 기억력 장애와 일에 대한 자발성의 결여, 행동력과 사고력의 둔화, 보행장애, 뇨실금 등이다. 이 병에는 두통이나 구토 등 뇌압상승의 징후가 없기 때문에 중년이후 원기가 없어지고 집중력이 저하되며, 보행상태가 이상한 경우는 뇌동맥경화나 노인성 치매 이외에도 정상압 수두증을 의심하여야 한다.

6) 감염

① **뇌농양** Brain abscess

뇌실질내에 세균, 진균, 원충류 등의 감염에 의하여 발생되는 국한된 화농성 질환이다. 최근에는 항생제의 광범위한 사용, 면역결핍증 환자의 증가 등으로 소간균, 혐기성 연쇄상 구균이 가장 흔한 원인균이 되었다. 감염경로는 중이염이나 부비동염에서 직접, 또는 정맥을 통하여 감염되거나 두부관통상이나 수술후의 합병증으로 혈류를 통한 패혈성 색전을 통하여 감염되기도 한다. 그러나 상당수에서 감염경로를 모르는 경우가 있다. 대부분의 뇌농양은 20세 이전에 많이 발생하며 3 : 2의 비율로 남자에서 많이 발생한다.

증상은 뇌조직의 파괴와 종괴효과(mass effect)에 따라 두개강 내압의 상승과 국소성 신경학적 장애를 일으킨다. 증상발현과 진단까지의 기간은 대개 2주 이내이며, 가장 흔한 증상은 점차 심해지는 두통으로 70~90%의 환자에서 나타난다. 또한 입원시 환자의 반수에서 발열과 의식장애가 생기고, 오심, 구토, 간질발작 등의 증세를 동반하기도 한다. 그밖에 국소성 신경학적 장애로 반신마비, 언어장애, 시야결손 등을 흔히 볼 수 있다. 유아기에는 비정상적으로 큰머리, 구토, 간질발작 등이 흔히 나타난다.

진단은 뇌 CT가 가장 중요하다. CT 소견은 둥근 형태의 원이 보이고 균일한 윤상의 조영증강과 주위 뇌부종을 볼 수 있다.

치료의 원칙은 배농(pyorrhea)을 하는 것이다. 더불어 항생제를 투여해야 하는데 페니실린이나 metronidazole을 병행 투여한다. 간질발작을 보일 때는 항경련제도 같이 투여한다.

예후는 의식정도에 따라 다르며 뇌실로 농양이 파열되거나 농양의 양이 많을 때에도 예후가 불량하다.

② **경막외 농양** Epidural abscess**과 경막하 농양** Subdural abscess

보통 급만성 부비동염, 급만성 유양돌기염, 두개골 골수염 등에서 발생된다. 경막외 농양에서 염증이 진행되면 경막하 농양, 수막염, 뇌농양을 일으킬 수 있으며 때로는 수술후 감염으로 발생한다. 증상은 유양돌기염이나 부비동염의 수술후 동통과 발열이 지속되면 경막외 농양을 의심하여야 한다. 진단은 뇌 CT로 쉽게 진단되나, 초기에는 분명하게 나타나지 않을 수도 있으므로 두개골 단순 X선촬영상 부비동염, 유양돌기염, 두개골 골수염 등의 소견이 나타나면 진단에 상당한 도움을 준다.

치료는 외과적으로 배농하고 감염된 골조직이나 이물질은 제거해야 한다. 적절한 항생제를

3~4주 정도에 걸쳐 호전될 때까지 충분히 투여한다.

③ **두개골 골수염** Osteomyelitis

대부분의 두개골 골수염은 전두동, 사골동, 유양돌기 등의 감염으로 시작되고, 외상으로도 발생할 수 있는데 두피가 파열되고 두개골 골절이 있는 경우에 생기며 개두술후 감염으로 발생되기도 한다. 실제로 발생빈도는 아주 낮다.

④ **정맥동 혈전증** Thrombosis of venous sinus **및 혈전성 정맥염** Thrombotic phlebitis

보통 중이, 부비동, 비인두, 두피, 안면부 감염의 합병증으로 발생된다. 증상은 중이염이나 부비동염 같은 원인 병소에 의한 증상과 간질발작, 반신마비, 하지마비, 지각장애, 시야결손, 언어장애 등을 볼 수 있다.

⑤ **결핵종** Tuberculoma

뇌의 어느 부위에도 발생될 수 있으며 부위에 따라 두개강내 공간점유 병소와 비슷한 증상을 일으킨다. 신체 타부위에 있는 결핵 병소로부터 혈행성으로 감염되며 폐결핵이 가장 많은 원발병소이다.

뇌 CT상 한 개 내지 여러개의 고밀도 병소와 주변 뇌조직의 변위를 볼 수 있다. 병소가 치유되면 석회 침착이 나타나기도 하나 활동성 결핵종에서는 석회 침착을 볼 수 없다.

치료는 신경학적 증상을 일으키는 결핵종은 적출을 요하며 조직학적 검사로 진단된다. 수술후에는 항결핵제 투여를 시행한다.

⑥ **척수농양** Myeloabscess

여러 종류의 세균감염으로 발생될 수 있으나 매우 드문 질환이다. 심한 패혈증에서 병발되기도 하는데 이때는 고열과 급성으로 진행되는 양하지의 마비, 방광기능소실, 병소이하부의 지각소실 등을 볼 수 있다.

치료는 척추후궁 절제술과 배농이다. 이를 통하여 신경학적 증상이 호전되는 경우가 있으므로 신속한 수술이 요구된다.

⑦ **폐흡충증** Cerebral paragonimiasis

폐흡충증이 가장 흔히 감염되는 부위는 일차적으로 폐이고 보통 잠행성으로 진행되며 뇌에 감염되기 전에는 비특이성 염증반응을 일으키는 질환이다.

증상은 기생충이 두개강내에 감염되면 이동하면서 충란(蟲卵)을 낳거나 대사물질을 배설하여 염증성 반응을 일으키게 된다. 제1기인 수막뇌염기에는 주로 수막염 증세를 일으켜 구토, 수막자극증상, 두통이 나타나고, 제2기인 육아종기에는 괴사성 물질과 충란을 둘러싸는 육아종이 형성되어 시야결손, 시력감퇴 및 시신경 위축, 감각장애, 반신마비 등이 나타난다. 제3기인 기질화 및 석회화기에는 육아종의 중심부가 괴사되어 국소적인 농양을 형성하면서 수개의 병소가 합쳐져 수 cm 크기의 병소를 형성한다. 따라서 심한 증세를 일으키거나 사망하는 경우는 주로 제 1기인 수막뇌염기에 발생한다.

확진은 생검을 요하나 실제로 생검을 시행하는 경우는 드물다. 폐흡충증은 유행지역을 여행하거나, 거주한 경력이 중요한 근거가 되며, 객담이나 대변검사에서 충란을 검사할 수 있다. 약 반수에서 단순두개골 촬영상에 석회 침착이 나타난다. 뇌 CT가 가장 좋은 진단방법이며 보통 특징적인 낭종이 쉽게 발견된다.

치료는 완전 적출이 불가능하고 동시에 화학요법제를 병용한다.

⑧ **뇌낭미충증** Cerebral cysticercosis

유구촌충에 의한 감염으로 발생하며 보통 2가지 경로로 인체에 감염된다. 첫째는 촌충에 감염된 돼지고기를 먹었을 때 장내에서 유충이 성충으로 기생하게 되는 경우이다. 둘째는 감염된 사람의 대변에 배설된 충란으로 오염된 음식물을 먹었을 때 위장에서 부화되어 혈류를 통하여 중추신경계에 기생한다.

증상은 뇌실질내에 광범위하게 감염되어 있다가 유충이 죽을 경우에는 심한 염증성 반응을 일으키게 된다. 초기에 유충이 맥락막총을 뚫고 나와 뇌실을 통하여 기저조로 나오게 되면 기저부 뇌지주막염을 일으켜 뇌막 자극 증상과 수두증 증상, 척수 증상을 일으키게 된다.

진단은 병력과 방사선학적 검사, 이학적 및 조직학적 검사, 혈청학적 검사 등으로 진단하게 된다. 특히 뇌척수액의 ELISA test로서 진단 가능하다. 뇌 CT에서는 단순두개골 X-선 촬영보다 석회화된 병소를 발견할 수 있는 빈도가 높다. 또 수용성 조영제를 사용하여 뇌실 조영술이나 뇌지주막하강 조영술을 시행하면 뇌실이나 뇌지주막하강의 낭종도 드러나게 된다.

치료는 수두증, 뇌실질내나 뇌지주막하강내의 낭종, 뇌실내 낭종, 척추강내 낭종에 대하여는 외과적 치료를 요한다. 근래에는 praziquantel 투여로 좋은 효과를 보고 있다.

7) 만성 경막하혈종(Chronic subdural hematoma)

경막하의 정맥출혈이다. 동맥출혈은 외상 즉시 출혈하므로 쉽게 감별되나, 정맥출혈은 외상이 있은 후 1개월부터 2개월 정도가 되어야 증상이 나타나는 경우가 많고, 가끔은 6개월이 지나서 이상이 나타나는 경우도 있다. 외상의 종류는 교통사고로 머리를 다쳤다든가, 머리에 물건이 떨어지는 경우이고, 노인에게는 이보다 훨씬 가벼운 외상이라도 일어날 수 있다. 이러한 경우 갑자기 의식이 불량해지고, 반신마비나, 두통, 오심, 구토가 생기고 심해지면 의식장애에 빠진다. 그러나 腦卒中과 감별 상 중요한 것은 하루 중에도 증상의 변화가 심하다는 것이다.

2 말초신경계 질환

1) 신경의 일시적 기능 소실

수시간에서 수개월내에 회복하며 주로 경한 압박, 견인, 타박, 주사가 원인이고, 상완신경총, 요골신경, 정중신경, 척골신경에 다발하며, 일과성 압박에 의하여 신경섬유의 국부적 흥분전도의 차단을 초래할 수 있다.

2) 말초신경의 직접적인 손상

(1) 상완신경총 손상

상지의 과도한 견인, 경부의 강타, 중압, 출산시의 상지압박, 교통사고 등 외상에 의한 경우가 가장 많고, 그밖에 국소마취제의 신경내 주사 등의 원인으로 발생할 수 있다(그림 6-18).

- 요골신경마비 : 완전마비시에는 下垂手(wrist drop)로 유령의 손짓이 되고, 손의 신전이 불가능하다(a).
- 정중신경마비 : 모지의 굴곡장애로 모지는 항상 신전위를 취하고 다른 4개의 손가락에 접근할 수 없으며 모지의 손바닥면과 손바닥이 항상 같은 평면에 있다. 그리고 주먹을 쥐게 하면 尺側의 3지밖에 굴곡하지 않는다(c). 모지구가 위축되면 원숭이 손(monkey paw)이 된다(d).
- 척골신경마비 : 골간근의 위축과 소지구의 위축이 일어나 독수리(발톱)손(鷲手, claw hand)가 된다(b).

(2) 천골신경총 손상

- 비골(腓骨)신경마비 : 첨족 또는 하수족(foot drop)을 보인다. 발끝이 늘어지고 발의 背屈이 불가능하게 되어 보행이 鷄步(steppage gait)가 된다.
- 경골(脛骨)신경마비 : 발등으로 굴곡위를 취한다. 鉤足 또는 踪足(Pescalcaneus)이라고 한다. 족저 굴곡 및 발가락의 족저굴곡이 불가능하게 된다.

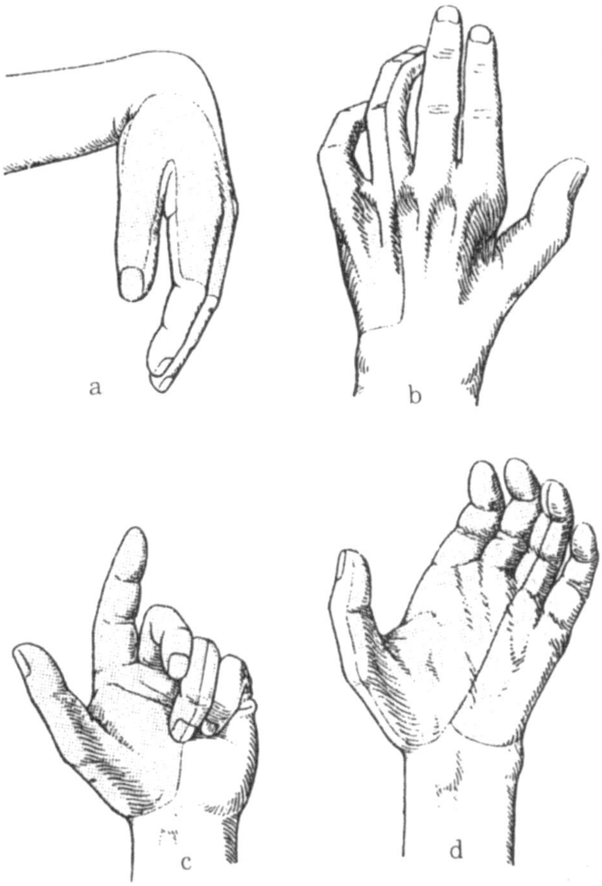

a. 하수수(下垂手;wrist drop)－요골신경마비
b. 취수(claw hand)－척골신경마비
c. 기도수(benediction hand)－정중신경마비
d. 원숭이손(monkey paw)－정중신경마비와 척골신경 마비

그림 6 18 이완성 마비증후군

3) 만성 포착성(捕捉性) 말초신경손상

(1) 수근관 증후군 手根管 症候群

40~60세에 증상발현이 많고 남녀비는 3 : 7로 여자에서 더 많다. 손에서 정중신경 분포영역에 해당되는 첫 세손가락이 쑤시거나 화끈거리고 저린 증세를 보인다. 특징은 밤에 심해지는 동통과 이상감각이 손에 나타나며 손목과 손이 부어 오른 듯한 느낌을 받는다. 약 3/4에서 양쪽으로 발생한다. 초기에는 객관적 소견이 없으나 진행되면 무지구에서 위축을 볼 수 있다.

(2) Guillian-Barre' 증후군

이 증후군은 특징적인 경과와 증상을 가지는 다발성신경근염(polyradiculoneuritis)이다. 전구증상으로서, 인두발적, 편도염, 급성결막염, 위장장애, 미열 등 감기와 유사한 증상이 1/2~1/3의 빈도로 나타나지만 반드시 발생하지는 않는다. 신경증상의 발현은 급성이다. 운동마비의 대부분은, 양하지말초에서 시작하고, 양상지, 안면 더욱 심하면 호흡근으로 진행하고, 마비도 심해진다. 사지의 마비는 원위근에 심한 것이 원칙이다. 양측의 말초성 안면신경마비는 이 증의 특징적 소견이다. 감각장애는 운동마비에 비해 가볍다. 그 중에서도 자각적 감각장애에 비해, 타각적 감각장애가 가볍다. 근압통, 신경신전통을 볼 수 있다. 심부근반사는 감약 내지 소실한다(표재반사는 종종 유지된다). 뇌척수액은 단백증가를 보이는 데 대개 임상증상에 비례하고, 시일이 경과함에 따라 명료해져서 10~20일에 절정에 달한다.

3 근질환

근육의 기능에 이상이 있을 때에는 근육자체의 이상, 즉 원발성인지, 신경병변에 따른 2차성 변화인지를 감별해야 한다.

1) 근위축성 측삭경화증(ALS)

근위축성 측삭 경화증은 척수와 연수의 운동세포 병변으로 말미암아 만성적으로 근육의 위축과 섬유성 연축이 나타나는 질환으로 흔히 경수(頸髓)를 침범한다. 중년 이후에 발병되는 데, 대부분 40~59세에서 66%가 발생하며 진행성 근위축증으로, 발생 원인은 아직 밝혀지지 않았다. 척수 전각세포와 대뇌피질의 운동신경 단위의 점진적인 소실이 일어나며, 그에 따라 상위운동 신경원과 하위운동 신경원 징후(upper & lower motor neuron sign)가 모두 출현하게 된다. 증상은 초기에 주로 손의 탈력(脫力), 손가락의 운동장애, 팔의 섬유성 연축인데 부위별 징후를 보면 다음과 같다.

① 하위 운동 신경원 징후 Lower motor neuron sign

손의 작은 고유근(intrinsic muscle)의 쇠약 및 소모로 시작하여 증상이 팔뚝(전완) 및 상박으로 상행하며, 어깨부위 및 가슴까지 진행한다. 다리에서도 이와 비슷한 과정을 밟아 증상이 상행성으로 파급되기도 한다. 팔의 심부건반사(深部腱反射)는 초기에 작아지거나 없어진다.

② 상위 운동 신경원 징후 Upper motor neuron sign

팔에는 하위운동신경원 징후가 뚜렷한 데 반하여, 다리에는 상위운동 신경원 징후가 현저하여 심부건반사가 항진되고 근육이 위축과 동시에 경직성을 띠며, 바빈스키 징후(Babinski's sign)가 양성으로 나타나는 수가 많다.

③ **연수 징후** Bulbar sign

증상이 진행됨에 따라 연하곤란(dysphagia)・담화(談話)곤란(dysphrasia)・구음장애(dysarthria) 등이 나타난다. 안면근육 쇠약, 설근(tongue muscle)의 위축 및 섬유성 연축 등이 일어난다. 예후는 매우 나빠 일반적으로 증상이 끊임없이 진행하며 대부분 연수 증상이 나타난 후 5년 이내에 사망한다. 평균 생존기간은 발병한 후 약 3년이다.

2) 중증 근무력증(Myasthenia gravis)

증상은 일반적으로 안검하수, 안구운동장애, 복시, 연하곤란, 언어장애, 보행장애 및 운동장애, 호흡곤란을 보일 때가 많으며 이러한 증상은 통상, 반복운동을 함에 따라 안근, 연하근 및 전신 근육의 탈력이 급속하게 저하하지만 휴식을 취함에 따라 일시적인 회복을 보인다. 특징은 다음과 같다.

- 抗 cholinesterase 劑의 투여로 근력저하 등의 증상이 개선된다.
- 근전도 검사에 의해 waning 현상이 확인된다(수의 수축시 또는 50cpc 이하의 최대 연속자극에 의한 유발 근전도에 의한다).
- 증상의 악화와 완화가 하루중에 반복된다.
- 추체로 징후나 감각장애를 수반하지 않는다.
- 합병증은 흉선종, 갑상선기능 이상, 근위축이 병발할 수 있다.

4 신경과 근육의 경시적인 변화없는 유사질환

(1) 대사질환

- 전해질(K, Na, Ca) 대사장애
- 갑상선 비대

(2) 선천성 근긴장증

(3) 가족성 주기성 마비(periodic paralysis)

(4) 파상풍

(5) 중독증

CHAPTER 7

중풍의 치료

1 개요

中風의 한방치료는 針灸와 藥物 등을 사용하여 調氣시키는 것이다. 調氣란 氣機逆亂되어 발병한 중풍환자의 失調된 氣를 바로 잡아 주는 것이다. 中風은 발병되면 먼저 생명에 대한 위협, 즉 생사문제를 우선 고려해야 하고, 그 다음에는 半身痲痺, 言語蹇澁 등 후유증을 얼마나 빠르게, 정상에 가깝게 회복시키느냐하는 것이 치료의 관건이다.

中風치료(調氣)는 먼저 환자의 전신적인 精神氣血을 살핀 후 臟腑의 不調와 六淫의 偏在狀態를 정확히 진단하여 전신기능을 조화, 회복시켜 주는 것이다. 中風은 대부분 本虛標實證으로 上盛下虛證이 많이 나타난다. 本虛는 肝腎不足, 氣血衰少한 상태이고, 標實은 風・火・濕痰・瘀血이 壅盛한 것이다. 이로 인한 중풍病證의 輕重淺深을 잘 살펴서 辨證한 후에 先後緩急을 정하여 치료해야 한다.

그간 사용되어온 한의학의 전통적인 中風의 3대 치료법은 針灸치료, 藥物치료 및 導引按蹻(再活治療)法이다. 그 중 약물치료법은 환자의 臟腑氣血의 失調 상태와 六淫의 偏在狀態를 변증진단하여 開竅, 疏風(祛風), 順氣, 割痰(祛痰), 清熱(瀉火), 補氣, 補血, 活血祛瘀 등의 治法을 복합적으로 활용하여(疎風滌痰, 清熱豁痰, 益氣活血 등…)調氣시키는 것이다. 그간 이와 같은 다양한 치법이 활용되었지만 가장 먼저 고려해야 할 치료 원칙은 "먼저 大便을 快通시키라"는 것이다. 大便을 먼저 疏通시키는 것이 調氣의 첫 번째 순서이다. 그간의 중풍에 관한 임상보고에서 中風 발병 초기에 大便秘結 내지는 不通으로 대변 이상을 나타내는 경우가 50~70% 이상이다. 그러므로 선인들의 치법을 사용하되, 기본적으로 먼저 대변을 소통시키는 것이 급성기 치료에서 특히 중요하고, 이후 회복기의 체질치료나 변증치료 시에도 기본적으로 늘 염두에 두어야 한다.

다시 말해 中風治療는 氣血逆亂으로 인한 變證에 대한 치료로도 볼 수 있으며, 이런 氣血逆亂 상태를 조정하여 氣血을 安靜시키고 나아가 氣血循環을 바르게 해주는 것이 中風證의 치료에 있어서 관건이 된다.

2 중풍의 치료원칙

중풍은 病期에 따라 急性期(일명 卒中期로 발병 후부터 1~2주까지), 回復期(1~2주 이후부터 6개월까지), 後遺期(6개월 이상)로 나누고, 기본적으로 病期에 따라 변증 또는 체질에 따른 치료를 원칙으로 하는 데, 다음 치료원칙 하에서 한다.

첫째, 먼저 대변을 快通시켜라.

둘째, 體質을 먼저 고려한 후 辨證치료를 활용하라.

급성기는 발병초기로 의식장애를 동반한 중한 경우와 의식장애 없이 병세도 가벼운 경우가 있다. 그러나 이 시기에는 중하지 않은 경우라도 병세가 진행되어 중해지는 경우가 많기 때문에 항상 이 점을 염두에 두고 대비하여야 한다. 따라서 급성기 치료는 크게 졸연 昏倒하여 人事不省하고 蒙昧하며 暴仆하는 등 中臟腑의 閉證, 脫證에 속하는 의식장애(神志變化)를 동반한 경우에 대한 구급치료, 그리고 진행 가능성 있는 標實證에 대한 치료로 나눌 수 있다. 이는 중풍이 本虛標實證이나 발병초기에는 대부분 標實證이 주로 나타나기 때문이다. 따라서 비록 本虛之證이 있더라도 초기에는 風・火・濕痰・瘀血 등이 壅盛하여 나타난 標實證에 대한 치료를 해야 한다.

급성기에 발병과 동시에 의식불명이 되면 舌根沈下를 일으켜 질식하거나 고혈압으로 인한 출혈증가로, 또는 반대로 혈압이 내려가 shock 상태에 빠져 생명이 위독해지는 경우가 종종 있다. 이런 초기 위급상태에서는 신속하고 정확한 초기처치 및 치료가 생명을 구할 수 있기 때문에 아주 중요한 시기이다.

한의학에서는 발병직후에 中風大症으로 알려진 卒中, 人事不省, 蒙昧, 暴仆, 痰涎壅盛, 牙關緊急(口噤), 神志變化(意識障碍), 呼吸困難 등이 나타나는 中臟證의 閉症, 脫症의 경우이다. 이때 혼수상태인 中風患者에서 가장 중요한 사항은 그 상태가 악화되어 비가역적 昏睡 또는 腦死의 단계로 넘어가지 않도록 응급처치를 하는 것이다. 응급치료의 요점은 기도확보, 산소투여, shock에 대한 처치, 감염의 예방 내지는 치료, 경련에 대한 처치, 호흡 및 혈압관리 등으로 뇌 및 전신상태의 개선을 도모하는 것인데, 응급처치는 생명을 구하는 것이 일차적인 목표이므로 우선 vital sign(V/S)을 check한 후 환자상태에 따라 해당 응급처치를 시행한다. 즉 기도확보, 산소공급, 인공호흡, 심장마사지 등의 방법으로 호흡 및 순환부전을 시정한 후, 현병력 및 과거력을 問診하고 관련 검사를 시행하여 진단을 추정하는 동시에 합병증 예방을 통하여 뇌나 그 밖의 생명에 영향을 주는 중요한 신체기관에 더 이상 손상이 가지 않도록 조치해야 한다.

회복기는 병세가 더 이상 진행되지 않고 안정되는 시기로 頭痛 眩暈 痰盛 胸悶 失眠 便秘 등 중풍으로 유발된 증상에 대한 빠른 회복과 반신불수, 언어장애, 관절구축 등 후유증을 최소화하는 것이 치료의 목표가 된다. 이 시기는 針灸, 약물치료와 더불어 再活治療의 비중을 높여야 한다. 약물치료는 체질을 고려한 변증치료를 하는데, 本虛標實을 같이 고려하여 本虛와 標實의 완급을 살펴서 치료하여야 한다.

후유증기는 발병후 6개월 이상 경과된 경우로 지속적인 후유증관리와 재발방지에 중점을 두어야 하는 시기이다. 중풍 후유증은 반신불수, 언어장애, 반신지각장애, 혹 경련발작 등인 바, 이들 후유증은 발병 후 6개월 정도 치료하면 그 환자가 회복될 수 있는 정도의 80% 이상 호전되는 것으로 보고 있다. 개략적으로 운동장애 및 소뇌성 실조증은 1년 정도, 언어장애는 1년 6개월, 지각손상은 2년까지도 호전된다고는 하지만 6개월 이상 지나게 되면 회복정도 및 속도가 현저히 떨어진다. 따라서 이 시기에는 후유증에 대한 치료를 계속하면서 재발방지를 위한 교육 및 관리, 그리고 영구히 남을 수 있는 각 후유증에 대처할 수 있는 마음가짐을 갖도록 준비시켜야 한다.

이 시기의 약물치료는 원인 및 체질에 따른 本虛治療에 보다 중점을 둠과 동시에 꾸준한 재활치료를 해야 한다. 이러한 치료 과정중에 가장 중요한 것은 "반드시 나아야 되겠다"는 환자 자신의 의지와 "오늘은 어제보다 이런 점이 요만큼 좋아졌다"는 긍정적인 사고이다. 이런 의지와 긍정적인 사고는 꾸준한 노력으로 나타나 중도에 좌절하지 않고 최대한 호전될 수 있는 확율이 높아진다. 아울러 중풍재발에 대한 인식을 새롭게 하여 평소에 섭생법(주의사항)에 따라 생활화하도록 하여야 한다. 또 한편으로는 환자에게 운동의 목표를 갖도록 하고, 환자의 가정내 역할 또는 취미를 발견, 몰두할 수 있도록 하여 일상의 즐거움을 가질 수 있게 배려해 주고, 항상 따뜻한 마음으로 협조와 격려를 아끼지 않아야 한다.

3 중풍 응급처치 및 치료

1) 응급처치 및 관리

(1) 호흡에 대한 관리

기도의 유지, 확보를 통하여 질식을 예방하고 산소공급을 원활하게 한다.

① 낮은 베개나 방석을 어깨 밑에 넣어 목이 잘 신장되도록 하며 아래턱을 위로 올려(고개를 뒤로 젖혀서) 호흡하기 쉽도록 한다.

② 기도내 분비물은 면봉이나 suction으로 제거해주며, tongue forceps 등으로 혀가 뒤로 쳐져서 기도를 막는 일이 없도록 방지한다.

③ 구토시는 토물이 직접 기도에 들어가지 않도록 머리를 옆으로 돌려놓고, 토할 때는 성한 쪽으로 몸까지 돌려주어야 한다(∵마비된 쪽으로 혀와 口蓋麻痺가 같이 오므로, 토물이 쉽게 기도로 흘러 들어가기 때문이다).

④ 혹 경련발작으로 혀가 깨물리지 않도록 air way나 손수건, 거즈 등을 동그랗게 말아 윗니와 아랫니 사이에 끼워준다.

⑤ 아무 것도 먹이지 말고, 침과 가래는 수시로 흡인기(suction)로 뽑아 주어야 한다.

⑥ 의치는 꼭 빼어놓고, 하루 3~4회 탈지면에 붕산수, 또는 소오다수를 적셔 입안을 청결하게 하여 구내염을 예방하여야 한다.

⑦ 경우에 따라 산소를 공급하고, 깊은 혼수상태에서 호흡곤란시에는 기관내삽관(intubation)을 실시한 후 인공호흡기로 호흡을 도와주고, 의식장애가 장기화될 조짐을 보이거나, 가래가 많아(痰涎壅盛) 매 10분마다 suction이 필요할 정도로 분비물이 많고 호흡곤란시에는 기관절개술(tracheotomy)을 시행한다.

(2) 혈압에 대한 관리

졸중 초기에는 혈압이 상승되어 있는 경우가 많다. 발병 24시간 이내에는 매시간 또는 2시간마다 점검하여 혈압을 일정하게 조절해준다.

① 뇌출혈(Cerebral hemorrhage)과 지주막하출혈(S.A.H.)에서는 단시간내에 혈압을 정상으로 내려준다.

② 뇌경색(Cerebral infarction)에서는 심한 고혈압인 경우(확장기 혈압 130mmHg 이상)를 제외하고 발병 후 2주일간의 혈압은 수축기 혈압이 160mmHg 이하로 내려가지 않도록 조절한다. 이후 급성기를 지나면 서서히 정상으로 혈압을 유지하도록 한다.

(3) 체온에 대한 관리

① 뇌교출혈이나 소뇌출혈 등에서는 처음에 체온상승이 나타난다. 이와 같은 중추성 고열증에는 해열제가 듣지 않으므로 덮은 것, 입은 것을 모두 벗기고 alcohol massage 또는 ice bag 등을 사용하여 체온을 낮추도록 한다.

② 저체온 상태는 모포를 덮어주고 실온을 18~21℃ 정도로 높여주도록 한다.

(4) 체위에 대한 관리

① 뇌출혈에서는 두부를 약간 올려주고, 원칙적으로 仰臥位 또는 半仰臥位로 하고, 매 2시간마다 체위를 변경해주어 욕창 및 호흡기감염(就下性 肺炎)을 예방해 주어야 한다.

② 반신불수 환자는 관절강직으로 인한 관절변형 및 근육과 건의 단축이 만성기에서 생기기 쉬운데, 이를 방지하기 위해서는 급성기에 환측 상하지고정, 체위변경 및 타동운동과 가능하면 자조타동운동과 자동운동 등을 실시하도록 한다.

(5) 배뇨장애에 대한 관리

遺尿時는 陰部를 깨끗이 씻고 탈크 파우더를 뿌려주어 청결하게 유지하며, 소변불통시에는 導尿管(nelaton catheter)을 사용하여 소변을 뽑아주되 매 4~8 시간마다 지속적인 도뇨를 해야 한다. 혼수상태가 지속되면 foley catheter를 하는데, 이때는 소독을 철저히 하여 요로감염이 생기지 않도록 해야 하고, 소독액(KMnO4 : K- Solution)으로 방광을 세척하며, 수일마다 바꾸어 주도록 한다.

(6) 배변장애에 대한 관리

① 변비-급성기에는 대변불통일 경우가 많으므로 이를 고려하여 처방하여야 한다. 만일 발병 후 3~5일까지 불통하는 경우에는 우선 관장으로 통변시킨 후에 통변지제가 고려된 처방을 사용하여 변비가 심해지는 것을 막아야 한다. 환자가 침상에서 통변 시에는 깨끗하게 처리하여 분비물로 젖어 있는 곳에 그대로 방치하는 일이 없도록 한다.

② 素問 標本病傳論 및 靈樞 病本論에 이르기를 "小大不利하면 治其標하고 先小大不利而後生病者는 治其本하라" 하였다.

역대 諸書에서 中風환자의 大小便不通은 中臟, 中腑證에서 나타나고 滋潤湯이나 防風通聖散 또는 三化湯을 쓴다고 하였다.

실제 임상에서도 大便不通에 대하여 滋潤湯, 潤腸丸, 大承氣湯, 大承氣丸, 調胃承氣湯, 當歸承氣湯, 防風通聖散, 巴豆, 大黃末, 疏風順氣元, 三化湯, 局方麻仁丸, 淸肺瀉肝湯 등의 처방을 활용하고 있다. 단, 처방사용시에 환자의 상태를 고려하여 통변이 이뤄질 수 있도록 통변지제의 용량을 증량해서 쓰도록 한다.

(7) 감염 및 그 밖의 합병증 병발에 대한 관리

폐렴, 요로감염, 욕창 등이 쉽게 생긴다. 일반적으로 발병시 구토나 연하장애가 심하면 폐렴이, 소변불통이나 유뇨시에는 요로감염이 병발하기 쉬우니 주의해야 한다.

(8) 원인질환

고혈압, 당뇨병, 심장병 등에 대한 동시치료 및 대책을 강구해야 한다.

(9) 마비증상의 진행도

악화 또는 호전여부를 관찰하여 악화요인을 발견, 처치한다.

(10) 두개강내압 상승

두개강내압 상승에 대한 처치 및 영양, 그리고 수분의 공급으로 전해질평형을 유지하여야 한다. 두개강 내압 상승에 대하여는 urea, mannitol(1~2mg/kg 체중) 등의 高張液을 정맥주사하거나 dexamethasone 등의 부신피질 호르몬을 사용하고, lasix 등의 이뇨요법으로 탈수요법을 시행하는데, 단 뇌출혈시에 高張液 사용은 금기이다. 의식장애가 있으면 처음 1~2일간은 정맥주사로, 3~7일 이후에는 L-tube를 통하여 수분 및 영양을 공급하고 전해질 평형을 유지하여야 한다.

(11) 의식이 불명시

의식불명하거나 연하장애가 있을 때는 흡인성 폐렴이 합병될 수 있으므로 반드시 L-tube(Levin

tube)를 사용하여 음식, 물, 약물 등을 주입하여야 한다.

(12) 수족마비에 대한 빠른 물리치료 시행

① 급성기에는 안정(bed rest), 절대안정(absolute bed rest)상태이나, 물리치료사나 간병인이 수동적인 물리치료를 하여 근육이나 관절의 강직상태를 방지해 주어야 한다.

- 뇌출혈(cerebral hemorrhage)의 경우는 재출혈의 가능성을 고려하여 안정상태(bed rest)에서 변형예방 물리치료만 시행한다.
- 뇌경색(cerebral infarction)의 경우는 vital sign이 정상이면 바로 시행한다. 즉 급성기(대략 7~10일간 B.R.)를 지난 후부터는 마비된 수족을 적극적으로 움직여 주어 위축 및 강직을 예방한다.

② 급성기(대략 발병 1~2주)가 지나 中風의 증세가 안정기에 들어가면 대략 6개월~1년에 걸쳐 회복이 기대되는데, 이 시기에 주로 시행된다.

(13) Br-MRI & A, Br-CT scanning 등의 검사 시행

뇌경막하혈종, 경동맥폐색 및 뇌출혈(피질하) 등의 경우에는 수술적 처치가 보다 효과적일 경우도 있기 때문에 정확한 진단을 위하여 빨리 시행한다.

2) 中風구급시 한방치료법

전통적으로 針灸法, 手掐法, 開噤法, 取嚏法, 取吐法 및 藥針注射法 등이 급성기의 구급치료법으로 사용되어 왔다.

(1) 침구요법

① 침치료(針治療)

- 內經에 이르기를 "病在臟者 取之井"이라(手足之末端部 及 救急穴)하였으니 먼저 患者의 기도가 확보된 자세에서 四關穴에 자침하여 通氣血한 후에 三稜針으로 十二井穴(少商, 商陽, 中衝, 關衝, 少衝, 少澤 各 2穴)에서, 또는 十宣穴, 耳尖(高血壓點), 降壓溝 등의 穴에서 瀉血시키고, 아울러 百會, 人中, 承漿, 印堂, 勞宮, 湧泉穴에 30분간 留鍼하고 5~10분 간격으로 瀉法을 실시한다.
- 卒中, 人事不省, 言語蹇澁, 牙關緊急 등에 回陽九針穴(瘂門, 勞宮, 三陰交, 湧泉, 太谿, 中脘, 環跳, 三里, 合谷)을 刺鍼한다.

② 구치료(灸治療)

- 脫證의 경우에는 刺針은 가볍게 하고, 氣海나 關元, 神闕 등을 灸하는데, 灸할 때에는 大柱艾를 연속 十數壯~數十壯을 直灸하거나, 隔蒜片, 薑片, 隔塩法으로 汗出身溫할 때까

지 灸한다.

- 소금을 깨끗하게 볶아 말려서 神闕(臍中)에 넣고 그 위에 生薑片 1개를 올려놓고 灸 50~100壯 한다.

(2) 약물요법

① 取嚏法 : 중풍 인사불성 시

- 皂角, 細辛末 또는 南星, 半夏末을 吹鼻하여 재채기를 하여 痰涎을 배출하도록 한다.
- 通關散(細辛, 皂角, 薄荷, 雄黃), 搐鼻通天散을 吹鼻하여 재채기를 안하면 不治이고, 재채기를 하면 蘇合香元으로 順氣시킨 후 順氣, 割痰, 疏風之劑를 쓴다.

② 開噤法 : 중풍 口噤不開(牙關緊急)로 약 쓰기가 곤란할 때

- 開關散(一名 破棺散) : 南星末 2g, 龍腦 1g을 硏和하여 以中指蘸藥揩牙하면 口自開한다.
- 開口后에 香油에 麝香 0.4~0.8g을 加하여 灌注하거나 生薑汁 또는 攝生飮類를 灌入하거나 風痰이 壅塞된 경우에는 奪命散을 쓰면 소생한다.

③ 取吐法 : 중풍 痰涎壅盛시

茁蔕散, 稀涎散, 皂角散 등을 吹鼻 하여 吐痰出시킨다.

④ 中風 中臟證의 昏冒不省時(인사불성시)에는 위의 救急法후에 牛黃淸心元을 急用한다. 牛黃淸心元을 竹瀝薑汁, 香油, 童便으로 調服하거나, 또는 星香正氣散 加 竹瀝薑汁하여 牛黃淸心元과 함께 복용한다. 그밖에 安宮牛黃丸, 至寶丹, 紫雪丹 등으로 代用할 수 있다.

⑤ 元氣敗脫한 脫證의 경우에는 病狀을 보아 蔘附湯, 四逆湯, 生脈散 등을 投與하여 溫陽益氣固脫을 도모한다.

(3) 약침주사요법

① 淸開靈주사액(牛黃, 水牛角, 黃芩, 金銀花, 梔子 등) 40ml를 5% 또는 10% 포도당용액 250~500ml에 넣어 매일 1~2회 정맥주사한다.

② 丹蔘주사액 또는 復方주사액 20~40ml를 5% 또는 10% 포도당용액 250~500ml에 넣어 매일 2회 정맥주사한다.

③ 通脈舒絡液 250ml를 매일 1~2회 정맥주사 한다.

④ 心脈靈주사액(人蔘, 附子, 乾薑, 猪膽汁, 甘草 등) 20~40ml를 5% 포도당용액 250~500ml에 넣어 매일 1~2회 정맥주사한다.

⑤ 生脈주사액 5~10ml를 5% 포도당 60ml(또는 10% 포도당 250ml)에 가하여 정맥주사한다. 脫證에 혈압이 떨어지고 脈微欲絶한 증상에 효과가 있다.

⑥ 그밖에 開竅醒腦주사액, 復方丹蔘針 등이 활용된다.

(4) 급성기 치료의 최근동향 I

최근 한국에서의 중풍 급성기치료 사례이다. 그간의 보고에서 淸肺瀉肝湯 凉膈散火湯 星香正氣散 등은 한국에서 급성기 중풍에 가장 많이 사용된 처방들이다. 이들 처방은 중국과는 달리 체질 진단 하에 쓰여지는 사상체질 처방으로 그간의 임상에서 중풍의 진행을 억제하고 운동기능 등을 회복시켜주는 효과가 알려져 있다. 이들 3개의 대표적 처방들을 1999년 8월 1일부터 2002년 5월 31일까지 경희대 한의대부속 한방병원 2내과에 입원한 중풍환자 중에 임상증상 및 혈액학적 검사, 혈액생화학적검사와 뇌자기공명촬영술(Br.MRI) 등의 검사로 확진을 받은 환자중에 발병 7일이내의 급성기 중풍환자를 대상으로 2주간 각각의 처방약을 투여한 후에 운동기능의 회복정도를 측정하여 임상적 효능을 규명하고 사상체질과 중풍변증형에 따른 임상적 효능의 차이, 부작용 등을 관찰하였다.

유용성평가는 입원시, 1주후 및 2주후에 NIHSS(National Institute of Health Stroke Scale)와 MBI(Modified Bathel Index), 그리고 변증점수는 〈中風病 辨證診斷標準〉에 의거하여 입원시 및 2주 후에 각각 시행하여 평가하였다. 〈中風病 辨證診斷標準〉은 1994년 북경중의약대학보에 발표된 것으로 風證 火熱證 痰證 血瘀證 氣虛證 陰虛陽亢證의 6가지로 中風證을 辨證한 것이다.

모든 환자는 하루 1회 침구치료와 3회의 약제를 투여하였다. 단, 혈압약과 당뇨약을 복용하고 있는 환자는 연구기간동안 약제의 추가 및 감량없이 그대로 계속 투여하였다.

① 淸肺瀉肝湯(HK223)

태음인에 사용되는 淸肺瀉肝湯(HK223)을 급성기 중풍환자 88례에 대해 투여하였는데, 그 중 70례는 연구를 완료하였고 18례는 설사 15례, 피부소양감 1례, 중풍진행(progressive stroke) 2례 등으로 중도 탈락되었다.

연구가 완료된 70례는 임상적 효능평가에서 2주 후 모든 예에서 MBI와 NIHSS score가 현저히 호전되는 경향을 보여 유의한 수준의 운동기능향상을 관찰할 수 있었고, 모든 변증의 변증점수가 유의하게 낮아져 임상증상이 호전되었음을 알 수 있었다.

상기의 병례(88) 중 뇌경색환자 치료군(61례)은 淸肺瀉肝湯(HK223)을, 모 종합병원 신경과에 입원한 대조군(71례)은 혈전용해제등 기존의 서의학적인 치료를 한 후 NIHSS(National Institute of Health Stroke Scale)와 MBI(Modified Bathel Index)를 각각 입원시, 1주후 및 2주후 시행하여 임상적 효능을 비교 관찰하였다.

그 결과 청폐사간탕 치료군이 서양의학적 치료를 받은 대조군에 비해 신경학적 결손증상이 빠른 호전을 보였으며 운동기능 회복에 있어서는 두 군간에 유의한 차이는 없었다. 치료군에서 나타난 부작용으로는 설사를 호소한 12례와 중풍진행(progressive stroke)이 2례가 있어 처방이 변경되었는데, 이는 체질을 고려하지 않고 청폐사간탕을 투여한 결과로 사료된다. 처방이 변경되지 않은 61례중에서도 경도의 소화장애 및 무른변을 호소한 경우가 17례였는데 이는 청폐사간탕의 瀉下효과로 인한 것으로 사료된다.

② **星香正氣散**(HK106)

소음인에 사용되는 星香正氣散(HK106)을 급성기 중풍환자 총 94명을 대상으로 투여하여 82명이 연구를 완료하였고, 12명은 중도 탈락되었다. 연구가 완료된 82명은 임상적 효능평가에서 2주 후에 모든 예에서 MBI와 NIHSS score가 현저히 호전되는 경향을 보여 유의한 수준의 운동기능 향상을 관찰할 수 있었고, 陰虛陽亢證을 제외한 나머지 변증의 변증점수가 유의하게 낮아져 임상증상이 호전되었음을 알 수 있었다. 중도 탈락한 12명 중 便秘 不眠 胸悶으로 인한 경우가 4례였으며, 완료군에서도 변비가 많이 나타나 보완이 필요함을 알 수 있었고, 皮膚發疹 이 나타난 경우가 1례, 중풍의 진행(progressive stroke)으로 인한 경우가 7례였다. 또한 胸悶 便秘 不眠등 부작용이 주로 태음인에서 나타났음은 주목할 필요가 있다.

③ **凉膈散火湯**(HK115)

소양인에 사용되는 凉膈散火湯(HK115)을 급성기 중풍환자 총 83례를 대상으로 투여하여 73례가 연구를 완료하였고, 10례가 중도 탈락되었다. 연구가 완료된 73례는 임상적 효능평가에서 2주후에 모든 예에서 MBI와 NIHSS score가 현저히 호전되는 경향을 보여 유의한 수준의 운동기능 향상을 관찰할 수 있었고, 血瘀證을 제외한 나머지 변증의 변증점수가 유의하게 낮아져 임상증상이 호전되었음을 알 수 있었다. 중도 탈락한 10례는 皮膚搔痒感3례, 頭痛 眩暈 無氣力이 3례, 食慾不振 消化障碍 泄瀉가 2례, 혈뇨와 위장관출혈이 각 1례, 그리고 중풍악화(progressive stroke)로 인한 경우가 1례였다. 또한 변증분류상 火熱證의 변증점수가 낮게 나온 환자 중에 중도 탈락한 경우가 많았음은 熱症이 없는 경우 凉膈散火湯의 투여가 적절하지 않음을 알 수 있었다.

한편, 2주간의 凉膈散火湯투여 후 ALT, AST의 평균수치는 정상범위 이내였지만 수 례에서 정상범위 이상으로 ALT 및 AST수치의 증가가 나타나 2주 이상의 장기적인 투여에 대해서는 추가적인 연구가 필요할 것으로 사료된다. 또한 치료 중에 나타난 중풍진행(progressive stroke)은 淸肺瀉肝湯에서 2.3%, 星香正氣散에서 7.4%, 凉膈散火湯에서 1.2%로 나타났으나, 이는 20~30% 정도로 보고된 이전의 연구에 비하면 현저히 낮은 수준이다.

이상의 결과로 보아 급성기 중풍환자 치료에 빈용되는 淸肺瀉肝湯 星香正氣散 凉膈散火湯은 임상적 효능평가에서 운동기능이 유의하게 향상되었으며, 임상증상도 현저히 호전되어 급성기 중풍환자 치료에 있어서 우수한 효과가 있음을 알 수 있었다.

또한 이들 각각의 처방을 체질 및 증후를 고려하여 투여하면 부작용을 줄이는 동시에 보다 효과적인 치료가 될 것으로 생각된다.

(5) 급성기 치료의 최근동향 II

최근 중국에서의 중풍 급성기 치료 사례이다. 크게 중약치료만을 해서, 또는 중약과 서약치료를 병용하여 서약만을 쓴 군과 효과 및 부작용을 비교하였다. 또한 나름대로의 중풍이론을 세워 理法方藥한 점은 참고할 만한 가치가 있다.

① 中風醒腦液

成都중의약대학 부속병원의 陳은 1988년부터 최근 2000년까지 발병 72시간 이내 급성뇌출혈 환자(내낭, 기저부, 뇌엽, 뇌간, 소뇌 등)를 대상으로 중약치료군(中風醒腦液) 125예와 서약대조군 122예를 대상으로 투여하여 효과 및 부작용을 비교 관찰하였다.

치료군은 일반처치와 함께 中風醒腦液(逐瘀化痰口服液)을 처음 일주일간은 1회 30ml, 매 6시간마다, 8일부터는 20ml로 줄여서 28일간 계속 투여하였고, 昏迷者는 L-tube를 통하여, 嘔吐者는 保留灌腸을 시행하여 투여하였다. 치료군은 양약(mannitol, 이뇨제, 호르몬제, 뇌세포부활제 등…)은 쓰지 않았다.

대조군은 뇌출혈에 대한 서양의학적 치료로 20% mannitol 250ml를 빠르게 정맥주사(매 6~8시간)하며, 동시에 dexamethasone 20mg을 매일 1회, 3일후에는 10mg으로 줄여서 뇌부종이 조절될 때까지 정맥주사하였다. 心腎기능부전자는 이뇨제를 1회에 20mg씩, 매일 2~3차 정맥주사하였고, 용량은 혈압, 뇨량 등의 상태를 보고 조절하였다.

치료군의 용약후 반응으로 몇 예에서 복약 후 3~5일내에 매일 2~4차 또는 3~6차례 총량 1,000~1,500ml 정도의 水樣便과 가벼운 복통, 오심이 나타나기도 했으나 따로이 처치하지 않아도 5일후에는 자연 소실되었다. 또한 치료과정 중에 1예에서도 간신기능손상, 심전도 및 전해질이상이 없었다.

대조군의 몇 예에서는 전해질이상과 산염기 평형실조, 저혈압, 간기능 수치상승이 있었다.

결과적으로 중약치료군은 서약대조군에 비하여 뇌수종 경감, 뇌내압 강하, 혈종흡수촉진, 뇌순환기능 장애개선, 뇌세포대사촉진, 뇌신경기능 회복촉진 작용 등에서 현저한 통계적 유의성이 있었다. 아울러 탈수제사용후의 전해질이상 등 부작용과 약물의 '반동현상'도 없었으며, 거기에다 혈장삼투압에도 영향을 주지 않았다.

② 加減滌痰湯

湖南중의대 부속병원에서 1993년부터 1996년까지 중풍발병 1~7일 사이의 중풍 급성기 환자 68예(Cb. Hrr.50, Cb.Inf.18예)를 대상으로 加減滌痰湯을 사용하며, 서의의 탈수, 강압제 등을 병용하여 비교적 좋은 효과를 보았다.

환자의 주증상은 神志不淸 半身不遂 胸悶 納呆 喉中痰聲漉漉 頭重如裹 脘腹脹滿 小便不利 苔膩 脈滑 등이었고, 특히 偏癱 麻木 口眼喎斜 胸悶 惡心 便秘 或頭暈 或痰多 舌蹇 舌苔黃 或黃膩 脈弦滑 등의 증상이 보일 때 化痰之劑인 滌痰湯으로 치료하여 총 유효율 94.1%의 만족할

만한 효과를 얻었다.

③ **通腑瀉下湯**

陝西省中醫研究院 부속병원에 중풍발병 1~7일 사이에 입원한 환자 40예(뇌출혈 23예, 뇌경색 17예)를 대상으로 하였는데, 대부분 의식장애가 있었다. 40예의 환자는 대개 2~6일 치료 후에 의식장애가 대부분 명료하게 호전되었고, 3개월 후에는 총유효율 97.5%로 만족할 만한 결과를 얻었다. 중풍의 의식장애는 뇌의 병변 때문인 바, 이는 通腑泄熱法으로 濁氣를 下降시키고 淸氣를 上升시키면 腹壓뿐만 아니라 腦壓도 낮추며 痰을 없에고 정신도 맑게 하므로 醒神開竅하며, 또한 通腑法으로 大腸之熱을 盡泄하여 濁氣가 제거되면 肺與大腸은 서로 表裏관계로 宣通肺氣되어 호흡 및 혈액순환이 개선되며 동시에 뇌의 혈액순환도 개선되어 醒神開竅의 목적이 달성된다.

따라서 通腑瀉下湯은 임상에서 중풍급성기의 의식장애환자에게 醒神開竅의 목적으로 사용한다. 단, 脫證은 제외된다.

④ **中風 I號口服液과 中風 II號口服液**

福建의학원 부속병원 신경내과와 福建省중의약연구원에서 120예의 급성뇌출혈환자를 무작위로 치료군(60예)과 대조군(60예)으로 나누어, 치료군은 급성기용인 中風 I號口服液과 회복기용인 中風 II號口服液을 양약치료와 같이하고, 대조군은 양약치료만을 하여 비교한 결과 치료군은 대조군에 비하여 급성기 병기단축, 뇌압상승완화, 뇌내혈종 흡수촉진과 더불어 사망률과 장애율을 감소시켰다.

나타난 주요 증상은 의식장애(嗜眠 昏迷 昏睡 등…) 두통 구토 등이었다. 출혈부위는 기저핵부가 가장 많았고, 그 밖에 시상 뇌엽 뇌실 등 이었다.

치료방법은 발병 1~3일 이내의 환자를 급성기와 회복기로 나누어 치료하였다.

급성기를 벗어나는 기준은 ① 의식명료 ② v/s안정 ③ 두통 구토증상 소실로 하였고, 회복기는 급성기 이후부터 한달간으로 하였다.

대조군의 급성기 환자에게는 뇌압 뇌부종 고혈압 및 전해질평형을 위하여 mannitol, 항고혈압제등 서약치료를 하였다. 혼미환자는 입원 3일 후에 L-tube를 삽입하고 감염자에게는 항생제를 투여하였다. 치료군 급성기 환자에게는 대조군의 치료를 기본으로 하고 中風 I號口服液 30ml를 1일 2회 투여하였다.

대조군의 회복기환자에게는 혈압약과 신경영양제, 그리고 재활치료를 하였고, 치료군의 회복기환자에게는 서약치료기본에 中風 II號口服液 30ml를 1일 2회 투여하였다.

관찰항목으로 치료전후의 신경기능손상정도와 Brain-CT를 통한 혈종량의 변화 등을 측정하고, 그 밖에 급성기회복 소요시간, 의식장애회복 소요시간, 뇌압정상화 소요시간 등을 비교하였고, 회복기환자의 호전정도는 급성기 이후 한달 후에 신경기능 회복정도와 일상생활능력(장애정도) 등을 비교 관찰하였다.

뇌출혈급성기의 중의 기본병리는 心火熾盛하고 肝陽暴漲하여 絡破血瘀하고 濕濁蒙竅한 것이다. 中風 I號口服液은 瀉火解毒하고 通腑泄熱하며 涼血止血하고 平肝熄風하며 利水消腫하고 開竅寧神의 효과가 있어 뇌수종 및 뇌내압을 낮추어 의식회복을 촉진시켰다. 회복기의 기본병리는 氣虛血瘀하고 肝陽上亢한 것이다. 中風 II號口服液은 補中益氣 活血祛瘀 平肝潛陽의 공효가 있어 신경기능을 뚜렷하게 개선시켰다.

결론적으로 급성기 및 회복기 뇌출혈에 中風 I, II號口服液과 西醫치료를 같이 하면 신경기능의 손상을 개선하고, 뇌혈종의 흡수를 촉진할 뿐만 아니라 장애율을 낮추어 전반적인 생활능력을 뚜렷이 개선하는 효과가 있었다.

⑤ **通腑醒神湯**

荷澤地區 중의병원과 荷澤市인민병원에서 1990년 11월부터 1992년 8월까지 중풍발병 48시간 내 입원환자 98예(치료군 50예/대조군 48예)를 대상으로 通腑醒神湯을 사용한 치료군과 서의치료만을 한 대조군과의 治療효과를 비교 관찰하였다.

치료군(50)은 출혈성중풍 19예, 缺血性중풍 31예, 중의진단으로 中經 28예, 中腑 15예, 中臟 7예이었고, 대조군(48)은 中經 35예, 中腑 8예, 中臟 5예였다.

중풍 급성기 주요증상으로는 神昏하고 肢體偏癱하며 口舌歪斜하고 失語 혹은 語言蹇澁하며 大便秘結하여 4-5-10日間 不下하였고, 舌苔는 黃厚膩하며 脈은 弦滑하였다.

치료방법으로 치료군은 입원즉시 通腑醒神湯을 辨證加減하여 투여하였다. 뇌출혈 昏迷者는 淸開靈주사액 20ml를 5% 포도당 또는 생리식염수에 넣어 정맥주사하고, 감염시에는 항생제를, 그리고 전해질평형에 유의하였다.

만약에 高熱神昏하거나 혹은 痰熱內閉心竅者는 安宮牛黃丸을 갈아서 L-tube로, 神昏抽搐하면 鉤藤 30g을 가하고 羚羊角粉 3g을 冲服시키는 데 L-tube로, 痰盛者는 竹瀝水 20~40ml를 L-tube를 통하여 투여하였다.

입원 1주후 의식이 명료해지고 肢體偏癱이 주증인 경우는 補陽還五湯을 合方하여 썼다.

대조군(48)은 서의의 뇌졸중환자에 대한 종합치료를 하였다. 즉 환자의 상태를 고려하여 뇌압항진 뇌부종 고혈압 감염 탈수 전해질평형 뇌세포대사촉진제 혈관확장 항응고제 등 병정을 근거하여 對症치료하였다.

결론적으로 2군간의 療效를 비교 관찰한 결과, 특히 顯效率에서 치료군이 대조군에 비해 뚜렷하게 우수하게 나타났다. 치료군은 입원치료 후 1~5일만에 수족기능이 회복되기 시작하고, 神志不淸者는 1~3일만에, 의식이 혼미한 자도 1주일내에 회복되었다.

또한 치료군은 中臟腑 → 中經絡 → 康復으로 회복된 반면, 대조군은 입원 1~10일내에 病情이 악화되는 경향, 즉 中經絡 → 中臟腑 → 中經絡 → 康復되었다.

이상의 중풍환자 98예의 症과 舌, 脈 등을 분석 관찰한 결과 중풍급성기는 風 火 痰 瘀가 대부분이고, 그중 痰火互結이 主가 됨을 알 수 있었다. 때문에 임상에서 神昏躁擾하거나 혹은 昏睡하고 大便閉結하며 舌은 紅하고 苔는 黃厚膩하며 脈은 弦滑하고 偏癱側의 脈이 大하면서 長한 맥상이 나타나는 등 火熱證으로 진행되는 양상을 보였다.

치료결과를 분석해보면 通腑醒神湯을 쓴 치료군에서는 病情이 악화되는 것을 신속하게 억제하였음을 대조군의 1~10일내에 병세가 악화되었음과 비교해 알 수 있다. 이는 중풍 급성기에 痰火互結하고 腑氣不通하여 升淸降濁에 영향을 미치는 것이 증상이 심해지는 중요원임을 보여주는 것이다. 내경에서 "九竅不利 腸胃之所生也"라 하였고 "臟邪腑爲通路"의 원칙을 근거로 중풍 급성기에는 마땅이 通下위주해야 한다.

通腑醒神湯은 以通爲主 以通爲順 瀉下不傷陰의 원칙하에 조성되어 通腑利血脈 去痰醒神 降脂抗凝之功이 있어 중풍 급성기의 風火痰盛한 熱結腑實證에 적합하며 出血性中風中臟者에 더욱 효과적이다. 복약기간동안 환자는 하루에 1~2회, 많게는 3~4회 통변하며 소변량도 뚜렷이 증가되는 것을 보면, 이 처방의 通利二便하는 효과가 mannitol의 작용과 유사한 점이 있다. 1주후 腑通神淸者는 大黃量을 줄이고, 만약에 舌淡하며 脈弱하면 大黃을 빼고, 補陽還五湯에 水蛭10g 蜈蚣 2條를 가하여 益氣活血通脈을 도모, 偏癱肢體회복에 주력토록 한다.

⑥ **瀉下逐瘀湯**

河南省南陽中醫病院에서 1993년 6월부터 2000년 3월말까지 입원치료한 100명의 급성기 뇌경색환자를 대상으로 瀉下逐瘀湯을 써서 치료한 결과 腦塞通(中成藥)만을 쓴 대조군에 비하여 그 효과가 우수하였다.

치료군(100)은 瀉下逐瘀湯을 水煎하여 하루 3회로 分服(1회 300~500ml 복용)하였다. 중한 환자는 L-tube를 사용하여 투여하였고, 뇌부종자는 甘遂量을 더 加했는 데 하루 1.5g을 넘지 않게 하였다 동시에 腦塞通(中成藥)을 경동맥에 주사하였으며, 10일을 1療程으로 하였다. 대조군(30)은 腦塞通을 20% mannitol 250ml에 섞어 경동맥에 加壓(q6h or q8h) 정맥주사하였다. 두 群 모두 전해질평형, 감염 및 합병증발병에 유의하면서 輸液 및 일반치료를 하였다.

결론적으로 利水, 瀉下之劑인 瀉下逐瘀湯으로 뇌경색 급성기 환자를 치료한 결과 뇌허혈 및 뇌부종을 개선하여 뇌신경회복과 患側 팔나리의 신경회복을 촉진하는 등 총유효율 97%에 달하는 효과가 있었다. 구체적으로 실어 두통 구토 肢癱 球麻痺 증상 등이 호전되었고, 동시에 뇨량증가 및 대변이 원활해졌으며, 혈액유변학적인 개선이 있었다. 뇌경색은 중풍이다. 뇌경색 급성기 환자는 대부분 大便乾結 舌苔厚膩 한 것이 腑實證과 같은 데, 瀉下逐瘀湯은 腑實한 것을 瀉하며 利尿작용으로 大便乾結 舌苔厚膩한 증상을 크게 개선하는 동시에 두통 현훈 증상도 緩解한다. 임상관찰에서 이뇨 및 뇌압을 내리는 작용이 탈수제인 mannitol을 쓰는 것과 비할만하다.

⑦ **調氣熄風湯**

濟南의 山東 중의약대학부속병원에 1996년 4월부터 1997년 10월까지 발병후 72시간이내에 입원하여 Br-CT로 허혈성뇌졸중으로 진단된 환자를 대상으로 28일(1療程)간 調氣熄風湯으로 치료한 급성기 허혈성뇌졸중 환자 68예를 대상으로 치료군(38예)과 서의 치료한 대조군(30예)를 비교 관찰하였다. 치료군(38예)은 調氣熄風湯을 水煎하여 하루 2회 朝夕으로 溫服하였고 필요시에는 매일 2첩을 썼는데, 의식장애가 있는 경우는 L-tube를 사용하여 투여하였다. 치료군은 치료 기간내에 치료효과에 영향을 주는 어떠한 西藥도 쓰지 않았다. 대조군은 뇌압이 높은 경우 이뇨제와 Nimodipine 30mg을 매일 3회, Mannitol 500ml를 매일 1회씩 7일간 정맥주사하였고, 7일후에는 Cystidine diphosphocholine 500mg을 5%~10% 포도당주사액에 섞어 매일 1회 정맥주사 하였다. 결론적으로 치료군이 대조군에 비하여 급성기 허혈성중풍의 症候 및 CBC 血脂 혈당 간기능 혈액유변학적 변화 등의 관찰에서 뚜렷하게 효과가 우수하였고, 총유효율 92.11%에 달하는 치료효과와 임상검사상의 개선 효과가 있었다.

⑧ 淸開靈주사액

上海南市區 中西醫結合病院에 1993년 1월부터 1995년 7월까지 입원치료한 중풍환자 107예(中經絡89예, 中臟腑18예/허혈성중풍 80예, 출혈성중풍 27예-by Br-CT)의 환자를 대상으로 하였다. 53예의 치료군(中經絡 42예, 中臟腑11예/허혈성중풍 38예, 출혈성중풍 15예)은 허혈성, 출혈성 모두 淸開靈주사액을 매일 40~80ml을, 허혈성 중풍은 丹參주사액 16ml를 더 추가하여 輸液에 넣어 1療程(14일)-2療程동안 정맥주사하였고, 서의 치료한 대조군 54예(中經絡 47예, 中臟腑 7예/허혈성중풍 42예, 출혈성중풍 12예)는 허혈성에는 丹參주사액 16ml를, 출혈성에는 醒腦靜주사액 20ml를 輸液에 넣어 매일 1차례 정맥주사하였으며 출혈량이 10ml 이상이면 止血劑를, 腦浮腫者에는 mannitol를 추가하였다. 폐염 요로감염 당뇨병 등의 합병증에는 두 군 모두 항생제 및 당뇨약을 썼다. 2療程后 두 군간의 유효율을 비교한 결과 치료군이 대조군에 비하여 현저하게 우수한 효과가 있었음을 보고하였다.

淸開靈주사액은 溫病條辨의 安宮牛黃丸을 기초로 하여 만든 정맥주사제이다. 주요성분은 牛黃 水牛角 黃芩 金銀花 山梔子 鬱金 등으로 모두 淸熱瀉火 醒腦開竅 化痰活血의 효과가 있다.

중풍 급성기에는 風 火 痰 瘀 등과 같은 邪實한 증상들이 고르게 나타나기 때문에 급성기 치료는 熄風 淸熱 化痰 祛瘀 開竅등 여러 요인을 고려하여 標實證을 우선적으로 치료해야 한다.

임상에서 醒腦靜(中成藥)이 비록 淸開靈과 비슷하게 만들어졌으나 뇌출혈치료에 대한 효과에 있어서는 淸開靈만 못할 뿐만 아니라 몇몇 병례에서는 煩躁증상이 나타나기도 하였다. 丹參주사액이 겨우 瘀에만 효과가 있는 반면에 淸開靈은 瘀외에 火 痰 등 여러 병인에 淸熱하고 痰濁化하여 氣血을 通하게 하고 升降을 正常으로 하여 陰陽平衡하게 하므로 病邪를 祛하여 정상으로 회복시키는 비교적 이상적인 효과가 있다. 더구나 정맥주사제인 관계로 작용이 신속하고 연하장애나 의식이 맑지 않은 경우에 적당하다.

그러나 淸開靈주사액은 風 및 腑實한 경우에는 효과가 없다. 따라서 淸開靈의 淸心化痰開竅, 凉血活血 化痰止血의 효과를 보조하기 위하여 熄風 및 通腑의 목적으로 熄風湯 羚蝎膠囊 熄風

解痙片 및 通腑湯 등과 동시에 開竅湯 化痰湯 등을 써야 한다.

이상의 中風 급성기 구급요법들은 전통적으로, 또는 최근에 개발되어 지금까지도 많이 사용되고 있다. 급성기에 특히 유의해야 할 점은 의식장애나 연하장애가 있는 경우에는 牛黃淸心元을 비롯한 어떤 약물이나 물도 직접 주지 않는 것이 좋다. 만약에 꼭 필요한 경우라면 L-tube를 통하여 투여하도록 한다. 따라서 구급약물요법으로 제시된 인사불성시의 取嚏法, 口噤不開 시의 開噤法, 痰涎壅盛시의 取吐法 등의 치법은 사용하지 않는 것이 좋다. 왜냐하면 의식장애가 있거나 발병되면서 계속 토하거나 또는 연하장애가 있을 경우에는 병세를 가중시킬 우려가 있기 때문이다.

최근 중국과 한국에서의 중풍급성기 치료에 대한 임상연구에서 한방치료의 유의한 면과 동시에 취약한 점을 알 수 있다. 장점은 더욱 발전시키고 부족한 면은 보강하여야 할 것이다. 약침주사요법은 바람직한 치법으로 더욱 발전시켜 나가야 할 것으로 생각된다.

4 변증에 따른 치료

중풍환자의 證候는 半身不遂와 口舌歪斜, 그리고 言語蹇澁 혹은 不語, 또는 감각둔마 혹은 消失등의 중풍기본병증이 있고, 病因에 따라 나타나는 전신증상으로 辨證한다. 중풍기본 病證은 경중에 따라 中經絡과 中臟腑로 대별하고, 風・火・痰・瘀血・陰虛・氣虛 등의 원인이 복합되어 나타난 病證을 證候분류하여 辨證하거나, 또는 경험이 풍부한 중풍전문의들에게 많은 중풍환자들의 證候를 변증진단하게 하여 중풍병 證候를 風證, 火熱證, 痰證, 血瘀證, 氣虛證, 陰虛陽亢證의 6개의 기본 證候群으로 分類하기도 하였다.

결과적으로 중풍환자의 변증은 중풍의 주요 병인, 그리고 임상에서 多見되는 病證을 중심으로 이루어졌음을 알 수 있다. 또한 중풍환자 辨證의 특징은 발병 후 시간이 경과함에 따라 辨證이 빠르게 변하는 것이며, 따라서 그에 따라 치법도 달리해야 한다.

여기서의 중풍환자 辨證은 중풍의 주요 병인과 임상에서 多見되는 病證을 중심으로 하되, 善行數變 경련 등이 특징인 風證과 증후 보다는 병인적인 요소가 많은 血瘀證 등을 수반병증으로 하고 火熱證 濕痰證 氣虛證 3개를 主辨證으로 하였다. 그리고 더 나아가 主辨證이 나타나는 形象, 즉 病證形인 火熱形 濕痰形 氣虛形으로 하였다. 따라서 3개의 病證形에 따른 主辨證을 가린 후에 그 밖의 風證 血瘀證 陰虛證(虛熱證, 陰虛陽亢證포함) 등은 수반병증(副病證)으로 하여 전체적인 변증을 한다.

중풍辨證은 우선 病證形을 대별한 후, 그에 따른 病證의 일치여부로 主辨證을 결정한 후에 副病證의 兼證 유무와 정도를 참작하여 전체적인 변증을 한다. 예를 들어 먼저 病證形이 火熱形

(火熱證)으로 진단되었다면 主辨證인 火熱證외에 수반된 병증이 어떤 것이 있는지를 살펴보는 것이다. 따라서 兼證된 副病證 유무 및 종류에 따라 火熱風證 火熱瘀證 火熱風瘀證 등으로, 濕痰形(濕痰證)이라면 濕痰風證 濕痰瘀證 濕痰風瘀證으로, 氣虛形(氣虛證)이라면 氣虛風證 氣虛瘀證 氣虛風瘀證 등으로 전체적인 辨證을 한다. 또한 主辨證 간에도 火熱痰證 濕痰熱證 氣虛痰證 氣虛熱證 등으로 兼證될 수 있음은 물론이다.

중풍은 이와 같은 방법으로 변증치료를 하되 전인적인 관점에서 체질을 고려하여 치료하는 것이 효율적이다. 임상연구보고의 辨證과 체질과의 관계에서 火熱證은 소양인과 태음인에, 濕痰證은 태음인에, 氣虛證은 소음인에 많다는 것은 체질에 따라 잘 나타나는 病證이 있음을 말한다. 따라서 辨證진단 및 치료시에 항상 체질적인 면을 고려하면, 체질에 따른 病證의 추이를 보아 치료할 수 있고, 특히 후유기 이후의 재발방지에 대한 지침과 관리를 보다 효율적으로 할 수 있다.

1) 病證形에 따른 변증 및 치료

〈1〉 主病證에 대한 변증 및 치료

(1) 火熱形의 火熱證

① 火熱證의 辨證기본

- 舌診 ; 舌質은 紅, 또는 紅絳, 苔는 黃하고, 舌乾한데 黃乾, 또는 黑乾하다.
- 脈診 ; 數大有力 또는 弦數, 또는 滑數, 또는 洪數 등 數脈이다.
- 頭部 ; 頭痛 眩暈
- 面目色 ; 面紅目赤
- 口脣咽喉 ; 口乾 咽乾 口渴 口苦 혹은 氣促口臭 혹은 口脣乾紅하다.
- 흉부 ; 煩燥 胸悶 心煩(胸中煩熱) 혹은 喘急하다.
- 手足 ; 관절부에 灼熱感이 있는 통증이 있다.
- 피부 ; 간혹 發疹
- 大便 ; 便秘, 또는 後重氣, 또는 냄새가 심하다.
- 小便 ; 黃赤而少 또는 黃하거나, 또는 濁, 또는 배뇨시 灼熱感있는 통증이 있다.
- 睡眠 ; 不眠
- 喜冷熱飮 ; 喜冷飮
- 땀(汗出) ; 汗多
- 가래(痰) ; 黃痰 또는 粘稠痰과 냄새가 심하다.
- 발열여부 ; 發熱
- 정신상태 ; 精神昏迷, 또는 譫語, 또는 쉽게 흥분한다.
- 기타 신체상태 ; 聲高氣粗하고, 혹은 嘔血한다.

② 火熱證의 변증에 따른 치료

- 火熱證은 먼저 實(火)熱證과 虛(火)熱證을 구분하고, 實(火)熱證은 다시 구체적으로 心火亢盛證 肝火上炎證 熱動肝風證 裏熱實證 上熱下寒證 등 인지를 살핀 후에 風證 血瘀證 陰虛證 등 어떤 副病證이 내재되었는지를 살펴 치료하여야 한다.

- 특히 高熱이 있으며 面紅目赤하고 大汗出하며 煩渴欲死하고 善吃冷水하며 登高而歌하고 棄衣而走하며 神昏譫語하고 大便乾結하며 小便短赤한다. 舌은 紅絳하고 苔는 黃乾하며 脈이 洪數한 것은 實熱證이니 黃連解毒湯, 防風通聖散, 三黃瀉心湯, 白虎湯으로 淸熱瀉火시킨다.
- 특히 心煩不寐하고 面赤口乾하며 口舌生瘡하고 狂躁하며 小便赤澁刺痛하고 심하면 神昏譫語한다. 舌은 紅하고 맥은 數한 것은 心火亢盛證이니 瀉心湯, 三黃瀉心湯, 加味淸心湯, 淸血降氣湯, 十味導赤散, 黃連茯苓湯 등으로 淸心瀉火시킨다.
- 특히 頭痛하거나 혹은 頭脹하고 面紅目赤하며 煩躁易怒하고 耳暴鳴하거나 또는 耳暴聾하며 脇肋灼痛하고 口苦咽乾하며 不寐하거나 혹은 惡夢하며, 혹은 咳血, 吐血, 衄血하고 便秘尿赤하다. 舌質은 紅하고 苔는 黃糙하며 脈이 弦數하는 것은 肝氣化火하여 氣火가 上逆한 肝火上炎證이니 當歸龍薈丸, 大柴胡湯, 小柴胡湯, 瀉靑丸 등으로 淸肝瀉火시킨다.
- 특히 頭痛眩暈하고 目紅赤하며 發熱口渴하고 項背가 拘急强直하며 陳陳抽搐한다. 舌은 紅絳하고 脈이 弦數하는 것은 熱動肝風證이니 羚羊鉤藤湯으로 淸肝熄風시킨다.
- 특히 肌膚高熱이 不退하고 狂躁不安하며 心煩譫語하고 口乾渴하여 喜冷飮하니 欲吃冷水하고 大便秘結하며 腹部가 脹痛한데 拒按하고 尿는 黃赤而少하다. 舌은 紅絳하고 苔는 黃乾하며 脈이 沈數有力한 것은 裏熱實證이니 白虎湯, 大承氣湯 등으로 淸熱瀉火시킨다.
- 특히 胸中煩熱하고 頻欲嘔吐하며 咳嗽痰粘하며 口舌生瘡하고 咽喉腫痛하며 腹痛綿綿하고 喜溫喜按하며 大便溏泄하고 尿가 淸而白한 것은 上焦는 有火하며 下焦는 有寒한 때문이다. 이는 上熱下寒證이니 淸熱하는 동시에 溫陽하는 치법으로 凉膈散, 加減凉膈散, 八味元(八味地黃丸), 四逆湯 등을 쓴다.

- 火熱證에 나타난 風證이나 血瘀證 등 겸임病證은 火熱風證 火熱瘀證 火熱風瘀證 등으로 辨證하고, 주증인 火熱證의 처방에 겸임 정도에 따라 해당병증의 처방을 합방하거나 약재를 가감하여 치료한다.

(2) 濕痰形의 濕痰證

① 濕痰證의 辨證기본

- 舌診 ; 舌体가 胖大하고 齒痕이 많다. 舌質은 胖嫩하고, 舌苔는 膩하거나 혹은 厚膩하며 水滑하다.

- 脈診 ; 滑하거나 濡하다.
- 頭部 ; 頭目眩暈하거나 頭不淸而重하다.
- 面目 ; 面目이 熏黃하다. 표정이 淡漠하고 혹은 寡言少語한다.
- 口脣咽喉
- 흉복부 ; 胸悶하거나 胸腹痞滿하거나 腹脹하거나 心悸氣短하다.
- 수족 ; 四肢困倦하거나 혹은 足不收行하며 脚下疼痛하거나, 四肢不擧하며 四肢怠惰하다. 식욕, (惡心嘔吐하고) 善飢하며 食則腹脹하고 身重하다.
- 大便 ; 溏稀 혹은 便秘
- 小便 ; 小便不利하다.
- 睡眠 ; 欲眠 嗜臥
- 喜冷熱飮 ; 渴不欲飮水
- 땀(汗出)
- 가래(痰) ; 咯痰 혹은 嘔吐痰涎한다. 痰多하며 粘하거나 쉽게 咳出, 혹은 粘涎多하거나, 혹은 流涎하거나, 혹은 鼻鼾痰聲이 있다.
- 발열여부
- 정신상태 ; 혹은 精神不淸하고, 혹은 欲眠하고, 혹은 神昏, 혹은 癲狂한다. 精神이 呆滯 혹은 반응이 遲鈍하다
- 기타 신체상태 ; 全身沈重(頭身困重)하고 乏力하며, 身重하고 疲困하며, 肥滿하고 잘 붓는다(水腫).

② 濕痰證의 변증에 따른 치료

-濕痰證은 먼저 脾虛生痰한 경우와 脾實濕多한 경우를 구분하고, 脾虛하거나 또는 脾實濕多하여 생성된 痰이 다시 風이나 熱, 또는 濕邪 등과 兼邪하여 나타나는 風痰證 熱痰證 濕痰證 등과 다시 風證 血瘀證 陰虛證 등 어떤 副病證이 내재되었는지를 살펴 치료하여야 한다.

- 특히 面色이 萎黃不華하고 頭目眩暈하며 消瘦하고 식욕부진하며 納少하고 惡心嘔吐하며 痰着이나 不好咯하고 食後脘腹이 脹滿하며 少氣懶言하고 四肢倦怠하며 心悸氣短하고 대변이 溏薄하다. 舌은 淡하고 苔는 白하며 맥이 緩弱無力하면 脾虛生痰證이니 蔘苓白朮散 補中益氣湯 香砂六君子湯 등으로 益氣健脾하여야 한다.
- 특히 面目熏黃하고 腹脹하며 涇溲不利하거나 혹는 小便黃赤하고 身重하며 善飢하고 足不收行하며 脚下疼痛하고 四肢不擧하며 四肢怠惰하다. 舌苔는 黃而膩하고 脈이 緊實하거나 혹은 滑數하면 脾實濕多證이니 疏風順氣元 大小承氣湯類 當歸承氣湯 등으로 通腑瀉下하여야 한다.

- 특히 頭暈目眩하고 喉中痰鳴하며 갑자기 仆倒하고 口眼喎斜하며 舌强不語하고 四肢痲木하며 偏癱하고 脈은 沈滑하다. 이는 痰이 盛하여 風을 動한 風痰證이니 大秦艽湯, 加減導痰湯, 疏風導痰湯, 疎風滌痰湯 등으로 祛風豁痰하여야 한다.
- 특히 煩熱이 있으며 咳嗽하고 痰이 黃稠而粘하며 咽喉腫痛하고 大便秘結하거나 혹은 心內煩躁하거나 혹은 發狂發癲하며, 舌은 紅絳하고 脈은 滑數하다. 이는 痰과 熱이 相結하여 나타난 熱痰證이니 清熱導痰湯, 滾痰丸, 清氣化痰丸, 貝母括蔞散 등으로 清熱豁痰하여야 한다.
- 특히 胸悶納少하고 痰多하나 쉽게 咳出하며 惡心嘔吐하고 頭暈目眩하며 全身沈重하고 乏力하며 四肢困倦하다. 舌質은 胖嫩하고 脈이 滑하거나 혹은 濡澀하다. 이는 痰이 濕을 끼고 나타난 濕痰證이니 二陳湯 導痰湯 滲濕湯 등으로 燥濕化痰하여야 한다.

-濕痰證에 나타난 風證이나 血瘀證 陰虛證 등 겸임病證은 濕痰風證 濕痰瘀證 濕痰風瘀證 濕痰陰虛證 등으로 辨證하고, 주증인 濕痰證의 처방에 겸임 정도에 따라 해당병증의 처방을 합방하거나 약재를 가감하여 치료한다.

(3) 氣虛形의 氣虛證

① 氣虛證의 辨證기본

- 舌診 ; 舌胖大하고, 齒痕이 많다. 혹은 舌痿하다. 舌質은 淡白하거나 淡紅하고, 苔는 적으며, 엷은 黃色 혹은 白色이다.
- 脈診 ; 沈細, 또는 遲緩, 또는 脈虛 또는 沈無力, 또는 細而無力 등 맥이 약하다.
- 頭部 ; 隱隱頭痛 眩暈 頭昏
- 面目色 ; 面晄白, 혹은 蒼白하거나, 혹은 萎黃하다. 혹은 目䀮䀮 目眩 耳鳴 耳聾이 있다.
- 口脣咽喉
- 흉부 ; 心悸(怔忡), 호흡이 短淺하다.
- 수족 ; 四肢倦怠, 手足冷하다.
- 식욕 ; 食慾低下하고 納少하며 食則肚了脹히고 消化不良경향
- 大便 ; 溏稀 또는 初硬後溏하다. 또는 遺屎 등 설사경향
- 小便 ; 遺尿 失禁 小便清長
- 睡眠 ; 不眠
- 喜冷熱飮
- 땀(汗出) ; 自汗
- 가래(痰) ; 묽은 痰이 특징
- 발열여부
- 정신상태; 精神疲憊하고 意慾喪失

- 기타 신체상태 ; 神疲乏力하다. 몸이 나른하고 기력이 없다. 쉽게 피로하다. 呼吸氣가 不足하고, 눈빛과 목소리, 기침소리도 힘이 없다(少氣懶言하고 語聲低怯하며 혹은 咳聲無力). 낮에 졸린다. 肢體倦怠하고 嗜臥한다. 잘 놀란다. 평소 감기에 잘 걸린다. 筋緩不收하며 腰膝痠軟하다. 腹部가 연약무력(복력이 약)하다. 小腹不仁(하복벽의 긴장저하), 胃下垂 腎下垂같이 內臟이 下垂되거나, 陰挺 또는 脫肛이 나타난다.

② **氣虛證의 변증에 따른 치료**

-氣虛證의 임상 적용시에는 전신적 氣虛의 바탕 위에 각 장부의 생리기능 특징에 근거한 각 장부별 氣虛의 특징을 변증하여 치료하여야 한다. 전신적 氣虛의 공통증상은 面色이 晄白하고 전신이 疲乏無力하며 정신이 不振하고 호흡이 短淺하며 懶言怕動하고 語音이 低微하며 自汗하고 설질은 淡胖大하며 맥은 細而無力하니 四君子湯 獨蔘湯 人蔘黃芪湯 등으로 補氣虛하여야 한다.

- 특히 面色이 萎黃不華하고 식욕부진하며 納少하고 心下痞悶하며 隱隱痛하거나 혹은 噯氣作嘔하고 消瘦하며 食後脘腹이 脹滿하고 소화불량이 있으며 정신이 疲憊하고 少氣懶言하며 四肢倦怠하고 대변은 溏薄하다. 舌은 淡하고 苔는 白하며, 맥은 緩弱無力하다. 심해지면 久瀉脫肛하고 소변실금, 부녀의 陰挺, 胃下垂 腎下垂 등 내장이 下垂하며 便血 崩漏 등 증이 나타나니 이는 中氣下陷(氣陷)으로 脾胃氣虛證이다. 마땅히 蔘苓白朮散 補中益氣湯 香砂六君子湯 補益養胃湯 등으로 健脾하면서 益氣升提하여야 한다.
- 특히 呼吸短促하며 움직이면 더 심하고, 懶言音低 등 증이 갑자기 나타나며, 대부분 咳嗽痰多 등을 수반하는 데, 이는 肺主氣의 기능이 쇠약해진 肺氣虛이다. 마땅히 補肺散 獨蔘湯등을 써서 補肺氣 하여야 한다.
- 특히 面色이 晄白하고 氣短하며 정신이 萎鈍하는 등의 증상이 갑자기 나타나며, 대부분 結代脈과 心悸怔忡 心神不寧 등 증상이 수반되는데, 이는 心主血脈, 心藏神의 기능이 쇠약해진 心氣虛이다. 마땅히 錢氏安神丸 朱砂安神丸 醒心散 등을 써서 補心氣하여야 한다.
- 특히 面色이 蒼白하거나 灰滯하고 정신이 遲鈍하며 頭昏 目眩 耳鳴 耳聾 등의 증상이 갑자기 나타나며, 대부분 腰膝痠軟하고 소변淸長하며 잔뇨감 혹은 失禁 遺尿하거나 혹은 癃閉하고, 성기능 감퇴 등을 동반하는데, 이는 腎의 藏精, 生髓 및 氣化기능이 쇠약해진 腎氣虛이다. 마땅히 六味地黃丸 補腎丸 八味丸 滋陰降火湯 등을 써서 補腎氣하여야 한다.
- 이밖에 自汗하고 怕風하며 쉽게 感冒에 걸리는 것 등은 衛氣不固하여 固表하지 못하므로 肌膚腠理가 疏泄되어 衛外기능이 쇠약해진 衛氣虛이다. 마땅히 玉屛風散 牡蠣散 등을 써서 益氣하며 固表止汗하여야 한다.
- 테라사와 가츠토시는 생명활동의 근원적 에너지인 氣의 양적부족으로 의한 병태가 氣虛라고 하였다. 氣虛는 先天氣를 관장하는 腎, 外氣를 받아들이는 肺, 穀氣를 관장하는 脾의 장애로 氣의 생산이 저하된 경우, 또는 外因, 內因 등 병인에 대한 항상성을 유지하기 위

해 氣가 소모되어 기의 양적저하가 일어나는 경우에 생긴다. 氣虛하게 되면 정신과 신체에 이상이 나타나는 데, 정신활동의 저하, 전신 권태감, 신경순환무력증, 위하수, 성욕저하 등의 활력저하가 나타난다. 氣虛에 대한 치료는 특징적인 증상에 따라 처방을 운용한다. 만약에 상복부 통증과 흉통, 그리고 心下痞硬하며 설사경향이 있으면 人蔘湯을, 만약에 두통과 구토와 복통, 心下痞硬하며 胃內 振水音과 설사경향, 그리고 冷感이 있으면 吳茱萸湯을, 만약에 식욕부진하고 胃팽만감이 있으며 冷感이 많지 않으면 四君子湯을, 만약에 식욕부진과 오심 구토, 胃內 振水音이 있으면 六君子湯을, 만약에 心窩部가 답답하고 위액이 역류하며 動悸가 있고 부종경향이 있으며 胃內 振水音이 있으면 茯苓飮을, 두중감과 두통이 있으며 어지럼증과 冷感, 식곤증이 있으면 半夏白朮天麻湯을, 안색이 불량하고 정신불안하며 불면하고 출혈경향이면 歸脾湯을, 식욕부진하고 권태감과 미열이 있으며 가벼운 정도의 가슴 답답함이 있으면 補中益氣湯을, 식욕부진하고 여름을 타며 설사경향이 있고 때로 미열이 있으면 淸暑益氣湯을 쓴다. 만약에 식은땀이 나고 피부 발진이 있으며 목이 뻣뻣하고 가벼운 양측 복직근의 경직과 다소 검은 피부로 때로 손발이 화끈거리면 小建中湯을, 만약에 식은땀과 배꼽주위의 통증, 전신권태감, 삼출성 염증과 피부발진이 있으면 黃芪建中湯을, 만약에 측복부와 하복부의 통증과 冷症, 치질출혈 또는 성기출혈 등이 있으면 當歸建中湯을 쓴다.

- 이상의 氣虛에 대한 辨證 및 치료는 전신적 氣虛의 기본증상하에 장부별 氣虛의 특징을 변증하여 치료하여야 한다. 그러나 실제 임상에서는 脾胃의 쇠약에 의한 氣虛와 腎의 쇠약에 의한 氣虛로 대표되고, 심・폐 등 기타 장기의 氣虛 상태는 부차적으로 고려하여 치료한다. 또한 腎의 쇠약에 의한 氣虛는 陰虛證에 포함하고, 여기서는 특히 脾胃의 쇠약에 의한 氣虛가 중심이 된다.

또한 氣虛證에 나타난 風證이나 血瘀證 痰證 등 겸입病證은 氣虛風證 氣虛瘀證 氣虛風瘀證 氣虛痰證 등으로 辨證하고, 주증인 氣虛證의 처방에 겸입 정도에 따라 해당병증의 처방을 합방하거나 약재를 가감하여 치료한다.

〈2〉 副病證(겸입증상)에 대한 변증 및 치료

(1) 風證(內風證)

① 風證의 辨證기본

- 舌診
- 脈診
- 頭部 : 頭目眩暈, 眩暈欲仆하고 頭痛 혹은 頭痛如掣하며, 頸項이 强急하고 抽搐한다.
- 面目色 : 혹 두 눈을 위로 치켜뜨거나, 눈이 한쪽으로 쏠려 깜박거리지 않거나, 눈동자가 왔다갔다 한다.

- 口脣咽喉 ; 口噤不開한다.
- 흉부
- 手足 ; 兩手握固한다. 手足痙攣이나 振顫, 혹은 手足이 蠕動, 혹은 肢痲蠕動, 혹은 수족이 瘈瘲하고, 심하면 수족이 拘攣不伸, 혹은 四肢抽搐强直한다.
- 피부
- 大便
- 小便
- 睡眠
- 喜冷熱飮
- 땀(汗出)
- 가래(痰)
- 발열여부
- 정신상태
- 기타 신체상태 ; 두 눈을 위로 치뜨고, 눈주위 근육(眼瞼)과 전신근육이 瞤動한다. 두 눈이 上竄하며 角弓反張한다. 肢體가 拘急하고, 痲木不仁하거나 筋脈이 躁動한다.

- 風證은 善行數變하며 전신의 痙攣이나 强直, 또는 수족이나 혀의 振顫 등의 증상이 특징이다.

② 風證의 변증에 따른 치료

肝風內動證이라고도 하며, 頭目眩暈하고 四肢를 抽搐强直하거나, 혹은 두 눈을 위로 치켜뜨며, 口眼喎斜와 半身不遂, 혹은 四肢痲痺가 나타나기도 하며, 혹은 手足痙攣이나 振顫, 혹은 전신근육과 눈주위 근육(眼瞼)이 瞤動하고 手足이 蠕動하는 등, 眩暈 動搖 抽搐 등의 특징적인 증상이 나타난다. 肝陽化風 熱極生風 血虛生風의 3가지 경우를 변증하여 치료하여야 한다.

- 만약에 情志內傷이나 과로로 肝腎의 陰이 耗傷되어 肝의 陽氣가 浮亢되면 頭暈目眩하거나 혹은 頭痛目脹하며 耳鳴 혹은 耳聾하고 兩目이 乾澁하며 咽乾하고 面紅目赤하며 急躁易怒하고 失眠多夢하며 健忘心悸하고 項背가 强直하고 肢體가 振顫 또는 抽搐, 痙攣하거나 혹은 腰膝痠軟한다. 舌質은 紅絳하며 脈이 弦細數하는 데, 이는 肝陽上亢하여 化風한 것이니 天痲鉤藤飮 鎭肝熄風湯 羚羊角湯 등으로 鎭肝熄風하여야 한다.
- 만약에 熱性病의 邪熱이 심하면 진액을 灼傷하여 營血을 손상하고 肝經을 燔灼하면 근맥이 濡養되지 못하고 陽熱亢盛하여 風病의 증상을 나타내니 高熱煩渴과 더불어 神昏譫語하며 頸項이 强急하고 抽搐하며 혹은 두눈을 치뜨고 角弓反張한다. 舌質은 紅하고 苔는 黃하며 脈이 弦數하는데, 이는 熱極生風한 것이니 羚羊鉤藤湯 등으로 淸熱熄風하여야 한다.

• 만약에 失血過多나 오랜 병으로 營血이 손상되어 근맥을 濡養하지 못하게 되면, 肢體가 麻木不仁하거나 筋脈이 躁動하며, 수족이 瘈瘲하고 심하면 수족이 拘攣不伸하는 등 動風과 유사한 증상이 나타나는데, 이는 血虛生風한 것이니, 四物湯에 熄風之劑를 가미하여 補血熄風하여야 한다.

- 보고에서 風證은 발병초기 3일이 지나면서 급격히 감소하는 것으로 나타났다. 이 風證은 善行數變하며 전신의 痙攣이나 강직, 또는 수족이나 혀의 振顫 등의 증상이 특징이다. 특히 善行數變, 즉 증상의 변화가 빠르다는 점이 風證을 결정하는 주요 要因이다. 즉 갑작스런 의식장애와 수족마비 등은 중풍의 일반적인 발병특성일 뿐이지 辨證대상으로는 적절치 못하다. 따라서 돌연히 증상이 나타나 빠르게 진행되어 중해지면 그에 따른 적절한 구급치료를 하고, 경련이나 진전 등 內風證이 나타나면, 먼저 어떤 主辨證인지를 진단하여 主辨證의 처방에 淸肝熄風之方을 합방하거나 해당약재를 가미하여 치료한다.

(2) 血瘀證

① 血瘀證의 辨證기본

• 舌診 ; 舌質은 靑紫하거나 혹 紫暗하고 舌邊과 尖部에 瘀血斑點이나 斑塊가 있다.
• 脈診 ; 脈은 沈細澀하거나 結代脈이 나타난다.
• 頭部 ; 頭刺痛
• 面目色 ; 面色이 晦暗하거나 혹은 眼輪部에 紫黑색소가 침착한다.
• 口脣咽喉 ; 口唇이 靑紫 또는 暗赤化하거나 혹은 잇몸(齒肉)이 暗赤化한다.
• 胸腹部 ; 胸悶心痛하고, 少腹疼痛하거나, 腹珍상에서 臍傍(좌 · 우 · 중앙부) 季肋部 · 回盲部 · S字狀 結腸部 등에 압통이나 저항이 있다.
• 手足 ; 혹은 肢體麻木하고 痙攣하며 肢端이 冷해지는 등의 이상감각이 나타난다.
• 피부 ; 皮膚甲錯(피부가 거칠고 까실하게 균열이 일어난 상태)나 혹은 手掌紅斑이 나타난다. 爪甲이 靑紫色이며, 피하출혈이나 細絡(모세혈관망이나 거미혈관망)이 잘 나타난다.
• 大便
• 小便
• 睡眠
• 喜冷熱飮 ; 口乾하여 欲漱水하나 不欲咽한다.
• 땀(汗出)
• 가래(痰)
• 발열여부
• 정신상태
• 기타 신체상태 ; 頭痛 脇痛 四肢痛 등 身體의 일부가 腫脹刺痛하는데 痛處가 一定한 固

定痛으로 晝輕夜重한다. 치질이 있고, 여자에서는 월경장애가 있다. 혹 發狂하기도 한다. 爪甲青紫하며 高粘度血症이 있다.

② 血瘀證의 辨證에 따른 치료

- 頭痛 脇痛 등 身體의 일부가 腫脹刺痛하는데 痛處가 一定하고 晝輕夜重하며 面色晦暗하고 口唇青紫하며 舌質은 青하나 혹 紫暗하고 舌邊과 尖部에 瘀血斑點이나 斑塊가 있으며 爪甲이 青紫色이고, 口乾하여 欲漱水하나 不欲咽하고 혹은 肢體麻木하고 痙攣하며 肢端이 冷해지는 등의 이상감각이 나타난다. 脈이 沈細澀하거나 結代脈이면 血瘀證이니 當歸飮 當歸鬚散 活血淸腦湯 血府逐瘀湯 등으로 活血化瘀하여야 한다.
- 만약에 氣短乏力하고 倦怠自汗하는 등의 氣虛證과 口唇青紫하며 舌質紫暗하고 舌邊과 尖部에 瘀血斑點 등의 血瘀證이 있으며 肢體麻木이나 半身不遂 言語蹇澁 등 중풍이 발병된 경우는 氣虛血瘀로 인한 것이니 補陽還五湯, 補陽還五湯加減 등으로 補氣化瘀하여야 한다.
- 만약에 頭暈眼花하고 心悸失眠하는 등의 血虛證에 口唇青紫하며 舌質紫暗하고 舌邊과 尖部에 瘀血斑點 등의 血瘀證이 있으며 肢體麻木하거나 혹은 半身不遂, 言語蹇澁 등 중풍이 발병된 경우는 血虛血瘀한 때문이니 桃紅四物湯, 通竅活血湯 등으로 養血活血하여야 한다.
- 만약에 중풍환자의 변증진단이 火熱證에 血瘀證이, 濕痰證에 血瘀證이, 또는 氣虛證에 血瘀證이 수반되는 경우에는 각각 淸熱之劑, 祛痰之劑 그리고 補氣之劑를 主方으로 하여 活血祛瘀之劑를 합방하거나 加하여 쓴다.
- 瘀血병태를 개선시킬 수 있는 약은 牧丹皮 赤芍藥 桃仁 紅花 當歸 川芎 牛膝 大黃 玄蔘 水蛭 蟅蟲 敗醬 등이 있다.
- 血瘀병태를 개선시킬 수 있는 대표적인 活血祛瘀劑는 桃核承氣湯 抵當湯 血府逐瘀湯 膈下逐瘀湯 通竅活血湯 小腹逐瘀湯 身痛逐瘀湯 補陽還五湯 復元活血湯 失笑散 溫經湯 桂枝伏苓丸 大黃蟅虫丸 痛經散 등이다.
- 다음은 테라사와 키츠토시(寺澤捷年) 등이 瘀血에 대한 임상관찰에서 제시한 결과이다.
  - 瘀血병태에서 배꼽주위에 압통점이 많이 나타난다.
  - 瘀血병태는 미세순환장애와 밀접하게 관련된다.
  - 瘀血개선제인 桂枝伏苓丸과 當歸芍藥散은 안구결막 미세순환개선작용, 전혈점도 및 혈장점도 저하작용, 혈소판 응집억제작용, 항염증, 항산화작용 및 성호르몬 조정 작용 등의 약리작용이 있음이 밝혀졌다.
  - 小柴胡湯 등 柴胡제제는 넓은 의미에서 瘀血개선제다.
  - 瘀血의 진단기준을 만족시키지 못하는 경우라도 조직의 압박에 의한 허혈과 순환부전, 혈관염, 혈전증, 동맥경화성 병변 등에서 어혈병태개선 처방을 적극적으로 시도해야 할 것이다.

또한 테라사와 키츠토시(寺澤捷年)는 瘀血병태를 實症 虛實中間症 虛症으로 분류하여 처방을 제시 하였다. 實症은 氣逆이 동반되는데, 하복부의 심부압통시에는 抵當湯을, 하복부 통증과 頭暈 어깨결림시에는 通導散을, 배꼽주위의 압통이나 S자상 결장의 찰과통에는 桃核承氣湯을, 배꼽주위와 회맹부의 압통이나 종괴시에는 大黃牧丹皮湯을, 회맹부의 압통이나 종괴, 복부 팽만감시에는 腸癰湯을 쓴다. 虛實中間症은 氣逆 氣鬱과 血虛가 동반되는 데, 타박에 의한 종창이나 통증에는 治打撲一方을, 배꼽주위의 압통이나 종괴시에는 桂枝茯苓丸을, 약간의 흉협고만과 정신불안시에는 加味逍遙散을, 관절통이나 운동・지각마비나 신경통시에는 疏經活血湯을 쓴다. 虛症은 血虛나 水滯를 동반하는 데, 좌하복부의 압통이나 빈혈 또는 모든 출혈시에는 芎歸膠艾湯을, 냉증 월경통 빈혈 혈허시에는 芎歸芍藥散을, 복부 하지냉통 회맹부압통시에는 薏苡附子敗醬散을, 몸이 야위며 하복부 심부압통시에는 大黃蟅蟲丸을 쓴다.

(3) 陰虛證(陰虛陽亢證, 虛熱證, 腎氣虛證 등 포함)

① 陰虛證의 辨證기본

- 舌診 ; 舌質은 건조하고 紅하거나 또는 紅絳하며, 苔는 적거나 없고 윤기가 있다(光剝無苔).
- 脈診 ; 細數 또는 沈無力하며 細數하다.
- 頭部 ; 眩暈 혹은 頭痛, 혹은 脫毛 혹은 髮白하다.
- 耳面目 ; 耳鳴 혹은 耳聾 眼花하고, 오후兩顴紅赤(顴紅昇火), 혹은 面部燒熱, 혹은 兩目乾澁하다.
- 口脣咽喉 ; 口乾 咽乾口燥하고, 혹은 이가 흔들리거나 빠진다.
- 흉부 ; 五心煩熱 氣短 心悸 心煩
- 手足 ; 혹은 手足掌(心)熱
- 피부
- 大便 ; 혹은 便乾
- 小便 ; 혹은 尿少, 夜尿頻多
- 睡眠 ; 失眠多夢
- 喜冷熱飮 ; 喜冷飮이나 量少
- 땀(汗出) ; 盜汗
- 가래(痰) ; 痰少而粘하고 咳血하거나, 혹은 痰中帶血한다.
- 발열여부 ; 骨蒸潮熱 또는 오후微熱
- 정신상태 ; 精神昏迷, 또는 譫語, 또는 쉽게 興奮한다.
- 기타 신체상태 ; 신체가 瘦弱하고 乏力하며 혹은 遺精하며 혹은 性慾亢進하고 腰膝痠軟하며 腰痛한다.

② 음허증(陰虛證)의 변증에 따른 치료

- 만약에 신체가 瘦弱(消度)하고 口唇色이 붉으며 咽乾口燥하고 眼乾澁하며 頭暈目眩하고 耳鳴하며 오후 潮熱하고 兩顴이 紅하며 五心煩熱하고 骨蒸盜汗하며 心煩失眠하고 대변은 乾結하며 소변은 적고 황색이다. 또한 舌은 紅絳하고 광택이 나며, 苔는 적거나 벗겨져서 없으며, 脈이 細數하면 陰虛證이다. 陰虛에는 熱象이 있는 것이 특징이다.
- 기본 陰虛證에 특히 성욕항진하며 혹은 遺精하고 腰膝痠軟하거나 腰痛이 있고 失眠多夢하면 陰虛陽亢證이니 六味地黃丸 左歸丸 左歸飮 二仙湯 등으로 滋陰補腎하여야 한다.
- 기본 陰虛證에 특히 五心煩熱하고 顴紅昇火하며 骨蒸潮熱하고 消瘦하며 盜汗乏力하고 口乾 또는 咽乾하며 痰少而粘하고 氣短하며 咳血하거나 혹은 痰中帶血하면 이는 陰虛로 인한 虛熱證이니 滋陰降火湯, 知柏地黃丸 淸离滋坎湯 大補陰丸 補陰瀉火湯 拯陰理癆湯 등으로 滋陰降火하여야 한다.
- 평소에 허리와 사지가 무겁고 아프며(腰膝痠軟), 이가 흔들리거나 빠져 있고, 머리가 빠지거나 희며, 귀에서 소리가 나거나(耳鳴) 잘 안 들리고(耳聾), 尺脈이 허약하면 腎虛證이다.
- 여기에 사지가 화끈거리고 열이(五心煩熱)나며 입이 마르며(咽乾舌燥)찬물을 좋아하나 많이 마시지는 않고 두통 현훈하며 혹 인후통이 있고 피부가 건조하고 눈이 건조하며 시력이 저하하고 잠이 잘 안 오고 건망증(健忘少寐)이 있으며 盜汗이 있고 남자는 혹 遺精하며 女子는 經少하거나 閉經하고 대변은 굳다. 舌은 紅하고 苔는 적고 乾하며 脈이 細數하면 腎陰虛證이니 六味地黃丸 左歸飮 杞菊地黃丸 등으로 滋補腎陰하여야 한다.
- 기본 腎虛證에 面色이 晄白하고 사지가 냉(形寒肢冷)하며 쉽게 피로하고 야간에 소변을 3회 이상(夜間頻尿)보며 배꼽아래가 무력하고 쉽게 부종이 생기며 남자는 성욕이 감퇴하고 발기부전(陽萎)이며 여자는 胞宮이 寒하여 불임한다. 舌質이 紅하고 혀에 치아자국(齒痕舌)이 있으며 脈이 沈遲하거나 沈細無力하면 腎陽虛證이니 八味元 右歸飮 등으로 溫補腎陽하여야 한다.

- 陰虛病證은 陰虛陽亢證, 虛熱證과 腎氣虛證(腎陰虛 腎陽虛 및 腎陽陰虛證)을 살피고, 어떤 主辨證에 수반되었는지, 아니면 主辨證 이후에 나타난 병증인지를 살펴 해당 補陰之方을 합방하거나 해당약재를 가미하여 치료한다.

보고에서 陰虛證에 속한 陰虛陽亢證은 발병초기 1~3일의 2%에서 점차 증가, 31일 이후에는 15.1%로 크게 증가하여 중풍이 本虛標實證임을 나타내고 있다.

또한 이 病證은 체질적으로 특히 陽盛陰虛한 소양인에서 발병초・중기에는 주로 火熱證이, 시간이 경과하며 陰虛證이 잘 나타날 수 있음을 고려하여 변증치료시에 체질을 참고하여 치료한다.

2) "중풍병 중의진단, 療效評定표준"에 따른 변증시치-1986년 이후

〈1986년 중화 전국중의학회 내과학회수정 이후〉

中經絡과 中臟腑로 대별하고 風·火·痰·瘀血·陰虛·氣虛 등 복합되어 나타난 病證으로 證候 분류하여 변증시치한다.

(1) 중경락 中經絡

半身不遂하고 口舌歪斜하며 言語蹇澁하고 혹 遍身麻木하고 眩暈頭痛 등 증이 나타나나 의식 장애는 없다.

① 간양폭항, 풍화상요증 肝陽暴亢, 風火上擾證

半身不遂하고 口舌歪斜하며 舌强하여 言語蹇澁하거나 혹 不語하고 遍身麻木하며 眩暈頭痛하고 面紅目赤하며 口苦咽乾하고 心煩易怒하며 尿赤便乾 등의 證이 나타난다. 舌質은 紅하거나 紅絳하며 舌苔는 薄黃하고, 脈은 弦하고 有力하다.

[치법] 平肝熄風하고 瀉火通絡한다.

[치방] 天麻鉤藤飮加減 平肝瀉火湯 鎭肝熄風湯, 鎭肝熄風湯加減,

② 풍담어혈, 비저맥락증 風痰瘀血, 痺阻脈絡證

半身不遂하고 口舌歪斜하며 舌强하여 言語蹇澁하나 혹은 不語하고 遍身麻木하며 痰多하고 頭暈目眩 등의 證이 나타난다. 舌質은 黯淡하며 舌苔는 薄白하거나 白膩하고 脈은 弦滑하다.

[치법] 活血祛瘀하고 化痰通絡한다.

[치방] 疎風滌痰湯 化痰通絡飮

③ 담열부실, 풍담상요증 痰熱腑實, 風痰上擾證

半身不遂하고 口舌歪斜하며 舌强하여 言語蹇澁하나 혹은 不語하고 遍身麻木하며 頭暈目眩하고 喀痰 혹은 痰이 많으며 腹脹하고 大便은 乾燥한 便秘 등의 證이 나타난다. 舌質은 黯紅하거나 黯淡하며 舌苔는 黃 혹은 黃膩하고 脈은 弦滑하거나 患側이 弦滑而大하다.

[치법] 化痰通腑하고 瀉火熄風한다.

[치방] 化痰通腑湯 三化湯 星蔞承氣湯 大承氣湯加熄風止痙之品

④ 기허혈어증 氣虛血瘀證

半身不遂하고 口舌歪斜하며 舌强하여 言語蹇澁하나 혹은 不語하고 遍身麻木하며 面色晄白하고 氣短乏力하며 口流涎하고 自汗出하며 心悸하고 便溏하고 手足이 腫脹하는 證이 나타난다. 舌質은 黯淡하고 舌苔는 薄白하거나 白膩하며 脈은 沈細하며 無力하다.

[치법] 益氣活血하고 祛瘀通絡한다.

[치방] 補陽還五湯加減 益氣活血湯 補陽還五湯

⑤ **음허풍동증** 陰虛風動證

半身不遂하고 口舌歪斜하며 舌强하여 言語蹇澁하나 혹은 不語하고 遍身麻木하며 煩躁失眠하고 眩暈耳鳴하며 手足心熱한다. 舌質은 紅絳하거나 黯紅하며 舌苔는 적거나 없고 脈은 細數하다.

[치법] 滋陰熄風하고 通絡祛瘀한다.

[치방] 鎭肝熄風湯加味 育陰通絡湯 增液承氣湯 杞菊地黃丸

(2) 중장부증 中臟腑證

위급한 重症으로 갑자기 쓰러져서 인사불성 등 의식장애가 있으며 半身不遂, 言語蹇澁, 口眼喎斜 등 증이 나타난다.

① **풍화상요청규증** 風火上擾淸竅證

평소에 眩暈과 麻木증상이 있으며 정신적인 충격을 받아 갑자기 意識이 昏迷해지고 半身不遂와 더불어 肢體가 痙攣拘急하며 大便은 乾燥한 便秘가 나타난다. 舌質은 紅絳하고 舌苔는 黃膩하며 乾하고 脈은 弦滑大數하다.

[치법] 淸熱熄風하고 通絡祛瘀한다.

[치방] 天麻鉤藤飮加羚羊角粉, 豨薟至陰湯 또는 羚羊鉤藤湯에 牛黃淸心元을 복용하며, 동시에 淸開靈 40~60ml를 5% 포도당에 넣어 매일 한 차례씩 정맥주사한다.

② **담습몽색심신증** 痰濕蒙塞心神證

대부분 평소에 陽虛하고 濕痰이 內盛(肥滿濕多)한 상태에서 發病하여 意識이 昏迷하며 半身不遂가 나타나는데, 肢體가 弛緩되어 마비된 수족이 늘어지고 不溫하다. 심하면 四肢逆冷하고 面白脣暗하며 痰涎壅盛한다. 舌質은 暗淡하며 舌苔는 白膩하고 脈은 沈滑하거나 沈緩하다.

[치법] 溫陽化痰하고 辛溫開竅한다.
의식장애가 비교적 심하므로 가능하면 주사제를 사용한다.

[치방] 淸開靈 40~60ml를 5% 포도당에 넣어 매일 한 차례씩 정맥주사한다. 먼저 蘇合香元丸을 매일 1~2알과 滌痰湯을 灌服 혹은 L-tube(鼻飼)로 투여한다.

③ **담열내폐청규증** 痰熱內閉淸竅證

발병하면서 바로 昏睡狀態가 되어 鼻鼾痰鳴하고 半身不遂가 되는데 肢體가 强痙拘急하고 項强身熱하며 躁擾不寧한다. 심하면 手足厥冷하며 抽搐이 자주 일어나고 嘔血이 보일 수 있다. 舌質은 紅絳하고 舌苔는 褐黃乾膩하며 脈은 弦滑數하다.

[치법] 淸熱豁痰하고 熄風開竅한다.

[치방]
- 安宮牛黃丸 혹은 至寶丹을 1회 1알씩, 매일 2회 또는 6시간마다 灌服한다.
- 淸開靈을 정맥주사한다.
- 羚羊角湯加減 또는 潛陽熄風湯을 水煎服 또는 鼻飼한다.

④ **원기패탈, 신명산란증** 元氣敗脫, 神明散亂證

갑자기 昏睡狀態가 되어 肢體癱軟하고 手撒肢冷하며 汗多하고 全身이 濕冷하며 二便自遺하는 등 아주 위독한 증상이다. 舌은 痿縮되며 舌質은 紫暗하고 舌苔는 白膩하며 脈은 沈緩하거나 沈微하다.

[치법] 回陽救逆하거나 益氣固脫한다.

[치방] 아래 방법중 선택하여 쓴다.

- 關元, 氣海, 神闕에 급히 뜸을 떠서 回陽固脫, 開竅醒神시키고 人蔘 혹은 附子, 山茱萸를 달여서 L-tube로 투여한다.
- 生脈주사액 또는 心脈靈 주사액을 정맥주사한다.
- 參附湯, 兩救固脫飮, 固脫湯을 水煎하여 L-tube로 투여하거나 保留灌腸으로 투약한다.

3) "중풍병 중의진단, 療效評定표준"에 따른 변증시치-1986년 이전

<1986년 중화 전국중의학회 내과학회수정 이전>

(1) 중경락증 中經絡證

① 경맥공허, 풍사입중 經脈空虛, 風邪入中

手足麻木하고 肌膚不仁하며 갑자기 口眼喎斜와 語言不利하고 심하면 半身不遂하며 혹은 겸해서 惡寒發熱 肢體拘急 關節酸痛 등이 나타나고, 苔는 薄白하며 맥은 浮弦하다.

[치법] 驅風通絡하고 養血和營한다.

[치방] 大秦艽湯

② **간신음허, 풍양상요** 肝腎陰虛, 風陽上擾

평소에 頭部脹痛하고 眩暈耳鳴하며 頭重脚輕하고 急躁易怒하며 面紅耳赤하고 失眠多夢하며 口苦咽乾하고 小便黃赤하며 腰膝酸軟하고 혹은 갑자기 口眼喎斜나 半身不遂 語言不利 등이 나타난다. 설은 紅하고 맥은 弦하며 有力하거나 弦細數하다.

[치법] 育陰潛陽한다.

[치방] 鎭肝熄風湯

③ **담열부실, 풍담상요** 痰熱腑實, 風痰上擾

갑자기 半身不遂하고 偏身麻木하며 口眼喎斜하고 頭暈하며 대변은 건조한 변비가 나타나고, 舌은 마르고, 맥은 弦滑하다.

[치법] 化痰通腑한다.

[지방] 星蔞承氣湯加減

④ **기허혈어, 맥락조폐** 氣虛血瘀, 脈絡阻閉

발병이 완만하고 대부분 휴식중이나 수면시에 발병한다. 四肢麻木하고 口眼喎斜하며 語言不利하고 半身不遂하며, 혹은 半身麻木不遂만 있고 語言不利나 口眼喎斜는 없기도 하다. 舌質은 紫暗하고 맥은 細弱하며 澀하다.

[치법] 益氣活血하고 逐瘀通絡한다.

[치방] 補陽還五湯

(2) 중장부증 中臟腑證

위급한 重症으로 갑자기 쓰러져서 인사불성 등 의식장애가 있으며 半身不遂, 言語蹇澁, 口眼喎斜 등의 증상이 나타난다. 重症의 정도에 따라 閉證과 脫證으로 나누는데 閉證은 開竅法을, 脫證은 固脫法을 쓴다.

① **폐증** 閉證

갑자기 쓰러져 인사불성이 되고 半身不遂와 口眼喎斜, 그리고 牙關緊閉하여 口噤不開하고 兩手握固하며 大小便閉하고 肢體는 强痙하다. 熱의 有無에 따라 陽閉證과 陰閉證으로 나눈다.

• 양폐증 陽閉證

實熱風火之證에 속한다. 閉證의 주요 증상외에 顔面潮紅하고 呼吸氣粗하며 口臭身熱하고 躁動不安하며 大便이 乾燥하다. 脣舌이 紅하고 苔는 黃膩하며 脈은 弦滑而數하다.

[치법] 辛凉開竅하고, 淸肝熄風한다.

[치방] 먼저 局方至寶丹이나 安宮牛黃丸 또는 紫雪丹중에 하나를 선택하여 따뜻한 물에 갈아서 하루 2~3차 灌服(혹은 鼻飼)하여 辛凉開竅시키고, 동시에 淸肝熄風하고 育陰潛陽시키는 治法으로 羚羊角鉤藤湯에 加減하여 쓴다.

• 음폐증 陰閉證

痰氣閉阻之證이다. 閉證의 주요 증상외에 面白脣暗하고 痰涎壅盛하며 靜而不煩하고 四肢不溫하다. 舌苔는 白膩하고 脈은 沈滑하면서 緩하다.

[치법] 辛溫開竅하고, 豁痰熄風한다.

[치방] 蘇合香元을 물에 갈아서 하루 2~3차 灌服(혹은 鼻飼)하여 辛溫開竅시키고, 동시에 除濕化痰시키는 滌痰湯에 加減하여 쓴다.

② **탈증** 脫證

'脫'은 正氣虛脫을 말하며, 正氣虛脫로 因해 갑자기 쓰러져 인사불성이 되어 眼合口開하고 鼻鼾息微하며 手撒肢冷하고 汗出不止하며 大小便을 自遺하고 面色이 蒼白하며 肢體는 軟癱(弛緩性麻痺)한다. 舌은 淡紫하거나 위축되고 脈은 微欲絶한다.

[치법] 扶正固脫하여 治本위주로 한다. 益氣回陽하고 救陰固脫하는 치법을 쓴다.

[치방] 蔘附湯 또는 生脈飮을 쓴다.

5 사상체질에 따른 치료

체질은 부모의 身體素質을 어어 받아 타고나는 인체개체소질의 차이성을 말한다. 사람은 타고난 稟賦가 다르므로 말미암아 체형 성격 기질 등 체질이 달라 그에 따른 생리적, 병리적 차이가 있는 것이다. 이는 비록 같은 邪氣에 感하여도 발병하거나 발병하지 않는 경우가 있고, 또는 病邪가 비록 같다고 하여도 體質稟賦가 다르기 때문에 발병상황도 차이가 있어서 그 병리변화와 임상양상도 달라지는 경우 등이다. 또한 신체발육이나 胖瘦의 차이는 체질의 강약에 중요한 영향을 미쳐서 발병상황이나 병리변화 역시 서로 다르게 나타난다. 일반적으로 비만체질은 대개 陽虛하고 多濕多痰하며, 마른체질은 대개 陰虛하고 多火多氣하다. 또한 陽虛하거나 陰盛한 사람은 邪를 感한 후에 쉽게 寒化하여 寒性의 병리변화가 나타나 實寒證이나 虛寒證이 되며, 陰虛하거나 陽盛한 사람은 邪를 感한 후에 쉽게 熱化하여 熱性의 병리변화가 나타나 實熱證이나 虛熱證이 된다. 이로 보면 체질과 질병발생은 매우 밀접한 관련이 있다고 볼 수 있다. 체질적 특수성은 모든 질병의 발생과 발전 및 傳變과 轉歸를 결정하는 본질이자 주체가 될 수 있다. 그동안 역사상 많은 체질론이 제시되었지만 이제마선생이 제시한 사상체질체계는 인간의 가장 보편적이고 일상적인 性情과 體形氣像의 특징을 중심으로 분류한 이론체계로 풍부한 임상경험이 뒷받침하고 있는 실용적인 체질론이다.

사상의학에서는 모든 질병의 원인이 四象人 가 체질이 지니고 있는 性情의 偏在에서 기인한다고 본다. 사상인 性情에 따른 臟腑의 大小를 보면 태양인은 哀性이 遠散하고 怒情이 促急한데, 哀性이 遠散하면 氣가 肺에 몰려 肺氣가 盛하고, 怒情이 促急하면 氣가 肝을 깍아서 이른 바 肺大肝小가 된다. 소양인은 怒性이 宏抱하고 哀情이 促急한데 怒性이 宏抱하면 氣가 脾로 몰려 脾氣가 盛하고, 哀情이 促急하면 氣가 腎을 깍아서 脾大腎小가 된다. 태음인은 喜性이 廣張하고 樂情이 促急한데 喜性이 廣張하면 氣가 肝으로 몰려 肝이 盛하고, 樂情이 促急하면 氣가 肺를 깍아서 肝大肺小가 된다. 소음인은 樂性이 深確하고 喜情이 促急한데, 樂性이 深確하면 氣가 腎으로 몰려서 腎氣가 盛하고, 喜情이 促急하면 氣가 脾를 깍아서 腎大脾小가 된다. 여기서 哀怒之氣는 上升하고 喜樂之氣는 下降하는 데 이것이 順動하면 健康狀態요, 逆動하면 병이 된다. 즉 上升之氣가 逆動하면 下焦가 傷하게 되고 下降之氣가 逆動하게 되면 上焦를 傷하게 된다. 이와 같이 性情의 偏在는 臟腑의 기능적 大小를 야기시키고 나아가 질병을 유발시키는 것이다.

中風의 발병 또한 각 체질의 性情의 偏在에서 연유한다. 이제마는 "四象人 辨證論"에서 體質病證을 크게 表病證과 裏病證으로 나누었다. 이는 四象人의 偏大之臟과 偏小之臟, 즉 臟腑의

大小에서 생기는 상대적 辨證概念이며 氣의 上升과 下降의 관점에서 치료를 도모한다. 肝大肺小한 태음인의 胃脘受寒 表寒病證은 肺小해서 오는 表病證으로 항상 부족한 肺陽을 도와 上升시키는 治法을, 肝受熱 裏熱病證은 肝大해서 오는 裏病證으로 과다한 上焦의 熱을 下降시키는 治法을 쓴다. 腎大脾小한 소음인의 腎受熱 表熱病證은 腎大해서 오는 表病證으로 表의 기운을 上升시키는 升陽益氣시키는 治法을, 胃受寒 裏寒病證은 脾小해서 오는 裏病證으로 裏의 기운을 下降시키는 裏陰降氣의 治法을 쓴다. 脾大腎小한 소양인의 脾受寒 表寒病證은 腎小해서 오는 表病證으로 表陰降氣의 治法을, 胃受熱 裏熱病證은 脾大해서 오는 裏病證으로 裏陽上升의 治法을 쓴다. 肺大肝小한 태양인의 外感腰脊病證은 肝小해서 오는 表病證으로 補肝生陰시켜 下降시키는 治法을, 內觸小腸病證은 肺大해서 오는 裏病證으로 嗔怒를 멀리하고 厚味를 끊어 주는 방법으로 上實下虛를 막아준다.

이상과 같이 體質에 따른 병증은 表病證과 裏病證으로 나누어 치료하는데 中風도 각 체질의 表裏病證 중 어느 病證에 속하는가에 따라 치법이 달라지게 된다.

태음인의 中風은 "侈樂無厭 欲火外馳 肝熱太盛 肺燥太枯之故也"라, 즉 肝燥熱이 원인으로 肝受熱 裏熱病에 屬하는 병증이다. 따라서 中風 초기에는 牛黃淸心元, 石菖蒲遠志散, 麝香散 등을 쓰면서 淸肺瀉肝湯, 熱多寒少湯, 淸心蓮子湯, 葛根承氣湯 등으로 肝燥熱을 풀어 裏熱病證을 해소해준다. 이와 같이 태음인은 肝燥熱을 풀어 주어야 調氣가 되어 喜性이 廣張하고 樂情이 促急한 性情으로 나타난 氣의 偏在현상을 조절할 수 있는 것이다. 裏熱病證이 해소된 경우에는 表病證의 약인 太陰調胃湯, 調胃升淸湯 등을, 裏熱病證이 해소되지 않은 경우에는 裏熱病證약을 지속하여 태음인의 保命之主인 呼散之氣를 회복시킨다.

소음인의 中風은 "喜好不定 而計窮力屈 卽心煩燥也"라. 즉 心煩燥 때문에 裏陰이 下降하지 못하는 것으로 胃受寒裏寒病에 속하는 病證이다. 따라서 초기에는 順氣之劑인 蘇合元, 藿香正氣散, 祛風散, 香砂養胃湯, 十二味寬中湯 등으로 裏陰의 下降을 도와준다. 이와 같이 소음인은 心煩燥로 인한 裏陰不下降을 풀어주어야 調氣가 되어 樂性이 深確하고 喜情이 促急한 性情으로 나타난 氣의 偏在현상을 조절할 수 있는 것이다. 그 다음에는 表病證의 약인 八物君子湯, 十全大補湯, 補中益氣湯 등을 써서 소음인의 保命之主인 陽煖之氣를 회복시킨다.

소양인의 中風은 "勞心焦思 則陽氣下陷重濁 而鬱熱於頭 而四肢也 此火氣也 耗陽也"라 즉 淸陽이 上升하지 못하여 생긴 火氣가 원인으로 吐血, 腹痛, 食滯痞滿 등 증과 함께 胃受熱裏熱病에 屬하는 병증이다. 따라서 초기에는 淸熱瀉火시키는 凉膈散火湯, 地黃白虎湯 등으로 淸陽을 上升시킨다. 이와 같이 소양인은 火氣를 풀어주어야 調氣가 되어 怒性이 宏抱하고 哀情이 促急한 性情으로 나타난 氣의 偏在현상을 조절할 수 있는 것이다. 火氣를 풀어진 경우에는 六味地黃湯, 獨活地黃湯, 十二味地黃湯, 荊防地黃湯 등의 表寒病證의 약을, 裏熱病證이 계속되는 경우에는 裏熱病證약을 지속하여 소양인의 保命之主인 陰淸之氣를 회복시킨다.

태양인은 "哀心深着則傷表氣하여 爲解㑊하고, 怒心暴發則傷裏氣하여 爲噎膈이라"하여 內外病證을 논한 것으로 보아 中風도 怒心暴發則傷裏氣로 인한 內觸小腸病에 屬하는 病證으로 보아진다. 치료는 "遠嗔怒斷厚味"라, 분노를 멀리하고 기름진 음식을 금하며 裏病證 약인 獼猴藤植腸湯 등을 쓴다. 이와 같이 태양인은 嗔怒를 풀어주어야 調氣가 되어 哀性이 遠散하고 怒情이 促急한 性情으로 나타난 氣의 偏在현상을 조절할 수 있는 것이다. 동시에 裏病證 약인 獼猴藤植腸湯 등을 지속하여 태양인의 保命之主인 吸聚之氣를 회복시킨다.

- 임상관찰의 결과에서 중풍변증과 체질과의 관계는 체질에 상관없이 모든 변증이 나타나나, 체질에 따라 많이 나타나는 변증군이 있음을 알 수 있다.

따라서 중풍치료는 먼저 체질을 고려한 주변증과 부병증을 진단한 후, 특정 辨證이 두드러지면 체질에 구애받지 말고 변증치료를 하고, 체질병증이 뚜렷하면 체질치료를 우선하여야 한다. 그러나 변증치료 후에 나타난 병증이 緩解되어 안정되면 체질을 고려하여 체질적 약점을 보완해 주는 체질치료를 하는 것이 바람직하다.

지난 1987년과 1994년도 각 1년 동안에 경희한의과대학 부속한방병원에 중풍으로 입원한 환자에게 가장 많이 사용된 처방은 熱多寒少湯 星香正氣散 凉膈散火湯 등의 순이었다. 그중에 熱多寒少湯 凉膈散火湯은 淸熱之劑이고, 星香正氣散은 順氣之劑이다.

이 보고는 중풍치료에 체질처방이 주로 사용되었음과 체질적 특성에 따라 급성기부터 회복기 이후까지도 계속 淸熱之劑를 쓰기도 하고, 시간이 경과함에 따라 氣虛나 陰虛陽亢證으로 변증이 바뀌면 그에 따라 補氣之劑나 補陰之劑를 썼음을 알 수 있다.

6 사상체질의 辨證치료

여기에서는 사상체질적인 특성을 그간의 변증에 기초를 둔 證治醫學에서의 관점인 陰陽, 氣血의 虛實의 관점에서 살펴보아 임상에 활용할 수 있도록 하였다. 인체는 음양의 평형이 깨지게 되면 음, 양 어느 한쪽의 경향성으로 기울어 음양의 偏盛, 또는 偏衰상태가 되고 이것이 질병을 야기시키는 동기가 되는 것이다.

(1) 태음인의 변증치료

태음인은 대체로 신체가 長大하며 배통이 크다. 따라서 식성이 좋아 잘 먹고, 잘 소화시키기 때문에 일반적으로 비만한 濕痰性체질이 많다. 따라서 고혈압, 심장병, 中風 등 순환기계 질환이 잘 올 수 있는 체질이다. 이러한 태음인은 항상 陰陽이 俱實한 상태이다. 따라서 氣血도 俱實하여 升陽하고 降陰하는 기능이 모두 과도하기 때문에 陰陽이 모두 偏盛하여 음양의 평형이 깨질 수 있는 것이다. 즉, 본래 음양이 俱實한데 陰이 더욱 實해지면 陰盛하게 되고, 陰盛한 즉 陽을 勝하게 되어 陰證이 나타난다. 또한 陽이 더욱 實해지면 陽盛하게 되고, 陽盛한 즉 陰을 勝하게 되어 陽證이 나타나게 되니 상황에 따라서 寒證, 熱證이 모두 올 수 있는 것이다. 이와 같이 陰陽俱實한 태음인의 病證은 陽證(熱證)이나 陰證(寒證)이요, 陰虛證이나 陽虛證은 오지 않는 병리적 특성이 있는 것이다. 이러한 체질적 특성을 가진 태음인의 중풍은 주요 중풍원인설중에 濕痰說과 관계가 깊다. 즉, 膏粱厚味와 嗜酒肥甘으로 인한 內生濕痰으로 肥滿濕多한 체질이 되어 중풍발병의 원인이 되는 것이다. 만약에 중풍이 발병되면 음양 변증론적으로는 陰證(寒證), 陽證(熱證)이 모두 올 수 있으나 肝大肺小한 사상체질적 특성으로 熱證이 주로 나타나는 肝受熱裏熱病證에 속한다. 이에 따라 급성기 치료는 肝燥熱을 풀어 裏熱證을 해소시키는 淸肺瀉肝湯, 熱多寒少湯, 淸血降氣湯, 加味淸心湯 등을 써서 調氣시키고, 변증치료는 陽證, 즉 熱證의 경우는 그때의 상태를 살펴 心火가 亢盛된 熱證은 瀉心湯, 三黃瀉心湯, 十味導赤散, 黃連茯苓湯 등을, 肝火가 上炎된 熱證은 大柴胡湯, 小柴胡湯, 當歸龍薈丸, 瀉靑丸 등을, 裏熱實證의 경우는 承氣湯類를, 일반적인 火熱證에는 黃連上淸丸, 大承氣湯 등을, 陽氣가 偏盛하여 오는 實熱證은 黃連解毒湯, 防風通聖散 등을, 그리고 熱證에 濕痰證을 兼하였을 경우는 淸熱導痰湯, 滌痰湯, 疏風導痰湯 등을 활용하여 쓸 수 있는 것이다. 단, 상기 처방을 쓰되 중풍치료 제1원칙인 대변이 疏通될 수 있도록 고려하여야 하고, 그밖에 濕痰(肥濕)을 제거해 줄 수 있는 發汗, 利小便에 신경을 써야 체질적인 문제점을 같이 해결할 수 있다. 이와 같이 치료하여 회복기이후에는 환자의 상태에 따라 태음인 表病證藥인 太陰調胃湯, 調胃升淸湯, 鹿茸大補湯 등을 쓰거나 위의 약들을 지속적으로 쓸 수 있다.

(2) 소음인의 변증치료

소음인은 대체로 脾胃가 虛寒하여 소화장애가 오기 쉽고, 평소에 손발이 시리고 찬 경향의 寒性體質이다. 이러한 소음인은 陰實陽虛한 상태이다. 따라서 氣는 虛하고 血은 實하여 升陽機能이 不足하여 기운이 하강하기 쉽고, 降陰機能이 과도하기 때문에 陰은 盛하고 陽이 虛弱하여 음양의 평형이 깨질 수 있는 것이다. 즉 血은 足하고 氣가 不足하다고 하나 실제로는 氣血이 같이 부족한 경우도 흔하다. 陽虛하면 生內寒하기 쉽고, 陰盛하면 陽을 勝하여 陰證이 나타난다. 少陰人의 陽虛는 脾胃陽虛이고 陰盛은 腎陰이 盛한 것이다. 이와 같이 陰實陽虛한 소음인의 病證은 陰證, 陽虛證, 亡陽證이요, 陽證이나 陰虛證은 오지 않는 병리적 특성이 있다. 이러한 체질적 특성을 가진 소음인의 중풍은 주요 중풍원인설중에 虛說, 특히 氣虛, 陽虛와 관계가 깊다. 만약에 중풍이 발병되면 음양변증론적으로는 陽虛證과 陰證이 올 수 있으나 腎大而脾小한 사상체질적 특성으로 陽虛證이 주로 나타나는 胃受寒裏寒病證에 속한다. 이에 따라 급성기 치료는 氣虛로 인한 氣滯상태를 順氣之劑인 藿香正氣散, 星香正氣散, 蘇合香元, 祛風散 등을 써서 調氣시키고, 회복기 이후에는 환자의 상태에 따라 소음인 表病證藥인 八物君子湯, 十全大補湯, 補中益氣湯 등을 써서 補氣하고, 변증치료는 氣血 및 陰陽의 虛實狀態를 보아 四君子湯, 四物湯, 八物

湯, 十全大補湯, 補中益氣湯 등으로 기혈을 동시에 補하는 치료를 한다. 단, 소음인은 기본적으로 溫補脾胃하여 소화의 부담을 덜어준 후에 補氣血하여야 하고, 소음인에 있어서는 大便疏通이 우선대상은 아니다.

(3) 소양인의 변증치료

소양인은 대체로 脾胃에 熱이 많고, 평소에 손발이 따뜻한 경향의 熱性體質이다. 이러한 소양인은 陽實陰虛한 상태이다. 따라서 氣는 實하고 血은 虛하여 升陽機能이 과도하고 降陰機能이 부족하기 때문에 陽은 盛하고 陰은 虛弱하여 음양의 평형이 깨질 수 있는 것이다. 즉 氣는 足하나 血이 不足하니 陰虛하면 生內熱하기 쉽고, 陽盛하면 陰을 勝하여 陽證이 나타난다. 소양인의 陰虛는 腎陰虛이고 陽盛은 脾胃陽盛한 것이다. 이와 같이 陽實陰虛한 소양인의 병증은 陽證, 陰虛證, 亡陰證이요, 陰證이나 陽虛證은 오지 않는 병리적 특성이 있다. 이러한 체질적 특징을 가진 소양인의 중풍은 주요 중풍원인설중에 火熱說과 관계가 깊다. 만약에 中風이 발병되면 음양변증론적으로는 陽證, 陰虛證이 올 수 있으나 脾大而腎小한 사상체질적 특성으로 陽證(熱證)이 주로 나타나는 胃受熱裏熱病證에 속한다. 이에 따라 급성기 치료는 淸熱瀉火시키는 凉膈散火湯, 地黃白虎湯 등을 써서 調氣시키고, 변증치료는 陽證(熱證)의 경우는 그 때의 상태에 따라 上熱下寒한 熱證은 加減凉膈散, 凉膈散 등을, 裏熱實證은 白虎湯, 大承氣湯을, 實熱證에는 黃連解毒湯, 防風通聖散, 三黃瀉心湯, 白虎湯을, 心火亢盛에는 十味導赤散, 黃連茯苓湯 등을 쓸 수 있다. 단, 소양인도 大便疏通을 우선적으로 고려하여 상기 처방에 加減하여 해결하여야 하고, 급성기의 火熱證의 상태가 實熱證인지, 아니면 陰虛로 인한 虛熱證인지를 잘 가려 치료해야 한다. 특히 소양인은 급성기 이후 시간이 지남에 따라 虛熱證을 포함한 陰虛병변이 많이 나타남을 고려하여 六味地黃湯, 滋陰降火湯, 左歸飮, 右歸飮, 大補陰丸 등의 補陰之劑로 陰虛한 체질적 문제점을 해결해야 한다. 또한 변증치료에서 태음인 熱證과의 감별이 필요한데, 대략적으로 太陰人은 肝火가 上炎된 熱證, 裏熱實證의 경우, 그리고 熱證에 濕痰證이 兼한 경우가 많고, 소양인의 熱證은 陽明經의 熱證, 陽氣가 偏盛하여 오는 實熱證, 그리고 陰虛와 관련된 虛熱證이 많음을 고려하여야 한다.

이와 같이 치료하여 회복기 이후에는 환자의 상태에 따라 소양인 表病證약인 六味地黃湯, 獨活地黃湯, 十二味地黃湯 등을 쓰거나 위의 약들을 지속적으로 쓸 수 있다.

(4) 태양인의 음양변증치료

태양인은 腦顀之起勢가 壯盛하고 後項下部가 발달, 돌출되어 頭像이 체구에 비하여 큰 경우가 많고 下體다리는 細弱한 편이다. 그 밖에 기질적 특성으로 보아 陽이 극히 盛하고 陰이 극히 虛弱한 체질로 上實下虛한 체질병증적 조건을 갖고 있다. 즉 陽이 극히 盛하여 升陽機能이 과도하고, 陰이 극히 虛하여 降陰機能이 과부족한 것이 소양인과 비슷하나 그 정도가 더 큰 것이다. 陽이 극히 盛하므로 陽이 陰을 勝하여 陽證 또는 熱證이 오고 陰은 더욱 虛해져서 陰虛證이 나타난다. 태양인의 陰虛는 肝陰虛이고 陽盛은 肺陽盛한 것이 소양인의 그것과 다르다. 태양인 질병의 경우는 噎膈, 解㑊증 외에 언급된 바가 없으나 中風의 치료도 上實下虛(肺實肝虛)한 체질병증적 상태를 조절해줄 수 있는 약이 새롭게 개발되어야 할 것이다. 그러나 태양인은 藥보다도 특히 養生에 주의하여 깊이 슬퍼함을 경계하고 분노를 멀리하여야 한다. 즉 마음을 맑게 닦아 性情을 다스리는 동시에 기름진 음식을 금하는 등의 養生이 우선으로, 이것이 바로 태양인의 中風을 예방하고 치료하는 방법이 된다.

표 7-1 四象體質과 辨證과의 관련 치료 요약표

體　質	中風原因說과의 관계	中風 治法 및 治方例
太陰人 (呼散之氣)	濕痰說－肝燥熱－ 屬肝受熱裏熱病證	**治　法** : 大便快通, 發汗, 利小便 **初　期** : 解肝燥熱而淸裏熱 － 牛黃淸心元, 石菖蒲遠志散, 麝香散등을 쓰면서 熱多寒少湯, 淸肺瀉肝湯, 淸血降氣湯, 加味淸心湯 등 肝燥熱을 풀어 裏熱病證 解消도모 －. 心火亢盛熱證 : 瀉心湯, 十味導赤散, 黃連茯苓湯 －. 肝火上炎熱證 : 大小柴胡湯, 當歸龍薈丸, 瀉靑丸 －. 裏熱實證 : 大小承氣湯類 －. 일반적 火熱證 : 黃連上淸丸, 大承氣湯類 －. 陽氣가 偏盛하여 오는 實熱證 : 黃連解毒湯, 防風通聖散 －. 熱證+濕痰證 : 淸熱導痰湯, 滌痰湯, 疏風導痰湯 **恢復期** : 太陰調胃湯, 調胃升淸湯, 鹿茸大補湯, 補血安神湯
少陰人 (陽煖之氣)	氣(陽)虛說－心煩燥로 不降陰－屬 胃受寒裏寒病證	**治　法** : 溫補脾胃 **初　期** : 順氣 － 星香正氣散, 藿香正氣散, 蘇合香元, 祛風散, 少陰人星香正氣散 **恢復期** : 補氣血 － 補中益氣湯, 八物君子湯, 十全大補湯 氣血虛 － 四君子湯, 八物湯, 十全大補湯, 四物湯, 八寶回春湯
少陽人 (陰淸之氣)	火熱說－不升陽으로 인한 火氣, 火氣上冲－屬 胃受熱裏熱病證	**治　法** : 大便快通 **初　期** : 淸熱瀉火 － 凉膈散火湯, 地黃白虎湯 －. 上熱下寒한 熱證 : 加減凉膈散, 凉膈散 －. 裏熱實證, 實熱證 : 白虎湯, 大承氣湯, 黃連解毒湯, 防風通聖散, 三黃瀉心湯 －. 心火亢盛 : 十味導赤散, 黃連茯苓湯 **恢復期** : 獨活地黃湯, 左歸飮, 大補陰丸, 六味地黃湯, 十二味地黃湯

표 7-2 體質 特性 및 辨證과의 관계

體 質 (性情의 偏在→臟腑의 機能的 大小→-疾病誘發原因)	體質的 特性	體質에 따른 陰陽虛實상태 (氣의 上升과 下降의 관점에서 치료도모)	體質에 따른 病證
太陰人 (肝大肺小)	濕痰性 體質 (膏梁厚味, 嗜酒肥甘으로 內生濕痰)	陰陽俱實(氣血俱實) 升陽機能過度-陽實 降陰機能過度-陰實	陽證(熱證), 陰證(寒證) (陽盛卽 陰勝하여 陽證 陰盛卽 陽勝하여 陰證)
少陰人 (腎大脾小)	寒性體質 (脾胃虛寒)	陰實陽虛(氣虛血實) 升陽機能不足 降陰機能過度故	陰證, 陽虛證, 亡陽證 (陽虛(脾胃虛寒)卽生內寒 陰盛(腎陰盛)卽 陽勝故陰證)
少陽人 (脾大腎小)	熱性體質 (脾胃多熱)	陽實陰虛(氣實血虛) 升陽機能過度 降陰機能不足	陽證, 陰虛證, 亡陰證 (陰虛(腎陰虛)卽 生內熱 陽盛卽陰勝 故陽證)

7 중풍諸症에 대한 치료

1) 운동마비

(1) 개요

중풍으로 인한 운동마비는 상위운동 뉴런의 장애에 의한 중추성 운동마비에 해당되는데, 일상생활로의 복귀를 어렵게 하는 중풍의 후유장애들 중 가장 큰 부분을 차지한다.

대개의 경우 편측의 상하지가 동시에 마비되는 편마비가 발생하게 되는데, 회복에 있어서는 하지가 상지보다 양호하여 중풍이 발병한지 3~6개월 후에는 75~83%의 환자가 보행 능력을 재획득할 수 있게 되는 반면, 상지의 경우는 30~60%의 환자가 더 이상 환측 상지를 사용할 수 없게 되고 이로 인한 기능적 장애가 남게 된다.

(2) 평가

기존의 여러 연구에서는 중풍으로 인한 운동마비의 평가에 Barthel Index, Functional Independence Measure, total Fugl-Meyer score 등 중풍으로 인한 장애를 종합적으로 평가하는 scale을 이용하는 경우가 많았으나, 최근의 연구에 따르면 이들 보다는 운동기능 자체에만 국한되어진 평가법을 이용하는 것이 치료전후의 운동기능의 회복을 명확히 나타낸다는 보고가 있었다(Alexander et al. 2004). 대표적인 것으로는 Fugl-Meyer score 중 Upper Extremity와 Lower Extremity motor domain이 있다.

표 7-3 가벼운 편마비의 발견방법

분명한 편마비는 쉽게 구별할 수 있으나, 가벼운 경우에는 확인이 어려운 경우도 있다. 이때는 아래의 검사법으로 편마비의 존재여부와 마비측을 판단하게 된다.	
수회내(手回內)검사 (Hand pronation test)	가벼운 마비가 있으면, 손은 회내위를 취하는 경향이 있다. 따라서 양손을 가볍게 주먹을 쥐고, 전완을 굽혀 손을 어깨에 근접하도록 지시하면 건측에서는 손바닥이 어깨에 접근하는데 마비측에서는 회내위를 취하기 위해 손등면이 어깨에 접근하게 된다.
상하지의 바레현상 (Barre's sign)	㉠ 상지의 Barre's sign : 눈을 감고 양손을 손바닥을 위로하여 앞으로 들어올리게 한 후 그대로 자세를 유지하도록 한다. 그러면 마비측의 상지는 회내하며 점차 아래로 내려간다. ㉡ 하지의 Barre's sign : 환자를 엎드리게 하고 양쪽 다리의 슬관절이 약 135° 정도 되게 들어 올려 유지시키면 마비측의 다리는 그대로 떨어진다.
제 5 수지징후 (Digiti quiniti sign)	손바닥을 아래로 해서 팔을 수평하게 전방으로 내밀게 하면 편마비측의 제5지는 외측으로 빗나간다.
우묵하게 들어간 손	강하게 손을 벌리도록 하면 모지가 전방으로 나오고, 손바닥이 쑥 들어간다.
발의 외선위(外旋位)	똑바로 누운 경우 환측 하지의 발은 건측보다 외선위를 취한다.

(3) 운동마비에 대한 재활치료

발병 초기의 근 이완기에는 견관절의 아탈구같은 손상을 가져오는 경우가 있으므로 무리한 운동은 피하고 신경학적 회복정도에 따라 서서히 운동범위를 넓혀 나가도록 유의해야 한다. 회복기의 사지(四肢)는 강직 및 공력작용(synergy)이 나타나고, 회복이 좀더 진행되면서 수의운동이 나타나게 된다. 중풍환자 운동능력의 신경학적 회복과정은 Brunnstrom 분류를 가장 많이 사용한다. 즉 중풍발병 직후에는 신경계가 쇽 상태에 빠지게 되어 근육의 긴장성이 없어지고 심부건반사 및 모든 신경학적 반응이 소멸하게 되는데 이 시기를 1기라 하고, 시간이 지남에 따라 환측에서는 심부건반사 등의 반응이 보이고 근긴장도가 나타나면서 강직이 느껴지고 의지적으로 움직이려 할 때 공력작용이 나타나게 되는 시기를 2기라 하는데 이때 수의적 운동은 나타나지 않는다. 3기가 되면서 강직과 공력이 현저해지고 부분적인 수의운동이 나타나지만 강력한 강직성을 이기지 못하며, 4기에 들어서면서 수의운동이 강해지며 감소하는 강직과 공력작용을 이기기 시작한다. 5기에는 비정상 반응들이 감소하면서 수의운동에 의한 동작이 제한을 받기는 하지만 상당히 자유로워지고, 6기에 들어서는 수의동작이 정상화되나 비정상 반사가 나타날 수 있고 빠른 동작시에만 강직에 의해 영향을 받게 된다. 이상의 전 과정을 모든 중풍환자가 모두 거치는 것은 아니며, 위의 6기 중의 어느 한기에서 신경학적 회복은 멈추게 된다.

초기의 근 이완기에는 합병증을 방지하는 의미에서 수동적 관절운동을 실시하게 된다. 급성기가 지나 수의운동이 나타나면서 본인이 관절운동을 하려고 힘을 주면 치료사가 도와 관절운동을 시켜주는 active assistive ROM 운동*으로 이행하여 정확한 동작을 실시하게 해주고 근력이 증가함에 따라 능동적 관절운동을 실시하게 된다. 좌위내성(sitting tolerance)의 훈련은 환자의 의식이 어느 정도 회복되고 스스로 건측의 손발로 환측의 상하지 운동을 시킬 수 있는 시기(대부분의 환자는 발병 후 1주, 뇌출혈의 경우는 3~4주)에 이르면 시작하는데, 될 수 있는 대로 조기에 실시해야 한다. 초기에는 생체징후를 측정하면서 시작하는데 이상이 없으면 서서히 시간을 늘려가게 된다. 좌위균형(sitting balance)의 훈련은 어느 정도 앉아 있을 수 있게 되면 들어가게 되는데, 처음에는 환자를 도와주면서 병상에서 일으켜 건측의 손으로 손잡이를 잡게 하고 건측하지로 환측하지를 떠받들면서 일어나 침상에 걸터앉게 한다. 이때 발바닥은 발판이나 방바닥에 닿아서 안정이 유지되도록 하여야 한다. 이 훈련이 숙련되면 앉은 상태에서 좌우, 전후로 힘을 가하여 균형을 깨뜨리는 조작을 한 후 다시 균형을 되찾게 하는 강화훈련을 한다. 이는 체간근육(trunk muscle)조절의 강화, 근력의 증강과 더불어 앉은 상태에서의 평형반응의 강화를 위한 필수적인 훈련이다. 병상에서의 훈련은 체간과 건측의 상하지 근육의 위축을 예방하고 근력을 강화시키기 위하여 하지들기, 체간의 bridging, rolling 등의 훈련을 시행한다. 하지들기는 건측 손으로 머리 뒤의 침상 손잡이를 잡고 건측하지를 환측하지 밑으로 넣어 양하지를 같이 들어올리는 운동이다. 이는 건측 상하지와 복부의 근육위축을 예방하고 나아가 근력을 증강시키며 환측하지의 회복촉진을 자극하기도 한다. 그 외에도 standing balance, mat 위에서의 훈련, transfer 훈련, 보행훈련 등의 과정으로 치료를 받게 된다. 이상은 운동장애에 대한 전반적인 재활치료의 과정이다.

운동마비에 대한 전침치료의 효과

위에서 언급한 바와 같이 중풍 후 운동마비의 회복에 있어 하지마비보다 상지마비의 회복이 어려운데, 중등도 이상의 상지마비가 있는 중풍환자에게 시행된 랜덤화 비교연구에서는(류순현 외, 2002) 전침치료를 같이 시행하는 경우 침치료만 시행하는 경우보다 운동기능회복이 촉진되는 것으로 나타났다.

* 중풍환자에 대한 운동요법은 환자의 상태에 따라 타동 및 자동운동으로 나누어 실시하는데 그 구체적인 것은 해당 항목을 참조할 것.

(4) 한의학적 치료

한의학에서는 신체 한쪽의 수족을 잘 쓰지 못하고 肌肉이 枯瘦(萎縮)하다는 뜻으로 手足癱瘓, 偏枯, 偏癱, 偏風, 偏廢不仁 등의 용어가 쓰이고 있다. 이는 營血不足으로 인해 氣가 虛해지고 血이 瘀滯하여 經脈을 가로막아 발생하거나, 혹은 虛邪가 신체의 한쪽에 머물러 있다가 營衛까지 깊이 들어오게 되면 營衛가 점점 쇠약해지면서 眞氣는 떨어지고 邪氣만 홀로 남게 되어 반신불수가 되거나, 또는 內風, 火熱, 風痰, 瘀血 등이 經絡을 流注하여 血脈이 閉阻되어 經氣가 不通하므로 血이 濡養하지 못하며 氣가 行하지 못하여 반신불수가 되는 것이다. 반신불수는 대개 한쪽 수족을 쓰지 못하는 운동장애로 오래되면 근육이 위축되고 동통이 수반되는 경우가 많은데, 환측의 수족이 强痓有力하여 伸展할 수 없는 경우와 癱軟無力하여 弛緩되는 경우가 있다. 强痓有力하여 伸展할 수 없는 것은 邪實로 말미암아 수족이 强痓하여 쓰지 못하는 경우로 심하면 환측의 肢體가 拘急攣縮하게 된다. 癱軟無力하여 弛緩되는 것은 本虛標實하기 때문인 데 氣虛血瘀의 경우가 많고, 重症환자의 급성기에 風痰實邪가 淸竅를 폐색, 氣血이 閉阻되어 혼미불성의 中臟證時에 나타난다. 이와 같은 中風으로 인한 반신불수의 치료경과는 일반적으로 발병 후 처음 3개월내에 빨리 좋아지고, 6개월까지는 비교적 서서히 좋아져 1년 정도에서 대개 고정된다. 그러므로 반신불수가 많이 회복되는 시기에 적극적인 치료를 하는 것이 효과적이다. 반신불수에 대한 치료는 원인 및 체질을 고려하여 氣虛 陽虛 血虛 陰虛 腎虛 등 本虛와 內風 火盛 風痰 瘀血 등 表實의 상태를 진찰하여 투약하고, 그 밖에 針灸 및 再活治療를 적절하게 해야 한다.

운동마비에 빈용되는 처방은 다음과 같다.

① 변증에 따른 처방

十全大補湯, 補中益氣湯, 六味地黃湯, 鹿茸大補湯, 滌痰湯加減, 天麻鉤藤飮加減, 補陽還五湯加味, 八寶回春湯

- 左半身不遂 : 加減潤燥湯, 加味四物湯, 加減秦艽湯
- 右半身不遂 : 祛風除濕湯, 加味四君子湯, 六君子湯 加味方
- 左右不遂, 四肢不遂 : 加味大補湯, 八物湯, 十全大補湯
- 兩下肢無力 : 加味大補湯
- 虛證 혹은 後遺症 : 補陽還五湯, 十全大補湯, 六味地黃湯, 加味大補湯

② 사상체질에 따른 처방

- 태음인 : 太陰調胃湯, 調胃升淸湯, 調胃續命湯, 加減淸心湯, 牛黃淸心元, 麝香散, 淸心蓮子湯, 太陰調胃湯 加 遠志 龍眼肉 黃芩 藁本, 熱多寒少湯 加 遠志 石菖蒲 各 4g 龍眼肉 2g
- 소음인 : 十全大補湯, 八物君子湯, 唐橘湯, 加減祛風散, 祛風散, 獨蔘八物湯
- 소양인 : 獨活地黃湯, 荊防地黃湯, 十二味地黃湯, 加減地黃湯

2) 언어장애

언어장애는 엄밀한 의미에서는 의사소통의 장애이며 이는 말장애(speech disorder)와 언어장애(language disorder)로 나누어진다. 말을 산출하는 과정 즉, 호흡기관, 발성기관, 조음기관의 문제로 일어나는 의사소통의 장애는 말장애이며, 언어를 구상하고 이해하는데 관여하는 중추신경의 손상으로 발생하는 장애는 언어장애라 한다. 말장애는 다시 그 증상별로 발성장애(phonation disorder), 구음장애(articulation disorder, dysarthria), 구개열로 인한 과대비음성(비음이 과도하게 나는 음성)의 말로, 언어 장애는 실어증(aphasia), 말더듬, 어린이의 언어지체와 언어 발달장애의 일부로 나누어 볼 수 있다. 이들 중 중풍에서 문제가 되는 언어 장애는 실어증(aphasia)과 구음장애(dysarthria)이다.

(1) 실어증 Aphasia

실어증은 대뇌 언어중추의 손상으로 인해 모든 언어 양식(말하기, 듣기, 읽기, 쓰기), 언어의 기초를 이루는 인지 체계(사고와 기억) 및 기타 의사소통 기전의 일부 또는 전반에 장애가 나타나는 언어장애이다. 대부분의 사람들은 좌대뇌반구에 “언어야”라 불리는 영역이 있으며, 개념이나 사고내용을 언어라고 하는 특수한 부호체계로 변환시킴과 동시에 이 부호체계로부터 특정한 의미내용을 추출하는 작용을 하고 있다. 이 언어야가 여러 원인으로 손상을 받게 되어 언어부호의 조작기능에 파탄을 일으킨 상태를 실어증이라고 한다.

① 실어증의 회복

1970년대까지는 실어증에 있어서 치료가 도움이 되느냐에 대한 논쟁이 많았으나 지금은 많은 연구결과들을 통해서 치료의 효과가 인정되고 있다(Vignolo 1964; Kertesz and MacCabe, 1977; Smith, 1971, 1972; Basso, Faglioni and Vignolo, 1975; Levita, 1978). 실어증은 자연회복도 인정되고 있는데, 실어증이 생긴 경우라도 수술 후 혹은 뇌의 외상을 입은 후 2개월 내지 6개월 사이에 자연회복이 된다는 연구들이 많으며 특히 2~3개월 사이에 자연회복이 가장 잘 된다는 연구결과들이 많다(Vignolo 1964; Kertesz and MacCabe, 1977; Basso, Faglioni and Vignolo, 1975; Demeurisse et al., 1980). 그러나 실어증이 발생한 후 1년이 지나면 자연회복은 되지 않는다.

② 실어증의 회복에 영향을 미치는 요소들

- 환자의 나이가 적을수록 예후가 양호하다(Eisenson, 1949; Wepman, 1951).
- 브로카 실어증은 다른 실어증에 비해 빨리 그리고 잘 회복되는 반면(Kertesz and MacCabe, 1977), 전 실어증은 회복 가능성이 가장 희박하다.
- 뇌외상으로 인한 실어증환자가 뇌혈관 병소로 발생한 실어증 환자에 비해 회복의 가능성과 정도가 높다.

- 실어증 발생 후 6개월 이내에 치료를 시작하는 경우가 그 이후에 시작한 경우에 비해 예후가 양호하다. 실어증의 치료는 적어도 발생 이후 1년 이내에 시작해야 하며, 1년이 지나면 치료의 효과가 격감된다는 연구결과가 많다(Vignolo 1964; Smith, 1971, Moss, 1972; Dahberg and Jaffee, 1977).
- 그 외에 사회 심리적 요소로 적극적인 환자, 왼손잡이 환자가 치료효과가 높다는 보고들이 있다.

③ 실어증 회복의 유형

- 이해능력이 표현능력보다 앞서 회복된다.
- 글보다는 말의 회복이 빠르다.
- 말의 회복에서는 자동적인 표현(인사말, 욕, 일상생활에서 습관적으로 많이 사용되는 표현들)이 명제적 표현(의도적이고 새로운 내용을 가진 표현들)보다 앞선다.

④ 실어증의 언어치료

실어증 환자의 언어치료는 실어증 증상의 경과에 따라 급성기, 언어 훈련기, 만성기의 3단계로 나누어 시행된다.

- 급성기

실어증 발생 직후에는 증상이 불안정하여 의사소통의 장애가 확실히 존재하더라도 그 특징이 명확하지 않다. 환자나 가족 모두 정신적으로 동요되고 있으며 환자는 주위의 행동제시에 대해 무관심하거나 거부적이며 병식의 결여를 나타내는 경우가 많다. 따라서 이 시기의 치료목표는 불안을 완화시키는 것이다. 구체적으로는 bed side에서 환자와 말을 주고받으며 언어의 이해와 표현능력, 태도 등을 관찰하고 실어증의 유무나 성질 등을 대략적으로 파악하고 경과 관찰이나 잠정적 진단에 기반을 둔 훈련을 시행한다. 불안 완화를 위한 상담도 병행한다.

- 언어 훈련기

신체 증상이 안정되고 주변에서 일어나는 일에 대해 확실한 반응을 하게 되면, 환자는 언어 훈련기에 들어가게 된다. 이 시기는 보통 발증 후 1~2개월부터 시작되며, 환자에 따라서 다르나 반년에서 1년 정도에 걸쳐 진행된다.

이 시기의 치료목표는 언어 장애의 경감 및 회복이다. 언어 진단을 행한 후, 치료계획을 세우고, 계통적인 언어훈련을 행한다. 언어훈련은 일정기간(보통 3개월) 실시한 후 재평가를 하고 훈련을 더 할 필요가 있으면 언어훈련을 계속한다. 이 과정을 필요한 만큼 반복한다.

- 만성기

집중적인 언어치료에 의한 언어증상의 개선은 시간의 진행에 따라 개선의 속도가 급속히 저하되는 고평부(plateau)에 달하여 만성기에 들어간다.

이 시기의 치료목표는 사회복귀이다. 집중적인 언어훈련 대신 지속적인 언어훈련을 하게된다. 직장으로 복귀해야하는 경우에는 전직업 훈련을 시키고, 심리적으로 장애를 수용하게 하기 위한 원조나 지도를 행한다. 가정으로 돌아가는 경우에는 가정 내에서의 역할의 회복, 시간을 보내는 방법 등에 관해 지도를 한다.

(2) 구음장애 dysarthria

구음장애(dysarthria)는 말(speech)을 산출하는 과정에서 호흡기관(폐, 기관, 기관지 등), 발성기관(후두 및 성대) 그리고 조음기관(입술, 혀, 구강의 각 조직, 비강, 입천장 등)의 이상으로 의사소통에 장애가 생긴 것을 말하는 데 특히 조음기관인 입술, 혀, 구개, 비강, 인두, 후두 등의 불완전한 운동에 의해 일어나는 기계적인 것이다.

구음장애는 근육이 마비되거나 기능이 많이 저하된 경우로 호흡, 발성, 공명, 조음, 운율 등 모든 영역에서 장애를 보인다. 따라서 구음장애의 경우는 이런 영역들에 대한 보상적 기능회복운동이 실시된다.

표 7-4 언어장애 간이 검사법

다음의 방법으로 뇌손상 환자가 가진 언어장애의 형태를 대략 분류할 수 있다.

A. “귀(또는 다른 신체부위)를 잡아보세요”라고 지시한다.
  1. 지시를 정확히 따른다. 2. 따르지 못한다.
B. 코를 가리키며 “이게 뭐죠?”라고 질문한다.
  3. 이름을 말한다. 4. 이름을 말하지 못한다.
C. ‘의자’, ‘조선일보’, ‘쇠는 녹는다.’를 하나씩 따라하게 한다.
  5. 따라서 한다. 6. 따라서 하지 못한다.
D. 주소가 어디냐고 묻는다.
  7. 적합하지 않지만 억양과 발음이 유창하다.
  8. 적절하다.
  9. 유창하지 못하고 전보식 문장을 사용하며 문법적 규칙을 잘 안 지킨다.
  10. 말을 하지 못하거나 한 가지 발음을 지속적으로 내거나, 한 낱말만을 계속 말한다.
E. “바바바바” 소리를 내게 한다.
  11. 콧소리가 나거나 발음이 어눌하다.

브로카 실어증: 1, 4, 6, 9
베르니케 실어증: 2, 4, 6
전도성 실어증: 1, 3, 6, 8
선 실어증: 2, 4, 6, 10
구음장애: 11

(3) 언어장애의 재활치료

실어증 환자라 하더라도 언어를 완전히 잊어버릴 수는 없고 말을 할 줄은 아나 발병전보다 자유롭지 못할 뿐이다. 따라서 다시 한번 말을 자기 것으로 하고 자유로이 생각해 내며 자유로이 쓸 수 있게끔 도와주는 것이다. 치료의 가장 좋은 방법은 환자가 말을 듣거나 말을 하거나 문자를 읽거나 쓸 수 있는 기회를 많이 만들어 주는 것이다. 다시 말해서 환자의 언어환경을 풍부하게 만들어 주어야 한다. 짧고 간단한 말로 천천히 말을 걸고 환자의 흥미를 끌만한 주위의 화제를 골라서 이야기하는 것이 좋다. 환자의 증상에 맞춰서 적절한 방법으로 적절한 말을 반복해서 들려주는 것이 실어증의 치료의 근본인 것이다.

① 실어증(aphasia)의 훈련

대체적으로 앉아 있을 수 있는 시간이 45~50분 정도가 되면 언어훈련을 하는데, 보고 듣고 쓰고 읽고 이야기하는 등의 능력을 고려하여 훈련한다. 언어능력 4요소 중 일반적으로 비교적 빨리 회복되는 것이 듣기와 읽기이고, 말하기 능력의 회복은 매우 어렵고, 더구나 글을 쓰는 것은 더욱 회복이 어렵다. 그러므로 언어장애 훈련의 첫 단계는 듣기의 이해나 읽기의 이해로부터 시작한다. 그림을 보고 가리키며 그 명칭에 대답하기도 하고, 글씨를 보고 그림을 가리키며, 그림 베끼기, 글자 읽기 등을 연습한다. 가족들은 인사, 일상 자주 사용하는 단어, 흥미와 관심을 갖고 있는 단어를 선정하여 연습시킨다. 혹 한글보다 한자가 읽기 쉬운 경우도 있고, 혹 옛 노래를 부르게 하면 의외로 잘 부를 수 있는 경우도 있으므로 자신감을 갖도록 이를 이용하는 것도 좋다. 그리고 환자의 가능성을 충분히 확인하면서 반복 연습시키고, 진행상태에 따라 환자가 원하는 내용으로 알맞은 교재를 만들어 연습시킨다.

실어증 환자를 대할 때는 평소보다 천천히 대화하여야 하고, 간단한 단어나 문장을 사용하며, 심한 환자에게는 "예" "아니" 같은 대답이 나올 수 있는 질문을 한다. 특히 유의할 사항은 결코 어린아이 대하듯 하지 말고, 틀리더라도 웃지 말아야 한다.

② 구음장애(dysarthria)의 훈련

구음장애는 언어를 구사하는데 필요한 構音器官의 근이나 지배신경의 이상으로 나타나는 언어장애이다. 단어 하나 하나의 소리가 불확실하고, 말의 리듬이 깨져서 지나치게 속도가 느린 경우도 있다. 때로는 소리가 변질되기도 하는 등 듣기 어려운 것이 특징이다. 구음장애 환자는 다음 사항을 고려하여야 한다.

- 될수록 천천히 말할 것
- 편안한 자세로 앉아 몸 전체로 '아''어''이''고'… 같은 소리를 가급적 길게 발성한다.
- 거울을 보면서 입의 개폐운동, 입술운동, 혀의 운동을 각각 20회씩 될수록 빨리하고, 모음연습(아,야,어,여,…) 및 자음연습(ㄱ,ㄴ,ㄷ,…) 등 기본음을 연습 후 복합음(가,갸,거,겨,…)을 연습한 후 단어의 발음, 간단한 문장 읽기, 전화연습, 회화의 연습 순으로 한다.

• 중요한 것은 틀리지 않는가, 또는 웃음거리가 되지는 않는가 하는 두려움을 떨쳐버리고 자기 스스로 적극적으로 말을 시작하도록 자신감을 갖게 격려해 주는 것이다.

(4) 한의학에서의 언어장애

중풍환자에 있어서의 언어장애에 대해 한의학에서는 言語蹇澁 不語 不能言語 不得語 無音 失音不語 言語不正 失音 音瘂 言語蹇吃 舌瘖 舌强不語 言語不利 言語不出 暴瘖 難語 등으로 표현하고 있다.

사람이 말을 할 때는 五臟이 서로 연관되어 五臟에서 聲音을 發하는데, 腎은 그 근본이 되며, 心은 言語를 주관하고 肺는 聲을 주관하여 聲音의 表를 이룬다. 腎은 聲音의 根이라 했는데, 足少陰腎의 脈은 아래로 腎에 연결되고 위로는 舌本에 연결되어 있으므로 足少陰腎脈이 閉塞되면 舌의 기능이 온전치 못하여 瘖이 된다. 또한, 腎이 허하면 氣를 本元으로 돌려보내지 못하고 도리어 逆하여 上衝하기 때문에 聲音이 不出하게 된다. 腎臟風으로 인해 言語가 蹇吃한데는 腎瀝湯을 투여하고 中風에 혀가 굳고 氣가 舌下에 이르지 못하는데는 地黃飮子를 투여한다. 心은 聲音의 主가 되므로 痰迷心竅하거나 痰火上擾하면 言語障碍가 발생한다. 痰迷心竅하여 言語障碍가 나타나면 滌痰開竅해야하므로 滌痰湯이나 蘇合香元이 이용된다. 痰火上擾하여 言語障碍가 발생한 경우에는 瀉火淸心하고 滌痰開竅해야하므로 安宮牛黃丸이 이용된다.

① 중풍 후 언어장애에 대한 한의학적 치료

中風의 치료원칙에 따른 중풍치료를 통해서 언어장애의 호전을 기대할 수 있는데, 언어장애가 主症狀일 경우에는 淸神解語湯으로 淸心火하거나, 導痰湯에 人蔘, 石菖蒲, 竹茹을 가하여 導痰涎하거나 腎瀝湯, 地黃飮子로 補腎陰하며 牛黃淸心元으로 開竅通絡安神시키고 內外皆熱하면 防風通聖散을 쓰고 血虛風痰火하면 養營湯을 쓴다. 중풍후유기의 언어장애는 脾, 腎의 失調를 살펴서 치료해야 하는데 脾經에 병이 있으면 대부분 實證에 속하며 氣虛痰盛, 風痰沮絡한 것이니 解語丹을 쓰고, 腎經에 있으면 虛證에 속하고 精虧陰枯하여 舌本까지 氣가 이르지 못한 것이니 左歸飮을 응용한다.

針灸治療는 廉泉 瘂門 天突 通里 豊隆 風府 支溝 涌泉 合谷 百會 曲池 復溜 腎兪 金津玉液, 照海, 言語區(頭鍼療法) 등을 위주로 하며 주로 任脈 督脈 手少陰心經 足陽明胃經 足少陰腎經 手陽明大腸經 足少陽膽經 등의 經絡을 취한다.

② 중풍 후 언어장애의 치료에 대한 임상보고

潘(2001)은 中風으로 인한 失語症의 원인을 痰蒙心竅로 규정하고 滌痰開竅法(石菖蒲 遠志 鬱金 枳實 竹茹 半夏 橘皮 茯苓 大黃 安宮牛黃丸)을 기본으로, 肝陽上亢 氣虛血瘀 脾胃虛弱 腎氣不足으로 辨證된 경우에는 각기 天麻鉤藤飮 補陽還五湯 蔘苓白朮散 左歸丸 등을 합해서 투여한 결과 유의한 치료효과를 얻었다고 보고하였다.

夏(2001)는 平肝熄風 滌痰開竅를 위주로 한 滌痰飮(橘紅 竹瀝 半夏 膽南星 天竺黃 茯苓 枳

實 礞石 陳皮 大黃 遠志 石菖蒲 僵蠶)투여와 廉泉穴 鍼刺를 통해 유의한 치료효과를 얻었다고 보고하였다.

黃(2001)은 百會 人中 內關 三陰交 通里 廉泉 四神總 言語區에 鍼治療를 시행하여 失語症 환자에 유의한 치료효과를 얻었다고 보고하였다.

農(2001)은 假性球麻痺로 인한 構音障碍 환자에게 廉泉 瘂門 風地를 主穴(1분간 提插捻轉瀉法施行後 拔鍼)로 하고 內關 豊隆 三陰交를 副穴(20분간 留鍼)로 배합하여 치료한 결과 유의한 치료효과를 얻었다고 보고하였다.

Zhang(1989)은 中風으로 인한 失語症환자 150명을 鍼治療群(舌尖에서 腹側으로 1cm아래쪽 兩方의 穴인 語門穴중 患側의 穴에 毫鍼을 2.5寸 정도 혀의 근육층을 따라 舌根方向으로 刺入하여 得氣한 후 바로 拔鍼)과 對照群(혈관확장제와 대증치료)으로 나누어 관찰한 결과 鍼治療群이 유의하게 뛰어난 치료효과를 보였으며, 실어증의 형태에 있어서는 운동성 실어증이 복합형에 비해 더욱 빨리 호전되었으며, 감각성 실어증의 경우는 효과가 없는 경우가 많았다고 보고하였다. 1990년에는 失語症환자 450명을 대상으로 실험기간 중 약물치료(한약 및 양약)는 중단한 채, 語門穴治療群, 대조군I(廉泉 三陰交 留鍼), 대조군II(金津玉液 瀉血)로 나누어 치료한 결과 語門穴治療群의 경우 對照群들에 비하여 유의하게 뛰어난 치료효과를 보였으며, 語門穴治療로 호전된 失語症患者의 경우 失語症의 형태에 따라서 운동성 실어증의 경우 더욱 빨리 호전되었으며, 감각성 실어증의 경우는 효과가 없는 경우가 많았다고 보고하였다.

胡 등은(2000) 중풍으로 인한 언어장애 환자 45명을 시험군과 대조군으로 나누어 대조군은 양방적 처치만 시행하고 시험군은 開音穴(설하인대 양측 0.5cm)에 유침하지 않는 瀉法을 이용하여 치료한 결과 시험군이 유의한 호전이 있었다고 보고하였다.

언어장애에 빈용되는 처방은 다음과 같다.

① 변증에 따른 처방

地黃飮子, 導痰湯, 滌痰湯, 腎瀝湯, 牛黃淸心元, 淸心散, 加減凉膈散, 淸神解語湯, 加味解語湯, 凉膈散, 資壽解語湯, 左歸飮加減, 解語丹加減

② 사상체질에 따른 처방

- 태음인 : 牛黃淸心元, 祛風解語散, 調胃續命湯, 牛黃山藥元, 淸心山藥湯, 滾痰湯, 調胃續命湯, 調胃升淸湯, 麝香散, 熊膽散, 淸心蓮子湯, 石菖蒲遠志散, 熱多寒少湯 加 天門冬 麥門冬 遠志 石菖蒲 甘菊
- 소음인 : 壽脾解語湯, 木香順氣散, 獨蔘八物湯, 十全大補湯 加 南星 烏藥 唐木香 枳殼, 補中益氣湯 加 南星 貢砂仁 桂枝 山査肉
- 소양인 : 歸腎解語湯, 李氏凉膈散, 凉膈散火湯, 朱砂散, 荊防地黃湯, 獨活地黃湯 加 生地黃 16g 薄荷葉 12g

3) 치매(Dementia)

(1) 개요

우리나라도 고령화가 급속히 진행됨에 따라 1990년 이후 치매환자에 대한 사회적 관심이 증가하고 있다. 치매는 60~65세의 경우 1000명당 1명, 65세 이상에서는 100명당 4명, 85세 이상에서는 약 절반 정도의 유병률을 가진 노인성 질환으로 우리나라의 경우도 치매환자가 65세 이상 노인의 약 10%인 4만 3000명에 달하는 것으로 추산되고 있다.

이전에는 흔히 “망령났다” 또는 “노망들었다”는 말로 표현되는데 임상적으로는 뇌의 질환으로 인해 생기는 하나의 증후군이다. 대개 만성적이고 진행성이며, 기억력, 사고력, 지남력, 이해력, 계산능력, 학습능력, 언어 및 판단력 등을 포함하는 고도의 피질기능의 다발성 장애가 나타난다. 치매환자들의 원인을 분석한 결과를 보면 전체 환자의 50%가 알츠하이머형이며, 혈관성이 22%, 두 가지가 동시에 오는 혼합형의 경우가 14%이며, 나머지 경우가 14%인데, 이 나머지 14%가 원인적 치료가 가능한 우울성 가성치매와 수두증, 경막하혈종, 신경매독, 대사성 및 내분비질환으로 유발된 것이다. 이들 중 중풍과 관련되어 나타나는 치매는 혈관성 치매로 이는 뇌혈관 질환이 중복 재발되어 나타나는데, 고혈압, 당뇨병, 고지혈증, 심장병, 흡연, 비만을 가진 사람에게서 주로 나타난다. 대개는 중풍의 과거력이 있는 경우에 발생하는데, Yoshitake 등(1995)의 조사에 따르면 혈관성 치매 환자들 중 중풍의 과거력 없이 다발성 미소경색, 즉 “silent infarction”에 의한 혈관성 치매가 42%로 매우 높게 나타나 상기한 위험인자 관리의 중요성이 크게 부각되게 되었다.

혈관성치매는 알츠하이머형 치매와 그 발병, 임상양상 및 경과에서 구별되는데, 대개는 잠깐 동안의 의식장애, 잠깐 지나가는 마비, 혹은 시력상실 등을 동반하는 일과성 허혈성 발작의 병력이 있다. 혹은 일련의 급성 뇌혈관발작 후에 치매가 나타나기도 한다. 뇌졸중 후 바로 치매에 걸리는 사람도 있지만 일단 의식을 회복한 경우는 2~3년 후부터 차츰 치매가 오는데, 일반적으로 60~69세는 3년, 70~79세는 2년, 80~84세는 1년 정도 소요된다.

치매의 치료는 알츠하이머병이나 다발성 경색치매로 인한 기억력이나 인지기능에 미친 결과를 회복시킬 수 있는 치료방법은 아직 없다. 다만 치매증상 중에 초조, 불안, 적개심, 우울증, 수면장애 등에 대한 대증치료를 시행하여 감정상태와 일반적 행동이 개선되는 좋은 반응을 볼 수 있다. 치매에 대한 약은 지금까지 많은 약물들의 임상연구가 있었으나 효과가 입증된 것은 1993년부터 미국 FDA에서 인정한 콜린활성도를 높이는 Tacrine(Cognex®)이란 약물정도로 초기치매의 기억력 감퇴를 완화시키거나 진행을 늦추는 효과가 있다. 현재까지는 이 약제와 보조적으로 치매환자의 상태에 따라 항우울제, 항정신병약물 등을 투여하여 치매환자의 신체적, 정신적 기능을 유지시키기 위한 치료가 기본이 된다.

혈관성 치매의 치료원칙은 중풍 급성기에는 뇌조직의 괴사 방지 및 최소화에 역점을 두고, 회복기 이후에는 담배를 끊고 위험인자인 고혈압, 고지혈증, 부정맥 등을 치료 관리하여 뇌혈관 질환의 재발을 방지하는 것이 중요하다. 그 외에 혈관성 치매에 효과가 있다고 보고된 Hydergine이나, 뇌혈류를 증가시켜서 인지기능의 회복에 도움을 준다는 pentoxifylline의 투여는 아직은 제한된 지지만을 받고 있다.

일반적인 치매환자의 치료에는 다음 2가지 면이 고려되어야 한다.

첫째, 지적 장애를 최소화하기 위하여 치료가 가능한 증상들의 치료를 해야 한다.

둘째, 환자가족이나 환자를 돌보는 사람을 교육시켜 환자치료에 도움을 주어야 한다. 즉 치매환자와는 논쟁 등 자극적 언동을 가급적 피하고 수용적 태도를 가져야 하며, 가능한 한 집안분위기를 안정시키고, 하루 일과를 일정한 스케줄에 의해 반복되게 하여 안정감을 도와주고, 시계나 달력은 뚜렷한 숫자로 쉽게 볼 수 있도록 하여 기억이나 지남력 유지에 도움이 되도록 해야 한다.

(3) 한의학에서의 치료

치매의 선천성, 후천성, 유년발병, 노년발병을 판별한 후에 원인에 따른 변증시치를 한다. 노인성 치매중 특히 中風성 치매(혈관성 치매)는 후천성이고 노년발병이므로 원인에 따른 증후를 변증하여 치료하거나, 또는 체질적인 특성을 고려한 체질 치료를 한다.

① 변증치료

치료원칙은 첫째 稟賦不足이나 腎虛하여 나타나는 증후를 보아 補腎塡精하거나 혹은 健脾益氣의 치법을 써서 先天, 後天之氣를 補해 腦髓를 충만시킨다. 둘째 開鬱化痰시킨다. 즉 氣鬱한 것을 풀어주고 痰滯한 것을 해소시켜야 하는데, 혹 開鬱逐痰하거나 혹은 健脾化痰하거나 혹은 淸心滌痰하거나 혹은 瀉火祛痰하거나 혹은 痰瘀를 같이 치료한다.

• 품부부족증(稟賦不足證)

유년에 발병하고 대부분 신체발육이 기형이다. 언어, 표정, 각종반응 등이 둔하고 기억력, 지능 등이 모두 낮다. 심하면 정신이 멍청하여 밥먹고, 옷입고, 세수하는 것도 못하고 白痴가 된다. 舌體는 偏胖하고 舌質은 대부분 偏淡偏暗하며 舌苔는 薄白하거나 혹 白膩하고 脈은 細滑, 細緩하며 특히 尺脈이 細弱하다.

[치법] 滋補肝腎하고 塡髓健脾한다.

[치방] 七福飮加減, 淸心滾痰丸

• 비허담저증(脾虛痰阻證) 또는 비허습담증(脾虛痰濕證)

하루 종일 말을 안하고 밥도 안먹는다. 갑자기 웃거나 노래하며 슬퍼하다 울다 한다. 맛있는 음식을 주어도 먹지 않고 더러운 것을 주어도 상관치 않으며 옷을 주어도 입지 않고 넝마를 주면 오히려 좋아한다. 심하면 혼자 생활할 수 없다. 안면색은 창백하며 윤기가 없고 숨이 차며 기운이 떨어진다. 舌體는 胖하고 舌質은 淡하며 苔는 白膩하고 맥은 細滑하다.

[치법] 益氣健脾하고 化痰宣竅한다.

[치방] 洗心湯加減, 轉呆丹加減, 啓心救胃湯

• 간신휴손증(肝腎虧損證)

표정이 멍청하고 행동이 遲鈍하다. 심하면 하루종일 말도 않고 꼼짝하지 않으며 울거나 웃는다. 음식 기거 동작을 간병인이 살펴주어야 한다. 대부분 평소에 頭暈眼花, 腰膝酸痛, 氣短, 心悸 등의 증상이 있다. 舌質은 暗淡하고 舌苔는 薄白하며 맥은 細弱, 細滑하고 특히 양쪽 尺脈이 약하다.

[치법] 補腎益脾하고 健腦生髓한다.

[치방] 還少丹加減, 河車大造丸加減

• 혈어기체증(血瘀氣滯證)

대부분 출산시 외상을 당한 적이 있다. 정신이 멍청하고 각종 반응이 遲鈍하다. 잘 잊어버리고 무서움을 잘타며 말이 적고 헛된 생각을 한다. 舌質이 暗紫하며 瘀斑이 있고 舌苔는 厚薄하다. 맥은 細弦, 沈遲하나 혹 澁脈이 나타나기도 한다.

[치법] 活血行氣하고 宣竅健腸한다.

[치방] 通竅活血湯加減

② **체질치료 및 관리**

우선 체질을 감별한 후 치매병증의 경중을 살펴 체질적 불균형을 치료 관리한다.

- 태음인 : 調胃升淸湯, 太陰調胃湯, 淸心蓮子飮, 加味淸心湯, 經驗淸心湯
- 소음인 : 香附子八物湯, 蘇合香元, 八物君子湯, 十全大補湯
- 소양인 : 荊防地黃湯, 十二味地黃湯, 凉膈散火湯, 導赤降氣湯

4) 구안와사(안면신경마비 ; Facial palsy)

(1) 개요

구안와사는 口僻, 季春痺, 面癱이라고도 하며, 中風 반신불수에 흔히 수반되는 중추성마비와 한 쪽의 안면에만 오는 말초성마비가 있다. 李東垣은 中風분류에서 中臟證, 中腑證에 中血脈證을 덧붙여 구안와사를 해당시켰고 王淸任은 무릇 좌반신불수자의 와사는 대부분 우측에, 우반신불수자의 와사는 대부분 좌측에 있다고 하여 中風에 수반된 중추성 안면마비를 언급하였다. 한의학적인 관점에서 구안와사의 발병원인은 다음과 같다.

- 正氣가 부족하여 경락이 공허하고 衛氣가 不固하면 風中血脈하여 風寒의 外邪가 안면의 경락을 침범, 經氣循行의 장애를 일으켜 氣血이 宣通되지 못하고 經筋의 滋養이 실조되어 弛緩不收故로 발병된다(종래의 風說).

• 血氣之衰가 구안와사의 근본원인이다. 經筋(經絡)에 寒熱이 病邪로 작용하여 經筋의 緩急이 일어나는데 血氣가 虛하지 않은 즉 비록 寒이 있더라도 經筋을 急引케 하지 못하며, 비록 熱이 있더라도 經筋을 緩하게 할 수 없다(景岳).
• 그간의 임상적 통계를 보면 발병당시의 상황이 신경(정신적)의 과로, 육체적 과로, 風寒에 접촉 순으로 나타났다. 특히 정신적, 육체적 과로로 인한 전체적인 신체기능의 저하상태에서 발병된 경우가 90% 이상의 환자에서 공통적으로 나타난 것으로 보아 전신의 기능저하상태가 기본적인 발병의 조건으로 생각된다.

(2) 한의학적 치료

체질과 변증을 고려하여 침과 약으로 치료한다. 발병초기에는 전조증상 및 수반증상인 耳後痛, 偏頭痛, 後項部 牽引痛 등을 목표로 한다. 수반증상이 소실되면 바로 補氣 補血 補陰 및 祛濕痰 등의 약을 그 환자의 상태에 맞게 체질을 고려하여 투약한다.

그밖에 안면부의 혈액순환을 촉진하고 근육의 긴장도를 유지시키기 위하여 적외선을 조사하거나 hot pack을 대주고, 환측의 안면을 아래쪽에서 위쪽으로 하루 2~3회 손바닥으로 마사지해준다.

구안와사에 빈용되는 처방은 다음과 같다.

① 변증에 따른 처방

理氣祛風散, 牽正散, 不換金丹, 蠲痛導痰湯, 半夏白朮天麻湯, 犀角升麻湯, 加味升葛湯(院內方), 十全大補湯, 補中益氣湯, 六味地黃湯, 補正歪斜湯

② 사상체질에 따른 처방

• 태음인 : 太陰調胃湯, 加減淸心湯, 麝香散, 熊膽散, 十二味鹿茸大補湯, 調胃升淸湯, 牛黃淸心元, 石菖蒲遠志散, 熱多寒少湯 加 遠志 石菖蒲 威靈仙 海桐皮 各 4g
• 소음인 : 祛風散, 牽正散, 加減君子湯, 獨蔘八物湯
桂枝半夏生薑湯 加 南星 烏藥 唐木香 枳殼 白附子 白殭蠶 川椒 各 4g,
白附子 白殭蠶 全蝎(生用) 各等分 每 2~4g 酒調服用, 十全大補湯 加 南星 烏藥 唐木香 枳殼 白附子 白殭蠶 川椒 各 4g
• 소양인 : 獨活地黃湯, 荊防地黃湯, 導赤降氣湯, 凉膈散火湯, 十二味地黃湯, 朱砂散

5) 안면경련증(Hemifacial spasm, HFS)

(1) 개요

안면경련은 대개 일측성으로 오기 때문에 흔히 편측안면경련이라 한다. 이는 편측 안면에 점차로 진행하는 돌발적이고 불수의적인 운동기능항진이 나타나는데, 남성보다는 여성에게, 특히 중년의 여성에게 주로 발생하며 우측보다는 좌측에 많이 발생한다. 자연적으로 치유되는 경우는 드물고 시간이 경과함에 따라 점차 횟수와 강도가 증가하여 심한 경우 비동조성 양측운동, 안면근력 약화, 강직현상이 나타나기도 한다. 수면이나 마취 중에도 증상이 나타날 수 있으며, 정신적 스트레스, 피로, 안면운동, 알콜섭취 등은 유발요인으로 작용한다.

대부분 굵고 확장된 혈관이 안면신경의 신경근기시부를 압박함으로써 발생하는데, 원인이 되는 혈관으로는 전하소뇌동맥, 후하소뇌동맥, 추골동맥 등이 알려져 있다. 그 밖에 드문 경우로 종양, 뇌동맥류, 동정맥기형, 국소 골기형 등이 원인이 되기도 한다.

서양의학적인 치료방법은 약물치료와 외과적 치료로 나누어지는데, 약물치료는 신경안정제나 보툴리즘 독소가 사용되며 외과적 치료에는 신경차단술, 고주파 응고술, 미세혈관 감압술 등이 있다.

(2) 한의학적 치료

內經의 病機十九條에 "諸風掉眩 皆屬於肝"이라 하였는데, 掉는 肢體에서는 振跳搖動으로, 局所에서는 筋惕肉瞤으로 나타난다. 따라서, 肌肉에 肝血이 失榮한 상태에서 風邪가 침범하는 것이 안면경련의 주원인이 된다.

치료에 있어서는 風邪阻絡, 風痰阻絡, 肝血失榮, 肝風內動, 肝氣抑鬱 등으로 변증하여 치료하며, 침구치료는 體鍼 耳針 舍岩鍼 등이 다양하게 응용되고 있는데, 體鍼에서는 攢竹, 絲竹空, 承泣, 四白, 迎香, 地倉, 頭維, 下管, 太陽, 翳風, 風地, 足三里, 合谷, 太冲, 崑崙, 百會 등이, 이침에서는 神門, 腦幹, 皮質下, 面頰區, 肝, 脾, 枕, 口 등이, 사암침은 心正格이, 동씨침법은 側二里와 側下三里가 활용된다.

안면경련에 빈용되는 처방은 逍遙散加味方, 菊花茶調散, 天麻鉤藤飮, 千緡湯合六君子湯加天南星 등이다.

6) 痺病症

(1) 개요

痺(病)症은 風·寒·濕·熱邪의 침입으로 肢體, 關節, 肌肉 등에 疼痛 痠楚 麻木 重着 등의 증상과 활동장애를 나타내는 병증이다. 이는 신체가 허약하여 腠理가 空疎한데 風·寒·濕·熱의 邪氣가 虛한 틈을 타고 침습하여 經絡, 肌肉, 關節로 流注하여 氣血의 운행을 阻塞하므로 신체 각 부위에 나타나는 知覺異常 상태를 말한다. 痺症은 일반적으로 「저리다」는 말로 흔히 표현되나, 그밖에 지르르한, 얼얼한, 욱신욱신한, 따끔따끔한, 화끈화끈한 느낌 등의 異常知覺을 뜻하는 경우가 많다. 임상에서는 외부자극 없이 환자 자신이 호소하는 자발적인 지각의 이상을 paresthesia라 하고, 외부자극에 대하여 다른 감각을 느끼는 지각의 이상을 dysesthesia라 한다.

한의학에서는 痺症의 증상으로 "혹은 痛, 혹은 不痛, 혹은 不仁(不仁謂不柔和也 卽痛癢不知, 寒熱不知, 灸刺不知), 혹은 寒, 혹은 熱, 혹은 燥, 혹은 濕이라"하여 신체의 각 근육이나 관절부위에 통증이 나타나거나, 혹은 통증이 있어도 느끼지 못하거나, 차갑고 뜨거운 감도 모르거나, 혹은 뜸이나 침을 맞아도 느낌을 모르거나, 혹은 신체의 일부가 차갑게, 혹은 뜨겁게, 혹은 건조하게, 혹 냉하게 느껴지는 등의 모든 知覺異常을 뜻한다.

이렇게 우리 몸에 나타날 수 있는 異常知覺들은 모두 「痺症」 내지는 「痲木」 등의 범주에 속한다. 이들 知覺異常은 知覺의 둔마 내지는 마비, 또는 지각의 과민 혹은 경우에 따라서 경미한 운동마비까지도 포괄하고 있다.

이렇게 전신 또는 수족의 지각 이상과 동통을 나타내는 痺病症은 지금까지의 한의학 문헌에서는 주로 관절질환에 치우쳐 있다. 그러나 痺病症은 크게 신경계(중추 및 말초신경계) 병변 및 관절질환 그리고 말초순환장애에서 비롯된다.

중풍환자들이 호소하는 이상감각의 양상

중풍환자 186명을 대상으로 한 연구(임장신 외, 1999)에 따르면 대상자들 중 52.15%에서 지각둔마, 저림, 통증, 한열감, 지각과민, 중착감 등 다양한 이상감각을 호소하였는데, 여자 환자들의 경우 다양한 이상감각들 중 특히 한열감 같은 온열에 대한 이상감각을 두드러지게 호소하는 특징이 있었다. 비증의 발생은 감각신경로와 일치하지는 않았으나 PVWM과 뻐근함, Cortex와 충행감, Basal ganglia와 한열감 등은 병변부위와 이상감각의 양상에 유의성이 있는 것으로 나타났다. 한편, 가장 많이 호소하는 이상감각은 감각둔마였다.

(2) 痺症의 종류

① 중추성 痺症

中風 4대증의 하나인 風痺症이 해당되는데, 뇌의 병변에 의한 痺症과 척수의 병변에 의한 痺症이 있다. 특히 중풍은 반신불수라는 운동장애 증상 외에 감각장애가 수반되는 경우가 많은 데, 대체로 중풍 환자의 기능적 예후에 나쁜 영향을 미치는 것으로 보고되고 있다. 여기서의 감각장애란 고유 체위감각, 위치각, 촉각, 진동각, 통각, 온각 등을 모두 지칭하지만, 그 중에 촉각, 통각, 온각 등은 痺症에 속한다고 하겠다. 중풍환자의 이상감각에 대한 임상보고에서와 같이 비증은 뇌의 여러 다양한 부분의 병변에서 나타나지만 특히 시상부의 병변시에 그 정도가 심하다. 시상(thalamus)은 감각 신경계의 핵이 모여 있는 곳으로 대뇌의 여러 부위와 말초로부터 척수를 거쳐 올라오는 신경을 연결시키는 감각계이다. 이 부위의 병변으로 나타나는 증상 중의 하나가 시상통증(thalamic pain)인 데, 일부의 환자는 그에게 가해지는 체성 자극을 모두 통각으로 인지하게 된다. 이런 경우는 평소에 계속 피부에 촉각을 가하면서 환자에게 눈으로 보여 아프게 한 것이 아니라는 것을 가르쳐 주면서 반복해서 보여주고, 수동 관절운동을 시행할 때 역시 관절운동시 느끼는 통증이 원래 아프게 하는 자극이 아님을 인식시키는 교육이 필요하다.

② 말초성 痺症

일반적인 痺病症, 즉 三痹인 行痺 痛痺 着痺 및 熱痺 그리고 五痺인 筋痺 脈痺 肌痺 皮痺 骨痺 등이 해당되는데, 척추의 병변에 의한 痺症, 관절질환에 따른 痺症, 말초 신경의 병변에 따른 痺症, 말초혈행장애에 의한 痺症이 있다.

(3) 麻木

麻木은 衛氣가 不行하여 나타나는 증상으로 오래 앉아 있다가 일어났을 때(久坐而起) 두 다리에 느끼는 저린 느낌의 지각이상을 말한다. 麻木은 또한 不仁과도 통한다. 不仁은 전신, 혹은 사지를 마치 끈으로 묶어 놓았다가 풀어 놓았을 때 처음 느끼는 절절거리며 너무 저려서 痛癢감각을 알지 못하는 지각이상, 즉 마비(麻痺)를 말하는 것으로 麻木보다는 그 정도가 심한 것이다.

麻木의 원인은 氣虛와 濕痰死血이 主이고 그밖에 부인들의 七情六鬱 등이다. 麻木의 麻는 氣虛한 때문으로 비록 痛癢感을 느끼지 못하나 아직 氣의 흐름을 미미하게 느끼는 상태로 손에서는 대부분 風濕을, 다리에서는 寒濕을 겸하는 경우가 많고, 木은 濕痰死血로 인하여 痛癢感을 느끼지 못할 뿐만 아니라 氣가 흐르는 감도 느끼지 못하는 상태를 말한다.

麻木은 또한 痺病에 겸해서 나타나는 경우가 많다. 특히 여러 痺病중에 着痺는 주증상이 麻木不仁한 것으로, 着痺가 심해지면 手足이 麻木하고 拘攣하며 붓게 된다. 이상의 양상을 보면 麻木은 대부분 말초순환장애, 그리고 일부는 말초신경 병변에 의한 지각이상의 일종으로 생각된다.

(4) 치료

- 手十指麻는 胃中에 濕痰死血이 있는 것이다.
  濕痰이 위주이면 二陳湯에 蒼朮 白朮 桃仁 紅花를 加하고 附子를 少加하여 行經시키고, 死血이 위주이면 四物湯에 蒼朮 白朮 陳皮 白茯苓 羌活 蘇木 紅花를 加하여 쓴다. 만약 濕痰死血로 麻木한 경우에는 二陳湯과 四物湯을 合한 双合湯에 가미하여 쓴다.
- 手足麻가 濕으로 인한 경우에는 香蘇散에 蒼朮 麻黃 桂枝 羌活 白芷 木瓜를 加하여 쓴다.
- 手足麻木에는 四物湯과 二陳湯을 合方하고 桃仁 紅花 白芥子 竹瀝薑汁을 加하여 쓴다.
- 전신이 麻木한 것은 氣虛이다. 補中益氣湯에 唐木香 烏藥 香附子 靑皮 防風 川芎 桂枝를 加하여 쓰거나 神效黃芪湯을 쓴다.

- 婦人들의 七情六鬱로 氣滯經結하여 手足이 痲痺된 경우에는 開結舒經湯을 쓴다.
- 合目卽痲作하고 開目卽不痲하며 四肢痿厥 目昏 頭眩한 경우에는 冲和補氣湯을 쓴다.

痺症이나 痲木에 빈용되는 처방은 다음과 같다.

① 변증에 따른 처방

百中丸, 疏經活血湯, 調和湯, 身痛逐瘀湯, 蠲痺湯, 茯苓湯, 附子湯, 防風湯, 三痺湯, 五痺湯, 行濕流氣散, 疎風活血湯, 神效黃芪湯, 開結舒經湯, 双合湯, 冲和補氣湯, 川芎茯苓湯, 淸肝熄風湯 加減

② 사상체질에 따른 처방

- 태음인 : 調胃續命湯, 麝香散, 熊膽散, 太陰調胃湯 加 續斷 40g, 大黃 4g, 調胃升淸湯 加威靈仙 海桐皮, 淸心蓮子湯 加 薏苡仁 20g, 熱多寒少湯 加 續斷 40g, 大黃 4g
- 소음인 : 芎歸香蘇散, 芪朮湯, 獨蔘八物湯, 芎歸葱蘇理中湯, 升陽益氣附子湯, 十全大補湯 加 草烏 4g, 香附子八物湯 加 人蔘 黃芪 桂枝 各 8g, 南星 半夏 川芎 各 4g
- 소양인 : 荊防敗毒散, 凉膈散火湯, 六味地黃湯, 升陽益氣附子湯, 十二味地黃湯, 乳香沒藥輕粉丸, 獨活地黃湯 加 生地黃 16g, 薄荷葉 12g, 防己 8g

7) 연하장애(Dysphagia)

(1) 개요

연하장애는 음식을 삼킬 때 구강, 인두, 식도 등에 걸리거나, 막힌 듯한 느낌을 말하는데, 임상적으로 口咽頭性 嚥下障碍와 食道性 嚥下障碍로 나눈다. 口咽頭性 嚥下障碍는 뇌혈관질환, 염증성질환으로, 食道性 嚥下障碍는 기질적 병변에 의한 식도질환과 불수의근 경련을 일으키는 자율신경이상 등이 원인질환이다. 中風시의 연하장애는 연수의 병변으로 설인신경(IX), 미주신경(X), 설하신경(XII) 등의 뇌신경이 양측성으로 장애를 받아 嚥下 發語 咀嚼이 불가능하게 되는 구마비에서 비롯된다.

(2) 구마비 球痲痺, Bulbar palsy

구마비는 연수(medulla oblongata)의 병변으로 주로 설인신경(IX), 미주신경(X), 부신경(XI), 설하신경(XII)의 운동핵에 퇴행성 변화를 일으키는 질환인 근위축성 측색경화증, 경부의 척수공동증이 위로 확장되어 나타나는 연수공동증의 경과 중이나 뇌간부위의 출혈 또는 경색에서 볼 수 있다. 이러한 경우는 대개 구음장애가 첫 증상으로 나타나며, 연하곤란이 나타나고, 혀의 위축, 속상수축이 동반되고 저작(咀嚼)이 곤란하며 안구진탕, 안검하수, 안면마비가 나타날 수 있다. 회백수염에서도 구마비가 생길 수 있으며 이 경우는 증상이 급성으로 나타나고 양측 미주신경핵이 모두 침범되면 사망한다.

① **급성 구마비** Acute bulbar palsy

급격하게 일반 뇌증상(현훈, 두통, 구토)이 일어나고 언어장애, 사지마비 등증과 함께 연하곤란이 따른다. 원인은 연수출혈, 연수연화증, 뇌저동맥색전 또는 혈전, 급성연수염, 연수종양, 염증성 구마비 등이고 예후는 극히 불량하다.

② **진행성 구마비** Progressive bulbar palsy

발병이 느리고 완만하게 진행되는데 설운동마비에서 시작하여 입술마비, 연하곤란, 연구개마비, 인두마비 순으로 운동마비가 일어나나 지각마비는 일어나지 않는다.

진행성 구마비의 死因 또는 합병증을 보면

- 연하불능으로 인한 기아
- 연하성 기관지염, 연하성 폐염, 폐괴저
- 갑작스런 호흡마비, 심장마비로 인한 질식사가 있다

③ **가성 구마비** Pseudobulbar palsy

양쪽 피질핵신경로의 손상에 의하며, 대부분 대뇌의 동맥경화증에 기인한다. 증상은 설인신경부터 설하신경이 지배하는 운동영역에 양측성 강직마비가 나타나서, 구음장애와 연하곤란이 생기고, 양측에서 하행하는 피질신경들의 억제기능이 없어지면서 생기는 병적 웃음과 울음을 보인다. 진행성 구마비와 유사하지만 근의 마비와 위축은 일으키지 않는다.

(3) 한의학에서의 연하장애

嚥下障碍는 한의학에서 噎膈의 範疇에 속한다. 즉 呑咽之時 梗噎不順하는 噎證과 胸膈阻塞飮食不下하는 膈證에 해당되는데, 中風발병시에 간혹 수반되는 증상의 하나이다.

원인은 七情內傷 飮食所傷 寒溫失宜 血虛 氣虛 有痰 有熱 痰與氣搏 등이며, 치료는 調順陰陽 化痰下氣 補血 補氣 化痰解熱 治胃溫養 治腎滋潤 등이나 中風으로 인한 경우에는 中風치료를 우선하고, 이들 치법을 참고로 한다.

중풍환자의 연하장애에 빈용되는 처방은 다음과 같다.

① **변증에 따른 처방**

통치방으로는 丁香透膈散 五膈寬中湯 順氣和中湯을, 七情噎에는 四七湯 分心氣飮 十味溫膽湯을, 痰噎에는 二陳湯을, 食積噎에는 枳朮丸 加 陳皮 半夏를, 寒噎에는 人參養胃湯 朮附湯 등을 쓴다.

② **사상체질에 따른 처방**

- 대음인 : 淸心蓮子湯, 加味淸心湯, 經驗淸心湯

- 소음인 : 祛風散, 薑朮寬中湯, 十全大補湯
- 소양인 : 凉膈散火湯, 荊防地黃湯, 六味地黃湯

8) 변비

(1) 개요

변비란 비정상적으로 장내에 대변이 오래 잔류하는 상태를 의미하는 것으로 일반적으로 1주에 3회 미만의 배변으로 정의하며 굳은 변, 배변장애, 배변이 불충분한 느낌 등도 포함될 수 있다. 임상적으로는 기질적인 변비와 기능적인 변비로 대별할 수 있는데, 기질적 변비는 선천성 거대결장증이나, 장내 일부분의 협착 또는 폐쇄, 혹은 전신질환이나 장질환 등에 속발되며, 기능적 변비는 정신적 긴장, 생활환경, 음식물, 내분비 등의 부조화 등에 의한 여러 가지 원인이 복합적으로 작용하여 발생되는 것으로 추정되고 있다.

중풍 후에는 평소에 정상적인 배변습관을 가지고 있던 사람이라도 장기간의 침상생활과 장운동의 감소로 인해 변비가 흔히 나타나게 된다. 일반적으로 65세 이상의 노인의 경우 약 40%가 변비를 가지고 있다는 보고를 감안하면(Yvonne Romero 외, 1996), 고령자가 대부분인 중풍환자의 변비의 유병률은 훨씬 더 높을 것으로 생각되어진다.

특히, 급성기 중풍환자는 중풍 발병으로 장운동이 마비되거나, 배변기전에 장애를 일으켜 대변불통이 나타나는 경우이기 때문에 발병 초기치료에서 대변불통에 대한 처치는 아주 중요한 요소로 향후 病程에 영향을 크게 미치는 경우가 많다

이는 중풍치료의 대원칙인 "調氣"라는 측면에서 볼 때, 변비는 調氣의 가장 큰 장애요인이기 때문에 중풍치료 전 기간에 걸쳐 고려해야할 문제이다.

(2) 한의학적 치료

일반적으로 便秘는 胃腸受病 燥熱內結 氣滯不行하거나 氣虛로 大腸傳導無力하거나 血虛로 津液耗傷하여 腸道乾澁하거나 또는 陰寒內結 등이 胃腸正常機能에 影響을 주어 發生한다고 보며 腸胃積熱 氣機鬱滯 氣血陰液虧虛 陰寒凝滯 等의 4가지 病因病機로 說明한다. 辨證은 크게 虛實로 구분할 수 있는데 熱秘 氣秘 等의 實秘와 氣虛便秘 血虛便秘 陰虛便秘 冷秘 等의 虛秘가 있다. 특히, 중풍 발병 후 3일 이내에는 관장을 1~2회 시행한 후에 변증에 따른 처방을 쓰는 것이 좋다.

중풍환자의 변비에 빈용되는 처방은 다음과 같다.

① 변증에 따른 처방

大承氣湯, 當歸承氣湯, 大柴胡湯, 防風通聖散, 三化湯, 滋潤湯, 濟川煎, 加味黃芩湯, 倍雙和湯, 加味四物湯, 大黃末캡슐, 疏風順氣元, 加味承氣丸, 潤腸丸, 麻仁丸, 二仁丸

② 사상체질에 따른 처방

- 태음인 : 淸肺瀉肝湯, 二門五味湯, 蘿葍子承氣湯, 二聖救苦丸, 經驗淸心湯, 加減淸心湯, 補肺元湯 加 大黃 杏仁 各 4g
- 소음인 : 獨蔘八物湯, 巴豆丸, 官桂附子理中湯, 十全大補湯 加 當歸 20g, 加減寬中湯
- 소양인 : 地黃白虎湯, 降火地黃湯, 加減地黃湯, 陽毒白虎湯

9) 설사

(1) 개요

泄瀉는 임상에서 흔히 경험하는 소화기계 증상의 하나로서 대변의 액성(liquidity) 및 배변 횟수가 증가된 상태를 의미하며 便意逼迫 失禁 및 항문주위의 불쾌감 등이 동반되는 경우가 많다. 더 정확히 정의하면 횟수는 하루에 3번 이상, 양은 하루에 약 250g 이상 그리고 형태가 없는 묽은 변이나 물같이 액성이 강한 변을 보는 것을 말하며 임상적으로는 횟수와 한번의 양을 곱한 하루의 총 설사량을 설사의 정도를 나타내는 척도로 이용한다. 원인으로는 소화불량, 자극성 약물, 신경성, 기생충 등의 여러 가지 자극으로 장운동의 이상항진, 장분비의 증가, 흡수력의 저하 및 수분・전해질의 이상 등이 있다.

중풍 환자의 경우 흡인성 폐렴이나, 요로 감염 등의 합병증으로 항생제의 장기투여가 신독성이나 간독성, 거대적아구증, 백혈구감소, 혈소판감소 등의 부작용과 함께 설사를 자주 유발하게 된다. 항생제 사용과 연관된 설사는 크게 대장의 염증을 동반하는 설사와 대장의 염증 없이 발생하는 설사로 나눌 수 있다. 염증을 동반한 설사는 주로 Clostrium difficle과 연관된 위막성 대장염이 흔히 알려져 있고, 염증성 병변없이 발생하는 설사는 장내 혐기성 세균들의 변화로 인해 전해질과 수분의 흡수저하로 대변의 양이 많아지는데 기인한다. 염증성 설사의 가장 대표적인 질환인 위막성 대장염의 원인균인 Clostrium difficle은 정상적인 장내세균으로 발견되나 평소에는 다른 장내세균에 의해 증식이 억제되고 소량씩 생산되는 독소는 장내 효소나 다른 장내 세균에 의해 괴사되어 중화되나, 항생제의 복용으로 정상 장내 세균의 평형이 깨지게 되면 급격하게 증식되어 많은 독소를 방출하여 위막성 대장염을 일으키게 된다.

(2) 한의학적 치료

한의학에 있어서 泄瀉의 진단 및 치료는 寒熱의 판단, 分利水道, 脈診에 의한 輕重 파악이 중요한데, 腸의 寒熱에 있어서는 腸鳴飱泄 瀉白, 小便이 淸白하되 澁하지 않고, 手足이 寒하면 寒證, 出黃如糜하고 대변색이 靑黃紅赤黑, 소변색이 赤색이고 澁하고 手足이 모두 溫하면 熱證이다. 치료에 있어서는 補虛와 分利水道를 적절히 운용하는데, 大甘溫 혹은 大苦한 약은 濕이 生하거나 傷脾할 수 있으므로 피해야한다. 分利水道에는 五苓散이 가장 많이 사용되며, 補虛에는 理中湯이나 治中湯이 주로 사용된다.

중풍환자의 설사에 빈용되는 처방은 다음과 같다.

① 변증에 따른 처방

補腸健脾湯, 升陽除濕湯, 蔘苓白朮散, 四神丸, 固腸丸, 胃苓湯, 五苓散

② 사상체질에 따른 처방

- 태음인 : 太陰調胃湯, 淸心蓮子湯, 乾栗樗根皮湯
- 소음인 : 香砂養胃湯, 藿香正氣散, 白何烏附子理中湯
- 소양인 : 牧丹皮地黃湯, 贊化丹, 豬苓車前子湯

10) 배뇨장애

(1) 개요

중풍환자의 배뇨장애는 주요 합병증의 하나로 발병 후 처음 1주에 60%, 4주에 42%, 그리고 12주에 29%의 환자에서 나타난다. 이는 환자 자신에게 고통일 뿐만 아니라 기능회복을 저해하고 재활에 큰 장애가 되어 입원기간을 연장시키는 원인이 된다. 원인으로 대뇌 피질의 배뇨근 수축에 대한 억제성 조절 장애, 이동능력의 저하, 인지능력의 저하, 실어증, 의인성 요인 등이 있다. 치료는 방광 마사지, 약물요법, 간헐적 도뇨법, 전기자극 치료, 방광훈련 및 수술요법 등이 사용된다.

(2) 한의학적 치료

한의학에서는 배뇨장애의 상태에 따라 小便閉 癃 遺尿 小便不利 小便不通 小便難 小便失禁 轉脬 등으로 표현하는데, 크게 膀胱不利로 인한 癃閉와 膀胱不約으로 인한 遺尿, 臍下가 急痛하며 小便不通하는 轉脬로 분류해 볼 수 있다.

중풍 합병증으로 발생한 뇨실금에 대하여 침구요법과 약물요법을 사용하여 효과를 보고 있다. 이 등(이경희 외, 1996)과 윤 등(윤상필 외, 2003)은 氣海, 關元, 中極에 구요법을 시행하여 유의한 효과가 있음을, 주 등(주진원 외, 1997)은 關元-曲骨에 전침요법을 시행한 결과 같은 혈자리에 구요법을 시행한 군보다 유의한 효과가 있었음을 보고한 바 있다. 한편, 약물요법에 있어서는 麻黃(김정열 외, 2003), 五苓散(최요섭 외, 2001), 禹功散(정정욱 외, 2000) 등을 투여하여 유의한 호전이 있었다는 보고가 있었다.

중풍으로 인한 배뇨장애에 빈용되는 처방은 다음과 같다.

① 변증에 따른 처방

■ 소변불통

八正散, 十味導赤散, 金木八正散, 禹功散, 生脈散

■ 遺尿 혹 頻數

益智黑小豆湯, 補中益氣湯 加 家韭子 8g 山藥 五味子 各 6g, 益智仁 2g, 六味地黃湯 去澤瀉 加 益智仁 烏藥 破故紙 菟絲子 各 4g, 龍骨 牡蠣粉 12~20g, 鷄內金 2g 調服

② 사상체질에 따른 처방

■ 소변불통

- 태음인 : 淸肺瀉肝湯, 二門五味湯, 蘿蔔子承氣湯, 二聖救苦丸, 經驗淸心湯, 加減淸心湯, 補肺元湯 加 大黃 杏仁 各 4g
- 소음인 : 獨蔘八物湯, 巴豆丸, 官桂附子理中湯, 十全大補湯 加 當歸 20g, 加減寬中湯
- 소양인 : 地黃白虎湯, 降火地黃湯, 加減地黃湯

■ 소변불리

- 태음인 : 太陰調胃湯(虛), 熱多寒少湯(熱), 加減淸心湯, 經驗淸心湯
- 소음인 : 赤白何烏寬中湯, 補中益氣湯
- 소양인 : 豬苓車前子湯, 木通無憂湯(虛), 地黃白虎湯(實熱)

■ 遺尿

- 태음인 : 太陰調胃湯
- 소음인 : 補中益氣湯, 理中湯
- 소양인 : 六味地黃湯, 凉膈散火湯

11) 폐렴

(1) 개요

중풍환자의 4~12%에서 발생하는 폐렴은 중풍 환자의 예후에 가장 큰 영향을 미치는 주요 합병증의 하나이다.

중풍 발병 후 폐렴이 발생하는 기전은 크게 두 가지인데 첫째, 중풍으로 인한 연하장애로 구강내의 음식물 및 분비물이 기도로 들어가서 생기는 흡인성 폐렴과 둘째, 기관지 삽관술이나 기관지 절개술, 중환자실 입원 등으로 인한 병원내 감염이 그것이다.

대부분 노인층에서 발생되는 중풍 후의 폐렴은 혼합감염이 많고 치료에 있어 항생제의 항균력 자체가 젊은 사람보다 떨어지며, 항생제 사용 도중 균교대 현상으로 병원균이 바뀌는 경우가 비교적 많은데다 간장, 신장의 기능저하로 인하여 항생제가 체내에 오랫동안 남아 부작용이 생기기 쉬운 특징이 있다. 따라서 중풍 후에 병발되는 폐렴은 대체로 중증화되고 치명적이며, 사망에 이르지는 않는다 해도 예후에 악영향을 미치게 된다.

(2) 한의학적 치료

폐렴은 한의학에서 肺熱, 肺痿, 肺癰, 風溫, 春溫, 冬溫, 咳嗽 등에 해당되며, 이는 肺氣가 閉阻하여 오래되면 발열이 되고, 이 열은 진액을 말려 痰을 발생시키며, 담이 모이게 되면 다시 열을 재발생시키면서 폐의 실질을 침범하여 기침과 객담을 만들어 내며, 정도가 심해지면 호흡곤란을 초래하게 되는 것이다. 치료원칙은 초기에 淸熱解毒, 通利肺氣하고, 그 후에는 병정에 따라 淸凉解表, 辛溫解表, 淸營淸熱, 滋陰凉血의 치법을 사용한다. 상용처방으로는 초기에 柴梗半夏湯을 사용하며, 객담이 많을 때는 蘇子導痰降氣湯을, 말기에 체력의 손실이 있다면 金水六君煎 등을 투여한다.

중풍환자의 폐렴에 빈용되는 처방은 다음과 같다.

① 변증에 따른 처방

完肺湯, 柴梗半夏湯, 加味柴梗半夏湯, 蘇子導痰降氣湯, 金水六君煎

② 사상체질에 따른 처방

- 태음인 : 葛根解肌湯, 淸肺瀉肝湯
- 소음인 : 生薑桂枝半夏湯, 八味君子湯
- 소양인 : 荊防敗毒散, 凉膈散火湯, 前胡地黃湯

12) 頭痛

(1) 개요

두통은 가장 흔히 나타나는 신체 증상 중의 하나로, 전체 인구 중 두통환자의 비율이 40~65%까지 되는 것으로 보고 되고 있다. 최근의 연구결과에 따르면 남자는 63%, 여자는 73%에서 최근 1년간 두통을 경험하였으며, 이 중 비교적 자주 두통이 나타나는 경우도 남자의 경우 13%, 여자에서는 25%였다고 한다(노재규 외, 1997). 이와 같이 두통환자가 많음에도 불구하고 두통의 치료는 간단하지가 않으며 특히 만성두통인 경우 치료가 어려운 것으로 알려져 있다.

중풍에 동반되는 두통은 뇌출혈의 경우에 주로 나타나는데(50%), 뇌조직의 파괴와 뇌압의 증가에 따른 증상으로 뇌출혈의 양과 밀접한 관계를 지닌다. 또한 뇌경색(26%), 열공성 경색(15%) 등에서도 두통이 나타나는데, 특히 후두부 뇌경색의 경우에 두통이 흔히 나타난다. 즉, 뇌경색에 의한 두통은 주로 척추기저동맥(vertebrobasilar artery)영역에 경색이 발생했을 때 심하며, 여자 환자의 경우에 더 흔하게 나타나는 특징이 있다.

중풍 급성기 환자의 경우에는 공간점유병소, 뇌압상승, 뇌부종, 혈관경련 등이 두통의 원인이지만, 회복기 후유증기 환자의 두통은 신경병증성 통증의 일부로 많은 경우에 일차성 두통이 발생하게 된다. 이와 같이 회복기와 후유증기에 나타나는 두통은 환자로 하여금 재활의 집중도를 저하시키고, 중풍재발에 대한 걱정을 유발하는 등의 문제가 있다.

(2) 한의학적 치료

두통은 크게 外感頭痛과 內傷頭痛으로 나눈다. 外感頭痛은 風・寒・熱・濕 등의 邪氣에 감수되어 발병하는데, 발병이 급하고, 병세가 격렬하며, 惡寒, 發熱 등의 증상을 수반하는데 대부분 實證에 속하므로 祛邪를 위주로 치료하게 된다. 風寒頭痛, 風熱頭痛, 濕熱頭痛 등이 外感頭痛에 해당된다. 內傷頭痛은 氣虛, 血虛, 腎虛, 瘀血, 肝陽上亢 등으로 발병하는데, 발병이 완만하고, 두통이 時作時止하면서 오랫동안 반복하여 좋아졌다가 악화되곤 하여 대부분 虛證에 속하므로 補虛를 위주로 치료하게 된다. 腎虛頭痛, 痰飮頭痛, 瘀血頭痛, 氣虛頭痛, 血虛頭痛 등이 內傷頭痛에 해당된다.

중풍환자의 두통에 빈용되는 처방은 다음과 같다.

① 변증에 따른 처방

- 通治方 : 淸上蠲痛湯, 蠲痛導痰湯, 川芎茶調散
- 頑固한 便秘를 겸했을 때 : 大承氣湯, 大柴胡湯 등의 瀉下劑를 일차적으로 응용
- 消化障碍를 겸했을 때 : 平陳健脾湯, 香砂養胃湯 등 健脾消導之劑를 일차적으로 응용
- 火(熱)證이 심할 때 : 淸上瀉火湯, 十味導赤散, 黃連解毒湯
- 偏頭痛 : 散偏湯
- 後頭痛 項强 : 加味補血湯

② 사상체질에 따른 처방

- 태음인 : 加減淸肝湯, 葛根解肌湯(熱), 太陰調胃湯(寒), 熱多寒少湯, 加減淸心湯, 經驗淸心湯
- 소음인 : 加減君子湯, 補中益氣湯, 八物君子湯, 香附子八物湯, 加味香附子八物湯, 祛風散 加 川芎
- 소양인 : 荊防地黃湯, 導赤降氣湯, 凉膈散火湯, 地黃白虎湯, 荊防敗毒散, 黃連地黃湯

13) 項强

(1) 개요

項强은 項背强, 頸項强, 頸項强痛, 落枕, 斜頸 등을 포함하는데, 頸項 부위의 통증과 운동장애를 총칭한다. 증상은 매우 다양하여, 목의 운동장애가 있으면서 약간의 통증이 있기도 하고, 아침 기상시 경항부가 강직하여 좌우로 돌리거나 뒤를 돌아볼 수 없기도 하며, 혹은 환부가 酸楚疼痛하면서 통증이 환측 머리, 어깨나 상지로 방산되기도 한다. 원인질환은 다양한데 경추추간판탈출증, 경추의 골관절염, 경부 척추증, 류마티스성 사경, 경부염좌 및 경부근육의 경결 등에서

주로 나타나게 된다.

(2) 한의학적 치료

項强은 內經의 病機十九條에 "諸病項强 皆屬於濕"이라 하여 濕이 項强의 주 원인이고, 그 밖에 風寒, 痰火 등이 해당 經脈과 經筋을 침범하여 발생한다. 장부는 肝, 腎, 膀胱이, 經脈으로는 手・足太陽經, 督脈, 手・足少陽經과 밀접한 연관이 있다. 치료는 濕, 風寒, 痰火 등 원인에 따른 변증치료와 더불어 침치료를 주로 하는데, 膀胱經 膽經 小腸經 督脈 三焦經 胃經의 경혈들을 활용한다. 허 등(허부 외, 1997)의 문헌조사에 따르면 項强에는 風府 後谿 風池 天柱 大杼 大椎 完骨穴 등의 순으로 많이 사용되었음을 알 수 있다.

항강에 빈용되는 처방은 다음과 같다.

① 변증에 따른 처방

葛根解肌湯, 加味舒經湯, 烏藥順氣散, 加味逍遙散, 回首散, 羌活勝濕湯, 加味補血湯

② 사상체질에 따른 처방

- 태음인 : 淸肺瀉肝湯, 太陰調胃湯
- 소음인 : 補中益氣湯, 川芎桂枝湯
- 소양인 : 荊防地黃湯, 凉膈散火湯, 荊防瀉白散

14) 眩暈

(1) 개요

현훈(Vertigo)은 보통 전정계의 장애에 의한 빙빙도는 느낌으로 자신이나 주위의 움직임에 대한 환각이다. 원인에 따라 말초성, 중추성, 전신성으로 나눈다. 말초성은 전정신경염, 미로염, 바이러스성 신경미로염 등과 같은 전정기관의 기능부전에 기인된 것이고, 중추성은 뇌간이나 소뇌의 장애로, 전신성은 고혈압, 저혈압, 빈혈 등으로 인한 것이다. 말초성 현훈은 갑자기 심하게 나타나고 구토와 안진이 동반되는데, 현훈은 보통 6주 이내에 사라지지만 안진은 몇 개월 지속될 수도 있다. 현훈이 6주 이상 지속되는 경우에는 반드시 acoustic neurinoma 및 뇌간 혹은 소뇌경색 등 중추성 원인을 찾아보아야한다.

현훈은 회전성의 有無에 따라 회전성 현훈과 비회전성 현훈으로 나눈다. 회전성 현훈(vertigo)은 주위 공간이 자기에 대하여 회전하는 감, 혹은 자기 신체가 공간에 대하여 회전하는 것 같은 이상감각이 나타난다. 이 회전감은 회전 방향과 반대 방향으로 안구가 회전하며 발생하는 안진이 원인인데, 말초성(양성체위성현훈, 미로신경염, 전정신경염, 메니에르씨병)과 중추성(척추혈관부전증, 8번 뇌신경 종양, 다발성경화증, 소뇌경색, 연수경색, 편두통) 모두에서 나타난다.

비회전성 현훈은 다시 동요성 현훈과 실신형 현훈으로 나누는데 동요성 현훈(dizziness)은 전정기능장애나 뇌허혈의 정도가 회전성 현기나 실신형 현기보다 가벼워서 眼前 암흑증상이 발생되지 않고 환자 신체가 부동 혹은 동요하는 감이 발생하는 현훈이다. 대부분 고혈압, 빈혈, 저혈압과 같은 전신성 질환, 중추신경질환, 안과 및 부인과 질환에서 호발하며, 신경증, 심신증 등 심인성 질환에서도 나타난다.

일반적으로 급성 현훈의 치료는 안정과 항히스타민제제(meclizine, dimenhydrinate, promethazine), 중추에 작용하는 항콜린제제(scopolamine), 또는 GABA 계열의 진정제(diazepam) 같은 전정억제제를 사용한다. 현훈이 수일이 지나도록 계속되는 경우에는 환자가 다소 불편하더라도 중추보상기전을 유도하기 위하여 보행을 권유하며, 만성 현훈의 경우는 보상을 촉진하기 위한 체계적인 운동계획이 필요하다.

(2) 한의학적 치료

內經의 病機十九條에 "諸風掉眩 皆屬於肝"이라 하여 肢體가 動搖不定하거나 頭暈目眩하는 것은 대부분 肝에 속하다하여 어지러움증이 肝과 밀접한 관련이 있음을 언급하였다. 여기서 眩은 眼目이 昏迷한 것이고 暈은 頭腦의 暈轉을 말하는데, 이는 어지러움뿐만 아니라 눈앞이 흐려지거나, 머리가 무겁고 둔한 느낌이 들고 심하면 정신을 잃을 수도 있는 상태를 말한다. 즉 단순히 어지러운 정도에서부터 정신을 잃을 수도 있는 실신(Syncope)까지를 포함하고 있다. 현훈은 대부분 上盛下虛가 원인이 되어 발생하는데, 上盛은 痰濁이나 肝火를, 下虛는 肝腎陰虛나 心脾血虛를 의미한다. 東醫寶鑑에서는 眩暈을 원인에 따라 風暈 熱暈 痰暈 氣暈 虛暈 濕暈의 6종으로 분류하여 치료하였는데, 임상적으로는 크게 실증과 허증으로 분류하여 치료한다. 實證의 경우는 天麻鉤藤飮, 淸暈化痰湯 등을, 虛證의 경우는 滋陰健脾湯, 歸脾湯, 六味地黃湯 등을 쓴다.

중풍환자의 현훈에 빈용되는 처방은 다음과 같다.

① 변증에 따른 처방

養血祛風湯, 半夏白朮天麻湯, 天麻鉤藤飮, 淸暈化痰湯, 益氣補血湯, 六味地黃湯, 澤瀉湯, 滋陰健脾湯 加 枸杞子 12g 唐山査 神麴 荊芥 防風 竹茹 紫草 白何首烏 天麻 各 4g

② 사상체질에 따른 처방

- 태음인 : 太陰調胃湯, 山藥補肺元湯, 加味淸心湯
- 소음인 : 八物君子湯, 補中益氣湯, 升陽益氣湯, 當歸溫中湯
- 소양인 : 六味地黃湯, 獨活地黃湯

15) 惡心 嘔吐

(1) 개요

오심(nausea)은 토할 것 같은 주관적인 느낌이다. 구토(vomiting)는 상부위장관의 내용물이 위장, 흉복부 근육의 수축을 통해 구강으로 배출되는 것이다. 영국에서 이루어진 통계에 따르면 오심, 구토의 이환율은 일반 인구에서 2~8%이며 이들 중 병원을 찾는 경우는 25%인 것으로 나타났다.

오심과 구토는 기본적으로 신체에 침입한 독소에 대한 방어적인 반사기능인데, 대부분의 경우는 예후가 양호하지만 간혹 심각한 원인질환의 증상일 수 있으므로 증상의 경감과 동시에 원인질환을 찾아보는 것이 중요하다. 원인질환은 대사성 원인, 정신질환(심인성 구토), 거식증, 소화성 궤양과 위염, 위울체, 위 식도 역류, 급성 위장염, 콜레라, 복막자극과 급성 장폐쇄, 심근경색, 신경학적인 응급질환, 약제성 원인(강심제, 항암제 등) 등으로 다양하다.

치료는 원칙적으로 원인질환의 치료인데, 증상경감을 위한 대증치료는 내이질환이나 멀미의 경우에는 항히스타민제와 항콜린제가 유효하며, 약물 또는 대사 유발성 구토에는 중추신경에 작용하는 항도파민제가, 항암제로 인한 경우에는 선택적인 세로토닌 수용체 길항체가 유효하게 작용한다. 난치성 기능성 소화기질환으로 인한 경우에는 저용량의 삼환계 우울제가 사용된다.

(2) 한의학적 치료

胃氣는 下降하는 것이 정상인데, 外感 內傷 등 여러 가지 원인으로 胃氣가 不和하여 逆上하게 되면 嘔吐가 나타나게 된다. 嘔吐에서 嘔와 吐를 구분하기도 하는데, "嘔者 陽明也 多血多氣 有聲有物 氣血俱病也, 吐者 太陽也 多血少氣 無聲有物 血病也"라고 하였다.

구토의 원인은 六淫 脾胃虛弱 痰飮 七情所傷 飮食內傷 肝火 心火 心虛 蟲 膿血 瘀血 등으로 매우 다양하며, 臟腑로서는 脾胃肝心腎이 주로 관련된다.

치료는 우선 虛實을 구분해야 한다. 實證은 그 원인이 外邪와 飮食所傷이 많은데 邪氣犯胃하여 濁氣上逆한 所致이므로 祛邪化濁 和胃降逆을 위주로 치료한다. 虛證은 脾胃의 運化機能 失常으로 인하여 胃氣虛寒 胃陰不足이 되고 胃氣가 하강하지 못하게 되어 발생하므로 溫中健胃滋養胃陰을 위주로 치료한다.

오심과 구토에 빈용되는 처방은 다음과 같다.

① 변증에 따른 처방

- 比和飮, 平胃散, 不換金正氣散, 平陳健脾湯, 正傳加味二陳湯
- 嘔吐가 계속될 때 : 五苓散, 澤瀉湯

② 사상체질에 따른 처방

- 태음인 : 淸心蓮子湯, 熱多寒少湯, 淸肺瀉肝湯

- 소음인 : 白何首烏官桂理中湯, 桂枝半夏生薑湯
- 소양인 : 六味地黃湯, 凉膈散火湯

16) 胃腸管 出血

(1) 개요

중풍 환자의 합병증은 요로감염이 가장 많고, 폐렴, 욕창, 위장관 출혈 등의 순이다. 이 중 위장관 출혈은 크게 상부 위장관 출혈과 하부 위장관 출혈로 나누어 지는데, 상부 위장관 출혈의 원인은 소화성 궤양, 미란성 위염, 정맥류, 식도 위 점막열상 등이고, 하부 위장관 출혈의 원인은 항문과 직장 병변이 대부분이다. 이들 중에서도 위와 십이지장의 소화성 궤양은 상부 위장관 출혈의 가장 흔한 원인이 되는데, 중풍 발병 이후에 음식 섭취 장애가 나타난 환자, 그 중에서도 비위관(Levin tube)을 통해 음식을 섭취하는 경우에는 중풍 발병으로 인한 정신적인 스트레스 및 비위관(Levin tube)으로 인한 자극, 중추성의 위장관 장애 등으로 위궤양이 유발되어 위장관 출혈이 발생하는 경우가 많다.

(2) 한의학적 치료

위장관 출혈은 한의학에서 大便下血과 吐血의 범주에 해당하는데, 大便下血은 單純便血, 先便後血, 先血後便, 便血雜下 등의 血便을 총칭한 것으로 大腸風熱, 大腸濕熱蘊毒, 肝腎陰虛, 脾腎兩虛의 便血로 구분하여 각기 槐花散, 赤小豆當歸散, 黃土湯 등을 사용한다. 便血이 暗赤色인 경우는 病位가 小腸과 胃에 있는 것으로 飮食不節制나 過勞로 인해 臟腑의 陰陽이 失調한 것으로 病狀이 깊고 重하며 虛證이므로 扶正을 主로 하여 치료하게 된다. 吐血은 胃熱, 胃脘血瘀, 陰虛火旺, 心脾兩虛, 脾腎陽虛가 원인이 되어 발생하게 되는데, 三黃瀉心湯, 六味地黃湯, 歸脾湯, 黃土湯 등이 사용된다.

위장관 출혈에 빈용되는 처방은 다음과 같다.

① 변증에 따른 처방

平胃地楡湯合不換金散, 丹參補血湯

② 사상체질에 따른 처방

- 태음인 : 淸心蓮子湯, 淸肺瀉肝湯, 山藥補肺元湯
- 소음인 : 獨蔘八物湯, 十全大補湯
- 소양인 : 獨活地黃湯, 十二味地黃湯, 荊防地黃湯

17) 胸悶, 胸痛

(1) 개요

허혈성 심장질환의 대표적인 증상으로 환자들은 흉통을 호소하는데, '가슴이 아프다. 가슴이 쥐어짜는 것 같다. 가슴에 고춧가루를 넣고 버무리는 것 같이 따갑다' 등으로 증상을 표현한다. 이처럼 흉통은 허혈성 심장질환 환자에게 가장 흔히 나타나는 증상이다. 그러나, 실제 임상에서 흉통이 나타나는 원인은 매우 다양하다. 이는 우리 가슴 속에 심장, 대동맥, 폐, 기관지, 식도 등이 있고, 이러한 장기를 보호하기 위한 갈비뼈와 흉곽 근육이 있으므로 이들 중 어느 한곳이라도 이상이 있으면 흉통이 발생하기 때문이다. Fruergaard 등은(Fruergaard P. et al. 1996) 흉통의 원인이 되는 다양한 질병들의 빈도를 조사하였는데, 소화기질환이 42%로 가장 많았으며, 허혈성 심장질환 31%, 근골격계 증후군(chest wall syndrome) 28%, 심낭염 4%, 폐렴과 늑막염 2%, 대동맥류, 대동맥판 협착증, 대상포진이 각각 1%인 것으로 나타났다. 소화기 질환 중에서는 역류성 식도염이 30%로 가장 많았고, 식도경련과 같은 운동장애가 13%, 소화성 궤양 10%, 담석이 5%였다. 이처럼 흉통은 다양한 원인에 의해 발생하고, 그 원인에 따라 치료 및 예후가 달라지므로 감별진단이 매우 중요하다.

(2) 한의학적 치료

흉통은 心痛, 胸痺, 胸痞, 結胸, 胸脇痛, 胃脘痛 등의 범주에 해당되는데, 크게 廣義의 흉통과 狹義의 흉통으로 나누어 볼 수 있다. 협의의 흉통은 심장자체의 병변으로 인한 흉통만을, 광의의 흉통은 심장 이외의 병변으로 발생된 흉통을 포함한다. 한의학에서는 九種心痛 六種心痛 胃脘痛 厥心痛 心脾痛 心腹痛 胃脘當心而痛 胸脇痛 등으로 분류하는데, 이는 심장을 포함한 모든 흉통을 포괄하고 있다. 흉통은 특히 심장이 원인인 경우에 문제가 되기 때문에 이를 위주로 살펴본다. 먼저 實證과 虛證으로 나누는데, 허증은 心脾肝腎의 氣血陰陽虧虛와 기능실조가 원인이 되고, 실증은 寒凝 氣滯 血瘀 濕鬱 등이 원인이 된다. 치료는 발작기에는 標實 위주의 치료를 하고, 완해기에는 本虛 위주로 치료하는데, 標實의 경우는 心血瘀阻 痰濁壅塞 陰寒凝滯로, 本虛의 경우는 心腎陰虛 氣陰兩虛 陽氣虛衰로 분류하여 치료한다.

흉민과 흉통에 빈용되는 처방은 다음과 같다.

① 변증에 따른 처방

加減凉膈散, 正氣天香湯, 蔘胡溫膽湯, 歸脾湯, 加味天香湯

② 사상체질에 따른 처방

- 태음인 : 麻黃定痛湯, 加減清心湯, 經驗清心湯
- 소음인 : 人蔘白何烏寬中湯, 官桂附子理中湯
- 소양인 : 凉膈散火湯, 荊防地黃湯

18) 不眠

(1) 개요

불면증이라 하면 입면장애, 수면유지 장애, 충분히 자지 못한 느낌, 낮 동안의 피로감이나 활동 장애 등이 적어도 1주일에 3회 이상 한달 동안 계속되는 것(DSM-Ⅳ)을 지칭하는데, 원인에 따라 원발성 수면 장애와 2차성 수면 장애로 분류한다. 원발성 수면장애는 신체적이나 심리적 병리가 없는데도 지속적으로 적절한 수면을 취할 수 없는 경우이고, 2차성 수면장애는 어떤 질환에 의한 비특이적인 수면장애지만, 실제 임상에서 이를 분명히 가려내기는 쉽지 않다.

중풍으로 인한 수면장애는 신체질환과 관련된 수면장애의 범주로 분류되는데, 우측 대뇌반구 손상 시 REM(rapid eye movement) 수면이 감소하고, 좌측 대뇌반구 손상 시 서파수면이 감소되며, 뇌교에 손상이 있을 경우 REM과 Non-REM 수면이 같이 심하게 손상받고, Bulbar 손상 시 서파수면만 심한 장애를 보인다는 보고가 있었다.

임상적으로 중풍 후 불면은 흔히 발생하는데 생명에 위협을 줄 정도의 심각한 합병증은 아니지만 이로 인해 알레르기, 천식, 대장염, 편두통, 궤양 등과 같은 정신신체형 질환이 많이 발생할 뿐만 아니라 혈압상승 및 재활치료에 대한 동기저하 등으로 인해 회복도의 저하를 초래하므로 수면향상을 위한 적극적인 치료가 필요하다.

(2) 한의학적 치료

한의학에서 불면은 不睡 不寐 失眠 등의 범주에 해당되는데, 思結不睡 榮血不足 陰虛內熱(心腎不交) 心膽虛怯 痰涎鬱結 胃不和 등으로 변증하여 韓藥 鍼 灸 附缸 음악요법 생활교정 등으로 치료하게 된다. 處方의 운용은 思結不睡에는 歸脾湯 香附子八物湯 등을, 榮血不足으로 인한 不眠에는 補血安神湯 養心湯 등을, 陰虛內熱(心腎不交)로 인한 不眠에는 天王補心丹 淸心蓮子湯 酸棗仁湯 加味逍遙散 抑肝散 등을, 心膽虛怯으로 인한 不眠에는 加味溫膽湯 高枕無憂散 등을, 痰涎鬱結로 인한 不眠에는 祛痰淸神湯 淸心導痰湯 十味溫膽湯 등을, 胃中不和로 인한 不眠에는 香砂養胃湯 香砂六君子湯 平陳健脾湯 排氣飮 分心氣飮 등을 주로 사용한다.

불면에 빈용되는 처방은 다음과 같다.

① 변증에 따른 처방

- 초기 火熱證이 심할 때 : 三黃瀉心湯, 加減凉膈散, 黃連茯苓湯, 十味導赤散
- 仁熟補心湯, 歸仁安心湯, 補血安神湯, 蔘胡溫膽湯, 疏風補心湯, 疏風補心導痰湯, 天王補心丹, 補心健脾湯

② 사상체질에 따른 처방

- 태음인 : 加減淸心湯, 淸心蓮子湯, 經驗淸心湯
- 소음인 : 加減歸黃湯, 加減歸芎湯
- 소양인 : 荊防地黃湯, 凉膈散火湯

불면증엔 이침이나 피내침을 활용!!

불면증 환자의 경우 침치료를 통해서 수면상태의 개선을 기대할 수 있는데, 최근에는 일회성의 침치료보다 피내침(한진안 외, 2002)이나 이침(김영석 외, 2004)을 이용하여 지속적으로 유침시킴으로써 중풍환자의 불면증 치료에 더욱 유의한 효과를 보였다는 보고들이 있다.

19) 肩臂痛

(1) 개요

견비통은 견관절에 동통 및 운동장애가 있으면서 환부에 열감 혹은 냉감, 마비감이 느껴지고, 경추, 견갑부 혹은 상지로의 방사통이 있는 것으로, 진행되면 근육의 위축이 나타나고, 관절이 고착되어 운동이 심하게 제한되는데, 퇴행성 변화에 뒤따르는 건의 단열이나 염증, 활액낭염, 석회침착 등이 원인질환이 되는 동결견, 유착성 관절낭염의 증상들이 포함된다.

원인은 분명하지 않으나 퇴행성 변화와 연관이 있는 것으로 추정되며, 유발질환들은 크게 내인과 외인으로 나누어 볼 수 있다. 내인은 견관절 자체의 질환으로 석회성 극상근 건염, 회전근개의 부분 파열, 상완이두근 건염, 견관절의 지속성 고정 등이고, 외인은 견관절 외부의 질환에서 속발된 경우로서 심근경색, 경추 추간판 탈출증, 중풍, 반사성 교감신경이영양증 등이다.

회복기의 중풍환자에서 가장 많은 호소중의 하나가 환측의 견통이다. 견통을 호소하는 편마비 환자들 중 많은 경우에 견관절이 아탈구 상태에 있으므로 이것이 견통의 주요 원인이라고 생각하게 된다. 그러나, 견관절 아탈구 환자에서 어깨 통증이 없는 경우가 많으며 이러한 견통의 가장 큰 원인은 아탈구보다는 관절의 구축(拘縮)이다.

(2) 한의학적 치료

견비통은 한의학에서 肩痺 凝結肩 肩背痛 肩前臑皆痛 肩重 肘臂痛 肩痛不能自擧 臂痿痺 등의 범주에 속하는데, 경락의 유주에 따라 大腸經型 小腸經型 三焦經型 心經型 心包經型 肺經型으로 나누는데, 대개의 경우에는 2개 이상의 경락에 혼합되어 나타나게 된다. 원인에 대하여 內經에서는 "肺心有邪, 其氣留於兩肘"라 하여 肺心의 邪를 원인으로 보았으며, 동의보감에서는 술로 인한 痰飮 風寒濕 氣血凝滯 七情 折傷 등으로 구분하였다. 치료는 침구치료, 약물치료, 봉독요법, 약침치료, 첩대요법 등이 응용되고 있다. 정(정동화 외, 2002) 등은 통증 및 경결부위와 肩井 肩髃 肩髎 曲池 合曲에 홍화약침을 주사함으로써 유의한 치료효과가 있었음을 보고한 바 있다.

중풍환자의 견비통에 빈용되는 처방은 다음과 같다.

① 변증에 따른 처방

半夏芩朮湯, 加味舒經湯, 活絡湯, 加味消痰除濕湯

② 사상체질에 따른 처방

- 태음인 : 淸肺瀉肝湯, 調胃續命湯, 熊膽散, 鹿茸大補湯, 拱辰黑元丹, 麝香散, 十二味鹿茸大補湯, 太陰調胃湯 加 續斷 40g, 蠐螬 大黃 各 4g, 調胃升淸湯 加 蠐螬 威靈仙, 海桐皮 各 4g, 淸心蓮子湯 加 薏苡仁 20~40g, 淸肺瀉肝湯 加 續斷 40g, 麻黃 杏仁 各 4g
- 소음인 : 祛風散, 小建中湯, 獨蔘八物湯, 芎歸葱蘇理中湯, 四逆湯, 祛風散 加 蒼朮 黃芪 十全大補湯 加草烏 4g, 香附子八物湯 加 人蔘 黃芪 桂枝 各 8g, 南星 半夏 川烏 各 4g, 狗膽一個溫酒調服 5~6日
- 소양인 : 凉膈散火湯, 輕粉乳香沒藥丸, 獨活地黃湯, 七味猪苓湯

20) 呃逆

(1) 개요

애역은 흔히 딸꾹질이라 한다. 이는 흉강이나 복강 내의 장기에 발생한 자극이 횡격막 신경이나 미주신경을 거쳐 뇌 중추에 전달되어 반사적으로 횡격막의 간대성 경련을 일으켜 성문이 갑자기 열리고 특유의 소리를 발하는 것을 말한다. 원인은 미주신경의 자극(인두염, 폐렴, 늑막염, 심낭염, 위염, 복부 팽만, 궤양, 담낭질환), 횡격막의 자극(위장 팽만, histal hernia, 간비종대), 중추신경계 이상(구조이상, 종양, 다발성경화증, 뇌간종양, 혈관질환), 수술 후(전신마취, neck extension, viscera traction), 대사성(알콜, 약물, 당뇨, 전해질 이상), 심인성(스트레스, 흥분, 전환장애, 히스테리), 감염성(뇌막염, 뇌염) 등으로 분류해 볼 수 있는데, 가장 일반적인 기전은 위장관 팽창 및 역류이다. 딸꾹질이 48시간 이상 지속되는 것을 연속성 딸꾹질(persistent hiccup)이라 하고, 1달 이상 계속되는 경우에는 난치성 딸꾹질(intractable hiccup)로 정의되는데, 중풍 환자에 있어서는 48시간 이상 지속되는 연속성 딸꾹질이 자주 발생하는 경향이 있다. 연속성 딸꾹질은 불면증과 함께 정신적, 육체적으로 환자에게 대단한 스트레스를 주게 되고, 심할 경우 탈수, 영양실조, 구토, 산염기 및 수액의 불균형상태를 초래하기도 한다.

치료는 물리적 자극 방법(과립설탕 복용, 비닐주머니에 입을 대고 호흡, 설압자 등으로 구인두 또는 비인두 자극, carotid sinus 마사지, 숨 참기 등)과 침구요법, 약물요법 등으로 효과를 보고 있다. 이들 치료법이 별다른 효과를 거두지 못할 경우에는 횡격막 신경차단이나 파괴술이 시행되기도 한다.

(2) 한의학적 치료

딸꾹질은 한의학에서 呃逆 咳逆 吃逆 등에 해당하는데, 氣가 臍下로부터 上衝하여 咽喉를 通

하여 口腔으로 排出되면서 發聲하게 되는 것으로 정의되고 있다. 치료에 있어서는 胃火上衝 陰火上衝 胃中痰火 水寒停胃 中氣不足 등이 원인이 되어 氣逆上衝하여 발생하는 것으로 보고, 丁香柿蒂湯이나 止逆湯 등을 응용하고 침구치료는 足三里 膻中 中脘 膈兪 內關 勞宮 乳根, 期門 氣海 太谿 巨闕 등의 경혈을 사용하여 치료한다.

중풍환자의 呃逆에 빈용되는 처방은 다음과 같다.

① **변증에 따른 처방**

止逆湯, 丁香柿蒂湯, 大承氣湯

② **사상체질에 따른 처방**

- 태음인 : 淸心蓮子湯, 調胃升淸湯, 加味淸心湯, 經驗淸心湯, 淸肺瀉肝湯
- 소음인 : 香砂六君子湯, 補中益氣湯, 香砂養胃湯, 薑朮寬中湯
- 소양인 : 凉膈散火湯, 獨活地黃湯

21) 高血壓

(1) 개요

고혈압은 만성 순환기계 질환 중 발생빈도가 가장 높은 질환으로 비교적 증상이 없는 편이지만 중풍, 심부전, 관상동맥질환 등 순환기에 치명적인 합병증을 유발할 수 있기 때문에 보다 적극적인 관리와 치료가 요구되고 있다.

(2) 한의학적 치료

한의학에서 고혈압이란 용어는 없으며 단지 고혈압으로 나타나는 여러 증상들과 환자의 체질을 고려하여 치료를 시도하게 된다. 임상증상으로 미루어 볼 때 頭痛 眩暈 項强 耳鳴 面紅 中風 肝陽上亢 肝火 등의 범주에 해당하는 證候로 볼 수 있으며 특히 중풍의 원인 또는 중풍전조증과 밀접한 관계가 있는 것으로 생각된다. 따라서 그 치료에 있어서는 이러한 증후를 근거로 하여 표치(標治)와 본치(本治)의 두 가지 방법으로의 접근이 시도되고 있는데, 표치는 기존의 혈압약의 효능처럼 일시적인 강압효과를 얻는 치료법으로 혈압의 치료라기보다는 관리의 측면이라 할 수 있으며, 본치는 고혈압을 인체에 일어난 하나의 불균형 상태로 보고 이 불균형을 조절해 준다면 고혈압도 치료될 수 있다는 전제하에 시도되는 치료법이다.

본치에는 단미나 복합처방을 이용한 내과적인 방법이 많이 사용되고 있으며 표치에는 치료효과의 신속함이나 사용상의 간편함 등으로 인해 침치료법이 많이 활용되고 있는데, 특히 고혈압 환자의 응급처치에 매우 유용하게 활용되고 있다.

고혈압에 빈용되는 처방은 다음과 같다.

① 변증에 따른 처방

黃連解毒湯, 十味導赤散, 防風通聖散, 八味地黃元, 淸血導痰湯, 淸上瀉火湯, 淸心地黃湯, 加味六鬱湯, 加味六味地黃湯, 龍膽瀉肝湯, 豨薟丸

② 사상체질에 따른 처방

• 태음인 : 淸肺瀉肝湯, 加味淸心湯, 經驗淸心湯
• 소음인 : 十二味寬中湯, 補中益氣湯
• 소양인 : 凉膈散火湯, 導赤降氣湯, 降火地黃湯, 地黃白虎湯

(3) 고혈압의 치료에 대한 임상보고

침치료의 강압효과에 대한 연구에서 배(배형섭 외, 1998) 등은 경증고혈압을 가진 중풍환자에게 곡지와 족삼리 자침으로, 안(안초홍 외, 2000) 등은 고혈압점, 내분비, 신문, 강압점, 심점 등에 耳鍼 시술로, 이(이경진 외, 2000) 등은 중증 고혈압 환자에게 십선혈 사혈로 유의한 혈압강하가 있었다고 보고하였다.

약물치료에 있어서는 정 등은(정상현 외, 1999) 경증고혈압 환자들을 대상으로 단미제로 희첨을 7일간 복용시킨 후 다음날 혈압을 측정한 결과 확장기 혈압이 유의하게 하강하였다고 보고한 바 있으며, 정 등은(정기현 외, 2002) 삼황사심탕을 2주간 투여한 결과 수축기 혈압이 유의하게 하강하였다고 보고하였다.

22) 複視(視一物爲兩)

(1) 개요

두 눈(兩眼)으로 하나의 물체를 볼 때 이중으로 겹쳐 보이는 것을 복시라고 한다. 양안복시는 외안근이나 지배신경의 이상이 원인이며, 순간적 복시는 단순히 안구고정으로 유지하는 융합기능의 일시적 이완으로, 단안복시는 각막표면의 불규칙, 초기백내상, 水晶體脫口, 이중동공, 뇌 속의 질환 및 히스테리성으로 발생하세 된다. 사시가 있을 때도 복시가 나타나는데 내사시에서는 동측복시, 외사시에서는 교차복시가 나타나며 마비안의 작용방향에 假像이 생긴다. 중풍은 성인에게 발생하는 복시의 흔한 원인인데, 특히 뇌간이나 소뇌부위에 병변이 있는 경우에 복시가 흔히 발생하게 된다. 안근을 지배하는 특정 뇌신경(III, IV, VI)이 침범당하는 경우도 있으나, 대개의 경우 중풍은 다발성 뇌신경마비를 일으키거나 핵상성 안구마비(supranuclear opthalmoplegia)를 초래하여 복시가 나타나게 된다. 안진에 의한 동요시(oscillopsia)나 동측시야장애가 나타나는 경우도 있다.

때로는 중풍으로 視覺路가 차단되어 볼 수 없게 되는 視野결손이 있는 데, 중대뇌동맥의 병변에 의한 경우가 가장 많다. 시야결손은 마비측 반맹으로 나타나는 데, 중풍 초기에는 흔히 놓치기 쉬우나 이런 문제점들은 빨리 알아내는 것이 재활 치료 과정에서 중요하다. 항상 보이지 않는 시야의 부위를 강조하여 보행시 환측으로 자주 고개를 돌리도록(head tilting) 연습시키고, 거리를 걸을 때 환측에서 오는 차량에 대한 주의, 환측에 있는 전봇대 등의 장애물에 대한 경고를 해주어 사고를 막도록 해야 한다.

한편 시야 결손과는 달리 인지 장애에 속하는 시각무시(visual neglect)가 있는데 이는 시야검사(perimeter)상에서는 이상이 없으나 환자가 자신의 환측에서 오는 시각적 자극을 무시하고 인식하지 않는 경우를 말한다.

(2) 한의학적 치료

한의학에서 복시는 膽과 腎의 精液이 부족하여 陽光이 그 위치를 상실하여 錯亂되는 경우, 火가 絡脈에 凝滯하여 陰精이 상승작용을 상실한 경우, 陽邪가 神光을 錯亂하는 경우, 精華가 衰弱하고 混亂하여 한쪽으로 치우치거나 막혀서 敗壞된 경우에 발생한다고 보며 補肝散 千金磁硃丸 등을 치료에 활용한다.

복시에 빈용되는 처방은 다음과 같다.

① 변증에 따른 처방

腎氣丸, 保肝散

② 사상체질에 따른 처방

- 태음인 : 淸肺瀉肝湯, 加味淸心湯, 經驗淸心湯
- 소음인 : 祛風散, 十二味寬中湯, 十全大補湯
- 소양인 : 凉膈散火湯, 導赤降氣湯, 荊防地黃湯

23) 四肢瘈瘲搐搦

(1) 개요

중풍은 성인에 있어서 경련발작을 일으키는 가장 흔한 원인인데, 중풍환자의 약 10% 정도가 중풍 발병 후 수년 내에 경련발작을 경험하는 것으로 보고되고 있다. 중풍의 종류에 따라 경련발작의 발생률이 다른데 뇌출혈의 경우 뇌경색의 경우보다 경련발작이 나타나는 빈도가 더 높아서 보고에 따라 다르지만 대략 1.5배에서 2배 정도인 것으로 알려져 있다. 경련발작이 주로 나타나는 경우는 뇌내 출혈, 지주막하 출혈, 뇌정맥 혈전증, 대뇌피질의 병변, 신경학적 결손이나 장애가 큰 경우이다. 치료는 다른 뇌손상에 의한 부분발작의 치료와 동일한데, 중풍 후 경련발작의 경우 대개 단일 항경련제 치료에 잘 반응하는 편이다. 항경련제를 장기간 투여하는 경우에는 6개월 마다 재평가를 실시하여 계속해서 투여할 지 여부를 결정한다. 아직 유용성에 대한 임상적인 자료는 부족하지만 뇌내출혈이나 지주막하 출혈의 경우에는 짧은 기간 동안 항경련제를 예방적으로 투여하는 것이 일반적이다.

한편, 중풍환자의 강직(spasticity)은 대부분 급성기의 이완기에서 벗어나면서 환측 팔다리 근육의 긴장도(tone)가 증가하고 심부 건반사가 항진되며 수동적으로 관절운동을 시킬 때 초기에 저항을 느끼나 일단 관절이 꺾이기 시작하면 갑자기 저항이 없어지고 쉽게 굽혀지는 Jack knife 현상으로 나타난다.

이러한 강직은 척수의 운동세포로 오는 대뇌로부터의 영향이 정상적으로는 균형을 이루어야 하지만 뇌손상으로 인하여 억제성 신경자극이 약해지고 과다한 흥분성 자극이 오기 때문으로 여겨진다. 강직이 나타나서 심해지면 관절운동이 안되어 보행과 일상생활 동작에 많은 지장을 주기 때문에 반드시 치료해 주어야 한다.

그러나 강직의 치료는 상당히 어려운 문제 중의 하나이다. 우선적으로 강직을 악화시키는 요인들 – 요로 감염, 요로결석, 욕창, 대변불통, 내향성 발톱(ingrowing toe-nail), 감정적 흥분, 신체적 통증을 유발하는 경우 등 – 을 제거해주는 것이 가장 중요한 치료중의 하나이다.

약물요법은 약의 작용부위에 따라 대표적인 3종류(Dantrolen, Valium, Baclofen)가 있어 각각 다소의 효과는 있으나 그에 따른 부작용이 있어 마음 놓고 쓸 수는 없다. Dantrolen(Dantrium)은 근육에 직접 작용하여 Ca^{++} channel을 막음으로서 근육의 수축을 억제, 강직을 완화하지만 치명적인 간독(肝毒)의 부작용이 있다. Valium(Diazepam)은 중추신경계에 작용하는 데, 기억력장애, 호흡억제 등의 부작용이 있다. Baclofen은 척수에서 신경전달물질로서 GABA를 가지고 있는 억제성 시냅스에 주로 작용하는 데, 복용하다 갑자기 끊게 되면 더 심한 강직이나 경련을 일으키는 등의 부작용이 있다. 이상의 약물과 병행하여 강직된 관절들을 오랜 시간에 걸쳐 서서히 stretching시키는 방법을 사용한다. 전기침 등 전기적 자극요법 역시 일시적으로 강직을 완화시키며, 아주 심한 강직의 경우에는 기능에 심한 장애를 주는 근육의 운동점에 phenol 액을 주사하거나, 그 근육을 지배하는 신경 중에 적용증이 되는 경우 신경자체를 Phenol block 시켜주는 방법이 있다. 그 외에 오랜 동안 강직으로 근육의 단축(shortening)이 온 경우에는 근 또는 건 절제술을 실시해 줄 수도 있다.

(2) 한의학적 치료

四肢瘈瘲搐搦은 中風 후 痙攣發作하는 것으로 痙强拘瘛 搐搦 癎瘈筋攣 肉瞤瘈 등으로도 표현되는데, 사지가 경련하여 불수의적으로 움직이는 것을 가리킨다. 크게 외감, 내상으로 구별하여 치료하는데, 外感은 風 熱 濕熱 風痰挾瘀 등에 의한 것이고, 內傷은 肝風內動 脾腎陽虛 肝鬱血虛 血虛生風 등으로 나누어진다.

四肢瘈瘲搐搦에 빈용되는 처방은 다음과 같다.

① 변증에 따른 처방

定癎丸加減, 通竅活血湯加減, 加味千金調胃湯, 瓜蔞枳實湯, 大醒風湯

② 사상체질에 따른 처방

- 태음인 : 淸肺瀉肝湯, 牛黃淸心元, 石菖蒲遠志散, 三神散, 千金調胃湯
- 소음인 : 獨蔘八物湯, 十二味寬中湯, 如意丹
- 소양인 : 地黃白虎湯, 十二味地黃湯, 荊防地黃湯

24) 뇌동맥경화증

(1) 개요

동맥경화증은 혈관벽의 비후와 탄성감퇴(硬化)로 혈관의 협착이 일어나는 것이다. 이는 당뇨, 고지혈증, 혈소판기능이상 등이 원인이며 결과적으로 혈류역학적 장애를 일으켜 협심증, 심근경색, 중풍 등 치명적인 여러 가지 질병을 일으킨다. 이 질환은 병변이 나타나는 해부학적 부위에 따라 뇌동맥경화증, 관상동맥경화증, 대동맥경화증, 신동맥경화증, 말초동맥경화증으로 분류하는 바, 여기에서는 특히 뇌동맥경화증에 대해 살펴본다. 뇌동맥경화증의 진단은 나이 40세 이상으로 혈청지질과 혈액점도가 높고 TCD 검사상 뇌혈류의 변화가 나타나며 안저동맥경화 II급 이상(KW분형)으로 평소 頭痛 眩暈 記憶力減退 睡眠障碍 倦怠乏力 등의 증상이 나타나는 경우 등을 진단기준으로 한다.

(2) 한의학적 치료

우선 연령, 임상증상 및 검사지표를 중심으로 〈진단기준〉을 제정, 이를 근거삼아 최근 수년간 발표된 여러 보고결과는 이 질환이 眩暈 頭痛 健忘 不寐 虛損 등의 증상에, 그리고 痰濁凝滯 痰阻 瘀阻 血瘀證 등의 범주에 속하며, 痰瘀互阻腦絡하는 것이 뇌동맥경화증의 주요병리이다. 뇌동맥경화증의 발병은 노화로 인한 肝腎陰虛가 本이며, 여기에 섭생부주의(飮食不節, 房事過度, 七情內傷, 흡연, 음주 등)로 痰濁瘀가 內生하여 血脈이 막히는 것이다. 따라서 肝腎陰虛에 血瘀痰阻하는 것이 뇌동맥경화증의 주요 병리기전이고, 대표적 변증은 다음 세 가지 형태이다.

- 痰瘀互阻證 : 頭暈 目眩 頭沈重 昏脹 頭痛 表情淡漠 多寐善忘 胸脘痞悶 舌質黯紅 혹은 舌上瘀点 혹 瘀斑 苔白 脈弦滑하다.
- 肝陽化風型 : 眩暈 頭痛이 主症이고 急躁易怒 頭面部烘熱 口苦心煩 등 肝陽上亢증상은 兼症으로 나타난다.
- 肝腎陰虛與痰濁阻絡 : 頭暈目眩 耳鳴 健忘 頭重脚輕 腰酸膝軟 혹은 頭痛 肢體麻木 性情急躁 失眠多夢 혹은 心悸 痴呆 癒瘲등증이 수반되며 舌質偏紅 혹은 暗紅, 舌下絡脈靑紫 苔薄黃稍膩 혹은 黃白相兼, 脈弦 혹은 弦細 혹은 沈細弦하다.

이밖에 관점으로 뇌동맥경화증은 本虛標實證인 바 本虛는 脾氣虛衰가 主이고 肝腎陰虛는 副이며, 標實은 痰濁血瘀와 內風이 上搖淸竅한 것으로 보기도 하였다.

뇌동맥경화증에 빈용되는 처방은 다음과 같다.

① 변증에 따른 처방

淸血丹A(HH333), 淸血丹B(HH354), 化濁軟脈湯, 口服水蛭膠囊, 天龍熄風顆粒劑, 通脈降脂湯, 益氣聰明湯加減, 川芎天麻飮, 腦脈通膠囊, 腦髓康湯方, 益腎活血基本方 등을 쓴다.

② 사상체질에 따른 처방

- 태음인 : 熱多寒少湯, 淸肺瀉肝湯, 加味淸心湯
- 소음인 : 八物君子湯, 十全大補湯, 補中益氣湯
- 소양인 : 凉膈散火湯, 荊防地黃湯, 十二味地黃湯

25) 中風救急時

中風이 발병하여 의식은 있으나 반신불수, 언어장애가 나타났을 때. 단, 인사불성시에 직접 입으로 먹이면 안된다.

① 변증에 따른 처방

牛黃淸心元, 星香正氣散, 加味烏藥順氣散, 祛風至寶丹, 四白丹

② 사상체질에 따른 처방

- 태음인 : 調胃續命湯, 加減淸心湯, 菖蒲淸心湯, 經驗淸心湯, 石菖蒲遠志散, 滾痰湯, 瓜蒂散(目瞪者), 牛黃淸心元(眼合者), 熊膽散(面色青白 素寒證表虛者), 淸心丸, 調胃續命湯 加 遠志 竹茹 威靈仙 海桐皮 豨薟 竹瀝, 淸肺瀉肝湯 加 遠志 石菖蒲, 或 熱多寒少湯 加 龍腦 少許(熱證), 皂角末 吹鼻
- 소음인 : 川芎桂枝湯, 八物君子湯, 加減寬中湯, 加減祛風散, 薑附湯, 四逆湯, 八物君子湯, 獨蔘八物湯, 芎歸葱蘇理中湯, 蘇合香元, 星香正氣散 加 烏藥 南星 唐木香 各 4g, 十全大補湯 加 南星, 麝香, 烏藥, 枳殼, 白附子 各 4g
- 소양인 : 獨活地黃湯, 荊防地黃湯, 加減地黃湯, 淸血地黃湯, 滋降地黃湯, 靈砂散, 朱砂散

26) 卒中風

中風 급성기이기는 하지만 中腑證의 경우

① 변증에 따른 처방

疎風湯, 疏風補心湯, 星香正氣散, 疏風導痰湯

② 사상체질에 따른 처방

- 태음인 : 調胃續命湯, 加減淸心湯, 菖蒲淸心湯, 經驗淸心湯, 熱多寒少湯, 熊膽散, 麝香散, 淸心蓮子湯, 調胃升淸湯, 牛黃淸心元
- 소음인 : 獨蔘八物湯, 人蔘桂枝附子湯, 芎歸葱蘇理中湯, 人蔘桂枝附子湯, 加減寬中湯, 加減祛風散, 川芎桂枝湯, 十全大補湯 加 南星 木香 烏藥, 香砂養胃湯 加 桂枝 8g, 南星 唐木香 烏藥 枳殼 川椒 各 4g, 補中益氣湯 加 桂枝 8g, 南星 枳殼 唐木香 各 4g,
- 소양인 : 獨活地黃湯, 荊防地黃湯, 加減地黃湯, 淸血地黃湯, 滋降地黃湯

27) 中風調氣

① 변증에 따른 처방

人蔘順氣散, 烏藥順氣散, 勻氣散, 星香正氣散, 加味烏藥順氣散

② 사상체질에 따른 처방

- 태음인 : 淸心蓮子湯, 太陰調胃湯, 調胃升淸湯, 熱多寒少湯
- 소음인 : 蘇合香元, 赤白何烏寬中湯, 木香順氣散, 香砂養胃湯, 補中益氣湯, 十全大補湯
- 소양인 : 六味地黃湯, 十二味地黃湯, 荊防地黃湯, 獨活地黃湯

28) 中風痰盛

① 변증에 따른 처방

- 風病皆痰爲患이라 故治火開關化痰爲先이니 急則祛風하고 緩則順氣하며 久則活血하라
- 如眞氣漸復하고 痰飮漸淸한데 尙有風邪未退하면 以羌活愈風湯調之하라
- 胸中痰壅盛者는 當先吐之하고 吐後用他藥하라
- 風痰壅盛 : 導痰湯, 加減導痰湯, 滌痰湯

② 사상체질에 따른 처방

- 태음인 : 太陰調胃湯, 蘿葍子承氣湯, 麝香散, 熊膽散, 牛黃淸心元, 補肺元湯, 調胃升淸湯, 熱多寒少湯 加 杏仁 麻黃 大黃, 太陰調胃湯 加 杏仁 桑白皮
- 소음인 : 木香順氣散, 祛風散, 藿香正氣散, 八物君子湯, 十全大補湯 加 桂枝 半夏 南星 桃仁, 香砂養胃湯 加 藿香 蘇葉 各 4g, 桂枝 12g
- 소양인 : 李氏凉膈散, 凉膈散火湯, 獨活地黃湯, 靈砂散, 荊防地黃湯 加 前胡 瓜蔞仁

29) 中風熱證

① 변증에 따른 처방

- 風因熱生하니 熱勝則風動한다. 宜以靜勝其燥하니 是養血也라 宜大秦艽湯, 天麻丸이라.
- 若臟腑兼見하거나 혹 表裏兼攻에는 宜防風通聖散하라. 風熱에는 宜用 小通聖散, 人蔘羌活散, 淸氣宣風散, 凉膈散하라.

② 사상체질에 따른 처방

- 태음인 : 藁本浮萍湯, 熊膽散, 麝香散, 熱多寒少湯 加 麻黃 杏仁, 太陰調胃湯 加 升麻 黃芩
- 소음인 : 八物君子湯, 川芎桂枝湯, 藿香正氣散, 芎歸香蘇散, 黃芪桂枝湯
- 소양인 : 凉膈散火湯, 荊防敗毒散, 荊防地黃湯 去 山茱萸 加 生地黃 石膏

30) 中風虛證

① 변증에 따른 처방

萬金湯, 八寶廻春湯, 十全大補湯, 補中益氣湯, 加味十全大補湯, 加味黃芪五物湯, 淸心地黃湯

② 사상체질에 따른 처방

- 태음인 : 太陰調胃湯, 調胃升淸湯, 淸心蓮子湯, 補肺元湯, 鹿茸大補湯, 拱辰黑元丹, 十二味鹿茸大補湯, 熱多寒少湯 加 天門冬 麥門冬 龍眼肉 各 8g
- 소음인 : 八物君子湯, 十全大補湯, 補中益氣湯, 香砂養胃湯, 獨蔘八物湯, 獨蔘官桂理中湯, 芎歸葱蘇理中湯
- 소양인 : 荊防地黃湯, 獨活地黃湯, 十二味地黃湯

31) 諸風通治

① 변증에 따른 처방

通氣驅風湯, 秘傳順氣散, 烏藥順氣散

② 사상체질에 따른 처방

- 태음인 : 調胃升淸湯, 加減淸心湯, 加味淸心湯, 經驗淸心湯, 調胃升淸湯, 熱多寒少湯
- 소음인 : 十全大補湯, 加減寬中湯, 理中湯, 補中益氣湯
- 소양인 : 荊防地黃湯, 獨活地黃湯, 凉膈散火湯, 六味地黃湯, 十二味地黃湯

32) 中風예방 및 재발방지

① 변증에 따른 처방

羌活愈風湯, 搜風順氣丸, 小續命湯, 定風餅子, 天麻丸

② 사상체질에 따른 처방

- 태음인 : 熱多寒少湯, 淸心蓮子湯, 加味淸心湯
- 소음인 : 補中益氣湯, 八珍湯, 十全大補湯
- 소양인 : 凉膈散火湯, 荊防地黃湯, 獨活地黃湯

8 뇌졸중의 치료

1) 뇌경색의 치료

(1) 혈전성 뇌경색과 일과성 허혈발작의 치료

이 형태의 뇌졸중은 예방이 가장 중요하다. 이상적인 것은 아직 증상을 일으키지 않은 상태의 죽상동맥경화 환자를 발견하는 것이다. 하지만 큰 집단에서 의학적으로 이들만을 선별해 낼 수 있는 효율적 방법이 없고, 초기에 발견하더라도 동맥경화의 진행 과정을 바꿀 수 있는 방법이 매우 제한되어 있다. 따라서, 실질적 치료는 어느 정도 일과성 허혈발작이나 가역적인 허혈증상이 이미 시작된 사람들을 대상으로 하게 된다.

현재 죽종성혈전성 질환(atherothrombotic disease)의 치료는 다음 4가지로 분류한다;

- 급성기 치료
- 순환회복과 병리적 과정의 중단
- 물리요법 및 재활치료
- 뇌졸중 예방요법과 혈관질환 진행을 막는 방법

① **급성기 치료** Management in the Acute Phase

의식이 저하된 환자는 피부, 안구, 구강, 방광, 장 등에 대한 특별한 처치와 관리가 필요하다. 이런 처치와 관리는 전문적으로 수련된 임상의와 혈압, 폐 기능, 혈액가스, 뇌압을 감시할 수 있는 장비가 갖춰진 센터에서만이 가능하다. 완비된 관상동맥 중환자실에서와 같이, 특별한 뇌졸중 중환자실은 이러한 급성기 환자들에 대한 적절한 처치와 관리를 통하여 조기재활을 촉진시킬 수 있다.

- 응급 지지 요법 emergent supportive care

– 의식이 저하된 환자에서는 기도 유지가 가장 우선적으로 요구된다.
– 고압산소의 뇌졸중에 대한 효과는 충분한 근거는 없지만, 저산소증을 보이면 산소를 공급한다.
– 대부분의 급성 허혈성 뇌졸중 환자에게 항고혈압제는 필요하지 않다. 하지만 혈전 용해제를 주사하는 경우를 제외하고 평균혈압 130mmHg 이상이거나 수축기 혈압 220mmHg일 때는 주의하면서 항고혈압제를 투여한다.
– 열이 있는 경우는 원인질환을 치료하고 해열제를 사용한다. 경도의 hypothermia는 신경 보호 효과가 있는 것으로 보고되고 있으며 현재 연구 중이다.
– 저혈당이나 고혈당을 조절한다.

• 급성기 신경학적 합병증의 치료 treatment of acute neurologic complications
– Corticosteroids를 뇌졸중 후 뇌압상승이나 뇌부종의 치료목적으로 사용하는 것은 유용하지 않다.
– 뇌압상승으로 뇌허니아 등 이차적인 임상 양상의 이상이 동반되면 osmotherapy나 과호흡을 시도한다. 지속적인 뇌압 모니터링 등과 수술적인 방법이 사용될 수 있다.
– 뇌간을 압박하는 커다란 소뇌경색은 감압 수술이 권유된다. 커다란 대뇌반구 경색에서의 감압 수술은 생명을 살리고자 하는 목적에서 시행될 수는 있으나 심각한 신경학적 결손을 남길 수 있다.
– 반복적인 경련을 예방하고자 항경련제 투여가 추천되지만, 경련이 동반되지 않은 환자에서 예방적 목적으로 항경련제를 투여하는 것은 도움이 되지 않는다.

• 일반적인 초기 지지 요법 general early supportive care
– 아급성기 합병증(흡인, 영양 결핍, 폐렴, 심부정맥혈전증, 폐색전, 욕창, 관절 구축 등)을 예방하기 위해 조기에 운동을 시키는 것이 바람직하다.
– 움직이지 못하는 환자는 심부정맥혈전증을 방지하기 위해 헤파린이나 저분자량 헤파린, 헤파리노이드 등을 예방적으로 투여한다.
– 감염 합병증을 치료하기 위해 항생제를 투여한다.

② **순환 회복과 병적 과정의 중단** Measures to Restore the Circulation and Arrest the Pathologic Process

일단 혈전성 뇌졸중이 완전히 진행되었다면 손상받은 뇌 조직이나 그의 기능을 원상 복귀시키는데 일관되게 효과가 증명된 방법은 없다. 그러므로 가능한 한 초기에 빨리 혈전을 진단하고, 가능한 방법으로 큰 위험을 피하여야 한다.

일과성 허혈발작 상태, 혈전 진행 중의 어느 시점이나 혹은 거의 완전한 신경학적 결손이 발생한 시점에서도 치료방법은 시도된다. 심지어 증상과 징후가 지속되더라도, 손상된 조직의 일부, 특히 경색의 가장자리(ischemic penumbra)는 비가역적으로 손상되지 않아 혈류를 증진시켜주는 경우 가역적으로 회복될 수 있을 것으로 생각된다. 기립자세에서 뇌혈류 감소가 있을 수 있으므로 부종이 뚜렷하지 않다면 심한 허혈성 경색 환자는 첫날에는 수평자세를 취하는 것이 좋다. 앉거나 걷기 시작할 때 정상혈압유지를 위해 세심한 주의가 필요한데, 환자는 가만히 서 있거나 장시간 다리를 내린 채 앉아있지 말아야 한다.

여러 연구에서 뇌졸중 발병 후 고혈압이 흔히 나타나고, 별다른 치료 없이도 입원 수 일후에는 혈압이 떨어지는 경향이 있음을 확인하였다. 따라서 신경학적 장애가 고정될 때까지 이전에 진단되지 않은 고혈압에 대한 치료는 늦추는 것이 좋다.

A. 혈전용해제

- 효능 및 부작용 : 조직 플라즈미노겐 활성제(tissue plasminogen activator: recombinant t-PA와 streptokinase)를 정맥주입하면 플라즈미노겐(plasminogen)을 플라즈민(plasmin)으로 바꾸며, 플라즈민(plasmin)은 섬유소(fibrin), 섬유소원(fibrinogen)과 다른 응고단백들을 가수분해시키는 단백성 효소로 작용한다. 이 약물은 관상동맥 폐색과 뇌졸중 치료에 중요한 역할을 한다. 경색 후 수 시간 이내의 동맥내 혈전용해제 주입은 중대뇌동맥 및 뇌저동맥 폐색을 용해시켜 신경학적 손상을 줄일 수 있다. 그러나 경색조직으로의 출혈이 유발될 수 있는데 한 연구에서는 20% 정도로 매우 높았고, 전반적인 사망율은 치료받은 군과 치료받지 않은 군에서 거의 같았다.
- 임상적 사용의 제한점 : 현재로서는 뇌졸중 3시간 이내에 응급실에 도착하면 CT상 출혈이 없는 환자를 대상으로 t-PA치료를 하여도 된다고 제안되고 있다. 물론 손상이 매우 적거나(즉, 열공경색, 손만 침범하거나 구음장애만 단독으로, 경미한 실어증), 심부와 궁융부(convexity)에 넓게 퍼진 전체 중대뇌동맥 영역의 결손은 제외하여야 한다. 급성기 혈전용해제 치료의 관건은 원위부 폐색이 있으면서 허혈 부위에 완전한 손상이 오지 않을 정도의 측부 순환이 충분한 환자를 전향적으로 초기에 아는 것에 달려 있다.

B. 급성 수술적 혈관재개통

뇌졸중을 당한 환자가 발병 수 분 내에 의학적 치료를 받는 경우는 매우 드물지만 다른 이유로 병원에 입원해 있는 환자에서는 가능하다. 만약 총경동맥이나 내경동맥이 혈전으로 막혔다면 즉각적인 수술적 혈전 제거 및 우회로(bypass)시술이 기능을 복구해 줄 수 있다. 그러나 진단이 되기까지 수 시간이 경과하므로 수술하기까지 12시간 이상 지연된 경우는 혈관을 열어준 후에도 이득이 없으며 추가적인 위험성이 내포된다.

C. 뇌부종과 뇌압상승의 치료

광범위한 뇌경색 후 수 일 동안은 괴사된 조직의 뇌부종이 생명을 위협할 수 있다. 이러한 경우는 중대뇌동맥 폐색으로 인한 큰 경색인 경우에 흔하며 종괴 효과(mass effect)가 초기 24시간 이내의 CT에서도 뚜렷하게 나타난다. 뚜렷한 악화는 대부분 첫 주 이내에 나타나며, 처음 몇 시간 이내에 나타나기도 한다. 악화되는 징후는 의식저하, 동공고정, 경색 동측의 바빈스키 징후이며 이는 이차적인 조직이동에 의한다. 이런 경우 조절된 과호흡이 일시적 방법으로 유용할 수도 있다.

[치료 방법]

- 정맥주입용 만니톨(mannitol)을 1g/kg의 양으로 50g을 2~3시간 간격으로 주거나, 경구용 30mL 글리세롤을 4~6시간 간격으로 주거나, 글리세롤(glycerol) 50g을 용해한 2.5% 식염수 500mL를 정맥주입함으로써 추가적인 악화를 미리 막을 수 있다. 거의 대부분의 환자는 과감한 치료가 되지 않는 한 사망하기 쉽다. 코티코스테로이드(corticosteroids)는 거의 효과가 없는 것으로 생각되고 있다.
- 환자가 혼미(stuporous)상태에서 혼수로 진행하면서 뇌 영상사진상 종괴효과가 증가되어 보일 때는 편두개절제술(hemicraniectomy)과 함께 경막형성술(duraplasty)이 시행된다.

D. 항응고제

와파린(Wafarin)과 헤파린(Heparin)은 일과성 허혈발작과 임박한 뇌졸중의 예방에 광범위하게 사용되어 왔다. 모든 사례에서는 아니지만, 이러한 항응고제는 혈전성 뇌졸중의 진행을 정지시키는 데에 효과가 있다. 그러나 열공경색 환자이든 광범위 경색과 반신마비의 환자이든, 뇌졸중이

표 7-5 혈전용해제 사용 금기증

다음과 같은 경우가 하나라도 있으면 NINDS에서 제외기준으로 정한 사항이므로 혈전용해술을 시행해서는 안된다

- 최근 경구용 항응고제를 사용하였거나 prothrombin time이 15초 이상으로 길어진 경우 (International Normalized Ratio 'INR'이 1.7 이상인 경우)
- 지난 48시간 내에 heparin을 사용하고 partial thromboplastin time이 길어진 경우
- 혈소판 수치 100 000/mm^3 이하
- 지난 3개월 이내에 심한 두부 손상이나 또 다른 뇌졸중이 있었던 경우
- 지난 14일 이내에 중요한 수술을 받은 경우
- 치료 전에 수축기 혈압이 185mmHg 이상이거나 확장기 혈압이 110mmHg로 잘 조절되지 않는 경우
- 신경학적 증상이 빠른 시간에 호전을 보이는 경우
- 운동실조나 감각 이상, 구음장애 혹은 미약한 마비 등의 증상이 유일하게 나타나면서 경미한 경우
- 이전에 뇌출혈이 있었던 경우
- 혈당이 50mg/dL 이하이거나 400mg/dL 이상인 경우
- 뇌졸중 시작시 경련을 나타낸 경우
- 지난 21일 이내에 위장관 출혈이나 비뇨기계 출혈이 있었던 경우
- 최근 심근 경색이 있었던 경우

완전히 진행되어버린 상태에서 항응고제 사용은 큰 효과가 없다고 인정되고 있다. 또한 아직까지는 장기간 항응고제 사용이 혈전성 경색의 재발을 방지할 수 있는지 정확히 알려지지 않았다. 심방세동의 경우를 제외하고 장기간의 사용은 출혈 위험성이 있으므로 신중히 고려하여야 한다.

• 헤파린

즉각적인 헤파린(Heparin)투여가 필요한 상황

- 불안정한 뇌저동맥 혈전
- 혈전 또는 박리에 의한 내경동맥 폐색이 임박한 경우
- 심장 기인성 색전증에 의한 경색인 경우

치료방법

- 헤파린을 처음에 일시 정맥주사로 100단위/Kg을 주입하고 시간당 1000단위를 지속적으로 점적하는데 부분 트롬보플라스틴시간(partial thromboplastin time: PTT)에 따라 조정한다. 헤파린 치료는 와파린 치료를 시작하는 수 일간 유지하며, 후자는 수개월간 유지한다.

치료상의 주의사항

- 잠재적인 출혈성 경색이 보다 심각한 뇌출혈로 전환될 수도 있다는 것이다. 따라서 위험이 사라질 때까지 수 일 동안 헤파린 사용을 연기하는 것이 추천된다.
- PTT가 헤파린 사용 전 PTT의 2.5배 이상이 되면 어떤 장기에서라도 출혈이 일어날 수 있다. 이런 경우는 헤파린 사용을 중단하고, 혈액응고 수치를 점검한 후 낮은 속도로 다시 주입을 시작한다.

• 와파린(Wafarin)

와파린 치료는 1일 10mg으로 시작하여 수치를 규칙적으로 측정함으로써 PT가 15~17초로 또는 INR(international normalized ratio)이 2~3이 되도록 용량을 맞추고 규칙적으로 농도를 측정해야 한다(첫 5일 동안은 하루에 1회, 이후 1~2주간은 1주일에 2~3회, 이후는 수주에 1회 꼴로 측정). 뇌혈관과 관상동맥환자에서의 와파린의 장기간 투여는 혈전이나 색전의 진행을 예방하는데 어느 정도 유용하다는 보고가 있다. 와파린의 최대 유용성은 경색 발병 후 첫 2~4달 동안에 있다는 자료가 있으며, 그 이후는 뇌출혈의 위험성이 급증하여 항응고제 치료의 이득은 확실하지 않다.

• 뇌졸중 예방치료로서의 효능에 대한 논란

일과성 허혈발작이 있는 환자에서 뇌졸중을 예방하는 치료로서의 항응고제 사용은 아직도 의문의 여지가 있다. Weksler와 Lewin은 4개의 전향적 무작위 연구의 경구 항응고제 치료의 결과를 고찰하였는데, 치료받은 93명과 치료받지 않은 85명을 각각 평균 19개월과 21개월간

추적관찰한 결과, 치료받은 군에서는 15명이 사망하였고, 치료받지 않은 군에서는 10명이 사망하여 뇌졸중 예방에 효과가 없다고 하였다.

- 항응고제 치료시의 주의점
  - 항응고제 치료시에는 CT로 확인하여 뇌내출혈 환자는 반드시 제외되어야 한다.
  - 프로트롬빈시간(prothrombin time: PT)과 응고시간(coagulation time)이 치료 전에 파악되어야 하며, 검사가 불가능할 경우에는 임상적으로 신체의 어느 부위에서도 출혈의 증거가 없을 때 안전하게 항응고제의 초기 용량을 줄 수 있다.
  - 항응고제의 지속적 사용의 문제는 출혈 위험성의 증가이다. 두개내 출혈은 10%가량에서 발생하며 1%에서는 사망을 초래한다. 두개내 출혈의 위험성은 전체적으로 5%에 달하며, 1년 이상 치료받은 노인에서 상당히 높다. 따라서 장기간 항응고제 투여시 출혈로 인한 위험은 뇌졸중과 심근경색의 예방효과를 상회한다.

E. 항혈소판제

아스피린(aspirin)(매일 325mg)은 혈전성과 색전성 뇌졸중예방에 가장 효과적인 약물로 증명되었다. 아스피린의 작용기전은 cyclooxygenase를 acetylation시켜 혈소판의 thromboxane A2 생성을 억제하고 내피세포의 PGI2 생성을 억제하는 것이다. 일단 혈관성 질환을 경험한 환자에서 아스피린의 투여는 18% 가량의 비교위험도 감소효과가 있다. 뇌졸중의 2차 예방에 더 뛰어난 효과를 보이는 용량이 따로 정해져 있는 것은 아니나 용량이 증가함에 따라 위장관 출혈의 부작용은 더 증가한다고 하여 저용량 아스피린 50~325mg/day를 권장한다.

아스피린을 복용할 수 없는 환자에서는 혈소판응집 억제제인 티클로디핀(ticlodipine)으로 대치할 수 있다. Dypiridamol(persantine)과 sulfinpyrazone(Anturane) 등의 다른 항혈소판제제는 일시적인 유행이 있었지만 유용하다는 증거는 없다.

- 효능의 임상적 근거

전세계 각지에서 아래와 같이 상당수의 대조군을 가진(controlled)연구에서 아스피린과 티클로디핀의 치료효과가 증명되었지만 그 효과의 정도를 과장해서는 안된다.

- Canadian Cooperative Study : 대상 환자는 이전 3개월 동안 최소 한번의 뇌허혈 혹은 망막허혈 발작을 경험한뇌졸중 발생가능 환자 585명으로 평균 26개월간 추적하였다. 모두 무작위 추출하였고 이중 맹검법(Double-blind)으로 하였다. 아스피린은 재발성 뇌허혈, 뇌졸중과 사망의 위험도를 19% 낮추었고, 뇌졸중이나 사망의 위험도를 31% 낮추었으나 후자의 결과는 성별과도 관련이 있어서 이러한 경향이 여성에서는 보이지 않았다.
- Brousser 등의 연구 : 프랑스에서 일과성 허혈발작 또는 완전뇌졸중이 있었던 604명을 3년간 추적 관찰하였다. 아스피린 또는 아스피린과 dypiridamole 병행요법으로 치료한 환자의 10.5%에서 뇌졸중이 재발하였고 위약군의 18%에서 뇌졸중이 재발하였다.

– European Stroke prevention Study : 일과성 허혈발작이 있었거나 뇌졸중이 회복중인 2500명의 환자에서(뇌졸중의 1/3은 추골-기저 동맥계, 2/3은 경동맥계였음) dypiridamole(75mg tid)과 아스피린(330mg tid)의 동시 투여요법이 위약과 비교되어졌다. 2년간의 추적과정 중, 이 두 약물의 병용투여시 추골-기저동맥군에서는 뇌졸중 또는 사망률을 51%, 경동맥군에서는 30%까지 낮추었다. 뇌졸중과 일과성 허혈발작만을 연구 종점(end point)으로 고려했을 때, 치료는 일과성 허혈발작에서 뇌졸중보다 더 효과적이며, 여성보다 남성에서 더 효과적이었다.

• 효능에 관한 논란

아스피린의 치료효과는 아직 비교적 경미하다. 앞서 언급한 연구 각각에서, 아스피린을 복용함에도 실질적으로는 상당수에서 뇌졸중이 재발하였다. 또한 Dansih study에서는 아스피린 치료군과 위약 치료군에서 뇌졸중과 사망의 관점에서 별다른 차이가 없었다. 건강한 성인에서의 아스피린의 투여는 별효과가 없다는 것이 현재까지의 정설이다.

F. 뇌혈관 확장제

- 이산화탄소(CO_2)와 파파베린(papaverine) 등의 혈관확장제가 뇌혈류를 증가시킨다는 일부 실험결과가 있음에도 사람의 일과성 허혈발작, 진행중인 혈전성 뇌졸중이나 완전뇌졸중의 임상연구에서 효과가 입증된 적은 없다. 혈관확장제는 이론적으로는 전신혈압을 낮추고 정상 조직의 혈관만을 확장시켜서 오히려 악영향을 줄 수도 있고, 두개내 문합혈류를 감소시킬 수 있다. 더구나 경색주변부위(border zone)의 혈관은 이미 최대한 확장된 상태이다.
- Prostacyclin과 naloxane의 사용이 효과적이라는 초기 주장은 여전히 증명되지 않은 상태이다.

G. 기타 내과적 치료

- 혈액희석(**Hemodilution**) : 혈역학적 이상이 있는 경우 혈액 점도를 낮춰 뇌혈류를 적절하게 유지하고자 할 때 혈액희석이 도움이 될 것으로 고려해 볼 수 있지만 이를 지지하는 확실한 결과는 아직 없다.
- 신경보호치료(**Neuroprotective treatment**) : 혈관 확장으로 국소 뇌혈류량을 증가시키고 calcium influx를 억제하여 신경보호작용을 갖는 nimodipine의 유용성은 antihypertensive effect 때문에 아직 논란의 여지가 있다.
- NMDA-receptor antagonist는 대부분 임상적으로 유용성이 없는 것으로 보고 되고 있으며 magnesium의 역할에 대한 연구는 아직 진행중이다.
- Barbiturate나 naloxone, amphetamine 등의 유용성은 밝혀진 바 없다.
- Sodium channel blocker로 fosphenyton과 SNA-111의 trial이 현재 진행중이다.

- Excitatory amino acid antagonist (glycinantagonist, lubeluzole 등), free radicalscavenger(trilazad), GABA stimulator(chlormethiazole)의 임상적 유용성은 아직 밝혀진 바 없다.
- Citicholine, piracetam 등은 임상적 호전이 추정되는 결과를 보이고 있어 주목된다.

H. 증상성 경동맥 협착의 수술

경동맥과 흉부동맥의 협착 또는 궤양성 플라크(plaque)로 인한 재발성 뇌허혈증 환자에서 혈전내막절제술(thromboendarterectomy)이나 우회로 이식술(bypass grafts)이 행하여진다. 가장 자주 행해지는 부위는 경동맥동(carotid sinus)이다. 이외에도 총경동맥(common carotid artery), 무명동맥(innomiate artery), 쇄골하동맥(subclavian artery) 등이 수술에 적당하다. 척추동맥 기시부는 특별한 경우에만 성공적이다. 근래에는 경동맥의 풍선혈관형성술(balloon angioplasty)과 스텐트(stenting)가 시술되고 있다.

현재까지 수술과 혈관형성술(angioplasty)은 아직까지는 두개외 경동맥협착과 뚜렷한 궤양성 플라크를 가진 특별한 경우에만 유용하다고 생각되고 있다. 이는 전체 일과성 허혈발작 환자의 20% 이하에 불과하다. 보고된 결과가 모호함에도 불구하고, 최근 수년간 관찰한 결과 적절히 선택된 사례에서 잘 시행된 수술은 일과성 허혈발작을 막고, 미래의 뇌졸중 위험도를 낮춘다는 확신을 주고 있다.

경동맥 내막절제술 시술조건

환자의 전신 상태가 양호하고, 반대측 혈관이 정상이고, 정상 심기능을 가진다면(심부전, 조절안된 협심증, 최근의 심근경색이 없을 것), 이 병변은 대부분 경동맥 내막절제술에 의해 안전하게 치료될 수 있다. 최근 Massachusetts General Hospital에서 수술한 연속적인 133명의 환자에서 단 한 명만이 사망하였고 1.5%의 유병률을 보였다. Mayo Clinic 등에서 수술한 357명에서도 비슷한 결과를 보여주고 있다.

경두개 문합술

두개내 경동맥 협착 또는 사이폰(siphon)과 중뇌동맥 간상부(MCA stem)까지 연결된 혈전에서는 경두개문합술(transcranial anastomosis: superficial temporal-middle cerebral)이 권유된다. 이는 기술적으로는 손쉬우나, Barnett 등의 연구에 따르면 그 치료효과가 없다고 알려져 있다. 경두개 문합술은 일과성 허혈발작, 뇌졸중이나 사망을 감소시키지 못하였다.

수술의 가치에 대한 다양한 견해

일과성 허혈발작에서의 항응고제와 수술의 상대적 가치는 아직 일치된 견해가 없다. 왜냐하면 약물 또는 수술치료의 장기간의 효과를 비교하기 전에 대부분의 일과성 허혈발작 환자의 사망은 심장질환에 의해 발생하기 때문이다. 또한 최근까지도 경동맥 내막절제술(carotid endarteretomy)은 효과가 있을 것이라는 추측뿐이고, 아직 대규모 환자를 대상으로 무작위 연구가 심도있게 진행되지 못했다.

ㅣ. 무증상성 경동맥협착

증상이 없는 경동맥 잡음(bruit)이나 우연히 발견된 경동맥 협착은 치료의 결정에 어려움을 준다. Wiebers 등은 무증상성 잡음 환자를 5년간 추적하여 잡음이 들리지 않는 동연령, 동성별 정상군보다 뇌경색이 약 3배 가까이 되었다고 한다. 근래에 ACAS(Asymptomatic Carotid Atherosclerotic Study)에서는 60% 이상 협착이 있는 무증상성의 경동맥 협착환자에게 내막절제술을 시행한 후 5년 이상 관찰했을 때 뇌졸중 발생율을 11%에서 5%로 감소시켰다고 한다. 이와는 달리 최근 2,295명을 대상으로 한 European 연구에서는 70% 이하 협착의 무증상 환자를 3년간 추적했을 때 단지 2%의 뇌졸중 위험성이 있었으며 이는 70% 이상 협착(5.7%)에서 만큼 높지 않았다. 따라서 무증상 경동맥 협착시의 수술은 큰 의미가 없다고 결론지었다. 따라서 이 문제에 대해 합의가 이루어질 때까지 주의가 권고되고 있다. 무증상 환자에서 수술이 권유되는 경우는 내경동맥을 초음파로 6~12개월마다 검사하여 내경의 크기가 1.5mm 이하로 감소되었을 때이다. 협착이 심하지 않은 경우 무증상 환자의 수술은 특별한 주의가 필요하다.

③ **물리요법과 재활치료** Physical Therapy and Rehabilitation

아주 심한 중환자를 제외한 모든 환자에서 뇌졸중 발생 수 일 이내에 마비된 팔, 다리에 전체 운동범위의 수동적 물리요법이 매일 수회에 걸쳐 이루어져야 한다. 목적은 견관절, 주관절, 고관절, 족관절의 구축과 관절주위염 방지에 있다. 욕창이나 마비된 팔다리에 통증이 있을지라도 운동은 지속되어야 한다. 환자는 전신상태가 허용하는 한 가능한 빨리 침대에서 휠체어로 옮기는 것이 중요하다. 거의 대부분의 반신마비 환자는 대개 3~6개월 이내에 어느 정도 보행기능을 회복하게 되고 이는 재활의 제일 목적이 되어야한다. 반신마비에 더하여 심부 감각의 소실이나 질병불각증(anosgnosia)이 가장 중요한 방해요인이다. 다리에 짧거나 긴 보조기가 종종 필요하다. 소뇌실조증 환자에서 새로운 방법을 통한 교육이 균형과 걸음걸이의 장애를 호전시킬 수 있다. 운동기능이 호전되고 정신기능이 유지되는 한 일상생활에 대한 교육이나 특수기구 등을 사용함으로써 환자가 집에서 일상생활을 부분적이나마 독립적으로 할 수 있다. 다른 이유가 없다면 환자와 가족의 사기를 증진시키기 위하여 언어치료는 적절한 사례에서 시행되어야한다.

④ **예방방법** Preventive Measures

죽상혈전성 질환 치료의 주 목표는 예방이므로 위험인자 조절에 노력하여야 한다. 쉽게 진찰할 수 있는 경동맥은 잡음이 있는지 살펴보아야 한다. 비록 모든 협착이 잡음을 유발하지 않더라도, 잡음이 있는 경우 협착을 의미한다고 할 수 있다. 자가 청진잡음(self-audible bruit)은 경동맥 협착, 섬유근성 이형성증(fibromuscular dysplasia), 경동맥 박리 등에서도 보이나, 대부분은 양성경과를 취하며, 확장되고 상부로 전위된 경정맥구(jugular bulb)에 기인할 수도 있다.

죽상경화증에 의한 뇌졸중이 발생하였지만 기능이 남아있는 환자에 대한 예방방법은 뇌졸중이 잘 발생할 수 있는 상황을 피하는 것이다. 그 방법은 (1) 특히 노령에서 수술 중 전신혈압, 산소화(oxygenation), 두개내 혈류 등의 유지 (2) 치료 목적이든, 진단 목적이든지 혈압강하제 투여시 주의 (3) 고령에서 깊은 수면시 뇌허혈이 악화될 수 있으므로 과도한 진정제 사용 주의 (4) 전신 저혈압, 심한 빈혈, 적혈구과다증의 즉각적 치료 (5) 신속한 이뇨제 금기 등이다.

허혈성 경색과 일과성 허혈발작의 궁극적 해결은 보다 근본적인 영역, 즉 고혈압과 죽상동맥경화증의 예방 혹은 경감에 있다. 낮은 콜레스테롤, 저지방 식이와 항지질제(antilipidemic agents) 사용이 효과적일 수 있다.

(2) 색전성 뇌경색 치료

다음의 3단계가 있다.

(1) 급성기의 일반적 내과적 치료
(2) 순환 회복
(3) 물리요법과 재활 치료

뇌색전의 예방은 색전증이 있었거나, 색전증은 없었지만 그 위험이 있는 사람에게 중요하다. 심방세동, 심근경색, 인공판막의 경우에는 항응고제의 장기간 사용이 유용하다고 알려져 있다. 최근에 발생한 심방세동은 전기적 심율동전환(electrical cardioversion)이나 항부정맥 약물투여로 정상 리듬으로 회복시킬 수 있으며, 실패시에는 예방적 항응고제가 추천된다.

일단 색전증으로 인한 혈관 폐색으로 진단되면 처음에는 헤파린을 쓰게 된다. 일반적으로는 부하 용량없이 쓰며 동시에 또는 2일 내에 와파린을 시작한다. 첫 수 일내에는 뇌졸중의 재발율이 출혈율보다는 낮으므로 항응고제를 시작하는 시간에 대한 일치된 견해는 없다. 일부 임상의는 헤파린을 피하고, 와파린으로 시작하기도 한다. 병소가 매우 크고 기저핵 등의 심부 조직 손상이 같이 있는 고혈압 환자에서는 급성 경색 내에 항응고제 관련 뇌출혈의 뚜렷한 위험이 있다. 이런 환자들은 급성기에 항응고제 사용을 피하는 것이 좋다. 이런 지침에 따른 적응증의 치료는 비교적 안전하나 예외적인 경우도 있다. 어떤 경우라도 정확히 진단되어야 하며 과다한 사용은 자제해야 한다.

또한 급성기 심근경색 특히 좌측 심근경색일 경우에 항응고제 사용이 추천된다. 아급성 세균성 심내막염과 관련된 뇌색전에서 항응고제는 뇌출혈의 위험이 있으므로 주의해서 사용해야 하며 먼저 항생제를 사용해야 한다.

2) 뇌출혈의 치료

(1) 보존적 치료

허혈성 또는 색전성 경색에서 쓰이는 혼수 환자에 대한 일반적 내과적 치료가 뇌출혈에서도 적용된다. 큰 뇌내출혈과 혼수상태 환자는 호흡을 적절하게 유지하고 PCO_2는 25~30mmHg로 통제된 과호흡을 시키면서, 뇌압측정을 하고 만니톨(mannitol)(삼투압 295~305mosmol/L, Na 145~150 가량으로 유지), 생리식염수를 정맥주사하면서 수분 공급은 1일 1200ml/L 이하로 제한한다.

(2) 수술적 치료

급성기에 혈종의 배출이나 흡출을 이용한 수술적 제거는 종종 생명을 구할 수 있다. 아담스 등에 따르면 주로 직경 3cm 이상이나 임상증상 악화시 수술이 권고되고, 엽상출혈과 피각출혈의 경우 수술의 예후가 가장 좋았다. 선택된 예에서는 진행되어 뇌사에 이르는 것을 막았지만 국소적 신경학적 손상은 줄어들지 않았다. 더구나 수술은 혼수 직전이나 직후에 해야 한다. 깊은 혼수상태가 되고 동공확대가 있으면 회복 가능성은 미미하다. 결과적으로 여러 소규모 연구에서 수술이 내과적 치료만 했을 때보다 결과가 좋지 않았다는 점을 알고 있어야 한다.

소뇌출혈시는 뇌간을 눌러서 갑자기 혼수와 호흡정지가 발생할 위험이 있어 수술요법이 응급으로 행해진다. 또한 제4뇌실의 압박에 의한 수두증은 임상양상을 복잡하게 하고 추가로 뇌압을 증가시킨다. 일반적으로 직경 2cm 이하의 소뇌혈종시에는 대부분 환자가 깨어있고 혼수로 진행하지 않는다. 3~4cm 이상의 출혈시는 위험이 크므로, 일부 외과의는 임상상태와 무관하게 수술을 권장한다. 수술적 제거시에는 임상 상태, CT상 응괴에 의한 종괴효과, 뇌수종의 정도 등을 참조하여 결정한다. 따라서 때로는 매일, 혹은 그보다 자주 CT 촬영을 시행하여야 한다. 환자가 혼미하거나 불규칙한 호흡을 보이면 기관삽관을 하고 수 시간 이내에 수술이 행해져야 한다. 일단 혼수와 동공변화를 보이면 수술을 하더라도 생존할 가능성은 희박하나, 혼수 직후에 즉각적인 뇌압저하 약제와 과호흡, 수술이 병행될 경우에 극히 일부에서는 성공하기도 한다.

고혈압의 조절

뇌출혈 환자는 전신적인 교감신경부신반응(sympathoadrenal response) 때문에 일반적으로 발병 직후에는 모두 혈압이 높다. 수일에 걸쳐 혈압이 자연적으로 떨어지므로 급성기에 적극적 치료는 논란이 많다. 왜냐하면 더 이상 출혈을 막기 위하여 빨리 혈압을 떨어뜨리면 뇌압이 항진된 상태에서는 뇌관류압의 저하로 오히려 뇌순환을 나쁘게 하므로 빨리 혈압을 낮추는 방법은 추천되지 않는다. 그러나 평균혈압이 110mmHg 이상으로 유지될 때는 뇌부종을 악화시키고 재출혈 위험이 많다. 이런 경우의 혈압에는 베타 차단제, angiotensin-converting enzyme inhibitory drug이 추천된다. 주요 칼슘통로차단제는 뇌압을 올리므로 잘 쓰지 않는다.

혈종이 2~4cm이고 환자가 기면상태일 때는 치료결정이 어렵다. 만약 의식수준이 변화하거나 perimesencephalic cistern이 없어지면서, 특히 뇌수종 동반시에는 수술로 인한 위험성이 보존치료만 하다가 갑자기 나빠질 위험성보다 적다.

3) 지주막하 출혈(SAH)의 치료

치료의 주목적은 재출혈을 방지하는데 있다. 대개 1차 출혈후 2주내에 재출혈을 잘 일으킨다. 재출혈의 80%는 1차출혈후 8주내에 일어난다. 의식회복이 안되고 점차 악화되는 환자는 뇌 CT 결과를 보아 두개강내 혈종의 제거, 또는 수두증에 대한 shunt 수술을 해야 한다. 치료는 환자의 신경학적 및 내과적 상태와 동맥류의 위치, 형태에 의해서 좌우된다. 이상적으로는 모든 환자가 동맥류의 수술적 제거가 필요하지만 환자가 혼수상태이면 사망률이 높다. 치료 방향을 결정하기 전에 Botterell과 Hunt와 Hess에 의해서 소개된, 다음 평가법에 의해서 환자 상태를 평가해야 한다.

환자상태의 평가

Grade I. 무증상성이거나 가벼운 두통이나 경부강직만을 가진 경우

Grade II. 중간 정도에서 심한 정도의 두통이나 경부 강직이 있으나 국소적 또는 일측성 신경학적 증상이 없는 경우

Grade III. 기면 상태(drowsiness), 착란이나 가벼운 국소적 장애

Grade IV. 지속적인 혼미나 반혼수상태(stupor or semicoma), 초기 제뇌강직이나 식물인간 상태

Grade V. 깊은 혼수상태와 제뇌강직상태

(1) 보존적 치료

① 급성기에서의 일반적인 내과적 치료는 다음과 같다

침상안정, 순환 용량과 정맥압을 정상 이상으로 유지하기 위한 수액주입, 탄력 stocking과 대변 완화제의 투여, 혈압 조절과 수축기 혈압을 150mmHg 이하로 유지하기 위한 약물요법과 두통 완화를 위한 진통제 투여, 주기적 하지 압력 부츠 등을 통한 정맥 혈전증의 방지도 매우 중요하다.

② 항경련제의 투여는 아직 정설이 없는데 많은 경우 경련에 의한 재출혈의 방지를 위하여 항경련제를 초기부터 쓰지만, 경련이 발생할 때까지 항경련제를 쓰는 것을 피하는 경우도 있다. 칼슘통로억제제가 혈관경축에 의한 뇌경색의 방지를 위하여 많이 쓰이고 있다. 칼슘통로 억제제가 혈관 조영술에 보이는 혈관 경축의 빈도를 변화시키지는 않지만 최근의 결과에 의하면 뇌경색의 빈도는 감소시키는 것으로 알려져 있다.

③ 뇌혈관연축(spasm)에 수반된 허혈증에 대한 치료는 뇌경색을 방지하는데 있다. 뇌허혈증상은 대개 뇌동맥류파열 4~7일 후에 생기는데 혈액순환 및 순환혈액량을 증가시키고 저혈압을 방지해야 한다.

④ 수술을 하지 않는 경우는 재출혈의 위험을 방지하기 위하여 6주간은 절대안정하여 치료해야 하고, 수술하지 않은 동맥류가 있는 젊은 여성은 피임요법을 시행, 임신 및 분만을 피해야 한다. 단, 경구 피임약은 뇌혈전을 일으킬 위험이 있으므로 주의를 요한다.

(2) 수술적 치료

① SAH는 특히 급성기 1~2주내에 재출혈하는 경우가 많고, 뇌혈관 연축을 일으켜 뇌허혈증상, 나아가 뇌경색을 일으키는 경우가 적지 않으므로 초기에 수술하는 것이 좋다.

② 수술의 최적기는 출혈후 7~10일경이나 임상상태에 따라 지연될 수 있다. 수술은 가능하면 한두달 경과후 늦게 할수록 수술도 용이하고 결과도 좋으나, 늦으면 재출혈의 위험성이 그만큼 커지는 것이 문제이다. 그러나 환자 상태가 양호한 경우는 출혈후 48시간내에 수술하는 것이 좋다고 하는 학자들도 많다.

③ 수술요법의 종류

- 뇌동맥류의 경부폐색(neck occlusion)
- 뇌동맥류의 강화(reinforcement)
- 유입동맥의 결찰(ligation)
- 동맥류를 중심으로 유입 및 유출동맥을 폐색시키는 trapping
- 동맥류내 혈전형성 유도법

④ 수술의 위험도는 동맥류의 위치에 따라 다른데, 전교통동맥류는 기술적으로 어렵고 후교통동맥류는 대체로 수술 위험성이 적은 편이다.

⑤ 뇌동맥류 clip 수술후의 합병증은 지연성 뇌허혈증(delayed cerebral ischemia)의 위험성이다. 성공적인 수술후 72시간 정도는 양호하다가 국소허혈결손증(focal ischemic deficit)이 생기며 단시간내에 사망할 수 있다. 이 지연성 뇌허혈증을 막기 위해 뇌혈관 연축 치료에 여러 약제(calcium antagonist인 vimedipine, steroid 등)가 사용되지만 효과는 확실치 않다.

⑥ 수술적 치료와 보존적 치료를 받은 환자중 6개월 후의 생존자는 수술적 치료를 받은 환자가 수술을 받지 않고 위험에 처해 있으면서 같은 기간내에 생존해 있는 환자보다 분명히 보다 나은 상태에 있다. 그러나 수술전후의 위험성은 높다.

각 그룹간의 비교는 여러 복잡한 상관관계 때문에 어렵다.

수술적 치료는 다음 4가지 범주내의 경우를 참고한다.

- 출혈직후 생명이 위독한 상태 : 수술적 치료는 불가, 예후불량하다.
- 마지막 출혈로부터 회복되고 그 후 6주 이내의 환자 : 재출혈의 위험이 있으며 수술로 도움을 받을 수 있는 경우이다.
- 지주막하 출혈후 6주 이상 경과되고 완전히 회복된 환자 : 당장 재출혈의 위험성은 적다. 1년내 10% 재출혈 가능성이 있다.
- 국소 압박증상 때문에 발견된 파열안된 동맥류, 또는 다른 질환에 대한 조사과정에서 혈관조영상 파열 안된 동맥류가 발견된 환자 : 파열 가능성은 매우 적다.

⑦ 뇌동맥 연축이 있으면 동맥류 위치에 관계없이 수술후에 뇌경색을 일으킬 가능성이 많으므로 뇌동맥 연축이 풀릴 때까지 수술을 연기한다.

⑧ 수술시기의 판단 기준은 의식수준(consciousness level)이다. 심한 착란(confusion)상태, 또는 혼수(coma)상태가 혈종의 압박에 의한 것이 아니면 수술을 연기해야 한다. 혈종압박에 의한 것이면 우선 혈종만 제거하고 시일경과후 환자상태가 개선되면 그때 수술하는 것이 좋다. 반면, 반신마비나 동안신경마비 등 국소징후(focal sign)가 있더라도 의식이 명료하면 수술시기를 늦출 필요가 없다.

⑨ 수두증이 생긴 혼수상태의 환자는 뇌실 감압법에 의해서 상태가 호전되기도 한다. 이것은 처음에는 외부배액에 의해서 달성될 수 있지만 만약 수두증이 다시 생기면 영구적인 shunt가 필요한 경우도 있다.

4) 동정맥기형의 치료

(1) 미세 현미경적 적출

대부분의 병원에서 선호하는 치료법은 수술적 제거술이다. 약 20%에서 40%의 동정맥 기형은 전체 제거술이 가능한데 수술로 인한 사망률은 2~5% 정도이고 후유증은 5~25% 정도이다. 수술적으로 기형혈관을 적출하는 요점은 먼저 유입 동맥을 차단하여 출혈을 극소화하고 미세수술기구를 사용하여 동정맥기형 주위의 신경교종(gliosis)이 있는 곳부터 박리하여 뇌표면을 통과하는 모세정맥에 손상이 없도록 해야 한다.

(2) 선택적 전색화

동정맥기형이 아주 크거나 위치가 기능적으로 중요한 부위인 경우 또는 뇌의 심부에 위치하여 수술적 적출이 어려운 경우에는 도관을 통해 선택적으로 유입동맥내에 색전형성을 유발하는 물질을 주입하여 동정맥을 차단시키는 방법이다. 그 자체로서 동정맥기형을 완전히 치료할 수는 없지만 수술을 용이하게 하기 위한 보조적인 방법으로 사용하거나 방사선수술과 병행하여 쓸 수 있다.

(3) 방사선치료

직경이 3cm 이하인 작은 크기의 심부동정맥기형에 gamma knife나 linac을 이용한 방사선수술이 매우 극적인 효과가 있음이 증명되고 있다. Kjellberg 등은 소량(괴사량 미만의 용량)의 국소적 양전자빔을 통하여 2000명 이상의 동정맥 혈관기형을 치료하였다. 한번의 치료를 시행하고 환자는 다음날 퇴원한다. 이온화 방사능의 대부분 효과가 나타나는 초기에는(10~15년까지 서서히 나타나기도 한다) 아직 환자는 출혈의 위험성에 노출된 상태이다. 약 2년이 지나면 2.5cm이하의 동정맥 기형은 75~80%의 경우 거의 사라지거나 80% 이상 크기가 감소하게 된다. 그 이상 크기가 큰 것들도 대부분 크기가 감소되거나 밀도가 감소된다. 양전자빔 치료후 동정맥기형이 없어진 250명 이상의 환자에서 10년에 이르기까지 재출혈된 경우는 없었으며 이런 방법으로 치료한 그 외의 1000명의 환자에서도 출혈의 빈도와 강도가 의미 있게 감소하였다. Karolinska 연구소 등에서 시행한 작은 동정맥 기형(3cm 이하)에 대한 국소적 감마방사선 조사술의 결과도 위의 결과와 비슷하다. 향후에는 결국 이온화 방사선 치료술이 수술을 대치할 것으로 예상되고 있다.

참고문헌

- 경제기획원 조사통계국: 사망원인통계연보, 통계청, 1996년
- 경희대 한의과대학부속한방병원. 경희한방처방집, 1997.
- 계해정, 박창국. 불면에 대한 동·서의학적 고찰. 대한한의진단학회지 1997;1(1):114-35
- 高澤明, 石云綿 共主編: 中醫方劑學, 光明日報出版社, 北京, 1993
- 孔立.調氣熄風湯治療中風急性期臨床研究. 中國中醫急症. 2000:9(3):92-93
- 邱全.水蛭膠囊治療腦動脈硬化症40例療效觀察.河北中醫. 2001:23(7):494-495
- 권도익, 고창남, 조기호, 김영석, 배형섭, 이경섭. 韓方病院 心系內科 入院患者에 대한 임상연구. 경희의학. 1996;12(2):200-13.
- 김광연, 한원곤, 이상룡: 만성 변비증의 임상적 고찰(종보), 외과학회지, 38(2):243-51, 1990
- 김영석, 구본홍: 구안와사에 대한 임상적 관찰, 동양의학 8, 서울, 1982
- 김재문. 두통 및 안면통. 보험의학회지 1996:15:53-66
- 김정열, 김정진, 최요섭, 나병조, 정우상, 문상관. 뇌졸중환자의 소변실금에 대한 마황의 효과. 대한한방내과학회 춘계학술대회논문집. 2003:114-24.
- 김정제: 東醫診療要鑑, 동양의학연구원, 서울, 1974
- 김철환. 이차적 원인에 의한 두통. 가정의학회지 1998;19(6):432-436
- 나덕렬, 이광우, 명호진(1987). 실허증 환자 11명에 대한 Modified Western Aphasia Battery 적용. 대한 신경과 학회지. vol 5, 190-198.
- 노재규, 김지숙, 안윤옥. 국내 편두통의 역학 및 임상특성 연구. 대한신경과학회지. 1997;15:1-18.
- 노진환, 김영석: 중풍변증진단기준안에 대한 임상적 연구. 2001.
- 農澤寧. 頸三鍼爲主治療假性球麻痺40例. Chinese Acupuncture & Moxibustion. 2001;21(2) :126
- 동의과학원 편: 東醫處方大全, 여강출판사, 서울, 1993
- 劉淑琦. 滌痰湯治療中風急性期68例. 湖南中醫藥導報. 1997:3(6):89-90
- 류순현, 이경섭, 김태경, 최요섭, 윤상필, 장종철, 문상관, 고창남, 조기호, 김영석, 배형섭. 중풍환자의 상지마비에 대한 전침치료의 효과. 대한한의학회지. 2002;23(2):180-9.
- 武淑芬. 瀉下逐瘀湯治療腦梗塞急性期100例. 陝西中醫.2001:22(8):458-459
- 미국정신의학회, 정신장애의 진단 및 통계편람 제 4판. 서울:하나의학사;1995,671-81, 683-89쪽.
- 민성길. 최신정신의학. 서울: 일조각; 1995, 434-50쪽.
- 박효진, 이찬희, 정준표, 이관식, 이상인, 박인서: 만성 특발성 변비증의 임상적 고찰, 대한내과학회지, 46(5):670-80, 1994
- 배형섭, 강병종, 문상관, 고창남, 조기호, 김영석, 이경섭. Clinical Research on the Depress Effect of Acupuncture Therapy at Kogji and Joksamri in acute Stroke Patients with Hypertension, 제9회 국제동양의학학술대회발표논문집(9th ICOM), 919-942, 1998
- 封銀曼.腦脈通膠囊治療腦動脈硬化症臨床觀察.中醫研究. 2001:14(2):30-32
- 北京中醫藥大學學報. 1994年 第17卷 第3期 pp64-66
- 北京中醫藥大學學報. 1996年 Vol.19, No.1 pp55-56

- 山東中醫·雜志. 1986年 Vol.6, pp48-49
- 常青, 沈萬生: 實用中風防治手冊, 中國中醫藥出版社, 北京, 1993
- 徐蕾.淸開靈注射液治療中風急性期的僥效觀察. 上海中醫藥雜誌. 1996:5:14-15
- 서상연. 오심과 구토. 가정의학회지. 2002:23(2):161-168
- 世宗命撰: 鄕藥集成方(卷一), 행림서원, 서울, 1974
- 송일병: 사상의학적 중풍관리법, 대한한방내과학회지 제 15권 2호 부록-중풍학술대회 논문집, 서울, 1995
- 潘德祥. 滌痰開竅法治療中風不語 112例. 湖北中醫雜誌. 2001;23(1):18
- 안초홍, 배형섭, 노진환, 문상관, 고창남, 조기호, 김영석, 이경섭. 경증 고혈압에 대한 이침치료의 강압효과, 대한한의학회지, 20(4):93-97, 2000
- 楊淸榮. 通腑瀉下湯治療中風急性期40例. 陝西中醫. 2000:21(2):50
- 楊春. 化濁軟脈湯治療腦動脈硬化症的臨床觀察, 陝西中醫學報. 2001:24(5):23-24
- 呂少起. 通腑醒神湯治療中風急性期50例. 山東中醫雜誌. 1996:15(1):12-13
- 염진일, 강성길 : 람지헌트 증후군(Ramsay-Hunt syndrome) 환자의 안면신경마비에 대한 임상적 고찰, 대한한의학회지 7(2), 서울, 1986
- 韋炳龍: 中風治療의 臨床的 硏究, 의림 121호, 서울, 1977
- 유기영: 疏經活血湯이 血栓症에 미치는 영향, 경희한의대논문집 7, 서울, 1984
- 윤무부. 설사(Diarrhea). 대한가정의학회지 1980:1(1):26-35.
- 윤상필, 김태경, 김이동, 김태훈, 정우상, 문상관, 이경섭, 중풍환자 배뇨곤란에 대한 구치료 효과. 대한한방내과학회지. 2003;24(3):651-61.
- 의학교육연수원 편: 응급처치, 서울대학교출판부, 서울, 1975, 1985, 1995
- 이경진, 구본수, 김영석, 강준권, 문상관, 고창남, 조기호, 배형섭, 이경섭. 중풍환자에 있어 십선혈 사혈이 혈압 및 체온에 미치는 영향, 대한한의학회지, 21(1):62-67, 2000
- 이경희, 김창환: 중푸후유증으로 발생된 배뇨장애에 대한 구치료의 임상적 연구, 경희대석사학위논문, 1996.
- 李凌山: 中風及其相關疾病診治要點, 人民衛生出版社, 北京, 2001
- 이영진, 배철영 역: 최신실전임상가이드, p289, 서울, 한국의학, 1998
- 이종형 편(김영훈 저): 晴崗醫鑑, 성보사, 서울, 1984
- 易振佳. 天龍熄風顆粒治療腦動脈硬化症肝陽化風證. 湖南醫科大學學報. 2003:28(4)
- 이형영. 불면증 환자의 평가와 처치. 가정의학회지. 1987:8(10):20-24.
- 이홍식, 김진학: 치매의 진단과 치료, 대한의학협회지 35(9), 서울, 1992
- 이효석. Practical Approach to the Patients with Diarrhea. 대한가정의학회지 1983; 4(10):28-34.
- 임장신, 김영석, 문상관, 고창남, 조기호, 배형섭, 이경섭. 중풍(뇌졸중)환자의 이상감각에 대한 임상적 연구. 대한한방내과학회지. 1999;19(2별책부록):29-40.
- 蔣勝. 益氣聰明湯在腦動脈硬化症治療中的應用. 現代中西醫結合雜誌. 2003:12(2):130-132
- 錢仁義. 中西醫結合治療腦動脈硬化症90例. 中醫硏究. 1998:11(5):19-21

- 정기현, 노진환, 김이동, 정우상, 문상관, 고창남, 조기호, 이경섭. 삼황사심탕이 중풍환자의 경증고혈압에 미치는 영향. 대한한방성인병학회지 vol 1 No1 2002
- 정동화, 안호진, 황규선, 윤기붕, 김태우, 문장혁, 백종엽, 이상무. 홍화약침의 견비통에 대한 임상적 연구. 대한침구학회지. 2002;19(6):184-92
- 정상현, 배형섭, 문상관, 고창남, 조기호, 김영석, 이경섭. 24시간 활동혈압측정기를 이용한 희첨의 혈압강하효과에 대한 임상적 평가. 대한한방내과학회지, 19(2별책부록), 1-11, 1999
- 鄭安.中風 I, II號口服液治療急性腦出血的臨床硏究. Union Hospital, Fujian Medical College. 1995.596-597
- 정정욱, 이세연, 박정미. 뇌졸중으로 인한 배뇨장애에 대한 우공산의 치험 2례. 동서의학. 2000;25(2):6-16.
- 曺甦. 腦髓康治療腦動脈硬化症的臨床觀察. 黑龍江醫學: 2001.25(4):265
- 周毅. 川芎天麻飮治療腦動脈硬化症35例. 河南中醫. 2003:23(4):22-23.
- 주진원, 최용태: 중풍에 수반된 排尿障碍에 미치는 전침 및 灸療法의 임상적 효과에 관한 연구, 大韓針灸學會誌, Vol.14, No.2, pp1-14, 1997.
- 陳紹宏, 張曉云: 中風醒腦口服液 治療急性腦出血125例療效總結. 2000年全國中醫藥臨床急, 重症的應用學術交流會文集, 2000, 9;pp.1-5
- 詹青. 詹文濤敎授應用益氣聰明湯加味治療腦動脈硬化症經驗.中國中醫急症. 2002:11(4):276-277
- 최동준. 급성기 중풍환자에 대한 성향정기산의 임상적 효능.대한한방내과학회지. 2002;23(3):440-446
- 최동준. 급성기 중풍환자에 대한 양격산화탕의 임상적 효능. 대한한의학회지. 2004;25(1):111-116
- 최동준. 급성기 중풍환자에 대한 청폐사간탕의 임상적 효능. 대한한의학회지. 2002:23(4):9-14
- 최요섭, 류순현, 정은정, 배형섭. 口渴을 겸한 중풍환자 소변불리 1례. 의림지. 2001;47:85-8.
- 최원확, 이영재. 애역의 병인병기 및 침구치료에 관한 문헌적 고찰. 대전대학교 한의학연구소 논문집. 1996;5(1)345-364.
- 夏黛暉. 中藥合針刺廉泉穴治療中風失語症. 湖北中醫雜誌. 2001;23(9):41
- 한국인어병리학회. 인어장애의 이해와 치료(실어증 환자의 말-언어치료). 1st ed. 군사출판사. 1994
- 한진안, 정기현, 김태경 정우상, 문상관, 고창남, 조기호, 김영석, 배형섭, 이경섭. 중풍환자의 수면장애에 대한 이침의 효과. 대한한방내과학회 추계학술대회 논문집. 2002:56-61
- 해리슨내과학편찬위원회. 내과학. 도서출판 정담. 1997:1189-1201
- 胡卞明, 王承平. 舌卜鍼治療中風急性期言語障碍30例 2000;18(5):53-54
- 胡學軍. 通脈降脂湯治療腦動脈硬化症的臨床觀察. 山西中醫. 2001:17(2):19-20
- 黃聽. 針刺治療失語心得. 黃陽中醫學院學報. 2001;23(2):36-7
- Alexander DN, Cen S, Sullivan KJ, Bhavnani G, Ma X, Azen SP; ASAP study group. Effects of acupuncture treatment on poststroke motor recovery and physical function: a pilot study. Neurorehabil Neural Repair. 2004;18(4):259-67
- American Psychiatric Association : Practice Guideline for the Treatment of Patients With Alzheimer's Disease and Other Dementias of Late Life, Am J Psychiatry, 154(5) supplement, 1997

- Basso, A., P. Faglioni, and L. Vignolo. Etude controlee de la reeducation du langage dans l'aphasie : Comparaison entre aphasiques traites et nontraites. Revue Neurologique, 1975;131:607-614
- Benson, D. F. Aphasia, Alexia, and Agraphia. New York : Churchill Living- stone, 1979
- Cameron JL, Zuidema GD: Aspiration pneumonia(magnitude and frequency of the problem), JAMA, 219:1194, 1972
- Chapey, R., Language intervention strategies in adult aphasia (3rd ed). Baltimore, MD : Williams & Wilkins, 1994
- Clinical neuroscience Vol. 11, No. 12(腦血管性 痴呆)-中外醫學社, 1993
- Davenport RJ. Dennis MS, Wellwood I, Warlow CP: Complications After Acute Stroke. Stroke 1996; 27: 415-20
- Demeurisse, G., O. Demol, M. Derouck, R. de euckelaer, M. J. Coekaerts, and A. Capon. Quantitative study of the rate of recovery from aphasia due to ischemic stroke. Stroke 1980;11:455-458
- Eisenson, J. (1949). Prognostic factors related to language rehabilitation in aphasic patients. Journal of Speech and Hearing Disorders, 14, 262-64
- Friedman PJ. Gait recovery after hemiplegic stroke. Int Disabil Stud. 1990;12 :119-122
- Fruergaard P, Launbjerg J, Hesse B, Jorgensen F, Petti A, Eiken P, Aggestrup S, et al. The diagnosis of patients admitted with acute chest pain but without myocardial infarction. Eur Heart J 1996;17(7):1028-34
- Gregory JG, Purcell MH: Urinary incontinence in the elderly. Postgrad Med. 1986; 80(2):253-262
- Hagen, C. Communication abilities in hemiplegia : Effect of speech therapy. Archives of Physical Medicine and Rehabilitation 1973;54:454-463
- Horner J, Massey EW, Riski JE: Aspiration following stroke: Clinical correlates and outcome, Neurology, 38: 317, 1988
- Jongbloed L: Prediction of function after stroke-critical view. Stroke. 1986;17(4) :765-776
- Kenneth D. Fine. Diarrhea. Mark Feldman, M.D., Bruce F. Scharschmidt, M.D., Marvin H. Sleisenger, M.D., Slisenger and Fordtran's Gastrointestinal and Liver Disease. 6th ed. Philadelphia : W.B. Saunders Company;1997,p.128-152.
- Kertesz, A. and P. MacCabe. Recovery patterns and prognosis in aphasia. Brain, 1977;100:1-18.
- Kim YS, Lee SH, Jung WS, Park SU, Moon SK, Ko CN, Cho KH, Bae HS. Intradermal acupuncture on the Shen-men and Nei-kuan acupoints in patients with insomnia after stroke. Am J Chin Med. 2004;32(5):771-8
- Kirkwood CK. Management of insomnia. J Am Pham Assoc. 1999;39(5):688-696.

- Kosku Y, Tomonori Y, Kazuki K, Hiroyuki O: The effect of Urapidil on neurogenic bladder-a placebo controlled double-blind study. Urological Neurology and Urodynamics. 1996;156:1125-1130
- Kua EH : The prevalence of dementia in elderly Chinese. Acta Psychiatr Scand 83 : 350-352, 1991
- Levita, E. Effects of speech therapy on aphasics' responses to the Functional Communication Profile. Perceptual and Motor Skills, 1978:47:151-154.
- Marks, M., M. L. Taylr, and H. Rusk. Rehabilitation of the aphasic patient : A survey of three years experience in a rehabilitation setting. Neurology 1957;7:837-843.
- Ouslander JG, Kane RL, Abrass IB: Urinary incontinence in elderly nursing home patients. JAMA. 1982;248(10):1194-1198
- Ouslander JG, Kane RL: The cost of urinary incontinence in nursing homes. Med care. 1984;22(1):69-79
- Paul A O'neil. swallowing and prevention of complication. British Medical Bulletin 2000;56(2):457-65 Koyano W, Shibata H, Haga H, Suyama Y: Prevalence and outcome of low ADL and incontinence among the elderly-five years follow-up in a Japanese urban community. Arch Gerontol Geriatr. 1986;5: 197-206
- Roberts, L.(1969). Aphasia, apraxia and agnosia in abnormal states of cerebral dominance. In Handbook of Clinical Neurology, Vol. 4, ed. by P. J. Vinken and G. W. Bruyn. Amsterdam : North-Holland.
- Schunel, H., J. J. Jenkins and E. Jimenez-Pabon (1964). Aphasia in Adults. New york: Harper and Row
- Schunell, H. (1969). Aphasia in Adults. In Human Communication and Its Disorders. Minds Monograph No. 10. Washington, D. C. : Department of Health, Education and Welfare.
- Silverman IE, Restrepo L, Methews GC. Poststroke Seizures. Arch Neurol, 2002; 59(2):195-204.
- Skilbeck CE, Wade DT, Hewer RL, Wood VA. Recovery after stroke. J Neurol Neurosurg Psychiatry. 1983;46:5-8.
- Smith, A. Objective indices of severity of chronic aphasia in stroke patients. Journal of Speech and Hearing Disorders, 1971;26:167-207.
- Smith. A. (1972). Diagnosis, Intelligence and Rehabilitation of Chronic Aphasics. Ann Arbor, Mich. : University of Michigan Press.
- Snustad DG, Rosenthal JT: Urinary incontinemce in the elderly. Am Fam Physician 1985;32(5):182-196
- Vignolo, L. Evolution of aphasia and language rehabilitation : A retrospective exploratory study. Cortex, 1964;1:344-367.

- Wade DT. Measuring arm impairment and disability after stroke. Int Disabil Stud. 1989;11:89-92.
- Weiss JM. Effects of coping responses on stress. J Comp Physiol Psychol. 1968; 65:251-60.
- Wepman, J. (1951). Recovery from Aphasia. Mew York : Ronald Press.
- Woo Sang Jung, Dong Jun Choi, Kyung Sup Lee, Sang Kwan Moon, Young Suk Kim, and Hyung Sup Bae. Safety and Efficacy Assesment of Chungpyesagan-tang for Acute Ischemic Stroke. The American Journal of Chinese Medicine. 2003; 31(2):181-190
- Yoshitake T, Kiyohara Y, et al : Incidence and risk factors of vascular dementia and Alzheimer's disease in a defined elderly Japanase population: The Hisama Study, Neurology, 45:1161-1168, 1995
- Yvonne Romero; Jonathan M. Evans; Kevin C. Fleming; Sidney F. Phillips: Constipation and Fecal Incontinence in the Elderly Population, Mayo Clin Proc, 71: 81-92, 1996
- Zhang Z, Zhao C. Comparative observations on the curative results of the treatment of central aphasia by puncturing the yumen point versus conventional acupuncture methods. J Tradit Chin Med. 1990 Dec;10(4):260-3.
- Zhang ZJ. Efficacy of acupuncture in the treatment of post-stroke aphasia. J Tradit Chin Med. 1989 Jun;9(2):87-9
- Zhang ZJ. The effect of acupuncture on apoplectic aphasia. J Tradit Chin Med. 1989 Sep;9(3):169-70.

CHAPTER 8

중풍의 침구치료

한의학에서는 고래로부터 질병치료에 1針 2灸 3藥이라는 말이 있는데 중풍치료에 있어서도 침구치료는 약물치료 및 재활치료와 더불어 한의학의 특징을 가장 잘 나타내는 중요한 치료법 중의 하나이다. 침구치료는 經絡(체표)-내장(五臟)반사를 통하여 국소(經穴)와 이상이 있는 내장 사이의 기능조절(氣循環)을 통하여 전신기능을 조절할 수 있는 치료법 중의 하나이다. 특히 중풍치료가 전신의 원활한 기혈순환(調氣)에 중점을 두고 있음을 상기한다면 적절한 침구치료는 "通其經脈 調其血氣"하여 중풍치료 효과를 배가시킬 수 있는 것이다.

이와 같은 침구치료는 오랜 경험을 통하여 이런 증상에는 이 부위를 자극했더니 효과가 있었다는 경험에서 시작되었다고 볼 수 있다. 대부분 이런 부위들이 혈자리로 발전되어 치료에 사용되었기 때문에, 침구치료의 요점은 먼저 경혈을 정확하게 선혈(選穴)하고 적절한 자극을 주는 것이요, 다음은 원인이나 증상에 따라 근위취혈(近位取穴), 또는 원위취혈(遠位取穴)을 하는 것이다. 선혈(選穴)은 근위취혈(近位取穴)시와 원위취혈(遠位取穴)시에 다른 데, 근위취혈(近位取穴)시에는 증상이 나타난 부위 내지는 가까운 경혈 중에서 혈성(穴性)과 주치증을 참작하여 선혈하고, 원위취혈(遠位取穴)시에는 관련 경락의 유주를 참작하거나, 또는 증상과 오장육부의 상호관계를 진단하여 선혈한다. 적절한 선혈 후에는 자침시에 침감(鍼感), 즉 득기(得氣)가 중요하다. 침감(鍼感)은 적절한 자침의 깊이, 수기방법이 중요하고, 그밖에 자침의 각도, 방향 등이 침치료 효과에 영향을 미치므로 신중하게 고려하여 시술하여야 한다.

1 침의 중풍치료기전

중풍에 대한 침의 치료기전에 대한 연구가 최근 다양하게 진행되게 있는데, 크게 급성기에 신경세포의 손상을 방어하는 기전과 회복기에 기능회복을 촉진시키는 기전으로 나누어 볼 수 있다.

중풍의 급성기에는 허혈이 유발됨에 따라 신경세포의 손상이 진행되는데, 증가된 glutamate의 흥분독성, 자유라디칼에 의한 손상, 세포자살(programmed cell death, apoptosis) 등이 대표적인 뇌허혈시 중추신경세포가 손상되는 기전들이다. 따라서 뇌허혈 초기의 치료는 증가된 glutamate의 수용체에 길항하는 NMDA, AMPA receptor antagonist나 이에 따른 칼슘의 과량유입을 막는 칼슘 길항제, 자유 라디칼을 없애는 free radical scavenger 혹은 항산화제제, 염증 반응시 나타나는 iNOS 혹은 COX-2 저해제 등이 사용된다.

실험적으로 뇌 허혈을 유발한 동물실험에서, 침치료 군에서는 대조군에 비해 허혈 후의 신경학적 증상이 감소하고 경색으로 파괴된 영역도 감소하는 것으로 나타났다. 이는 침치료가 허혈성 손상에 대한 신경세포의 방어기전을 증진시킨 결과로 추정되며 그 기전에 대한 다양한 연구결과들이 보고 되고 있다.

① Glutamate의 흥분독성 억제

뇌허혈 후 나타나는 glutamate의 흥분독성은 NMDAR1mRNA 과다발현에 의해 매개되는 것으로 나타났는데, 침치료는 뇌허혈 후의 NMDAR1mRNA 과다발현을 억제하는 것으로 나타났다.

② 세포자살기전 억제

PI와 TUNEL 염색으로 확인했을 때, 뇌허혈 후에는 신경세포의 자살기전이 관찰되는데 침치료는 이것을 억제하는 것으로 나타났다.

③ iNOS 활성 억제

Kinetic cadmium-reduction method for the determination of nitric oxide(NO)와 immunohistochemistry method for observation of NOS-immunoactivity를 이용하여 허혈을 유발한 쥐의 뇌를 관찰한 결과, 건측에 비해 경색된 쪽의 뇌에 NO가 증가되었으며, 그 증가가 iNOS의 면역활성증가와 유의한 연관이 있는 것으로 관찰되었는데, 침치료는 iNOS의 활성도를 억제하여 NO를 감소시키는 것으로 나타났다.

④ 신경성장인자 발현촉진

면역조직화학적 연구(immunohistochemistry study)에서는 뇌허혈 후에 침치료가 신경성장인자 수용기(nerve growth factor receptor(trk-A))의 발현을 촉진하는 것으로 나타났는데, 이를 통해 세포자살기전을 억제하는 것으로 추정된다.

중풍 회복기의 기능회복에 대한 침치료의 작용기전은 크게 두 가지로 살펴볼 수 있는데, 첫째는 침치료가 국소 뇌혈류량의 변화를 일으켜 ischemic penumbra의 저하된 혈류량을 증가시킨다는 것이다. 중풍 회복기의 뇌혈류량을 관찰한 연구에 따르면 뇌혈류는 뇌경색 주변부에서 중심부로 갈수록 점진적으로 감소하며 정상뇌세포의 수는 뇌혈류량의 감소와 비례하여 감소하게 되는데, 뇌혈류가 일정수준 이하로 유지되는 부위에는 활동하지는 않으나 구조유지를 위한 대사활동은 하고 있는 'silent' neuron이 존재한다. 이러한 부위를 ischemic penumbra라고 하는

데, 침치료는 국소 뇌혈류량의 변화를 일으켜 ischemic penumbra의 저하된 혈류량을 증가시킴으로써 이러한 neuron을 활성화시켜, 중풍의 회복을 촉진시킨다는 것이다.

두 번째는 침과 같은 감각자극이 뇌의 가소성(Brain plasticity)을 촉진시킨다는 것이다. 감각자극에 의해 피질대응영역(cortical representation area)이나 피질지도(cortical map)가 수정될 수 있다는 여러 가지 보고들이 있어왔는데, 최근에는 침이 말초의 구심성 자극을 척수를 통하여 중추신경계로 전달하는 다형 수용기(polymodal receptor)를 자극하는 일종의 감각자극라는 보고들이 있었다. 따라서 중풍 후의 회복에 침이 효과를 발휘하는 기전은 감각운동 기능(sensorymotor function)과 관련된 구심성 자극(afferent input)과 내재성 대뇌피질 회로(intrinsic cortical circuit)에 영향을 미침으로써 뇌의 가소성을 촉진시킨다는 것이다.

2 중풍의 침구치료에 관한 임상보고

중풍(CVA)의 침치료에 대한 임상연구는 현재까지 많이 보고되었는데, 중풍환자에 대한 침치료의 효과에 대해서는 아직까지 논란이 많은 상태이다.

Chen DZ(1990)는 허혈성 뇌혈관 질환에 있어서 약물치료와 침치료를 함께 받은 20명의 환자와 약물치료만을 받은 20명의 환자에 있어서 그 치료 효과를 기능적 신경결손정도, EEG-map, somatosensory evoked potential(SEP)로 평가하였는데, 모든 항목에서 침치료를 병행한 군이 통계적으로 유의성 있는 호전이 있었다고 보고하였다.

Chen YM(1990) 등은 108명의 편마비 환자에 대한 연구를 통해 초기 3주 이내에 침치료를 시작한 경우(치료받은 환자 중 90.9%의 호전)가 발병 3주 이후에 침치료를 시작한 경우(치료받은 환자 중 71.4%의 호전)에 비하여 보다 효과적이었다고 보고하였다.

Margaret A.(1992) 등은 급성기 뇌졸중 환자에 대해 실제 침치료와 위성 침치료를 시행하여 그 결과를 비교해 보고 이를 CT scan 상의 부위와 연관시켜, 침치료를 시행한 그룹이 위성 침자극을 시행한 그룹에 비하여 유의성 있게 좋은 치료효과를 보였으며 CT scan 상 병변부위는 motor pathway area의 반 이하인 경우에 침치료에 효과적으로 반응하였다고 보고하였다. 1994년에는 급성기와 만성기 환자 양쪽 모두를 대상으로 한 실험에서 침치료를 시작할 당시의 나이나 유병기간은 침치료 후 호전되는 정도와 무관하며, 침치료의 효과는 침치료 종료 후 적어도 4개월 이상 지속되고, 효과적으로 회복되는 기능은 무릎의 굴곡과 신전운동, 어깨의 외전운동이라고 보고하였다. 여기서 유병기간에 대해서는 3주일 이내에 치료를 시작해야 보다 효과적이라는 Chen YM(1990) 등의 주장과는 서로 상반되므로 이에 대해서는 향후 추가적인 연구가 필요할 것이다. 1995년에는 레이저 침을 이용한 실험을 통해 71%의 환자에서 증상의 호전을 관찰하였으며, 가장 효과적으로 회복이 된 기능은 무릎의 굴곡과 신전, 그리고 어깨의 외전운동, 손가락과 손의 신전운동이었고, 증상의 호전이 있었던 환자의 경우는 모두 CT scan 상 병소가 motor pathway의 50% 이하만 침범된 경우라고 하여 일반침을 이용하여 뇌졸중으로 인한 마비환자를 치료한 지난번 연구의 결과와 일치하였다고 보고하였다.

Johansson(1993) 등은 물리요법과 작업요법만을 받은 환자와 일주일에 2번씩 감각자극(침자극)을 추가적으로 실시한 환자에 있어서 운동기능, 균형, ADL(Barthel's Index)을 비교해 본 결과 감각자극을 받은 환자들은 대조군에 비하여 보다 빨리 그리고 많이 회복되었으며, 균형, 가동성, ADL, QL, 병원에서 보낸 시간 등에서 모두 그러하였다고 보고 하였다. 아울러, 이들은 그 후 뇌졸중 후 2년 이상 생존한 환자를 대상으로 자세 조정기능을 비교한 결과를 통해 침치료는 자세 조정기능의 회복을 촉진시키며 그 호전된 상태는 침치료 이후 2년이 지난 상태에서도 지속된다고 보고하였다.

Sallstrom(1995) 등은 45명의 중풍 아급성기의 환자를 대상으로 무작위 대조군 설정연구를 시행하였다. 중풍 발병으로부터 연구에 포함되기까지 평균시간은 40일이었고 모두 첫 번째 뇌졸중으로 편측부전마비가 된 환자들이었다. 모든 환자들은 개별적인 재활치료가 주어졌으며, 침치료군으로 무작위 추출된 24명은 6주 동안 매주 3~4차례 20~30분간의 전통적인 침치료를 받았다. 두 그룹 모두 운동기능과 ADL이 향상되었으나 침치료군이 대조군에 비해 더 많이 향상 되었으며 아울러 침치료군은 삶의 질이 유의성 있게 향상되었다고 보고하였다.

Hu(1993) 등은 뇌경색 발생 후 36시간 이내의 편마비 환자(재발인 경우 제외)를 대상으로 무작위 대조군 설정연구를 시행하였다. 모든 환자들은 일반적인 재활치료를 받았으며 실험군은 일주일에 3번씩 전침치료를 받았다. 4주 후의 평가에서 침치료군은 재활치료만 받은 대조군에 비해 신경학적인 상태(Scandinavian Stroke Scale)가 유의성 있게 호전되었으나, Barthel Index의 호전도에는 유의성 있는 차이가 없었다. 또한, 신경학적 상태가 좋지 않은 환자일수록 호전되는 정도가 더 컸다고 보고하였다.

Si(1998) 등은 급성기 중풍환자들을 대상으로 전침치료를 시행한 결과 일반적인 치료만 받은 군에 비해 신경학적 결손(Chinese Stroke Scale)의 회복정도가 유의하게 컸다고 보고하였다.

Duan(1998) 등은 98명의 급성기 중풍환자들을 대상으로 30일간 침치료를 시행한 결과 일반적인 치료만 받은 대조군에 비해 CSRM(Chinese Stroke Recovery Measure)이 유의하게 호전되었다고 보고하였다.

이에 반해 Naeser 등은(1992) 중풍 발병 후 3개월째의 환자 16명을 대상으로 전침치료군과 전기자극을 가하지 않은 위성침자극군(sham acupuncture)으로 나누어 관절운동범위를 관찰한 결과 유의한 차이가 없었다고 보고하였다.

Zhang(1996) 등은 급성기 중풍환자들을 대상으로 전침치료를 시행하면서, SCRM과 혈액검사결과(vasoactive intestinal peptide, somatostatin, pancreatic polypeptide)를 대조군과

비교한 결과 유의한 차이가 없었다고 보고하였다.

Gosman(1998) 등은 급성기 중풍환자들을 대상으로 깊은 자침군(deep acupuncture), 얕은 자침군(superficial acupuncture), 대조군으로 나누어 자극군은 환측에 일주일에 두 번씩 전침 자극을 시행하면서 Scandinavian Stroke Scale, Barthel ADL, Sunnas ADL, NHP 등을 평가하였는데 치료효과에 유의한 차이가 없었다고 보고하였다.

Johansson(2001) 등은 아급성기(발병 후 5일에서 10일) 중풍환자 150명에 대한 무작위 대조군 설정연구에서 전침치료군, TENS군, 역치하 전기자극군(subliminal electrostimulation)으로 나누어 10주간 치료한 결과 기능회복이나 생활의 만족도에 있어서 유의성 있는 차이를 보이지 않았다고 보고하였다.

Sze(2002) 등은 아급성기(발병 후 3일에서 15일) 중풍환자 106명에 대한 무작위 대조군 설정연구에서 침치료군과 대조군으로 나누어 10주간 치료한 결과 Fugl-Myer assessment, Barthel Index, Functional Indepedence Measure에 유의한 차이가 없어 침치료가 중풍후 편마비 환자의 치료에 부가적인 효과가 없었다고 보고하였다.

이상에서 살펴 본 바와 같이 현재까지는 중풍환자에 대한 침치료의 유의성에 대한 임상보고의 결과가 엇갈리고 있는 실정이다. 그러나 지금까지 이루어진 보고들은 많은 문제점들을 내포하고 있다. 무작위 대조군 설정연구가 이루어지지 않은 연구들이 많았으며, 중풍의 경우 복잡한 요인들, 예로 병변의 크기나 위치, 장애의 정도, 나이, 과거력 등 많은 요소를 고려해야 하므로 충분한 표본의 숫자가 필수적일 것이다. 아울러, 침치료 연구의 특성상 이중맹검은 안되더라도 피검자에 대한 단일맹검을 위해 위성침자극(sham acupuncture)이 반드시 연구에 포함되어야 할 것이다. 전침치료와 수기법을 이용한 침치료의 명확한 구별이 없이 연구가 진행되고 있는데 두 치료법의 효과에 대한 유사점과 상이점이 우선적으로 규명되어져야 할 것이다. 수기법을 이용한 침치료의 경우에는 득기의 개념이 반드시 포함되어져야 할 것이며, 이를 위해 공통적으로 인정할 수 있는 득기의 개념이 정립되어야 할 것으로 사료된다. 아울러, 침치료의 혈자리에 대한 논의 역시 빠질 수 없는 부분으로 중풍의 경우 환측에 치료하는 경우 선측에 치료하는 경우가 다를 수 있으며, 중풍에 대한 침치료의 효과를 검증하는데 공감될 수 있는 혈자리의 선정 역시 이루어져야 할 것이다. 마지막으로 치료결과를 평가하는 도구들이 연구들마다 상이하게 제시되고 있는데 침의 효과를 검증하는데 가장 적합한 도구를 찾는 노력 역시 필요할 것으로 사료된다.

향후, 지속적인 연구방법의 보완을 통해서 보다 객관적으로 중풍에 대한 침치료의 유효성이 검증되어져야 할 것이다. 박(2001) 등은 이러한 연구를 위한 필요조건으로 ① 통계학적 계산에 의한 표본숫자의 설정 ② 침법의 명확한 규정(전통침, 전침) ③ 증거에 근거한 침치료 기법 ④ 무작위, 피검자 및 측정자에 대한 맹검연구 및 위성침자극을 이용한 대조군 설정 ⑤ 비슷한 특징을 갖는 연구대상의 설정(homogeneous patient sample) ⑥ 표준화된 평가도구의 사용 ⑦ 2~4주 이상, 12회 이상의 침치료 ⑧ 6개월 이상의 추적조사 등을 제시한 바 있다.

3 중풍환자의 침구치료

중풍환자의 침구치료는 크게 중풍급성기인 졸중기와 회복기로 나누어 경락의 유주에 따른 전통적인 循經取穴法, 사상체질에 따른 太極鍼法, 舍岩의 五行鍼法 등이 주로 사용되나, 경우에 따라 電鍼療法, 董氏鍼法, 頭鍼療法, 醒腦開竅刺鍼法 이나 刺絡療法 또는 艾灸療法 등도 필요시에는 적절히 활용하는 것이 효과적이다.

1) 급성기의 침구치료

중풍의 발병으로 갑자기 쓰러져서 인사불성이 되거나, 또는 코를 골며 자꾸 자려고 하는 등의 의식장애와 목에서 가래가 끓고 언어장애 및 반신수족 마비 등의 증상이 나타나는 시기를 졸중기 또는 급성기라 한다. 이 때는 병이 진행되는 경우가 많고 그에 따라 생명에 위협을 받는 시기이므로 우선 침구로서 응급치료를 해야 한다.

(1) 구급 침구 치료법

침치료(針治療)

① 內經에 이르기를 "病在臟者 取之井"이라(手足之末端部 及救急穴)하였으니 먼저 환자의 氣道가 확보된 자세에서 四關穴에 刺針하여 通氣血시켜 준 후 三稜鍼으로 十二井穴(少商 商陽 中衝 關衝 少衝 少澤 各 2穴), 또는 十宣穴과 耳尖(高血壓點), 降壓溝 등 穴에서 瀉血시키고, 아울러 百會, 人中, 承漿, 印堂, 勞宮, 湧泉穴에 30분간 留針하고 5~10분 간격으로 瀉法을 실시한다.

② 다른 방법으로는 卒中 人事不省 言語蹇澁 牙關緊急 등에 十宣穴 또는 十二井穴에서 瀉血하고 回陽九針穴(啞門 勞宮 三陰交 湧泉 太谿 中脘 環跳 三里 合谷), 또는 中風七處穴(百會 曲鬢 肩井 風市 足三里 絶骨(혹 陽輔) 曲池)에 刺針한다.

구치료(灸治療)

① 脫證의 경우에는 刺針을 가볍게 하고, 氣海나 關元, 神闕 등을 灸하는데, 灸할 때는 大柱艾를 연속 十數壯~數十壯을 直灸하거나 隔蒜片, 薑片, 隔鹽法으로 汗出身溫하여 질 때까지 灸한다.

② 또는 소금을 깨끗하게 볶아 말려서 神闕(臍中)에 넣고 그 위에 生薑片 1개를 올려 놓고 灸 50~100壯 한다.

2) 회복기(안정기)의 침구치료

생명의 위협을 받는 졸중기가 지나면 중풍으로 인한 반신불수 언어장애 등 문제가 되는 후유증의 빠른 회복이 관건이며, 동시에 두통 현훈 흉민 번조 불면 등 수반증상들도 더불어 치료하여야 한다. 이 시기의 침구치료는 遠位取穴法과 近位取穴法을 동시에 활용하는 것이 효과적이다. 즉, 건측은 遠位取穴法으로 체질에 따른 太極針法이나 舍岩五行針法 등을 선택하여 기본적으로 전신기혈을 조절하고, 환측은 近位取穴을 원칙으로 하여 穴性과 주치증, 그리고 그간에 효과가 있었다고 알려진 경험혈들을 참작, 選穴하여 시술한다.

(1) 원위취혈법 遠位取穴法

주로 건측에 체질에 따른 태극침법이나 사암침법을 시행한다. 기본적인 태극침법은 태음인은 靈道를 補한 다음, 太衝을 瀉하고 太淵을 補하며, 소음인은 神門을 補한 다음, 合谷을 瀉하고 太白을 補하며, 소양인은 少海를 補한 다음, 太白을 瀉하고 太溪를 補하며, 태양인은 少府를 補한 다음, 太淵을 瀉하고 太衝을 補하여 체질적인 불균형을 조정하여 전신의 기혈순환(調氣)을 도모한다.

사암오행침법은 체질을 참작하거나, 변증에 의거하여 選穴한다. 체질을 참작하는 경우에는 각 체질의 장부대소를 참작하여 肺大肝小한 태양인은 肺・大腸勝格이나 肝・膽正格을, 肝大肺小한 태음인은 肝・膽勝格이나 肺・大腸正格을, 腎大脾小한 소음인은 腎・膀胱勝格이나 脾・胃正格을, 소양인은 腎・膀胱正格이나 脾・胃勝格을 기본으로 선택하는 데, 사상인의 병리와 병증을 참작하여 해당 장기의 正·勝格을, 특정 장부의 虛實辨證이 두드러지면 체질에 상관없이 해당 장부의 正·勝格을 선택하여 시술한다.

(2) 근위취혈법 近位取穴法

주로 患側에 시행한다. 중풍으로 인한 半身不遂, 言語障碍, 口眼喎斜 등의 후유증과, 함께 나타날 수 있는 頭痛, 眩暈, 項强 胸悶 不眠 등의 전신병증에 대하여 그동안 많이 사용되어 비교적 효과가 있었던 혈(穴)들 중에서 選穴하여 시술한다.

① 운동장애(半身不遂 手足不遂 左癱 右瘓 手足少力~無力)

• 침치료

팔(上肢) – 合谷, 外關, 中渚, 後谿, 手三里, 曲池, 肩髃, 肩髎, 肩井 등의 穴에서 選穴한다.

다리(下肢) – a. 太衝, 崑崙, 解谿, 丘墟, 照海, 懸鍾, 三陰交, 淸溪, 足三里, 陰陵泉, 陽陵泉, 風市, 環跳 등의 穴에서 選穴한다.

b. 曲池 陽陵泉을 主穴로, 陽白 合谷 外關 懸鍾 地倉 頰車에서 選穴하여 시술하는데 曲池에서 少海로, 陽陵泉에서 陰陵泉으로 陽白에서 眉中으로 合谷에서 後谿로 外關에서 內關으로 懸鍾에서 三陰交로 地倉에서 頰車로 透刺한다.

c. 상지는 八邪에, 하지는 八風에 저주파 전침요법을 사용한다.

• 구치료

침치료 經穴에서 選穴하여 3~5장의 뜸을 뜬다.

② **언어장애(舌强不語, 言語蹇澁, 失語, 不語, 失音, 音瘂…)**

• 침치료

a. 瘂門 廉泉 天突 金津玉液 承漿 風池 등의 穴에서 選穴한다.
b. 耳門 聽會 聽宮 翳風 中渚 外關 內關 合谷 등의 穴에서 選穴한다.
c. 聲嘶(쉰목소리)에는 天柱 廉泉 傍廉泉 人迎 太谿를 選穴한다.
d. 聲帶질환에 의한 構音障礙에는 廉泉 天突 瘂門 照海 湧泉 등의 穴에서 選穴한다.

• 구치료

a. 百會 風池 大椎 肩井 曲池 間使 足三里 등의 穴에서 選穴하여 3~5壯의 뜸을 뜬다.
b. 第3椎上에 100壯의 뜸을 뜬다.
c. 人中에 3~5장의 뜸을 뜬다.

③ **안면신경마비(口眼歪斜, 口舌歪斜)**

• 침치료

a. 地倉 頰車 陽白 太陽 觀髎 人中 承漿 聽會 翳風 등 안면부 경혈과 合谷 間使 曲池 行間 內庭 足三里 陽陵泉 등의 사지 경혈에서 選穴한다.
b. 地倉 頰車를 주혈로 太陽 人中 翳風을 選穴하는 데, 地倉에서 頰車로, 太陽에서 率谷으로, 陽白에서 魚腰로 투자한다.
c. 경유돌공부를 자침하여 30~60분간 유침하거나 저주파 전침요법을 시행한다. 경유돌공부의 자침은 귀밑 耳垂뒤쪽의 함요부에서 위쪽을 향하여 1~1.5촌 정도 깊게 자입하여 안면근 전체에 근경련이 일어나도록 하여야 한다. 만약 경련이 일어나지 않으면 자입방향을 검토하여 다시 자입하여야 한다.
d. 전침요법은 신경의 분포, 근육의 기시·정지를 고려하여 攢竹에서 絲竹空, 上關에서 下關, 下關에서 顴髎, 顴髎에서 巨髎, 頰車에서 大迎 등 안면부 경혈에서 3~4세트를 선혈하여 시행한다.

• 구치료

地倉 頰車 承漿 客主人 合谷 足三里 등의 穴에서 選穴한다.

④ **구금불개(口噤不開)**

• 침치료

地倉 頰車, 承漿 人中 翳風 百會 合谷 列缺 등의 穴에서 選穴한다.

• 구치료

a. 氣海 關元에 3~5壯의 뜸을 뜬다.

b. 承漿 巨闕에 3~5壯의 뜸을 뜬다.

⑤ **두통, 항강(頭痛, 項强)**

a. 百會 四神聰 上星(向印堂) 太陽 風府 風池 天柱(向印堂) 瘂門 絶骨 攢竹 印堂 頭維 足三里 合谷 四瀆 太陽 등의 穴에서 選穴한다.

b. 전두통에는 合谷 二間, 혹은 印堂을 주혈로 合谷 上星 列缺 崑崙 衝陽을 選穴한다.

c. 편(측)두통에는 (足)臨泣 風池, 혹은 太陽에서 率谷으로 투자하고 外關 風池 四瀆을 選穴하거나, 또는 側髮際의 頷厭에서 懸釐로 透刺한다.

d. 후두통에는 束骨 또는 陰谷을, 후두부가 무겁고 뻐근(項强)하면 商陽 至陰 風府를, 또는 瘂門을 주혈로 後溪 崑崙 風池를, 또는 陽陵泉 落枕 頸項点 後谿 外關 復溜 足臨泣 등의 혈을 選穴하는 데, 後谿는 후경부의 통증이나 긴장에, 外關이나 中渚는 견상부와 견갑부통에, 復溜는 배부통에, 足臨泣이나 地五會는 견상부와 측경부통에 유효하다.

e. 두정통에는 大陵 四神聰을, 또는 百會를 주혈로 太衝 涌泉을, 또는 前頂(向百會) 中封(向解谿) 後谿(向二間)을 選穴한다.

⑥ **현훈(眩暈)**

a. 급성에는 주로 膽 三焦經을, 만성에는 腎經을 사용하는데, 주로 百會 上星 淸宮 完骨 翳風 風池 天柱 手三里 合谷 太衝 足臨泣 陽陵泉 등의 穴에서 選穴한다.

b. 내이성으로 갑자기 실내가 돌아가는 것같은 현훈에는 風池 翳風 淸宮 太衝 內關을 주혈로 足三里 中脘 太谿 安眠등의 穴에서 選穴한다.

⑦ **견비통(肩臂痛, 肩關節痛 肩臂不得屈伸痛 및 手指連肩相引痛포함)**

a. 巨骨 肩髃 臑上 肩井 肩髎 天宗 手三里 曲池 陽谷 合谷 後谿 中渚 肩点 足三里 陽陵泉 등의 穴에서 選穴한다.

b. 통증부위에 따라 巨骨부 압통시에는 申脈 二間을, 肩井부 압통시에는 外關 風府를, 앞쪽의 견비통에는 尺澤을 選穴한다.

c. 曲池를 주혈로 外關 合谷 後溪를 選穴한다.

⑧ **척추 및 요배부통, 협통**

a. 허리를 삐끗한 요추 추간관절 捻挫나 급성 근·근막성 요통 등의 급성요통에는 人中을 약간 위쪽으로 1~2分 자입하여 강자극을 하거나, 또는 手針의 腰腿点 I(수배부 2~3중수골 기골부), 手命門(수배부 3~4중수골 기골부), 腰腿点 II(수배부 4~5중수골 기골부), 上池(腰腿点 I下5分) 중에서 1~2개의 穴을 선택하여 大陵을 향해 1~1.5寸 정도

자입하여 침감이 나타날 정도로 자극을 하면서 허리운동을 시켜 통증이 경감되면 10~15분 留針한다. 上合谷(1~2중수골 기골부)이나, 中封 그리고 中極 중에서 선혈한다. 中極은 아래쪽을 향하여 1~1.5촌 정도 斜刺하여 침감이 귀두에 나타나도록 자극한다.

b. 척추 또는 추간판의 변성 등으로 인한 만성 요통 또는 요각통에는 腎兪 地室 大腸兪 外大腸兪 環跳 承扶 殷門 委中 飛陽 跗陽 居髎 髀關 風市 陽陵泉 등의 穴에서 選穴한다.

c. 척추통에는 人中을 주혈로 大椎 瘂門을, 척추의 양쪽 통에는 治喘을 주혈로 腎脊을, 요통에는 後溪를 주혈로 腎脊을, 측요통에는 居髎를 주혈로 腎脊을, 요배통에는 殷門을 주혈로 承山 崑崙을 選穴한다.

d. 협통에는 支溝 陽輔를, 또는 行間 合谷 內關을 選穴한다.

⑨ 흉통(胸痛)

a. 大陵 內關 曲澤 등의 穴에서 選穴한다.

b. 內關을 주혈로 陽陵泉 人中을 選穴한다.

⑩ 소변이상

a. 小便不禁(遺尿)에는 關元을 주혈로 三陰交 中極 足三里를 選穴하여 刺針한다. 또는 關元이나 中極 또는 陰陵泉 陽陵泉 夜尿點에 3~5壯의 뜸을 뜬다.

b. 小便不通(尿閉)에는 關元을 주혈로 氣海 三陰交 陰陵泉을 選穴한다. 또는 陰陵泉 이나 通谷을 瀉하고 承扶는 留針한다.

c. 頻尿 또는 잔뇨감 등의 배뇨이상에는 水分 神闕(鹽灸) 中極 腎兪 膀胱兪 三焦兪 曲泉에서, 배뇨곤란에는 胞肓 秩邊을, 신경성 頻尿에는 列缺을 選穴한다.

⑪ 대변이상

변비에는 支溝를 주혈로 天樞 足三里 三陰交 復溜에서, 설사와 복부팽만에는 足三里를 주혈로 天樞 關元을 選穴한다. 특히 설사에는 神闕에 鹽灸하거나 神闕상하좌우 각 1寸되는 부위 또는 裏內庭에 3~5壯의 뜸을 뜬다.

⑫ 지각장애(半身知覺둔마~과민, 手足·指의 저림, 痒如蟲行…)

a. 合谷 曲池 神門 大陵 足三里 三陰交 陽陵泉 懸鍾 등의 穴에서 選穴한다.

b. 수족 말초부의 저림 등에는 八風 八邪를 斜刺하거나, 저주파 자극을 한다.

c. 指尖部가 저릴때에는 十宣穴 또는 十井穴을 사혈하거나 絲狀灸로 3~5壯 뜸을 뜬다.

⑬ 사경(斜頸)

흉쇄유돌근부위의 完骨 風池 天牖 天窓 人迎 天鼎 耳門 淸宮 聽會 翳風 太陽 合谷 中渚 四瀆 등의 穴에서 選穴한다.

⑭ **불면(不眠)**

a. 足三里를 주혈로 內關 三陰交 風池를 選穴한다.

b. 安眠穴(翳風과 風池의 중간점)을 上前方으로 刺入한 다음 환자의 호흡에 맞추어 천천히 撚針하며 雀啄術을 반복한다.

c. 四神聰에 저주파 전침요법을 시행한다.

d. 失眠穴(발바닥 뒷꿈치 중앙점)에 열감을 느끼도록 3~5장의 뜸을 뜬다.

⑮ **경련(抽搐 抽筋 抽風 轉筋 振顫…)**

a. 合谷을 주혈로 後溪 太衝 風池를 選穴한다.

b. 안면경련에는 風池 後溪를 주혈로 翳風 合谷을 선혈한다.

c. 腓腹筋경련(장딴지에 쥐남)에는 承山을 주혈로 陽陵泉 殷門, 또는 陽陵泉 築賓을 선혈한다. 承筋 承山과 足三里 豊隆에 저주파 전침요법을 시행하기도 한다.

d. 머리와 목의 떨림에는 風池를 주혈로 後溪 曲池를 選穴한다.

e. 안면경련의 치료점으로 경유돌공에 자침하는 방법이 있다. 환자를 측와위로 눕힌 다음 유양돌기하 앞 약 5mm 부위에서 耳孔의 안쪽을 향하여 15~30° 각도로 반대측 측두골 상연을 향해 1~1.5寸 刺入하여 경유돌공에 도달하여 안면신경에 닿으면 환측 안면근에 경련이 일어난다. 그 상태에서 잠시 강하게 압박하면 5~10분 정도에서 안면근의 마비가 일어나기 시작하는 데, 눈을 감을 때 눈꺼풀이 가볍게 달라붙을 정도의 마비에서 압박을 멈추는 방법이다. 경과를 보아가며 수차에 걸쳐 시술한다.

⑯ **딸꾹질(呃逆, 吃逆)**

a. 天突을 주혈로 內關 中脘을 選穴한다.

b. 경증일 때는 눈을 감게 하고 갑자기 환자의 코를 1~2분 동안 쥐거나, 양쪽 안구를 鈍痛이 나타날 정도까지 압박하거나, 또는 콧구멍에 자극제를 넣어 재채기를 시키면 때로 효과가 있다.

c. 트림이나 하품(噯氣)에는 譩譆, 또는 踵骨후상연 아킬레스건의 중앙 횡문상의 泉生足을 選穴한다.

d. 족 제2지 足掌측 양절의 중앙의 泉生足, 또는 족3지 中節骨 중앙에 3~5壯의 뜸을 뜬다.

e. 呑酸(위산과다)이나 惡心 嘔吐에는 地機를 주혈로 陽陵泉 中封 足三里를 選穴한다.

⑰ **해수, 천식(咳嗽, 喘息)**

咳嗽에는 天突을 주혈로 內關 足三里 治喘을, 기관지喘息에는 治喘을 주혈로 天突 內關 足三里를 選穴한다.

⑱ **기타 각 부위 통증**

舌痛에는 金津玉液을 瀉血하고 合谷 郄門을, 치통에는 合谷을 주혈로 頰車 下關을, 眼球痛에는 少府 陰谷 또는後溪를, 耳痛에는 完骨 翳風을, 하악 관절통에는 下關을 주혈로 合谷 耳門을, 落枕痛에는 外關을 주혈로 風池 懸鍾을, 咽喉痛이나 扁桃痛에는 合谷을 주혈로 曲池 天突 人迎을, 또는 照海를 주혈로 少商 少澤이나 商陽 少府를, 상복부통에는 內關을 주혈로 足三里 三陰交 中脘 陰陵泉을, 하복부통에는 關元 三陰交를 주혈로 中極 足三里를, 완관절통에는 中渚 陽谷 合谷 大陵 神門에서, 족관절통에는 地倉을 주혈로 해당경락의 유주를 살펴 商丘 照海 解谿 丘墟 申脈 中封 등의 穴에서 選穴한다.

⑲ **이명 이롱(耳鳴 耳聾)**

耳鳴 難聽에는 聽會를 주혈로 耳門 翳風 中渚 外關을, 耳聾에는 瘂門 天突 人迎 內關 合谷 後溪 廉泉 등의 穴에서 選穴한다.

⑳ **피부발진 및 소양증(蕁麻疹 濕疹…)**

a. 曲池 足三里를 주혈로 合谷 血海를 選穴한다.

b. 습진 환부의 주변 및 중심에 絲狀灸를 뜬다.

4 중풍에 활용되는 침구치료법

1) 太極鍼法

태극침법은 이병행이 1974년 《鍼道原流重磨》를 통해 발표한 침법으로 기존의 증상이나 변증에 따른 鍼治療가 아닌 四象體質에 따른 臟腑大小의 조절을 통해 질병을 치료하는 鍼法이다.

태극침법은 다음 세가지 특징이 있다.

첫째, 手少陰心經의 穴을 이용하여 體質鑑別 및 치료에 응용한다. 《東醫壽世保元·臟腑論》에서 "心爲一身之主宰 負隅背心 正向膻中 光明瑩徹 耳目鼻口 無所不察 肺脾肝腎 無所不忖 頷臆臍腹 無所不誠 頭手腰足 無所不敬"이라 한 것처럼 사상의학에서 心은 一身之主宰로 나머지 肺脾肝腎의 四臟을 통합하는 역할을 하므로 手少陰心經의 五輸穴을 취하여 체질에 따른 四臟의 大小를 조절함으로써 질병을 치료하며 아울러 그 穴에 대한 鍼治療 반응을 체질감별에 응용한다.

둘째, 五行의 相剋을 이용한다. 예컨데, 太陰人의 경우 장부의 대소관계가 肝大肺小하므로 肝을 瀉하는 침치료를 하게 되는데, 직접 肝을 瀉하는 혈자리를 이용하는 것이 아니라 金克木의 관계를 이용하여 心經의 金穴인 靈道를 補하는 방법을 쓰게 된다.

셋째, 해당경락의 原穴을 이용한다.《黃帝內經·靈樞·九針十二原》에 "五臟有六腑 六腑有十二原 十二原出於四關 四關主治五臟 五臟有疾 當取十二原也"라고 하여 原穴로 臟腑의 虛實, 즉 불균형을 조절할 수 있는 방법이 제시되어 있는데 이를 이용한 것이다. 이러한 바탕 위에 肺大肝小인 太陽人은 肺經의 原穴인 太淵을 瀉하고, 肝經의 原穴인 太衝을 補하게 되는 것이다.

(1) 체질감별을 위한 태극침법

手少陰心經의 五兪穴을 이용하여 四象體質의 鑑別과 治療에 응용된다.

표 8-1 체질감별을 위한 태극 침법

體質	太極鍼法
太陽人	少府(火穴)補
少陽人	少海(水穴)補
太陰人	靈道(金穴)補
少陰人	神門(土穴)補

① 太陽人은 肺大(肺屬金)하여 金氣가 太過하므로 火穴인 少府를 補한즉 火克金하여 체내의 氣血이 조절되어 즉시 效果가 나타난다.
② 少陽人은 脾大(脾屬火)하여 火氣가 太過하므로 水穴인 少海를 補한즉 水克火하여 체내의 氣血이 조절되어 즉시 效果가 나타난다.
③ 太陰人은 肝大(肝屬木)하여 木氣가 太過하므로 金穴인 靈道를 補한즉 金克木하여 체내의 氣血이 조절되어 즉시 效果가 나타난다.
④ 少陰人은 腎大(腎屬水)하여 水氣가 太過하므로 土穴인 神門을 補한즉 土克水하여 체내의 氣血이 조절되어 즉시 效果가 나타난다.

상기한 鍼治療를 통하여 치료는 물론 호전반응이 나타난 경우 그 체질로 진단할 수 있게 된다.

(2) 체질별 장부대소에 따른 태극침법

四象體質의 臟腑大小에 따라 十二原穴을 다스리는 治療法이다.

표 8-2 체질별 장부대소에 따른 태극침법

體質	太極鍼法
太陽人	太衝補 太淵瀉
少陽人	太白瀉 太谿補
太陰人	太衝瀉 太淵補
少陰人	太白補 合谷瀉

① 太陽人은 肺大肝小하므로 肺經의 原穴인 太淵을 瀉하고 肝經의 原穴인 太衝을 補한다.
② 少陽人은 脾大腎小하므로 脾經의 原穴인 太白을 瀉하고 腎經의 原穴인 太谿를 補한다.
③ 太陰人은 肝大肺小하므로 肝經의 原穴인 太衝을 瀉하고 肺經의 原穴인 太淵을 補한다.
④ 少陰人은 腎大脾小하므로 腎經의 原穴인 太谿를 瀉하고 脾經의 原穴인 太白을 補해야 하나, '腎無瀉法'이라는 원칙에 의해 腎을 직접 瀉하지 않고 그 黨與인 大腸의 原穴인 合谷을 瀉한다.

(3) 질병에 따른 태극침법

四象體質의 臟腑配屬에 따라 疾病의 해당 장부를 결정하고, 체질별 臟腑大小序列을 바탕으로 해당 장부의 原穴을 瀉하거나 補하여 치료한다.

표 8-3 사상체질의 장부대소서열

體質	太極鍼法
太陽人	肺 > 脾 > 腎 > 肝
少陽人	脾 > 肺 > 肝 > 腎
太陰人	肝 > 腎 > 脾 > 肺
少陰人	腎 > 肝 > 肺 > 脾

① 太陰人의 眼病을 예를 들면, 眼(目)은 脾黨에 배속되고, 太陰人의 脾는 小하므로 脾의 原穴인 太白을 補하게 된다.
② 少陰人 骨痛의 경우에는 骨은 腎黨에 배속되고, 少陰人의 腎은 大하므로 大腸의 原穴인 合谷을 瀉하게 된다.
③ 少陽人 腰痛의 경우에는 腰는 肝黨에 배속되고, 少陽人의 肝은 小하므로 肝의 原穴인 太衝을 補하게 된다.
④ 太陽人 耳病의 경우에는 耳는 肺黨에 배속되고, 太陽人의 肺는 大하므로 肺의 原穴을 瀉하게 된다.

표 8-4 질병에 따른 태극침법

	太極鍼法			
	肺黨 肺·胃脘·舌 耳·頭腦·皮毛	脾黨 脾·胃·兩乳, 目·背膂·筋	肝黨 肝·小腸臍, 脾·腰脊·肉	腎黨 腎·大腸·前陰 口·膀胱·骨
太陽人	太淵瀉	太白瀉	太衝補	太谿補
少陽人	太淵瀉	太白瀉	太衝補	太谿補
太陰人	太淵補	太白補	太衝瀉	合谷瀉
少陰人	太淵補	太白補	太衝瀉	合谷瀉

(4) 太極鍼法을 활용한 中風治療法

健側은 太極鍼法, 患側은 循經取穴法을 응용한다.

표 8-5 태극침법을 활용한 중풍치료법

四象體質	太極鍼法을 활용한 中風治療法
太陽人	少府를 補한 다음 太淵을 瀉하고 太衝을 補한다.
少陽人	少海를 補한 다음, 太白을 瀉하고 太谿를 補한다.
太陰人	靈道를 補한 다음, 太衝을 瀉하고 太淵을 補한다.
少陰人	神門을 補한 다음, 合谷을 瀉하고 太白을 補한다.

循經取穴은 주로 12經絡의 原穴 및 五輸穴을 중심으로 取穴하고, 手足痲痺가 심할 때는 透刺法도 활용한다. 그리고 경우에 따라서는 중풍에 수반되는 口眼喎斜, 頭痛, 眩暈證 病症에 따라 特定穴 및 阿是穴 등을 가하여 쓰는 것이 효과적이다.

표 8-6 十二經絡의 五兪穴과 原穴(五臟)

五臟 \ 五輸		井(木)	滎(火)	輸(土)	經(金)	合(水)	原穴
手三陰	肺	少 商	魚 際	太 淵	經 渠	尺 澤	太 淵
	心 包	中 衝	勞 宮	大 陵	間 使	曲 澤	大 陵
	心	少 衝	少 府	神 門	靈 道	少 海	神 門
足三陰	脾	隱 白	大 都	太 白	商 丘	陰陵泉	太 白
	肝	大 敦	行 間	太 衝	中 封	曲 泉	太 衝
	腎	湧 泉	然 谷	太 谿	復 溜	陰 谷	太 谿

표 8-7 十二經絡의 五兪穴과 原穴(六腑)

五臟 \ 五輸		井(木)	滎(火)	輸(土)	經(金)	合(水)	原穴
手三陽	大 腸	商 陽	二 間	三 間	陽 谿	曲 池	合 谷
	三 焦	關 衝	液 門	中 渚	支 溝	天 井	陽 池
	小 腸	少 澤	前 谷	後 谿	陽 谷	小 海	腕 骨
足三陽	胃	厲 兌	內 庭	陷 谷	解 谿	足三里	衝 陽
	膽	竅 陰	俠 谿	臨 泣	陽 輔	陽陵泉	坵 墟
	膀 胱	至 陰	通 谷	束 骨	崑 崙	委 中	京 骨

(5) 太極鍼法에서의 補瀉法

자침한 후에 補瀉法을 시행하게 되는데 拇指와 次指로 침병을 잡은 상태에서 拇指를 전진시키면(침을 시계방향으로 돌리면) 補가 되고, 拇指를 후퇴시키면(침을 시계반대방향으로 돌리면) 瀉가 된다.

① **補法** : 침을 시계방향으로 9번 돌리는 것을 3번 반복하는데, 9번 돌린 후 잠시 쉬었다 다시 9번 돌리고 잠시 쉬었다 다시 9번 돌린다.

② **瀉法** : 침을 시계방향으로 6번 돌리는 것을 3번 반복하는데, 6번 돌린 후 잠시 쉬었다 다시 6번 돌리고 잠시 쉬었다 다시 6번 돌린다.

2) 舍岩鍼法

舍岩鍼法은 약 400년전 조선시대 중기에 생존했던 것으로 알려지고 있는 사암도인이 臟腑의 虛實에 따른 鍼灸補瀉法을 相生關係 뿐 만 아니라 相剋關係까지 結合시키고, 여기에다 自經과 他經補瀉法을 결부시켜 창안한 우리 民族의 獨創的인 鍼法이다. 舍岩鍼法의 가장 큰 특징은 사지 말단의 60개의 經穴 중에서 최소한의 혈만 취하여 12경락의 虛實과 寒熱을 조절함으로써 큰 효과를 발휘한다는 것이다. 舍岩鍼法은 12경락의 虛實을 補하고 瀉하여 6臟 6腑의 기능을 조절할 수 있기 때문에 중풍치료에 있어서도 많이 활용되고 있는 鍼法이다.

(1) 시술방법

각 경락의 五兪穴(井・滎・輸・經・合穴)의 五行(木火土金水)속성을 이용하여 해당 經絡에 補瀉法을 행하는 自經補瀉法에 다른 경락의 五兪穴을 이용하여 치료하고자 하는 經絡에 補瀉法을 행하는 他經補瀉法을 결합하여 시행한다. 補瀉法은 虛則補其母* 實則瀉其子의 原則에 다시 抑其官† 이라는 原則을 응용한다. 예컨데 手太陰肺經(金)이 虛한 경우에는 虛則補其母의 원리에 의해서 土(自經補瀉法에 의거하여 手太陰肺經의 土穴인 太淵穴, 他經補瀉法에 의거하여 土經絡인 足太陰脾經의 土穴인 太白穴)를 補하고, 抑其官의 원리에 의해서 火克金하는 火(自經補瀉法에 의거하여 手太陰肺經의 火穴인 魚際穴, 他經補瀉法에 의거하여 火經絡인 手少陰心經의 火穴인 少府穴)을 瀉하게 된다. 이러한 舍岩五行鍼法의 補瀉法은 虛實補瀉法과 寒熱補瀉法으로 대별되는데, 虛實補瀉法에는 正格과 勝格이, 寒熱補瀉법에는 寒格, 熱格이 있다.

(2) 虛實補瀉法

① 虛證의 治法을 正格이라 하여 補其母하고 抑其官의 방법을 쓴다.

즉, 虛則補其母하여 母經의 母性穴과 自經의 母性穴을 補하고 虛則抑其官하여 賊經‡ 의 賊性穴과 自經의 賊性穴을 瀉한다.

肝虛證를 예로 들어보면, 補其母의 원칙에 따라 陰谷(母經인 水經의 母穴인 水穴), 曲泉(自經의 母穴인 水穴)을 補하고 抑其官의 원칙에 따라 經渠(賊經인 金經의 賊性穴인 金穴), 中封(自經의 賊性穴인 金穴)을 瀉하는데 이를 肝正格이라 하여 肝經을 補하는 鍼法이 된다.

* 五行의 相生關係에서 자신을 生하는 것은 母가 되며 자신이 生하는 것은 子가 된다. 예컨데, 木生火의 관계에서 木은 火의 母가 되며 火는 木의 子가 된다.

† 五行의 相剋關係에서 자신을 克하는 것을 官이라 한다. 예컨데, 木克土의 관계에서 木은 土의 官이 된다.

‡ 賊經, 賊性穴은 각기 五行의 相克關係에서 자신을 克하는 經絡과 穴을 의미한다.

② 實證의 치법을 勝格이라 하여 補其讐*하고 瀉其子의 방법을 쓴다.

즉, 實則補其讐하여 賊經의 賊性穴과 自經의 賊性穴을 補하고 實則瀉其子하여 子經의 子性穴과 自經의 子性穴을 瀉한다.

肝實證을 예로 들어보면, 補其讐의 원칙에 따라 經渠(賊經인 金經의 賊性穴인 金穴), 中封(自經의 賊性穴인 金穴)을 補하고 瀉其子의 원칙에 따라 少府(子經인 火經의 子穴인 火穴), 行間(自經의 子穴인 火穴)을 瀉하는데 이를 肝勝格이라 하여 肝經을 瀉하는 鍼法이 된다.

표 8-8 사암침법의 허실보사법

十二經	虛證(正格 - 補)				實證(勝格 - 瀉)			
	補		瀉		補		瀉	
肺	太白	太淵	少府	魚際	少府	魚際	陰谷	尺澤
大腸	三里	曲池	陽谷	陽谿	陽谷	陽谿	通谷	二間
胃	陽谷	解谿	臨泣	陷谷	臨泣	陷谷	商陽	厲兌
脾	少府	大都	大敦	隱白	大敦	隱白	經渠	商丘
心	大敦	少衝	陰谷	少海	陰谷	少海	太白	神門
小腸	臨泣	後谿	通谷	前谷	通谷	前谷	三里	少海
膀胱	商陽	至陰	三里	委中	三里	委中	臨泣	束骨
腎	經渠	復溜	太白	太谿	太白	太谿	大敦	湧泉
心包	大敦	中衝	陰谷	曲澤	陰谷	曲澤	太白	大陵
三焦	臨泣	中渚	通谷	液門	通谷	液門	三里	天井
膽	通谷	俠谿	商陽	竅陰	商陽	竅陰	陽谷	陽輔
肝	陰谷	曲泉	經渠	中封	經渠	中封	少府	行間

(3) 寒熱補瀉治法

① 寒證의 치법은 先補其熱(火)하고 後瀉其寒(水)한다.

즉, 寒則補其熱하여 心經의 火穴과 自經의 火穴을 補하고 寒則瀉其寒하니 腎經의 水穴과 自經의 水穴을 瀉한다.

예를 들어, 肺寒證은 補其熱하여 少府(心經의 火穴), 魚際(自經의 火穴)를 補하고 瀉其寒하여 陰谷(腎經의 水穴), 尺澤(自經의 水穴)을 瀉하여 肺寒證을 치료한다.

② 熱證의 치법은 先補其寒(水)하고 後瀉其熱(火)한다.

즉 熱則補其寒하여 腎經의 水穴과 自經의 水穴을 補하고 熱則瀉其熱하여 心經의 火穴과 自經의 火穴을 瀉한다.

*讐는 五行의 相克관계에서 자신을 克하는 것을 일컫는다. 즉, 木克土의 관계에서 木은 土의 讐가 된다.

예를 들어 肺熱證은 補其寒하여 陰谷(腎經의 水穴), 尺澤(自經의 水穴)을 補하고 瀉其熱하여 少府(心經의 火穴), 魚際(自經의 火穴)을 瀉하여 肺熱證을 치료한다.

표 8-9 사암침법의 한열보사법

十二經	寒證				熱證			
	補		瀉		補		瀉	
肺	魚際	少府	尺澤	陰谷	尺澤	陰谷	魚際	少府
大腸	陽谿	陽谷	二間	通谷	二間	通谷	陽谿	陽谷
胃	解谿	陽谷	內庭	通谷	內庭	通谷	解谿	陽谷
脾	大都	少府	陰陵泉	陰谷	陰陵泉	陰谷	大都	少府
心	少府	然谷	少海	陰谷	少海	陰谷	少府	然谷
小腸	陽谷	崑崙	前谷	通谷	前谷	通谷	陽谷	崑崙
膀胱	崑崙	陽谷	通谷	少海	通谷	少海	崑崙	陽谷
腎	然谷	少府	陰谷	少海	陰谷	少海	然谷	少府
心包	勞宮	然谷	曲澤	陰谷	曲澤	陰谷	勞宮	然谷
三焦	支溝	崑崙	液門	通谷	液門	通谷	支溝	崑崙
膽	陽輔	陽谷	俠谿	通谷	俠谿	通谷	陽輔	陽谷
肝	行間	少府	曲澤	陰谷	曲澤	陰谷	行間	少府

(4) 舍岩鍼法의 補瀉方法

舍岩鍼法에서는 捻轉補瀉, 呼吸補瀉 및 迎隨補瀉法을 쓴다.

① 捻轉補瀉(남자의 경우에 해당되며 여자는 이와 반대가 됨)

표 8-10 사암침법의 염전보사 (남자의 경우 - 여자의 경우는 반대가 됨)

	오전	오후
左手陽經 左足陰經 右手陰經 右足陽經	大指進前 : 補 大指退後 : 瀉	大指退後 : 補 大指進前 : 瀉
左手陰經 左足陽經 右手陽經 右足陰經	大指退後 : 補 大指進前 : 瀉	大指進前 : 補 大指退後 : 瀉

大指進前 : 침을 시계 방향으로 돌린다.
大指後退 : 침을 시계 반대방향으로 돌린다.
補 : 같은 방향으로(시계방향 혹은 시계반대방향) 침을 9회 돌린다.
瀉 : 같은 방향으로(시계방향 혹은 시계반대방향) 침을 6회 돌린다.

② **呼吸補瀉**

환자의 呼吸에 맞추어 숨을 내쉴 때(呼氣時)에 刺針하고 숨을 들이쉴 때(吸氣時)에 拔針하면 補法이 되고, 吸氣時에 刺針하고 呼氣時에 拔針하면 瀉法이 된다.

③ **迎隨補瀉**

刺針時에 針尖의 방향을 經氣의 循行方向에 따라 刺入하면 補法이고 逆行하여 刺入하면 瀉法이 된다. 이를 '隨而救之 迎而奪之'라 한다.

(5) 舍岩道人의 중풍치험예

① **風懿**

內經에서 擊仆, 흔히는 卒中風이라 하는데 생떼같은 사람이 별안간 쓰러져 人事不省하고 角弓反張을 하는 중풍급성기의 증을 말한다.

[치법] 十宣穴을 三稜針으로 刺出血한다.

② **偏枯**

半身不遂하고 肌肉이 마르고 여위며, 骨間이 疼痛하면서 言語는 변하지 않고, 知慧가 亂하지 않은 것으로, 邪가 腑에 的中된 것이다.

[치법] 반드시 左病右治하고, 右病左治한다.

- 肥人의 경우는 三里 曲池 補, 陽谷 陽谿 瀉 : 大腸正格
- 脈이 緊數하며, 易怒하면 商陽 竅陰 補, 陽輔 陽谷 瀉 : 膽正格
- 脈이 늘어지면서 無力한 경우이면 陰谷 曲泉 補, 中封 經渠 瀉 : 肝正格

③ **風痱**

神志紊亂, 身體不痛, 四肢不擧하면서 한 팔은 쓰지 못하며, 급하면 全身이 다 뒤집어지는 證으로서 邪가 臟에 的中된 것이므로 難治에 屬한다.

[치법] 偏枯의 治療法에 準해서 응용한다.

④ **中臟**

중풍의 裏症으로서 입술을 거두지 못하고, 혀가 구르지 않아서 失音하고, 코가 냄새를 분별하지 못하고, 귀가 먹고, 눈이 어두우며, 大小便이 다 秘結한다.

[치법] 關元 氣海 瀉

⑤ **中腑**

중풍의 表證으로서 흔히 四肢에 着하니 半身不遂하며, 口眼喎斜하고, 痛痺하니, 語順만은 변치 않고, 얼굴에 五色이 나타나고, 脈이 浮하고, 風寒을 싫어하는 證

[치법] 太白 瀉, 中脘 風市 補

⑥ **卒風不語(暴瘖)**

별안간 중풍으로 因하여 言語가 不能한 證

[치법] • 肉痹胃實이니 三里 迎 • 隨
• 然谷 瀉, 二間 補

⑦ **半身不遂**

말이 어눌하며 반쪽을 못쓰는 證

[치법] 心虛이니 大敦 補, 太白 瀉

⑧ **眼載上不能語**

눈을 뒤집어 뜨고, 말을 못하는 證

[치법] 三里 瀉, 第二腰椎 第五腰椎를 일제히 施灸하되 補하라.

⑨ **精神蒙昧**

중풍으로 蒙昧하는 것은 昏冒해서 멍청한 것인데 精神이 상쾌하지 못하고, 무엇이 가려져 있는 것 같은 證

[치법] 大敦 中衝 補, 陰谷 曲澤 瀉 : 心包正格

⑩ **角弓反張**

머리와 발을 뒤로 젖히고, 자반뒤집기를 하는 證

[치법] 膽實이니 束骨 瀉, 陽谷 補

⑪ **偏身痒如蟲行**

全身이 벌레기어가는 것과 같이 굼성거리고 가려워서 참을 수 없는 證

[치법] 心實이니 陰谷 補, 大敦 瀉

이상의 예에서 보면 舍岩은 졸중기의 風懿證에는 十宣穴을 刺出血하여 救急하였고, 偏枯, 風痱에는 脈狀과 肥瘦여부에 따라 肝正格, 膽勝格 및 大腸正格을, 정신이 蒙昧한 경우는 心包正格 등을 사용하였다. 그 외에 臟腑의 虛實을 따져서 暴瘖은 胃實, 半身不遂는 心虛, 角弓反張은 膽實, 偏身痒如蟲行은 心實 등의 처방을 활용하였으나 실제로는 그에 따른 처방을 쓰지 않은 경우도 있었다. 이는 아마도 중풍환자에 대한 임상예가 많지 않아 중풍의 치료법에 확실한 확신이 서지 않았던 것이 아닌가 여겨진다.

(6) 舍岩五行鍼法의 응용

舍岩五行鍼法은 병증에 맞는 경우에는 탁월한 효과를 나타내나, 문제는 객관 타당성있는 진단이다. 물론 이론적으로는 5臟 6腑의 虛實病證이 명확하나 실제 임상에서는 장부의 虛實이 서로 뒤섞여 있어 八綱의 원칙에 따른 辨證施治에 어려움이 있다. 여기 舍岩鍼法의 활용 예를 보자.

膝痛이 있을 때는 肝正格을 쓴다. 이는 肝主筋節의 이론에 근거하나 膝痛이 반드시 肝虛에서만 오고, 肝實에서는 오지 않는가? 또한 다른 臟腑의 이상에서는 오지 않는가? 또한 肝陽上亢으로 인한 風證에 肝勝格을 쓴다. 이는 諸風掉眩 皆屬於肝의 이론에 근거하나 肝陽上亢이 肝腎陰虛에 근거하니 肝腎의 虛를 補해주는 방법이 보다 효과적이지 않을까? 등의 의문이 있게 된다.

이상의 예에서와 같이 각자의 진단하는 기준에 따라 치법이 달라지기 때문에 舍岩鍼法을 나름대로 기준을 세워 활용한 여러 경우가 있다. 그 중에 권도원의 八體質鍼法이 대표적인데, 이는 四象體質의 臟腑大小에 따른 虛病根과 實病根에 착안하여 8체질로 나누어 舍岩鍼法의 처방을 적용하였다. 8체질이란 木陽體質(Hepatotonia), 木陰體質(Cholecystotonia), 土陽體質(Pancreotonia), 土陰體質(Gastrotonia), 金陽體質(Pulmotonia), 金陰體質(Colonotonia), 水陽體質(Renotonia), 水陰體質(Vescotonia)이다. 이들 8체질은 각각 변하지 않는 특유의 체질맥을 가지고 있어서 이 脈像으로 8체질을 알아낼 수 있다. 이 8체질에 대한 針法을 體質鍼法이라 하는데, 木陽體質은 肝勝格을, 木陰體質은 大腸正格을, 土陽體質은 腎正格을, 土陰體質은 胃勝格을, 金陽體質은 肝正格을, 金陰體質은 大腸勝格을, 水陽體質은 腎勝格을, 水陰體質은 胃正格을 基本方으로, 그리고 火에 속하는 장기인 心 小腸 心包 三焦는 자율신경계의 역할을 담당하며, 肺大腸 脾胃 肝膽 腎膀胱의 구조를 조절하는 軸으로 보아 精神方이라 이름하여 사용하였다. 그 후 연구를 계속하여 8體質의 질환을 분류하여 체질별로 10개씩(基本方, 退行方, 臟系炎症方, 腑系炎症方, 精神方, 免疫方, 腦神經方, 殺菌方, 活力方, 精神方第2方) 총 80개의 처방을 제시한 후, 각 체질의 10가지 鍼處方 중 가장 특효적인 1方을 중심으로 나머지 9방을 배합하여 치료처방을 구성하는 체계를 제시하였다. 염태환은 8체질의 病根이 腎肝二臟과 大腸胃二腑의 虛實(臟은 臟끼리, 腑는 腑끼리의 상관관계에 따라)에서 비롯됨을 보고 연구하여 六臟六腑 즉 12장부의 虛實病根에서 오는 24體質(肝虛體質, 肝實體質, 心虛體質, 心實體質, 脾虛體質, 脾實體質, 肺虛體質, 肺實體質, 腎虛體質, 腎實體質, 心包虛體質, 心包實體質, 膽虛體質, 膽實體質, 小腸虛體質, 小腸實體質, 胃虛體質, 胃實體質, 大腸虛體質, 大腸實體質, 膀胱虛體質, 膀胱實體質, 三焦虛體質, 三焦實體質)이 있다고 하였다. 六臟六腑(12장부)의 허실진단은 곧 24체질을 진단하는 것으로, 이는 이미 제시된 각 체질의 고유한 24체질脈像을 감별함으로서 五行鍼法을 24體質針法으로 활용할 수 있는 방법을 제시하였다.

김진수는 '五行鍼의 體質運用'에서 권도원의 8體質針法 기초 위에 나머지 4경락인 心・小腸・心包・三焦經의 大小를 구분한 8체질침법을 제시하였다. 동의수세보원 四端論에 "五臟之心은 中央之太極也라. 五臟之肺脾肝腎은 四維之四象也라. 中央之太極은 高出於衆人之太極也라…" 하여

心을 대소관계를 초월한 상급개념으로 간주한 것에 착안하여 心(小腸), 心包(三焦)의 大小를 구분하여 체질적으로 응용, 12경락을 모두 체질적으로 운용할 수 있다. 즉 少府穴과 勞宮穴은 각각 心經(火經)과 心包經(火經)의 自穴인 동시에 心經과 心包經을 대표한다. 그런데 각각의 체질별로 心經이 心包經보다 강하게 작용하는 체질이 있고, 반대의 경우도 있다는 전제하에 기존의 太陰人 太陽人 少陰人 少陽人에 각각 心經이 강하게 작용하는 체질과 心包經이 강하게 작용하는 체질의 8체질로 구분하였다. 임상에서의 운용은 肺脾肝腎(大腸胃膽膀胱)경락의 補瀉(正格, 勝格)시에 心・心包의 大小를 진단하여 心(小腸) 心包(三焦)의 경혈(少府 陽谷 勞宮 支溝)을 취사선택하여 96補瀉法을 사용하는 치법을 제시하였다.

舍岩五行鍼法의 활용은 대부분 臟腑辨證, 즉 五臟六腑에서 나타나는 病證의 虛實과 脈을 진찰하여 사용하는 방법과 병소를 지나는 經絡의 流注를 따라 選穴하는 방법 등이 알려져 있지만, 실제 임상에서는 허실변증진단이 쉽지 않기 때문에 이상과 같이 四象體質을 이용하여 새롭게 실용적인 방법들이 모색된 것이다. 먼저 8體質針이 四象體質의 장부기능성쇠에 따른 응용이라면 24體質針은 더 나아가 12臟腑의 虛實이 바로 24體質이 된 것이고, 心・心包의 대소를 구분하여 새롭게 제시된 8體質針法도 결국은 舍岩五行鍼法을 활용하는 한 방법이라 볼 수 있겠다. 이상의 예에서 제시된 四象體質에 근거한 舍岩五行鍼法의 활용은 실제 임상에서 기여한 바가 자못 크다고 하겠다. 그러나, 앞서의 태극침법을 비롯한 새롭게 제시된 針法들의 문제점은 이론체계는 하나같이 모두 四象體質의 臟腑大小를 기본으로 응용하면서 四象醫學에서의 臟腑配屬을 따르지 않고 기존의 五行論에서의 臟腑配屬關係를 따랐다는 점과 가장 중요한 체질진단을 오로지 맥진이나 침의 반응, 또는 O-ring test에 의존하여 진단의 객관성이 떨어진다는 점이다. 그러나 이런 문제점들이 있다고는 해도 그들의 창의적인 방법들이 실제 임상에서 좋은 효과를 얻고 있음은 높이 평가되어야 한다. 다만 이들 방법들의 몇 가지 문제점은 앞으로 수정, 보완되어 보다 합리적이고 객관성 있는 이론 체계가 제시되고, 실제 임상에 부합되어 보다 탁월한 효과를 나타내는 침치료법으로 발전되어야 할 것이다.

3) 醒腦開竅刺鍼法

(1) 刺鍼방법 및 手技法

主穴인 內關(PC6) 人中(GV26)을 瀉하고 三陰交(SP6)을 補한다.

즉, 양측의 內關을 直刺(1~1.5寸)하여 捻轉 및 提插法을 결합한 瀉法으로 1분간 手技를 하고, 이어서 人中에 刺針하여 鼻中膈을 향하여 斜刺 5分하고 雀口家手技의 瀉法으로 눈물이 나올 만큼 강자극한다. 다음 三陰交는 脛骨內側緣에서 刺入하여 後斜刺한다. 그 각도는 45도로 하고 약 1~1.5寸 깊이로 刺鍼하여 提插法의 補法을 쓰는데 3차에 걸쳐 手技를 한다.

다음, 附穴인 極泉(HT1) 委中(BL40) 및 尺澤(LU5)은 直刺 1~1.5寸하여 提插法의 瀉法으로 3차씩 手技를 한다.

만약 球麻痺로 嚥下障碍가 있으면 風池(GB20) 翳風(TE17) 完骨(GB12)을 추가한다. 風池는 針을 喉結을 향하여 2~2.5寸 깊이로 刺入하고 捻轉法을 약 30초간 빠르게 시행한다. 翳風, 完骨도 風池와 같은 手技를 한다.

만약 手指屈伸이 不利하면 合谷을 추가하여 刺鍼한다. 이런 방법으로 매일 1~2차씩 시술하고 10일을 1치료과정으로 4회 실시한다.

이상의 醒腦開竅刺鍼法은 1987년 북경에서 개최된 세계침구연합학회에서 天津中醫學院의 石學敏교수가 발표한 새로운 중풍침치료법이다. 그간의 중풍치료에서는 多氣多血한 陽明經의 穴을 주로 사용하였으나 이 鍼法에서는 陰經의 穴을 위주로 하고 陽經의 穴을 보조적으로 사용한 것이 다른 점이다. 이 방법은 지금까지의 중풍환자 침치료법과는 다소 다른 각도의 치료방법이기에 소개하는 바이다.

(2) 水溝穴의 작용에 대한 연구

杜(2001) 등은 醒腦開竅鍼法의 主穴인 水溝穴의 작용을 고전문헌과 현대의학이론에 근거하여 분석해 본 결과 급성기에는 醒腦神, 開淸竅하며 회복기 및 후유증기에는 調神작용이 위주가 되는데, 그 작용원리는 침자극이 혈주위의 안면신경, 삼차신경분지를 자극하여 삼차신경-뇌혈관 시스템을 활성화시키고, 뇌신경을 흥분시키며 뇌혈류를 증가시키는 것이라고 보고하였다.

(3) 중풍환자에 대한 성뇌개규자침법의 임상보고

陶(2001) 등은 46명의 급성기 중풍환자를 침치료군 26례, 대조군 20례로 나누어 치료군은 성뇌개규침치료를, 대조군은 양약과 한약(滌痰化瘀, 益氣養陰)투여로 30일간 치료한 결과 대조군에 비해 유의한 치료효과를 보인 것으로 보고하였다.

4) 頭鍼療法

頭鍼法은 頭皮鍼療法이라고도 하는데, 頭皮上에 刺鍼하여 전신질병을 치료하는 새로운 鍼法으로 韓醫學의 刺鍼療法과 西洋醫學의 대뇌피질 기능정위의 이론을 결합시켜 발병한 부위에 해당하는 두피 상응구에 刺鍼하여 신체 상응구의 운동, 지각 및 기능을 개선시키고 회복시키는 새로운 자침요법이다.

(1) 유래

1953년 10월 중국에서 黃鶴龍이 〈鍼灸新療法與伕理作伍〉를 통해서 최초로 頭部와 대뇌피질의 관계를 소개하였다. 1958년 方雲鵬은 대뇌피질층의 기능위치가 頭皮外表에 투영되어 특정 刺載点에 刺鍼하여 전신의 질병이 치료되는 것을 발견하였으며, 1965년에는 焦順發이 경락이론과 서양의학의 이론을 결합하여 뇌질환으로 인한 수족마비에 數次의 두침치료를 운용하여 성공적으로 치료하였다. 이를 근거로 頭部에서 하나의 자극구, 즉 운동구를 설정한 후 많은 임상을 통하여 반복 검증되면서 대뇌피층의 기능위치에 상응하는 두피 부위를 자극구로 설정하여 針刺治療가 진행되고 뇌질환으로 인한 여러 증상에 효과를 거둔 후 전두부에서 내장과 상관되는 자극구를 확정하여 1971년에 두침요법이 완성되었다.

그 후로 1976년 方氏頭皮鍼, 1979년 朱氏頭皮鍼이 개발되면서 뇌질환뿐 아니라 내과, 외과, 부인과, 소아과 등 40여종의 질병에 대한 치료효과를 확인하게 되었다.

(2) 중풍환자에 대한 두침치료

① 의식장애

- 흉강구(양측), 액중구
- 정중구, 평형하구(양측)

② 편측마비

a. 상지마비

- 중운동구 및 중감각구(반대측)
- 견운감구(반대측), 정중구
- 전운동구

b. 하지마비

- 상운동구 및 상감각구(반대측)
- 족운감구(반대측), 정중구
- 측두3침(반대측), 중전운동구

③ 감각장애

a. 상지감각장애

- 중감각구(반대측), 견운감구(반대측)
- 전운동구, 액상구
- 측두3침(반대측)

b. 하지감각장애

- 상감각구(반대측), 전운동구
- 족운감구(반대측), 정중구
- 측두3침(반대측)

④ **중추성 안면 신경마비**

- 하운동구 및 하감각구(반대측)
- 측두1구(동측), 평형구(동측)
- 측두3침(반대측)

⑤ **마비측 팔다리부종**

- 혈관운동구(양측), 정중구
- 족운감구(양측), 중전운동구

⑥ **실행증**

- 운용구(대뇌병소측), 정중구
- 정신구(양측), 운용구(대뇌병소 반대측)

⑦ **실어증**

- 운동성실어증: 하운동구 및 하감각구(좌, 우 교체 시술)
- 감각성실어증: 언어3구(양측)
- 명명성실어증: 언어2구(양측)

⑧ **가성 구마비(가성연수마비)**

- 하운동구 및 하감각구(좌, 우교체하여 시술), 액중구
- 평형하구(양측), 측두2구(양측)

⑨ **뇌출혈 급성기**

- 정중구, 운동구(반대측)
- 액중구, 평형하구(양측)
- 측두3침(반대측)

⑩ **뇌경색 급성기**

- 정중구, 운동구(반대측)
- 액중구, 평형하구(양측)
- 측두3침(반대측)

⑪ **일과성 뇌허혈 발작**

- 액중구, 전운동구, 정중구
- 운동구(반대측), 시구(양측), 평형하구(양측)
- 측두3침(반대측)

⑫ **뇌동맥 경화증**

- 전운동구, 정신구(양측)
- 액중구, 액하구, 정감구(양측)

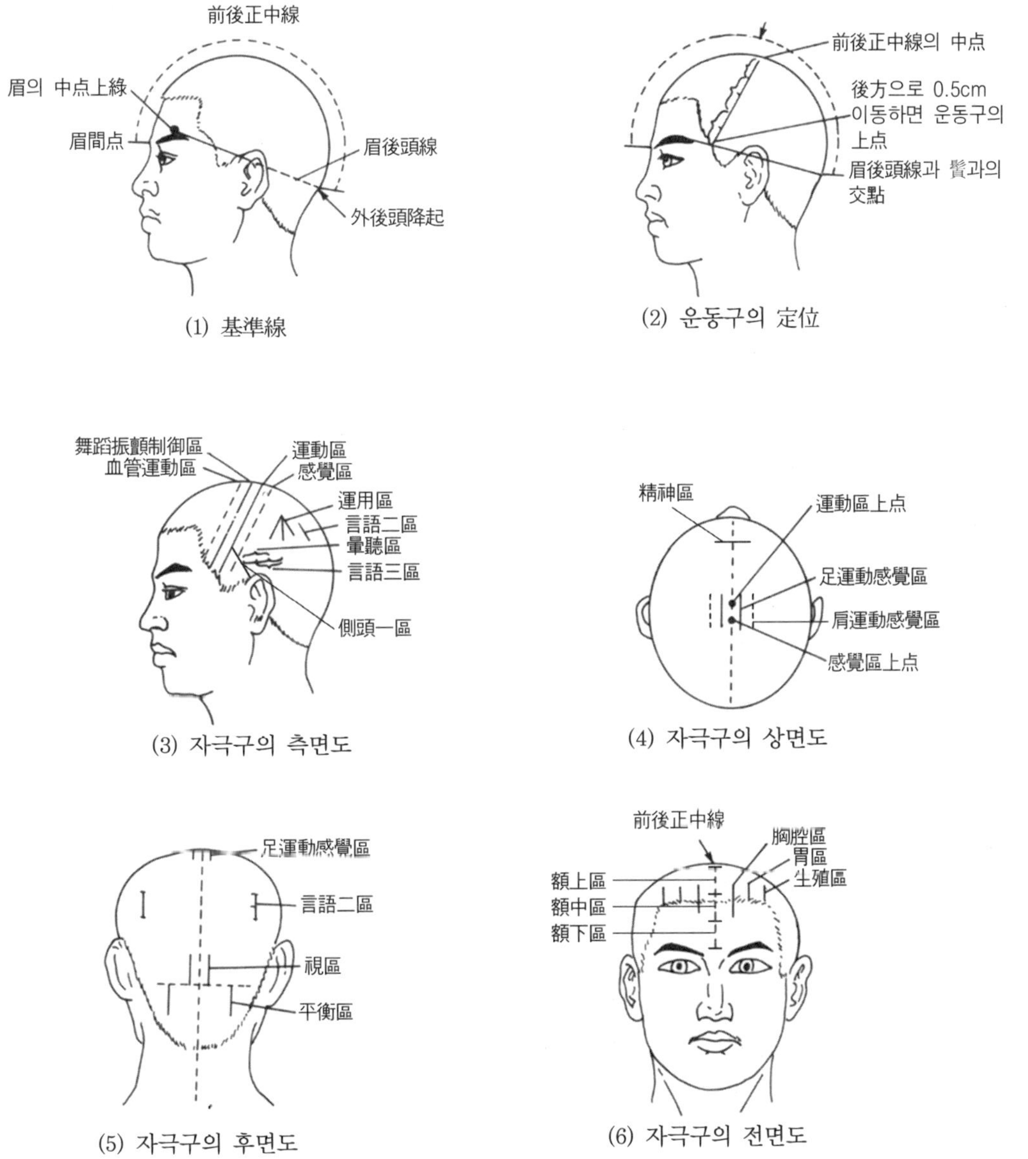

그림 8-1 頭鍼의 자극구

(3) 頭鍼療法의 手技法

① 刺戟區를 선정한 다음 刺戟區의 頭皮를 소독한다.

② 길이 ~3寸의 毫鍼으로 頭皮를 沿하여 捻轉하면서 서서히 일정한 방향으로 進鍼한다.

③ 捻轉方法은 肩肘腕關節과 拇指를 고정한 상태에서, 구부린 食指의 제 1,2절 橈側과 拇指의 掌側으로 鍼柄을 누르고 食指의 指節間 關節을 끊임없이 屈伸해서 捻轉한다. 분당 200회 이상 捻轉해야하며 1~3분간 捻轉한 후, 5분간 留鍼한다. 이후 捻轉과 留鍼을 1회씩 더 반복한 후 拔鍼한다. 최근에는 手技法대신 電鍼을 이용하기도 한다.

④ 拔鍼시에는 治療穴을 按壓하여 出血을 防止한다.

⑤ 하루에 한번씩 열흘간 치료를 한번의 치료주기로 하여 10일간 치료 후에는 2~3일 휴식 후에 다시 치료한다.

(4) 중풍환자에 대한 두침치료의 임상보고

하(2001) 등은 중풍환자 29명을 體針群(百會, 曲池, 外關, 合谷, 三里, 陽陵泉, 懸鐘, 太衝, 臨泣)과 體鍼·頭鍼(대측의 頂顳前斜線, 頂顳後斜線) 병행군으로 분류하여 4주간 치료 한 결과 頭鍼·體鍼幷行群의 경우가 體鍼群에 비해 치료효율이 높았다고 보고하였다.

唐(2001)은 48명의 뇌경색환자를 대상으로 시험군은 頭鍼을 위주로(人中, 百會, 四神總, 兩側運動區, 角孫, 太陽, 風池, 完骨, 翳風, 啞門, 風府, 內關, 三陰交, 阿是穴) 시행하고, 대조군은 體鍼만을 시행한 결과 시험군이 대조군에 비해 유의한 호전을 보였다고 보고하였다.

張(2000)은 60명의 뇌경색환자를 대상으로 시험군은 頭鍼과 體鍼을 동시에 시행하고, 대조군은 體鍼만을 시행한 결과 대조군에 비해 시험군이 유의한 호전을 보였다고 보고하였다.

周(1996)는 발병 2주 이내의 중풍 급성기 환자 136명을 시험군과 대조군으로 나누어 시험군은 頭皮鍼을 시행하고 대조군은 서양의학적 치료만을 시행한 결과 頭皮鍼 치료군이 유의하게 좋은 예후를 나타내었다고 보고하였다.

周(1993) 등은 207명의 中風患者에 대하여 두침요법(頂顳前斜線, 頂顳後斜線, 頂傍1線, 頂傍2線)을 4주간 시행하며 관찰한 결과 言語障碍, 面癱, 舌癱, 運動障碍 등의 증상이 치료 전에 비해 현저히 호전되었으며 침치료군의 유효율은 89.86% 였다고 보고하였다.

陳(1987) 등은 중풍으로 인한 편마비와 언어장애 환자 444명에 대해여 두침요법(運動區, 足運感區, 感覺區, 運動前區, 手指加强區, 言語 I區, 言語 III區, 言語加强區)을 시행한 결과 편마비 환자(335명)는 94%, 언어장애 환자(109명)는 92.7%의 유효율을 보였다고 보고하였다.

武(1989) 등은 중풍으로 인한 편마비 환자 1228례를 대상으로 두침치료(運動區, 感覺區, 言語區, 暈聽區, 運用區, 足運感區 運動前區)를 시행한 결과 98.53%의 유효율을 보였다고 보고하였다.

姜(1989) 등은 169례의 중풍후유증 환자에 대한 두침치료(運動區-兩側, 足運感區-兩側)에서 뇌경색환자의 경우는 100%, 뇌출혈환자의 경우는 92%의 유효율을 보였다고 보고하였다.

李(1998) 등은 중풍 편마비환자 69명에 대한 두침치료(頂區, 頂前區, 額區, 枕區, 枕下區, 顳區, 項區)에서 89.96%의 유효율을 보였다고 보고하였다.

頤(1998) 등은 중풍 편마비 환자 50례에 대해 두침치료(運動區, 言語二區, 言語三區)와 穴位注射를 并用治療한 결과 92%의 유효율을 보였다고 보고하였다. 그러나, 頭鍼療法에 관한 이상의 보고들은 대부분 '중풍의 침구치료에 관한 임상보고'에서 언급했던 문제점들을 안고 있어서 두침요법의 효과를 객관적으로 검증했다고 보기는 어렵다. 향후 두침요법의 효과에 대하여 보다 엄격한 임상연구가 진행되어져야 할 것으로 사료된다.

5) 董氏鍼法

董氏鍼法은 董景昌 先生(1915-1975)이 家傳되어오는 鍼法을 바탕으로 임상경험을 결합하여 창안한 鍼法으로 인체의 자연적 저항력과 상대적 평형을 중시하여 交經巨刺法을 주로 사용한다. 이 鍼法은 병소에서 遠位에 있는 穴位를 取穴한 후 병변부위를 안마하거나 움직이게 하여 기운의 소통을 도와 질병의 치료를 촉진시키는 動氣鍼法과 인접한 2~3개의 혈위를 동시에 取穴함으로써 효과를 극대화시키는 倒馬鍼法을 활용하는 등의 특징이 있다.

(1) 중풍환자에 대한 동씨침법

① 운동장애

- 木火
- 靈骨, 大白
- 中九里, 七里
- 重子, 重仙
- 腎關
- 正會, 後會
- 三重, 六完

② 의식장애

- 正會, 前會, 後會, 靈骨

③ 언어장애

- 商丘, 正會
- 三重, 木斗, 木留

④ 사지진전

- 腎關, 復溜, 明黃
- 明黃, 其黃, 腎關
- 正會, 前會, 木枝

⑤ 手足拘攣

- 重子, 重仙

⑥ 중풍후 소변불금

- 上三黃, 正會, 下三皇, 通腎
- 馬金水, 馬快水

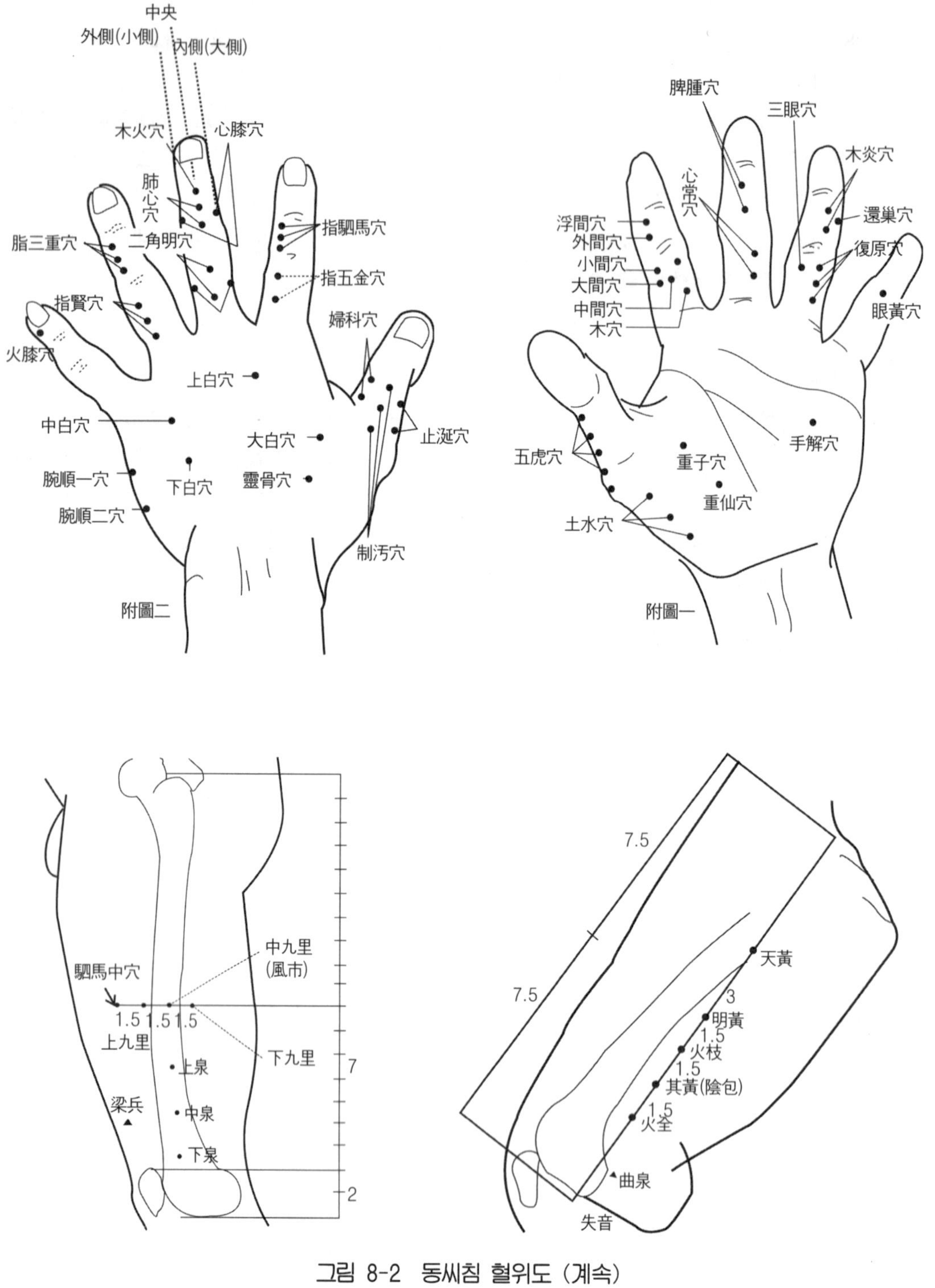

그림 8-2 동씨침 혈위도 (계속)

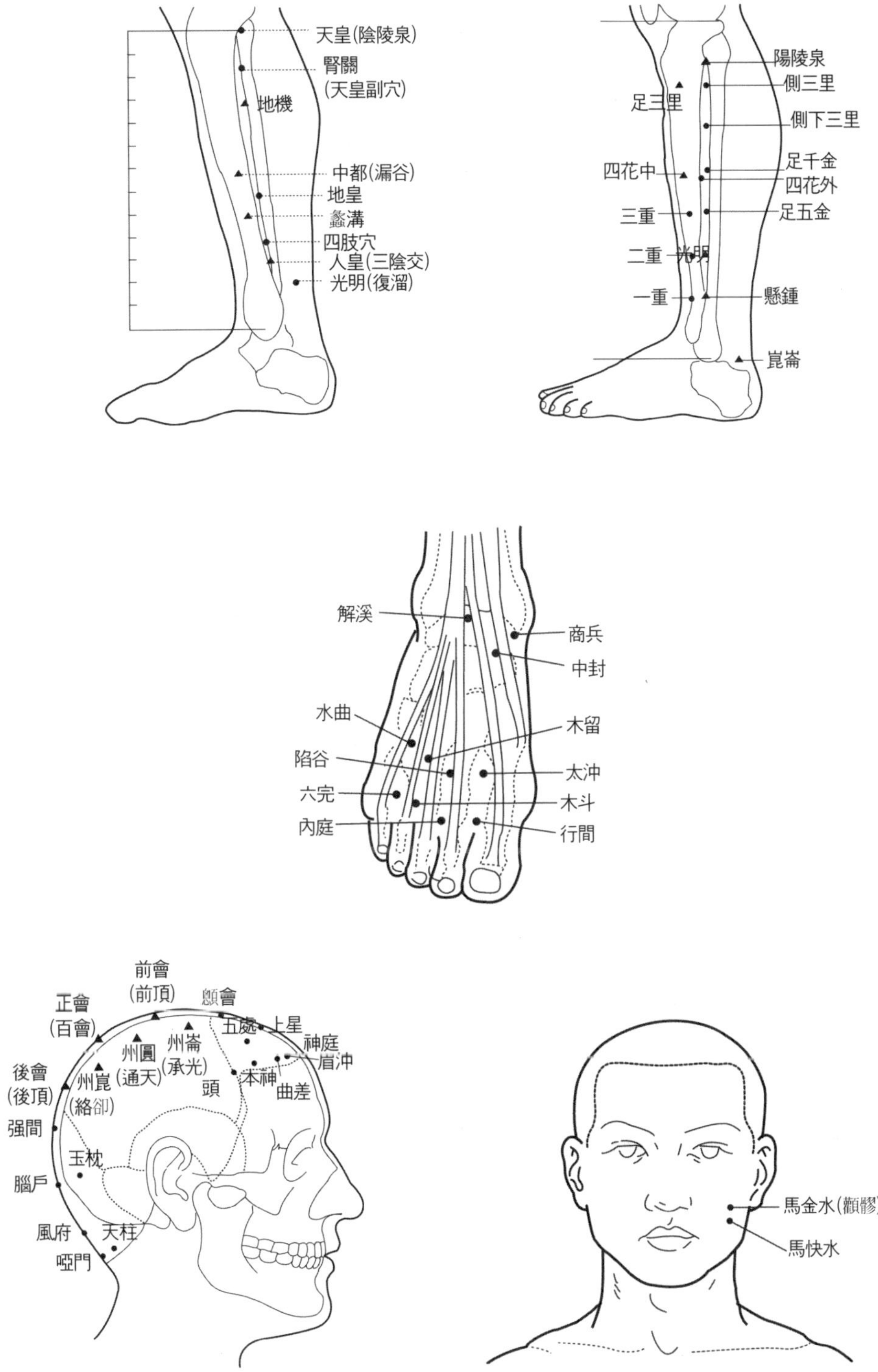

天皇(陰陵泉)
腎關
(天皇副穴)
地機
中都(漏谷)
地皇
蠡溝
四肢穴
人皇(三陰交)
光明(復溜)
陽陵泉
側三里
足三里
側下三里
足千金
四花中
四花外
三重
足五金
二重
光明
一重
懸鍾
崑崙
解溪
商兵
中封
水曲
木留
陷谷
太冲
六完
木斗
內庭
行間
前會
(前頂)
顖會
正會
(百會)
五處
上星
神庭
州圓
州崙
眉冲
後會
(後頂)
州崑
(通天)
(承光)
本神
頭
曲差
(絡却)
强間
玉枕
腦戶
風府
天柱
啞門
馬金水(顴髎)
馬快水

그림 8-2 동씨친 혈위도

(2) 임상보고

통증이나 근골격계 질환에 대한 임상보고는 비교적 활발하게 이루어지고 있으나, 중풍에 응용한 보고는 조(2002) 등이 체침만 시행한 군과 체침에 동씨침을 같이 시행한 군에 대하여 시행한 시험군-대조군 연구가 유일한 실정이다. 상기한 연구에서는 시험군과 대조군에 유의한 차이가 없는 것으로 나타났으나, 대상 환자수가 부족하고, 시험군과 대조군의 질환구성에 동질성이 부족하여 향후 추가적인 연구를 통한 검증이 필요하리라 사료된다.

6) 電鍼療法

電鍼療法은 **經絡學說**에 따라 **經穴**에 자극을 주는 **鍼療法**과 전기이론이 결합하여 발전된 치료방법이다. 이 **鍼法**은 일반적으로 손으로 행하여지는 수기법을 대체할 수 있고, 인력을 절약할 수 있으며 비교적 자극량을 객관적으로 조절할 수 있다는 장점이 있어 동통질환, 마비질환 등 일반적인 자침요법의 적응증에 모두 응용되고 있으며, 특히 신경통이나 마비질환 등 기능성 질환에 효과적인 것으로 알려져 있다.

일반적으로 전기자극 치료기는 근육의 흥분성이 높은 운동점(motor point)을 자극하여 경축(spasm)의 감소, 근의 재교육(muscle reeducation) 및 斜頸(torticollis), 요통(low back pain) 등의 급성기에 마사지 목적 등으로 사용하고 있다. 전침은 전기 자극치료기의 운동점 대신 경혈(acupuncture point)을 치료점으로 사용하는 것이 다르다. 특히 중풍의 경우에 전침은 頭針療法의 자극구와 편마비의 常用穴을 응용한다.

(1) 電流의 選擇

電鍼에 사용되는 전류는 단속평류전류(interrupted galvanic current)와 저주파전류(low frequency current)로 주파수 1000Hz 이하를 사용하는데, 임상적으로는 5~250Hz의 주파수가 주로 이용된다. 고빈도 주파수는 진통, 진경작용이 있고, 저빈도 주파수는 흥분작용이 있어 마비질환에 사용된다. 음(−)극은 진통, 진정, 소염작용에, 양(+)극은 신경마비, 근육마비, 근위축의 자동운동 연습에 사용된다.

(2) 中風患者에 있어서의 電鍼治療

중풍환자에 대한 전침치료에 사용되는 穴位의 선택은 아래에 기술한 處方例가 다용되며 刺鍼한 후에 提揷法을 써서 針感이 遠位部로 확산되게 한 후 電針刺戟을 실시한다. 주파수는 5Hz에 설정하며 대략 15분간 통전시키고 자극량을 점차 증가시킨다.

① **上肢麻痺**

中渚, 腕骨, 陽池, 列缺, 通里, 合谷, 太淵, 外關, 內關, 大陵, 神門, 手三里, 少海, 曲池, 尺

澤, 臂臑, 肩髃, 天髎, 天宗, 肩中兪, 肺兪, 膏肓 등의 穴에서 선택한다.

② 下肢麻痺

環跳, 陽陵泉, 足三里, 太衝, 足臨泣, 胞肓, 跗陽, 外丘 등의 穴에서 선택한다.

③ 口眼喎斜

患側의 頰車, 下關, 地倉, 水溝, 顴髎, 太陽穴 등과 眼部歪斜에 耳前方의 반응점이 효과적이다. 동시에 外關 合谷 解谿 足三里 등의 穴을 배혈한다.

④ 硬直

上肢硬直의 경우 曲池, 手三里, 外關, 合谷 등의 穴이, 下肢硬直의 경우 足三里, 承山 등의 穴이 이용된다.

(3) 중풍에 대한 전침요법의 치료기전

Chen(1978) 등은 10마리의 albino rats의 두개골에 작은 구멍을 뚫고 대뇌피질에 PO_2 microelesctrodes를 삽입하여 뇌조직의 PO_2를 침자극 전, 도중, 후 동안 지속적으로 기록하였는데 水溝穴(GV26)을 자극하자 전두엽의 피질에 PO_2의 즉각적인 증가가 관찰되었으며, 그 효과는 동맥혈관 확장과 모세혈관 관류압의 증가를 유발시키는 CO_2의 흡기에 필적할 만 하였다고 보고하였다. Nikolaev(1986)는 뇌순환 장애(cerebral circulation insufficiency : CCI)의 초기소견을 보이는 환자에 있어서 환측에 실험적으로 몇 가지 혈을 선택하여 자극한 결과 국소적으로 뇌의 혈역학을 교정시키는 작용을 관찰할 수 있었다고 보고하였다. 윤(1993)은 실험적으로 뇌경색을 유발시킨 흰쥐에 대하여 水溝穴에 전침자극을 가하면서 수소정화기법을 이용하여 국소뇌혈류량의 변화를 관찰한 결과 경색이 유발된 대뇌반구에 있어서는 유의성 있는 변화가 보이지 않았으나 대측 대뇌반구의 국소 뇌혈류는 평균 19~24% 정도의 유의성 있는 증가를 보였다고 보고하였다. Zhai(1993) 등은 흰쥐의 편측 중대뇌동맥을 폐색시킨 후 nitroblue tetrazolium (N-BT)을 이용하여 대뇌 허혈부위를 측정하였는데 폐색 18시간후에는 허혈부위가 대뇌피질에서 피질하 부위로 퍼지기 시작하였으며, 36시간후에는 대뇌피질과 피질하 부위에 큰 허혈부위가 형성되어 전체 부피의 20.7%를 차지한 반면 침치료를 시행한 군에서는 피질의 허혈부위는 사라졌으며 허혈부위는 전체 부피의 6.3%로 감소하였다고 보고하였다. 이밖에 湯(1988) 등은 總頸動脈(common carotid artery)을 폐색시킨 家兎의 曲池와 陽陵泉 해당부위에 不針刺群, 巨刺群, 非巨刺群, 兩側針刺施行群으로 나누어 25Hz의 전기자극을 4분간 주어서 뇌혈류량을 측정하였는데 不針刺群에 비해 巨刺法群과 兩側針刺群은 약 20~25%가, 非巨刺群은 약 10% 내외의 뇌혈류량 증가를 보였음을 보고하였다. 이는 전침자극 뿐 아니라 左病右治, 右病左治의 巨刺法도 뇌혈류량 개선에 효과가 우수함을 확인한 것이라고 볼 수 있다.

이상에서와 같이 전침자극이 뇌의 focal ischemia 부위에 혈류량을 증가시킴을 알 수 있는데,

이는 초기의 뇌출혈과 뇌경색에서 뇌부종에 의한 신경장애가 진행됨을 고려해 볼 때 심한 경우 재출혈과 뇌부종의 증대를 유발할 수 있음을 짐작할 수 있으므로 중풍으로 인해 뇌부종이 심해지는 급성기에는 사용을 신중히 하고, 발병후 1~2주사이 안정기에 접어드는 시기에 15~20ml/100g/min의 뇌혈류량을 유지하고 있는 주위(penumbral CBF zone)의 기능 호전을 위해 적극적으로 전침요법을 활용하여 뇌혈류량을 증가시키면 뇌기능이 호전될 수 있으리라 기대된다. 아울러, 전침은 경축(spasm)의 감소와 근육의 재교육(muscle reeducation), 그리고 관절의 가동범위를 유지하는 효과가 있으므로 중풍후유증의 관리에도 활용할 수 있는 치료법이라 할 수 있다.

(4) 임상보고

① 운동장애

중풍 후 운동장애에 대한 임상보고들은 '중풍의 침구치료에 관한 임상보고'에서 언급되었다.

② 경직

백(1996) 등은 뇌출혈, 외상성 뇌손상, 척수마비 등으로 인한 경직환자 21명을 대상으로 足三里-承山에 4Hz 이하로 15분 동안 전침자극을 시행한 결과 척수성 및 뇌성 경직환자 모두에서 경직의 감소가 나타났으며, 경직의 감소기간은 뇌성 경직환자에서 3.00±0.03시간이었고, 척수성 경직환자에서 24.12±0.02시간이었다고 보고하였다. 유(1996) 등은 뇌졸중 환자 12명을 대상으로 曲池-手三里, 外關-合谷을 50Hz로 30분간 전기 자극한 결과 전침자극 직후 경직이 유의성 있게 감소되어 1시간까지 경직의 감소가 유지되었다고 보고하였다. 백(1997) 등은 뇌졸중 환자 18명을 100Hz로 경피적 전기신경 자극술을 시행한 군과 매일 2회씩 침술을 시행한 군으로 나누어 관찰한 결과 두 군 모두에서 반복치료에 따른 경직의 감소가 유지되는 것이 관찰되었다고 보고하였다. 황(1999)은 뇌졸중 환자 35명을 대상으로 鍼治療群, 電鍼治療群, 灸治療群으로 나누어 치료한 결과 電鍼治療群은 치료 직후 硬直의 감소가 나타나서, 치료 후 3시간 이상 지속되며 이틀에 한번씩 반복치료시 電鍼治療 5일째 이후부터는 경직의 감소가 유지되는 것으로 나타났으나, 灸治療群과 鍼治療群은 치료 후 유의성 있는 硬直의 감소가 관찰되지 않았다고 보고하였다. 김(2000)은 中風 硬直 환자 45명을 대상으로 患側의 曲池-手三里, 外關-合谷에 電鍼, TENS, 신경근자극기를 시행한 결과, Modified Ashworth Scale상 전침과 신경근 자극기군에서는 유의한 경직 감소 효과가 관찰되었으나 TENS군에서는 유의한 변화가 관찰되지 않았다고 보고하였다.

③ 견관절 동통

송(1999) 등은 중풍환자 38명을 대상으로 電鍼治療를 시행한 결과 견관절 아탈구의 방사선학적 측정지수가 치료 후 통계학적으로 유의성 있는 감소를 나타내었으며 대상 환자 중 18명(47.4%)의 환자가 견관절 동통을 호소하였는데, 전침치료 후 3주 이내에 대부분 호전되었다고 보고하였다.

7) 灸療法

艾灸療法은 經穴에 艾絨을 부착하여 연소시킴으로써 얻어지는 溫熱刺戟과 연소과정에서 발생하는 물질에 의한 化學的刺戟으로 병을 치료하는 刺戟療法이다.

溫熱刺戟은 국소조직에 화상을 일으켜 조직성분 중 열분해물질, 화상독, 항히스타민류인 가열단백체가 혈중에 흡수된 후, 이차적으로 효과적인 생체반응을 일으키는 것으로 艾灸가 혈액에 미치는 대부분의 영향은 이 기전에 의해서 발생된다.

화학적자극에 대해서는 西谷(1987)은 艾絨의 연소 후 생성물을 이용한 화학적 자극만으로 疣贅를 치료한 증례를 보고하였으며, 이후(1990) 艾絨의 연소 생성물 중에서 항산화작용 및 피부 TBA치 감소작용을 나타내는 카테콜을 발견하였다고 보고하였다.

문헌상 艾灸療法의 효능은 補中益氣, 回陽固脫, 固攝衝任, 培補脾胃, 補腎固本, 溫中散寒, 行氣和血, 淸瘀散結 등이 있으며 최근의 연구에 따르면 조직세포의 기능촉진작용, 강심보혈작용, 면역작용, 지혈작용, 항산혈작용 및 진통효과가 있다고 보고되고 있다.

(1) 中風患者에 있어서의 艾灸療法(문헌고찰을 통한)

① 중풍전조증

〈針灸資生經〉 등에 "凡人未中風一兩月前, 或三五月前, 非時足脛上忽酸重頑痺, 良久方解, 此將中風之候, 急灸三里絶骨四處三壯"이라 하여 중풍전조증에 足三里와 絶骨을 급히 艾灸하여 중풍을 예방하여야 한다고 하였다.

② 구급처치

〈肘後備急方〉에 "治卒中急風悶亂欲死方灸兩足大指下橫紋中隨年壯又別有續命湯"라 하여 중풍 급성기 응급처치에 艾灸를 연령에 따라 施灸하고 있음을 알 수 있다.

〈東醫寶鑑〉 등에 "中風痰盛 如曳鋸 服藥不下 宜灸臍下氣海, 關元 二三百壯 逆可轉死回生 五臟氣絶 危證亦宜灸之"라 하여 中風危證에 기해와 관원을 艾灸하고 있음을 알 수 있다. 또한 "中風日戴上不能視 灸第二椎骨 第五椎骨上 各 七壯 一臍下火立愈"라 하여 중풍발작시 안구가 상향한 자는 灸法을 쓴다 하여, 역시 졸중풍 구급치료에 扶陽固脫하는 艾灸法을 쓰고 있음을 알 수 있다.

〈鍼灸十四經穴療訣〉에는 "中風之症暈在床, 灸治應將血壓降, 先向關元大炷灸, 後鍼湧泉不要忙,…"라 하여 중풍 초기에 마땅히 먼저 關元을 구하여 맥박을 조정하여 혈압을 하강하게 하고 그 나머지 穴에는 침으로 强刺한다고 하였다.

③ 반신불수(半身不隨)

〈太平聖惠方·卷第一百 具列四十五人形〉에 "半身不遂, 宜於七處一齊下火, 灸三壯, 如風在左灸右, 在右灸左, 一百會穴, 二耳前髮際, 三肩井穴, 四風市穴, 五三里穴, 六絶骨穴, 七曲池穴, 右件七穴, 神效極多, 不能具錄, 依法灸之, 無不獲愈"라 하여 중풍 반신불수의 치료에 巨刺法으

로 中風七穴에 施灸하고 있다.

〈針灸資生經 · 第四 · 中風〉에 "灸風中府, 手足不遂, …, 百會 曲鬢 肩髃 曲池 風市 足三里 絶骨 共十三穴"이라 하여 中風 手足不遂와 中腑證에 灸法을 응용하고 있다.

④ **구안괘사(口眼喎斜)**

〈普濟本事方〉에서는"中風, 始卽口眼喎斜, 此卽涎潮閉塞, 左右共灸十二穴得氣通, 十二穴者, 爲聽會, 頰車, 地倉, 百會, 肩髃, 曲池, 風市, 足三里, 絶骨, 髮際(神庭), 大椎, 風池也"라 하여 中風 口眼喎斜에 좌우 十二穴處에 灸하여 氣를 소통시키면 無不效라 하였다.

(2) 임상보고

역대문헌에서 中風治療에 灸療法이 중요시되어 많이 언급되어지고 있음에도 불구하고 이에 대한 임상보고는 거의 없는 실정이다. 최(2003) 등은 중풍으로 인한 상지마비 환자에게 2주간 구요법을 실시한 결과 대조군에 비해 유의한 운동기능의 회복이 있었음을 보고하였다. 중풍으로 인한 排尿障碍에 있어서는 이(1996) 등이 灸療法을 시술한 결과, 병소의 방사선학적 크기와 회복도와의 관계에서 중간 크기의 병변군에서 灸치료군이 假치료군 및 灸요법을 시행하지 않은 군에 비하여 유의한 증가를 보였고, 초기 배뇨장애의 정도와 회복도와의 관계에서는 Gr 3 환자군에서 灸치료군이 假치료군 및 灸요법을 시행하지 않은 군에 비하여 유의한 증가를 보였다고 보고한 바 있다. 향후, 中風의 豫防과 應急處置는 물론 運動障碍, 感覺장애에 대한 灸療法의 효능을 객관적인 임상연구를 통하여 검증해야할 것으로 사료된다.

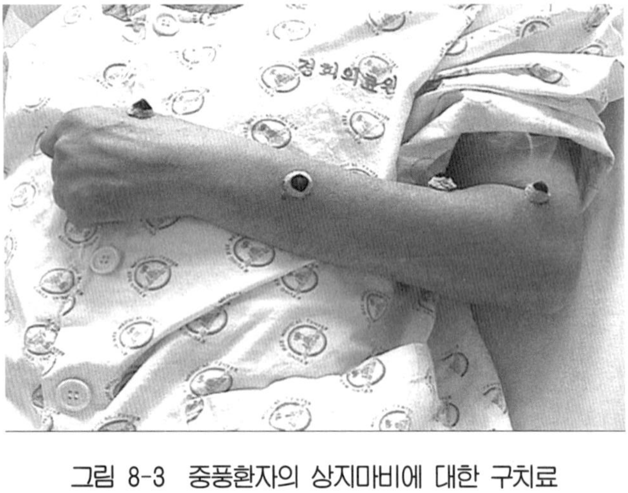

그림 8-3 중풍환자의 상지마비에 대한 구치료

8) 刺絡療法

刺絡療法은 三稜鍼, 小眉刀, 皮膚鍼 등의 기구를 써서 환자의 신체상의 淺表血管을 刺破하여 소량의 비생리적인 혈액(瘀血)을 체표 淺皮層의 鬱血腫脹된 細絡으로부터 체외로 방출시킴으로써 야기되는 양성적 체내 생리반응을 이용하여 질병을 치료하는 방법으로 刺血, 放血, 瀉血療法이라고도 한다.

(1) 效能

① 活血祛瘀, 開竅醒神, 通經活絡, 淸熱解毒, 止痛消腫, 救逆回陽 등의 작용이 있어 주로 熱證과 實證에 많이 사용된다.

② 病的 出血에 대한 止血作用, 疼痛 등의 知覺異常에 대한 緩解作用, 혈압조절, 소염작용 등이 있어 昏厥, 高熱, 中暑, 中風閉證과 頭痛, 高血壓, 指麻木 등에 상용할 수 있다.

③ 皮膚 및 사지말단부위의 말초혈관 순환장애를 개선시킴으로써 전신의 혈액순환을 양호하게 한다. 또한 이를 통하여 심장의 부담을 경감시키고, 혈압의 이상・血液配分의 이상・體溫調節의 失調 등을 조정함으로써 각종 질병에 대한 저항력을 증강시키는 작용이 있다.

(2) 中風治療에 있어서의 刺絡療法의 활용(문헌고찰을 통한)

① 人事不省

中風 人事不省에 刺絡療法이 가장 많이 사용된 經穴은 十二井穴(23)이었고, 十宣穴(20), 金津玉液(14), 百會(8), 中衝(7), 水溝(6), 少商(5), 大椎(5), 委中(5), 關衝(5), 少衝(3), 少澤(3), 商陽(2), 足三里(2), 尺澤(2), 曲澤(2), 肩井(2)의 순으로 사용되었다.

가장 많이 사용된 十二井穴은 經外奇穴로서 開竅醒志, 宣散熱邪, 淸心安神, 宣陽解表의 효능이 있어 三稜鍼으로 點刺出血하여 感冒, 昏迷, 中暑, 急驚風, 指端麻木, 指端疼痛 등에 사용하는데, 意識昏迷 등의 陽實閉鬱之證에 常用한다.

十二井穴 다음으로 多用된 十宣穴은 經外奇穴로서 手十指端爪甲下一分에 위치하여 一切急性病症之失神, 卒中, 中暑, 發狂, 一切陽熱有餘及氣血暴脫的急症, 小兒風病大動, 熱病昏迷, 咽喉腫痛, 中風救急, 高血壓 等症에 효능이 있는 것으로 알려져 있는데, 三稜鍼으로 출혈시키되 灸하는 것은 忌한다.

大椎穴은 手足의 三陽經과 督脈의 交會穴로 제 7경추와 제 1흉추 극돌기간의 중앙에 위치하고 消風散寒, 解表通陽, 醒腦開竅, 安神鎭痙의 효능이 있어 發熱, 項强, 頭痛, 嘔吐, 咳嗽, 癲癎 등에 사용하며, 刺血法에 의해 三稜鍼으로 少血管은 刺破하고 그 위에 부항을 흡착시킴으로써 刺血法의 효과를 높인다.

② 半身不遂(運動障碍)

半身不遂(運動障碍)의 刺絡療法에 가장 많이 사용된 經穴은 十二井穴(2)과 肩井(2)이고, 尺

澤(1), 曲澤(1), 陽池(1), 委中(1), 絶骨(1) 등이다.

③ **中風不語**

中風不語의 刺絡療法에 가장 많이 사용된 經穴은 金津玉液(12)이고, 瘂門(2), 通里(1), 廉泉(1), 關衝(1), 十宣穴(1), 海泉, 耳下腺咬筋部(1), 頰部(1), 頤部(1) 등이다.

④ **痺症**

痺症의 刺絡療法에 가장 많이 사용된 經穴은 十宣穴(5), 十二井穴(2), 曲澤(2), 委中(2), 尺澤(1), 隱白(1), 商丘(1), 商陽(1), 合谷(1), 陽池(1), 絶骨(1), 丘墟(1), 肩井(1), 百會(1), 八風(1), 八邪(1) 등이다.

(3) 임상보고

이(2000) 등은 고혈압이 있는 중풍환자 79명을 경증 고혈압군(27명), 중등도 고혈압군(20명), 중증 고혈압군(15명)으로 나누어 十宣穴 瀉血 후 30분 간격으로 혈압과 체온을 측정한 결과 중증 고혈압군인 경우 나머지 군에 비해 수축기 및 이완기 혈압이 유의성 있게 하강하였다고 보고하였다. 주(1987) 등은 十宣穴 瀉血 15분 경과 후에 혈압하강율이 가장 높았으며, 수축기 혈압은 평균 20mmHg, 이완기 혈압은 평균 10mmHg가 낮아졌다고 보고하였다. 손(2001) 등은 발열이 있는 중풍환자 100명을 대상으로 49명에게 大椎穴 瀉血을 시행하여 체온강하 효과를 관찰한 결과 2시간(평균 0.67℃), 4시간 후(평균 0.69℃)에 유의한 체온하강이 있었다고 보고하였다.

이상의 보고에서 현재 임상에서는 瀉血療法이 일시적인 혈압강하와 해열에 주로 응용되고 있음을 알 수 있다. 향후에는 기존의 치료효과에 대한 보다 엄격한 검증과 아울러 瀉血療法의 다른 효능 대한 임상연구가 이어져야 할 것으로 사료된다.

참고문헌

- 柯傳灝. 鍼灸十四經穴療訣. 의약위생출판사. 1979. p18
- 葛洪. 肘後備急方. 인민위생출판사. p49
- 姜定氣, 劉佛安. 頭鍼配合粗鍼治療腦血管病後遺症169例療效觀察. 中國鍼灸. 1989;1:12-13
- 高武. 針灸聚英. 臺北. 宏業書局. 1974. p122
- 工藤訓正. 刺絡法. 大邱. 東洋綜合通信大學校育部. 1972. p9-12, 108-110
- 김용석. 중풍경직에 전침, TENS 및 신경근 자극기의 효과에 대한 연구. 대한침구과학회지. 2000;17(2):209-220
- 김진수.五行鍼의 體質運用.전국의학사. 2002.pp29-52
- 남창규, 이진섭. 중풍에 활용된 자락요법에 대한 문헌적 고찰. 대한한방내과학회지. 1994;15(2):148-162
- 唐勝修. 頭鍼爲主治療缺血性中風後遺症的臨床硏究. 上海鍼灸雜紙 2001;20(1):6-7
- 陶加平 皮敏 吳立雄 孫外主. 鍼灸對中風早期康復的療效觀察. 中醫藥信息. 2001:18(4):39-40
- 杜元灝 冀健民.醒腦開竅鍼法中水溝穴作用探吐. 中醫鍼灸. 2001;21(9):535-6
- 廖潤鴻編. 鍼灸集成・卷二・雜病篇鍼灸・風. 중국서점. 1986
- 武承迅, 武永妙, 楊朋玲, 武繼明. 頭鍼治療偏癱1228例臨床觀察. 中國鍼灸. 1989;4:3-4
- 백은주, 최은, 이양균. 경직 환자에서 전기침 자극 요법의 효과에 대한 결과 보고. 대한재활의학회지. 1996;20(1):60-64
- 백천호, 소성욱 외. 뇌졸중 환자의 경직감소를 위한 경피적 전기 신경자극술과 침술의 효과. 대한재활의학회지. 1997;21(6):1088-1097
- 北村智・森川和宥 (김창환,김용석역). 實用針灸臨床. 도서출판 정담. 2003. pp55-335
- 三井駿一編. 快速針刺療法. 東洋綜合通信大學敎育部. 1972.pp98-142
- 西谷郁子, 植田伸夫, 艾の燃燒生成物に含まれる抗酸化作用物質について, 전일본침구학회잡지 1988;38(1)
- 西谷郁子. 灸およびモグサ燃燒生成物にまる疣贅治驗二證例報告. 전일본침구학회잡지 1987;37(3)
- 손동혁, 이영구, 김영석, 배형섭, 이경섭, 조기호. 중풍환자의 발열에 대한 대추혈 사혈의 효과. 대한한의학회지. 2001;22(3);119-128
- 송재철, 정석희, 이종수, 김성수, 신현대. 뇌졸중 환자의 견관절 아탈구와 통증에 전침자극이 미치는 효과에 관한 임상적 연구. 한방재활의학과학회. 1999;9(1):41-58
- 楊維傑. 鍼灸經緯. 臺北. 악군출판사업유한공사. 1985. p65, 313, 321, 324, 333, 405, 422, 441
- 王執中. 針灸資生經. 臺北. 旋風出版社. 1973. p3
- 王執中. 針灸資生經・第四・中風. 일중사. 1991.p24
- 王懷隱. 太平聖惠方(四). 평상심출판사. 1988. pp3211-3213
- 유진호, 김용석, 강성길. 전침자극이 중풍환자의 경직에 미치는 영향. 대한침구과학회지. 1996;16(2):1-12
- 윤병현, 김갑성. 중풍마비에 활용된 애구법의 임상응용에 관한 연구. 대한침구학회지. 1997;

14(1):165-178
- 이경진 외. 중풍환자에 있어 십선혈사혈이 혈압 및 체온에 미치는 영향. 대한한의학회지. 2000;21(1):62-67
- 이경희, 고형군, 김창완. 중풍 후유증으로 발생된 배뇨장애에 대한 구요법의 임상적 연구. 대한한의학회지. 1996;17(1):247-265
- 이동철, 이복순. 중국두침요법. 은혜미디어. 서울;1999;174-176
- 이상룡 외. 언어장애의 침구치료에 관한 문헌적 고찰. 대한한의학회지. 1994;15(1):
- 李岩松, 楊文昇. 頭部分區從長留鍼治療偏癱69例. 鍼灸臨床雜誌. 1998;14(3):53
- 李泰咏, 李相龍. 두침의 이론적 근거에 대한 동서의학적 고찰. 대한침구학회지. 1999;16(4):91-108
- 張坤. 頭鍼體鍼幷用治療中風恢復期的療效觀察. 鍼灸臨床雜紙 2000:16(8):14-5
- 張子和. 儒門事親. 臺北. 旋風出版社. 1978. pp33-34
- 조태성, 손인석, 김철홍, 서정철, 윤현민, 장경전, 송춘호, 안창법. 동씨침을 가미한 치료가 중풍환자의 NIH Stroke Scale과 MBI상의 기능 회복에 미치는 영향. 대한침구학회지 2002;19(5): 35-45
- 周建偉 等. 頭皮針 治療 中風 207例 療效 觀察. 中國鍼灸. 1993;13(3):115-117
- 周建偉. 頭皮鍼治療中風急性期85例療效觀察 1996;5(1):12-3
- 주정주, 안병철. 십선혈자출혈이 혈압에 미치는 영향. 대한침구학회지. 1987;4(1):89-97
- 陳道翼. 頭鍼治療腦原性癱瘓,失語444例報道. 中國鍼灸. 1987;2:9-10
- 최요섭, 김태경, 정우상, 문상관. 중풍환자의 상지마비에 대한 뜸치료의 유효성 검토. 대한한방내과학회지. 2003;24(2):283-289
- 최용태 외.針灸學(下).集文堂. 1988. pp1179-1366
- 하치홍, 한상균, 조명래, 유충렬, 이병열. 체침과 두침을 시행한 중풍환자의 29례의 임상보고. 대한침구학회지. 2001:18(8):82-90
- 許叔微. 普濟本事方. 상해과학기술출판사. 1959. p5
- 홍원식. 정교황제내경소문. 서울. 동양의학연구원출판부. 1985. pp104-105, p193
- 황연규. 뇌졸중 환자의 경직에 대한 전침 및 구요법의 치료효과. 경희대학교석사학위논문. 1999
- 顾成光, 陳朋華, 張傳東. 頭鍼及穴位注射幷用治療中風癱瘓50例. 鍼灸臨床雜誌. 1998;14(11):22-23
- Andersson S, Lundeberg T. Acupuncture－from empiricism to science: functional background to acupuncture effects in pain and disease. Med Hypotheses 1995; 45(3):271-281.
- Chen GS, Erdmann W: Effects of acupuncture on tissue oxygenation of the rat brain. South Med J. Apr. 71(4):392-395, 398. 1978
- Chen YM, Fang YA: 108 cases of hemiplegia caused by stroke-the relationship between CT scan results, clinical findings and the effect of acupuncture treatment. Acupunct Electrother Res. 15(1):9-17. 1990
- Cho NH, Lee JD, Cheong BS, Choi DY, Chang HK, Lee TH, Shin MC, Shin MS, Lee J, Kim CJ. Acupuncture suppresses intrastriatal hemorrhage-induced apoptotic neuronal cell death in rats. Neurosci Lett. 2004 May 20;362(2):141-5.
- David N. Alexander, Steven Cen, Katherine J. Sullivan, Gitu Bhavnani, Xiuling Ma,

Stanley P. Azen for ASAP Study Group. Effects of acupuncture treatment on poststroke motor recovery and physical function: a pilot study. Neurorehabil Neural Repair. 2004 Dec;18(4):259-67.

- Duan G, He J, Zeng Z, Tang Q, Sun S. 1998 Comparison of effects of acupuncture on cerebral infarction in different parts. World J Acup Mox 8(2):3-7
- E.H. Kim, Y.J. Kim, H.J. Lee, Y. Huh, J.H. Chung, J.C. Seo, J.E. Kang, H.J. Lee, S.V. Yim and C.J. Kim, Acupuncture increases cell proliferation in dentate gyrus after transient global ischemia in gerbils. Neurosci. Lett. 297 (2001), pp. 21 - 24.
- Gosman-Hedstrom G, Claesson L, Kingenstierna U, et al. 1998. Effects of acupuncture treatment on daily life activities and quality of life: A controlled, prospective and randomized study of acute stroke patients. Stroke 29:2100-2108
- H. Gao, J. Guo, P. Zhao and J. Cheng, The neuroprotective effects of electroacupuncture on cerebral ischemia in monkey. Acupunct. Electro-Ther. Res. 27 (2002), pp. 45 - 57.
- Hu H, Chung C, Liu TJ et al. 1993 A randomized controlled trial on the treatment for acute partial ischemic stroke with acupuncture. Neuroepidemiology 12(2):106-113
- Johansson BB, Haker E, Arvin Mv, Britton M, et al. Acupuncture and transcutaneous nerve stimulation in stroke rehabilitation: a randomized, controlled trial. Stroke. 2001;32;707-713
- Johansson BB. Brain plasticity and stroke rehabilitation. The Willis lecture. Stroke. 2000 Jan;31(1):223-30.
- Johansson K, Lindgren I, Widner H, Wiklund I, Johansson BB: Can sensory stimulation improve the functional outcome in stroke patients? Neurology. Nov. 43(11):2189-2192. 1993
- Julia Kleinhenz: Acupuncture mechanisms, indications and effectiveness according to recent western literature. Am J of Acupunct. 23(3): 211-218. 1995
- K. Matsushita, W. Meng, X. Wang, M. Asahi, K. Asahi, M.A. Moskowitz and E.H. Lo, Evidence for apoptosis after intercerebral hemorrhage in rat striatum. J. Cereb. Blood Flow Metab. 20(2000), pp. 396 - 404.
- Kawakita K, Gotoh K. Role of polymodal receptors in the acupuncture-mediated endogenous pain inhibitory systems. Prog Brain Res 1996;113:507-523.
- Lee JD, Chon JS, Jeong HK, et al. The cerebrovascular response to traditional acupuncture after stroke. Neuroradiology 2003;45(11):780-784.
- M.H. Jang, M.C. Shin, T.H. Lee, B.V. Lim, M.S. Shin, B.I. Min, H. Kim, S. Cho, E.H. Kim and C.J. Kim, Acupuncture suppresses ischemia-induced increase in c-Fos expression and apoptosis in the hippocampal CA1 region in gerbils. Neurosci. Lett. 347 (2003), pp.5-8.
- Magnusson M, Johansson K, Johansson BB. Sensory stimulation promotes normalization of postural control after stroke. Stroke. Jun. 25(6): 1176-1180. 1994
- Margaret A Naeser, Michael P Alexander, Denise Stiassny-Eder, Linda Nobles Lannin:

David Bachman. Acupuncture in the treatment of hand paralysis in chronic and acute stroke patients-improvement observed in all cases. Clinical Rehabilitation 8:127-141, 1994

- Margaret A. Naeser, Michael P. Alexander, Denise Stiassny-Eder, Vicki Galler, Judith Hobbs, David Bachman, Linda Nobles Lannin: Laser Acupuncture in the Treatment of Paralysis in Stroke Patients-A CT Scan Lesion Site Study. Am J of Acupunct. 23(1):13-28. 1995.
- Margaret A. Naeser, Michael P. Alexander, Denise Stiassny-Eder, Vicki Galler; Judith Hobbs, David Bachman. Real versus sham acupuncture in the treatment of paralysis in acute stroke patients-A CT scan lesion site study. J Neuro Rehab. 6(4):163-174. 1992
- Naeser MA, Alexander M, Stiassny-Eder D, Galler V, Hobbs J, Bachman D. 1992. Real versus sham acupuncture in the treatment of paralysis in acute stroke patients: a CT scan lesion site study. J Neuro Rehab 6:163-173
- Naeser MA, Alexander MP, Stiassny-Eder D, Galler V, Hobbs J, Bachman D. Acupuncture in the treatment of paralysis in chronic and acute stroke patients-improvement correlated with specific CT scan lesion sites. Acupunct Electrother Res. Oct-Dec. 19(4):227-429, 1994
- Pan B, Castro-Lopes JM, Coimbra A. Activation of anterior lobe corticotrophs by electro acupuncture or noxious stimulation in the anaesthetized rat, as shown by colocalization of Fos protein with ACTH and beta-endorphin and increased hormone release. Brain Res Bull 1996;40(3):175-182.
- Park JB, Hopwood V, White AR, Ernst Edzard. Effectiveness of acupuncture for stroke: A systemic review. J Neurol. 2001;248;558-563
- S.J. Wang, N. Omori, F. Li, G. Jin, Y. Hamakawa, K. Sato, I. Nagano, M. Shoji and K. Abe, Functional improvement by electro-acupuncture after transient middle cerebral artery occlusion in rats. Neurol. Res. 25(2003), pp. 516 - 521
- Sallstrom S, Kjendahl AA, Osten P E, Stanghelle J K, Borchgrevink C F 1996 Acupuncture in the treatment of stroke patients in the subacute stage: a randomised controlled study. Complementary Therapies in Medicine 4:193-197
- Shi J. A study on the effect and mechanism of acupuncture suppression of neuronal apoptosis following cerebral ischemia. Sheng Li Ke Xue Jin Zhan. 1999 Oct;30(4): 326-9
- Si Q, Wu G, Cao X. 1998 Effects of electro-acupuncture on acute cerebral infarction. Acupunct Electrother Res 23:117-124
- Sze FK, Wong E, Yi X, Woo J. Does acupuncture have additional value to standard post-stroke motor rehabilitation?. Stroke. 2002;33;186-194
- Wang SJ, Omori N, Li F, et al. Enhanced expression of phospho-Akt by electro-acupuncture in normal rat brain. Neurol Res 2002;24(7):719-724.
- Wang SJ, Omori N, Li F, et al. Functional improvement by electro-acupuncture after transient middle cerebral artery occlusion in rats. Neurol Res 2003;25(5): 516-521.

- Y. Li, M. Chopp, N. Jiang, Z.G. Zhang and C. Zaloga, Induction of DNA fragmentation after 10 to 120 minutes of focal cerebral ischemia in rats. Stroke 26 (1995), pp. 1252 - 1257.
- Yun SJ, Park HJ, Yeom MJ, Hahm DH, Lee HJ, Lee EH. Effect of electroacupuncture on the stress-induced changes in brain-derived neurotrophic factor expression in rat hippo-campus. Neurosci Lett 2002;318(2):85-88.
- Zhai N, Lu X, Shi X, Xu P. Morphological study on acupuncture in interfering experimental cerebral infarction in rats. - Change of ischemic area in cerebral interior. Chen Tzu Yen Chiu. 18(3):209-212. 1993
- Zhang X, Yuan Y, Kuang P, Wu W, Zhang F, Liu J. 1996. The changes of vasoactive intestinal peptide, somatostatin and pancreatic polypeptide in blood and CSF of acute cerebral infarction patients and the effect of acupuncture on them. Chen Tzu Yen Chiu 21(4):10-16

CHAPTER 9

중풍의 재활치료

1 개요

중풍환자에 대한 재활치료는 다음 2가지 목적이 있다. 첫째, 예방이 가능한 합병증 즉 관절의 변형, 근육의 위축, 욕창, 골다공증 등을 예방해주고, 둘째, 중풍후유증으로 인한 정신적 · 신체적 장애에 대한 기능 회복을 도와주는 것이다.

이와 같은 목적달성을 위해 현재 사용되는 중풍재활치료 방법은 크게 機器를 이용하는 방법과 운동요법을 사용하고 있는데, 한의학에서는 고래로부터의 양생법의 일종인 導引法을 응용한 導引機器를 사용하는 동시에, 관련 있는 經絡 및 經穴을 손으로 자극하는 手技요법을 운동재활요법에 기본적으로 활용하여 보다 효과적인 결과를 나타내고 있다.

중풍환자 재활의 기본원칙은 재활과정을 통하여 환자의 육체적인 면뿐 아니라 정신적인 면, 정서적인 면, 가족적인 면, 사회적인 면, 그리고 직업적인 면까지도 다루는 글자 그대로 포괄적으로 다루어져야 한다. 따라서 의사의 주관 하에 간호, 물리치료, 작업치료, 언어치료, 사회사업, 직업재활 등 여러 분야의 전문인이 환자에 대하여 그들 분야를 평가하고 치료계획을 세우는 동시에 이들 각각의 종합으로 전체 계획이 세워져서 실행되는 다원적 팀 접근방식이 바람직하다. 중풍환자의 재활치료는 저하된 기능을 호전시켜 자신이 얻어낼 수 있는 최대의 결과를 얻어내 삶의 질을 개선시켜야 한다. 즉, 환측 상하지의 기능 증가, 건측의 기능 강화와 더불어 합병증의 예방, 보조기구 처방, 그리고 사회적 · 직업적 환경과 소견을 반영하는 다원적 치료 접근을 실시하여야 한다.

재활 치료의 시작시기에 대하여 중풍 발병 직후부터 바로 해야 한다, 혹은 신경학적 손상이 완전히 안정된 후에 시작해야 한다는 주장이 있으나 일반적으로 생체징후(vital sign)가 안정되고, 48시간 동안 신경학적인 병변의 진행이 없으면 안정이 된 것으로 보고 재활 프로그램을 시작하는 것이 원칙이다. 뇌경색의 경우는 안정(bed rest)으로 야기되는 폐렴, 혈관염, 욕창 등 여러 합병증이 문제가 된다고 보며, 중등도 이상 크기의 뇌출혈의 경우는 파괴된 뇌조직과 혈관의 회복 및 혈압 조절을 위하여 대략 3주간 안정을 시키는 것이 필요하다고 본다.

중풍 환자의 재활은 우선 신경학적 기능회복이 어디까지 돌아오는가가 관건이 된다. 편마비의 경우에는 건측을 이용한 기술적인 동작과 환측 하지의 잔여 근력 및 강직(spasticity), 보장구 등을 이용하여 기능적 회복을 도모하는 데, 이때 가장 중요한 것이 중풍 환자의 의욕과 동기(motivation)이다. 의욕이 없으면 비록 신경학적 회복이 충분히 가능할 경우라도 기능 회복을 기대할 수 없기 때문에 동기 유발이 아주 중요한데 이점은 환자 개인의 성격 및 가족적, 경제적 요소들이 많은 영향을 미친다. 환자가 의욕이 왕성하고, 운동 및 감각마비의 회복이 빠르면 빠를수록, 그리고 경제력이 좋을수록 좋은 예후를 기대할 수 있다.

반면에, 기능 회복에 나쁜 영향을 미치는 요소로는 환자의 나이가 많을수록, 집에 있는 환자보다 수용시설에 있는 환자가, 중풍의 과거력이 있거나, 회복을 방해하는 다른 질환이 있거나, 비만증, 심한 운동기능 결손이 있을 때 등인데 예후가 좋지 않다. 또한 일반적으로 우측 편마비보다 좌측 편마비가 더 나쁘고, 그 밖에 실어증, 무력증, 실행증, 착란, 치매, 지각력 상실, 심한 강직, 지속적인 이완성 마비, 태만, 우울, 신경인성 장 및 방광(neurogenic bowel & bladder) 등이 있을 때도 기능적 회복의 예후가 좋지 않다.

한편, 중풍환자의 재활 프로그램 시행 중에 주의해야 할 사항은 갑자기 100회 이상의 빈맥, 호흡곤란, 현기증, 흉통, 청색증 등이 나타나면 즉시 치료를 중단하여야 한다. 그러나 환자의 상태가 안정되면 빠른 시일 내에 다시 재활프로그램을 시행하여야 한다.

일반적인 중풍환자의 재활치료 결과는 발병 1개월 내에 약 90%의 환자가 침상에서 거동할 수 있으며, 6개월 정도면 80%의 환자가 독자보행 내지는 부축보행 그리고 일상생활 동작이 가능해지고, 그중 약 30% 정도는 직장복귀까지 가능하나, 반면에 약 20%의 환자는 계속해서 다른 사람의 도움을 받아야 생활할 수 있다.

2 중풍재활시 고려 사항

1) 변형의 예방

변형의 예방은 환자로 하여금 일상생활 동작을 습득시키는 데 있어서 매우 중요한 것이다. 변형이 되어 있으면 마비가 어느 정도 회복된다 하여도 보행이나 상지의 사용이 매우 어렵게 되는 것이다. 우리는 생명을 구하는 데 열중한 나머지 환자가 급성기를 지나서 생길 수 있는 여러 가지 변형의 예방을 잊어버리기 쉽다. 이 변형의 예방은 중풍 발병후 곧 시작하여야 한다. 중풍으로 말미암아 일어날 수 있는 변형은 여러 가지가 있다.

흔히 보는 것으로 강직성 마비 때는 상지의 내전, 주, 완, 지관절의 굴곡구축 등이고, 이완성 마비 때는 견관절의 탈구이다. 하지의 강직성 마비 때는 고관절의 내전 및 외선, 슬관절의 굴곡

구축, 족관절의 족저구축 및 내반구축 등이 생기고, 이완성 마비 때는 고관절의 외선, 슬관절의 과신전, 첨족 등이 일어난다. 중풍발병 초기에는 이완성 마비가 나타나나 시일이 경과함에 따라 대부분 강직성 마비로 이행하므로 변형예방조치도 자연히 강직성 변형에 대한 것이 된다. 이러한 변형을 예방하기 위하여 누워 있을 때는 마비측의 상지를 되도록 조기부터 적어도 하루에 몇 시간은 외전위치를 취하게 하여 내전구축이나 탈구를 방지시켜 주어야 한다. 이를 위해서 상지 밑에 베개 같은 것을 받쳐주어야 한다. 이렇게 하면 흔히 올 수 있는 수완(手腕)의 부종도 예방될 수 있고 또 팔목, 손바닥, 손가락관절 구축도 어느 정도 예방된다.

만약 관절의 구축이 심할 때는 부목, hand brace도 이용할 수 있다. 하지의 내전, 외선을 방지하기 위하여서는 베개나 모래주머니를 각각 하지의 내외측에 대주고, 슬관절의 과신전에 대하여는 그것을 슬관절 하에 넣어 준다. 첨족을 방지하기 위해서는 부목이나 foot brace 또는 모래주머니 같은 것을 이용하여 족관절이 직각으로 되도록 해주면 된다. 그리고 구축이나 근위축을 방지하기 위하여 전관절에 가벼운 수동운동을 하루에 몇 번씩 시켜 주어야 한다. 만약 완전마비가 아닌 불완전마비인 때는 될수록 자동운동을 하도록 하고 부족한 범위만을 타동으로 보조하도록 한다.

2) 변형의 치료

중풍으로 인한 여러 가지 변형은 그것의 예방과 더불어 적극적인 치료가 필요하다. 변형치료의 주안점은 구축에 대한 신전이다. 이를 위해서는 국소에 온열공급과 마사지를 한 후 수동적으로 신전운동을 시켜주는 것이다. 이 수동운동은 물리치료사나 간호사, 또는 보호자가 할 수 있는데 어느 정도 환자자신이 할 수 있는 단계가 되면 환자 자신이 건측 손이나 기구를 사용하여 자기 스스로 운동하도록 하는 것이 좋다. 즉 환자는 와위 또는 좌위로서 마비측의 수장(手掌)을 건측의 수장으로 잡고 전방과 상방으로 반복해서 거상 시킨다. 이 운동은 어깨의 변형을 방지 또는 치료함과 동시에 혈액순환을 좋게 하고 근력을 증가시키는데 도움이 된다.

만약 마비측의 근력이 조금이라도 있으면 환자 스스로 그 쪽에 힘을 주어서 하도록 한다. 이것은 다른 부위의 운동을 할 때에도 마찬가지이다. 전완의 신전굴곡운동은 앉은 자세로서 역시 건측의 손으로 마비된 손을 잡고 코와 무릎사이를 왕래하게 한다.

이때에는 특히 굴곡과 동시에 수장(手掌)이 회외(回外)를 하도록 유의하여야 한다. 이는 장차 혼자서 식사를 할 수 있도록 하는데 도움이 된다. 마비측의 수장과 수지의 운동도 건측의 손으로 되도록 많이 하도록 한다. 하지에 대한 변형치료는 환자 자신이 하기가 곤란하기 때문에 물리치료사의 도움을 받아야 하며 상지 치료와 비슷하다.

특히 아킬레스건 단축에 대하여는 충분한 신전조치가 필요한데 이는 환자의 보행에 중요한 역할을 하는 것이기 때문이다.

3) 근력의 재교육

부분적인 근마비로 말미암아 전체적인 근육의 불균형이 생기기 때문에 전체적인 재교육이 필요하며 이로서 불충분한 부분의 근력을 보충시켜 줄 수가 있다. 이러한 근육의 재교육은 급성기가 지나서 기동이 허용되면 곧 시작하여야 한다.

(1) 평형

순조롭게 회복된 환자는 점차 보호자의 힘을 빌려서 자리에서 앉을 수 있게 된다. 그렇게 되면 차차 앉아 있는 연습을 시켜 주어야 한다. 이를 위해서는 튼튼한 끈을 잡고 잡아 당겨 일어나 앉을 수 있게 하는데 가능하면 마비측의 손으로도 같이 하도록 하면 좋다. 일어나 앉는 것이 자유롭게 되면 기립훈련을 시켜야 하는데 처음에는 침대에 의지하도록 한다. 이러한 평형연습은 천천히 단계적으로 해야 한다.

(2) 보행

앉고 일어서는 것이 가능해지면 보호자의 부축으로 걷는 연습을 시킨다. 강직성마비가 심한 환자에게는 정상보행이 곤란하기 때문에 할 수 없이 환자의 가장 안정된 자세로서 보행연습을 시킬 수밖에 없고 차차 자세를 교정시켜 주어야 한다. 편마비 환자에 있어서는 마비측의 발로서 신체를 충분히 지탱하기가 어렵기 때문에 우선 건측의 발로 적은 step을 밟게 하고 점차 그 폭을 넓힌다. 그 다음에 건측의 발은 그대로 두고 환측의 발을 원활히 전방에 내디디는 연습을 시켜 준다.

이때 발의 변형이 심할 경우에는 보조기를 채워서 연습을 하는 것이 좋다. 이렇게 어느 정도 보조보행이 가능해지면 평행봉 사이로 봉을 잡고 혼자 걷게 하고, 또 지팡이나 crutch를 사용해서 걷는 방법을 가르쳐 준다. 보행은 재활의 제 1 단계로서 환자나 시술자가 역점을 두어야 하는 과정이다.

(3) 건측 상지의 훈련

상지의 기능회복은 일반적으로 장기간의 시일이 걸리므로 건측의 상지를 되도록 빨리 일상생활에 필요한 동작을 할 수 있도록 훈련시켜야 한다.

예컨대 오른 손잡이 환자에게 우측 편마비가 왔을 경우 갑자기 왼손으로 일상생활에 필요한 동작을 하기에는 너무 서투르다. 그래서 환측(우측) 상지의 기능이 회복될 때까지 건측(좌측) 상지를 적어도 식사나 옷을 갈아입는데 불편하지 않도록 훈련을 시켜야 한다. 특히 실어증이 동반된 환자의 경우에는 의사소통이 어려워 필기로 이를 대신하여야 하기 때문에 글쓰기 훈련도 함께 시켜주어야 한다.

(4) 신경생리학적 운동

마비된 상하지는 자세반사, 연합운동, 공동운동을 이용하면 움직이기 쉽다. 예컨대 앙와위를 취하면 상하지의 관절은 신전시키기 쉽다. 그러나 장시간의 앙와위는 신근의 경축을 조장하는 결과를 가져오기 때문에 주의를 하여야 한다. 이러한 신경생리학적인 특성을 운동요법에 응용하려는 여러 가지의 치료법이 있는데 이를 촉진 수기(facilitation technic)라고 한다.

이에는

첫째, Brunnstrom의 방법으로 마비회복의 초기에 근육의 경축은 보이나 아직 수의운동을 할 수 없을 때는 연합운동이나 자세반사를 이용해서 마비된 상하지를 움직일 수 있다. 앙와위에서 건측의 상지관절의 굴곡에 저항을 주면 건측 상지에 굴곡 공동운동을 볼 수 있다. 그와 반대로 건측 주관절 신전에 저항을 주면 환측 상지에 굴곡 공동운동을 볼 수 있다. 이렇게 하여 어느 정도의 공동운동이 완성되면 이번에는 여러 방법으로 이 공동운동을 억제하여 개개의 동작을 분리시켜 실제로 필요한 수의운동이 될 수 있도록 훈련을 한다. 환측 주관절을 신전시키기 위하여는 목을 환측으로 강하게 돌리게 한다던가 또는 주관절을 구부리게 하기 위하여서는 견갑골이나 그 상완을 누르면서 하도록 하는 운동이 여기에 속한다.

둘째, Rood의 발견으로 피부를 솔이나 얼음으로 문지름으로서 운동을 촉진하는 효과가 있다는 것이다. 주관절의 신전이 불충분할 때 상완 삼두근의 부착부를 가볍게 두들긴다든지 피부를 중추에서 말초로 급속히 문지르면 주관절의 신전이 쉽게 된다. 또 수지를 펴려고 할 때는 건위를 두드리거나 전완의 피부를 솔이나 얼음으로 문지르면 용이하게 된다.

셋째, Kabat나 Knott 등의 고유수용성 신경근촉진법(proprioceptive neuromuscular facilitation, PNF) 이론이다. 즉 인간의 정상적이고 자연스러운 동작은 야구의 투구동작과 같이 인체의 장축에 대하여 대각선적이고 회선을 동반한 동작이며 이와 같은 대각 회선적인 동작일수록 근육의 협조가 잘 되고 강력하며 바르다. 또한 근육은 저항이 없을 때보다 적당한 저항이 있을 때 더 강력한 수축을 할 수 있다는 것이다. 예를 들면 상지마비 반대측의 앞허리에 놓은 위치(견내전 및 내선, 주신전)에서 옆구리에 잔 칼집에서 길을 뽑아내는 것과 같은 동작(견외전 및 외선, 주신전)을 시킬 때 물리치료사는 환지(患肢)의 주부(肘部)와 손에 적당한 저항을 주면서 하면 효과적이다. 하지마비가 있으면 건측 발 위에 얹어 놓은 다음 대퇴와 무릎을 펴고, 대퇴외전 및 내선, 족관절은 저굴위의 위치에서 무릎을 구부리면서 족관절의 배굴과 고관절의 굴곡, 내전, 외선을 동시에 하게 된다. 이때 물리치료사는 환측의 무릎과 발에 손을 대서 저항을 준다. 이러한 여러 가지 대각선 동작과 저항을 가함으로 수의운동을 유발시키고 근력을 증강해보자는 것이다.

넷째, Bobath는 경축과 공동운동 패턴의 영향으로 정상적인 운동패턴의 출현이 방해된다는 것을 중시하고 되도록 경축이나 공동운동을 억제한 상태에서 정상적인 운동패턴을 연습시키고자 하는 방법을 고안했다. 예를 들면 근육이 이완되어 있을 때에는 자세반사로서 신근의 경축이 증강하는 것을 억제하기 위하여 되도록 앙와위를 피하고 측와위를 취하게 된다. 또 앙와위나 측와위에서 무릎을 편 채로 고관절을 구부리게 하고 무릎을 구부린 채로 고관절을 펴게 하는 연습을 시킨다. 기는 자세를 취해서 긴경반사(緊頸 反射)를 억제한다든지 기립자세로서 평형반응을 이용해서 고신근(股伸筋), 슬신근(膝伸筋)을 수축시켜 족관절의 배굴을 유발시킬 수가 있다. 이와 같이 신경생리적 운동에는 여러 가지 이론과 수기가 있으나 환자의 기능회복단계나 발병으로부터의 경과 시간 등을 고려해서 적당한 방법을 선택하여 치료하는 것이 바람직하다.

3 중풍의 병기에 따른 재활치료

1) 졸중기(급성기)의 재활치료

급성기는 발병 후 대략 7~10일까지로 생체징후가 불안정하고 병세가 진행될 수 있는 시기이다. 일반적으로 급성기에는 안정, 절대안정 상태이나, 물리치료사나 보호자가 수동적인 물리치료를 하여 근육이나 관절의 구축상태를 방지해 주어야 한다. 뇌출혈(cerebral hemorrhage)의 경우는 재출혈의 가능성을 고려하여 안정상태에서 변형예방 물리치료만 시행하고, 뇌경색(cerebral infarction)의 경우는 생체징후가 정상이면 바로 시행한다. 이 시기의 재활치료 목표는 예방할 수 있는 후유증을 방지하는 것이다. 이를 방지하지 못하면 이런 후유증들에 의하여 재활치료 과정이 연장되므로 가능한 한 철저하게 예방하여야 한다. 이 시기에 주의하여야 할 것은 욕창 등의 신체적 손상과 관절구축, 뇨실금(urine incontinence), 배변기능 장애 등이다. 먼저 욕창을 방지하기 위해서는 침상에서 매 2시간마다 체위를 바꾸어 주어야하며, 침상에 누워 있을 때에는 골융기부(bony prominence)에 대한 관찰을 자주 해야 한다.

다음, 관절구축은 중풍 환자에서 두번째로 많이 발생되는 후유증으로 강직이 동반될 때 쉽게 초래된다. 관절구축을 피하기 위해서는 먼저 침상에서 구축이 쉽게 오는 자세를 피하고, 강직을 피하는 방향으로 위치하도록 하여야 하며, 구축이 오는 경우에는 후에 생활이나 보행에 지장을 주는 자세를 피하여야 한다. 예를 들어 슬관절 굴곡 구축이 오면 후에 보행에 지장을 주므로 앙와위시에 무릎을 신전시킨 자세로 눕혀 놓는 등 자세와 체위를 바르게 하여야 하고, 생체징후(vital sign)가 안정되면 관절운동 범위 내에서 수동적 관절운동을 적어도 하루에 3번은 모든 주요 관절에서 시행하여야 한다.

다음, 뇨실금(urine incontinence)은 중풍발병 직후에 흔히 오는데, 환자의 착란상태에 의해 가장 많이 발생된다. 그 외에 의사소통의 장애, 이완성・신경인성 방광 또는 방광의 과도한 팽만에 의한 뇨실금이 올 수 있으므로 초기에 잘 조절해야 한다. 또한 초기에 잘 동반되는 배변장애도 음식물의 조절로 규칙적인 배변에 문제가 되지 않도록 해야 한다.

2) 회복기의 재활치료

회복기라고 하면 급성기를 지나 혈압 및 생체징후가 안정되면서 48시간 동안 신경학적 병변의 진행이 없는 시기를 말한다. 이 시기에 가장 문제가 되는 것이 운동마비와 언어장애이다. 운동장애에 대해서는 환자상태에 따라 마비된 수족을 적극적으로 움직여주는 피동(타동) 및 능동(자가) 운동으로 관절의 구축 및 위축을 예방 내지 치료하고, 언어장애에 대해서도 적극적인 재활이 필요한 시기이다.

4 중풍환자의 편마비 회복을 위한 재활치료법

동・서 의학 다 같이 크게 기기를 이용하는 방법과 운동요법을 사용하고 있다.

한의학에서는 도인의 원리를 응용한 機器요법과 수기요법을 운동요법에 추가하여 활용하고 있는 데, 간단히 소개하고자 한다.

導引요법은 일명 氣功요법이라고도 하는데, 이는 호흡조절과 운동을 겸한 치료로 능동적인 것(動功)과 피동적인 것(靜功)이 있다.

먼저 導란 "대기 속에 있는 氣를 몸안으로 끌어 들인다"는 뜻으로 즉 호흡을 行한다는 뜻이요, 引은 "잡아들인다"는 뜻으로 즉 인체의 屈伸운동을 뜻하는 것이다. 다시 말해 導引은 인체의 굴신운동 뿐만 아니라 호흡을 동시에 行하여 우주의 眞氣를 인체 내로 끌어들이어 그 氣로 기혈순환을 활발하게 촉진시키고 체내의 邪氣를 몸밖으로 배출해 내어 인체 각부의 기능을 원활하게 하는 것이다.

導引(氣功)요법은 調身, 調心 및 調息의 3단계 준비과정이 있다. 즉 몸을 가다듬고(調身), 마음을 가라앉히고(調心), 호흡을 고르게(調息)한 靜坐자세 후에 凝神, 伏氣, 攝精을 함으로서 우리 몸의 精氣神을 증강시킬 목적으로 각 부위에 필요한 운동을 하는 것이다. 대표적인 도인법으로 심장・간장・비장・폐장・신장(五臟)도인법과 이퇴계 선생의 실내체조법이 있다. 古來로부터의 이러한 導引法은 건강인의 養生法으로 활용된 방법이므로 중풍 반신마비 등 자기 혼자서 움직이기 힘든 환자에게는 이 導引원리를 도입한 기계를 사용하여 손쉽게 導引法을 중풍재활에 응용하고 있다.

이에는 平床침대법, 硬枕이용법, 金魚운동, 毛管운동, 合掌合蹠法, 背腹운동 기계 등이 있는데, 중풍환자의 경우는 먼저 호흡법을 익힌 연후에 각 상태에 따라 적절한 기계를 이용한 導引法을 시행하여 재활치료를 하는 것이 효과적이다.

手技요법(Manipulation)은 시술자가 자신의 손가락 끝이나 관절, 손목, 손바닥, 손등, 상지 등을 사용하여 경락의 반응에 따른 해당 경락과 경혈 등을 자극하여 질병을 치료하고 예방하는 요법이다. 이 요법은 경락의 소통, 기혈의 조화, 신진대사의 촉진, 저항력의 증진, 국소의 혈액순환 및 영양상태의 개선, 그리고 整骨의 효과가 있어 중풍환자의 급성기 및 회복기에 두루 활용하고 있다. 중풍환자는 해당 경락을 두루 사용하지만 주로 간・신・방광경의 穴과 硬結点을 찾아 시행한다.

중국에서는 일찍이 이를 "按摩"라 하였다. "按은 손으로 병든 곳을 누르는 것이고 摩는 비비는 것인 데, 금・원대에는 導引과 正骨科로, 명대에는 按摩科와 接骨科로, 청대에는 성인은 正骨위주로, 소아는 推拿로 발전함과 동시에 이와 같은 手技요법을 행함에 있어서 補瀉의 개념이 도입되었고, 按, 摩, 推, 拿, 捕, 踩, 込, 打, 捻, 搖, 擦, 彈 등의 체계화된 수기방법 및 正骨八法 등이 나와 임상에 효과적으로 이용하였다.

일본에서의 수기요법은 指壓과 正骨로 분류되었다. 지압은 經穴지압과 經絡伸展요법이 있는데, 그 중 경혈 중심의 点지압이 주로 행해지고 있으며, 正骨法은 體操法으로 발전시키고 있다.

유럽에서의 대표적인 수기요법은 마사지(massage)이다. 이는 신경, 근육, 관절 및 혈관계통을 주무르거나 눌러서 치료를 하는 것이다. 구미에서는 또한 재활치료의 수기요법의 하나로 1885년 D.D.Palmer가 척추조정법(chiropractic)을 체계적으로 정리하여 力學요법으로 시행하고 있다. 한편, 한국에서는 경락과 경혈을 중심으로 한 線지압을 중심으로 하고, 그 밖에 마사지 요법 및 척추조정법(chiropractic)등의 방법을 도입하여 임상에 활용하고 있다.

1) 기기를 이용한 요법

(1) 傾斜침대 Tilt table

장기간 누워있던 환자의 기립자세를 훈련하는 것으로서 하반신 마비, 사지마비, 편마비 및 근무력 등의 환자에 많이 사용된다. 특히 하지 및 무릎의 근력증강과 지구력의 증가, 기립성 저혈압방지, 방광 및 요로결석, 요독증 예방, 욕창방지 등의 효과가 있어 급성기를 지난 중풍환자에게 활용된다.

(2) 저주파치료

저주파 전류를 이용하여 신경근육계를 자극, 근육의 수축운동을 자극하여 근육이 더 이상 쇠퇴하지 않고 근육 자체의 기능이 상실되지 않도록 하기 위하여 사용한다. 이에는 전기자극치료

(electrical stimulation treatment : EST), 경피신경 자극치료(transcutaneous electrical nerve stimulation : TENS), 간섭 전기치료(enterferential current therapy : EST), 기능적 전기자극치료(function electrical stimulation : FES) 등이 있는데 주로 중풍환자의 초기에 근수축을 시키기 위하여 屈筋과 伸筋에 전기자극을 가한다.

(3) 탄소광선치료

탄소봉을 전극에 연결하여 통전, 탄소를 연소시켜 얻은 종합가시광선을 인체의 경혈부에 조사시켜 경락상의 응체, 경결 등을 풀어줌으로써 五臟六腑의 병변을 회복시키는 요법이다. 진통, 소양, 혈압강하, 최면 등의 효과가 있어 해당 중풍환자에게 활용되는 요법이다. 중풍환자에는 Carbon NO. 3002-5000이 사용된다.

(4) 온열수치요법

일반적으로 급성기가 지나서 운동기능 훈련의 보조요법으로 동통완화, 강직완화, 순환의 개선이 목적이며 운동욕, 기포욕, 와류욕, 교대욕, 온천욕 중에 壓注가 행해진다. 중증환자는 37~38℃에서 3분간 입욕하고 격일로 한다.

(5) 초단파요법

반신불수로 나타나는 하지의 순환장애를 개선하기 위하여 요추후부를 照射한다.

(6) 초음파요법

頸部교감신경의 前方에 동측성으로 1~3W/cm^{2}를 5~8분씩, 10~25회 실시한다. 단, 협심증 및 심근경색증 환자는 금한다.

(7) 부항요법

부항요법(附缸療法)은 拔罐法, 吸筒요법, 吸角요법 또는 角法이라고도 하니 현재는 眞空淨血요법이라고 한다. 이는 체내에 정체된 담과 번조된 혈액을 물리적으로 제거하는 방법이다. 또한 가스교환에 의한 신진대사 및 혈액정화 그리고 모세혈관확장 작용, 신경의 조화로 인한 자각증상의 소실, 자율신경계의 자극 등의 효과가 있다. 부항요법은 어혈을 사혈 시키는 濕角法과 피부표피층의 陰壓에 의한 溢血반응을 이용하는 乾角法으로 나눈다. 임상에서는 乾角法이 주로 사용되고 중풍환자의 회복기에 활용할 수 있다.

2) 운동재활 치료법

운동재활요법에는 타동(피동)운동법과 자동(능동)법이 있다. 발병초기에는 타동운동법으로, 환자가 회복되어 어느 정도 팔다리를 움직일 수 있게 되면 환자 스스로 운동할 수 있도록 요령을 가르쳐주어야 한다.

(1) 타동(피동)운동법

타동운동법은 간병인이나 보호자, 즉 타인의 도움을 받아 운동하는 방법을 말한다. 이는 간병인이나 보호자, 즉 운동을 시키는 사람이 그 방법을 잘 알아서 시행하여야 환자에게 무리가 되지 않으면서 효과적이다.

■ 상·하지 운동시키는 방법

① 어깨운동(전방)

- 보조자는 환자의 팔을 그림처럼 잡고 움직인다. 특히 왼손을 받치는 방법에 주의한다.
- 팔은 몸의 옆쪽에서 움직이기 시작한다.

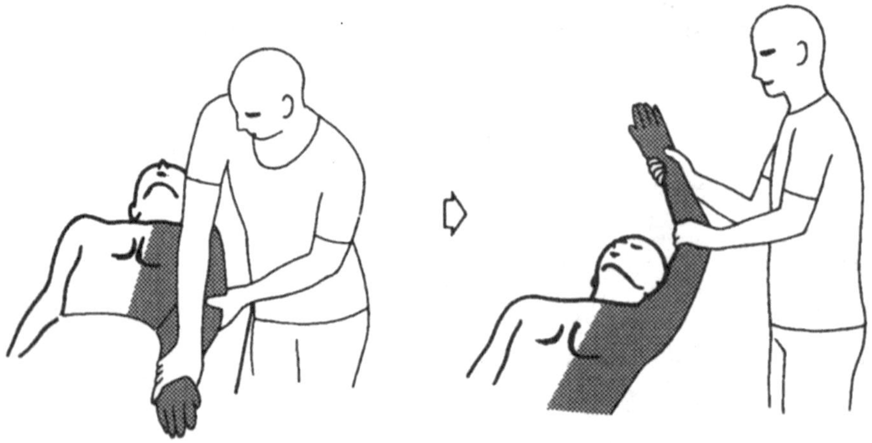

주의사항 운동은 천천히 실시하며 통증이 느껴지는 곳까지만 움직이고 그 이상 무리하게 실시하지 않는다.

② 어깨·팔꿈치 운동(수평)

- 팔꿈치를 충분히 편다.
- 손이 반대쪽 어깨에 닿도록 한다.

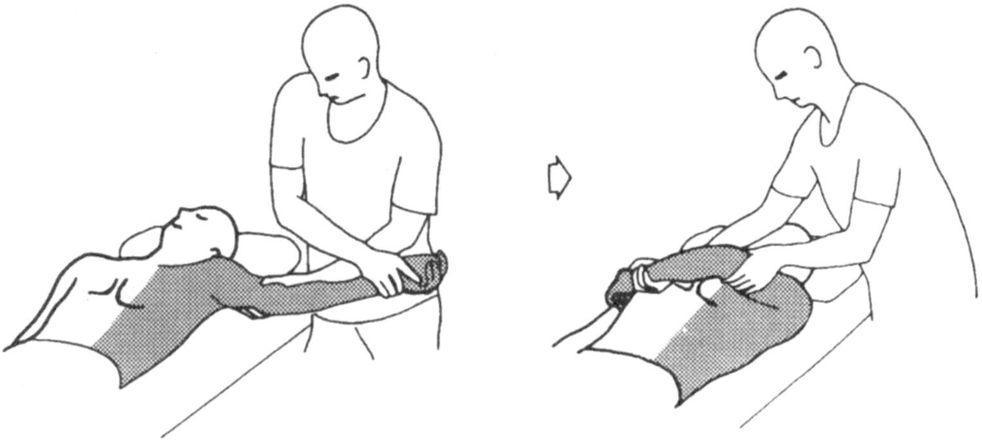

주의사항 운동은 천천히 실시하며 통증이 느껴지는 곳까지만 움직이고 그 이상 무리하게 실시하지 않는다.

③ 하박(下膊)운동

보조자는 환자의 손목을 그림과 같이 잡고 좌우 화살표 방향으로 움직인다(비튼다).

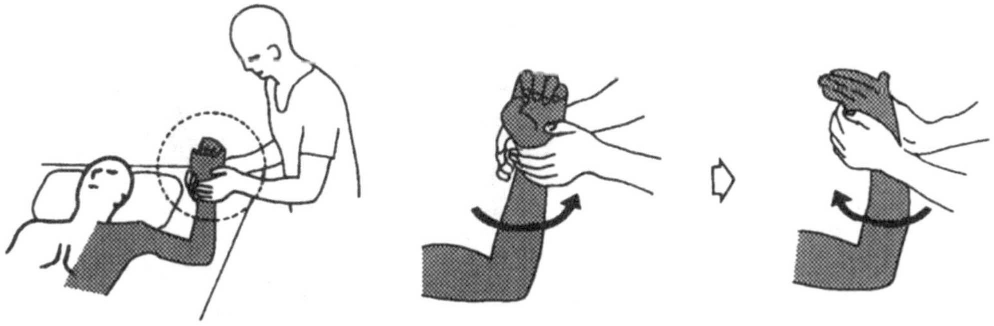

주의사항 팔꿈치를 직각으로 구부리고(90도) 천천히 실시한다.

④ **손목과 손가락 운동**

- 손가락을 구부린다.
- 보조자는 환자의 팔을 그림처럼 받치고, 손목을 뒤로 젖히면서 손가락을 편다.
- 엄지손가락은 손가락의 뿌리 부분을 밀듯이 한다.
- 엄지손가락을 편다.
- 엄지손가락을 벌린 다음 구부려 새끼손가락의 뿌리 부분에 가져가도록 한다.

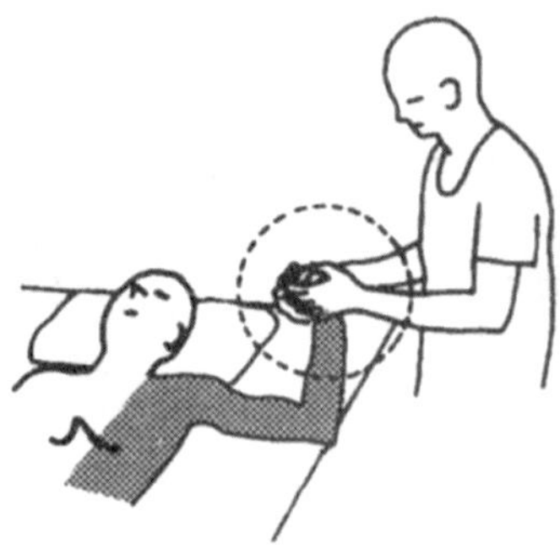

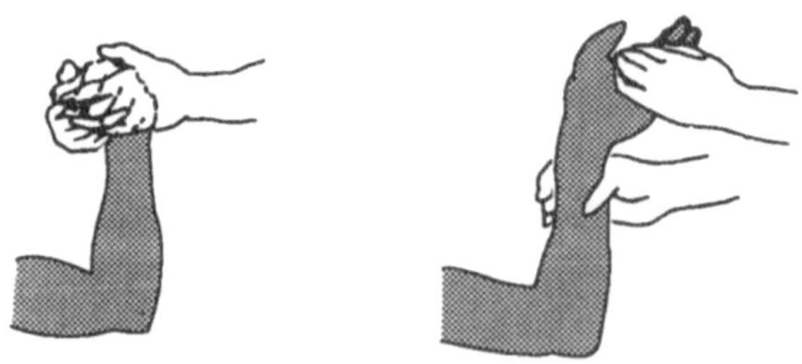

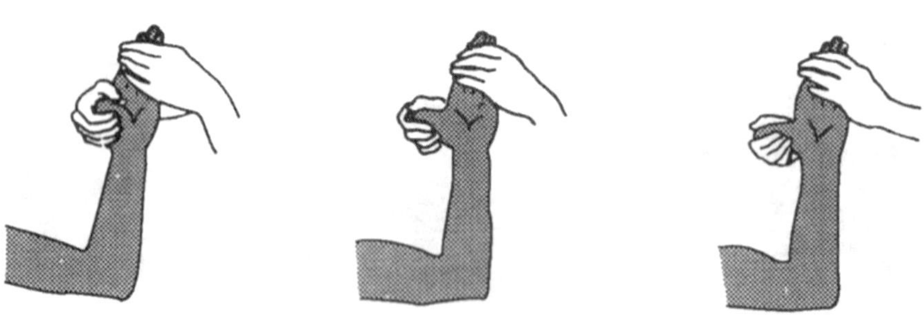

주의사항 천천히 신중하게 한다.

⑤ 어깨운동(상하)

보조자는 환자의 팔꿈치를 그림과 같이 받치고, 아픈쪽 어깨를 다른 한손으로 받친다. 환자에게 어깨를 귀에 닿도록 올리게 한다. 양쪽 어깨를 함께 올리거나 내리거나 한다.

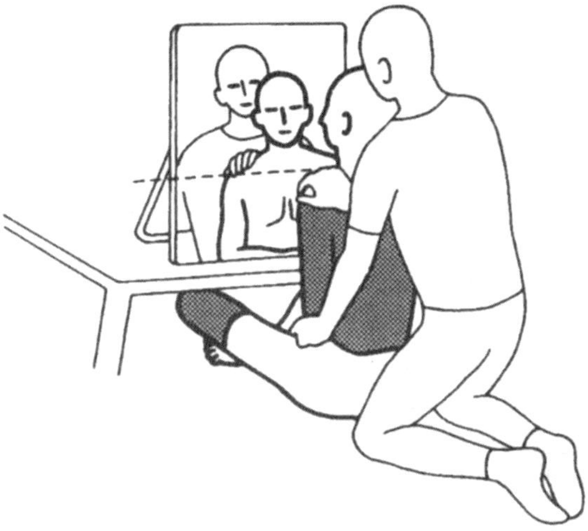

주의사항 앞에 거울을 놓고, 어깨 높이에 선을 그어 그 선을 기준으로 어깨가 올라가도록, 환자에게 보면서 하게 하면 좋다. 팔이 어깨에서 빠져 있을 때에는 전문가의 지시를 받는다.

⑥ 어깨운동(전후)

보조자는 그림과 같이 환자의 양어깨를 떠받치고, 어깨를 앞으로 내밀거나 또는 뒤로 당기도록 한다.

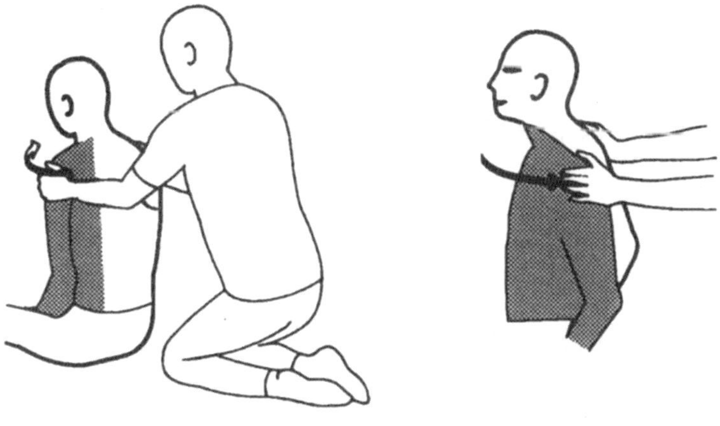

주의사항 팔이 어깨에서 빠져 있을 때에는 전문가의 지시를 받는다.

⑦ **다리운동**

- 보조자는 그림과 같이 환자의 아픈쪽 다리를 떠받치고 나머지 그림처럼 화살표방향으로 운동을 반복한다.
- 발뒤꿈치를 그림처럼 받치고, 무릎을 구부리거나 원상태로 되돌리거나 한다.
- 무릎을 편 채로 옆으로 벌리거나 원상태로 되돌리거나 한다.

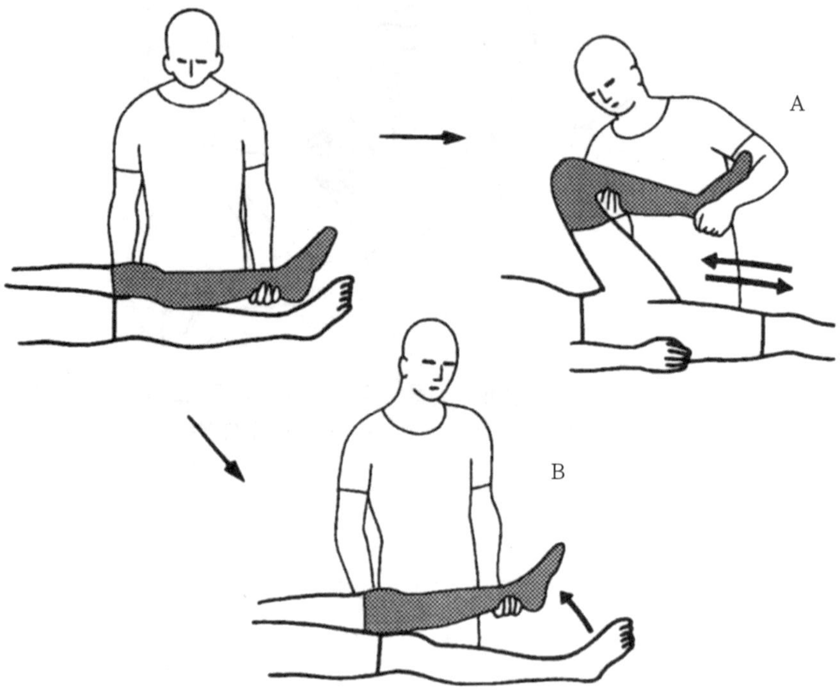

주의사항 보조자는 자신의 허리에 통증이 가해지지 않도록 하면서 실시한다.

⑧ 발목운동

- 보조자는 환자의 발뒤꿈치를 그림처럼 받치고, 환자의 발바닥을 팔로 받친다.
- 받친 손에 너무 힘을 주지 말 것(무릎을 반대로 빗나가게 할 우려가 있다).
- 그대로 손가락으로 받친 발뒤꿈치를 끌어당기면서 발바닥을 팔로 밀고 수초간 유지한다.

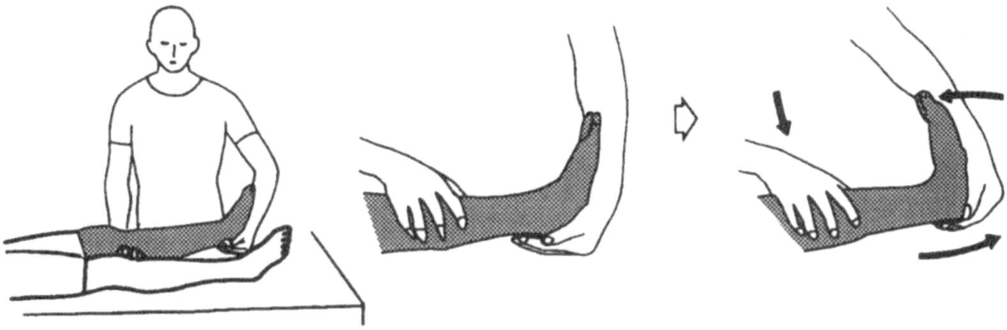

주의사항 무릎을 편 상태로 실시한다(머리가 바닥에서 뜨지 않도록 하여 실시한다). 무리하게 발뒤꿈치를 당기지 않도록 주의하고, 천천히 실시한다.

⑨ 무릎운동

- 엎드려서 천천히 무릎을 구부렸다 폈다 한다.
- 엉덩이가 위로 들리지 않도록 허리를 누른다.

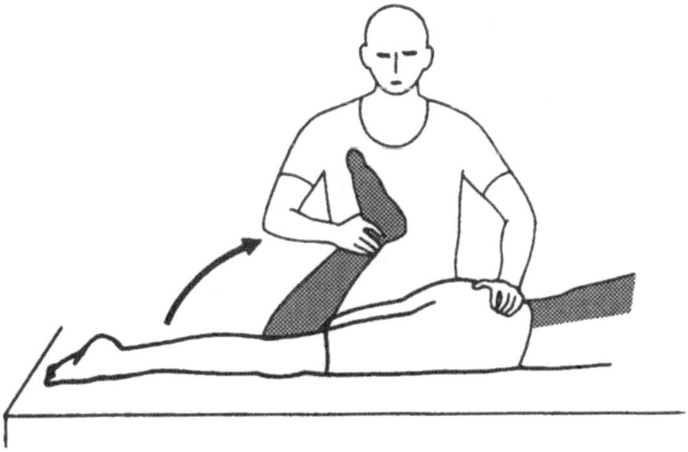

주의사항 무릎을 구부릴 때 엉덩이가 들리지 않도록 하여 실시한다.

⑩ **몸통 운동(비틀기)**

보조자는 그림과 같이 발목과 무릎의 옆을 가볍게 받친다. 양무릎을 붙인 채로 좌우로 기울여, 몸을 크게 비틀듯이 하게 한다(얼굴을 반대쪽으로 향하게 한다).

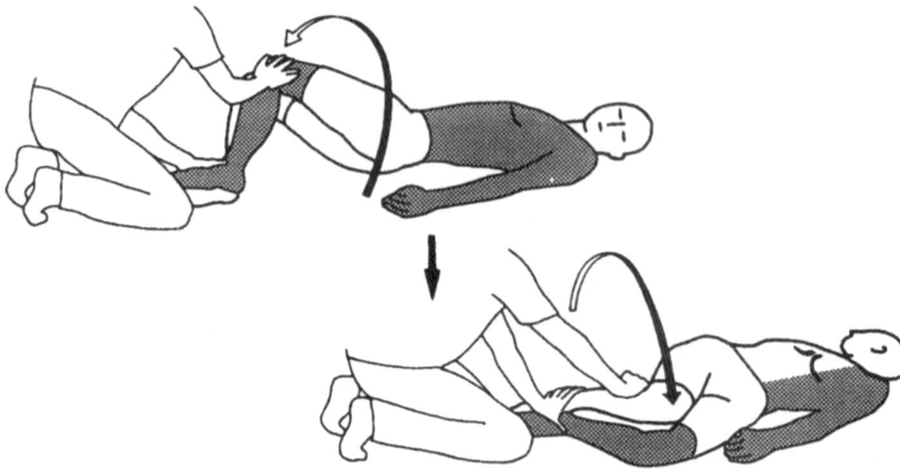

주의사항 너무 지치지 않도록 하고 반동을 이용하여 하지 않도록 주의한다.

⑪ **몸통 운동(허리들기)**

보조자는 그림과 같이 발목을 가볍게 받치고, 환자에게 허리를 들도록 지시한다. 잘 들리지 않을 경우는 보조자의 무릎으로 발목을 누르고 양손으로 허리를 드는 것을 돕는다.

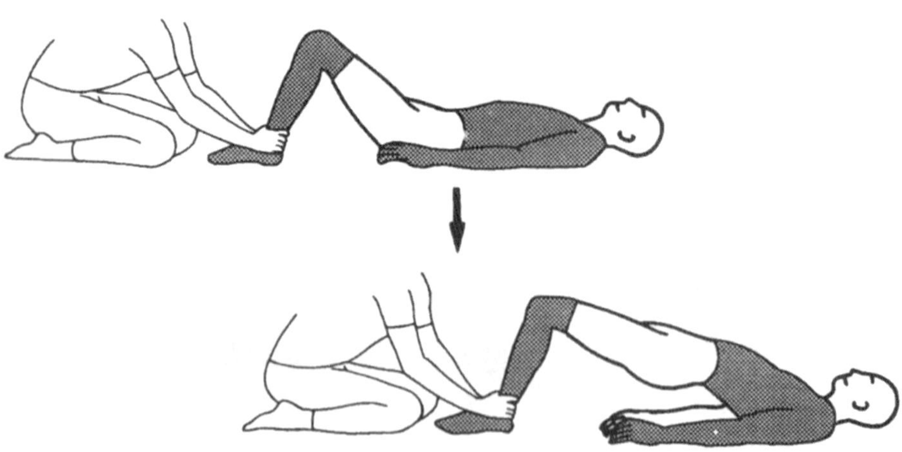

주의사항 너무 지치지 않도록 하고, 반동을 이용하여 하지 않도록 주의한다.

■ 균형잡게 하는 방법

① 앉아 있을 때의 균형(전후좌우)

어깨 부분을 전후좌우로 밀어도 쓰러지지 않도록 힘쓰게 한다.

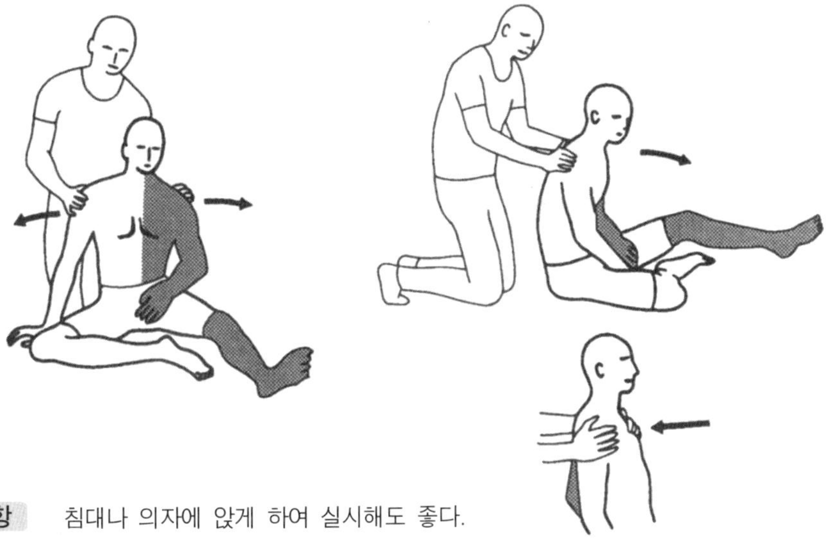

주의사항 침대나 의자에 앉게 하여 실시해도 좋다.

② 앉아있을 때의 균형(비스듬한 전방)

- 환자에게 정상쪽 팔로 아픈쪽 팔꿈치를 그림과 같이 떠받치게 하고 의자에 얕게 앉도록 한다.
- 보조자는 환자와 마주보고 앉아 양팔을 떠받친다.
- 환자의 상반신을 오른쪽(왼쪽) 앞쪽으로 기울였을 때는, 왼쪽(오른쪽) 잉딩이가 뜨고 오른쪽(왼쪽) 다리에 체중이 걸리도록 한다.
- 보조자는 양팔을 오른쪽(왼쪽) 앞쪽으로 당기고, 체중을 걸고 있는 방향과 같은 방향으로 머리를 깊숙이 숙일 수 있도록 보조한다.

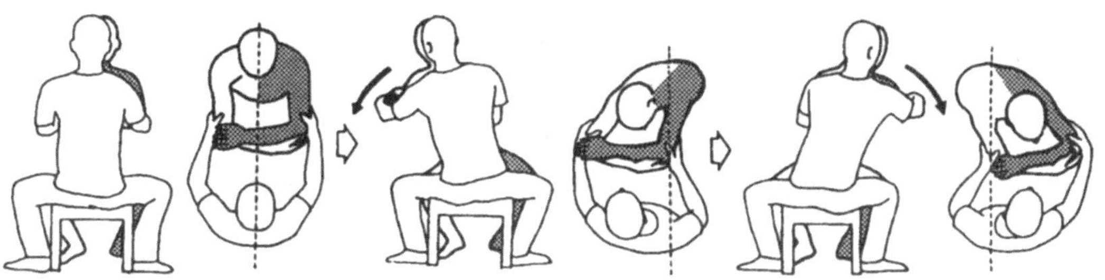

주의사항 몸을 앞으로 기울일 때에 공포감이 있으므로 서서히 실시한다.

③ **엎드릴때(附伏)의 균형(전후좌우)**

- 좌우로 움직여도 몸이 쓰러지지 않도록 한다.
- 전후로 움직여도 몸이 쓰러지지 않도록 한다.

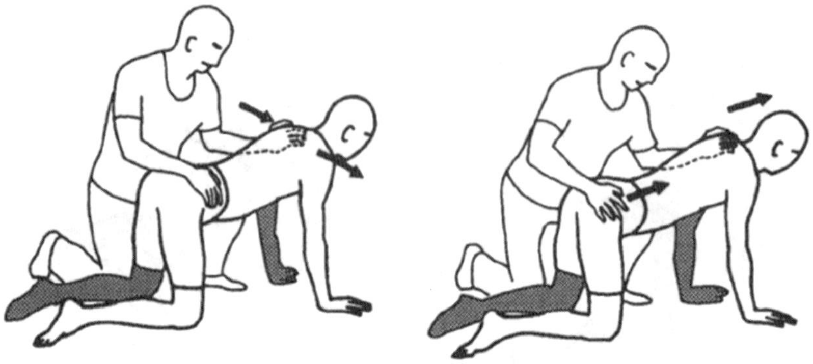

주의사항 아픈쪽 손을 잘 짚을 수 없는 경우는, 환자의 손과 팔꿈치를 떠받쳐 손을 짚을 수 있게 한다.

④ **무릎으로 설 때의 균형(전후좌우)**

- 등골을 편 상태에서 실시하게 한다. 양 무릎의 간격이 좁으면 균형을 잃기 쉬우므로 조금 폭을 넓게 잡는다.
- 아픈쪽으로 체중을 걸었을 때에 균형을 잃기 쉬우므로 조금 폭을 넓게 취한다. 그 후 전후좌우로 움직여도 몸이 넘어가지 않도록 한다.

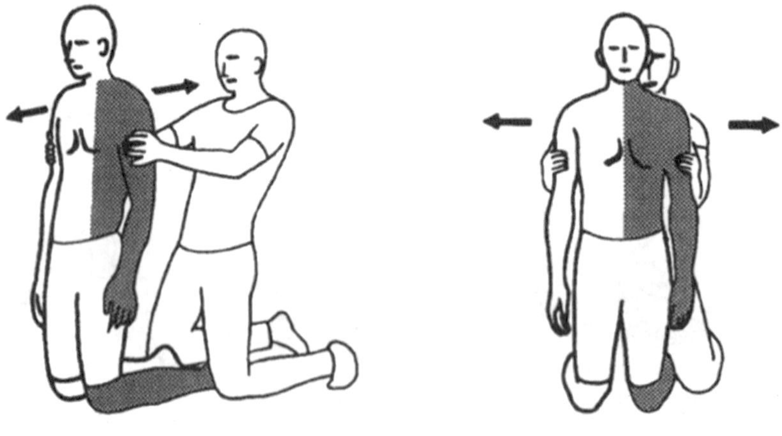

⑤ **한쪽 무릎으로 설 때의 균형**

- 보조자는 그림과 같이 환자 앞으로 무릎을 세워 필요하다면 환자의 정상쪽 손을 보조자의 어깨에 걸쳐 안정을 취하게 한다.
- 그림과 같이 아픈쪽 다리를 앞쪽으로 내민다.
- 아픈쪽 다리를 바닥에 짓누르듯이 한다. 환자는 손을 떼어 균형을 잡는다.
- 아픈쪽 다리를 뒤로 빼고 정상쪽 다리를 내밀게 한다.

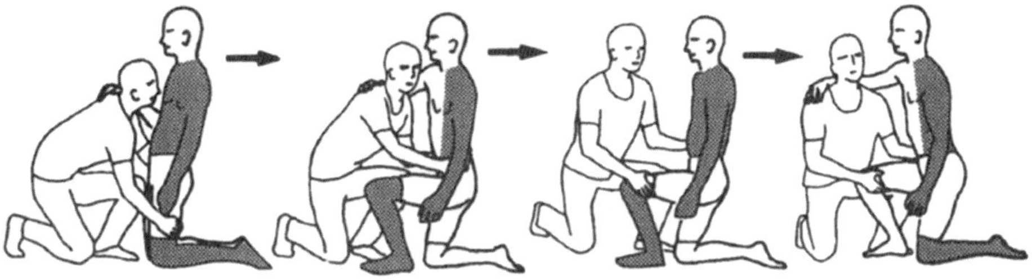

주의사항 정상쪽 다리를 내밀고 있을 때에 허리가 단단히 지탱되어 지도록 한다(허리가 균형을 잃지 않도록 한다).

⑥ **서있을 때의 균형(좌우)**

- 오른쪽 다리와 왼쪽 다리에 번갈아 체중을 걸고, 그 때마다 한쪽 다리로 몸을 지탱한다.
- 체중을 건 반대쪽 다리는 바닥에서 띄운다.

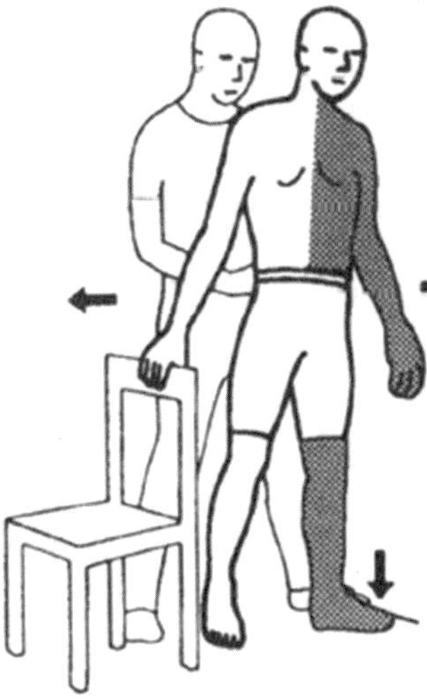

주의사항 자세가 나빠지지 않도록 한다. 아픈 쪽으로 체중을 걸었을 때에 쓰러지기 쉬우므로 주의한다.

⑦ **한쪽 발로 설 때의 균형(좌우)**

- 환자는 그림과 같이 정상쪽 손으로 의자를 잡고 정상쪽 다리와 아픈쪽 다리를 번갈아 든다.
- 보조자는 아픈쪽 다리를 들어올리거나, 또는 설 때는 무릎을 펴거나 하는 등의 보조를 한다.

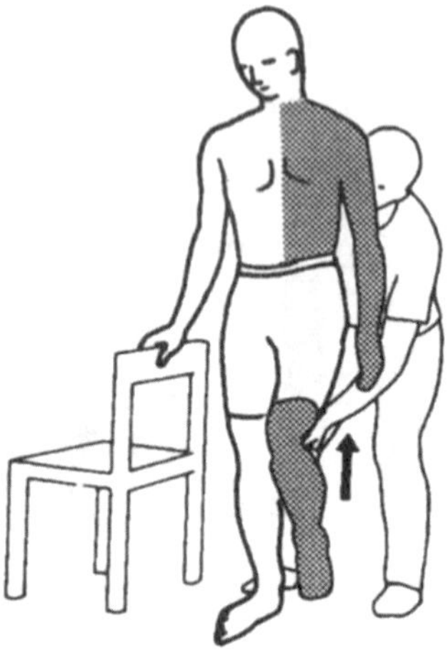

주의사항 아픈쪽 다리로 설 때에는 아픈쪽 무릎을 조금 굽힌 듯이 하여 실시해도 좋다.

■ 이동시키는 방법

① **몸을 뒤척일 때**

- 보조자는 그림과 같이 환자의 아픈 쪽이 위로 가도록 환자의 몸을 옆으로 눕힌다.
- 환자에게 정상쪽 손으로 아픈 쪽 팔을 잡도록 한다.
- 환자에게 정상쪽 발로 아픈쪽 발을 걸게 한다.
- 보조자는 환자의 어깨와 허리를 떠받쳐 어깨와 허리를 돌릴 수 있도록 도와 옆을 향하여 눕힌다.

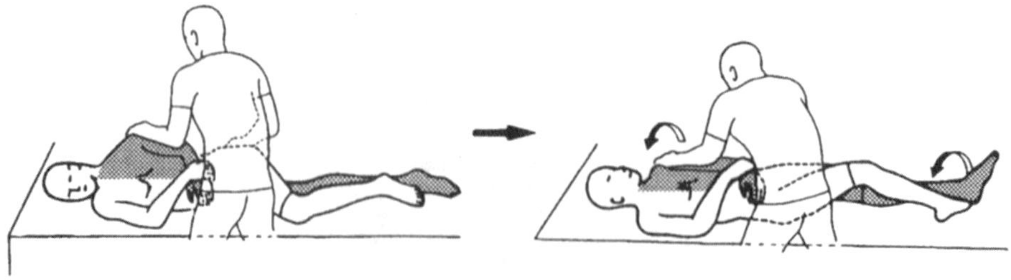

주의사항 천천히 실시하도록 한다. 얼굴을 몸의 뒤척임 방향으로 향하게 한다.

② 자리에서 일어날 때

- 보조자는 환자의 양어깨를 받쳐 자리에서 일어날 준비를 한다.
- 몸을 뒤척일 때와 같은 순서로 우선 환자를 옆으로 향하게 한다.
- 옆을 향한 상태에서 팔꿈치를 짚어 상반신을 밀어 올리도록 한다.
- 양발을 침대 밖으로 내놓고, 손바닥에 힘을 주어 팔꿈치를 펴면서 자리에서 일어나도록 한다.

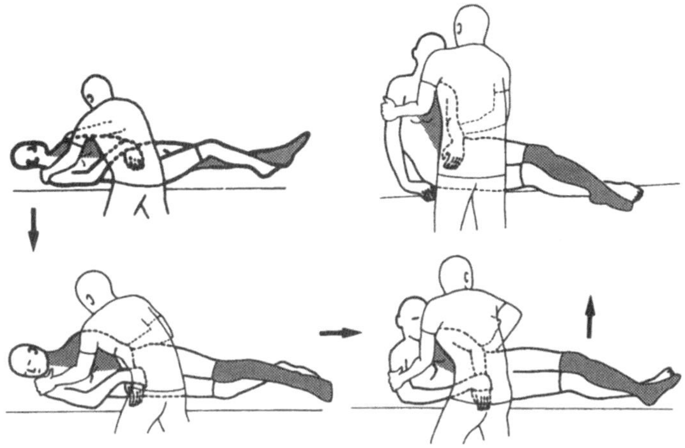

주의사항 천천히 일어나도록 한다.

③ 침대에서 의자로 이동할 때

- 그림과 같이 환자의 정상쪽 팔과 다리를 놓게 한다.
- 환자의 오른쪽 발을 안쪽으로 향하게 한다.
- 보조자의 왼쪽 다리를 옆으로 넓게 벌려 둔다.
- 환자에게 정상쪽 다리에 힘을 주어 허리를 띄우게 하고 보조자는 환자의 허리를 돌리듯이 하여 환자의 몸을 의자 앞으로 가져온다.
- 침착하게 앉힌다.

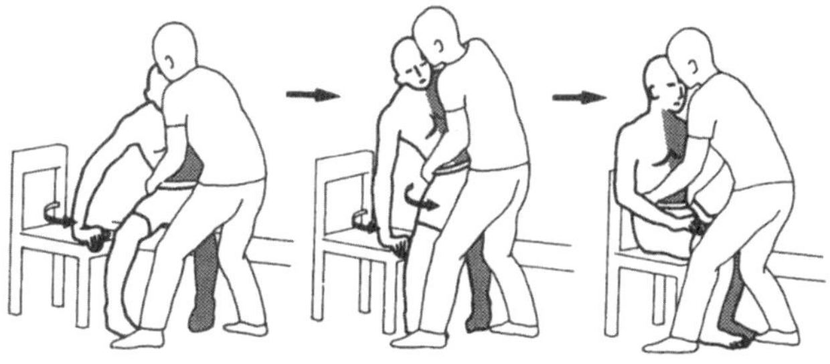

주의사항 환자의 허리를 끌어올리고 있을 때는 환자 자신도 정상쪽 다리에 체중을 걸면서 이동하도록 지시한다.

④ **의자(침대)에서 바닥으로 이동할 때**

- 의자에 허리를 걸치는 정도로 살짝 앉게 하여 정상쪽 손을 아픈쪽 다리 옆에 붙인다. 정상쪽 다리는 뒤로 빼어 둔다.
- 머리는 가능한 한 숙이고 정상쪽 무릎을 바닥 가까이 가져간다.
- 정상쪽 손은 안쪽을 향하여 바닥에 짚는다.
- 보조자는 환자의 허리를 크게 회전시키면서 허리를 바닥에 낮게 가져간다.
- 천천히 허리를 낮추어 앉게 한다.

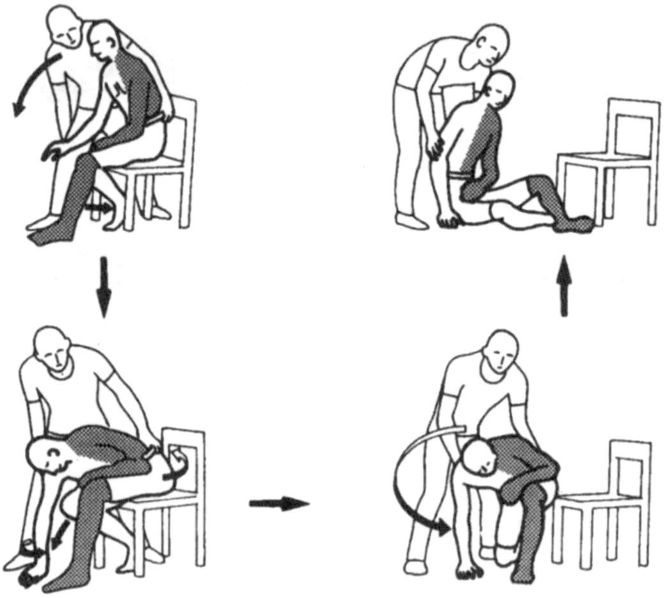

주의사항 아픈쪽 다리의 통증에 주의한다.

⑤ **바닥에서 의자(침대)로 이동할 때**

- 환자의 정상쪽 다리를 깊숙이 책상다리를 하게 하고 정상쪽 손을 정상쪽 무릎 옆에 짚게 한다.
- 정상쪽 다리로 차올릴 준비를 하게 한다.
- 정상쪽 무릎머리 방향으로 머리를 숙이고 일어난다.
- 환자의 정상쪽 손을 그림과 같이 돌려서 의자 끝부분에 걸치게 한다.
- 환자의 정상쪽 발뒤꿈치를 돌리면서 발끝으로 차올리고 몸을 밀어 올리도록 한다.
- 보조자는 환자의 허리를 화살표 방향으로 크게 돌리고 천천히 앉게 한다.

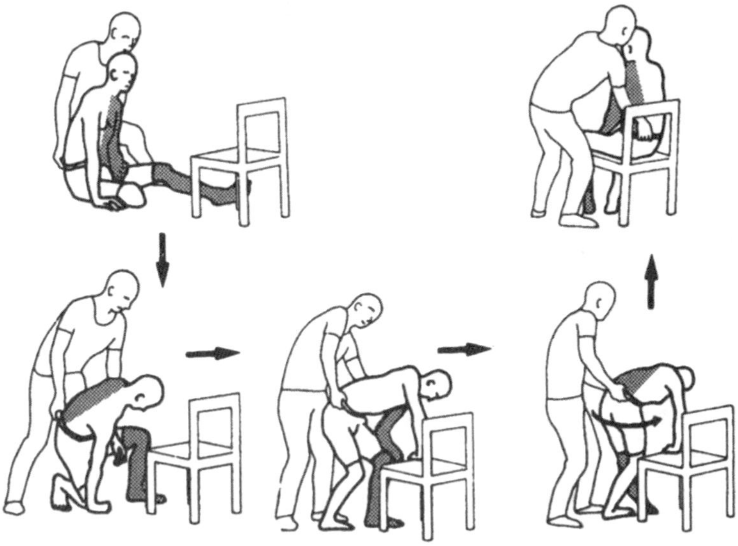

⑥ **의자(침대)에서 일어날 때**

- 보조자는 자신의 무릎으로 환자의 아픈쪽 무릎을 누른다. 정상쪽 옆에 의자를 두고 잡게 한다.
- 환자에게 정상쪽 다리를 뒤로 빼고 밀어 올릴 준비를 하게 한다.
- 환자에게 정상쪽 손과 발에 힘을 주면서 머리를 숙이고 일어나게 한다.
- 환자에게 똑바로 양다리로 서게 한다.
- 환자의 머리를 들게 하고 몸을 편다. 곧바로 서서 안정감을 가질 수 있도록 한다.

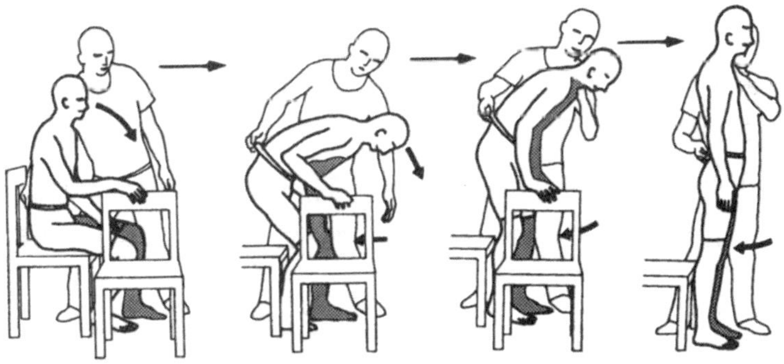

주의사항 일어설 때에는 의자를 들어올리거나 잡아당기거나 하지 말고 누르듯이 하여 천천히 실시한다.

⑦ **지팡이를 이용한 보행**

- 보조자는 환자의 허리끈을 뒤에서 가볍게 잡고 필요에 따라 보조하는 정도를 조절한다.
- 다리가 앞으로 나가지 않을 때에는 보조자의 다리로 환자의 아픈쪽 다리를 그림과 같이 밀어준다.
- 지팡이와 아픈쪽 다리를 내민다.
- 환자에게는 가능한 한 아픈쪽 다리에도 체중을 걸어 지탱할 수 있도록 하고 정상쪽 다리를 내민다.

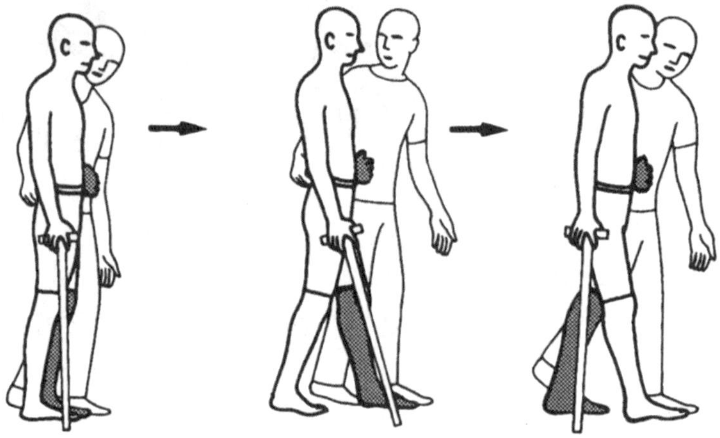

주의사항 체력과 다리의 기능으로 보아 보행이 가능한지 아닌지를 전문가에게 확인한다.

⑧ **계단 오르내리기**

- 계단을 오를 때
  정상쪽 손과 정상쪽 발로 한 계단 오르고 다음에 아픈쪽 발을 올려 가지런히 하도록 한다.
- 계단을 내려갈 때
  정상쪽 손과 아픈쪽 다리를 한 계단 내리고 다음에 정상쪽 다리를 내려 가지런히 하도록 한다(아픈쪽 발이 편안하게 딛어지지 않았을 때에는 부축하여 다시 고쳐준다).

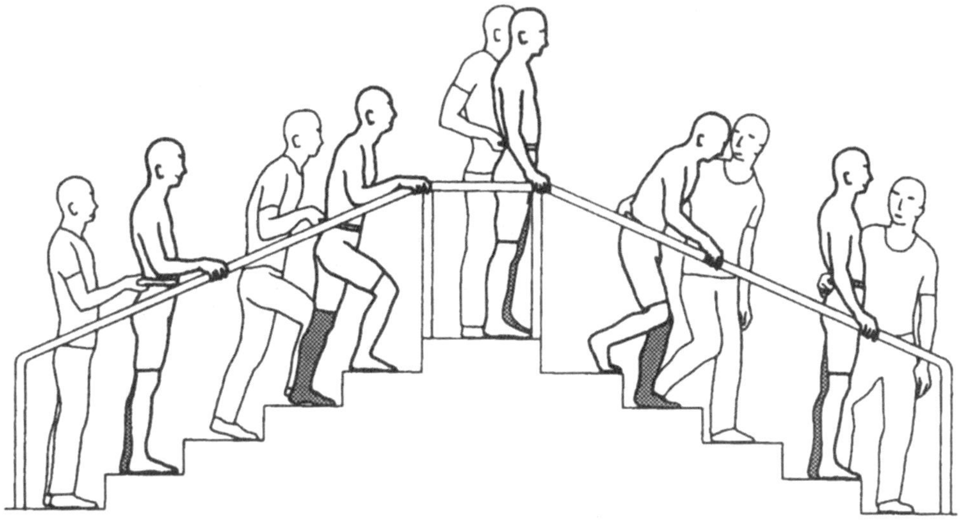

주의사항 보조자는 한 계단 낮은 위치에서 보조한다. 허리끈을 반드시 잡는다.

(2) 자동(능동)운동법

자동운동법은 건측의 신체를 이용하거나 기구를 이용하여 환자 스스로 혼자서 운동하는 방법을 말한다. 신체나 기구를 이용하는 방법을 알고 시행하면 보다 효과적이다.

가) 건측의 신체를 이용한 자가운동법

중풍발병직후나 초기단계에서는 마비된 팔다리를 그냥 놓아두면 점차적으로 관절구축과 근육골격이 위축되어 관절의 변형과 위축이 오기 때문에 될수록 빨리 어깨, 무릎, 발목, 손목, 손가락 관절운동을 시켜주어야 하고 올바른 팔다리 자세를 유지시켜 주어야 한다. 환자가 침대에 누워있는 경우에는 팔을 들어올려 venous drainage을 증진시키고 나리는 post splint를 대어 발의 plantar flexion 및 external rotation을 예방도록 한다. 먼저 환자 자신이 스스로 앉는 연습으로부터 시작한다. 앉은 자세에서 좌우 균형을 유지하는 훈련을 한다.

다음, 30분 이상 앉아 있을 수 있으면 일어서는 훈련을 한다. 일어서게 되면 일어서서 운동하거나 따뜻한 욕조에서 운동하게 한다.

다음은 평행봉에서 걷는 연습을 하는데 처음에는 간병인의 도움을 받아서, 점차적으로 혼자서 걷도록 한다. 이에 익숙해지면 안전지팡이를 짚고 걸으며 더 나아가서는 지팡이 없이 혼자서 걷는 것이다. 그 다음에는 좀더 미세한 손가락운동, 간단한 물건을 집는다든지 옮겨 놓는다든지 하는 다소 복합적인 운동을 반복한다.

그리고 퇴원 후 자가치료 시에는 여유시간이 있으면 항상 마비된 팔다리를 움직이는 연습과 혼자서 걷는 일을 습관화 할 것이며, 3개월 정도 치료후 손의 사용여부를 보아 건측 손으로 글씨 쓰기, 밥먹기, 세면하기, 대변처리 등 일상생활동작 훈련을 해야 한다.

또, 견관절의 탈구 및 통증은 견관절주위 근육의 이완성마비 후에 팔무게 때문이므로, 앉을 때나 걸을 때는 팔걸이를 꼭 해주고, 하루 수차례 운동 및 hot bag, massage 등을 해준다. 그리고 보행훈련은 1회 20~30분씩, 하루 2~3회 피로하지 않은 범위 내에서 시행하는데 쉬지 말고 매일 한다. 만일 운동이 지나쳐 근육통을 일으켰을 때는 2~3일간 운동을 쉬는 것이 좋다.

다음은 실제적인 자동운동법이다.

■ 혼자서 상·하지운동하는 요령

① 어깨·팔꿈치 운동

- 손가락을 깍지끼어 가슴 위에 놓고 팔꿈치를 펴 위로 올린다.
- 손가락을 깍지끼든지 아픈쪽 손목을 잡고 배에서 팔꿈치를 편 채로 머리위로 가져간다.

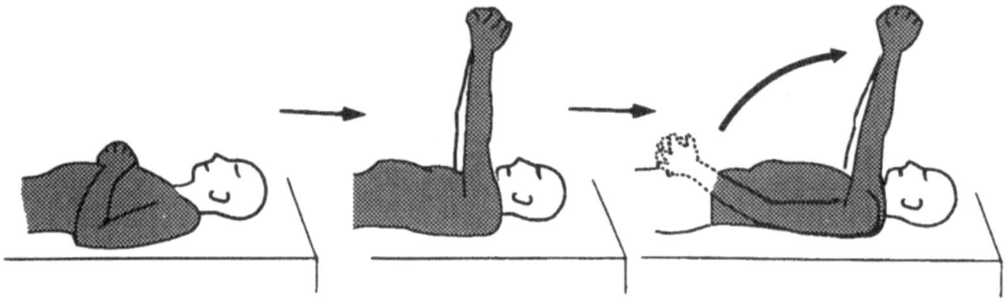

주의사항 아픈쪽 팔에도 힘을 주도록 지시한다.

② 하박(下膊)운동

- 팔꿈치를 몸에 붙여 그림과 같은 자세를 취한다.
- 그 상태로 손바닥을 위아래로 향한다. 반복한다.

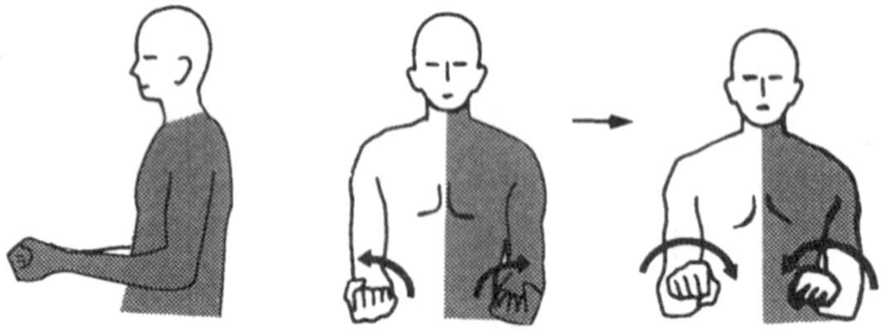

주의사항 팔꿈치에서부터 윗쪽 팔을 몸에 꼭 붙인 채로 실시한다. 떨어지면 몸에 붙이도록 유의한다.

③ **손목과 손가락 운동**

- 양손을 깍지껴 팔꿈치를 몸에 붙이고 손목을 그림과 같이 좌우로 움직인다.

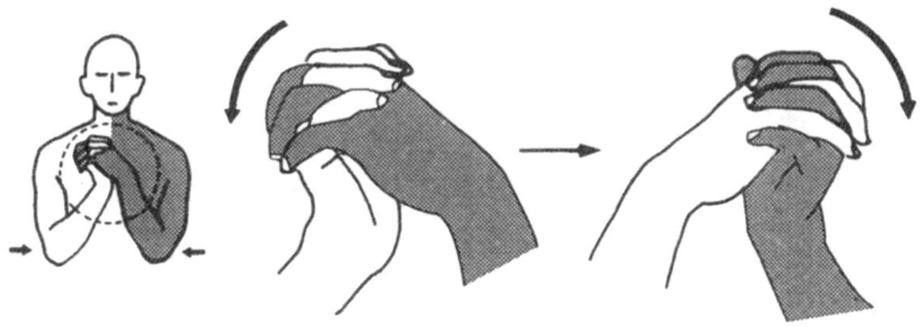

- 주먹을 쥐었다 편다. 또 엄지손가락부터 하나씩 구부리고 새끼손가락부터 하나씩 편다.

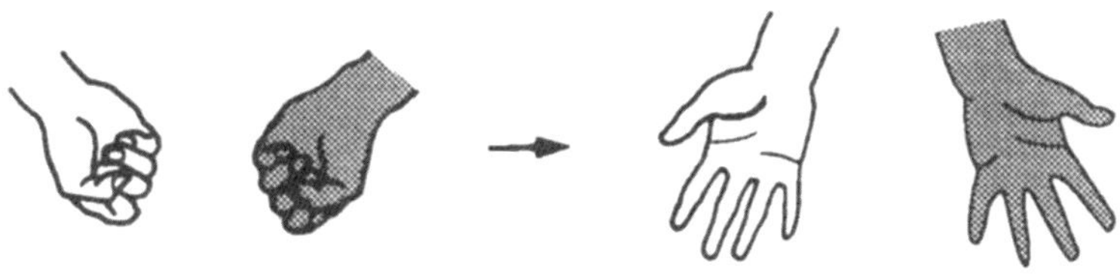

주의사항 손목을 움직일 때 팔과 몸, 허리의 움직임이 없도록 한다.

④ 어깨운동(상·하)

정상쪽 손으로 아픈쪽 팔을 받치고 양쪽 어깨를 함께 올리거나 내리거나 한다.

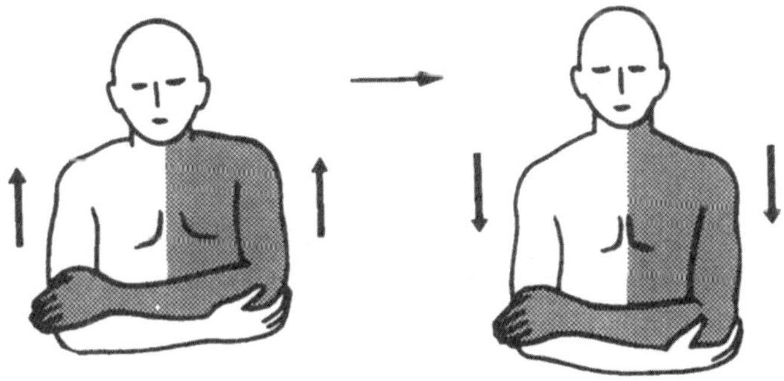

주의사항 양쪽의 어깨가 같은 높이로 같이 움직이도록 한다.

⑤ 어깨운동(좌우)

- 아래의 그림과 같이 손가락을 깍지낀 상태로 머리 뒤로 가져가고 팔꿈치를 앞으로 모으거나 옆으로 펼치거나 한다.
- 또는 팔을 받치고 어깨를 앞으로 내밀거나 뒤로 빼거나 한다.

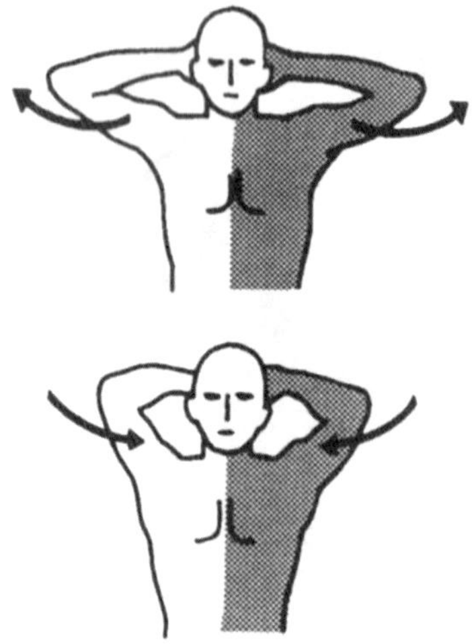

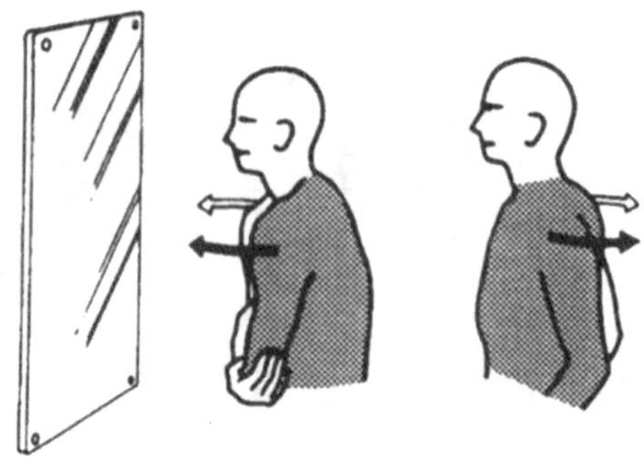

주의사항 양쪽 팔꿈치가 같은 높이가 되도록 실시한다.

⑥ 팔운동

- 〈앉아있을 때〉 아픈쪽 손을 그림과 같이 안쪽으로 돌리고 팔꿈치를 펴서 짚는다. 정상쪽 손으로 아픈쪽 팔꿈치를 가볍게 받친다. 아픈쪽 손만으로 팔꿈치를 펼 힘이 생기면 손을 바깥쪽으로 돌려 팔꿈치를 펼 수 있도록 한다.
- 〈서있을 때〉 벽에 아픈쪽 손을 짚고 팔꿈치를 펴서 벽을 민다. 필요하다면 윗 그림의 어느쪽이나 정상쪽 팔로 받치고 힘이 생기면 받치는 정도를 줄여 간다. 손의 위치를 상하좌우로 움직여서 같은 훈련을 반복한다.

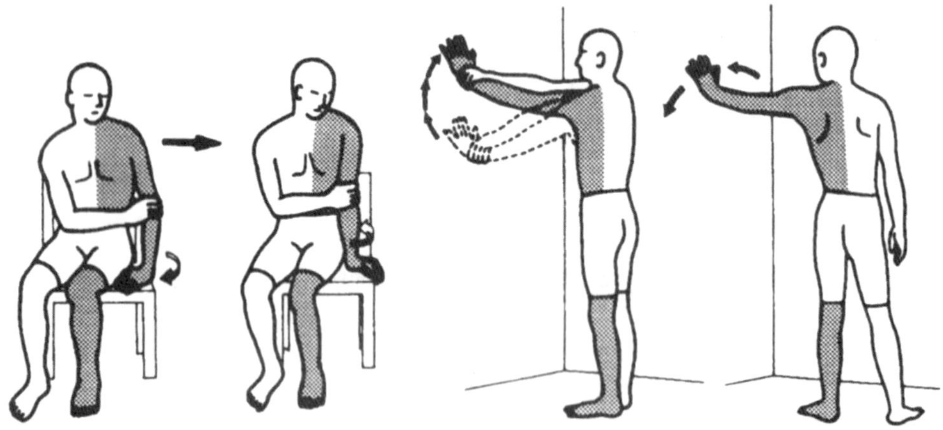

주의사항 너무 지치지 않도록 한다.

⑦ 도르레에 의한 팔운동

- 도르레는 집안이나 토방의 대들보에 장치한다.
- 양팔을 번갈아 앞에서 위로 움직인다.
- 양발을 바닥에 꼭 붙인다.
- 타올을 세로로 네 번 접고 다시 가로로 한번 접어 윗부분을 로프로 묶는다. 아픈쪽 손으로 잡을 수가 없는 경우가 많으므로 조금 굵은 무명끈으로 손목을 고정시킨다.

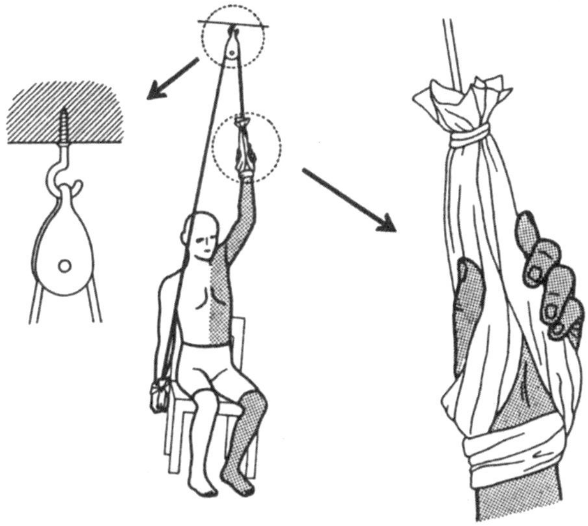

주의사항 양팔에 힘을 주어 실시하고 무리하게 잡아당기는 일은 피한다. 팔이 어깨에서 빠져있을 때는 전문가의 지시를 받는다.

⑧ 다리운동

- 아픈쪽 무릎을 세워 발뒤꿈치를 문지르면서 그림과 같이 당기거나 펴거나 한다.
- 무릎을 편 채로 다리를 옆으로 벌렸다가 되돌린다.

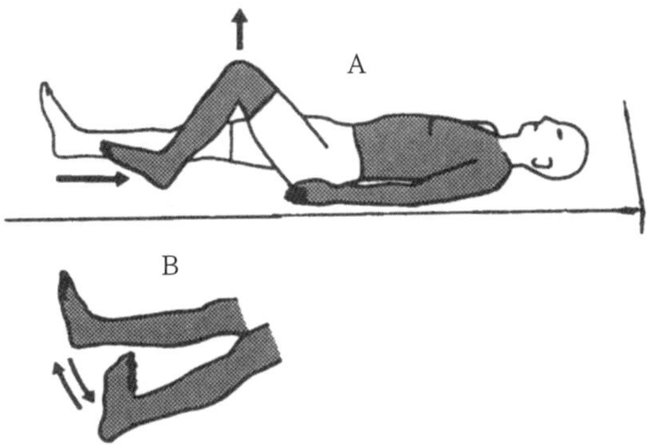

주의사항 무릎머리를 위로 하여 실시한다.

• 아픈쪽 무릎을 구부려 가슴 쪽으로 끌어당긴다. 천천히 다리를 윗쪽으로 뻗어 멈춘다. 다리를 편 채로 천천히 내린다(C).

C

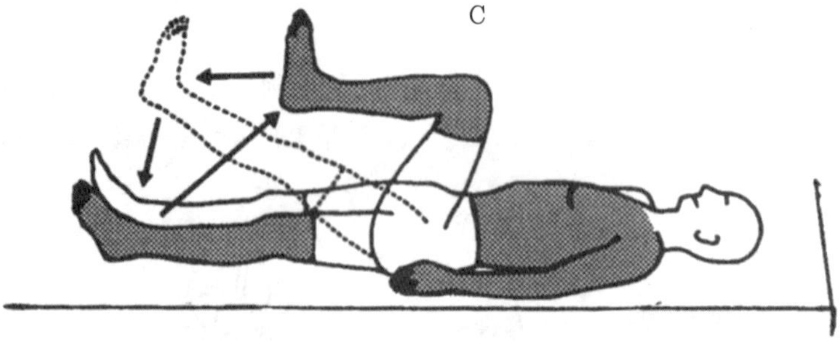

주의사항 발목을 직각으로 하여 실시한다.

⑨ **발목과 다리운동**

• 아픈쪽 발바닥을 바닥에 댄 채로 내밀었다가 위로 뺐다가 한다.
• 의자에 앉은 위치에서 무릎을 올렸다 내렸다 한다(발끝을 함께 올린다).
• 위자에 앉은 위치에서 무릎을 편다(발목을 세운다).

A B C

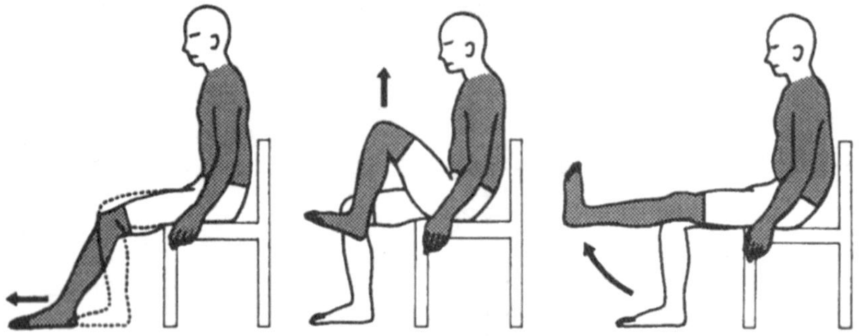

주의사항 무릎머리가 옆으로 기울어지지 않도록 하여 실시한다. 발끝을 올려 실시한다.

⑩ 무릎운동

엎드려서 무릎을 구부렸다 폈다 한다(천천히 구부리고 천천히 편다).

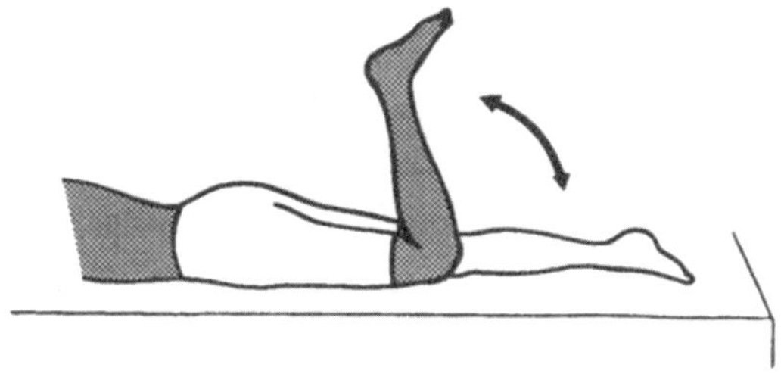

주의사항 무릎을 구부릴 때 엉덩이가 들리지 않도록 한다.

⑪ 몸통운동(비틀기)

- 아래의 그림과 같이 누워 양쪽 무릎을 모아 세운다.
- 양쪽 다리를 좌우로 기울여 몸을 크게 비튼다(얼굴을 반대쪽으로 향하게 한다).

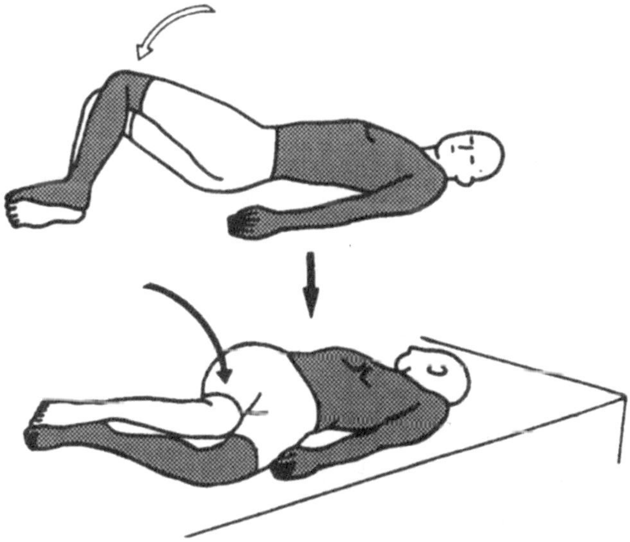

주의사항 너무 지치지 않도록, 반동을 이용하지 않도록 주의한다.

⑫ 몸통운동(허리들기)

• 위의 그림과 같이 양다리에 힘을 주어 허리를 든다. 허리가 들린 상태에서 잠시 멈춘다.

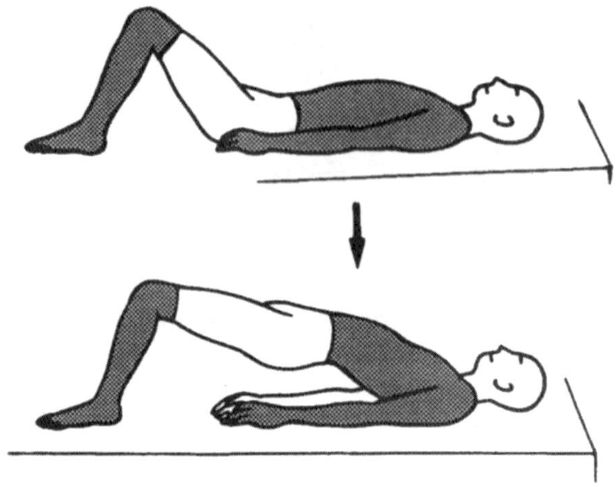

주의사항 너무 지치지 않도록, 반동을 이용하여 하지 않도록 주의한다.

⑬ 혀와 입운동

• 혀끝을 좁게 하여 상하좌우로 내민다.

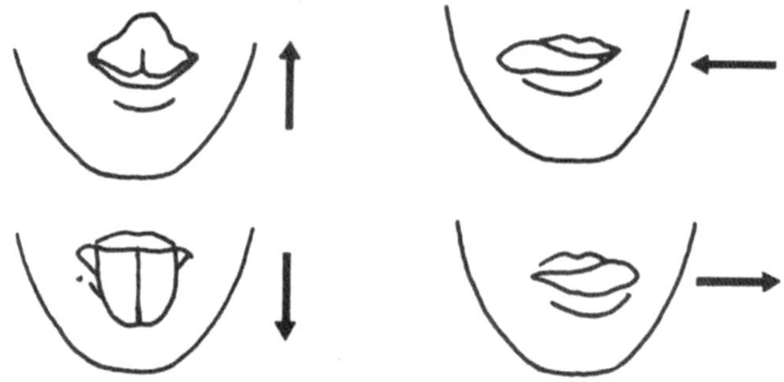

• 입술로 문어입과 같이 하여 쭉 내민다. 또 천천히 숨을 뿜어낸다.
• 혀로 입술 주위를 둥글게 원을 그리듯이 핥는다.

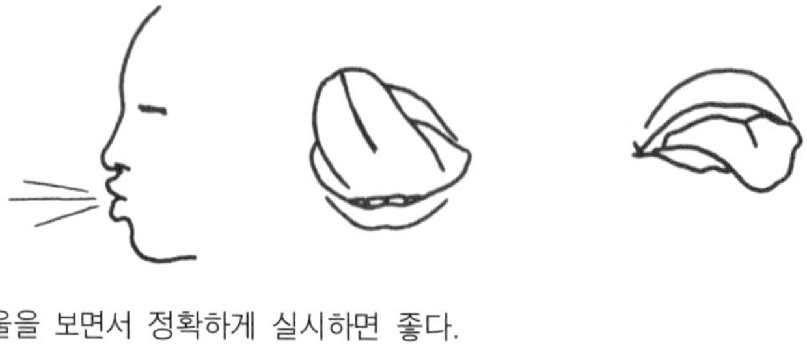

주의사항 거울을 보면서 정확하게 실시하면 좋다.

■ 혼자서 균형잡는 요령

① 앉아 있을 때의 균형(전후좌우)

침대에 앉아 상반신을 전후좌우로 움직이도록 한다. 쓰러지지 않을 정도로 충분히 한다. 아픈 쪽 손을 혼자서 움직일 수 있으면 옆으로 기울일 때에 왼쪽의 그림과 같이 옆으로 뻗어 침대에 짚도록 한다.

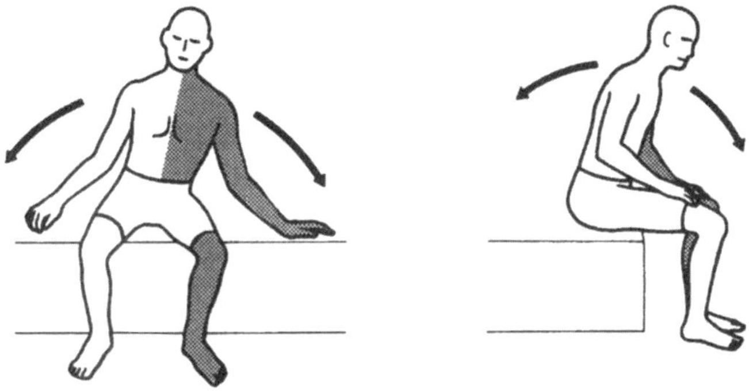

주의사항 혼자서 앉아 있을 수 있게 된 다음 실시하면 좋다. 어깨에 통증을 수반할 수가 있으므로 전문가의 지도를 받아서 시작할 것.

② 앉아 있을 때의 균형(비스듬한 전방)

- 정상쪽 팔로 아픈쪽 팔꿈치를 그림과 같이 떠받치고 의자에 얕게 앉는다.
- 상반신을 오른쪽으로 기울였을 때는 왼쪽 엉덩이를 띄우고 오른쪽 다리에 체중을 건다. 머리는 체중을 걸고 있는 다리와 같은 방향으로 가능한 한 깊숙이 숙인다.
- 반대로 상반신을 왼쪽으로 기울일 때는 오른쪽 허리를 띄워 왼쪽 다리에 체중을 건다. 머리는 체중을 걸고 있는 다리와 같은 방향으로 가능한 한 깊숙이 숙인다.

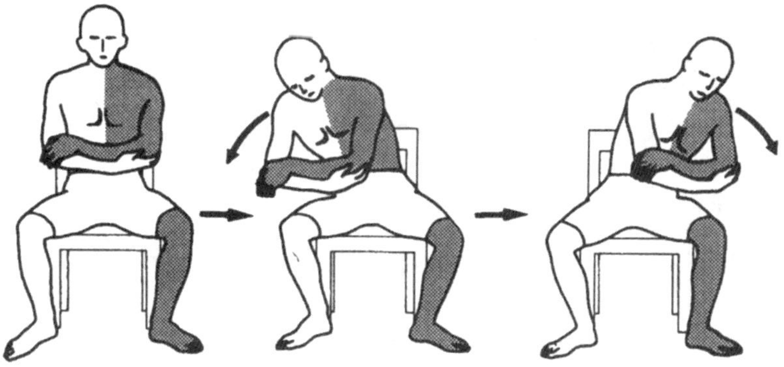

주의사항 의자에서 미끄러져 떨어지지 않도록 주의하여 실시한다. 아픈쪽 다리가 움직이지 않도록 모래주머니를 두는 것도 좋다.

③ 엎드릴때(附伏)의 균형(전후좌우)

- 몸을 좌우로 움직여 아픈쪽 손발에 충분히 체중이 걸리도록 한다.
- 몸을 전후로 움직여 아픈쪽 손발에 충분히 체중이 걸리도록 한다.

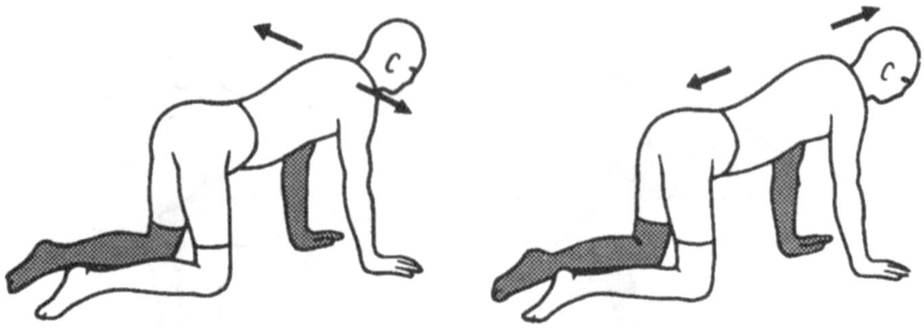

주의사항 아픈쪽 팔꿈치를 한껏 펴서 실시한다. 아픈쪽 손을 잘 짚을 수 없는 경우는 보조를 받는다.

④ 무릎으로 설 때의 균형(전후좌우)과 무릎 걸음

- 무릎을 세워 상반신을 똑바로 유지하면서 전후좌우로 몸을 움직인다. 한쪽 다리의 무릎에 충분히 체중이 걸리도록 몸을 옆으로 움직인다.
- 아픈쪽 다리를 앞으로 내민다.
- 정상쪽 다리를 앞으로 내민다(또는 가지런히 한다). 반복한다.

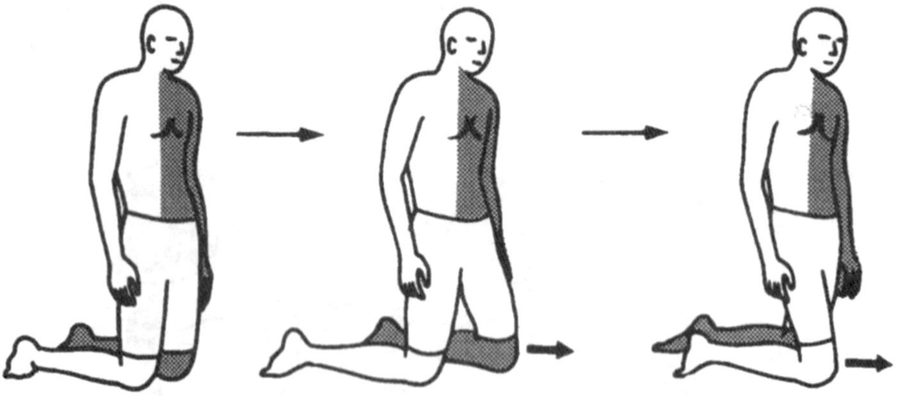

주의사항 한쪽 무릎에 체중을 충분히 건다.

⑤ **한쪽 무릎으로 설 때의 균형**

- 정상쪽 손을 의자에 짚고 무릎으로 선 자세를 취한다.
- 무릎으로 선 자세에서 아픈쪽 다리를 그림과 같이 끌어내어 한쪽 무릎으로 선 자세를 취한다. 다음에, 원상태로 되돌려 정상쪽 다리를 세운다. 균형을 잡을 수 있으면 손을 의자에서 떼고 한쪽 무릎으로 선 자세를 유지한다.

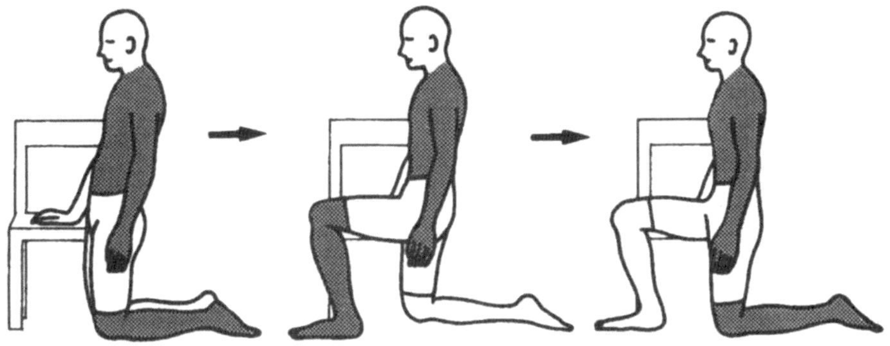

주의사항 무릎머리가 쓰러지지 않도록 한다. 아픈쪽 다리에도 체중을 건다. 세운 다리를 원상태로 되돌릴 때는 똑바로 되돌린다.

⑥ **서 있을 때의 균형(좌우)**

- 발을 벌리고 몸을 똑바로 한 상태에서 오른쪽 다리와 왼쪽 다리에 번갈아 체중이 실리도록 몸을 좌우로 움직인다.
- 체중을 걸고 있는 반대쪽의 다리를 살짝 바닥에서 띄운다.

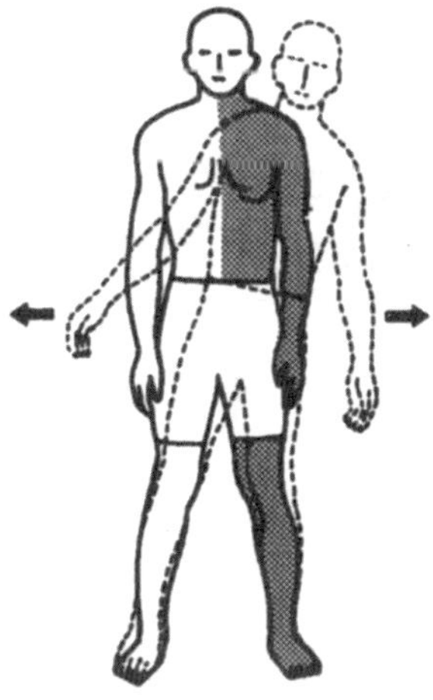

주의사항 한쪽 다리에 체중이 실리는 것을 확인하면서 실시한다.

⑦ **한쪽 발로 서 있을 때의 균형(좌우)**

좌우 번갈아 무릎을 들고, 그 상태로 한발로 선 자세를 수초간 유지한다.

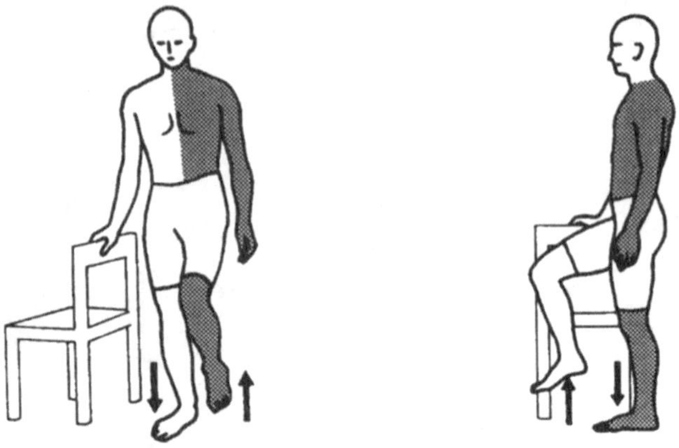

〈정면을 향함〉 〈옆면을 향함〉

주의사항 아픈쪽 발로 지탱할 수 없는 경우에는 무리하게 실시하지 않는다.

■ 혼자서 이동하는 요령

① 몸을 뒤척일 때

- 정상쪽 손으로 아픈쪽 손을 잡고 아픈쪽 어깨를 요에서 띄우도록 한다(목을 들고 얼굴은 정상쪽을 향한다).
- 정상쪽 발로 아픈쪽 발을 꼰다. 이때 가능한 한 몸이 뒤로 젖혀지지 않도록 한다.
- 그림과 같이 아픈쪽이 위로 가도록 하여 머리→어깨→허리 순으로 돌려 옆을 향하게 한다.

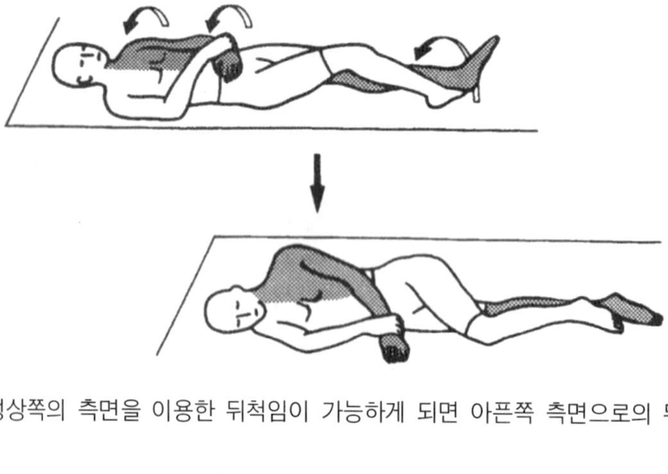

주의사항 정상쪽의 측면을 이용한 뒤척임이 가능하게 되면 아픈쪽 측면으로의 뒤척임도 연습한다.

② 자리에서 일어날 때

- 몸을 뒤척일 때와 같은 순서로 한다.
- 옆을 향한 상태로 팔꿈치를 짚고 손바닥은 바닥을 누르면서 상반신을 밀어 올린다.
- 정상쪽 발로 아픈쪽 발을 걸어 올려 양다리를 침대 밖으로 돌리고 팔꿈치를 펴 일어난다.

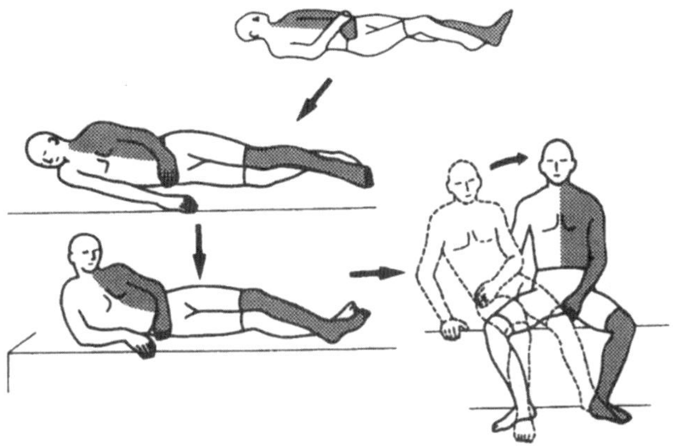

주의사항 침대에서 떨어지지 않도록 한다. 자리에서 일어날 때 손으로 요를 잡지 말 것. 손바닥으로 자리를 누를 것

③ 침대에서 의자로 이동할 때

- 팔걸이가 없는 경우에는 그림과 같이 의자에 손을 짚는다
- 의자의 팔걸이를 정상쪽 손으로 잡고 몸을 가능한 한 의자에 가까이 한다. 오른쪽 발을 인쪽으로 돌린디.
- 자리에서 일어선 다음 정상쪽 다리를 축으로 하여 허리를 돌리면서 의자에 앉는다.

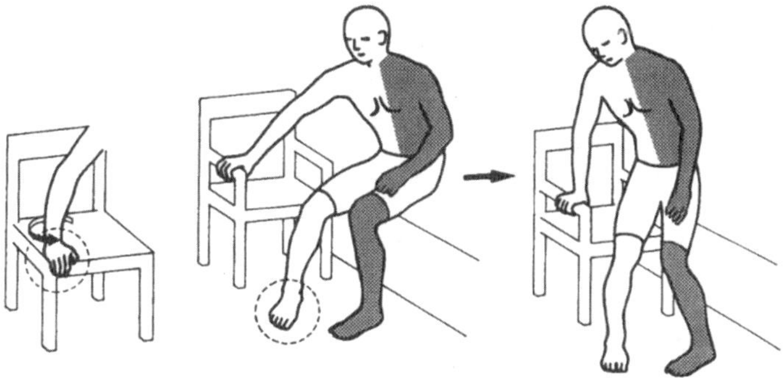

주의사항 침대에서 미끄러져 떨어지지 않도록 주의한다.

④ **의자(침대)에서 바닥으로 이동할 때**

- 의자에 살짝 앉아 몸을 앞으로 숙이면서 정상쪽 손을 아픈쪽 발 옆에 짚는다
- 정상쪽 손을 그림과 같이 짚는다. 몸을 앞으로 숙이면서 정상쪽 무릎을 바닥에 가능한 가깝게 내린다.
- 정상쪽 무릎을 짚은 다음 허리를 낮추어 돌리면서 천천히 엉덩이를 바닥에 댄다.

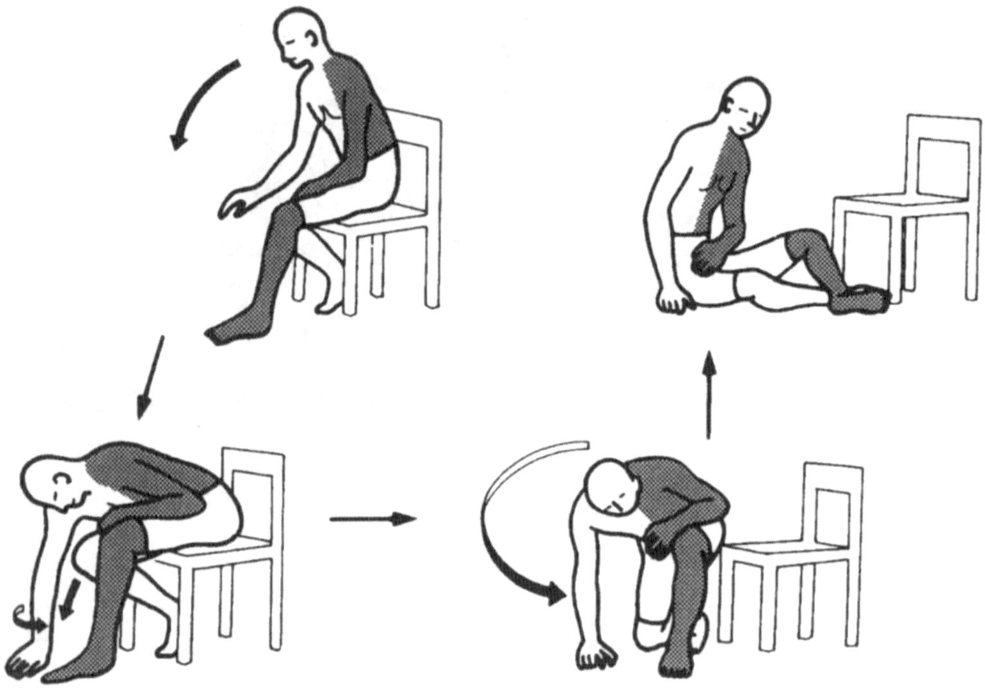

주의사항 의자에서 미끄러져 떨어지지 않도록 주의하면서 천천히 실시한다.

⑤ **바닥에서 의자(침대)로 이동할 때**

- 그림과 같이 앉아 정상쪽 팔로 아픈쪽 무릎을 세우고 정상쪽 손을 정상쪽 무릎의 옆 앞쪽에 둔다.
- 머리를 치켜 들 때에 정상쪽 발의 발끝을 세워 발로 바닥을 차올릴 자세를 취한다. 상반신을 일으키면서 앞의 의자에 손을 걸친다.
- 발끝으로 몸을 밀어 올린다.
- 몸을 돌리면서 의자에 앉는다.

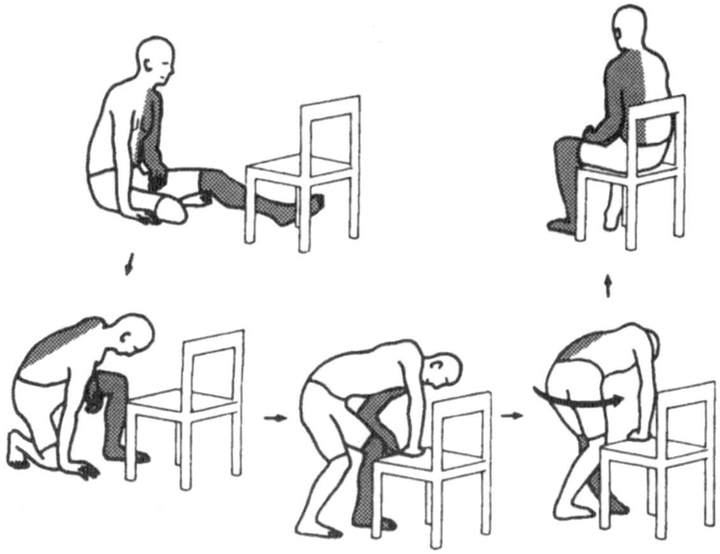

주의사항 잘못 앉아 굴러 떨어지지 않도록 주의한다.

⑥ 의자(침대)에서 일어날 때

- 의자를 앞에 가져왔을 경우 : 정상쪽 손을 의자의 등받이에 걸치고 머리를 숙인다. 머리를 숙이고 상반신을 앞으로 기울이면서 양다리에 체중을 걸고 일어선다.
- 의자를 옆으로 가져 왔을 경우 : 정상쪽 손을 의자의 등받이에 걸치고 상반신을 앞으로 숙이면서 양다리에 체중을 걸어 일어선다.

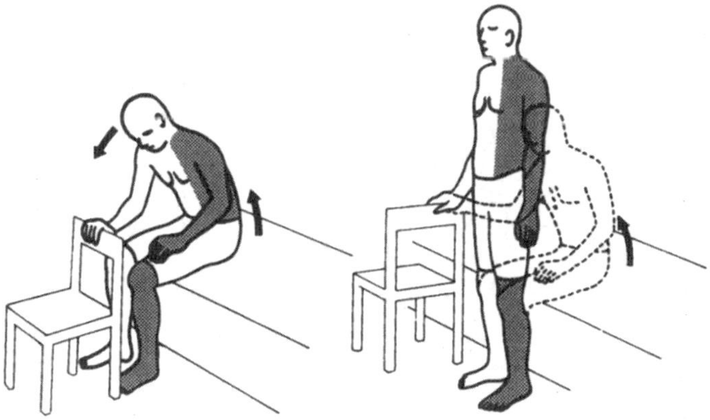

주의사항 일어설 때는 의자를 들어올리거나 잡아당기거나 하지 말고 누르듯이 한다.

⑦ **지팡이를 이용한 보행**

- 지팡이 → 아픈쪽 다리 → 정상쪽 다리 순으로 내밀면서 걷는다. 즉 출발하면 먼저 지팡이를 내민다 → 아픈쪽 다리를 내민다 → 정상쪽 다리를 내민다.

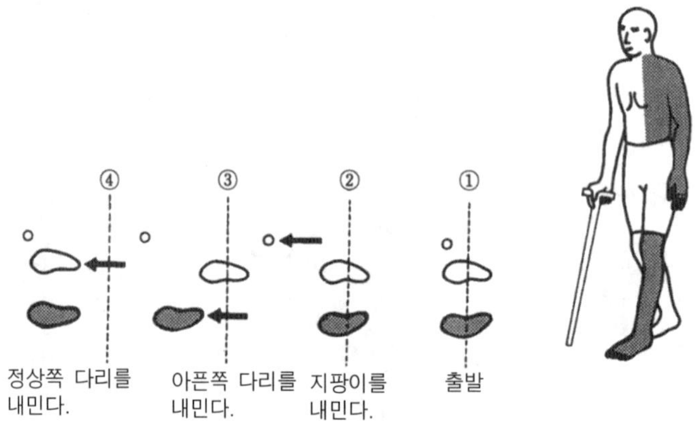

주의사항 지팡이의 길이와 걷는 방법에 유의한다. 정상쪽 발을 너무 멀리 내딛으면 넘어지기 쉬우므로 주의한다.

⑧ **계단 오르내리기**

- 계단을 오를 때 : 정상쪽 손과 정상쪽 발로 한 계단 오르고 다음에 아픈쪽 발을 올려 가지런히 한다.
- 계단을 내려갈 때 : 정상쪽 손과 아픈쪽 발을 한 계단 내리고 다음에 정상쪽 발을 내려 가지런히 한다.

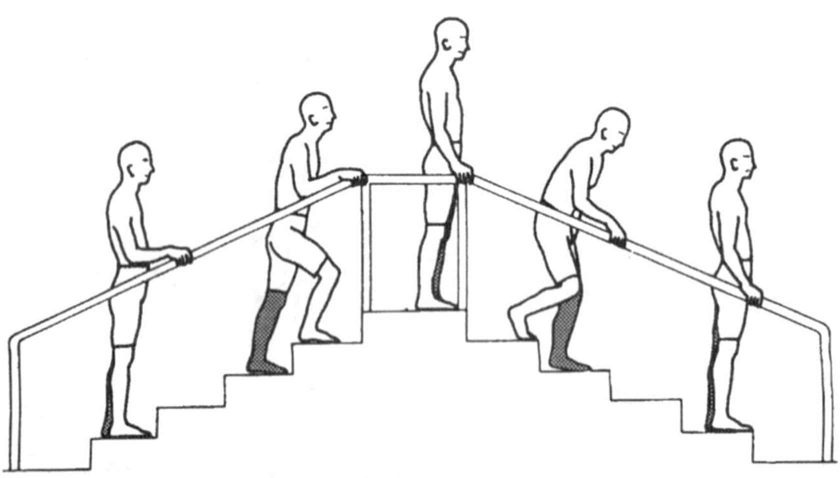

주의사항 구르지 않도록 한다. 특히 내려갈 때는 주의한다.

■ 중풍환자의 간호방법

① 침대의 선택방법

- 방바닥의 이부자리보다는 침대 쪽이 일상생활동작을 하기가 용이하다. 가능한 한 침대를 준비하도록 한다. 침대는 아래 그림과 같은 것을 선택한다.
- 베개는 좀 얇은 것으로 한다.
- 침대 높이는 무릎아래 다리길이와 같게 한다.
- 매트리스 위에는 요를 얹지 말고 누비이불만으로 시트를 깐다.

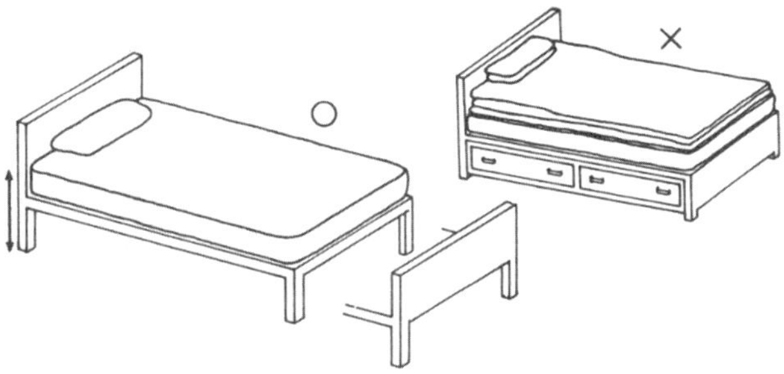

주의사항 베개나 요를 겹쳐 놓는 것은 좋지 않다.

② 환자를 눕히는 방법

수면중인 환자는 가능한 한 몸의 위치를 바꾸어 주는 일이 중요하다. 두 시간 이상 같은 자세를 취하지 않도록 한다. 1일 2시간 간격으로 시간을 정해서 시간이 되면 체위교환을 하도록 힘쓴다.

- 발바닥은 발바닥에 가능한 한 곧게 갖다 댄다.
- 무릎이 천장을 향하고 있도록 한다.
- 팔은 몸에서 떼어 그림과 같이 베개로 받친다.

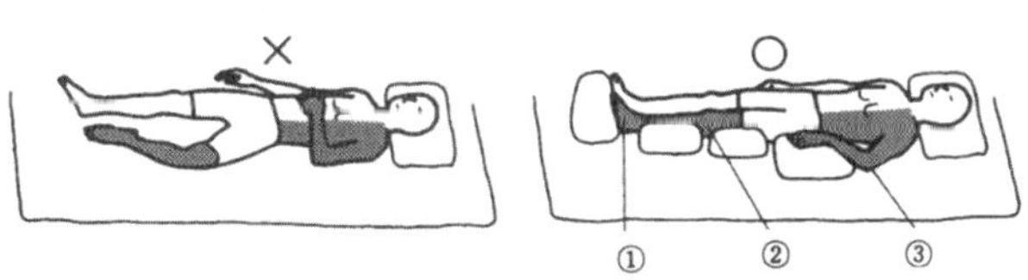

환자를 눕힐 때 손과 손목의 모양

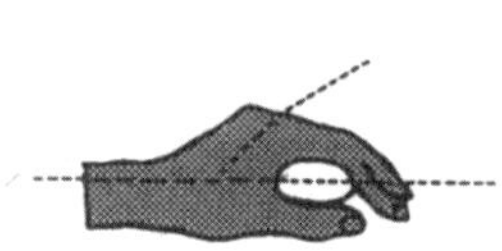

좋은 자세

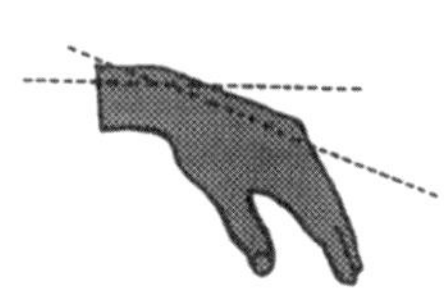

좋지 않은 자세

③ 시트의 교환방법

- 시트의 교환은 체위 교환시를 이용하는 것이 좋다. 환자는 가능한 한 요의 가장자리까지 가도록 하고 더러워진 시트는 몸 아래로 밀어 넣는다. 깨끗한 시트도 환자에게 가까운 쪽 부분을 요 아래에 넣고, 나머지 부분을 반듯하게 펴면서 몸 아래로 넣는다.
- 그림과 같이 보조자 쪽으로 환자가 몸의 방향을 바꾸어 깨끗한 시트 위에 눕도록 하고, 더러워진 시트를 벗겨내고 깨끗한 시트의 나머지 부분을 당겨 편다.
- 더러워진 시트를 벗기고 깨끗한 시트를 왼쪽의 그림과 같이 편 후에 환자가 위를 향하도록 천천히 되돌려 편안하게 한다. 그 다음 보조자는 반대편으로 돌아와 시트를 정리한다. 시트의 교환은 필요에 따라 한다.

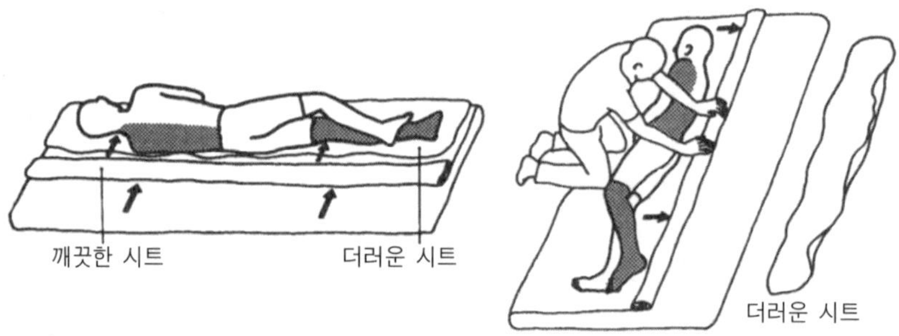

④ 부축시의 자세

- 환자를 일으키거나 잡아끌거나 움직이는 경우 종종 허리에 통증을 준다라는 이야기를 듣는다. 그것은 등과 허리를 그림의 왼쪽과 같이한 경우에 허리에 무리한 힘이 가해지기 때문이다. 그림의 오른쪽과 같이 허리를 곧게 한 상태에서 무릎의 굴신을 이용한다.
- 보조자는 무릎을 구부리고 허리를 곧게 한 상태에서 끌어올린다.

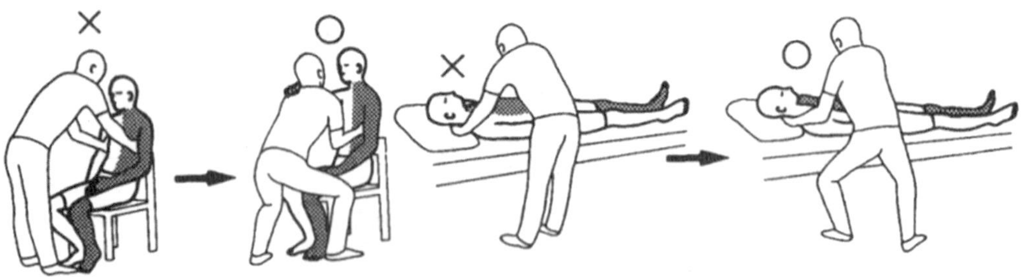

⑤ **욕창의 예방과 치료**

욕창은 인체의 특정부분에 장시간의 압력으로 인하여 허혈, 세포괴사와 조직괴사가 발생된 것으로 대체적으로 뼈 돌출부위인 대퇴부 대전자, 천골, 후두부 등에 생기게 된다.

욕창의 단계

1단계 : 표피조직은 정상이나 30분 내로 없어지지 않는 홍반
2단계 : 피부조직의 부분손상으로 표피 혹은 진피가 손상된 경우
3단계 : 피부와 피하조직까지 침범된 경우
4단계 : 근막, 근육, 골조직이나 관절까지 침범된 경우

• 병태생리

– 1차적 원인

a. 압력 : 약 70mmHg의 압력이 2시간 이상 지속적으로 주어질 때 병적인 변화가 초래되지만 더 높은 압력이 주어지더라도 3~5분 간격으로 압력제거를 해준다면 욕창발생을 막을 수 있다. 일반적으로 낮은 압력으로 오래 유지하는 것이 높은 압력으로 단시간 압박하는 것에 비해 욕창이 쉽게 발생한다. 조직에 따라 피부보다 근육이 좀더 영향을 많이 받는다.

압력이 32mmHg를 넘으면 모세혈관으로 혈류가 차단되어 조직괴사 위험이 있지만, 연령, 전신상태, 신체부위에 따라 차이가 있다. 즉 미추 부위는 압력이 20mmg가 넘지 않아야 하는 반면 대퇴부위는 약 100mmHg의 높은 압력에서도 안전하다.

b. 전단력 : 접촉 피부면이 고정된 상태에서 미는 힘이 주어졌을 때 피하조직에서 발생하는 것으로 침대에 비스듬히 누워있을 때 천추부위에 작용하는 힘이 좋은 예이다.

c. 마찰력 : 피부가 접촉면에 대해 움직임이 있을 때 발생하며 피부 열상이나 박탈이 주로 생긴다. 압력이나 전단력이 함께 걸리는 경우 보다 심한 손상이 생길 수 있다.

– 2차적 영향인자

a. 운동성 : 뇌졸중, 관절염, 다발성 경색증, 척수 손상, 근위약환자 등 스스로 체위 변동을 할 수 없는 상황에서 빈번하게 발생한다.

b. 영양 : 영양결핍은 욕창의 발생뿐만 아니라 진행, 회복에 영향을 미치는 중요인자이다. 영양결핍정도는 전체 체중보다는 근육량으로 판단하여야 한다. 혈청알부민 수치는 욕창의 발생과 관련이 있으므로 고열량, 고단백질, 고탄수화물 식사가 욕창을 예방하는데 도움이 된다.

c. 나이 : 고령일수록 작은 압력에도 피부에 가해지는 물리적 부하가 증가하게 된다.

d. 습도 : 습한 환경은 표피의 연화와 더불어 긴장도를 감소시키므로 약간의 압력과 마찰

에 의해서도 쉽게 손상을 주게 된다. 특히 대변실금은 욕창의 발생에 중요한 역할을 하고 2차 감염의 원인이 되기도 한다.

e. 체온 : 만약 연부조직이 압력에 의해 허혈 위험 상태에 놓인 경우 체온의 상승은 피부괴사를 더 쉽게 유발할 수 있다.

f. 척수손상 : 척수손상 환자 중 완전손상인 경우가 불완전 손상에 비해 욕창발생률이 더 높고, 상부손상일수록 더 높은 발생률을 보인다. 척수 손상환자들의 손상부 이하 피부 내에 함유된 proline, lysine, hydroxylysine의 함량이 적어 피부강도가 떨어지고 압력에 대한 저항도 감소하게 된다.

g. 기타 : 정신사회적 측면, 인지상태, 흡연 등

• 호발부위

대부분 하반신의 뼈 돌출부에 생긴다. 그 중 2/3는 둔부와 고관절, 1/3은 하지에 발생한다. 가장 빈번하게 생기는 위치는 좌골 조면, 천추부, 대퇴부 대전자와 발뒤꿈치이다.

• 욕창의 예방

– 예방의 원칙 : 일반적으로 2시간에 한번씩 앙와위, 양측와위, 복와위를 번갈아 가며 체위를 변동시키는 것이 원칙이다. 복와위는 환자가 불편해하기 쉬우므로 스폰지나 물침대등을 보조적으로 이용하는 것이 좋고, 측와위는 완전측와위보다는 30도 정도 기울이는 것이 좋은데 이때 베개 등을 이용해서 뼈 돌출부위가 바닥에 직접 닿지 않도록 해야 한다. 의자차를 타는 경우 발받침대의 높이를 잘 맞추어 좌골에 국소적인 압박이 가지 않도록 하고, 측면받침대를 사용하여 체간이 한쪽으로 쏠리지 않도록 해 준다.

– 체중지지를 위한 받침대

a. 깔개 : Foam형, 물, GEL형, 공기

b. 특수침대 : 공기유동형, Low air loss, 동적침대

• 욕창의 치료

– 창상세척 : 생리식염수로 소독하여 조직의 재생을 돕는다. povidone-iodine, 아세트산, Dakson's 용액, 과산화수소는 피한다.

– 감염된 상처의 치료 : 삼출액이 계속 생기거나 2~4주간 적절히 치료를 했음에도 불구하고 조직재생이 일어나지 않으면 2주간 그람 음성, 양성균 또는 혐기성세균에 작용하는 국소적인 항생제 사용을 고려할 수 있다. 균혈증, 패혈증, 진행되는 봉와직염, 골수염등이 있을때는 전신적인 항생제 사용을 고려해야 한다.

– 괴사조직치료 : 효소적, 기계적 방법을 통해 괴사된 조직을 제거해야만 재생이 빨라져 상처 치유에 도움이 된다. 단 부종, 발적, 배액 등이 없이 궤양치료가 정상적으로 이루어지고 있는 상처에서는 딱지가 보호기능을 하고 있기 때문에 제거하지 말아야 한다.

a. 절제술(sharp debridement): 괴사 부위가 명확히 구분될 경우 유용하다.
b. 기계적 방법(mechanical debridement): Wet-to-dry 방법, 수치료, 상처세척, dextronomer 등의 방법을 쓸 수 있다.
c. 효소법: Collagenase를 비롯한 여러 가지 국소 연고를 이용한다.

–창상치료

a. 투명 접착식 붕대(transparent adhesive dressing) : 건조한 괴사성 조직을 제거하는데 좋다. 부착된 필름은 절연, 보호, 상처의 습도를 유지해주어 재생에 도움을 준다.
b. Hydrocolloid Dressing : 절연, 보호 기능과 더불어 산소를 투과시키지 않는 밀폐식 방법이다. 이러한 밀폐방법은 성장인자의 증식으로 조직의 재생을 촉진시키지만 상처가 감염되어 있거나 많은 양의 삼출물이 있는 경우에는 금기다. 대표적으로 Comfeel, Duoderm 등이 여기에 속한다.
c. 수화 젤 : 포나 과립형태로 되어 있어 상처에 빈 공간이 있을 때 적당하다.
d. Foam : 상처에 부착되지 않으며 흡수력이 강하고 표면이 혐수성이어서 오염 위험이 높은 상처에 도움이 된다.

–물리적 요법

a. 와류욕(whirlpool) : 삼출액이나 괴사 조직이 많을 때 창상 세척과 표피 괴사 조직의 제거 효과가 있다. 깨끗한 상처인 경우에는 재생되는 조직에 손상을 가할 수 있으므로 피하는 것이 좋다.
b. 자외선 치료 : 자외선은 세균사멸효과가 있으며 UV-B(파장 280~315nm)와 UV-C(파장 180~280nm)는 상피세포 형성을 촉진시킨다. 그러나 부종이 심하면서 매우 약한 피부, 급성 건선, 홍반성 낭창, 단순포진, 급성습진, 소혈관질환, 부종성 경화증, 신부전, 갑상선 기능항진증, 결핵, 피부염, 자외선과민증 등의 경우에는 금기이다.
c. 초음파 치료 : 초음파 치료는 염증기 진행을 도와 증식기를 촉진시켜 상처의 회복이 빨리 일어나도록 도와준다. 표재성 상처인 경우에는 3MHz, 심부 상처인 경우에는 1MHz를 이용한다. 또한 반흔 조직의 콜라겐 함량을 증가시켜 기능적으로 정상조직과 유사하게 만들어주는 역할도 한다.
d. 전기치료 : 창상재생의 만성기에서는 내재성 전기적 회로를 자극하고, 국소적인 산소 분압의 향상, 칼슘이용증진, ATP와 단백질 합성증진 및 살균효과가 있다. 불쾌한 저림증의 부작용이 일부 환자에서 나타날 수 있다. 고압산소요법, 레이저, 적외선, 자외선, 초음파 등의 치료법과 달리 전기치료는 그 효과가 AHCPR에 의해 입증된 효과적인 치료법으로 치료에 반응을 보이지 않은 2단계 욕창뿐 아니라 보존적 요법에 반응하지 않는 3, 4단계의 욕창에도 도움을 준다.

- 수술적 치료 : 수술을 해줌으로써 환자의 전체적인 건강과 삶의 질이 명백히 호전될 것이 예상되는 경우에만 시행하여야 한다. 일반적인 원칙은 욕창 부위에 빈 공간이 생기지 않도록 해야하고 삼출액이나 농이 고이지 않도록 배액에 신경을 써야 하며, 뼈의 돌출부위에는 건강한 조직으로 두텁게 덮어주어야 한다. 또 감염이 되지 않도록 조심하고 상처가 벌어지지 않도록 봉합을 단단히 해야 한다.
  a. 일차봉합(primary closure with suture) : 피부를 당겨서 긴장도를 높이게 되므로 거의 사용하지 않는다.
  b. 피부판(skin flap) : 이식 후 하부에 빈 공간이 생기지 않을 경우에만 가능하고, 3단계 이상의 욕창에 시행한다.
  c. 근육 판 및 근육 피부판(muscle or musculocutaneous flap) : 가장 흔히 사용되는 방법으로 뼈 돌출부위나 깊은 상처 위에도 덮을 수 있고 내구성이 있으며 감염에 대해서도 저항력이 높다. 또 빈 공간이 생기지 않도록 채울 수 있고 혈액순환면에서도 장점이 있다.
  d. 기타 : 그밖에도 신경혈관 피부판(neurovascular skin falp), 유리피판(free flap), 조직 신경술(tissue expansion) 등을 이용할 수 있다.

• 욕창에 의한 합병증

욕창에 의한 합병증으로는 골수염, 패혈증, 봉소염, 신내막염, 수막염, 패혈성 관절염, 농루 또는 농양형성 등 감염성 질환이 가장 흔하다. 필요할 경우 골주사, 혈액검사 등의 진단적 검사를 시행하여야 한다. CT나 MRI는 심부에 형성된 농양의 위치를 파악하는데 도움이 되고, 누 조영술(sinography)은 욕창과 관련된 농루의 범위를 평가하는데 도움이 된다. 그 외에도 이소성 골화증, 누관형성, 위동맥류 등도 욕창의 합병증으로 생길 수 있으며 특히 피부암이 유발될 수 있는 것으로 보고 되고 있다.

나) 기구를 이용한 자가운동법

• 자세 교정용 거울

이는 척추질환 환자를 측정하기 위함이고, 평면거울은 보행을 하거나 운동을 할 때 자기 자신을 보면서 확인하는데 사용한다.

• 운동용 메트

운동치료에서 없어서는 안 되는 것으로서 일상 생활동작의 모든 단계에서 중요한 용구의 하나이다. 척추질환의 하지마비, 편마비, 뇌성마비 등의 환자를 치료하는데 필요한 기구이다.

• 경사침대

장기간 누워있던 환자의 기립자세를 훈련하는 것으로서 하반신 마비, 사지마비, 편마비 및 근무력 등의 환자에 많이 사용된다. 특히 하지 및 무릎의 근력증강과 지구력의 증가, 기립성 저혈압방지, 방광 및 요결석, 요독증 예방, 욕창방지 등이 있다.

• 평행봉

기립훈련을 시작으로 보행에 필요한 기초훈련이나 클러치보행의 전단계훈련으로 행해진다. 대체로 한쪽 혹은 양편의 하지가 약하거나 쓸 수 없는 환자, 즉 하지마비, 편마비, 뇌성마비 등의 보행기능이 부족한 환자에게 적용한다. 효과는 기립의 지구력을 기르고 몸의 균형 및 상호협동의 연습, 부분적으로 다리에 힘을 주거나 전혀 주지 않는 걸음 연습 등을 할 수 있다.

• 고정계단

하지보행장애자가 승강훈련을 하는데 중요한 것으로 평행봉 훈련과 마찬가지로 계단 보행 연습기이다. 이는 고관절, 족관절 및 하지의 근력증강에 효과가 있다.

• Stall bar

주로 각종 마비질환의 기립 및 자세운동에 사용한다. 하지 근력증강 자세교정 상지의 근력을 더욱 강화시킨다.

• Ring bow exerciser

의자에 앉아서 손과 발을 동시에 상호 교대로 움직일 수 있는 기구로 편마비, 사지마비, 하반신마비, 뇌성마비 등의 마비성 질환 환자에 적용되며, 팔 및 다리근육의 근력증강 및 근육의 협동작용을 증진시킨다.

• Wrist roll

이는 주로 상지마비, 손의 관절염 등의 환자에게 적합하다. 특히 손의 악력 및 손목의 관절 가동 각도를 증가시킨다.

• Wrist rotator

마비, 관절염 등 손목관절 이상환자 등에게 적용되며 손목의 회전운동과 가동각도가 증가된다. 금기증은 골절 후에 치료되지 않은 환자이다.

• Kanavel table

일상생활에서 사용하는 여러 가지 종류의 물건을 판 위에 올려놓고 마비된 손의 동작을 연습하는 것이다. 손의 마비 및 부자유스런 환자에게 적용하며, 손가락의 굴곡운동 및 근력증가, 손목 및 주관절의 근력을 증가시킨다.

• Shoulder wheel

큰 원형 쇠바퀴를 벽에 부착하여 팔을 회전운동 시킬 수 있는 것으로 오십견, 관절염, 마비 등 어깨의 이상환자에게 적용된다.

• Pully

환자가 앉은 상태에서 양쪽 어깨까지 끈을 닿게 하여 잡아당기면서, 상지의 힘이 약한 모든 환자에게 근육의 힘을 증가시키는 기구이다.

• Crutch

일명 목발이라고도 하며 어떤 운동을 하거나 힘을 기르는 것보다는 실제 생활에 사용하는데 목적이 있다. 하지마비, 편마비, 하지절단 환자에게 사용한다.

• Cane

이는 일명 지팡이라고 하는데, 항상 건측에 짚도록 하면서 걷는데 도움이 되는 기구이다.

5 작업치료

물리요법이 운동요법을 중심으로 한 소위 "인간공학"적인 것이라고 하면 작업요법은 "행동과학"이라고 할 수 있다. 인간은 각자의 사상과 가치관을 가지고 있고 각자 생각하는 바에 따라 행동하고 있으며 행동이 집적되어 목적달성이라는 결과가 생기는 것이다. 인간이 다른 동물과 다른 점은 이러한 고차원적인 정신활동을 가지고 있다는 것과 도구를 사용할 수 있다는 점이라고 생각된다.

대뇌에 어떠한 장애를 일으키어 사고력, 기억력, 정서, 의지, 의욕 등의 고차적인 정신활동이 저하되고 아울러 도구를 사용하는 손발의 기능이 없어지면 그 사람은 거의 인간으로서의 적응능력을 잃어버린다.

작업요법은 이러한 장애를 가진 환자의 깊숙이 가라앉은 "마음"을 흔들어서 "행동"을 일으켜 결과적으로 인간성을 회복시켜 주고자 하는 요법이다. 이를 위하여 작업을 통한 심리적 접근과 신체기능적 접근을 시도해야 한다. 전자는 심리적 작업요법이고 후자는 기능적 작업요법이다. 더 나아가서는 일상생활 동작의 자립과 직장에의 복귀를 목표로 삼아 일상생활 동작훈련과 직업전 훈련으로 치료를 진행시키게 된다.

1) 기능적 작업치료

근력의 강화는 근력의 증강과 지속성의 향상을 이룩해야 하는데 이를 위하여 사포(砂布)작업, 직물(織物)작업, 도예 등이 편마비 환자의 작업요법에 처방된다. 관절가동역의 훈련에도 사포작업, 봉체조, 직물작업 등이 이용된다. 수지나 수관절의 가능역 개선에는 점토작업도 좋은 방법이다. 지각장애의 훈련에는 눈을 감고 손으로 만져서 물체를 인지하는 연습과 시각으로 보충한 섬세한 물건을 잡는 훈련을 시켜준다. 협조성의 훈련은 환측손의 진전을 억제하는 훈련과 양손의 협조운동 훈련으로 한다. 이를 위하여 모자이크작업, 그림그리기, 서예, 공던지기, 고리던지기 등이 이용된다.

2) 심리적 작업요법

뇌의 기질적인 손상에 의한 정신장애 외에 신체가 부자유스럽게 됨으로 인한 심리적인 왜곡도 작업요법의 대상이 된다. 중풍 후유증환자에서 어느 쪽도 있을 수 있고 또 양자가 중첩되어 있을 수도 있다. 여기에는 특히 소풍이나 운동회와 같은 레크레이션과 집단치료가 효과가 있다.

3) 일상 생활동작 훈련

일상생활동작(activity of daily living, ADL)의 확립은 생활을 하는 데 있어서나 일을 하는 데 있어서 전제가 되어야 한다. 방바닥에서 몸을 일으켜 일어난다든지, 의자에서 섰다가 앉았다가 하는 일, 입욕동작, 용변동작 등 신체의 이동동작을 중심으로 한 훈련과 식사를 담당한다든지, 의복을 입고 벗는 일, 세면, 글을 쓴다든지 하는 등의 상지의 기능을 중심으로 하는 일상생활동작을 훈련하게 된다.

(1) 사워와 목욕

<욕조의 사용방법>

중풍환자도 한두 시간 서 있을 수 있거나 걸을 수 있을 때는 자주 목욕을 하는 것이 좋다.

- 의사의 허가가 나면 처음에는 가족의 도움을 받아 입욕한다.
- 욕조와 비슷한 높이의 의자를 가져와서 옆으로 이동할 수 있도록 의자를 욕조옆에 둔다.
- 그림과 같이 판자를 걸쳐놓는 것도 좋은 방법이다.
- 손잡이를 반드시 부착한다.

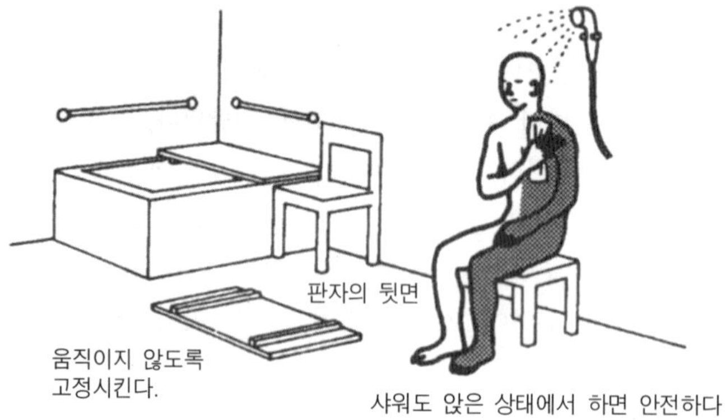

<수건의 이용>

수건을 그림과 같이 만들어 사용하면 혼자서도 등을 닦을 수 있다(수건을 반으로 잘라 길게 서로 연결시킨 다음 손잡이를 붙인다). 또 무릎사이에 끼워 한 손으로 짤 수도 있다.

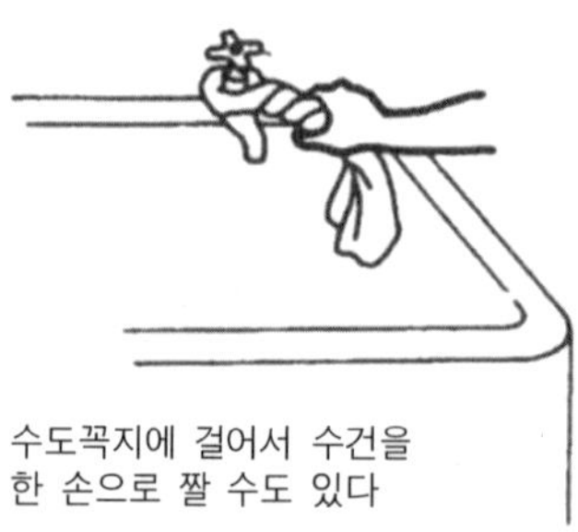

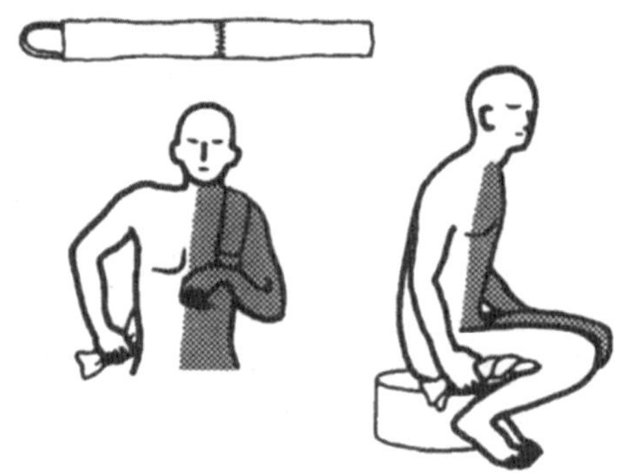

(2) 세면, 양치, 면도의 방법

<침대위>

앉는 것이 가능하다면 침대위로 세면기를 가져다 달라고 하여 정상쪽 손으로 작은 수건을 한 손으로 짜서 스스로 얼굴을 닦을 수가 있다. 면도도 앞에 사과상자와 같은 것을 놓아 그 위에 거울을 두고 정상쪽 손으로 천천히 해본다. 양치할 컵을 준비하면 이도 닦을 수 있다.

<서있을 때>

서서 하는 경우, 세면대에 그림과 같은 벨트를 두르든지, 벽에 기대어 정상쪽의 옆을 세면대에 가까이 대고 몸을 지탱하여 행하는 방법도 있다. 의치의 손질은 그림과 같은 나무대에 플라스틱으로 카바한 핀을 박은 것을 만들어 사용하면 편리하다. 한손으로도 가능하다. 수도꼭지 밑에 가지고 가서 물을 흐르게 한 후 칫솔로 닦으면 잘 떨어진다.

〈침대위〉 〈서있을 때〉

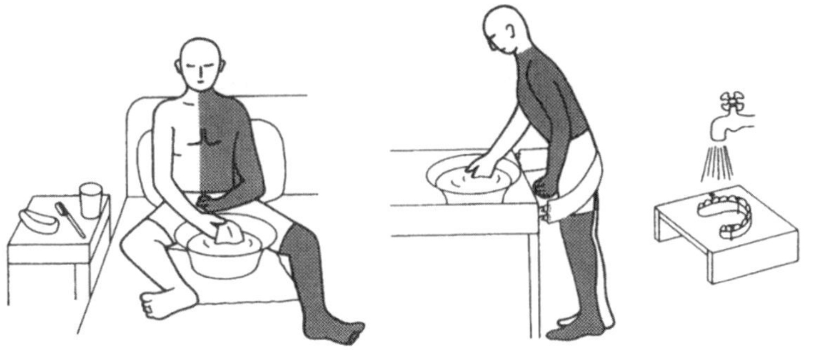

(3) 손가락의 손질과 손톱 깎기

위생상 손톱은 자라기 전에 반드시 깎는다. 하루에 한번은 손끝과 손톱사이를 떼듯이 손끝마디의 도톰한 부위를 화살표 방향으로 맛사지 해준다. 그대로 두면 손톱과 살이 붙어 손톱을 깎을 때에 살도 같이 깎아 버리는 경우가 있다.

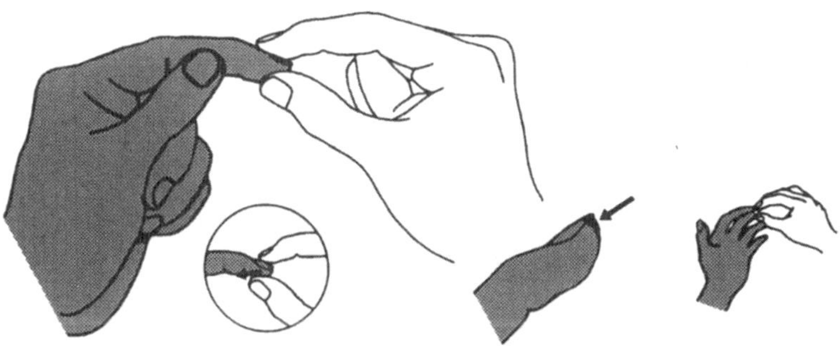

(4) 삼각건 매는법

- 삼각건은 앉아있을 때에도 매는 것이 좋고 특히 걸을 때에는 꼭 매도록 한다.
- 삼각건의 멜빵은 어깨에 폭넓게 걸쳐지도록 한다.

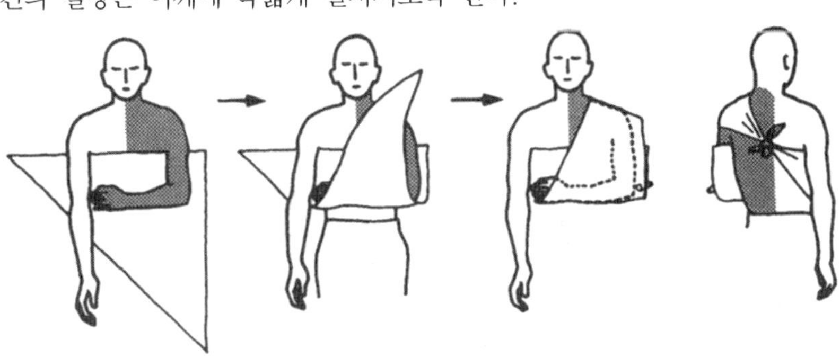

주의사항 삼각건의 탈착기간 및 매는 방법은 전문가의 지시에 따른다.

(5) 의복의 탈착

<라운드 셔츠를 입는 방법>

- 아픈쪽 팔을 먼저 끼우고 다음에 정상쪽 팔을 끼운 다음 어깨까지 셔츠를 밀어 올려둔다.
- 목을 끼우고 셔츠를 내린다.

<라운드 셔츠를 벗는 방법>

- 등에서부터 셔츠를 끌어올려 목을 뺀다.
- 정상쪽 팔을 빼고 다음에 아픈쪽 팔을 빼낸다.

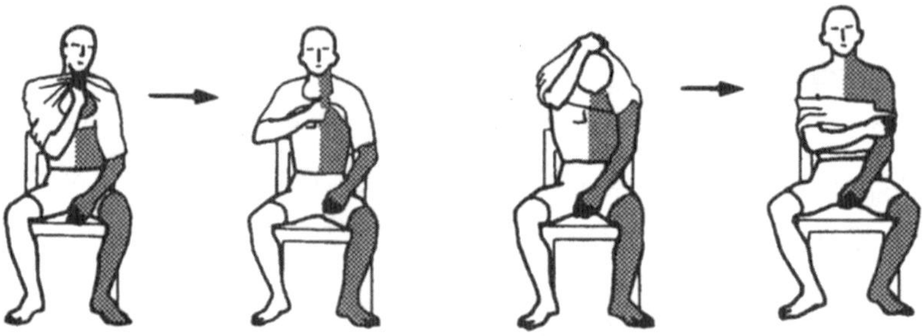

<앞트임 셔츠를 입는 방법>

- 아픈쪽의 팔을 끼우고 반드시 셔츠를 어깨 위까지 올려둔다.
- 정상쪽 손을 머리 뒤로 돌려서 셔츠의 깃을 따라 반대쪽 소맷부리를 어깨까지 가지고 와서 정상쪽 팔을 끼우고 단추를 채운다.

<바지를 입는 방법>

- 아픈쪽 다리를 정상쪽 무릎 위에 올려 바지를 끼운 다음 정상쪽 발도 끼운다.
- 가능한 한 위까지 올려두고 일어서서 바지를 가지런히 입고 지퍼를 올린다.

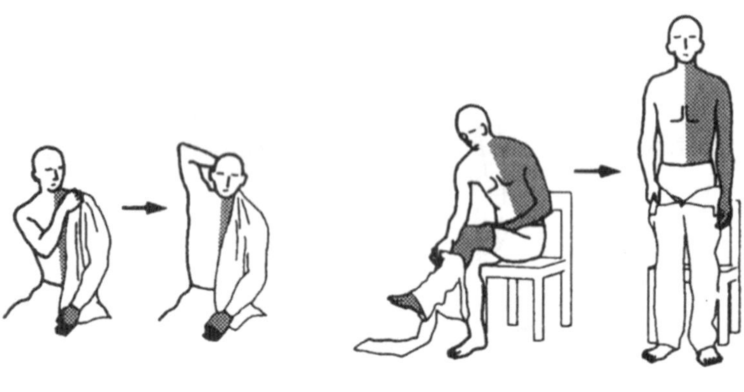

참고문헌

- 서울대학교 재활의학교실 편: 뇌졸중 환자의 재활, 서울대학교 재활의학교실, 서울
- 安容八: 中風의 再活, 대한의학협회지 20(12), 서울, 1977
- 임준규, 신현대: 동의물리요법과학, 고문사, 서울, 1986
- 임준규, 이임근 공역(矢谷令子 저): 집에서 보는 뇌졸중 · Rehabilitation 카드, 서울. 1990
- 전세일: 뇌졸중(중풍)백과2〔재활치료〕, 서음출판사, 서울, 1992
- 이재학 : 전기치료학, 대학서림, 서울, 1983

CHAPTER 10

중풍의 예후 및 양생법

1 중풍의 예후

중풍의 예후를 결정하는 요소는 중풍의 종류, 병소 부위 및 크기, 선행질환의 정도, 평소의 건강상태, 나이, 그리고 졸중기(급성기)와 회복기에 어떻게 치료를 했느냐 등이다. 예후는 이들 여러 요소에 따라 각각 달라지므로 한 마디로 예후를 단정하기는 대단히 어려운 일이다. 한의학에서는 갑자기 중풍이 발병되어 의식불명으로 입을 벌리고 팔다리가 늘어지며 눈을 감고 오줌을 싸며 코고는 소리를 내는 자는 오장의 기가 끊어진 것으로 치료가 불가능하다고 하였다(卒中風口開(心絶), 手撒(脾絶), 眼合(肝絶), 遺尿(腎絶), 鼻聲如鼾(肺絶)者 五臟氣絶也 皆不治). 이 밖의 증상으로 肉脫筋痛하고 髮直搖頭하며 上竄하고 面赤如粧하며 汗綴如珠하고 吐沫直視하는 경우 또한 모두 치료가 불가능하다고 하였다. 이와 같은 증상은 모두 의식불명의 상태에서 나타난 것으로 현재의 관점과 크게 다르지 않음을 알 수 있다. 통계적으로 중풍환자의 약 25%가 1개월 이내에 사망하고, 50%는 5~10년 내에 사망한다고 한다. 일반적으로 발병 초기에는 뇌출혈이 뇌경색에 비하여 사망률이 높은 편이나, 일단 회복기에 들면 반신마비의 호전율은 훨씬 양호한 편이다. 병소 부위에 따라 의식장애, 운동마비, 언어장애, 지각장애정도가 각각 다르고, 병소가 크면 클수록 사망률도 높고, 더 중증이며 후유증도 더 많이 남아 예후가 불량하다. 병소가 큰 뇌출혈은 약 80%가, 지주막하출혈은 50% 정도가 사망하고, 큰 혈관이 폐쇄된 뇌경색은 약 30%가 사망한다. 또한 대체적으로 나이가 많을수록 예후가 불량하고, 급성기 및 회복기에 의사의 적극적인 치료와 환자자신 및 가족의 적극적인 대처여부가 예후를 좌우한다. 특히 급성기의 합병증, 즉 폐렴, 요로감염 및 심장질환의 악화 등이 예후를 좌우하기도 한다.

중풍의 급성기에 다음과 같은 증상들은 예후가 아주 불량한, 생명을 위협하는 중증의 증상들이다.

첫째, 발병 후 수분~1시간 이내에 혼수(coma)에 빠져 24시간 이상 지속되는 경우

둘째, 깊은 혼수(full coma)에 빠져 있으면서 좌우 동공의 크기 차이가 점점 커져서 한 쪽 동공은 4~5mm 이상 크게 산대되고, 빛을 비춰도 동공 축소반사가 일어나지 않는 경우

셋째, 중추성 과호흡, 무호흡성 호흡 및 실조성 호흡 등 호흡에 이상이 나타나는 경우

넷째, 몸의 급소 부위, 특히 膻中穴(兩乳間部) 등을 눌러 자극했을 때 다리와 발을 뻣뻣하게 뻗으면서 팔을 굽히거나 또는 팔을 뻗으면서 안쪽으로 內旋할 경우

다섯째, 체온이 40℃ 이상 올라가서 잘 안 떨어지고, 혈압조절이 잘 안 되는 경우

여섯째, 구토를 계속 반복할 경우

이상에서 보듯이 한의학에서나 서의학에서나, 옛날이나 지금이나 중풍의 예후는 의식수준과 가장 밀접한 관계가 있음을 알 수 있다. 즉 의식수준이 중풍환자의 예후 결정에 가장 주요한 요소로 의식수준이 나쁠수록 예후도 그에 따라 나쁜 것은 뇌출혈이나 뇌경색의 경우 모두 공통적이다. 통계적으로도 원발성 뇌내혈종의 예후는 첫째가 반혼수, 혼수상태 등 의식수준이고, 다음이 혈종의 크기보다도 출혈부위로 뇌교부나, 제3, 제4 뇌실부 출혈이 있는 경우에 예후가 불량하다. 소뇌출혈의 경우도 역시 의식이 나쁠수록, 다음이 혈종크기가 클수록 그리고 수두증의 정도가 클수록 예후가 불량하고, 지주막하출혈의 경우도 의식장애, 출혈량이 많을수록, 수술후 뇌수종의 발생여부 순서로 예후가 불량하며, 뇌저동맥류파열로 인한 지주막하출혈의 경우가 다른 중뇌동맥류파열로 인한 출혈보다 예후가 불량하다. 중풍은 졸중기(급성기)를 지나면 일단 생명에 대한 위협으로부터 벗어나 회복기에 들어서게 된다. 통계적으로 중풍환자의 반신불수, 언어장애 등 후유증의 회복정도는 10% 정도 완치, 10% 정도는 거의 호전되지 않고, 나머지 80%는 치료여부에 따라서 거의 회복되거나 또는 어느 정도의 후유장애가 있어도 일상생활 하는데 지장이 없는 정도까지 다양하다.

일반적으로 치료 2~3개월이면 50~60%, 6개월이면 대략 70~80% 정도의 환자가 부축보행 내지는 독자보행을 하며 혼자서 세수하고 옷 입고 용변을 보는 등의 일상 생활동작이 가능하다. 문제는 이와 같이 회복된 대부분의 환자들이 다소의 후유증이 남는 것을 인정하지 않는다는 것이다.

즉 발병 전만큼 팔다리가 자유롭지 못하다, 팔다리가 시리고 저리다, 손가락이 잘 펴지지 않는다, 발가락이 오므라든다, 말이 잘 안 된다, 한 쪽 얼굴의 감각이 둔하다 등등의 운동 및 감각신경, 언어장애 등의 후유증이 왜 발병전과 같이 완전히 회복되지 않는가? 하여 건강할 때에 기준을 두고 끊임없이 불만을 토로하고 집착하는 마음을 가지고 있다는 점이다. 심지어는 다른 사람들이 보기에 전혀 후유증이 없어 보이는 환자일수록 "죽어야지" 타령을 하는 경우를 흔히 보게 된다. 이럴수록 의사는 환자에게 중풍의 실체를 정확하게 알려주어 건전한 정신, 건전한 정서가 함유되도록 하여 다소 불편한 몸이지만 자신감을 가지고 사회생활에 적응, 복귀할 수 있도록 격려해야 한다.

2 뇌졸중의 일반적인 예후

1) 죽상혈전성 뇌경색(artherothrombotic infarction)

초기의 혈전증 환자에서 정확히 예후를 알기는 쉽지 않다. 확신을 가지고 일찍 병의 과정을 판단할 수 있는 방법은 없다. 초기에 경미해 보이는 뇌졸중이라도 진행성의 혈전증을 꼭 염두에 두어야 한다.

다음의 몇 가지 요인들이 혈전증의 즉각적 예후에 영향을 미치는데, 매우 큰 범위의 경색 시 경색 조직의 부종으로 뇌 구조물이 이동되고 천막탈출이 발생하여 수일 후 사망에 이를 수 있다. 이는 단순히 경색 크기에 의해 좌우되며, 경색 발생 후 1일 이내에 촬영한 CT로 확인할 수 있다. 소뇌하부에 발생된 아주 크지 않은 경색도 대후두공을 통한 대뇌 탈출(cerebral herniation)이 발생되면 치명적일 수 있다. 부종이 심하지 않을 때 뇌압상승은 2~3일간 진행되지만 치명적이지는 않다. 광범위한 뇌저동맥경색 시 깊은 혼수상태가 있을 수 있으며 사망률은 40%에 이른다. 만약 혼수나 혼미가 처음부터 있었다면 생존여부는 기도유지, 뇌부종 조절, 흡인성폐렴 예방, 수액과 전해질 균형유지 등에 의해 달라진다. 호흡기나 비뇨기계 감염은 항상 위험하며 만약 감염이 되면 체온이 상승하고 환자상태는 급속도로 악화된다. 작은 혈전성 경색증의 사망률은 3~6%이며, 그 중 대부분이 심근경색에 기인한다.

신경학적 결손에 대한 최종적인 예후는 다양한데, 일단 생존한 환자는 호전을 보인다. 열공성 뇌경색이나 순수 운동성 편마비는 예후가 좋으며, 다른 작은 경색의 경우 1~2일만에 회복이 시작되어 일주일 내에 거의 완전해진다. 심한 손상이 있는 경우라면 의미 있는 회복은 힘들며 재활치료를 수개월간 열심히 하고 난 후라도 대화나 이해가 어렵고 상지는 사용이 불가능하며 하지는 보행에 별다른 도움이 되지 못한다.

이와 같이 예후는 매우 다양한데, 일반적으로 회복 시작이 느릴수록 예후가 불량하다. 전기자극에 의한 중추성 운동전도 측정이 회복과 생존을 예측하는데 도움이 된다. 만약 첫 수 일내 반응이 없다면 기능회복에 대한 기대는 불투명하며 임상적 회복이 1~2주 내에 시작되지 않는다면 운동, 언어 기능에 심각한 장애를 남길 것이다. 구성실행증, 비억제성 분노, 무의미한 다변증, placidity, 마비의 무시에 대한 지각장애, 착란과 섬망은 대개 감소하며 수 주 내에 사라지기도 한다. 하지만 수 주 내에 호전되지 않는 동측성 반맹은 대개 영구적으로 지속되며 글씨 읽기와 색깔구별의 능력은 계속 호전된다. 측부 연수경색 시 연하장애는 4~8주 이상 지속되나 거의 모든 예에서 정상으로 돌아오고 실어증, 구음장애, 소뇌실조증, 보행은 1년 이상에 걸쳐 회복되나 5~6개월 후에도 남아있는 운동과 언어장애는 영구적이다.

특징적으로 뇌졸중 후 마비된 근육은 첫 수일 내지 수 주동안 이완상태인데 건반사는 보통 변하지 않지만 약간 상승하거나 저하될 수도 있다. 그 후에 서서히 근육경직이 발생되면서 건반사는 항진되고 팔은 굴곡 내전되고 다리는 신전된다. 근육경직이 서서히 진행된 후엔 기능회복이 거의 불가능하다.

반대의 경우로 팔에 경직이 빨리 생기거나 파악반사가 빨리 생기면 좋은 결과가 예상된다. 심한 측두엽-두정엽 병변의 환자에서 편마비는 이완인 채로 있어서 팔은 매달려 있고 다리는 늘어져서 보조기를 해야 설 수 있다. 만약 내포가 완전히 절단되지 않고 렌즈핵이나 시상을 침범할 경우에는 마비 외에 편측 무도성무정위운동, 편측진전, 편측실조증이 병변부위에 따라 생길 수 있다. 배변이나 방광 조절 능력은 대개 회복되며 괄약근 장애가 지속되는 경우는 많지 않다. 종종 초기에 마비가 된 쪽을 만지면 통증이 유발된다.

물리치료는 어깨, 팔꿈치, 손목, 무릎, 발목 등의 근육의 萎拘縮과 관절 주위염을 예방하기 위해 되도록 빨리 시행되어야 한다. 이는 흔히 있는 합병증으로 특별히 어깨의 통증과 장애의 원인이 된다. 때로 어깨의 통증과 손의 뼈 위축 및 통증이 함께 있을 때 이를 shoulder-hand syndrome이라 한다. 어지러움과 불안정한 느낌이 뇌간 경색으로 인한 전정계 손상 후 지속되기도 한다.

반복되는 경련성(간질성)발작은 혈전증에 의한 경우보다 색전증에 의한 뇌졸중에 더 흔하며 색전성 피질 경색의 경우 20% 이상에서 반복적인 국소적 혹은 전신적 발작을 한다. 경험상 이러한 경우 뇌파는 정상으로 돌아오지 않고 수개월간 예파를 나타낸다.

많은 환자들이 피곤함과 우울감을 호소하는데 왼쪽 전두엽경색시에 더 심하다. 이런 증상에 대한 설명은 불확실하고 반응성 우울증이라고 하는 사람도 있다. 드물게 몇몇 환자에서 뇌졸중 후 심한 행동장애가 나타나고 정신이상이 생기지만 편집경향, 착란, 울화, 완고, 투정 등은 비교적 흔하게 나타난다.

결국 예후적인 면에서 일단 혈전성 뇌졸중이 있던 사람은 더군다나 고혈압, 당뇨가 있으면 그 자리 혹은 다른 곳에 뇌졸중이 재발할 위험이 높다. 다발성 경색이 수개월 내지 수년에 걸쳐 생기면 국소적 뇌결손 이외에도 특수한 형태의 치매가 나타날 수도 있다. 이러한 환자군들을 다발성 뇌경색 치매라고 한다.

1970~1974년 동안 미네소타의 로체스터에서 허혈성 뇌졸중 환자의 94%가 5일 이상, 84%가 1달 이상 살아남았다. 생존율은 3년에 54%, 7년에 40%였고 각각의 그룹에서 생존율은 1965~1969년에 비해 많이 향상되었다. 장기간 생존자에서는 심장 질환이 재발성 뇌졸중에 비해 더 큰 사망원인이 되고 있으며 이상과 같은 결과는 Bamford와 동료에 의해서도 최근에 보고 되었다.

일반적으로 뇌경색의 사망률은 혈전성, 색전성에 상관없이 한달 후 19%, 1년 후 23%였다. 생존자중 65%는 독립생활이 가능하였다.

2) 색전성 뇌경색(Embolic infarction)

색전성 경색의 즉각적인 예후는 죽상혈전성 경색의 예후와 동일하다. 뇌저동맥폐색에 의한 큰 뇌간 경색은 항상 치명적이다. 그 외 대부분 환자들은 발병 시 생존하며 비교적 빨리 호전된다. 5% 이하의 소수에서 뇌부종이 진행되는데, 원위부 경동맥이나 중대뇌동맥의 간상부와 주요분지를 침범하는 경우와 큰 소뇌경색의 경우에 발생한다. 이런 큰 뇌부종의 치료는 혈전성 뇌경색으로 인한 부종의 치료와 같다.

최종 예후는 원인질환(심부전, 심근경색, 세균성 심내막염, 종양 등)의 중증도와 또 다른 색전의 발생 여부에 따라 다르다. 약 80%에서 첫 색전은 다음 색전을 동반하고, 심한 손상을 줄 수 있다. 또한 언제 다음 색전이 발생할 지를 예측할 방법이 뚜렷치 않으며 10~20%는 환자의 두 번째 색전이 10일 내 발생하는데 첫 3일 이내에는 자주 발생치 않으므로 응급으로 항응고제를 사용하지 않아도 된다.

3) 두개내 출혈

중간 크기 이상의 응괴에서의 즉각적 예후는 매우 위중하다. 30~35%의 환자가 발병 1~30일 내 사망한다. 뇌실로 출혈이 퍼지거나 뇌압이 매우 상승하면 뇌관류를 차단한다. 종종 출혈자체가 시상하부나 중뇌와 같은 생명중추로 서서히 확산하기도 한다.

Broderick 등은 출혈 크기에 따라 예후를 예측하는 방안을 고안하였는데 주로 피각과 시상출혈에서 적용할 수 있다. 그들은 크기에 따라 혈종을 분류하였는데 예후와 밀접한 연관이 있었다. CT상 30ml 이하의 크기면 예후가 좋았다. 30ml 이상시 71명 중 1명만이 1개월 후 독립적일 정도의 기능으로 회복되었다. 60ml 이상이고 처음 Glasgow Coma Scale이 8점 이하일 때 사망률이 90%였다. 앞서 언급했듯이 부위도 크기만큼은 아니지만, 또한 예후와 관련된다. 기저핵에 60ml가 있으면 거의 대부분 치명적이나 전두엽이나 후두엽에 동량의 출혈시는 비교적 양성이다.

작은 출혈로 생존한 환자 중에서는 출혈이 뇌조직을 손상시키기 보다는 조직을 밀기만 하므로 경색에 비해 놀랄 정도의 기능회복을 보인다. 그러나 혈종이 서서히 제거되므로 기능이 서서히 회복된다. 또한 동일한 부위에서 재출혈은 흔하지 않으므로 수년간 생존한다. 중간 크기의 뇌출혈과 소뇌출혈 시 환자가 생존하면 일부에서는 뇌압상승 때문에 수일 후 유두부종이 보인다. 이는 출혈이 증가하거나 팽창하는 것이 아니라 유두부종 자체가 천천히 진행되기 때문이다. 뇌피질에 연접한 회복된 상흔은 간질발작성 병변으로 되기 쉽다.

4) 지주막하 출혈

지주막하 출혈의 매우 특징적인 현상은 같은 부위에서 다시 출혈이 발생되는 경향이 있다는 것이다. 이러한 위험성이 모든 예후를 결정하며 불행히도 어떤 경우에 출혈이 재발되는지 정확히 예측하는 방법은 없다. 재출혈의 원인은 밝혀지지 않았으나 아마도 자연적인 혈액응고 형성 및 용해기전과 관계있는 것으로 보인다.

전형적인 자발성 지주막하 출혈의 임상양상을 지니는 환자 중 혈관조영술에서 동맥류나 동정맥 기형이 발견되지 않는 경우에는 병변이 발견되는 경우보다 예후가 좋다. Hawkins등에 따르면 혈관조영술에서 병변이 발견되지 않는 323명의 환자를 10년 간 추적 조사한 결과 단지 12명에서만 재출혈이 있었다. 22년 후에는 69%가 생존해 있었다(기대생존율: 89%). 30명의 환자는 사망의 원인이 뇌혈관질환에 의한 것이었다. 혈관 경축에 의해서 초기에 동맥류가 보이지 않을 수 있다고 추측되기 때문에(증명된 것은 아니지만) 수주 정도 지나서 혈관 조영술을 다시 시행하는 것이 대부분 병원에서 일반화 되어있다. X-ray를 여러 방향에서 촬영하여야 주위의 다른 혈관에 가려진 동맥류를 정확히 찾아낼 수 있다. 저자들에 의하면 첫 번째 혈관 조영술에서 모든 뇌혈관을 검사하였고 여러 방향에서 검사하였으면 재검사에서 발견되는 예는 매우 드물다.

그 외에 예후가 좋은 경우는 van Gun 등에 의해 중뇌주위 출혈이라고 명명된 경우이다. 이 경우에는 중뇌와 뇌교상부를 둘러싸고 있는 조에 대칭적으로 출혈이 있어 두통이 가볍고 혈관경축증상은 발생되지 않는다. 이 경우에는 예상되는 부위(뇌저동맥첨단부)에서 동맥류가 발견되지 않는다. 환자는 비교적 잘 지내며 혈관조영술의 재시행은 필요하지 않다. 이 경우는 출혈의 원인이 정맥에 의한 것으로 추정되고 있다.

Mckissock 등은 혈관조영술 시행시의 환자의 의식수준이 가장 중요한 예후 인자라고 밝혔다. 1950년대의 동맥류 치료를 대표하는 그들의 자료에 따르면 병원에 도착하여 혈관조영술을 시행한 100명 중에서 17명은 혼수상태였으며 83명은 어느 정도 회복된 상태였다. 6개월이 지날 때까지 100명중 8명이 초기 출혈로 사망하였으며 50명이 재발하여서(40명 사망), 모두 48명이 사망하고 52명이 생존하였다. 생존자 중 36명은 정상생활로 복귀하였고 12명은 부분적으로 손상이 남아 있었고 4명은 완전불구상태로 되었다. 재출혈을 보면 발병 첫날 검사된 50명의 환자 중 5명이 첫 1주에 재출혈하였으며(모두 사망), 8명이 2주 째에(5명 사망), 6명이 3~4주 째에(4명 사망) 그리고 2명이 그 다음 4주간에 재발하여서(2명 사망), 모두 21명에서 재출혈이 8주 내에 있었다(16명 사망).

이러한 상황은 현재까지도 크게 변하지 않았다. 국제적 합동연구에서 시행한 전향적 임상조사에서는 3521명의 환자(83%가 수술시행)중에서 6개월의 조사 기간 중 26%가 사망하였고 58%가 좋은 예후를 보였다. 초기 출혈 외에도 혈관 경축과 재출혈이 사망율과 유병율의 주요한 원인이었다. Aoyagi와 Hayakawa에 따르면 재출혈은 2주 이내에 20%의 환자에서 발생하였으며 첫 출혈 후 24시간 이내에 가장 빈도가 높았다.

이 질환의 자연경과에 대한 가장 광범위한 연구는 Cooperative Study of International Aneury and Subarachnoidal Hemorrhage이다(Sahs 등). 이 연구는 1958년에서 1965년 사

이에 발병되고 고식적인 내과적 치료만 시행한 568명을 대상으로 하였다. 1981~1982년까지 조사한 결과 378명(2/3 가량)이 사망하였는데 그 중 40%가량이 첫 출혈 후 첫 6개월 내에 사망하였다. 생존자의 그 후 20년간 사망율은 정상인구에 비해 훨씬 높았다. 재출혈은 첫 10년 간은 연간 2.2%꼴로 발생하였으며 그후 10년 간은 연간 0.86%꼴로 발생하였다. 재출혈은 78%의 경우에서 치명적이었다. 이 통계는 현대적인 중환자 감시 시설 및 미세혈관수술 시행 전의 결과를 반영한 것이다.

3 중풍의 양생법

1) 예방 및 재발방지를 위한 주의사항

모든 질병에서 최선의 치료는 예방이다. 특히 중풍은 완전치료가 어렵고 치료가 되더라도 불구가 될 수 있기 때문에 가장 중요한 점은 예방과 재발의 방지이다. 일반적으로 중풍환자의 70~80%는 거의 회복되거나 또는 신경학적 장애가 남아 있어도 혼자서 일상활동을 할 수 있으므로 이들 환자에서 중풍이 재발되는 것을 방지해 주는 것이 의사의 중요한 역할중의 하나이다. 許浚은 東醫寶鑑에서 "중풍은 낫더라도 반드시 재발한다. 재발이 되면 반드시 重해지므로 평소에 小續命湯, 愈風湯, 定風餅子 등의 약을 먹으면 중풍을 예방할 수 있다. 그리고 가장 멀리 해야 할 것이 성생활이니 道釋과 같이 修養해야 한다"고 하였다(風病雖愈必再發, 再發則必重, 常須服藥 以防之; 小續命湯 風人宜常服 以防; 愈風湯 如覺風動便服 此不致倒; 宜服 定風餅子 豫防風疾; 最忌房室 如道釋修養可也). 아무튼 중풍은 반드시 재발한다는 사실을 환자 및 가족에게 알려주고, 아울러 중풍은 예방할 수 있다는 사실도 알려주어야 한다. 이미 중풍을 한두 번 경험했던 경우는 일상생활하는 데 큰 불편함이 없더라도 일년에 한두 번은 정기적인 진찰을 꼭 받도록 하여야 한다. 그리고 일상생활시 주의해야 할 점에 대한 점검을 해주어 늘 경각심을 갖도록 하고, 환자 자신이 자발적으로 꾸준히 실천해 나갈 수 있도록 해야 한다. 중풍을 비롯한 각종 성인병들은 어느 날 갑자기 하루아침에 찾아오지 않는다는 것을 알아야 한다. 중풍은 중풍의 원인이 되는 인자들이 어려서부터 장노년 시까지 오랫동안 축적된 결과로서의 합병증이기 때문에 일종의 생활습관적인 병인 것이다. 따라서 이를 예방하는 데는 평소에 중풍의 소인(素因)을 가지고 있는 가계(家系)의 사람은 어려서부터 생활습관(식습관, 운동, 체중관리, 끽연습관 등)을 건전히 교육시켜 素因 및 誘因을 제거 내지는 줄여주는 것이 제일 바람직한 방법이다.

그러나 이미 그 시기가 지나 현재 素因 및 誘因을 가지고 있다면 그들은 일상생활 시에 다음 사항을 주의해서 실천해야 한다.

첫째, 중풍의 素因을 평소에 치료, 관리해야 한다. 즉 선천적으로 火多한 체질, 濕多한 체질, 원기가 허약한 체질 등 중풍에 체질적 약점을 가지고 있는 경우에는 그러한 체질로 발전되지 않도록 평소의 섭생에 주의하여야 하고, 가족력 상 중풍, 고혈압, 동맥경화, 심장질환 및 당뇨병 등이 있는 경우에는 미리 검진을 받아 그 유무를 확인하고 평소에 치료 및 관리를 하는 것이 가장 중요하다.

둘째, 평소에 중풍의 素因을 일깨워 주는 誘因, 즉 생활습관을 개선해야 한다.

(1) 잘못된 식습관의 개선

① 우선 식사량을 줄이고 일체 군것질을 삼가여 체중을 조절할 것

② 동물성 지방질의 섭취를 줄이고, 식물성기름(참기름, 들기름, 해바라기기름, 콩기름, 잇꽃기름, 옥수수기름 등) 섭취를 늘릴 것

③ 섬유소가 많은 야채식을 많이 할 것

④ 염분, 당분 섭취를 최소한으로 줄이고 기호식품인 커피, 콜라, 사이다 및 드링크류를 삼갈 것

⑤ 체질에 따른 음식을 먹을 것(陽人은 淡寒한 음식, 陰人은 辛熱한 음식)

(2) 적당량 운동의 생활화 - 최대 심박동(맥박)의 50~75% 유지

① 최대심박동(회/min) = 220 - 나이

② 나이별 심박동률(표 10-1)

(3) 충분한 휴식과 수면

① 가능한 한 정신적, 육체적 과로를 피할 것

② 스트레스는 그때그때 해소할 것

(4) 과도한 성생활을 삼가 할 것

(5) 금연, 금주

표 10-1 나이별 심박동률

나이(세)	목표심박동률(50-75%) (회/분)	최대심박동률(100%) (회/분)
30	95-142	190
35	93-138	185
40	90-135	180
45	88-131	175
50	85-127	170
55	83-123	165
60	80-120	160
65	78-116	155
70	75-113	150

(6) 기타

① 갑작스런 기온차를 주지 말 것

② 여성의 경우는 피임약 및 폐경기이후 에스트로겐 호르몬제 사용에 주의할 것

셋째, 항상 평정한 마음상태를 갖도록 해야 한다. 즉 화냄, 슬퍼함, 흥분, 근심, 걱정에서 초탈할 수 있도록 마음가짐을 수양하여야 한다.

넷째, 일과성 뇌허혈 발작(TIA)이 나타났거나, 건강진단에서 무증상 경색증이 발견된 경우는 중풍환자에 준해서 예방적 치료를 받아야 한다.

2) 식이요법

우리의 몸은 매일 같이 음식을 섭취해야만 생명이 유지될 수 있다. 음식에는 영양소(nutrients)가 있어서 생명을 유지시켜 주고 건강을 증진시켜 주는 것이다. 우리 몸에 필요한 영양소는 탄수화물(당질), 단백질, 지방, 무기질 및 비타민의 5대 영양소이다. 그런데 이 5대 영양소를 한꺼번에 몽땅 갖춘 식품은 없기 때문에 이들 영양소를 모두 얻기 위해서는 여러 가지 음식을 골고루 먹어야 한다. 중풍의 예방과 치료를 위한 식이요법도 서의학에서는 중풍환자의 특성에 따라 이 5대 영양소의 균형과 열량을 조절해주고 중풍의 원인을 조장시키는 음식을 줄여주는 것이다.

미국 암학회(ACS)·영양학회(ADA)·미국국립보건원(NIH)에서는 심장병 뇌졸중 암 당뇨병 등 성인병환자를 위한 통합식사지침(Unified Dietary Guideline)에서 첫째; 여러 종류의 음식을 다양하게 섭취하라 둘째; 지방섭취를 될 수 있는 한 제한하라 셋째; 과일 야채 도정하지 않은 곡물섭취를 늘려라 넷째; 표준체중을 유지할 정도만 먹으라고 제시하고 있다.

이에 비해 한의학에서의 식이요법은 음식의 영양소보다는 음식의 性味에 따라 같은 음식이라도 체질에 따라 그 반응이 다르게 나타난다고 보는데 기초하였다. 즉 찬 성질의 음식은 열성 체질의 사람이, 더운 성질의 음식은 냉성 체질의 사람이 먹어야 조화가 되어 기혈 순환이 원활해져 건강해질 수 있는 것이다. 이렇게 영양소와 열량소설을 중시한 식이요법과 체질과 음식 性味의 조화를 중시한 식이요법이 조화를 이룰 때 이상적인 식이요법이 되리라 생각한다

영양학적 식이요법

먼저 중풍환자에 대한 영양학적 식이요법은 다음과 같다.

(1) 정상체중 유지를 위한 열량을 섭취해야 한다(30~35Kcal/kg of IBW).

① 표준체중의 계산과 비만도 판정

먼저 브로커법이나 체질질량지수법으로 표준체중을 산정하고 비만도를 판정한다.

- 브로커법 : (키(cm)－100)×0.9

• 체질량지수법 : 남자 ; 표준체중(kg)=키$(m)^2$×22
여자 ; 표준체중(kg)=키$(m)^2$×21

• 비만도(%)= $\frac{\text{실제체중} - \text{표준체중}}{\text{표준체중}}$ ×100

비만도가 −10% 이하	체중미달
±10%이면	정상체중
+10%~20%	과체중
+20% 이상	비만

② 바람직한 체중조절은 목표한 표준체중에 이르기 위해 1주일에 약 500g 정도 체중을 줄이는 것이다. 이를 위해 하루 필요열량보다 500Kcal 정도 적게 섭취하되 반드시 영양의 균형을 이루도록 균형식을 해야 한다. 단기간 동안의 급격한 체중감소는 체지방의 감소가 아니라 체내 수분이 빠져 나와 체중이 준 것으로 오래 지속되지 않는다. 그러므로 체중조절은 서서히 인내심을 가지고 지속적으로 해야 한다.

③ **식사 계획**

자신에게 맞는 1일 총 필요 열량을 결정한다.

1일 총 필요열량 = 표준체중×체중 1kg당 필요열량

※체중 1kg당 필요한 열량 권장량(Kcal)*

가벼운 활동시(사무직, 가사, 노인)	30Kcal
보통 활동시(교사, 학생, 임신부)	35Kcal
심한 활동시(노무자, 운전사, 수유부)	40Kcal

예를 들어보자.

◆ 키 170cm, 체중 75kg의 남자로 교사직업이라면, 브로커법으로는 (170−100)×0.9= 63kg가 표준체중이다. 또는 체질량지수법으로 계산해도 $(1.7)^2$×22=63.58kg으로 표준체중이 비슷하다.

이 사람의 하루 총 필요 열량은 63×35=2205Kcal, 즉 2205Kcal이다. 만일 1주일에 500g씩 체중을 줄이기 위한 하루 필요열량은 2205−500=1705Kcal, 즉 1705Kcal이다.

* 하루 총 필요열량 1705Kcal를 맞추려면 참고란의 "외식과 간식시의 각 음식 열량표"를 참조하면 된다.

(2) 탄수화물의 섭취는 총 섭취열량의 60% 내외로 하고 단순당질(단음식)의 섭취를 피하도록 한다.

우리나라 사람의 식습관은 탄수화물의 섭취가 높아 혈중 중성지방이 높다. 특히 단순당질(설탕, 사탕, 꿀, 설탕이 첨가된 과자나 케잌, 청량음료수 등)의 섭취를 줄이는 것이 高중성 지방혈증의 예방 및 치료에 도움이 된다.

(3) 콜레스테롤이 다량 함유된 식품은 먹지 않는다.

콜레스테롤 함유량이 많은 식품은 육류(갈비, 삼겹살, 쇠간, 내장탕, 곱창전골, 베이컨), 어패류(오징어, 왕새우, 뱀장어, 꽁치, 미꾸라지, 낙지, 문어), 알류(달걀노른자, 메추리알, 창란어란), 유지류(버터, 마요네즈, 생크림)와 기타 카스테라 등 버터나 달걀노른자가 다량 함유된 식품들이다.

(4) 음식을 조리할 때는 불포화 지방산이 많이 함유된 식물성 기름을 사용하며, 포화 지방산의 섭취를 제한한다.

표 10-2 지방산의 분류

불포화 지방산		포화 지방산
다가 불포화지방산	단일 불포화지방산	
콩기름, 참기름, 들기름, 면실유, 옥수수기름, 잣, 호두, 해바라기씨 등과 꽁치, 정어리, 청어등 등푸른 생선	땅콩, 아몬드, 유채기름, 올리브유, 카놀라유, 아보가드	갈비,삼겹살 등 고기기름, 버터, 쇼트닝 등 고체기름, 소세지, 햄, 베이컨, 커피용 분말크림, 야자유, 코코넛유, 치이즈, 아이스크림, 라면…

(5) 최근 새롭게 알려진 트렌스 지방(Trans-fat)을 특히 주의하여야 한다.

미국식품의약국(FDA)은 2006년 1월부터 모든 '포장가공식품'에 트랜스 지방산의 함유량(3% 이하)을 명기하도록 의무화시켜 철저하게 규제를 시행하고 있다.

트랜스 지방산(trans fatty acids)은 불포화지방산에 비하여 LDL-cholesterol을 높이고, HDL-cholesterol은 더욱 낮아지게 하여 동맥경화를 유발, 촉진시켜 관상동맥 심장질환의 위험을 높이고, 당뇨병과 암의 발생과도 관련이 있다는 연구 결과도 보고 되고 있다. 우리가 일상생활에서 스낵용으로 간편하고 먹기 좋게, 더 맛있게 하기 위하여 식물기름에 여러 식품을 튀긴 '튀김요리음식'과 먹기 편리하게 가공된 쿠키, 비스켓, 도너츠, 마가린, 쇼트닝 등 '가공식품'들을 트랜스 지방(Trans-fat) 음식이라 부른다. 문제가 되는 트랜스 지방은 식물성기름을 가공하는 과정(수소첨가)에서 주로 생성된다. 즉 액체상태의 식물성기름을 마가린, 쇼트닝 등 고체 또는 반고체 상태로 만드는 과정이나, 또는 식물성기름을 튀길 때에 트랜스지방이 상당량 생성된다. 특히 한번 튀긴 기름을 다시 튀기거나 같은 기름을 여러번 가열하면 트랜스 지방이 더 많이 생성된다. 트랜스 지방은 유지(마가린, 쇼트닝 등), 양념(마요네즈, 소스 등), 빵(햄버거, 도넛, 피자, 케잌 등), 과자(파이, 쿠키, 팝콘 등), 인스턴트 식품(라면, 스프 등)과 튀김, 유제품, 어육제품 등에 고루 들어있는 데, 특히 마가린 쇼트닝이 대표적이고 라면, 프렌치프라이, 파이, 냉동피자, 냉동와플, 도넛, 쿠키, 파운드 케잌, 칩스, 크래커, 토핑, 샐러드 드레싱 등이 트랜스 지방이 많은 식품들이다. 권장되는 적절한 1일 섭취량은 트랜스지방과 포화지방을 합쳐 하루에 20gm미만을, 심장병 위험도가 있는 경우는 15gm 미만을 제시하고 있다. 시중에 나도는 5개의 트랜스 지방 음식인 마가린, 파운드 케잌, 도넛츠, 프렌치프라이, 쵸코렛 칩 쿠키 등의 1회분 트랜스지방 함유량은 1.6~4.3gm이다. 현재 미국과 유럽에는 트랜스 지방이 없는(Trans fat free) 마가린이 개발되어 시판되고 있다.

(6) 가능한 한 신선한 채소류와 김, 미역 등의 해초류 등 섬유소가 많은 식품을 섭취한다.

섬유소는 불용성과 수용성으로 나뉘는 데 곡류 등의 섬유소는 배변량을 증가시키지만 혈중 콜레스테롤의 저하효과는 없는 반면 콩, 과일, 채소 등에 들어 있는 수용성 섬유소는 glucose 흡수를 지연시킬 뿐만 아니라 담즙산의 배설을 촉진시켜 혈중 콜레스테롤 저하 효과가 있다.

표 10-3 고섬유식품

곡분류 : 감자, 고구마, 현미, 옥수수, 검정콩
채소류 : 고비, 깻잎, 고사리, 냉이, 달래, 더덕, 도라지, 두릅, 무오가리, 물미역, 풋고추, 생취나물
유지류 : 들깨
과일류 : 건대추, 단감, 딸기, 복숭아, 사과, 앵두, 참외, 토마토

(7) 조리는 가급적 싱겁게 하고 장아찌, 젓갈류 등 가염 처리된 가공품은 먹지 않는다.

표 10-4 소금 1g에 해당하는 식품의 양

식 품 명	분량(g)	식 품 명	분량(g)
간 장	5	버 터	40
된 장	7	마 아 가 린	40
고 추 장	10	치 이 즈	30
김 치	35	단 무 지	15
마 요 네 즈	50	식 빵	80
케 찹	30		

(8) 규칙적인 식습관을 갖고 술과 담배는 삼간다.

표 10-5 술의 종류별 열량

종류	목측량	용량(cc)	열량(Kcal)
맥 주	1컵	200	100
소 주	1잔	50	90
청 주	1잔	50	60
위스키	1잔	40	100
포도주	1잔	100	80
막걸리	1사발	300	40

(9) 당뇨병환자의 식사요법

당뇨병은 온 몸의 혈관을 망가뜨리는 '혈관병'이다. 작은 혈관부터 시작하여 나중에는 큰 혈관을 손상시켜 관상동맥질환이나 중풍을 유발한다. 당뇨병 치료는 혈당관리가 가장 중요하지만 혈압(130/80mmHg 이하)과 콜레스테롤(LDL-cholesterol 100mg/dL 이하)을 동시에 관리해야 합병증을 막을 수 있다.

당뇨병환자는 식사・운동・약물요법 등으로 관리해야 한다.

식사요법은 혈당 및 혈중지방의 정상화, 적절한 체중유지, 합병증 발생의 지연 및 예방, 좋은 영양상태를 유지하는 것이 목적이다. 따라서 식사요법의 핵심은 식사시간 엄수와 정해진 열량을 섭취하는 것이다. 당뇨병환자의 식사는 어떤 음식은 좋고, 어떤 음식은 안 되는 것이 아니다. 탄수화물과 단백질, 지방이 균형을 이룬 식단과 자신의 체중에 맞는 하루 열량을 섭취하는 것이 중요하다. 식사시간 엄수는 섭취한 음식과 당뇨약 투여 후 체내에서 인슐린이 생산되는 때와 맞추어야 하기 때문에 중요하다. 식사는 다양한 음식물을 골고루 섭취해야 생명을 유지하기 위한 필수 3대 영양소 및 비타민과 미네랄을 얻을 수 있고, 하루에 섭취해야 할 적절한 총열량(Kcal)은 자신의 체중, 비만도, 나이, 활동량과 먹고 있는 당뇨약제 등을 고려하여 계산하여야 한다. 먼저 자신의 표준체중을 알아야 한다.

그러면 자신의 비만여부를 알 수 있고, 표준체중에 따른 식사를 하게 되면 체중감량도 할 수 있게 된다(표준체중 및 열량계산은 "영양학적 식이요법"을 참조할 것). 식단 작성은 자신에게 맞는 식품을 선택하는 데, 영양소가 골고루 들어있는 식품을 선택하여 하루 3번에 나누어 먹을 수 있도록 잘 분배하여야 한다. 영양소를 고려한 하루 필요한 총열량을 정하려면 '식품 교환표'를 참조하여 식품의 종류와 그 양을 알아야 한다.

식품 교환표는 영양소의 구성이 비슷한 식품 끼리 묶어 놓은 표인 데, 모두 6가지 군(곡류군, 어육류군, 채소군, 지방군, 우유군, 과일군)으로 구성되어 있고, 이 6가지 군이 골고루 들어가 있는 식사를 '균형잡힌 식사'라 한다. 중요한 것은 같은 군내에서는 식품을 서로 바꾸어 먹을 수 있는 것이며, 이를 '식품교환'이라 한다. 식품교환을 위해서는 같은 열량을 내는 식품의 무게를 정해놓은 교환단위를 알아야 한다. 예를 들어 밥과 국수는 같은 곡류군에 속해 있기 때문에 서로 교환이 가능하다. 그러나 밥 70g(1/3공기)은 100kcal이고, 국수는 90g이 100kcal이기 때문에, 밥 70g(1/3공기)대신 국수 90g을 바꾸어 먹을 수 있다는 것이고, 이때 밥 70g(1/3공기)과 국수 90g을 곡류 1교환단위라고 한다. 이렇게 따져 밥 1공기(210g)대신 국수 270g을 먹으면 된다는 것이다.

다음은 당뇨병환자의 식생활 요령이다.

첫째, 식품은 조리하지 않은 상태에서 눈대중이 생길 때까지 저울이나 계량스푼으로 달아서 사용한다.
둘째, 식품은 만복감이 있는 해초류 곤약 등을 선택하고, 채소군을 섞어서 조리한다.
셋째, 자극성 있는 것을 피하고 조리는 싱겁게 하며 국과 반찬을 먼저 먹는다.
넷째, 되도록이면 섬유질이 많은 식품인 시레기, 취나물, 더덕 등을 먹는다.
다섯째, 외식시에는 기름, 설탕을 많이 사용한 음식은 피하고, 식품종류가 골고루 포함된 비빔밥 등을 먹는다.

다음은 당뇨병환자의 올바른 식사방법이다.

첫째, 매일 일정한 시간에 알맞은 양의 음식을 규칙적으로 먹는다.
둘째, 설탕 꿀 등 단순당질 섭취를 피한다.
셋째, 섬유소를 적절히 먹는다. 섬유소는 곡물 채소 견과류 등에 있는 탄수화물의 한 종류로, 열량은 없고 음식의 부피를 증가시켜 식후 만복감을 느끼게 하며 변비를 완화시키고 콜레스테롤의 흡수를 방해하여 수치를 낮춘다.
넷째, 지방을 적정량 섭취하되, 계란 노른자, 오징어, 뱀장어 등 콜레스테롤이 많은 식품은 제한한다.
다섯째, 염분섭취를 제한한다(혈압을 높이기 때문에).
여섯째, 술은 피한다(영양소는 없고 열량만 높으므로). 음주를 해야 될 경우에는 당질이 많이 들어있는 포도주는 피하고, 위스키, 보드카, 소주와 같이 알콜도수가 높은 술을 미네랄 워터 등에 희석하여 먹되, 공복은 피하고 미리 평소 식사량의 1/2~1/3 정도를 먹어둔다.

[참고] 외식과 간식시의 열량표

한식(韓食)

※ 곡류군의 ( ) : 단순당질 함량 표시

음식명	제공형태 제공량	주내용물	교환단위수							열량 (Kcal)
			곡류군	어육류군			채소군	지방군	과일군	
				저지방	중지방	고지방				
갈비탕	갈비1대+ 소고기	소갈비, 양지고기, 당면	0.5		1	1.5				280
		밥1공기	3							300
갈비구이 (1인분)	양념포함 250g	소갈비, 양파, 간장, 설탕, 참기름	(5g)			5	0.5	0.5		550
김치찌개	400g	김치, 돼지고기, 두부			1.5		2			150
	밥210g	밥1공기	3							300
물냉면	냉면사리 300g 육수400cc	양지고기, 무, 오이 달걀1/2개	3.5		1		1			450
비빔냉면	냉면사리 300g정도	젖은 냉면, 양지고기, 물엿, 무, 오이, 달걀, 설탕	3.5 (9g)		1		1	0.5		500
된장찌개	뚝배기(소)	감자, 호박, 두부, 바지락			1		0.5			90
	밥210g	밥1공기	3							300
불고기 (1인분)	양념포함 250g	소고기, 배, 양파, 설탕	(5g)		3		0.5	0.5	0.5	300
비빔밥	200g정도	소고기, 고사리, 당근, 무, 시금치, 콩나물, 고추장, 설탕	0.5 (2g)		1.5		2.5	1.5		280
	밥210g	밥1공기	3							300
삼계탕	영계1마리	영계, 마늘, 대추, 찹쌀, 국수	1.5			6.5				800
순두부 백반	뚝배기(소)	순부두, 돼지고기, 바지락, 달걀			3		0.5	1		280
	밥210g	밥1공기	3							300
육개장	고기50g 달걀20g	소고기, 고사리, 대파, 달걀			1.5		1.5	1		190
	밥210g	밥1공기	3							300
전복죽		쌀, 전복, 참기름	2					1.5		290

일식(日食)

※ 곡류군의 ( ) : 단순당질 함량 표시

음식명	제공형태 제공량	주내용물	교환단위수							열량 (Kcal)
			곡류군	어육류군 저지방	어육류군 중지방	어육류군 고지방	채소군	지방군	과일군	
대구 매운탕	뚝배기(대)	대구, 콩나물, 양파, 쑥갓		3						210
	밥210g	밥1공기	3							300
메밀국수	삶은면 350g정도 국물250cc	메밀국수, 양념장	4.5							450
생선초밥	1인분 250g정도	전복, 장어, 문어, 새우, 참치, 새조갯살, 밥, 설탕	2.0 (6g)	1.5	0.5					340
유부초밥	10개 300g정도	유부, 밥, 설탕	3.0 (13g)			1.5				500
김초밥	10개 300g정도	김, 맛살,오이, 우엉, 밥, 설탕	3 (6g)	0.5			0.5			360
회덮밥	200g정도 밥210g	참치, 상추, 양배추, 오이	(9g)	2.5			1	0.5		220
		밥1공기	3							300

중식(中食)

※ 곡류군의 ( ) : 단순당질 함량 표시

음식명	제공형태 제공량	주내용물	교환단위수							열량 (Kcal)
			곡류군	어육류군 저지방	어육류군 중지방	어육류군 고지방	채소군	지방군	과일군	
자장면	한그릇	국수, 양배추, 쇼트닝, 돼지고기, 양파, 오이, 호박, 설탕	4 (1g)		0.5		2	4		660
짬뽕	한그릇	국수, 양배추, 바지락, 물오징어, 호박, 양파, 당근	3.5	1			2.5	2		540
볶음밥	볶음밥량 (350g) 자장소스 (100g)	밥, 돼지고기, 양파, 당근, 대파, 달걀, 자장소스	3.5		1.5		1.5	5		720
탕수육	한접시 (직경29cm)	돼지고기, 달걀, 녹말, 설탕, 양파, 오이, 당근, 버섯	3.5 (32g)		8.5		1.5	14		1780

양식(洋食)

음식명	제공형태 제공량	주내용물	교환단위수							열량 (Kcal)
			곡류군	어육류군			채소군	지방군	과일군	
				저지방	중지방	고지방				
돈가스 (포크 커틀렛)	직경 29cm 접시, 샐러드 용접시, 밥접시, 스프그릇	돼지고기, 달걀, 빵가루, 곁들이는 채소(튀긴 감자, 브로콜리, 당근), 채소 샐러드(양배추, 오이), 밥 또는 빵, 소스포함, 크림스프	4.5		2.5		1.5	7		980
안심 스테이크	직경 29cm 접시, 샐러드용 접시, 밥접시, 스프그릇	소고기, 곁들이는 채소, 채소 샐러드, 밥 또는 빵, 소스포함, 크림스프	3.5		4		1.5	4		860
생선가스 (생선 커틀렛)	130g 정도 (생선튀긴 것)	동태살, 빵가루, 달걀, 밀가루, 곁들이는 채소, 밥, 크림스프	4		0.5		1.5	7		880
햄버그 스테이크	180g 정도 (patty)	소고기, 돼지고기, 빵가루, 달걀, 양파, 곁들이는 채소, 밥, 소스, 크림스프	4		4		2	3.5		900
김치 볶음밥	400g 정도	김치, 소고기, 양파, 당근, 피망, 밥	3.5		0.5		2	4		610
오므라이스	20×30cm 타원형접시 400g 정도	소고기, 당근, 피망, 케찹, 양파, 밥, 달걀, 밥	3.5		1.5		2	4		680
카레라이스	20×30cm 타원형접시	돼지고기, 양파, 감자, 당근, 샐러리, 카레, 밥	4.5		1		1.5	1		600
피자	regular 9 inch 480g 정도	밀가루, 토핑(피망, 페파로니, 소고기, 돼지고기, 햄, 양송이), 모짜렐라 치즈, 피자소스	5.5		2	3.5	1	1		1120
햄버그	40g 정도 (patty)	햄버거빵, 소고기, 돼지고기, 빵가루, 마요네즈	2		1		0.5	1		330

분식(粉食)

음식명	제공형태 제공량	주내용물	교환단위수							열량 (Kcal)
			곡류군	어육류군			채소군	지방군	과일군	
				저지방	중지방	고지방				
돌냄비 우동	돌솥	국수, 흰떡, 어묵, 튀김, 새우, 대추, 맛살, 밤, 은행, 달걀	4	1.5	1					550
수제비	한그릇	밀가루, 감자, 바지락, 애호박	3.5	0.5			0.5	0.5		410
칼국수	800g정도 (물 500cc 포함)	밀가루, 사골, 소고기, 애호박	3.5		1		0.5	0.5		460
고기만두	1인분 10개 300g 정도	밀가루, 무말랭이, 돼지고기, 대파, 간장	2		1		2.0	0.5		340
사골 만두국	한그릇 (사골, 고기)	밀가루, 숙주, 돼지고기, 양파, 두부, 소고기, 사골, 달걀, 지단	1.5		2.5		2	1		420

기타

식품명	어림치	중량(g)	열량 (Kcal)	식품명	어림치	중량(g)	열량 (Kcal)
라면	1개	120	500	프렌치토스트	1쪽	30	100
컵라면	1개	65	300	애플파이	1쪽	90	295
김밥	1개	30	40	피자	1쪽	100	250
유부초밥	1개	30	50	핫도그	1개	100	280
찹쌀떡	1개	70	160	햄버거(맥도널드)	1개	100	260
개피떡	1개	30	80	햄버거(버거킹)	1개	130	310
송편	1개	20	60	KFC	1쪽	70	210
소보로빵	1개	60	200	셈베이	1개	7	25
링도우넛	1개	30	125	아이스크림	1개	60	100
카스테라	1개	100	317	밀크셰이크	1컵	240	340
파운드케이크	1개	70	230	초콜릿	1개	30	150
핫케이크	1개	70	200	캐러멜	6개	30	120

한의학적 식이요법

고대로부터 한의학에서 음식은 "醫食同源 또는 藥食同源"이라 하여 필요한 영양을 보충할 뿐만 아니라 음식의 性味를 체질에 맞게 常服하면 질병의 예방뿐만 아니라 치료도 가능하고 더 나아가 노화까지 방지할 수 있다고 보았다. 일반적인 원칙으로 陽人은 氣를 하강시키는 陰性 경향의 음식을, 陰人은 氣를 상승시키는 陽性 경향의 음식을 먹어야 하고, 濕痰性 체질은 濕痰을 조장해 주는 음식을 삼가야 한다. 또한 사상 체질음식의 기준은 사상 각 체질인의 취약점인 保命之主를 도와주는 차원이어야 한다. 즉 태음인은 呼散之氣가, 소음인은 陽暖之氣가, 소양인은 陰淸之

氣가, 태양인은 吸聚之氣가 保命之主인데, 이를 잘 유지하는 방법이 性情의 조절 및 약물과 더불어 바로 음식이다. 각각의 체질에 따른 식사요법의 원칙은 다음과 같다. 태음인은 濕痰性 체질로 濕痰을 조장하는 당분이나 동물성 지방을 삼가고 식물성 지방 및 단백질류의 음식을 먹어야 한다. 소음인은 冷性 체질로 따뜻한 성질의 소화가 잘 되는 음식을 먹고 生冷之物은 삼가야 한다. 소양인은 熱性 체질로 서늘한 성질의 소채류나 해물류 등을 먹어야 한다. 태양인은 辛熱한 매운 음식은 삼가고 담백한 음식을 먹어야 한다. 따라서 체질에 따른 식품분류의 원칙은 각 음식의 性味와 歸經이 중요하다. 이러한 점을 고려한 '체질별 식품분류표'를 참고로 제시한다.

표 10-6 체질에 따른 이로운 식품과 해로운 식품의 식품군별 분류표

구분	식품군	태양인	태음인	소양인	소음인
이로운 식품	곡류군	메밀	율무, 고구마, 밀가루, 수수, 밤	보리, 팥, 좁쌀, 녹두, 메밀	찹쌀, 옥수수
	어육류군	뱅어, 생굴	콩, 두부, 쇠고기, 잉어, 오징어, 소라, 연어	돼지고기, 해삼, 굴, 전복, 복어, 오리, 우렁이, 정어리, 청어	개고기, 닭고기, 토끼고기, 염소고기, 꿩, 가재미, 조기, 미꾸라지, 멸치, 꽁치, 명태, 민어, 고등어, 홍합
	채소군	각종 채소류	호박, 미역, 무, 김, 토란, 도라지, 마, 버섯, 더덕	오이, 배추, 가지, 우엉, 상치, 구기자	쑥갓, 마늘, 당근, 아욱, 파, 양배추, 부추, 갓, 고추, 냉이, 다시마, 생강, 쑥
	지방군	–	잣, 호두, 들기름, 땅콩, 들깨, 은행	참기름, 깨	–
	우유군	–	두유	–	–
	과일군	포도, 다래, 앵두, 모과, 오렌지	감	참외, 토마토, 딸기, 파인애플	대추, 귤, 석류
	기다				
해로운 식품	곡류군	밀가루	–	찹쌀	메밀, 고구마, 밤, 녹두, 보리, 팥, 밀가루
	어육류군	쇠고기, 돼지고기, 조기	닭고기, 돼지고기, 염소고기, 달걀, 개고기	닭고기, 쇠고기, 개고기, 조기	쇠고기, 돼지고기, 새우, 게, 굴, 오징어
	채소군	무우	배추	고구마, 연, 파	오이
	지방군	참기름	–	땅콩	호도
	우유군	–	–	우유	우유
	과일군	–	사과, 곶감	귤	참외, 배, 수박
	기타	지방질이 많은 음식과 자극성 있는 음식, 설탕	커피, 겨자, 후추, 인삼차, 생강차	맵고 자극성 있는 조미료(마늘, 생강, 고추, 후추), 꿀, 인삼차	생맥주, 빙과류

참고문헌

- 김지영, 김경원, 고병희, 송일병: 체질별 식품분류의 타당성과 활용에 관한 소고, 사상의학회지 7(1), 1995
- 대한영양사회: 임상영양관리 지침서, 대한영양사회, 서울, 1994
- 이의주: 식품에 대한 고찰, 사상의학회지 7(1), 서울, 1995
- 채범석 역(Nutrition Foundation 편): 고급영양학(Present knowledge in nutrition), 아카데미, 서울, 1990
- 최영길 외. 당뇨병 가이드. 경희대학교 의과대학부속병원. 1988. pp45-62
- 한국영양학회: 한국인 영양권장량, 중앙문화진수출판사, 서울, 1995

중풍 처방 색인

(본 처방색인은 1. 변증처방 2. 사상처방으로 분류하고 가·나·다 순으로 하였다.)

1 변증처방

✤ 加減導痰湯(東醫寶鑑)

내 용 南星 半夏(皂角 白礬 生薑 달인 물에 담근 후 炒乾한 것) 白茯苓 陳皮 白朮 桔梗 枳殼 各 4g, 黃芩 黃連 瓜蔞仁 人蔘 當歸 木香 各 2g, 甘草 1.2g, 生薑 3片, 竹瀝 少許

적응증 中風으로 痰盛하고 不能言語하며 熱이 있는 경우에 쓴다.

용 법 하루 2첩을 달여서 식후 2시간에 1일 3회 복용한다.

✤ 加減四物湯(經驗方)

내 용 生地黃 20g, 大黃 8~12g, 當歸 川芎 白芍藥 枳實 各 8g, 青皮 6g, 柴胡 4g

적응증 중풍환자의 便閉를 치료한다.

용 법 하루 2첩을 달여서 식후 2시간에 1일 3회 복용한다.

✤ 加減凉膈散(東醫寶鑑)

내 용 連翹 8g, 甘草 6g, 梔子 黃芩 桔梗 薄荷 竹葉 各 2g, 或加 遠志 石菖蒲 蘇木 各 4g

내 용 六經之熱을 退하고 熱이 上焦에 있어 나타나는 積熱 煩燥 胸悶 小便赤澁 口乾舌燥 등을 치료한다. 中風不語하며 熱이 있는 자는 牛黃清心元을 같이 調服한다. 혹은 四物湯 혹은 大黃 郁李仁 麻子仁을 加한다.

용 법 하루 2첩을 달여서 식후 2시간에 1일 3회 복용한다. 散劑로 할 경우에는 1일 3회, 1회 8g씩 복용한다.

✤ 加減潤燥湯(東醫寶鑑)

내 용 白芍藥酒炒 8g, 當歸 5g, 川芎 白茯苓 白朮 南星 半夏 天麻 各 4g, 生地黃酒炒 熟地黃薑汁炒 陳皮 牛膝 木瓜 黃芩酒炒 酸棗仁炒 各 3.2g, 桃仁 羌活 防風 桂心 各 2.4g, 甘草 紅花 各 1.6g, 黃柏 1.2g, 竹瀝薑汁 3~5匙

적응증 血虛 및 死血로 인한 左半身不遂를 치

료한다.

용 법 하루 2첩을 달여서 식후 2시간에 1일 3회 복용한다.

✤ 加減秦艽湯(經驗方)

내 용 秦艽酒洗 當歸 川芎 白芍藥 生地黃酒洗 各 6g, 羌活 防風 白芥子隔紙硏 桃仁去皮 各 4g, 紅花酒炒硏 黃芩酒炒 石膏 各 4g, 竹瀝 3~5匙

적응증 左半身不遂를 치료한다.

용 법 하루 2첩을 달여서 식후 1시간에 1일 3회 복용한다.

✤ 加減滌痰湯(湖南중의대 부속병원방)

내 용 法夏 15g, 橘紅 15g, 竹茹 12g, 枳實 12g, 膽南星 15g, 石菖蒲 10g, 茯苓 12g, 生薑 3片, 大棗 3枚, 甘草 5g 본방에서 去人蔘 加大棗하여 기본방으로 하였다.

적응증 化痰除濕, 醒神開竅, 熄風定驚의 작용이 있어 經絡의 停滯, 臟腑사이의 濕痰을 제거하여 急性期症狀을 개선시킨다.

가감법 伴肝風者는 加 釣鉤藤 石決明하고, 伴瘀血者는 加 桃紅 川芎 丹參하며, 伴熱象甚者는 加 龍膽草 山梔子하고, 腑氣不通者는 加 生大黃 芒硝하며, 伴嘔血者는 加 白芨粉하고, 伴口乾, 口苦, 口臭者는 加 黃連 黃芩한다.

✤ 加味歸脾湯(經驗方)

내 용 香附子 12g, 黃芪 熟地黃 各 8g, 山藥 遠志 白茯神 川芎 天麻 各 2.8g, 石菖蒲 木香 甘草 酸棗仁炒 各 4g

가감법 혈관성 치매에는 加 白茯神 20g, 天麻 黃連 香附子 半夏 陳皮 益智仁 各 4g

적응증 중풍 火動 고혈압 두통 하지무력을 치료한다.

용 법 하루 2첩을 달여서 식후 2시간에 1일 3회 복용한다.

✤ 加味大補湯(萬病回春)

내 용 黃芪 人蔘 白朮 白茯苓 當歸 川芎 白芍藥 熟地黃 各 3g, 烏藥 牛膝 杜沖 木瓜 防風 羌活 獨活 薏苡仁 各 2g, 附子炮 沈香 木香 肉桂 甘草 各 1.2g, 生薑 3片, 大棗 2枚

적응증 中風의 左癱이나 右瘓으로 氣血이 大虛한 것을 치료한다.

용 법 하루 2첩을 달여서 식후 2시간에 1일 3회 복용한다.

✤ 加味補血湯(經驗方)

내 용 熟地黃 20g, 山藥 白茯苓 白芍藥 當歸 各 8g, 天麻 6g, 貢砂仁 陳皮 川芎 甘草 各 4g, 麻黃 1.5g

적응증 項部 牽引痛, 後頭痛을 치료한다.

용 법 하루 2첩을 달여서 식후 1시간에 1일 3회 복용한다.

✤ 加味四君子湯(東醫寶鑑)

내 용 人蔘 白朮 白茯苓 甘草 各 6g, 半夏 陳皮 白芥子 各 4g, 竹瀝 薑汁 各 4g

적응증 氣虛而屬痰有熱者의 右半身不遂를 치료한다.

용 법 하루 2첩을 달여서 식후 1시간에 1일 3회 복용한다.

✤ 加味四物湯(東醫寶鑑)

내 용 當歸 川芎 白芍藥 熟地黃 各 6g, 桃仁 紅花 竹瀝 薑汁 各 4g

적응증 血虛而屬瘀血者의 左半身不遂를 치료

한다.

용 법 하루 2첩을 달여서 식후 2시간에 1일 3회 복용한다.

✤ 加味舒經湯(東醫寶鑑)

내 용 薑黃 10g, 當歸 海桐皮 白朮 赤芍藥 桂皮 薏苡仁 半夏 烏藥 各 4g, 羌活 甘草 各 2g, 生薑 3片, 沈香 少許

적응증 氣血이 經絡에 壅滯되어 臂痛하여 팔을 들어 올리지 못하는 證을 치료한다.

용 법 하루 2첩을 달여서 식후 2시간에 1일 3회 복용한다.

✤ 加味消痰除濕湯(院內方)

내 용 薏苡仁 12g, 桂枝 半夏 各 8g, 赤茯苓 川芎 各 6g, 蒼朮 香附子 烏藥 白芥子 南星 陳皮 靑皮 枳殼 各 4g, 貢砂仁 黃芩 羌活 威靈仙 白朮 玄胡索 各 3g, 唐木香 乳香 甘草 各 2g

적응증 痰飮으로 인한 肩臂의 寒痛症을 치료한다.

용 법 하루 2첩을 달여서 식후 2시간에 1일 3회 복용한다.

✤ 加味逍遙散(和劑局方)

내 용 當歸 白芍藥 白朮 白茯苓 柴胡 各 6g, 牧丹皮 山梔子 各 4g, 甘草 3g, 乾薑 薄荷 各 2g

적응증 頭痛, 眩暈, 煩燥, 熱感 등 虛證의 체질에 나타나는 신경증상으로 특히 부인에 응용한다.

용 법 하루 2첩을 달여서 식후 2시간에 1일 3회 복용한다.

✤ 加味升葛湯(院內方)

내 용 葛根 20g, 升麻 白芷 各 8g, 白殭蠶 黃芪 各 6g, 桂枝 桔梗 各 4g, 甘草 2g

적응증 口眼喎斜를 치료한다.

용 법 하루 2첩을 달여서 식후 1시간에 1일 3회 복용한다.

✤ 加味承氣丸(仲景全書)

내 용 大黃 320g, 芒硝 160g, 厚朴 160g, 枳實 160g, 當歸 800g, 甘草 400g

적응증 大便燥實 腹滿 喘竭을 치료한다.

용 법 梧子大로 丸藥을 만들어 식후 2시간에 1일 3회, 1회 30丸씩 복용한다.

✤ 加味柴梗半夏湯(院內方)

내 용 元柴胡 8g, 黃芩 瓜蔞仁 半夏 枳殼 桔梗 桑白皮 杏仁 麥門冬 各 4g, 靑皮 3g, 甘草 2.5g, 生薑 3片

적응증 肺熱症, 發熱, 咳嗽, 喘息, 胸脇痛을 치료한다.

용 법 하루 2첩을 달여서 식후 2시간에 1일 3회 복용한다.

✤ 加味十全大補湯(經驗方)

내 용 黃芪蜜水炒 人參 白朮 各 8g, 白茯苓 當歸酒洗 川芎 白芍藥酒洗 熟地黃 各 4g, 大附子 沈香 木香 烏藥 牛膝酒洗 杜沖酒洗 木瓜 防風 羌活 獨活 薏苡仁 各 3g, 肉桂 甘草炙 各 2g, 生薑 3片, 大棗 2枚

적응증 중풍 虛證(年老氣虛)에 쓴다.

용 법 하루 2첩을 달여서 식후 2시간에 1일 3회 복용한다.

✤ 加味烏藥順氣散(經驗方)

내 용 麻黃 陳皮 烏藥 各 6g, 川芎 白芷 白殭蠶 枳殼 桔梗 各 4g, 乾薑 甘草 各 2g, 人蔘 白朮 白茯苓 半夏 各 4g, 薑 3片, 棗 2枚

적응증 중풍 初期에 調氣를 목적으로 쓴다.

용 법 하루 2첩을 달여서 식후 2시간에 1일 3회 복용한다.

✤ 加味溫膽湯(東醫寶鑑)

내 용 香附子 10g, 陳皮 5g, 半夏 枳實 竹茹 各 3.2g, 人蔘 白茯苓 柴胡 麥門冬 桔梗 各 2.5g, 甘草 2g, 大棗 2枚, 生薑 3片

적응증 心膽虛怯 觸事易驚 心悸 不安 不眠을 치료한다.

용 법 하루 2첩을 달여서 식후 2시간 후에 1일 3회 복용한다.

✤ 加味六味地黃湯(동의 새임상처방집)

내 용 熟地黃 16g, 山藥 山茱萸 各 8g, 白茯苓 牧丹皮 澤瀉 各 6g, 玄蔘 牛膝 各 4g

가감법 遺尿에는 去澤瀉하고 加龍骨 壯癘 各 12~20g 益智仁烏藥 破故紙 兎絲子 各 4g하고, 鷄內金末 5분을 調服한다.

적응증 평소 消化는 정상이나 오후 피로감, 정력감퇴, 小便赤, 飮冷者의 고혈압에 써서 혈압을 조절하고 피로와 정력을 회복시키는데 응용한다.

용 법 하루 2첩을 달여서 식후 2시간에 1일 3회 복용한다.

✤ 加味六鬱湯(동의 새임상처방집)

내 용 香附子 蒼朮 神麯 梔子 陳皮 川芎 赤茯苓 貝母 枳殼 羌活 防風 黃連 連翹 蘇葉 各 4g, 甘草 2g, 生薑 3片

적응증 鬱症이 있는 고혈압에 쓴다.

용 법 하루 2첩을 달여서 식후 2시간에 1일 3회 복용한다.

✤ 加味千金調胃湯(院內方)

내 용 薏苡仁 12g, 乾栗 遠志 石菖蒲 陳皮 半夏 白茯苓 各 6g, 麥門冬 天門冬 五味子 桔梗 麻黃 蓮子肉 枳實 竹茹 神麯 貢砂仁 生薑 各 4g

적응증 痰飮의 鬱結로 오는 諸痙攣性 疾患 癎疾發作에 유효하다.

용 법 하루 2첩을 달여서 식후 2시간에 1일 3회 복용한다.

✤ 加味天香湯(經驗方)

내 용 香附子 24g, 乾薑 蘇葉 各 6g, 烏藥 陳皮 各 4g, 甘草 2g

적응증 九氣作痛, 胸腹痛 및 婦人氣病을 치료한다.

용 법 하루 2첩을 달여서 식후 2시간에 1일 3회 복용한다.

✤ 加味解語湯(經驗方)

내 용 南星 半夏 當歸 川芎 白芷 天麻 生地黃 麥門冬 遠志 石菖蒲 陳皮 白茯苓 烏藥 各 4g

적응증 中風實證 痰盛 語難 足重痛 舌乾을 치료한다.

용 법 하루 2첩을 달여서 식후 2시간에 1일 3회 복용한다.

✤ 加味黃芩湯(經驗方)

내 용 黃芩 20g, 枳殼 桔梗 各 8g, 大黃 白

芍藥 桃仁 郁李仁 各 4g, 甘草 2g

적응증 肺大腸 相通, 肺熱로 인한 大便秘結을 치료한다.

용 법 하루 2첩을 달여서 식후 1시간에 1일 3회 복용한다.

✤ 加味黃芪五物湯(經驗方)

내 용 黃芪 40g, 白朮 當歸 各 20g, 桂枝 秦艽 陳皮 各 12g, 生芍藥 20g, 生薑 五片

가감법 熱에는 加 知母 附子하고, 脈滑有痰者에는 加 半夏한다.

적응증 中風虛證(手足不仁, 歷節風)에 쓴다.

용 법 하루 2첩을 달여서 식후 2시간에 1일 3회 복용한다.

✤ 葛根解肌湯(方藥合編)

내 용 葛根 柴胡 黃芩 赤芍藥 羌活 石膏 升麻 白芷 桔梗 各 4g, 甘草 2g, 生薑 3片, 大棗 2枚

적응증 痲疹初期 發熱 咳嗽 및 陽明經病 目疼鼻乾 不得臥를 치료한다.

용 법 하루 2첩을 달여서 식후 2시간에 1일 3회 복용한다.

✤ 羌活勝濕湯(東醫寶鑑)

내 용 羌活 獨活 各 8g, 古本 防風 甘草 各 4g, 川芎 蔓荊子 各 2g

적응증 太陽經 中寒濕으로 項强, 혹 목을 돌리기 어려운 경우에 쓴다.

용 법 하루 2첩을 달여서 식후 1시간에 1일 3회 복용한다.

✤ 羌活愈風湯(東醫寶鑑)(일명 愈風湯)

내 용 蒼朮 石膏 生地黃 各 5g, 羌活 防風 當歸 蔓荊子 川芎 細辛 黃芪 枳殼 人蔘 麻黃 白芷 甘菊 薄荷 枸杞子 柴胡 知母 地骨皮 獨活 杜冲 秦艽 黃芩 白芍藥 甘草 各 4g, 肉桂 1.5g, 生薑 3片

적응증 精神昏憒, 語言難, 偏枯, 不遂 등 中腑中臟證 발병시에 先用하고, 중풍後에 調理 및 예방으로 쓴다.

용 법 하루 2첩을 달여서 식후 2시간 1일 3회 복용한다.

✤ 開結舒經湯(東醫寶鑑)

내 용 紫蘇葉 陳皮 香附子 烏藥 川芎 蒼朮 羌活 南星 半夏 當歸 各 4g, 桂枝 甘草 各 2g, 生薑 3片, 竹瀝 薑汁 少許

적응증 부인 七情六鬱 氣滯經絡하여 수족이 痲痺된 것을 치료한다.

용 법 하루 2첩을 달여서 식후 2시간 1일 3회 복용한다.

✤ 開關散(東醫寶鑑)

내 용 天南星末 2g, 龍腦 1g

적응증 卒中風으로 目瞑, 牙噤한 경우에 적용한다.

용 법 갈아서 中指에 1~2g 묻힌 다음 이(齒)를 20~30度 문지른다.

✤ 祛風除濕湯(東醫寶鑑)

내 용 白朮 5g, 白茯苓 當歸 酒洗 陳皮 赤芍藥 半夏 蒼朮 烏藥 枳殼 黃芩 黃連 羌活 各 4g, 人蔘 川芎 白芷 桔梗 防風 各 3.2g, 甘草 2g, 生薑 5片

적응증 氣虛 및 濕痰으로 인한 右半身不遂를 치료한다.

용 법 하루 2첩을 달여서 식후 2시간에 1일 3회 복용한다.

✤ 祛風至寶丹(東醫寶鑑)

내 용 滑石 60g, 川芎 當歸 各 50g, 甘草 40g, 防風 白芍藥 各 30g, 白朮 26g, 石膏 黃芩 桔梗 熟地黃 天麻 人蔘 羌活 獨活 各 20g, 梔子 12g, 連翹 荊芥 薄荷 麻黃 芒硝 黃連 大黃 黃栢 細辛 全蝎 各 10g

적응증 風中藏하여 昏冒하거나 風熱이 있는 경우에 쓴다.

용 법 가루내어 彈子大로 蜜丸을 지어 하루에 2~3丸을 茶酒로 씹어 복용한다.

✤ 蠲痺湯(東醫寶鑑)

내 용 當歸 赤芍藥 黃芪 防風 薑黃 羌活 各 6g, 甘草 2g, 生薑 5片, 大棗 2枚

적응증 手冷痺를 치료한다. 冷痺란 身寒不熱 腰脚沈重한 것이니 즉 寒痺가 심한 것이다.

용 법 하루 2첩을 달여서 식후 1시간에 1일 3회 복용한다.

✤ 牽正散(東醫寶鑑)

내 용 白附子 白殭蠶 全蝎 各 等分

적응증 중풍으로 喎斜한 경우에 쓴다.

용 법 가루내어 1회 8g을 熱酒로 식후 1시간에 1일 3회 복용한다.

✤ 蠲痛導痰湯(院內方)

내 용 半夏 8g, 黃芩 羌活 獨活 防風 蒼朮 當歸 川芎 白芷 麥門冬 南星 陳皮 赤茯苓 枳殼 山査肉 神麯 麥芽 各 4g, 甘菊 蔓荊子 細辛 甘草 各 2g, 生薑 7片

가감법 眩暈이 심하면 加 天麻 荊芥 各 4g 한다.

적응증 風痰이 上沖하여 頭痛이 찌르는 듯 하며 眩暈 煩熱 上氣 惡心 등 증을 치료한다.

용 법 하루 2첩을 달여서 식후 1시간에 1일 3회 복용한다.

✤ 啓心救胃湯(辨證奇門)

내 용 茯苓 40g, 白芥子 神麯 各 12g, 南星 8g, 黃連 人蔘 石菖蒲 甘草 各 4g, 枳殼 2g

적응증 呆病門에 人有一時而 成呆病者는 全不起於憂鬱하여 그 狀이 悉與呆病으로 無異하니 사람이 以爲有祟憑之也나 誰知是 起居失節하여 胃氣傷而 痰迷之乎라 하였으며 宜用此方 한다.

용 법 하루 2첩을 달여서 식후 2시간에 1일 3회 복용한다.

✤ 固腸丸(院內方)

내 용 玄之草 360g, 山藥 白扁豆 各 240g, 木瓜 180g, 人蔘 白朮 白茯苓 陳皮 各 120g, 炙甘草 砂仁 白豆蔲 肉豆蔲 日黃連 各 60g

적응증 久泄, 滑泄, 細菌性 泄瀉, 腸虛性 泄瀉 등을 치료한다.

용 법 蜜丸 彈子大로 하여 1회 1~2丸, 식후 2시간에 1일 3회 복용한다.

✤ 固脫湯(中風病的防治與康復)

내 용 廣地龍 遼沙蔘 何首烏 各 30g, 黃芪 20g, 當歸身 阿膠 蟬蛻 各 15g, 白殭蠶 12g, 西洋蔘 6g, 珍珠粉末 1g (調服)

적응증 中風脫證에 써서 回陽固脫한다.

용 법 달여서 鼻飼하거나 혹은 肛門內 注射한다.

✤ 滾痰丸(東醫寶鑑)

내 용 大黃(酒蒸) 黃芩 各 320g, 青礞石 40g(焰硝 40g, 入罐內 蓋定鹽泥固濟 乾火煅如金色), 沈香 20g

적응증 濕熱 痰積으로 百病이 變生한 것을 치료하고 濕痰으로 인한 중풍증에 응용한다.

용 법 梧子大로 丸을 만들어 1일 1회 자기전에 40~50丸을 복용한다.

✤ 瓜蔞枳實湯(東醫寶鑑)

내 용 瓜蔞仁 枳實 貝母 桔梗 片芩 陳皮 梔子 茯苓 麥門冬 人蔘 當歸 蘇子 各 3.2g, 甘草 1.2g, 生薑 3片, 竹瀝 薑汁 少許

적응증 痰火痓를 치료하고, 痰火로 인한 중풍중에 응용한다.

용 법 하루 2첩을 달여서 식후 2시간에 1일 3회 복용한다.

✤ 瓜蒂散(東醫寶鑑)

내 용 瓜蒂炒 赤小豆 各 等分

적응증 頑痰 혹은 食積이 흉중에 있어 昏眩悶亂한 데에 쓰고, 중풍 痰涎壅盛시에 응용한다.

용 법 가루로 하여 식후 2시간에 1일 3회 복용하고, 1회 8g씩 복용한다. 중풍 痰涎壅盛시에는 가루를 吹鼻한다.

✤ 藿香正氣散(東醫寶鑑)

내 용 藿香 6g, 蘇葉 4g, 白芷 大腹皮 白茯苓 厚朴 白朮 半夏 桔梗 甘草炙 各 2g, 生薑 3片, 大棗 2枚

적응증 外感風寒이나 內傷濕滯로 인한 惡寒發熱 頭痛 胸膈滿悶 腹痛嘔吐 腸鳴泄瀉 口炎 舌苔白膩 등증을 치료한다.

용 법 하루 2첩을 달여서 식후 2시간에 1일 3회 복용한다.

✤ 口服水蛭膠囊(廣西中醫學院附屬医院方)

내용 및 용법 水蛭을 烘乾하여 가루로 만들어 水蛭膠囊(水蛭粉 400mg) 4개×3회/日 복용한다.

적응증 破血, 逐瘀, 通經之功이 있어 血瘀證의 범주에 속하는 뇌동맥경화증에 쓴다.

✤ 局方至寶丹(經驗方)

내 용 人蔘 朱砂 天竺黃 犀角 琥珀 雄黃 玳瑁 各 40g, 南星 牛黃 各 20g, 麝香 氷片 各 4g(原方還有安息香 金箔 銀箔 3藥 而無人蔘 天竺黃 制南星)

적응증 卒中昏迷하고 內閉外脫 外感熱病과 痰熱淸竅를 阻塞하여 神昏한 경우와 小兒急驚 神昏 痙厥에 쓴다.

용 법 彈子大로 丸을 만들어 하루에 1~2회, 1회 1~2丸을 복용한다.

✤ 歸脾湯(東醫寶鑑)

내 용 當歸 龍眼肉 酸棗仁炒 遠志製 人蔘 黃芪 白朮 茯神 各 4g, 木香 2g, 甘草 1.2g, 生薑 5片, 棗 2枚

적응증 憂思勞傷心脾, 健忘怔忡을 치료한다.

용 법 하루 2첩을 달여서 식후 2시간에 1일 3회 복용한다.

✤ 歸仁安心湯(院內方)

내 용 酸棗仁 20g, 香附子 9g, 陳皮 4.5g, 龍眼肉 4g, 半夏 枳實 竹茹 甘草 人蔘 白茯神 各 3g, 柴胡 桔梗 麥門冬 各 2.5g, 遠志 2g, 生薑 7片, 大棗 3枚

적응증 心痰虛怯으로 不眠, 怔忡, 煩心, 不安,

焦燥, 等을 치료한다.

용 법 하루 2첩을 달여서 식후 2시간에 1일 3회 복용한다.

✤ 匀氣散(東醫寶鑑)

내 용 白朮 8g, 烏藥 6g, 人蔘 天麻 各 4g, 沈香 靑皮 白芷 木瓜 紫蘇葉 甘草 各 2g, 生薑 3片

적응증 중풍에 氣虛하여 不遂한 증을 치료한다.

용 법 하루 2첩을 달아서 식후 2시간에 1일 3회 복용한다.

✤ 金木八正散(院內方)

내 용 金銀花 木通 各 20g, 滑石 8g, 瞿麥 萹蓄 大黃 梔子 車前子 燈心 甘草 各 4g

적응증 膀胱炎, 膀胱結石 等에 應用된다.

용 법 하루 2첩을 달아서 식후 2시간에 1일 3회 복용한다.

✤ 杞菊地黃丸(東醫處方大全)

내 용 熟地黃 300g, 山茱萸 山藥 各 150g, 澤瀉 牧丹皮 白茯苓 各 112.5g, 枸杞子 菊花 各 37.5g

적응증 肝腎不足으로 인한 頭昏, 目眩, 視力減退, 高血壓, 陰虛陽亢에 사용한다.

용 법 彈子大로 丸藥을 만들어 식후 2시간에 1일 2회, 1회 1丸씩 복용한다.

✤ 鹿茸大補湯(東醫寶鑑)

내 용 肉蓯蓉 杜冲 各 4g, 白芍藥 白朮 附子炮 人蔘 肉桂 半夏 石斛 五味子 各 3g, 鹿茸 黃芪 當歸 白茯苓 熟地黃 各 2g, 甘草 1g, 薑 3片, 棗 2枚

적응증 虛勞少氣와 一切虛損을 치료한다.

용 법 하루 2첩을 달여서 식후 2시간에 1일 3회 복용한다.

✤ 腦髓康湯方(廣東省 深圳市中醫院方)

내 용 黃芪 葛根 各 30g, 白芍 20g, 川芎 丹參 桑奇生 山芋肉 各 15g

적응증 뇌동맥경화증은 특히 腎虛와 밀접한 관련이 있어 補腎塡精 活血化瘀 健腦益腎 寧神箴의 功이 있어 肝腎虧損型, 氣血不足型, 氣虛血瘀痰阻型으로 辨證하여 標本을 兼治한다.

가감법 肝腎虧損型은 旱蓮草와 女貞子 各 15g을, 氣血不足型은 熟地黃 當歸 淮山 白朮 各 15g을, 氣虛血瘀痰阻型은 赤芍藥 當歸 地龍 各 15g을 加한다.

용 법 水煎하여 하루 3차례 分服한다.

✤ 腦脈通膠囊(大黃蟅虫丸加減)(河南省중의약대병원방)

내 용 生地 150g, 生黃芪 100g, 當歸 川芎 各 90g, 酒大黃 10g, 蟅虫 桃仁 赤芍 菖蒲 蜜遠志 人參 各 75g, 水蛭 65g, 半夏 60g, 甘草 25g

적응증 活血養血 益氣生血 祛瘀生新하여 痰瘀弁治한다. 뇌동맥경화증은 虛 瘀 痰이 원인인 正虛邪實병증이다. 正虛는 精血虧損이며, 邪實은 血瘀痰阻인데, 祛瘀生新하고 益氣扶正之功이 있어 痰瘀互阻證이 나타나는 뇌동맥경화증에 쓴다.

용 법 大黃 蟅虫 人參 水蛭 4味는 분쇄하여 섞은 후 川芎 등 나머지 약재를 水煎濃縮하여 위의 4味를 넣고 섞어서 불에 쪼여 말린 후 분쇄하여 膠囊속에 500 mg씩 넣어 매일 3차, 1회 4개씩 복용한다.

✤ 丹蔘補血湯(院內方)

내 용 白芍藥 牡蠣 丹蔘 山藥 當歸 唐山楂 元肉 酸棗仁 各 8g, 蘿卜子 白朮 白茯神 白扁豆 地楡 海螵蛸 各 6g, 遠志 神麯 唐木香 各 3g, 元砂仁 2g, 甘草 1g, 生薑 3片

적응증 嘈囃 胃潰瘍 十二指腸潰瘍 등을 치료한다.

용 법 하루 2첩을 달여서 식후 2시간에 1일 3회 복용한다.

✤ 當歸鬚散(醫學入門)

내 용 當歸尾 6g, 赤芍藥 烏藥 香附子 蘇葉 各 4g, 紅花 桃仁 桂心 各 3g, 甘草 2g

적응증 跌打損傷 氣血凝結한 胸腹脇痛 또는 瘀血로 인한 一切의 病症을 치료한다.

용 법 하루 2첩을 술과 물을 반반씩 넣고 달여서 식후 2시간에 1일 3회 복용한다.

✤ 當歸承氣湯(濟衆新編)

내 용 當歸 大黃 各 8g, 芒硝 3g, 甘草 2g

적응증 高熱 便秘 不能食을 치료한다.

용 법 하루 2첩을 달여서 식후 2시간에 1일 3회 복용한다.

✤ 當歸龍薈丸(天眞處方解說)

내 용 當歸 龍膽草 山梔子 黃連 黃芩 黃栢 各 30g, 蘆薈 大黃 靑岱 各 15g, 木香 8g, 麝香 1.5g

적응증 淸肝瀉火 瀉下 解毒開竅하여 肝膽火旺(眩暈 煩驚 痙攣 譫語 狂躁)을 치료한다.

용 법 梧子大로 丸藥을 만들어 식후 2시간에 1일 3회, 1회 40丸씩 복용한다.

✤ 當歸飮(柚珍經驗方)

내 용 當歸 澤蘭 各 20g, 川芎 桃仁 紅花 牧丹皮 各 12g, 蘇木 8g

가감법 頭傷에는 加 古本 4g하고, 手傷에는 加 桂枝 4g하며, 腰傷에는 加 元杜仲 4g하고, 脇傷에는 加 白芥子 4g하며, 脚傷에는 加 牛膝 4g 한다.

적응증 跌打損傷 未破口者 등 瘀血로 인한 諸症을 치료한다.

용 법 하루 2첩을 술(穀酒)과 물을 반반씩 넣고 달여서 식후 2시간에 1일 3회 복용한다.

✤ 大補陰丸(東醫處方大全)

내 용 熟地黃, 別甲 各 225g, 知母 黃栢 各 150g

적응증 補腎하여 降虛熱하며, 陰虛燥熱 盜汗 喀血을 치료한다.

용 법 梧子大로 丸藥을 만들어 식후 2시간에 1일 3회, 1회 30~50丸씩 복용한다.

✤ 大醒風湯(太平惠民和劑局方)

내 용 生南星 320g, 生防風 160g, 生獨活 生附子(去皮臍) 炒乾葛 生甘草 各 80g

적응증 中風痰厥로 手足搐搦, 半身不遂한 것과 歷節痛風으로 筋脈攣急한 것을 치료한다.

용 법 粗末하여 매번 16g에 生薑 20片을 넣어서 물로 달여 때에 관계없이 하루에 두 번 복용하도록 한다.

✤ 大承氣湯(傷寒論)

내 용 大黃 16g, 厚朴 枳實 芒硝 各 8g

가감법 血虛에는 加 當歸 40g, 甘草 20g하고, 呃逆者에는 加 柿蒂 12g, 竹茹 8g 한다.

적응증 軟堅潤燥 破結除滿 陽明腑實 大便秘結 胸脘痞悶 腹部脹滿 經痛拒按 甚卽 潮熱譫語 脈沈實 熱結放流를 치료한다.

용 법 하루 2첩을 달이는 데 먼저 枳實, 厚朴, 大黃을 달인 후 芒硝를 짜기 10분 전에 넣어 식후 2시간에 1일 3회 복용한다.

✣ 大柴胡湯(傷寒論)

내 용 柴胡 15g, 黃芩 白芍藥 各 9.5g, 大黃 7.5g, 枳實 5.6g, 半夏 4g

적응증 和解功裏하여 少陽邪熱이 未解한데 陽明裏熱이 熾盛하여 往來寒熱 胸脇苦滿 嘔不 能食 鬱鬱微煩 心下痞硬이 있을 때 사용한다.

용 법 하루 2첩을 달여서 식후 2시간에 1일 3회 복용한다.

✣ 大秦艽湯(醫學發明)

내 용 秦艽 石膏 各 4g, 羌活 獨活 川芎 白芷 生地黃 熟地黃 白芍藥 黃芩 白茯苓 防風 白朮 甘草 各 2.5g, 細辛 1.2g

적응증 中風에 外로 六經之形證과 內로 便尿之阻膈이 없는 手足不能運動 舌强不能言語에 사용한다.

용 법 하루 2첩을 달여서 식후 2시간에 1일 3회 복용한다.

✣ 大秦艽湯(中風及其相關疾病診治要點)

내 용 熟地 25g, 秦艽 羌活 防風 黃芩 白芷 生地 白茯苓 各 15g, 當歸 川芎 白芍 獨活 石膏 甘草 各 10g, 細辛 3g

적응증 風邪가 初中經絡하여 氣血痺阻하고 絡道不通하는 것을 치료한다.

용 법 하루 한첩을 재탕하여 3회로 나누어 식후 1시간에 복용한다.

✣ 大黃牧丹皮湯(金匱要略)

내 용 冬瓜子 6g, 芒硝 5g, 牧丹皮 4.5g, 桃仁 4g 大黃

적응증 체력이 충실한 사람에서 하복부가 긴장되고, 저항·압통이 있으며 변비가 있으며, 어혈이 동반된 증상에 사용된다. 월경곤란·과다월경 등의 월경이상이 있는 경우에도 해당된다.

용 법 하루 2첩을 달여서 식후 2시간에 1일 3회 복용한다.

✣ 大黃蟅蟲丸(金匱要略)

내 용 水蛭 166g, 虻蟲 蠐螬 各 107g, 乾地黃 80g, 蟅蟲 71g, 桃仁 杏仁 各 65g, 芍藥 32g, 甘草 24g, 大黃 20g, 黃芩 12g, 乾漆 8g

적응증 하복부의 심부(추체부근)에 압통이 있고, 월경장애 등의 어혈 증상을 나타내며, 아울러 복부 팽만감·피부의 저영양상태가 나타날 때. 때로 치질 출혈·부정기 성기출혈·건망·두통 증을 동반한다.

용 법 환으로 하여 1회 3.0g 복용한다.

✣ 大黃 capsule(院內方)

내 용 大黃 극세분말 capsule에 넣어 쓴다.

적응증 변비를 치료한다.

용 법 식후 2시간에 1일 3회, 1회 성인 2~3 캡슐씩 溫水로 복용한다.

✣ 導痰湯(東醫寶鑑, 동의새임상처방집)

내 용 半夏 8g, 南星炮 橘皮 枳殼 赤茯苓 甘草 各 4g, 薑 3片

가감법 九味羌活湯을 合方하여 고혈압에 사용한다.

적응증 中風의 痰聲 語澁 眩暈을 치료한다.

용 법 하루 2첩을 달여서 식후 2시간에 1일 3회 복용한다.

✤ 桃紅四物湯(醫宗金鑒)

내 용 當歸 赤芍藥 生地黃 川芎 各 6g, 桃仁 紅花 各 4g

적응증 活血調經하여 婦女月經不調와 痛經, 經前腹痛 혹 經行不暢하여 血塊가 있고 色 紫暗, 또는 血瘀로 인한 月經過多 등 血虛血瘀證을 치료한다.

용 법 하루 2첩을 달여서 식후 2시간에 1일 3회 복용한다.

✤ 獨蔘湯(東醫寶鑑)

내 용 人蔘 37.5g

적응증 肺氣虛하여 鼻息不利하고 少氣를 치료한다.

용 법 人蔘을 濃煎하여 수시로 복용한다.

✤ 麻仁丸(傷寒論)

내 용 麻子仁 20g, 大黃 16g, 白芍藥 枳實 厚朴 杏仁 各 8g

적응증 脾約證, 중풍 中臟證의 大便不通을 치료한다.

용 법 梧子大로 蜜丸하여 식후 2시간에 1일 3회, 1회 20~30丸씩 복용한다.

✤ 萬金湯(東醫寶鑑)

내 용 續斷 元杜冲 防風 白茯苓 牛膝 人蔘 細辛 桂皮 當歸 甘草 各 3.2g, 川芎 獨活 秦艽 熟地黃 各 1.5g

적응증 중풍의 虛證을 補하고 아울러 手足風을 치료한다.

용 법 하루 2첩을 달여서 식후 2시간에 1일 3회 복용한다.

✤ 牡蠣散(太平惠民和劑局方)

내 용 煅牡蠣 黃芪 麻黃根 各 等分

적응증 斂汗固表의 효과가 있어 體虛衛外不固하여 나타난 증을 치료한다.

용 법 20g을 썰어서 浮小麥 100알과 함께 달여 복용한다.

✤ 半夏芩朮湯(東醫寶鑑)

내 용 蒼朮 8g, 白朮 6g, 半夏 南星 香附子 片芩酒炒 各 4g, 陳皮 赤茯苓 各 2g, 威靈仙 1.2g, 甘草 0.8g, 生薑 3片

적응증 濕痰이 肩臂에 流注하여 痛症을 일으키는 것을 治療한다.

용 법 하루 2첩을 달여서 식후 2시간에 1일 3회 복용한다.

✤ 半夏白朮天麻湯(東醫寶鑑)

내 용 半夏 陳皮 麥芽炒 各 6g, 白朮 神麯炒 蒼朮 各 4g, 人蔘 黃芪 天麻 白茯苓 澤瀉 各 2g, 乾薑 1.2g, 黃栢酒洗 0.8g, 生薑 10g

적응증 脾胃虛弱痰厥로 頭痛如裂 身重如山 四肢厥冷 嘔吐眩暈을 치료한다.

용 법 하루 2첩을 달여서 식후 2시간에 1일 3회 복용한다.

✤ 防風湯(東醫寶鑑)

내 용 防風 6g, 當歸 赤茯苓 獨活 杏仁 桂心 甘草 各 4g, 麻黃 2g, 黃芩 秦艽 葛根 各 1.2g, 生薑 5片, 大棗 2枚

적응증 行痺로 走注無定하는데 사용한다.

용 법 하루 2첩을 달여서 식후 2시간에 1일 3회 복용한다.

✤ 防風通聖散(①東醫寶鑑, ②東醫臨床方劑學)

내 용 ① 滑石 7g, 甘草 5g, 石膏 黃芩 桔梗 各 3g, 防風 川芎 當歸 赤芍藥 大黃 麻黃 薄荷 連翹 芒硝 各 2g, 荊芥 白朮 梔子 各 1.5g, 生薑 6g
② 滑石 120g, 防風 川芎 當歸 芍藥 大黃 芒硝 連翹 薄荷 麻黃 甘草 各 80g, 石膏 桔梗 黃芩 各 40g, 白朮 山梔子 荊芥穗 各 10g

적응증 ① 諸風熱 瘡疹黑陷 風熱瘡疥 頭生白屑 面鼻紫赤 肺風瘡 大頭瘟疾 熱結 二便不通 竝解酒毒을 치료하고 肥滿하고 안면이 黑紅色을 띄며 변비와 소변이 붉은 자의 고혈압에 응용한다.
② 辛溫解表 淸熱解毒 瀉下 利水表寒裏實熱의 효과가 있어 中風熱證에 응용한다.

용 법 하루 2첩을 달여서 식후 2시간에 1일 3회 복용한다. 또는 산제로 하여 1회 8g씩 복용한다.

✤ 百中丸(院內方)

내 용 蒼朮 南星炮 白芷 各 15g, 川烏炮 當歸 各 7.5g, 川芎 石斛 威靈仙 草烏 羌活 秦艽 各 3.5g, 桂皮 元防風 白何首烏 細辛 唐木香 各 3.5g, 全蝎 1.8g

적응증 風痺病 및 一切痺症을 치료한다.

용 법 綠豆大로 丸을 만들어 식후 2시간에 1일 3회, 1회 10~30丸씩 복용한다.

✤ 白虎湯(中醫方劑學)

내 용 石膏 20g, 知母 8g, 甘草 3g, 粳米 40g

적응증 外感熱病과 氣分熱盛으로 高熱 煩躁 口渴欲飮 面紅 大汗出 惡熱 脈洪大 或滑數 胃火旺的頭痛 齒痛 鼻衄 牙痕出血 等證을 치료한다.

용 법 하루 1첩을 달여서 식후 1시간에 하루 2회 分服한다.

✤ 保肝散(東醫寶鑑)

내 용 川芎 當歸 地骨皮 蒼朮 白朮 密蒙花 羌活 天麻 薄荷 柴胡 古本 石膏 木賊 連翹 細辛 桔梗 防風 荊芥 甘草 各 4g, 梔子 白芷 各 2.4g

적응증 風邪가 入腦하여 된 複視를 치료한다.

용 법 하루 2첩을 달여서 식후 2시간에 1일 3회 복용한다.

✤ 補心健脾湯(院內方)

내 용 香附子 9g, 酸棗仁炒 8g, 山査 麥芽炒 各 6g, 陳皮 5g, 半夏 竹茹 枳實 川芎 蒼朮 白朮 各 4g, 白茯苓 厚朴 藿香 砂仁 神麯炒 炙甘草 各 3g, 靑木香 2g, 生薑 3片

가감법 便秘에는 加 檳榔하고, 惡心 嘔逆 飮食無味에는 加 白豆蔲 益智仁 한다.

적응증 怔忡 煩心 不安 焦燥 不眠 飮食無味 難化 胃脘痞悶疼痛 嘈雜 便秘 등을 치료한다.

용 법 하루 2첩을 달여서 식후 1시간에 1일 3회 복용한다.

✤ 補心丸(東醫寶鑑)

내 용 酸棗仁炒 柏子仁 各 120g, 遠志薑汁炒 100g, 當歸 生乾地黃 甘草 各 60g, 人蔘 40g, 白茯神 28g, 石菖蒲 24g, 牛膽南星 半夏麴 各 20g, 琥珀 3瓜, 川芎 麝香 各 4g 金箔 20片, 生薑 5片

적응증 心虛手振, 혈관성 치매에 쓴다.

용 법 綠豆大로 丸藥을 만들어 식후 2시간에 1일 3회, 1회 70~80丸씩 복용한다.

✤ 補陽還五湯(醫林改錯)

내 용 黃芪 160g, 當歸尾 8g, 赤芍藥 6g, 地龍 川芎 桃仁 紅花 各 4g

적응증 半身不遂 口眼喎斜 言語蹇澁 口角流涎 大便乾燥 小便頻數 遺尿失禁을 치료한다.

용 법 하루 1첩을 달여서 식후 2시간에 1일 2회 分服한다.

✤ 補陽還五湯(中風及其相關疾病診治要點)

내 용 生黃芪 100g, 當歸尾 6g, 地龍 川芎 紅花 桃仁 各 3g

적응증 正氣虧虛로 말미암아 脈絡瘀阻하고 筋脈肌肉이 失養하여 발병된 半身不遂에 쓴다.

용 법 하루 한첩을 재탕하여 3회로 나누어 식후 1시간에 복용한다.

✤ 補陽還五湯 加減(中風病的防治與康復)

내 용 黃芪 60g, 丹參 鷄血藤 桑枝 各 30g, 川牛膝 16g, 當歸尾 桃仁 葛根 各 12g, 川芎 紅花 地龍 各 10g, 桂枝 4g

가감법 養血通絡에는 加 鷄血藤 海風藤 桑寄生 土元하고, 肢體軟癱하고 無力이 심하면 加 杜仲 桑寄生 地黃 山茱萸 肉蓯蓉 山藥하며, 口噤 脣緩 涎出에는 加 釣鉤藤 白殭蠶 益智仁 山藥하고, 心煩失眠에는 加 山棗仁 炒 山梔子 蓮子心하며, 肝陽上亢으로 頭痛 眩暈時에는 減 또는 去 黃하고 加 珍珠母 石決明 元參 牧丹皮 한다.

적응증 氣虛血瘀하여 筋脈失養한 中腑證을 治한다. 또한 正氣不足하여 脈絡瘀阻로 인한 半身不遂를 치료한다.

용 법 하루 1첩을 달여서 식후 2시간에 1일 2~3회 分服한다.

✤ 補陰瀉火湯(東醫寶鑑) = 補陰散

내 용 白芍藥 當歸 白朮 各 6g, 川芎 熟地黃 知母蜜炒 天門冬 各 4g, 黃栢蜜炒 陳皮 各 3g, 生地黃酒洗 甘草炙 各 2g, 乾薑炒紫色 1.2g, 薑 3片

적응증 陰虛火動으로 潮熱 盜汗 痰嗽 咯血 脈沈數 肌肉消瘦를 치료한다.

용 법 하루 2첩을 달여서 식후 2시간에 1일 3회 복용한다.

✤ 補益養胃湯(診療要監)

내 용 黃芪 6g, 白朮 山藥 砂仁 山査 甘草 各 4g, 香附子 厚朴 陳皮 半夏 白豆蔲 白茯苓 各 3g, 神麯炒 麥芽炒 各 2.5g, 益智仁 木香 人蔘 各 2g, 生薑 3片, 大棗 2枚

적응증 元氣不足 脾胃虛弱으로 食無味 氣弱困倦 無力을 치료한다.

용 법 하루 2첩을 달여서 식후 2시간에 1일 3회 복용한다.

✤ 補陰煎(東醫處方大全)

내 용 熟地黃 牛膝 生地黃 龜板 白茯苓 元肉 麥門冬 別甲 山藥 天門冬 玉竹 各 4g

적응증 補陰 淸虛熱 明目하여 火疳 白睛靑藍을 치료한다.

용 법 하루 2첩을 달여서 식후 2시간에 1일 3회 복용한다.

✤ 補腸健脾湯(院內方)

내 용 金銀花 20g, 山査肉 白朮炒 白扁豆炒

白芍藥炒 山藥炒 白茯苓 各 8g, 澤瀉 陳皮 厚朴 各 6g, 神麴炒 麥芽炒 各 4g, 唐木香 元砂仁 各 3g, 炙甘草 2g, 生薑 3片

적응증 急慢性腸炎 泄瀉를 치료한다.

용 법 하루 2첩을 달여서 식후 2시간에 1일 3회 복용한다.

✤ 補正歪斜湯(經驗方)

내 용 當歸 20g, 白朮 12g, 人蔘 白茯苓 白芍藥 各 8g, 半夏 4g, 甘草 2g

가감법 兼陰虛에는 加 熟地黃 釣鉤藤 各 12g 한다.

적응증 원기가 극도로 허약한 자의 久不愈 口眼喎斜에 쓴다.

용 법 하루 2첩을 달여서 식후 2시간에 1일 3회 복용한다.

✤ 補中益氣湯(東醫寶鑑)

내 용 黃芪 6g, 人蔘 白朮 甘草 各 4g, 當歸身 陳皮 各 2g, 升麻 柴胡 各 1.5g

가감법 遺尿 혹 頻數에는 加 家韭子 8g, 山藥 五味子 各 6g, 益智仁 2g 한다.

적응증 勞役太甚 또는 飮食失節 身熱自汗을 치료한다.

용 법 하루 2첩을 달여서 식후 2시간에 1일 3회 복용한다.

✤ 補肺散(일명 阿膠散; 東醫寶鑑)

내 용 阿膠珠 8g, 鼠黏子 糯米炒 各 5g, 馬兜鈴炒 3g, 甘草炒 2g, 杏仁麸炒 9개

적응증 肺氣虛하여 息微少氣한 것을 치료한다.

용 법 하루 2첩을 水煎하여 식후 3회 복용한다.

✤ 補血安神湯(院內方)

내 용 山藥炒 當歸身 各 8g, 龍眼肉 蘿卜子 各 6g, 白芍藥酒炒 乾地黃酒炒 麥門冬去心 白茯神 酸棗仁炒 神麴炒 麥芽炒 各 4g, 遠志 川芎去油 黃芩酒炒 五味子 各 3g, 甘草 甘菊 各 1g

적응증 脈細數 不眠 怔忡 空腹酸痛 頭痛 眼昏 大便秘 舌赤裂 舌乾或剝離 或淡紅色 或 微紫色 等 血虛의 證이 뚜렷하며 食不進 心下痞 頻尿等이 있으면서 오는 諸神經證을 치료한다.

용 법 하루 2첩을 달여서 식후 2시간에 1일 3회 복용한다.

✤ 復元活血湯(東醫寶鑑)

내 용 大黃 10g, 當歸 6.8g, 柴胡 6g, 穿山甲(볶아 간 것)·瓜蔞根·甘草 各 4g, 桃仁 10알(풀지게 짓찧는다), 紅花 2g

적응증 외상을 당하였거나 떨어져서 惡血이 脇下로 몰려서 몹시 아프고 몸을 잘 돌리지 못하는 것을 치료한다.

용 법 약들을 썰어서 1첩으로 하여 술과 물을 절반씩 섞은데 넣고 달여 먹는다.

✤ 茯苓湯(東醫寶鑑)

내 용 赤茯苓 桑白皮 各 6g, 防風 桂皮 川芎 芍藥 麻黃 各 4g, 大棗 2枚

적응증 痛痺로 四肢疼痛하고 拘攣浮腫한 증상을 치료한다.

용 법 하루 2첩을 달여서 식후 2시간에 1일 3회 복용한다.

✤ 附子湯(東醫寶鑑)

내 용 附子生 白芍藥 桂皮 人蔘 白茯苓 甘草 各 4g, 白朮 6g, 生薑 7片

적응증 風寒濕의 痺症으로 骨節疼痛 皮膚不仁 肌肉重着 四肢緩縱한 증상을 치료한다.

용 법 하루 2첩을 달여서 식후 2시간에 1일 3회 복용한다.

✤ 分心氣飮(方藥合編)

내 용 紫蘇葉 8g, 甘草炙 6g, 半夏製 枳殼 各 5g, 青皮 陳皮 木通 大腹皮 桑白皮 木香 赤茯苓 檳榔 蓬朮 麥門冬 桔梗 桂皮 香附子 藿香 各 4g, 生薑 3片, 大棗 2枚, 燈心 20莖

적응증 七情痞滯를 치료하고 大小便을 通利하여 清하고 疎快하게 한다.

용 법 하루 2첩을 달여서 식후 2시간에 1일 3회 복용한다.

✤ 不換金丹(東醫寶鑑)

내 용 薄荷 120g, 荊芥穗 白殭蠶 防風 天麻 甘草 各 40g, 川烏生 白附子 羌活 細辛 川芎 蝎梢 藿香 各 20g

적응증 中風으로 口喎한 경우에 쓴다.

용 법 가루내어 蜜丸하여 彈子大로 만들어 茶清으로 一丸을 씹어서 복용한다. 혹은 喎斜의 반대편 빰에 도포하기도 한다.

✤ 不換金正氣散(方藥合編)

내 용 蒼朮 8g, 厚朴 陳皮 藿香 半夏 甘草 各 4g

적응증 傷寒陰證에 頭身痛 寒熱을 치료한다.

용 법 하루 2첩을 달여서 식후 1시간에 1일 3회 복용한다.

✤ 秘傳順氣散(東醫寶鑑)

내 용 青皮 陳皮 枳殼 桔梗 烏藥 人蔘 白朮 白茯苓 半夏 川芎 白芷 細辛 麻黃 防風 乾薑 白殭蠶 甘草 各 4g, 生薑 5片

적응증 中風으로 喎斜癱瘓한 증상과 一切風疾을 치료한다.

용 법 하루 2첩을 달여서 식후 1시간에 1일 3회 복용한다.

✤ 比和飮(醫宗金鑑)

내 용 人蔘 白朮 白茯苓 神麯 各 6g, 藿香 陳皮 砂仁 甘草 各 3g, 陳倉米 30g, 生薑 大棗 各 6g

적응증 脾胃嘔吐와 聞食卽嘔 혹은 聞藥卽嘔하는 증상을 치료한다.

용 법 하루 2첩을 달여서 식후 2시간에 1일 3회 복용한다.

✤ 四君子湯(東醫寶鑑)

내 용 人蔘 白朮 白茯苓 甘草炙 各 5g

적응증 元氣虛弱 氣短氣少 益氣에 쓴다.

용 법 하루 2첩을 달여서 식후 2시간에 1일 3회 복용한다.

✤ 四物湯(東醫寶鑑)

내 용 熟地黃 白芍藥 川芎 當歸 各 5g

적응증 血病을 通治한다.

용 법 하루 2첩을 달여서 식후 2시간에 1일 3회 복용한다.

✤ 四白丹(東醫寶鑑)

내 용 竹葉 120g, 白芷 40g, 白朮 縮砂 白茯苓 香附子 防風 川芎 人蔘 甘草 各 20g, 羌活 獨活 薄荷 各 10g, 細辛 知母 各 8g, 藿香 白檀 各 6g, 龍腦 牛黃 各 2g, 麝香 1g

적응증 中風으로 昏冒한 경우에 사용하며 능히 清肺氣 養魄한다.

용 법 약재 40g을 彈子大로 蜜丸하여 10丸을 만든다. 1丸을 씹어서 愈風湯으로 복용한다.

✤ 四神丸(東醫寶鑑)

내 용 破故紙酒炒 160g, 肉豆寇煨 五味子炒 各 80g, 吳茱萸炮 40g, 生薑 60片, 大棗 40枚

적응증 脾腎虛로 인한 泄痢 및 晨泄에 사용한다.

용 법 梧子大로 丸을 만들어 식후 2시간에 1일 3회, 1회 15丸을 소금물로 복용한다.

✤ 四逆湯(方藥合編)

내 용 炙甘草 12g, 乾薑炮 10g, 附子炮 4g

적응증 四肢厥逆 身體疼痛 下痢淸穀 或 小便淸利者에 사용한다.

용 법 하루 2첩을 달여서 식후 2시간에 1일 3회 복용한다.

✤ 瀉靑丸(東醫寶鑑)

내 용 當歸 草龍膽 川芎 梔子 大黃煨 羌活 防風 各 等分

적응증 肝實을 치료한다.

용 법 芡實大로 蜜丸하여 식후 2시간에 1일 3회, 1회 10~15丸씩 竹葉湯이나 砂糖溫水로 복용한다.

✤ 四七湯(東醫寶鑑)

내 용 半夏 8g, 赤茯苓 6g, 厚朴 5g, 蘇葉 4g, 薑 7片, 棗 2枚

적응증 七氣凝結의 狀이 마치 破絮 혹은 梅核과 같고, 喀不出 嚥不下 胸痞에 사용한다.

용 법 하루 2첩을 달여서 식후 2시간에 1일 3회 복용한다.

✤ 瀉下逐瘀湯(河南省南陽中醫院方)

내 용 黃芪 120g, 茯苓 葛根 澤瀉 各 20g, 澤蘭 大黃(後下) 猪苓 川芎 丹參 各 15g, 赤芍 桃仁 各 10g, 水蛭粉 3g(沖服) 甘遂 0.5~1g(沖服)

가감법 腦水腫者는 甘遂量을 하루 1.5g까지 增量한다.

적응증 利水, 瀉下之劑로 뇌경색급성기 환자의 뇌허혈 및 뇌부종을 개선한다.

용 법 水煎하여 하루 3회로 分服한다. 1회 300~500ml 복용하는 데 病重者는 L-tube를 사용하여 투여한다.

✤ 散偏湯(辨證錄)

내 용 白芍藥 20g, 川芎 40g, 郁李仁 柴胡 各 4g, 白芥子 12g, 香附子 8g, 甘草 4g, 白芷 2g

적응증 偏頭痛을 치료한다.

용 법 하루 2첩을 달여서 식후 2시간에 1일 3회 복용한다.

✤ 蔘苓白朮散(東醫寶鑑)

내 용 人蔘 白朮 白茯苓 山藥 甘草炙 各 12g, 薏苡仁 蓮肉 桔梗 白扁豆 砂仁 各 6g, 大棗 2枚

적응증 內傷이나 비위가 허약해서 오는 음식부진, 吐瀉나 大病후 비위를 도와주기 위한 약이다.

용 법 散劑로 하여 식후 2시간에 1일 3회, 1회 6~8g씩 복용한다.

✤ 蔘附湯(世醫得效方)

내 용 人蔘 10g(혹은 紅蔘 15~30g), 附子 10g

가감법 혹 加 乾薑 10g, 葱白 4寸

적응증 중풍 人事不省, 五絶症 등 脫症에 回

陽固脫한다.

용 법 急煎하여 200cc 정도에 신선한 猪膽汁 10~15cc를 잘 섞어 分당 3~5회 鼻飼하거나 복용한다.

✤ 參附湯(中風及其相關疾病診治要點)

내 용 人參 12g, 熟附子 10g

가감법 병이 重한 자는 人參을 30~50g으로 한다.

적응증 亡陽欲脫하여 脈微欲絶者에 쓴다.

용 법 하루 한첩을 재탕하여 3회로 나누어 식후 1시간에 복용한다.

✤ 三痺湯(東醫寶鑑)

내 용 杜冲 牛膝 桂皮 細辛 人蔘 赤茯苓 白芍藥 防風 當歸 川芎 黃芪 續斷 甘草 各 4g, 獨活 秦艽 生地黃 各 2g, 生薑 5片, 大棗 2枚

적응증 風痺로 氣血凝滯하여 手足拘攣한 증상을 치료한다.

용 법 하루 2첩을 달여서 식후 2시간에 1일 3회 복용한다.

✤ 滲濕湯(方藥指針)

내 용 蒼朮 白朮 伏苓 各 6g, 陳皮 澤瀉 豬苓 各 4g, 香附子 川芎 砂仁 厚朴 各 2.8g, 甘草 1.2g, 生薑 1片, 燈心 一團

가감법 筋脈拘急에는 加 芍藥 木瓜하고 骨節痛(風寒濕)에는 加 羌活 防風하며, 肥而 月經不順에는 加 芍藥 當歸 各 4g하고, 玄胡索 牧丹皮 各 2.8g, 紅花 蘇木 各 2g하며, 瀉不止에는 加 肉豆蔲 訶子 烏梅 乾薑 各 4g 한다.

적응증 一切濕證을 치료한다.

용 법 하루 2첩을 달여서 식후 2시간에 1일 3회 복용한다.

✤ 蔘胡溫膽湯(經驗方)

내 용 香附子 10g, 陳皮 6g, 黃連 當歸 梔子 貝母 半夏 枳實 竹茹 各 4g, 人蔘 白茯苓 柴胡 麥門冬 桔梗 各 3g, 甘草 2g, 大棗 2枚, 生薑 3片

적응증 心膽虛怯 觸事易驚 心悸 不安 不眠 및 心下胃口痰者를 치료한다.

용 법 하루 2첩을 달여서 식후 2시간에 1일 3회 복용한다.

✤ 三化湯(素問病機氣宜保命集)

내 용 大黃 厚朴 枳實 羌活 各 等分

적응증 中風에 外로 六經形證이 이미 풀렸으나 內에 便溺之阻格症이 있는 者에 사용한다.

용 법 하루 2첩을 달여서 식후 2시간에 1일 3회 복용한다.

✤ 三化湯 加減(實用中風防治手冊)

내 용 全瓜蔞仁 30g, 生大黃 10~15g, 枳實 膽南星 各 10g, 芒硝 5~10g, 羌活 5g

적응증 痰熱腑實 風痰上擾한 中經絡症에 쓴다.

용 법 하루 1첩을 달여서 식후 2시간에 1일 2~3회 分服한다.

✤ 三黃瀉心湯(天眞處方解說, 東醫寶鑑)

내 용 黃連 黃芩 大黃 各 9g

적응증 淸熱瀉火 解毒 淸熱化濕 瀉下 止血하고 心火上炎 熱盛 血熱亡行 濕熱 心火旺 肝膽火旺 胃熱 및 吐血을 치료한다.

용 법 끓는 물에 약재료를 1시간 정도 담근 후, 찌꺼기를 제거하고 하루에 2~3회 나누어 복용한다.

✤ 生脈散(東醫寶鑑)

내 용 麥門冬 8g, 人蔘 五味子 各 4g

가감법 혹 加 黃芪 甘草 各 4g, 黃栢 0.8g

적응증 補氣 生津의 효가 있어 中風脫證에 응용한다.

용 법 달여서 여름에 茶처럼 수시 복용한다.

✤ 生肺散(辨證錄)

내 용 人蔘 40g, 麥門冬 75g, 五味子 黃芩 各 4g

적응증 小便不出 中滿作脹 口中甚渴을 치료한다(投以利水之葯不應은 屬于肺氣乾燥者라).

용 법 식후 2시간에 1일 3회, 1회 8g을 복용한다.

✤ 犀角升麻湯(東醫寶鑑)

내 용 犀角 6g, 升麻 5g, 防風 羌活 各 4g, 川芎 白附子 白芷 黃芩 各 3g, 甘草 2g

적응증 中風으로 鼻額間痛이 脣口頰을 連하여 髮際까지 모두 痛하여 입을 열지 못하며, 左額頰上이 糊急과 같아 手觸하면 痛한 데, 이는 足陽明經이 風毒을 받아 血凝滯한 때문인데, 이때에 응용한다.

용 법 하루 2첩을 달여서 식후 2시간에 1일 3회 복용한다.

✤ 星蔞承氣湯(中醫雜誌)

내 용 大黃 6~30g, 芒硝 全瓜蔞 膽南星 各 10g

적응증 痰熱腑實한 中經絡症을 치료한다.

용 법 하루 2첩을 달여서 식후 2시간에 1일 3회 복용한다.

✤ 醒心散(東醫寶鑑)

내 용 人參 麥門冬 五味子 遠志 伏神 生地黃 石菖蒲 各 8g

적응증 心氣虛하여 心悸怔忡하며 心神不寧하는 등 증상을 치료한다.

용 법 하루 2첩을 수전하여 3회로 나누어 복용한다.

✤ 星香正氣散(① 東醫寶鑑, ② 晴崗醫鑑)

내 용 ① 藿香 6g, 蘇葉 南星 唐木香 白芷 大腹皮 白茯苓 厚朴 白朮 陳皮 半夏 各 4g, 桔梗 炙 甘草 各 2.5g, 生薑 3片, 大棗 2枚

② 半夏薑製 橘皮 白茯苓 各 6g, 南星 藿香 木香 白朮 厚朴 大腹皮 紫蘇葉 白芷 桔梗 各 4g, 甘草 2g, 生薑 3片

가감법 昏迷不省에는 麝香 1.2g을 調服하면 더욱 효가 있다.

氣不順에는 加 香附子 8g, 烏藥 4g하고, 頭痛에는 加 川芎 白芷 各 4g하며, 暑厥에는 加 香薷 6g 한다.

적응증 졸중풍으로 昏倒하여 痰塞多涎할 때에 쓴다.

용 법 하루 2첩을 달여서 식후 2시간에 1일 3회 복용한다. 연하가 가능하면 牛黃淸心元과 함께 투여하는 것이 좋다.

✤ 洗心湯(辨證奇門)

내 용 茯神 酸棗仁 各 40g, 半夏 20g, 神麴 12g, 人蔘 陳皮 甘草 附子 菖蒲 各 4g

적응증 치매로 혹 不語, 不飮, 不食 혹은 大笑 혹 悲哀하는 데에 쓴다.

용 법 하루 2첩을 달여서 식후 2시간 후에 1일 3회 복용한다.

✤ 疏經活血湯(醫學入門)

내 용 白芍藥酒炒 6g, 當歸酒洗 5g, 生地黃酒洗 蒼朮米泔汁 牛膝 陳皮 桃仁 威靈仙 各 4g, 茯苓 3g, 川芎 防己酒洗 羌活 防風 白芷 草龍膽 各 2.5g, 甘草 2g, 生薑 5片

가감법 痺證에 冷感이 兼해 있으면 六味地黃丸을 합해서 쓴다.

적응증 瘀血로 인한 痺證, 즉 遍身走痛如刺 左足痛尤甚晝輕夜重 등증을 치료하고 下肢血栓症, 脚氣, 高血壓症, 關節炎 등에 응용한다.

용 법 하루 2첩을 달여서 식후 2시간에 1일 3회 복용한다.

✤ 小續命湯(東醫寶鑑)

내 용 防風 6g, 防己 肉桂 杏仁 黃芩 白芍藥 人蔘 川芎 麻黃 甘草 各 4g, 附子炮 2g, 生薑 3片, 大棗 2枚

적응증 卒中風 人事不省, 口眼喎斜, 癱瘓, 瘖瘂, 麻木, 眩暈과 中風初期 無汗表實證과 一切諸風證에 쓴다.

용 법 하루 2첩을 달여서 식후 2시간에 1일 3회 복용한다.

✤ 小承氣湯(傷寒論)

내 용 大黃 16g, 厚朴 枳實 各 6g

적응증 傷寒裏證에 小熱小實小滿에 마땅히 완만히 下할 者에게 사용한다.

용 법 하루 2첩을 달여서 식후 2시간에 1일 3회 복용한다.

✤ 小柴胡湯(傷寒論)

내 용 柴胡 12g, 黃芩 8g, 人蔘 半夏 各 4g, 甘草 2g, 薑 3片, 棗 2枚

가감법 痢를 兼하면 加 檳榔 黃芩하고, 泄을 兼하면 加 澤瀉 豬苓 한다.

적응증 少陽半表半裏 往來寒熱을 치료한다.

용 법 하루 2첩을 달여서 식후 2시간에 1일 3회 복용한다.

✤ 小通聖散(東醫寶鑑)

내 용 羌活 防風 薄荷 當歸 梔子 大黃 川芎 桔梗 各 4g, 防己 甘草 各 2g, 燈心 一團, 竹葉 7片

적응증 風熱로 인한 頭痛이나 咽疼頰腫을 치료한다.

용 법 하루 2첩을 달여서 식후 2시간에 1일 3회 복용한다.

✤ 疎風導痰湯(院內方)

내 용 半夏 8g, 南星 橘皮 赤茯苓 各 4g, 枳殼 羌活 元防風 當歸 川芎 烏藥 白芷 香附子 甘草 各 3g, 桂枝 細辛 各 2g, 生薑 5片

적응증 中風 痰盛 語澁 眩暈 및 解表, 半身不隨 語蹇澁을 치료한다.

용 법 하루 2첩을 달여서 식후 2시간에 1일 3회 복용한다.

✤ 疎風補心導痰湯(院內方)

내 용 香附子 10g, 陳皮 6g, 半夏 南星 赤茯苓 山棗仁 各 4g, 當歸 川芎 羌活 元防風 烏藥 白芷 枳實 竹茹 白朮 石菖蒲 甘草 各 3g, 桂枝 細辛 各 2g, 生薑 3片

적응증 中風 心膽虛怯 怔忡 煩心 不眠 痰盛 語澁 眩暈 等症을 치료한다.

용 법 하루 2첩을 달여서 식후 2시간에 1일 3회 복용한다.

✤ 疏風補心湯(院內方)

내 용 香附子 10g, 半夏 8g, 牛膽南星 酸棗仁炒 陳皮 赤茯苓 蘿卜子 葛根 山査 神麯炒 麥芽炒 各 4g, 枳實 竹茹 羌活 防風 烏藥 白芷 川芎 當歸 各 3g, 柴胡 桔梗 麥門冬 各 2.5g, 桂枝 細辛 甘草 各 2g, 生薑 7片

적응증 중풍환자가 心膽虛證 怔忡 煩心 不安 不眠 등 증을 겸했을 때 쓴다.

용 법 하루 2첩을 달여서 식후 2시간에 1일 3회 복용한다.

✤ 疎風順氣元(雜病源流犀燭)

내 용 大黃酒晒七次 200g, 車前子炒 100g, 郁李仁 檳榔 麻子仁微炒 絲子酒製 牛膝酒 洗山藥 山茱萸 各 80g, 枳殼 防風 獨活 各 40g

적응증 風痱로 緩則四肢不擧하고 成一臂不遂하거나 혹은 左癱右瘓하며 急則一身皆仰하는 증을 치료한다.

용 법 梧子大로 蜜丸하여 식후 2시간에 1회 50~70丸씩, 1일 3회 복용한다.

✤ 疎風滌痰湯(院內方)

내 용 半夏薑製 8g, 南星酒製 陳皮 枳殼 赤茯苓 枳實 竹茹 石菖蒲 山査肉 麥芽炒 各 4g, 羌活 獨活 防風 烏藥 白芷 香附子 各 3g, 木香 甘草 桂枝 細辛 各 2g, 生薑 3片

적응증 風痰 중풍에 語澁不語, 頭痛, 眩暈 및 半身不遂 등증을 치료한다.

용 법 하루 2첩을 달여서 식후 2시간에 1일 3회 복용한다.

✤ 疎風活血湯(東醫寶鑑)

내 용 當歸 川芎 威靈仙 白芷 防已 黃栢 南星 蒼朮 羌活 桂枝 各 4g, 紅花 1.2g, 生薑 5片

적응증 四肢百節 流注刺痛은 風濕痰死血로 인한 것이니 痛處가 或腫 或紅한 데 사용한다.

용 법 하루 2첩을 달여서 식후 2시간에 1일 3회 복용한다.

✤ 蘇合香元(東醫寶鑑, 方藥合編)

내 용 白朮 木香 沈香 麝香 丁香 安息香 白檀香 朱砂 犀角 訶子皮 香附子 蓽撥 各 80g, 蘇合油 乳香 龍腦 各 40g

적응증 一切氣疾을 치료한다.

용 법 煉蜜和丸하는데 每 40g으로 40환을 만들어 하루에 2~3丸을 溫水나 溫酒薑湯으로 복용한다.

✤ 搜風順氣丸(婦人良方)

내 용 車前子 60g, 大莫半生半熟 20g, 麻子仁炒 牛膝酒浸 郁李仁 兎絲子酒浸 枳殼 山藥 各 8g

적응증 痔漏腸風과 風熱로 인한 秘結을 치료한다.

용 법 梧子大로 蜜丸하여 식후 2시간에 1일 3회, 1회 20丸씩 따뜻한 물로 복용한다.

✤ 順氣和中湯(東醫寶鑑)

내 용 黃芪蜜炒 6g, 人蔘 4g, 白朮 當歸 芍藥 陳皮 各 2g, 升麻 柴胡 各 1.2g, 蔓荊子 川芎 細辛 各 0.8g

적응증 升補陽氣하여 氣虛頭痛을 치료한다.

용 법 하루 2첩을 달여서 식후 2시간에 1일 3회 복용한다.

✤ 順氣和中湯(東醫寶鑑)

내 용 陳皮鹽水炒 香附子醋炒 梔子薑汁炒黑 各 4g, 白朮土炒 3.2g, 白茯苓 2.8g, 半夏 神麯 黃連薑汁浸晒乾 猪膽汁拌炒 各 2.4g, 枳實 2g, 縮砂 1.2g, 甘草炙 0.8g, 生薑 3片

적응증 嘔吐 反胃 嘈雜 呑酸 噎膈 吐痰水 心腹刺痛을 치료한다.

용 법 하루 2첩을 달인후 竹瀝 薑汁을 타서 식후 2시간에 1일 3회 복용한다.

✤ 升陽除濕湯(東醫寶鑑)

내 용 蒼朮 8g, 升麻 柴胡 羌活 防風 神麯 澤瀉 豬苓 各 4g, 陳皮 麥芽炒 甘草炙 各 3g

적응증 氣虛설사, 不思飮食, 困弱無力 등증을 치료한다.

용 법 하루 2첩을 달여서 식후 2시간에 1일 3회 복용한다.

✤ 柴梗半夏湯(東醫寶鑑)

내 용 柴胡 8g, 黃芩 半夏 枳殼 桔梗 瓜蔞仁 各 4g, 靑皮 杏仁 各 3.2g, 甘草 1.6g, 薑 3片

가감법 咳嗽, 喘息에는 加 桑白皮 麥門冬한다.

적응증 痰熱胸痞脇痛을 치료한다.

용 법 하루 2첩을 달여서 식후 2시간에 1일 3회 복용한다.

✤ 腎氣丸(東醫寶鑑)

내 용 熟地黃 16g, 山藥 山茱萸 各 8g, 澤瀉 牧丹皮 白茯苓 各 6g, 五味子 8g

적응증 虛勞로 腎이 虛損된 것을 치료한다.

용 법 하루 2첩을 달여서 식후 2시간에 1일 3회 복용한다. 또는 丸을 만들어 복용하기도 한다.

✤ 腎瀝湯(東醫寶鑑)

내 용 羊腎 一具, 生薑 80g, 磁石碎 68g, 玄蔘 白芍藥 白茯苓 各 50g, 黃芪 川芎 五味子 桂心 當歸 人蔘 防風 甘草 各 40g, 地骨皮 20g

적응증 腎藏風으로 語音蹇吃한 경우에 사용한다.

용 법 羊腎, 生薑, 磁石을 먼저 물한말에 달여서 반으로 줄면 나머지 약재를 넣고 달여서 식후 2시간에 1일 3회 分服한다.

✤ 身痛逐瘀湯(醫林改錯)

내 용 牛膝 12g, 桃仁 紅花 當歸 五靈脂炒 地龍去土 沒藥 川芎 甘草 各 8g, 秦艽 羌活 香附子 各 4g

적응증 活血祛瘀 通絡止痛하여 全身痺痛 經久不癒 按止更痛 脣舌青紫, 瘀癍에 사용한다.

용 법 하루 1첩을 달여서 식후 2시간에 1일 2회로 分服한다.

✤ 神效黃芪湯(東醫寶鑑)

내 용 黃芪 8g, 白芍藥 甘草炙 各 6g, 人蔘 4g, 陳皮 3g, 蔓荊子 2g

적응증 渾身麻木을 치료한다.

용 법 하루 2첩을 달여서 식후 2시간에 1일 3회 복용한다.

✤ 十味導赤散(①東醫寶鑑, ②雜病源流犀燭)

내 용 ① 生地黃 木通 黃蓮, 黃芩, 麥門冬 半夏 地骨皮 白茯神 赤芍藥 甘草 各 4g, 薑 5片
② 木通 生地黃 白茯神 各 12g, 半夏 薑製 6g, 黃芩 日黃連 各 4g, 赤芍藥

麥門冬 地骨皮 甘草 各 3g, 生薑 7片, 大棗 4枚

적응증 心臟實熱 口舌生瘡 驚悸 煩渴을 主治하고, 血淋澁痛, 尿道炎, 膀胱炎, 膀胱結石, 火熱로 인한 고혈압 등에 응용한다.

용 법 하루 2첩을 달여서 식후 2시간에 1일 3회 복용한다.

✤ 十味溫膽湯(證治準繩)

내 용 半夏 枳實 陳皮 各 8g, 茯苓 6g, 酸棗仁炒 遠志 五味子 熟地黃 人蔘 各 4g, 炙甘草 2g, 生薑 5片, 大棗 1枚

적응증 心膽虛怯 觸事易驚 心虛煩悶 坐臥不安 등증을 치료한다.

용 법 하루 2첩을 달여서 식후 2시간에 1일 3회 복용한다.

✤ 十全大補湯(方藥合編)

내 용 人蔘 白朮 白茯苓 甘草 熟地黃 白芍藥 川芎 當歸 各 5g, 黃芪 肉桂 各 4g, 生薑 3片, 大棗 2枚

적응증 氣血兩虛로 인한 諸症을 치료한다.

용 법 하루 2첩을 달여서 식후 2시간에 1일 3회 복용한다.

✤ 生脈飮(中風及其相關疾病診治要點)

내 용 人參 10g, 麥門冬 6g, 五味子 3g

가감법 병이 重한 자는 人參을 30~50g, 麥門冬을 15g, 五味子는 10g으로 한다.

적응증 熱傷氣陰한 경우에 써서 益氣生津하고 斂陰止汗한다.

용 법 하루 한첩을 재탕하여 3회로 나누어 식후 1시간에 복용한다.

✤ 星蔞承氣湯加減(中風及其相關疾病診治要點)

내 용 丹參 鷄血藤 各 30g, 全瓜蔞 15g, 膽南星 赤芍 生大黃 各 10g, 芒硝 5g

적응증 痰熱이 胃와 腸을 阻滯하여 傳導失司하고 升淸降濁이 되지 않아 아래로는 腑氣가 不通하여 大便秘結하고 위로는 頭暈痰多하는 등 痰熱之證에 쓴다.

용 법 하루 한첩을 재탕하여 3회로 나누어 식후 1시간에 복용한다.

✤ 雙合湯(東醫寶鑑)

내 용 當歸 川芎 白芍藥 生乾地黃 桂皮 半夏 白茯苓 白芥子 各 4g, 桃仁 3g, 酒紅花 甘草 各 1.5g

적응증 濕痰死血로 인한 痲木을 치료한다.

용 법 하루 2첩을 달여서 식후 2시간에 1일 3회 복용한다.

✤ 雙和湯(東醫寶鑑)

내 용 白芍藥 10g, 熟地黃 黃芪 當歸 川芎 各 4g, 桂皮 甘草 各 2.8g, 薑 3片, 棗 2枚

가감법 중풍 대변장애에는 本方倍用 加 人蔘 12~20g한다.

적응증 氣血俱傷 하거나 房室後勞役 하거나 勞役後犯房 및 大病後 氣乏自汗하는 경우에 쓴다.

용 법 하루 2첩을 달여서 식후 2시간에 1일 3회 복용한다.

✤ 安宮牛黃丸(中醫內科學)

내 용 牛黃 鬱金 犀角 黃連 朱砂 各 40g, 氷片 10g, 眞珠 20g, 山梔 40g, 雄黃 40g, 麝香 10g

적응증 熱性病에 熱入血室로 竅閉하여 神昏하고 甚至痙厥하는 데에 쓴다.

용 법 1丸 4g 정도의 환약을 만들어 하루에 1~2 丸을 복용한다.

✤ 凉膈散(東醫寶鑑)

내 용 連翹 8g, 大黃 芒硝 甘草 各 4g, 薄荷 黃芩 梔子 各 2g, 竹葉 七片, 蜜 少許

가감법 積熱齟腫에는 加 知母 石膏 升麻 大黃하고, 중풍의 舌强不語에는 加 石菖蒲 遠志한다(이를 蜜丸하여 彈子大로 만들어 朱砂로 옷을 입힌 것을 舌膏라 한다).

적응증 積熱煩躁하여 口舌生瘡하고 腸胃燥澁하며 便尿秘結한 데에 쓴다.

용 법 芒硝를 제외한 약물을 반쯤 달인 후, 芒硝를 넣고 다시 달여서, 식후 2시간 후에 1일 3회 복용한다.

✤ 兩救固脫飮(中風病的防治與康復)

내 용 山茱肉 20g, 龜板 玳瑁 阿膠 赤人蔘 各 15g, 附子 鹿角膠 各 10g, 鷄子黃 1個

적응증 元氣敗脫, 心神散亂한 中臟證으로 神識昏憒 肢體癱軟 手撒肢冷 多汗하며 二便自出 舌痿 舌質紫暗 脈微欲絶한 脫證을 치료한다.

용 법 하루 1첩을 달여서 식후 2시간에 1일 2~3회 分服하거나 保留灌腸한다.

✤ 養血祛風湯(方藥合編)

내 용 當歸 川芎 乾地黃 元防風 荊芥 羌活 細辛 藁本 石膏 蔓荊子 半夏 旋覆花 甘草 各 4g, 大棗 2枚, 生薑 3片

적응증 婦人頭風은 肝虛風襲한 때문으로 每發時에 10중 반 이상이 반드시 현훈이 나타나는데 이를 치료한다.

용 법 하루 2첩을 달여서 식후 2시간에 1일 3회 복용한다.

✤ 羚羊角湯(東醫寶鑑)

내 용 羚羊角 獨活 山棗仁炒 五茄皮 各 5g, 防風 意苡仁 當歸 川芎 白茯神 杏仁 各 3g, 木香 甘草 各 2g, 生薑 3片

적응증 筋痺 肢節束痛에 사용한다.

용 법 하루 2첩을 달여서 식후 2시간에 1일 3회 복용한다.

✤ 羚羊角湯 加減(經驗方)

내 용 羚羊角 3g, 生石決明 生蕗石 各 30g, 天竺黃 夏枯草 各 12g, 白芍藥 牧丹皮 各 10g

적응증 中風의 陽閉證 神昏 時에 사용한다.

용 법 하루 1첩을 달여서 1일 2회 나누어 鼻飼하거나 灌服한다.

✤ 羚羊角湯 加減(經驗方)

내 용 石決明 30g, 丹蔘 夏枯草 各 15g, 菊花 10g, 丹皮 菖蒲 遠志 天竺黃 膽南星 各 6g, 羚羊角粉 2g 調服

적응증 中風의 痰熱內閉心竅한 中腑證을 치료한다.

용 법 하루 1첩을 달여서 식후 2시간에 1일 2~3회 分服한다.

✤ 羚羊角鉤藤湯(中風及其相關疾病診治要點)

내 용 生地黃 竹茹 各 15g, 川貝母 12g, 鉤藤 菊花 茯神 白灼 各 9g, 霜桑葉 6g, 甘草 2.4g

가감법 만일 高熱抽搐하면 犀角地黃湯이나 白虎湯을 합방한다.

적응증 陽熱이 亢盛하여 動風하는 경우에 쓴다.

용 법 하루 한첩을 재탕하여 3회로 나누어 식후 1시간에 복용한다.

✤ 羚羊鉤藤湯(通俗傷寒論)

내 용 生地黃 20g, 貝母 16g, 鉤藤 菊花 茯

神 白芍 竹茹 各 12g, 桑葉 8g, 羚羊角 6g, 生甘草 4g

적응증 外感熱病으로 高熱神昏 煩悶躁搖 手足搐搦 發爲痙厥 舌質乾絳 脈弦而數의 증상과 肝陽上亢으로 인한 頭痛 頭暈 振顫 等症을 치료한다.

용 법 하루 1첩을 달여서 식후 2시간에 1일 2회 分服한다.

✤ 羚羊鉤藤湯(實用中風防治手冊)

내 용 釣鉤藤(後入), 白芍藥 牧丹皮 石菖蒲 川牛膝 各 12g, 龜板 膽南星 菊花 各 9g, 羚羊角 粉末 3g (調服)

가감법 大便秘結에는 加 大黃 芒硝하고, 肢體抽搐에는 加 全蝎 蜈蚣 白殭蠶하며, 痰多昏睡에는 加 竹瀝 天竺黃 生薑汁한다.

적응증 風火上擾 清竅閉塞한 中經絡症을 치료한다.

용 법 하루 1첩을 달여서 식후 2시간에 1일 2~3회 分服한다.

✤ 五膈寬中散(東醫寶鑑)

내 용 厚朴 香附子 各 10g, 甘草 靑皮 陳皮 丁香 縮砂 各 4g, 木香 3g, 白豆寇 2g, 生薑 3片

적응증 五膈으로 음식이 내리지 않는 것을 치료한다.

용 법 소금을 조금 넣고 달여서 식후 1시간에 1일 3회 복용한다.

✤ 五苓散(東醫寶鑑)

내 용 澤瀉 10g, 赤茯苓 白朮 豬苓 各 6g, 肉桂 2g

적응증 傷寒煩渴 水逆證 下焦熱 등증을 치료한다.

용 법 식후 1~2시간에 1일 3회, 1회 8g씩 복용한다.

✤ 五痺湯(太平惠民和劑局方)

내 용 羌活 白朮 薑黃 防己 各 8g, 甘草 4g, 生薑 7片

적응증 風寒濕氣가 肌體에 들어 手足緩弱痲痺한 증을 치료한다.

용 법 하루 2첩을 달여서 식후 2시간에 1일 3회 복용한다.

✤ 烏藥順氣散(太平惠民和劑局方)

내 용 烏藥 陳皮 麻黃 各 6g, 川芎 白芷 白殭蠶 枳殼 桔梗 各 4g, 乾薑 2g, 甘草 1.2g, 生薑 3片, 大棗 2枚

적응증 일체의 風疾에 先服하여 氣道를 소통시키어 癱瘓 歷節風을 치료한다.

용 법 散劑로 만들어 식후 1시간에 1일 3회, 1회 8g씩 복용한다. 또는 달여서 쓰기도 한다.

✤ 玉屛風散(世醫得效方)

내 용 黃芪 白朮 防風 각 등분

적응증 益氣, 固表止汗의 효가 있어 表虛衛陽不固하여 나타난 證을 치료한다.

용 법 하루 2첩을 수전하여 3회로 나누어 복용한다.

✤ 完肺湯(經驗方)

내 용 魚腥草 30g, 金銀花 蒲公英 各 20g, 玄蔘 麥門冬 各 12g, 白芍藥 白茯苓 瓜蔞仁 桔梗 黃芩 甘草 各 4g

적응증 急慢性肺炎, 氣管支炎에 응용한다.

용 법 하루 2첩을 달여서 식후 2시간에 1일

3회 복용한다.

✤ 龍膽瀉肝湯(方藥合編)

내 용 草龍膽 柴胡 澤瀉 各 4g, 木通 車前子 赤茯苓 生地黃 當歸 山梔 黃芩 甘草 各 2g

적응증 肝臟濕氣로 인한 男子陰挺, 女人陰痒瘡을 치료하고, 肝臟濕熱로 인한 고혈압에 응용한다.

용 법 하루에 2첩을 달여서 식후 1시간에 1일 3회 복용한다.

✤ 禹功散(方藥合編)

내 용 陳皮 半夏薑製 赤茯苓 豬苓 澤瀉 白朮炒 木通 條芩 山梔子炒 各 4g, 升麻 1.2g, 甘草 1g

적응증 小便不通으로 百法不能奏效한 경우에 쓴다.

용 법 하루 2첩을 달여서 식후 2시간에 1일 3회 복용한다.

✤ 右歸飮(景岳全書)

내 용 熟地黃 8~80g, 山茱萸 4g, 山藥炒 枸杞子 杜沖薑制 各 8g, 炙甘草 肉桂 各 4~8g, 制附子 4~12g

가감법 短氣者에는 加 人蔘 白朮하고, 火衰不能生土하여 嘔噦呑酸者에는 加 炮薑 8~12g하며, 泄瀉腹痛에는 加 人蔘 肉豆蔻 各 4g하고, 小腹多痛에는 加 吳茱萸 2~2.8g하며, 淋帶不止에는 加 補骨脂 4g하고, 血少血滯 腰膝軟痛에는 加 當歸 8~12g하며, 陰盛格陽 眞寒假熱에는 加 澤瀉 8g한다.

적응증 溫補腎陽하여 腎陽不足과 氣怯神疲와 腹痛腰疝 肢冷 舌淡 脈沈細 등증을 치료한다.

용 법 하루 2첩을 달여서 식후 2시간에 1일 3회 복용한다.

✤ 牛黃淸心元(太平惠民和劑局方)

내 용 山藥 28g, 甘草炒 20g, 人蔘 蒲黃炒 神麯炒 各 10g, 犀角 8g, 大頭黃卷炒 肉桂 阿膠炒 各 7g, 白芍藥 麥門冬 黃芩 當歸 防風 朱砂水飛 白朮 柴胡 桔梗 杏仁 白茯苓 川芎 各 6g, 牛黃 4.8g, 羚羊角 麝香 龍腦 各 4g, 雄黃 3.2g, 白斂 乾薑炮 各 3g, 大棗 20枚, 煉蜜和勻하여 40g으로 10丸을 만들어 金箔을 입힌다.

적응증 卒中風 不省人事 痰涎壅塞 精神昏迷 言語蹇澁 口眼喎斜 手足不遂 等 證에 사용한다.

용 법 하루 1~2회, 1회 1丸씩 따뜻한 물로 씹어서 복용한다.

✤ 胃苓湯(東醫寶鑑)

내 용 蒼朮 厚朴 陳皮 豬苓 澤瀉 白朮 赤茯苓 白芍藥 各 4g, 官桂 甘草 各 2g, 薑 3片, 棗 2枚

가감법 暑에는 加 香薷 白扁豆하고, 滑脫에는 加 肉豆蔻 車前子하며, 挾滯에는 加 神麯 檳榔 砂仁한다.

적응증 脾胃에 濕이 盛함으로 인해서 오는 설사 복통을 치료한다.

용 법 하루 2첩을 달여서 식후 2시간에 1일 3회 복용한다.

✤ 六君子湯(東醫寶鑑)

내 용 半夏 白朮 各 6g, 陳皮 白茯苓 人蔘 各 4g, 甘草炙 2g, 薑 3片, 棗 2枚

가감법 虛冷에는 加 乾薑 肉桂하고, 汗多에는 加 桂枝 黃芪하며, 血燥에는 加 熟地

黃 當歸 白芍藥하고, 咳嗽에는 加 貝母 五味子하며, 氣滯에는 加 香附子 木香하고 挾感에는 加 乾葛 香附子하며, 挾食에는 加 神麯 砂仁 只實하고, 浮腫에는 四苓散(澤瀉 10g, 赤茯苓, 猪苓 白朮 各 6g)을 合해서 쓴다.

적응증 氣虛痰盛을 치료한다.

용 법 하루 2첩을 달여서 식후 2시간에 1일 3회 복용한다.

✤ 六君子湯加味方(經驗方)

내 용 六君子湯 加 獨活 桂枝 木香 白芥子 竹瀝 薑汁

적응증 半身不遂, 특히 右半身不遂에 응용한다.

용 법 하루 2첩을 달여서 식후 2시간에 1일 3회 복용한다.

✤ 六味地黃湯(方藥合編)

내 용 熟地黃 16g, 山藥 山茱萸 各 8g, 牧丹皮 澤瀉 白茯苓 各 6g

적응증 滋補肝腎하여 肝腎陰虛로 인한 腰膝痠軟 頭暈眼花 耳鳴耳聾 盜汗遺精이나 혹은 骨蒸潮熱, 혹은 足心熱, 혹은 消渴, 혹은 虛火牙痛 舌燥喉痛 舌紅少苔 脈細數者를 치료한다.

용 법 하루 2첩을 달여서 식후 2시간에 1일 3회 복용한다.

✤ 育陰通絡湯(경험방)

내 용 釣鉤藤 桑寄生 各 30g, 生地 白芍 各 20g, 玄蔘 丹蔘 女貞實 各 15g

적응증 滋陰熄風하여 陰虛風動한 중풍증에 쓴다.

용 법 하루 한첩을 재탕하여 3회로 나누어 식후 1시간에 복용한다.

✤ 潤腸丸(東醫寶鑑)

내 용 杏仁 枳殼 麻子仁 陳皮 各 20g, 阿膠珠 防風 各 10g

적응증 大便秘澁을 치료한다.

용 법 梧子大로 蜜丸하여 1일 3회, 1회에 50丸을, 노인은 蘇子湯으로, 壯者는 荊芥湯으로 복용한다.

✤ 薏苡附子敗醬散(金匱要略)

내 용 薏苡仁 10g, 敗醬根 3g, 附子 1g

적응증 어혈형 太陰病期에서 회맹부에 압통이 있고, 피부가 저영양상태에 있을 때, 하지냉을 동반한다. 어혈과 관련된 월경장애, 장염, 자궁내막증, 손바닥 각화증, 관절염에도 응용된다.

용 법 하루 2첩을 달여서 식후 2시간에 1일 3회 복용한다.

✤ 理氣祛風散(東醫寶鑑)

내 용 羌活 獨活 青皮 陳皮 枳殼 桔梗 南星 半夏 烏藥 天麻 川芎 白芷 防風 荊芥 白芍藥 甘草 各 4g, 生薑 5片

적응증 口眼喎斜를 치료한다.

용 법 하루 2첩을 달여서 식후 1시간에 1일 3회 복용한다.

✤ 二仙湯(東醫處方大全)

내 용 仙茅 淫羊藿 各 16g, 當歸 巴戟天 黃栢 知母 各 10g

적응증 腎陰과 腎陽의 부족으로 인하여 虛火가 上炎하여 생기는 증상, 즉 두통, 현훈, 요통, 소변빈삭, 번조, 불안에 쓰고 고혈압 및 갱년기 장애에 응용한다.

용 법 하루 2첩을 달여서 식후 2시간에 1일 3회 복용한다.

✤ 二仁丸(普濟方)

내 용 杏仁 麻子仁 枳殼 訶子肉 各等分 爲末

적응증 虛人老人風秘을 치료하다.

용 법 煉蜜로 丸을 만들어 매번 30丸씩 복용한다.

✤ 二陳湯(太平惠民和劑局方)

내 용 半夏 8g, 橘皮 赤茯苓 各 4g, 甘草炙 2g, 生薑 3片

적응증 燥濕化痰 理氣和中하여 痰飮으로 인한 諸病症, 즉 惡心嘔吐, 頭眩心悸, 中脘不快, 發爲寒熱, 因食生冷 脾胃不和等症을 치료한다.

용 법 하루 2첩을 달여서 식후 1~2시간에 1일 3회 복용한다.

✤ 益氣補血湯(診療要監)

내 용 黃芪蜜炙 白朮 各 6g, 山楂肉 香附子 半夏 陳皮 白茯苓 神麯炒 麥芽炒 甘草 各 4g, 厚朴 砂仁 各 3g, 當歸身 白芍藥 乾地黃 人蔘 白茯苓 麥門冬 遠志 各 2.5g, 川芎 木香 各 2g, 生薑 3片, 大棗 2枚

적응증 補中益氣湯에 滋陰健脾湯을 合方한 것으로, 氣血不足 困倦乏力 頭中眩暈 精神不淸 等 증을 치료한다

용 법 하루 2첩을 달여서 식후 2시간에 1일 3회 복용한다.

✤ 益氣聰明湯加減(上海郵電醫院方)

내 용 黃芪 太子參 葛根 各 12~15g, 蔓荊子 赤白芍藥 各 10g, 黃柏 6g, 升麻 炙甘草 各 4.5g

가감법 뇌동맥경화증은 脾氣虛衰가 主이고 肝腎陰虛는 副며, 標實은 痰濁血瘀와 內風이 上搖淸竅한 것이다. 益氣升陽하고 豁痰降濁之功이 있는 益氣聰明湯을 기본방으로 하고 痰濁中阻 肝腎陰虛 氣陰兩虛로 나누어 辨證施治한다.

적응증 痰濁中阻한 경우는 健脾化痰하는 半夏白朮天麻湯에 澤瀉湯을 合方하고, 心悸易驚 虛煩不眠 등 痰熱內擾한 경우는 滌痰開竅하는 黃連溫膽湯을, 肝腎陰虛한 경우는 烏精地黃湯(黃精 首烏 熟地黃 山茱萸 山藥 枸杞子 菊花)을, 氣陰兩虛 한 경우는 黃芪生脈散을 합방한다.

용 법 益氣聰明湯을 沖劑 4包로 만들어 每日 2차례, 每次 1包씩 服用하거나, 또는 煎湯하여 하루 3차례 分服한다.

✤ 益氣活血湯(경험방)

내 용 黃芪 30g, 赤芍 20g, 桃仁 紅花 當歸尾 地龍 各 10g, 川芎 5g

적응증 益氣活血하고 祛瘀通絡하여 氣虛血瘀한 중풍증에 쓴다.

용 법 하루 한첩을 재탕하여 3회로 나누어 식후 1시간에 복용한다.

✤ 益腎活血基本方(河南中醫學院 附屬醫院方)

내 용 丹參 20g, 川芎 10g, 牛膝 20g, 桑寄生 25g, 水蛭 5g, 三七粉 3g

가감법 뇌동맥경화증은 腎虛血瘀가 근본원인이며, 여기에 將息失宜하여 손상을 받게 되면 風 火 痰 虛 瘀가 생겨 발병되는 것이다. 따라서 益腎活血之功이 있는 益腎活血方을 기본방으로 하고 肝陽上亢 痰瘀互阻 氣陰不足 肝腎精虧의 4型으로 나누어 辨證論治한다.

적응증 ① 肝陽上亢型: 基本方 +天麻 白芍 鉤藤 夏枯草 各 15g, 黃芩 鬱金 各 12g

② 痰瘀互阻型: 基本方+天麻 白朮 澤瀉 石菖蒲 各 15g, 半夏 12g
③ 氣陰不足型: 基本方+黃芪 30g, 杞果 葛根 各 20g, 党參 麥門冬 首烏 各 15g
④ 肝腎精虧型: 基本方+杞果 20g, 女貞子 黃精 各 15g, 生地黃 12g

용 법 水煎하여 하루 3차례 分服한다.

✤ 益智黑小豆湯(經驗方)

내 용 益智仁鹽水炒 8g, 白朮 白茯苓 各 6g, 陳皮 牛膝 當歸身 各 4g, 木通 藿香 車前子 各 3.2g, 黑小豆(검은팥) 12~60g, 或 加 麻黃 4g

적응증 遺尿, 小便頻數을 치료한다.

용 법 하루 2첩을 달여서 식후 2시간에 1일 3회 복용한다.

✤ 人蔘羌活散(東醫寶鑑)

내 용 羌活 獨活 前胡 人蔘 防風 天麻 赤茯苓 薄荷 川芎 黃芩 枳殼 蔓荊子 桔梗 甘草 各 3g, 生薑 3片, 桑白皮 8g

적응증 中風에 痰盛하고 煩熱한 증을 치료한다.

용 법 하루 2첩을 달여서 식후 2시간에 1일 3회 복용한다.

✤ 人蔘順氣散(東醫寶鑑)

내 용 麻黃 陳皮 川芎 白芷 白朮 厚朴 桔梗 甘草 各 4g, 乾葛 3g, 人蔘 乾薑 各 2g, 生薑 3片, 大棗 2枚, 薄荷 7葉

적응증 中風으로 氣虛하여 喎斜 癱瘓 語澁 身疼한 증상을 치료한다.

용 법 하루 2첩을 달여서 식후 2시간에 1일 3회 복용한다.

✤ 人蔘養胃湯(東醫寶鑑)

내 용 蒼朮 6g, 陳皮 厚朴 半夏製 各 5g, 白茯苓 藿香 各 4g, 人蔘 草果 甘草 各 2g, 生薑 3片, 大棗 2枚, 烏梅 1枚

적응증 傷寒陰證과 外傷風寒, 內傷生冷을 治하여 憎寒, 壯熱, 頭痛, 身疼을 치료한다.

용 법 하루 2첩을 달여서 식후 2시간에 1일 3회 복용한다.

✤ 人蔘黃芪湯(東醫寶鑑)

내 용 人蔘 8g, 黃芪 白朮 陳皮 各 4g, 當歸 白伏苓 甘草炙 各 2g, 生薑 3편, 大棗 2개

적응증 虛損하여 少氣한 것을 치료한다.

용 법 하루 2첩을 水煎하여 식후 3회 복용한다.

✤ 仁熟補心湯(診療要監)

내 용 酸棗仁炒 18g, 香附子 9g, 陳皮 4.5g, 熟地黃 當歸身 龍眼肉 各 4g, 半夏 枳實 竹茹 各 3g, 山藥 白茯神 遠志 麥門冬 各 2.5g, 甘草 2g, 生薑 4g

적응증 心膽血虛로 인한 不眠, 怔忡, 煩心, 不安, 焦燥 等을 치료한다.

용 법 하루 2첩을 달여서 식후 2시간에 1일 3회 복용한다.

✤ 紫雪丹(和劑局方)

내 용 芒硝 硝石 磁石 各 800g, 滑石 石膏 寒水石 升麻 玄蔘 各 400g, 羚羊角 青木香 犀角 沈香 甘草 各 200g, 麝香 48g, 丁香 40g, 黃芩 40g

적응증 外感熱病으로 壯熱 煩躁 脣焦 神昏譫語 抽搐痙厥 尿赤便秘와 小兒熱甚痙厥 等症을 치료한다.

용 법 彈子大로 환을 만들어 하루 1~2회, 1회 1丸씩 시원한 물로 복용한다.

✤ 資壽解語湯(醫學入門)

내 용 羚羊角 桂皮 各 4g, 羌活 甘草 各 3g, 防風 附子炮 酸棗仁 天麻 各 2g, 竹瀝 5匙, 薑汁 1匙

적응증 風中心脾하여 舌强不語한 경우에 사용한다. 대개 心之別脉은 舌本에 닿아 있고, 脾之脉은 咽喉를 지나 舌本에 연결되고 舌下에 산포되기 때문이다.

용 법 하루 2첩을 달여서 식후 1시간에 1일 3회 복용한다.

✤ 滋潤湯(萬病回春)

내 용 當歸 生地黃 枳殼 厚朴 檳榔 大黃 麻子仁 杏仁 各 4g, 羌活 3g, 紅花 1.2g

가감법 大黃 麻子仁을 8g으로 증량하고, 甘草 3g, 生薑 3片을 加한다.

적응증 中臟證의 二便閉에 先服하고 後에 愈風散으로 調理한다.

용 법 하루 2첩을 달여서 식후 2시간에 1일 3회 복용한다.

✤ 滋陰降火湯(東醫寶鑑)

내 용 白芍藥 6g, 當歸 5g, 熟地黃 麥門冬 白朮 各 4g, 生地黃酒炒 3.2g, 陳皮 3g, 知母 黃栢幷鹽水炒 甘草 各 2g, 生薑 3片, 棗 2枚

적응증 陰虛火動으로 睡中盜汗하고 午後發熱하며 咳嗽痰盛하고 咯唾血하며 飮食少思하고 肌肉消瘦하여 將成勞瘵한 데에 쓴다.

용 법 하루 2첩을 달여서 식후 2시간에 1일 3회 복용한다.

✤ 滋陰健脾湯(萬病回春)

내 용 白朮 6g, 陳皮 半夏薑製 白茯苓 各 4g, 當歸 白芍藥 生乾地黃 各 3g, 人蔘 白茯神 麥門冬 遠志 川芎 甘草 各 2g, 生薑 3片, 大棗 2枚

가감법 眩暈에는 加 枸杞子 12g, 山査 神麯 荊芥 防風 竹茹 紫草 白何首烏 天麻 各 4g 한다.

적응증 臨事不寧하고 眩暈嘈雜함은 此心脾虛怯也라. 즉 心脾虛怯으로 인한 불안 초조 심계 불면하며 현훈증이 있는 경우에 쓴다.

용 법 하루 2첩을 달여서 식후 1시간에 1일 3회 복용한다.

✤ 潛陽熄風湯(中風病的防治與康復)

내 용 生槐米 30g, 珍珠 天竺黃 玳瑁 紫貝齒 龜板 白殭蠶 葛根 生地黃 膽南星 秦艽 各 15g

적응증 痰熱內閉心竅한 中腑證을 치료한다.

용 법 하루 1첩을 달여서 1일 2~3회 分服한다.

✤ 腸癰湯(千金要方)

내 용 薏苡仁 9g, 冬瓜子 6g, 桃仁 5g, 牧丹皮 4g

적응증 하복부에 압통·종괴가 있고, 농·혈변을 나타낸다. 하복부의 압통은 회맹부에서 나타나는 경우가 많다.

용 법 하루 2첩을 달여서 식후 2시간에 1일 3회 복용한다.

✤ 轉呆丹(辨證奇門)

내 용 白芍藥 120g, 當歸 半夏 生棗仁 菖蒲 茯神 各 40g, 柴胡 32g, 神麯 柏子仁 各 20g, 天花粉 12g, 人蔘 附子 各 4g

적응증 呆病으로 종일 閉戶獨居하고 口中喃喃不甚은 可解나 자기 의복을 鍼線으로 밀봉하고 與之飲食하면 時用時不用嘗하며 數日不食而 不呼飢하고 見炭이면 最喜食之하니 謂是必死之症이나 尙有可生之機也라 마땅히 이 처방을 사용한다.

용 법 彈子大로 환을 만들어 1일 3회, 1회 1丸씩 복용한다.

✤ 錢氏安神丸(東醫寶鑑)

내 용 朱砂水飛 40g, 麥門冬 馬牙硝 白伏苓 山藥 寒水石 甘草 各 20g, 龍腦 1g

적응증 心氣虛하여 悲하고 心悸怔忡하며 心神不寧하는 등 증을 치료한다.

용 법 분쇄하여 가루로 만들어 꿀 40g으로 39환을 만들어 매회 1환씩 설탕물로 복용한다.

✤ 定癎丸 加減(實用中風防治手冊)

내 용 鷄血藤 30g, 天麻 殭蠶 石菖蒲 膽南星 半夏 白茯神 廣地龍 各 10g, 全蝎 遠志 各 6g, 琥珀 5g, 蜈蚣 2條(研呑)

적응증 抽搐발작시, 중풍 繼發癲癎의 간헐기등에 쓴다.

용 법 하루 1첩을 달여서 1일 2~3회 分服한다. 또는 梧子大로 丸을 만들어 1일 3회, 1회 30~40丸씩 복용한다.

✤ 正氣天香湯(東醫寶鑑)

내 용 香附子 12g, 烏藥 陳皮 紫蘇葉 各 4g, 乾薑 甘草 各 2g

적응증 婦人氣痛을 主治하고 胸悶 胸痛에 응용한다.

용 법 하루 2첩을 달여서 식후 1시간에 1일 3회 복용한다.

✤ 正傳加味二陳湯(東醫寶鑑)

내 용 山査 香附子 半夏 川芎 白朮 蒼朮 陳皮 白茯苓 神麯炒 元砂仁 麥芽炒 甘草炙 各 4g, 生薑 3片, 大棗 2枚

적응증 補脾 消食 行氣하여 食積 및 痰을 치료한다.

용 법 하루 2첩을 달여서 식후 1시간에 1일 3회 복용한다.

✤ 定風餠子(東醫寶鑑)

내 용 天麻 川烏 南星 半夏 白薑 川芎 白茯苓 甘草生 各 等分

적응증 中風面喎와 鼻淵 痰厥頭痛 眩暈嘔吐를 치료한다. 또한 風病의 예방약으로도 쓴다.

용 법 生薑汁을 섞어 芡實大로 丸을 만들어 朱砂를 입힌 후 1일 3회, 1회 1환씩 복용한다.

✤ 丁香柿蒂散(東醫寶鑑)

내 용 丁香 柿蒂 人蔘 白茯苓 橘皮 良薑 半夏製 各 4g, 甘草 2g, 生薑 7片

적응증 大病후 胃中虛寒으로 인한 咳逆을 치료한다. 또한 中風환자의 呃逆에 응용한다.

용 법 1일 3회, 1회에 8~12g을 溫水로, 혹은 蘇合香元과 함께 복용한다. 또는 2첩을 달여서 식후 1시간에 1일 3회 복용하기도 한다.

✤ 丁香透膈散(入門)

내 용 白朮 6g, 甘草 4g, 人蔘 白茯苓 縮砂 香附子 各 3g, 沈香 藿香 陳皮 厚朴 各 2g, 丁香 木香 麥芽 青皮 肉豆蔲 白豆蔲 各 1.2g, 草果 神麯 半夏 各

0.8g, 生薑 3片, 大棗 2枚

적응증 五噎과 十膈으로 막혀서 통하지 않는 것을 치료하는데, 중풍 嚥下困難에도 응용한다.

용 법 하루 2첩을 달여서 식후 1~2시간에 1일 3회 복용한다.

✤ 濟川煎(方藥合編)

내 용 當歸 12~15g, 牛膝 肉蓯蓉 各 8~12g, 澤瀉 6g, 枳殼 4g, 升麻 3g

가감법 氣虛에는 加 人蔘하고, 有火에는 加 黃芩하며, 腎虛에는 加 熟地黃하고 便秘가 심하면 加 郁李仁 6g한다.

적응증 老虛人이나 病涉虛損한 者의 便秘에 사용한다.

용 법 하루 2첩을 달여서 식후 2시간에 1일 3회 복용한다.

✤ 皀角散

내 용 皀角 蘿葍子等分

적응증 卒中風에 痰塞한 경우에 쓴다.

용 법 가루로 만들어 吹鼻한다.

✤ 調氣熄風湯(山東中醫藥大方)

내 용 枳實 24g, 石菖蒲 20g, 鬱金 15g, 水蛭 3g(沖服), 大黃 6g(後入)

가감법 大便乾結者는 大黃量을 증가하고 芒硝를 가하고, 腹脹感이 없는 便秘者는 丹參 30g 遠志 12g 白芥子 12~15g를, 腹脹이 甚한자는 枳實량을 더 많이 늘린다. 대변이 묽은 자는 大黃량을 참작하여 줄이거나 酒大黃으로 바꾸고, 云苓 30g 生薏苡仁 30g을 가한다. 頭暈頭痛 脈弦者는 天麻 15g 夏枯草 30g 白蒺藜 24g을 가한다

적응증 中焦는 氣機升降의 중추로 中焦氣機를 조절하여 中焦가 통하게 되면 脾는 升淸하고, 胃는 和降하게되어 氣血津液이 정상적으로 化生하여 온몸에 보내지고 糟粕도 몸 밖으로 배출되어 五藏氣機가 순조롭게 조절되어 회복되므로 氣化기능을 정상화하는 데 관건이 된다.

용 법 調氣熄風湯 1제를 水煎하여 하루 2회 朝夕으로 溫服하고 필요시에는 매일 2제를 썼는데, 의식장애가 있는 경우는 L-tube를 사용하여 투여하였다.

✤ 調胃承氣湯(東醫寶鑑)

내 용 大黃 16g, 芒硝 8g, 甘草 4g

적응증 傷寒裏證의 大便硬 小便赤 譫語 潮熱에 사용한다.

용 법 먼저 大黃 甘草를 달인 후 찌꺼기를 버리고 芒硝를 넣은 다음 잠깐 달여 1일 3회, 식후 2시간에 복용한다.

✤ 調和湯(經驗方) = 倍雙和湯

내 용 白芍藥 20g, 熟地黃 黃芪 當歸 川芎 各 8g, 桂皮 甘草 各 6g, 生薑 6片, 大棗 4枚

가감법 肩臂痛에는 加 羌活 防風 各 8g 한다.

적응증 心力俱勞하여 氣血皆傷하거나 혹은 房室後勞役 혹은 勞役後犯房 및 大病後虛勞氣乏 自汗하는 등의 症을 치료한다.

용 법 하루 2첩을 달여서 식후 2시간에 1일 3회 복용한다.

✤ 左歸飮(景岳全書)

내 용 熟地黃 8~80g, 山藥 枸杞子 各 8g, 山茱萸 4~8g, 茯苓 6g, 炙甘草 4g

가감법 肺熱而煩에는 加 麥門冬하고, 血滯에

는 加 牧丹皮하며, 心熱而躁에는 加 玄參하고, 脾熱而飢에는 加 芍藥하며, 身熱骨蒸 多汗에는 加 地骨皮하고, 血熱妄動에는 加 生地黃하며, 陰虛不寧에는 加 女貞實하고, 上實下虛에는 加 牛膝하며, 血虛而燥滯에는 加 當歸 各 4~8g한다.

적응증 腎陰을 補益하여 眞陰 腎水부족을 치료하니 腰酸遺泄 眩暈 耳鳴 口燥 盜汗 등증을 치료한다.

용 법 하루 2첩을 달여서 식후 2시간에 1일 3회 복용한다.

✤ 左歸飮 加減(經驗方)

내 용 熟地黃 當歸尾 准山藥 各 15g, 枸杞子 丹參 各 12g, 山茱萸 茯苓 石菖蒲 鬱金 各 10g, 炙甘草 3g

적응증 腎虛精虧로 舌體脈絡이 失養하여 오는 言語不利를 치료한다.

용 법 하루 1첩을 달여서 식후 2시간에 1일 3회 복용한다.

✤ 朱砂安神丸(東醫寶鑑)

내 용 黃連 24g, 朱砂水飛 20g, 甘草 生乾地黃酒洗 各 15g, 當歸酒洗 10g

적응증 心氣虛하여 悲하고 心悸怔忡하며 心神不寧하는 등 증을 치료한다.

용 법 분쇄하여 가루로 만들어 湯浸蒸餠하여 黍米大로 丸을 만들어 20~30丸씩 침으로 삼킨다.

✤ 拯陰理勞湯(醫宗必讀)

내 용 薏苡仁 蓮子 各 12g, 生地黃薑汁炒 8g, 牧丹皮 當歸酒洗 麥門冬去心 橘紅 各 4g, 人蔘 2.4g, 炙甘草 1.6g, 五味子 1.2g, 白芍藥 酒洗 2.8g, 大棗 1枚

가감법 肺脈重按有力者는 去 人蔘하고, 痰中帶血에는 加 阿膠 童便하며, 熱盛에는 加 地骨皮한다. 泄瀉에는 減 當歸 生地黃하고 加 山藥 茯苓하며, 倦怠甚에는 增 人蔘 12g하고, 咳에는 加 貝母 桑白皮하며, 兼痰濕에는 加 半夏 茯苓하고, 汗多不寐에는 加 酸棗仁 한다.

적응증 陰虛火動하여 皮寒骨熱하고 食少痰多하며 咳嗽短氣하고 권태초조 등증을 치료한다.

용 법 하루 2첩을 달여서 식후 2시간에 1일 2회 分服한다.

✤ 中風醒腦口服液(成都中醫藥大方)

내 용 黃芪 人參 當歸 川芎 赤芍藥 生地黃 三七根 大黃

적응증 益氣活血하고 逐瘀化痰하며 泄熱(火) 熄風하여 중풍의 원인인 虛와 痰, 瘀, 火, 風을 동시에 標本同治한다.

용 법 식후 每次 30ml를 6시간 간격으로 28일간 경구 또는 L-tube(鼻飼)로 투여한다. 만약에 嘔吐하는 者는 保留灌腸으로 투여한다.

✤ 中風 Ⅰ號口服液(福建省醫大方)

내 용 黃芩 黃連 大黃 天竺黃 天麻 鉤藤 夏枯草 白芍 木通 桑白皮 丹皮 生地黃 石菖蒲 등

적응증 瀉火解毒 通腑泄熱 凉血止血 平肝熄風 利水消腫 開竅寧神의 功效가 있어 뇌수종 및 뇌내압을 낮추어 의식회복을 촉진시킨다.

용 법 1회에 30ml씩 1일 2회 복용한다.

✤ 中風 Ⅱ號口服液(福建省醫大方)

내 용 党參 黃芪 鉤藤 地龍 赤芍 桃仁 紅花 當

歸 丹參 川芎 珍珠母 葛根 徐長卿 등

적응증 補中益氣 活血祛瘀 通經活絡 平肝潛陽의 功效가 있어 환자의 신경기능을 개선시킨다.

용 법 1회에 30ml씩 1일 2회 복용한다.

✤ 增液承氣湯(경험방)

내 용 玄蔘 40g, 生地黃 麥門冬 各 32g, 大黃 12g, 玄明粉 8g

적응증 陽明便秘와 더불어 津液虧損이 된 경우에 쓴다.

용 법 하루 한첩을 재탕하여 3회로 나누어 식후 1시간에 복용한다.

✤ 至寶丹(東醫寶鑑)

내 용 犀角 朱砂 雄黃 琥珀 玳瑁 各 40g, 牛黃 20g, 龍腦 麝香 各 10g, 銀箔 五十片, 金箔 五十片, 安息香 40g

적응증 卒中風 急性期에 不語, 不省人事하고 風中藏하여 精神昏冒한 경우에 사용한다.

용 법 彈子大로 丸藥을 만들어 人蔘湯으로 1일 1~2丸씩 복용한다.

✤ 止逆湯(經驗方)

내 용 竹茹 16g, 半夏 陳皮 各 12g, 人蔘 8g, 白朮 白茯苓 遠志 石菖蒲 甘草 各 4g, 生薑 6g, 大棗 2枚

적응증 呃逆 惡心 嘔逆을 치료한다.

용 법 하루 2첩을 달여서 식후 1시간에 1일 3회 복용한다.

✤ 枳朮丸(方藥合編)

내 용 白朮 80g, 枳實麩炒 40g

적응증 痞를 治하고 消食, 强胃한다.

용 법 荷葉에 싸서 이힌 밥으로 梧子大이 丸을 만들어 1일 3회, 1회 70丸씩 따뜻한 물로 복용한다.

✤ 地黃飮子(東醫寶鑑)

내 용 熟地黃 巴戟 山茱萸 肉蓯蓉 石斛 遠志 五味子 白茯苓 麥門冬 各 4g, 附子炮 肉桂 石菖蒲 各 2g, 入薑 3片, 棗 2枚, 薄荷 少許

적응증 中風 舌瘖足廢 腎虛氣厥을 치료한다

용 법 하루 2첩을 달여서 식후 2시간에 1일 3회 복용한다.

✤ 鎭肝熄風湯(① 中醫內科學, ② 醫學衷中參西錄)

내 용 ① 牛膝 代赭石 各 40g, 生龍骨 生牡蠣 生龜板 生白芍藥 玄蔘 天門冬 各 20g, 川楝子 生麥芽 靑蒿 各 8g, 甘草 6g
② 生龍骨 生牡蠣 代赭石 龜版 各 30g, 釣鉤藤 川牛膝 各 15g, 玄蔘 12g, 白芍藥 菊花 川煉子炒 茵蔯 生麥芽 各 10g

적응증 肝陽上亢 肝風內動으로 脈弦勁有力 眩暈 時常頭痛 發熱 目脹耳鳴 心中煩熱經 常噯氣하거나 혹은 肢體漸覺不利하거나 혹은 口眼歪斜 面色如醉하며 甚하면 혹 眩暈跌仆 昏不知人 移時始醒하나 醒後不能復原 肢體痿廢하거나 혹은 偏枯 등증을 치료한다.

용 법 하루 1첩을 달여서 식후 1~2시간에 1일 2회 分服한다.

✤ 鎭肝熄風湯(中風及其相關疾病診治要點)

내 용 懷牛膝 生代赭石 各 30, 生龍骨 生牡蠣 生龜甲 生白芍 玄參 天門冬 各 15g, 川楝子 生麥芽 茵陳 各 6g, 감초 4.5g

적응증 肝腎陰虛로 인하여 肝陽偏亢하여 氣血이 上冲하여 나타난 眩暈耳鳴이나 頭脹痛에, 肝陽化風으로 內風이 痰과 火

를 끼고 나타난 語言蹇澁이나 半身不遂등에 쓴다.

용 법 하루 한첩을 재탕하여 3회로 나누어 식후 1시간에 복용한다.

✤ 鎭肝熄風湯 加減

내 용 生龍骨(先煎) 生牡蠣粉(先煎) 代赭石 各 30g, 川牛膝 白芍藥 玄蔘 夏枯草 各 15g, 敗龜板 菊花 各 12g, 茵陳 10g

적응증 肝腎陰虛 風陽上擾한 中經絡症을 치료한다.

용 법 龍骨 牡蠣粉을 先煎한 후에 나머지 藥을 넣고 하루 1첩을 달여서 식후 1~2시간에 1일 2회 分服한다.

✤ 滌痰湯(奇效良方)

내 용 半夏 8g, 南星炮 橘皮 枳殼 赤茯苓 甘草 各 4g, 人蔘 菖蒲 竹茹 各 3g

적응증 中風 痰盛 語澁 眩暈을 치료한다.

용 법 하루 2첩을 달여서 식후 2시간에 1일 3회 복용한다.

✤ 滌痰湯(中風及其相關疾病診治要點)

내 용 茯苓 12g, 制半夏 制南星 陳皮 枳實 菖蒲 各 10g, 人蔘 3g, 竹茹 甘草 各 6g, 生薑 3片

적응증 비만한 濕性之人의 중풍에 쓴다.

용 법 하루 한첩을 재탕하여 3회로 나누어 식후 1시간에 복용한다.

✤ 滌痰湯 加減

내 용 釣鉤藤 30g, 白茯苓 15g, 枳殼 12g, 制南星 半夏 石菖蒲 鬱金 地龍 各 10g, 陳皮 6g

적응증 卒然昏倒 人事不省 牙關緊閉 口噤不開 兩手握固 大小便秘 등 陰閉證에 쓴다.

용 법 하루 1첩을 달여서 鼻飼 혹 灌服한다.

✤ 滌痰湯加減(湖南中醫藥大方)

내 용 法夏 橘紅 膽南星 各 15g, 竹茹 枳實 茯苓 各 12g, 石菖蒲 10g, 甘草 5g, 生薑 3片, 大棗 3枚

가감법 肝風을 동반한 경우에는 釣鉤藤 石決明을 加하고, 瘀血을 동반한 경우에는 加桃紅 川芎 丹參을 加하고, 甚한 熱象을 동반한 경우에는 龍膽草 山梔子를 加하고, 腑氣不通하는 경우에는 生大黃 芒硝를 加하고, 嘔血을 동반한 경우에는 白芨粉을 加하고, 口乾 口苦 口臭를 을 동반한 경우에는黃連 黃芩을 加한다.

적응증 化痰除濕 醒神開竅 熄風定驚의 작용이 있어 經絡의 停滯, 臟腑사이의 濕痰을 제거하여 急性期症狀을 개선시킨다. 특히 胸悶하고 惡心하며 혹은 頭暈하고 혹은 痰多한 중풍환자에 쓴다.

용 법 하루 한첩을 재탕하여 3회로 나누어 식후 1시간에 복용한다.

✤ 川芎茶調散(太平惠民和劑局方)

내 용 薄荷 80g, 川芎 荊芥穗 各 40g, 羌活 白芷 甘草 各 20g, 防風 細辛 各 10g

적응증 偏正頭痛 및 頭風, 鼻塞聲重에 사용한다.

용 법 細末하여 每 8g을 食後 차로 복용하거나 10분의 1 분량을 1貼으로 하여 茶葉을 조금 넣고 다려서 3회로 나누어 식후 1시간에 복용한다.

✤ 川芎茯苓湯(東醫寶鑑)

내 용 赤茯苓 桑白皮 各 6g, 川芎 防風 麻黃 赤芍藥 當歸 各 4g, 桂皮 甘草 各 2g, 大棗 2枚

적응증 着痺로 四肢麻木하고 拘攣浮腫한 증상을 치료한다.

용 법 하루 2첩을 달여서 식후 2시간에 1일 3회 복용한다.

✤ 川芎天麻飮(湖南省 衡陽縣 人民醫院方)

내 용 黃芪 20g, 川芎 15g, 茯苓 天麻 升麻 白朮 陳皮 當歸 枸杞子 各 10g, 山楂 15g, 丹參 20g, 水蛭 6g, 何首烏 10g

적응증 뇌동맥경화증은 肝 脾 腎不足이 本이고, 痰瘀互阻가 標다. 따라서 益氣健脾하고 調補肝腎하며 化痰通絡하여 標本을 兼治한다.

용 법 水煎하여 하루 3차례 分服한다.

✤ 天龍熄風顆粒劑(廣州花城製藥中成藥)

내 용 天麻 鉤藤 白芍藥 石決明 大黃 牛膝 熊膽粉 丹參 甘草

적응증 平肝潛陽 活血通絡之功이 있어 肝陽化風證이 나타나는 뇌동맥경화증에 쓴다.

용 법 하루 3차례, 1회에 2包(9g)를 복용한다.

✤ 天麻鉤藤飮(雜病證治新義)

내 용 天麻 釣鉤藤 生石決明 桑寄生 杜冲 牛膝 山梔 黃芩 益母草 夜交藤 白茯神 各 等分

적응증 肝陽上亢으로 나타난 肝風內動의 증상인 眩暈 頭痛 振顫 失眠 等症을 치료하며, 臨床上 高血壓에 常用한다.

용 법 하루 2첩을 달여서 식후 2시간에 1일 3회 복용한다.

✤ 天麻鉤藤飮 加減(實用中風防治手冊)

내 용 生石決明(先煎) 桑寄生 川牛膝 丹參 鷄血藤 各 30g, 釣鉤藤 15g, 菊花 天麻 各 10g

가감법 養血活血에는 合 四物湯하고, 肢體 强痙拘攣하거나 혹 振顫하면 加 全蝎 5g(研呑) 蜈蚣 3條(研呑) 蘄蛇 12g하며, 陽亢火盛에는 加 山梔子 黃芩 各 10g, 白蒺藜 12g하고, 言語不利를 兼하였을 때에는 加 石菖蒲 6g, 牙皂 5g, 白殭蠶 10g하며, 心悸失眠에는 加 酸棗仁 15g, 生龍骨(先煎) 生牡蠣(先煎) 夜交藤 各 30g한다.

적응증 血虛風盛하여 脈絡瘀阻한 半身不遂, 偏身麻木, 言語蹇澁 및 頭暈耳鳴, 心煩失眠, 心悸盜汗 등을 치료한다.

용 법 하루 1첩을 달여서 식후 2시간에 1일 2~3회 分服한다.

✤ 天麻鉤藤飮加減(雜病證論治新義)

내 용 生石決明 30g, 鉤藤 20g, 丹皮 12g, 天麻 黃芩 山梔 天竺黃 川牛膝 各 10g, 生大黃 6g

적응증 風火가 上擾하여 淸竅를 內閉한 陰閉證에 쓴다.

용 법 하루 한첩 내지 두첩을 전탕하여 4~6회 L-tube를 통하여 투여한다.

✤ 天麻丸(仁齊直指方)

내 용 生乾地黃 160g, 羌活 140g, 當歸 100g, 天麻 牛膝 萆解 玄蔘 杜冲 獨活 各 60g, 附子炮 20g

적응증 補血 行營衛 壯筋骨하여 風을 치료한다. 중풍예방에 응용한다.

용 법 梧子大로 蜜丸하여 식후 2시간에 1일 3회, 1회 50~100丸씩 따뜻한 술 혹은 따뜻한 물로 복용한다.

✤ 天王補心丹(東醫寶鑑)

내 용 生乾地黃酒洗 160g, 黃連酒炒 80g, 石菖蒲 40g, 人蔘 當歸酒洗 五味子 天門冬 麥門冬 栢子仁 酸棗仁炒 玄蔘 白茯神 丹蔘 桔梗 遠志 各 20g

적응증 寧心保神하여 令人不忘하고 除怔忡하고 定驚悸하며 養育心神하는데 쓴다.

용 법 梧子大로 蜜丸하여 朱砂로 옷을 입힌 후, 1일 1회, 1회 30~50환을 자기전에 燈心竹葉煎湯으로 복용한다.

✤ 清肝熄風湯 加減(經驗玄)

내 용 鷄血藤 20g, 釣鉤藤 烏梢蛇 各 15g, 夏枯草 當歸 甘菊 懷牛膝 桃仁 紅花 赤芍藥 各 12g, 黃芩 地龍 各 10g

적응증 淸肝散風, 活血通絡하여 중풍의 偏身麻木을 치료한다.

용 법 하루 1첩을 달여서 식후 2시간에 하루 2회 分服한다.

✤ 清開靈(溫病條辨의安宮牛黃丸加減方)

내 용 牛黃 水牛角 黃芩 金銀花 山梔子 鬱金 黃連 梔子 飛朱砂 飛雄黃 各 31g, 珍珠 15g, 冰片 麝香 各 7.5g 외

적응증 瘀와 火, 痰 등 여러 병인에 淸熱瀉火 醒腦開竅 化痰活血의 효과가 있는 安宮牛黃丸을 기본으로 1973년 주사제로 개발하여 氣血을 通하게 하고 升降을 正常으로 하여 陰陽平衡하므로서 病邪를 祛하여 정상으로 회복시키는 효과가 있어 내, 외, 소아, 부인과 및 전염병 등 각종 질병에 광범위하게 사용하고 있다.

용 법 淸開靈주사액을 매일 40~80ml을 輸液에 넣어 1療程(14일)-2療程동안 정맥주사한다.

✤ 清氣宣風散(東醫寶鑑)

내 용 當歸 白朮 白芍藥 各 6g, 川芎 羌活 半夏 生地黃 白殭蠶 各 5g, 蟬殼 赤茯苓 各 4g, 防風 甘菊 枳殼 陳皮 荊芥 升麻 黃連 梔子 各 3g, 甘草 2g, 生薑 3片, 大棗 2枚

적응증 風熱을 치료한다.

용 법 하루 2첩을 달여서 식후 2시간에 1일 3회 복용한다.

✤ 清氣化痰丸(醫方考)

내 용 括蔞仁 30g, 陳皮 黃芩 杏仁 枳實 伏苓 膽南星 半夏 各 15g

적응증 淸熱化痰 下氣止咳의 효가 있어 肺炎 急慢性氣管支炎에 쓴다.

용 법 하루 한첩을 재탕하여 3회로 나누어 식후 1시간에 복용한다.

✤ 清上蠲痛湯(方藥合編)

내 용 羌活 防風 黃芩 各 6g, 獨活 蒼朮 川芎 白芷 麥門冬 當歸 各 4g, 蔓荊子 甘菊 薄荷 甘草 各 2g, 細辛 1.5g

적응증 風熱頭痛과 혹은 左, 혹은 右偏頭痛을 치료한다.

용 법 하루 2첩을 달여서 식후 1시간에 1일 3회 복용한다.

✤ 清上瀉火湯(동의 새임상처방집)

내 용 柴胡 6g, 羌活 5g, 酒黃芩 酒知母 各 4g, 酒黃栢 炙甘草 黃芪 各 3g, 生地黃 酒黃連 古本 各 2.5g, 升麻 防風 各 2g, 蔓荊子 當歸 蒼朮 細辛 各 1.5g, 荊芥 川芎 生甘草 各 1g, 酒紅花 0.5g

적응증 熱厥두통, 고혈압으로 인한 頭痛, 發熱 등을 치료한다.

용 법 하루 2첩을 달여서 식후 1시간에 1일 3회 복용한다.

✤ 清神解語湯(東醫寶鑑)

내 용 南星 半夏(白礬 生薑 皂角水浸3日 후 晒乾) 各 6g, 當歸 川芎 白芍藥 生地黃 麥門冬 遠志 石菖蒲 陳皮 白茯苓 烏藥 枳實 黃連 防風 羌活 甘草 各 4g, 竹茹 1團, 薑 3片

적응증 중풍 痰迷心竅하여 言語蹇澁하거나 혹은 不省人事를 치료한다.

용 법 하루 2첩을 달여서 童便 薑汁 竹瀝 各 4g을 넣어서 식후 1시간에 1일 3회 복용한다.

✤ 清心滾痰丸(沈氏尊生書)

내 용 大黃 黃芩 各 160g, 青礞石 犀角 皂角 朱砂 各 20g, 沈香 10g, 麝香 2g

적응증 痰火鬱結로 인한 癲癎 驚狂등 일체 怪症을 다스린다.

용 법 梧子大로 丸을 만들어 朱砂로 옷을 입혀 식후 2시간에 3회, 1회 50~70丸씩 온수로 복용한다.

✤ 清心地黃湯(院內方)

내 용 熟地黃 16g, 山藥 山茱萸 各 8g, 牧丹皮 白茯苓 澤瀉 各 6g, 麥門冬 枸杞子 獨活 防風 知母 各 4g, 五味子 黃栢 各 2g

적응증 陰虛人 중풍의 清心潤肺, 補陰之劑로 심장병의 천증, 해수, 胸痺 및 두통, 현훈, 신성고혈압 등증에 응용한다.

용 법 하루 2첩을 달여서 식후 2시간에 1일 3회 복용한다.

✤ 清熱導痰湯(東醫寶鑑)

내 용 黃連 黃芩 瓜蔞仁去角 陳皮 白朮 赤茯苓 桔梗 半夏薑製 南星炮 人蔘 各 3g, 枳實 甘草 各 2g, 薑 3片, 棗 2枚

가감법 一方에는 加 防風 白附子한다.

적응증 中風實證으로 痰涎壅盛 不能言語 不省人事 牙關緊急에 응용한다.

용 법 하루 2첩을 달여서 식후 2시간에 1일 3회 복용한다.

✤ 清熱化痰開竅湯(경험방)

내 용 天竺黃 鉤藤 菖蒲 竹茹 夏枯草 丹皮 遠志 各 10g, 半夏 6g, 羚羊角粉 1g, 珍珠粉(分掌) 0.6g

적응증 痰熱이 清竅를 內閉하여 생긴 陽閉證에 쓴다.

용 법 하루 한첩 내지 두첩을 전탕하여 4~5회 L-tube를 통하여 투여한다.

✤ 清血丹A(HH333)

내 용 川黃連 黃芩 黃柏 梔子 各 4g, 大黃 1g

적응증 清熱瀉火의 효가 있어 火熱形의 고지혈증 및 동맥경화증에 쓴다.

용 법 80% 에탄올엑기스 동결건조분말로 하여 1일 3회, 1회 1~3 Cap(1capsule 300mg)씩 식후에 복용한다.

✤ 清血丹B(HH354)

내 용 山楂 30g, 人蔘 10g

적응증 益氣化瘀의 효가 있어 氣虛瘀滯로 인한 고지혈증 및 동맥경화증에 쓴다.

용 법 80% 에탄올엑기스 동결건조분말로 하여 1일 3회, 1회 1~3 Cap(1capsule

300mg)씩 식후에 복용한다.

✤ 清血導痰湯(동의새임상처방집)

내 용 半夏薑製 陳皮微焙 赤茯苓 南星炮 枳殼麩炒 香附子便炒 黃芩酒炒 黃連酒炒 竹葉 甘草 各 4g, 薑 5片

적응증 고혈압으로 인한 두통, 현훈을 치료한다.

용 법 하루 2첩을 달여서 식후 1시간에 1일 3회 복용한다.

✤ 清暈化痰湯(醫宗金鑑)

내 용 半夏 陳皮 白茯苓 羌活 獨活 山査肉 麥芽炒 各 4g, 白朮 神曲 枳實 沙蔘 各 3g, 天麻 山藥 川芎 白芷 各 2.5g, 黃芩 日黃連 柴胡 荊芥 防風 藁本 南星 甘菊 薄荷 甘草 各 2g, 細辛 1.2g, 生薑 3片

적응증 風火痰으로 인한 眩暈을 치료한다.

용 법 하루 2첩을 달여서 식후 1시간에 1일 3회 복용한다.

✤ 搐鼻通天散(東醫寶鑑)

내 용 川芎 細辛 藜蘆 白芷 防風 薄荷 皂角 各 等分

적응증 卒中風으로 人事不省한데 사용한다.

용 법 분말로 만들어 1g 정도를 鼻中에 불어 넣는다.

✤ 朮附湯(東醫寶鑑)

내 용 白朮 12g, 甘草炙 6g, 附子炮 4g, 生薑 10片

적응증 中寒證을 치료한다.

용 법 하루 2첩을 달여서 식후 2시간에 1일 3회 복용한다. 이때 蘇合元 1丸씩을 함께 調服하면 더욱 효과적이다.

✤ 冲和補氣湯(東醫寶鑑)

내 용 黃芪 8g, 蒼朮 陳皮 各 6g, 人蔘 白朮 白芍藥 澤瀉 豬苓 各 4g, 羌活 3g, 升麻 甘草 各 2g, 獨活 當歸 黃栢 各 1.2g, 柴胡 神麯 木香 草豆蔻 麻黃 黃連 各 0.8g

적응증 合目卽麻하고 開目卽不麻하며 四肢痿厥, 目昏, 頭眩한 것을 치료한다.

용 법 하루 2첩을 달여서 식후 2시간에 1일 3회 복용한다.

✤ 治打撲一方(香川修庵經驗方)

내 용 桂皮 川芎 川骨 樸樕 各 3g, 甘草 1.5g, 丁香 1g, 大黃

적응증 타박・염좌 등에 의한 환부・종창・통증에 널리 이용된다. 일반적으로 타박 직후보다 며칠 지났을 때에 다용된다.

용 법 하루 2첩을 달여서 식후 2시간에 1일 3회 복용한다.

✤ 七福飮(景岳全書)

내 용 人蔘 熟地黃 各 隨宜, 當歸 8~12g, 白朮炒 炙甘草 4g, 酸棗仁 8g, 製遠志 1.2~2g

적응증 氣血이 모두 虛한 者와 心脾虛損이 甚한자, 稟賦不足으로 인한 痴呆症을 치료한다.

용 법 하루 2첩을 달여서 식후 2시간에 1일 3회 복용한다.

✤ 奪命散(東醫寶鑑)

내 용 天南星 葶藶 白芷 半夏 巴豆去殼不去油 各 等分爲細末

적응증 卒中風으로 침이 흐르고 氣塞 口噤 目瞪하며 破傷風으로 인한 搐搦, 小兒驚

風危急之疾에 적용한다.

용 법 1일 3회, 1회 2g씩 薑汁 한수저로 복용한다.

✤ 澤瀉湯(東醫寶鑑)

내 용 澤瀉 100g, 白朮 60g

적응증 心下有支飮하여 其人苦眩冒 時에 사용한다.

용 법 하루 1첩을 달여서 식후 1시간에 1일 2~3회 分服한다.

✤ 通經散(東醫寶鑑)

내 용 陳皮, 當歸, 甘遂 各 同量

적응증 腰痛을 치료하는데 水濕을 나가게 한다.

용 법 가루를 내어 12g씩 잠잘 무렵에 따뜻한 술에 타 먹는다.

✤ 通關散(東醫寶鑑)

내 용 細辛 皂角 薄荷 雄黃 各 4g 爲細末(一方 南星 半夏 皂角 等分 爲末)

적응증 卒中風으로 人事不省 口噤 氣塞한 경우에 사용한다.

용 법 가루로 만들어 소량을 鼻中에 불어 넣는다.

✤ 通竅活血湯(醫林改錯)

내 용 桃仁 紅花 各 9g, 赤芍藥 川芎 葱白 大棗 各 6g, 麝香 0.15g, 生薑 7片

적응증 血瘀가 두면부나 피부에 있어서 脫毛 酒糟鼻 肝斑 色素沈着 難聽 등이 있는 경우에 쓴다.

용 법 하루 2첩을 달여서 식후 2시간에 1일 3회 복용한다.

✤ 通竅活血湯 加減(醫林改錯)

내 용 鉤藤 15g, 赤芍藥 蜂房 川芎 各 12g, 菊花 紅花 桃仁 白蒺藜 各 10g, 紅棗 10枚, 全蝎 3g, 蜈蚣 2條, 葱白 4寸

적응증 중풍 후유증인 抽搐의 치료 및 예방에 응용한다.

용 법 하루 1첩을 달여서 식후 2시간에 1일 2~3회 分服한다.

✤ 通氣驅風湯(東醫寶鑑)

내 용 烏藥 6g, 川芎 白芷 桔梗 陳皮 白朮 甘草 各 4g, 麻黃 枳殼 人蔘 各 2g, 生薑 3片, 大棗 2枚

적응증 中風으로 인한 口眼喎斜 半身不遂 痰涎壅盛 語言蹇澁 行步艱難 精神不爽을 치료한다.

용 법 하루 2첩을 달여서 식후 2시간에 1일 3회 복용한다.

✤ 通導散(萬病回春)

내 용 大黃 芒硝 各 8g, 當歸 蘇木 紅花 桃仁 各 4g, 厚朴 陳皮 木通 枳殼 甘草 各 2g

적응증 傷損極重하여 大小便이 不通하고 心腹脹悶하는 증을 치료한다.

용 법 一貼을 물에 다려 空心服한다.

✤ 通脈降脂湯(湖南省 中醫學硏究院 附屬醫院方)

내 용 女貞子 25g, 山楂 20g, 夜交藤 制首烏 各 15g, 澤瀉 12g, 山茱萸 天麻 地龍 炒蒲黃(包煎) 各 10g, 川芎 炒白朮 各 6g, 銀杏葉 5g

적응증 滋補肝腎하며 化痰通絡之功이 있어 肝腎陰虛與痰瘀阻絡하여 발병된 뇌동맥경화증에 쓴다.

용 법 1 水煎하여 하루 3次 溫服한다.

✤ **通腑瀉下湯**(陝西省中醫研究院方)

내 용 栝樓 丹參 各 30g, 膽南星 6g, 生大黃, 芒硝, 枳實 各 10g,

적응증 중풍(中臟腑)급성기 환자의 다음 경우에 通腑泄熱法(단, 脫證은 제외)으로 通腑瀉下湯을 사용한다.

① 痰熱腑實證으로 面色潮紅하고 痰涎壅盛하며 氣粗口臭하고 大便秘結하며 左下腹硬結이觸診되며 舌苔는 黃膩하고 脈은 滑大數한 경우

② 中臟腑의 기타證型이지만 便秘유무에 상관없이 實證에 속하거나, 아직 正氣가 虛하지 않은 경우

③ 中臟腑의 기타證型으로 大便秘結이 合倂된 경우 등이다.

용 법 水煎하여 하루 2~3회, 2~3일정도 복용하여 意識이 淸明해지면 더 쓸 필요가 없고, 나타난 증후에 따라 隨證加減한다.

✤ **通腑醒神湯**(菏澤市中醫院方)

내 용 何首烏 生牡蠣 各 30g, 玄參 15g, 膽南星 石菖蒲 各 12g, 生大黃 沈香 鹽黃柏 天麻 各 10g

가감법 腑通神淸者는 대황량을 감소하고 만약에 舌淡 脈弱이 보이면 大黃을 빼고 補陽還五湯에 水蛭 10g 蜈蚣 2條를 가하여 益氣活血通脈하여 偏癱肢體회복에 주력한다.

적응증 通腑利血脈 去痰醒神 降脂抗凝之功이 있어 중풍 급성기의 風火痰盛한 熱結腑實證에 적합하다.

용 법 하루 1첩 2회 水煎하여 300~400ml를 두 번에 나누어 150~200ml씩 복용한다. 神昏者는 L-tube를 사용하여 투여한다.

✤ **通天愈風湯**(證治准繩)

내 용 白朮 6g, 桔梗 12g, 人蔘 天南星 貝母 各 4g, 威靈仙 連翹 防風 甘草 荊芥穗 各 2g, 瓜蔞仁 15粒, 生薑 3片

적응증 舌縱으로 口角流涎不止, 口眼歪斜, 手足痿軟한 것을 치료한다.

용 법 물로 다리고 찌꺼기를 제거한 뒤 荊瀝 작은 순가락 1스푼, 姜汁 三滴을 가하여 空腹에 淸心導痰丸과 함께 복용한다.

✤ **八味元**(一名 八味地黃元)(方藥合編)

내 용 熟地黃 16g, 山藥 山茱萸 各 8g, 白茯苓 牧丹皮 澤瀉 各 6g, 肉桂 附子炮 各 4g

적응증 命門陽虛로 인한 腰痛, 夜嗽, 夜尿, 盜汗, 小便不禁 등을 主治하고 노인성 고혈압에 응용한다.

용 법 하루 2첩을 달여서 식후 2시간에 1일 3회 복용한다. 환제로 쓰기도 한다.

✤ **八寶廻春湯**(雜病源流犀燭)

내 용 白芍藥 8g, 黃芪 6g, 白朮 5g, 茯神 半夏 附子 人蔘 麻黃 黃芩 防己 香附子 杏仁 川芎 當歸 陳皮 防風 肉桂 乾薑 熟地黃 生乾地黃 甘草 各 1.6g, 沈香 烏藥 川烏 各 2g, 生薑 3片, 大棗 2枚

적응증 一切風으로 虛한 諸證을 治療하며 去風 和氣 活血함에 크게 효과 있다. 무릇 氣血이 和平하고 榮衛가 調順하면 風證이 스스로 사라진다.

용 법 하루 2첩을 달여서 식후 2시간에 1일 3회 복용한다.

✤ **八正散**(和劑局方)

내 용 瞿麥 大黃 木通 萹蓄 滑石 梔子 車前

子 甘草 燈心 各 4g

적응증 膀胱熱積 小便癃閉不通에 사용한다.

용 법 하루 2첩을 달여서 식후 2시간에 1일 3회 복용한다.

✤ 八珍湯(一名 八物湯)(東醫寶鑑)

내 용 人蔘 白朮 白茯苓 甘草 熟地黃 白芍藥 川芎 當歸 各 5g

적응증 虛勞 氣血兩虛를 치료하여 陰陽을 조화시킨다.

용 법 하루 2첩을 달여서 식후 2시간에 1일 3회 복용한다.

✤ 貝母括蔞散(醫學心悟)

내 용 桔梗 括蔞 各 30g, 貝母 天花粉 伏苓 橘紅 各 15g

적응증 潤肺淸熱 理氣化痰의 효가 있어 肺炎 急性氣管支炎 肺氣腫에 감염증이 합병된 데에 쓴다.

용 법 하루 한첩을 재탕하여 3회로 나누어 식후 1시간에 복용한다.

✤ 平肝瀉火湯(경험방)

내 용 鈞鉤藤(後下) 珍珠母 各 30g, 懷牛膝 20g, 夏枯草 牧丹皮 各 15g, 赤芍藥 菊花 各 10g

적응증 平肝瀉火하여 肝陽暴亢, 風火上擾한 중풍증에 쓴다.

용 법 하루 한첩을 재탕하여 3회로 나누어 식후 1시간에 복용한다.

✤ 平胃散(方藥合編)

내 용 蒼朮 8g, 陳皮 5g, 厚朴 4g, 甘草 2g, 生薑 3片, 大棗 2枚

적응증 脾胃不和하여 不思飮食하고 心腹脹痛하며 嘔逆惡心하고 噫氣呑酸하며 面黃肌瘦하고 怠惰嗜臥하며 常多自利하거나 혹은 發霍亂及五逆八痞와 膈氣反胃等症을 치료한다.

용 법 하루 2첩을 달여서 식후 1시간에 1일 3회 복용한다. 혹은 散劑로 만들어 1회 6g씩 생강 대추를 달인 물로 복용한다.

✤ 平胃地楡湯(經驗方)

내 용 蒼朮 6g, 升麻 葛根 當歸 生地黃 白芍藥 厚朴 白朮 陳皮 赤茯苓 黃芪 各 4g, 炙甘草 2g, 唐木香 檳榔 各 3g, 地楡炒黑 15g, 大薊 8g, 旱連草 6g, 槐花 茅根 各 4g, 荊芥炒黑 乾薑炒黑 各 3g

가감법 위장관 출혈에는 三七根粉末(不換金散이라 함)을 캡슐에 넣어 調服한다.

적응증 結陰便血 및 위장관출혈을 치료한다.

용 법 하루 2첩을 달여서 식후 2시간에 1일 3회 복용한다.

✤ 平陳健脾湯(診療要鑑)

내 용 山査肉 6g, 香附子 半夏 陳皮 各 4g, 川芎 蒼朮 白朮 枳實 藿香 各 3g, 厚朴 砂仁 白茯苓 神曲炒 麥芽炒 甘草 各 2.5g, 木香 2g, 生薑 3片

적응증 食積兼痰飮, 胃脘痞痛, 嘈雜, 惡心, 痞滿, 噯氣呑酸等證을 치료한다.

용 법 하루 2첩을 달여서 식후 1시간에 1일 3회 복용한다.

✤ 河車大造丸 加減(實用中風防治手冊)

내 용 熟地黃 丹蔘 各 15g, 鹿角膠 阿膠 各 12g, 杜仲 懷牛膝 天門冬 麥門冬 黃栢 當歸 敗龜板 各 10g, 石菖蒲 遠志 各 6g, 紫河車粉 5g

적응증 腎陰 腎陽不足으로 인한 痴呆症 健忘症을 치료한다.

용 법 하루 1첩을 달여서 식후 2시간에 1일 2회 分服한다. 紫河車粉末은 2회로 나누어 調服한다.

✣ 解語丹加減(醫學心悟)

내 용 茯苓 15g, 制南星 天麻 天竺黃 石菖蒲 鬱金 遠志 半夏 陳皮 各 10g, 全蝎 6g, 白附子 5g

가감법 半身不遂에는 加 鷄血藤 30g, 廣地龍 當歸尾 各 12g한다.

적응증 氣虛痰盛하고 風痰阻絡으로 인한 言語不利를 치료한다.

용 법 하루 1첩을 달여서 식후 2시간에 하루 2~3회 分服한다.

✣ 行濕流氣散(東醫寶鑑)

내 용 薏苡仁 80g, 白茯苓 60g, 蒼朮 羌活 防風 川烏炮 各 40g

적응증 風寒濕痺로 麻木不仁하고 手足煩軟한 증을 치료한다.

용 법 식후 2시간에 1일 3회, 1회 8g씩 溫酒나 葱白湯으로 복용한다.

✣ 香砂養胃湯(增補萬病回春)

내 용 白朮 6g, 砂仁 蒼朮 厚朴 陳皮 白茯苓 各 4g, 白荳蔲 3g, 人蔘 木香 甘草 各 2g, 生薑 3片, 大棗 2枚

적응증 脾胃不和 不思飮食 口不知味 痞悶不舒를 치료한다.

용 법 하루 2첩을 달여서 식후 1시간에 1일 3회 복용한다.

✣ 血府逐瘀湯(醫林改錯)

내 용 桃仁 16g, 當歸 生地黃 紅花 牛膝 各 12g, 只殼 赤芍藥 各 8g, 桔梗 川芎 各 6g, 柴胡 甘草 各 4g

적응증 活血祛瘀하고 理氣止痛하여 瘀血停滯, 胸悶疼痛과 혹은 頑固性頭痛, 失眠多夢, 心悸怔忡, 急躁善怒를 치료하고, 혹은 舌邊出現青筋, 瘀癍 등증에 응용한다.

용 법 하루 1첩을 달여서 식후 1시간에 1일 2회 分服한다.

✣ 化痰通絡飮(實用中風防治手冊)

내 용 法半夏 生白朮 各 15g, 膽南星 丹蔘 香附子 酒軍 各 10g

가감법 痰濕症에는 加 白芥子, 猪牙皂하고, 瘀血症에는 加 當歸, 赤芍藥, 桃仁하며, 痰鬱化熱에는 加 栝樓하고, 陰虛를 兼한 경우에는 加 生地黃 沙蔘 玄蔘하며, 氣虛를 兼한 경우에는 加 黃芪한다.

적응증 風痰瘀血 痺阻脈絡한 中經絡症을 치료한다.

용 법 하루 1첩을 달여서 식후 2시간에 1일 2회 分服한다.

✣ 化痰通腑湯(경험방)

내 용 括蔞 30g, 大黃 芒硝(後下) 各 10g, 牛膽南星 6g

적응증 化痰通腑하여 痰熱腑實하고 風痰上擾한 중풍증에 쓴다.

용 법 하루 한첩을 재탕하여 3회로 나누어 식후 1시간에 복용한다.

✣ 化濁軟脈湯(山東省 威海市中醫院方)

내 용 黃芪 石菖蒲 各 30g, 當歸 生地黃 川芎 葛根 澤瀉 薑黃 石斛 制首烏 各 15g, 地龍 桃仁 各 12g

적응증 益氣養陰하고 化濁軟脈之功이 있어 氣

陰 不足과 痰濁阻絡하여 온 腦動脈硬化症에 쓴다.

용 법 분말하여 膠囊(350mg)에 넣어 1회에 4개씩, 하루 3차례 복용한다.

✤ 還少丹(普濟方)

내 용 熟地黃 60g, 山藥 牛膝酒浸 遠志去心 山茱萸去核 茯苓 枸杞子 五味子 巴戟天酒浸去心 肉蓯蓉酒浸 石菖蒲 楮實 小茴香 杜仲去皮 薑汁 酒涂 炙熱 各 40g

적응증 一切 虛損과 神志俱耗하여 筋力衰損하고 腰脚沈重하며 肢節倦怠하고 血氣羸乏하며 小便赤澁한 것 등을 치료 한다.

용 법 梧子大로 蜜丸하여 식전에 1일 3회, 1회 30丸씩 溫酒로 복용한다.

✤ 活絡湯(院內方)

내 용 木瓜 白屈菜 各 10g, 玄胡索 羌活 各 8g, 威靈仙 獨活 當歸 乾地黃 赤芍藥 蒼朮 各 6g, 陳皮 乳香 沒藥 各 4g, 紅花 貢砂仁 各 3g, 甘草 2g, 生薑 3片, 大棗 2枚

가감법 腰痛에는 加 金毛狗脊 6g하고, 一点刺痛에는 加 防已, 秦艽 各 4g하며 便秘者는 乾地黃을 生地黃으로 바꾸어 4g, 桃仁 3g하고, 肩臂痛에는 加 薏苡仁 6g하고, 桂枝 薑黃 海桐皮 南星炮 烏藥 各 4g한다.

적응증 急性인 腰痛, 腰脚痛 肩臂痛을 치료한다.

용 법 하루 2첩을 달여서 식후 2시간에 1일 3회 복용한다.

✤ 活血清腦湯(經驗方)

내 용 桃仁 紅花 當歸 各 12g, 川芎 蘇木 枳殼 各 8g, 桔梗 赤芍藥 各 6g, 地龍 古本 甘草 各 4g, 水蛭 2~4g 調服

적응증 瘀血로 인한 중풍 및 諸症을 治한다.

용 법 하루 2첩을 달여서 식후 2시간에 1일 3회 복용한다. 水蛭은 調服한다.

✤ 黃連茯苓湯(東醫寶鑑)

내 용 黃連 赤茯苓 各 8g, 麥門冬 遠志 通草 車前子 各 4g, 黃芩 半夏 甘草 各 3g, 生薑 7片, 大棗 2枚

적응증 心火受邪하여 身熱하고 心躁하며 陰厥上下하여 中寒하고 譫妄하며 心痛하고 喘咳하며 寢汗한 증 등을 치료하고, 중풍 熱症에 응용한다.

용 법 하루 2첩을 달여서 식후 2시간에 1일 3회 복용한다.

✤ 黃蓮解毒湯(東醫寶鑑)

내 용 黃連 黃芩 黃栢 山梔子 各 9g

적응증 清熱瀉火하고 解毒하며 清熱化濕하고 止血하며 熱盛(實熱)하고 血熱亡行 등을 치료한다. 그밖에 肝膽濕熱 脾胃濕熱 膀胱濕熱 心火旺 肝膽火旺 胃熱 등 火熱로 인한 一切의 病을 치료한다. 그밖에 火熱로 인한 고혈압 등에도 응용한다.

용 법 하루 2첩을 달여서 식후 2시간에 1일 3회 복용한다.

✤ 回首散(東醫寶鑑)

내 용 麻黃 陳皮 烏藥 各 6g, 川芎 白殭蠶 枳殼 桔梗 各 4g, 乾薑 2g, 甘草 1.2g, 羌活 獨活 木瓜 各 4g

적응증 項强 斜頸 落沈 등증에 사용한다.

용 법 식후 2시간에 1일 3회 복용한다.

✤ 稀涎散(聖濟總錄)

내 용 猪牙 皂角 各 20g, 明白礬 40g

적응증 風涎塞候로 氣가 不通한 것을 치료한다.
용 법 식후 1~2시간에 1일 3회, 1회 2~4g씩 복용한다.

✤ 豨薟至陰湯(中風病的防治與康復)

내 용 豨薟製 乾地黃 知母鹽 當歸 枸杞子 赤芍藥炒 龜板 牛膝 菊花 鬱金 丹蔘 黃栢(용량은 證에 따라 임의로)
적응증 風火上擾淸竅하여 의식이 迷夢하고 半身不遂而强痙拘急한 증을 治한다.
용 법 하루 1첩을 달여 식후 2시간에 1일 2회 分服한다.

✤ 豨薟丸(경험방)

내 용 豨薟九蒸九曝 乾地黃 各 150g, 羌活 元防風 當歸 甘菊 各 75g, 天麻 牛膝 萆薢 土茯苓 蟬退 甘草 各 30g, 杜冲 玄蔘 獨活 各 50g
가감법 大便硬者는 大黃 枳實을 加한다.
적응증 고혈압에 상복한다.
용 법 梧子大로 丸을 만들어 식후 2시간에 1일 3회, 1회 40~50丸씩 복용한다.

2 사상처방

• 태음인 처방 •

✤ 加減淸肝湯(東醫四象要訣)

내 용 葛根 山藥 各 12g, 石菖蒲 藁本 各 6g, 白芷 桔梗 黃芩 蘿卜子 麥門冬 貝母 竹茹 甘菊 各 4g, 蟬蛻 2g
적응증 태음인의 두통에 通用方으로 쓴다.
용 법 하루 2첩을 달여서 식후 2시간에 1일 3회 복용한다.

✤ 加減淸心湯(四象新編)

내 용 薏苡仁 16g, 麻黃 12g, 蘿葍子 蓮肉 各 8g, 桔梗 麥門冬 五味子 黃芩 石菖蒲 各 4g
적응증 태음인 滯祟를 치료한다.
용 법 하루 2첩을 달여서 식후 2시간에 1일 3회 복용한다.

✤ 加味淸心湯(院內方)

내 용 葛根 薏苡仁 山藥 蓮子肉 各 8g, 蘿卜子 竹茹 各 6g, 麥門冬 桔梗 石菖蒲 遠志 酸棗仁炒 黃芩 藁本 升麻 白芷 元肉 各 4g
적응증 中風에 調氣하여 舌卷 六鬱 小便不利 頭痛 面熱 風熱 痺痛 半身不遂 浮腫 肢節痛 등증을 치료한다.
용 법 하루 2첩을 달여서 식후 2시간에 1일 3회 복용한다.

✤ 葛根承氣湯(東醫壽世保元)

내 용 葛根 16g, 大黃 黃芩 各 8g, 桔梗 升麻 白芷 各 4g
적응증 本方에 加 大黃 8g하면 葛根大承氣湯으로 傷寒, 發狂, 譫語, 乳蛾를 치료한다.
적응증 瘟疫으로 增寒壯熱燥澁하고 頭面項脇의 發赤痛과 裏熱不欲食하고 譫語發狂

하며 熱生風하고 兩手厥冷하며 兩脚伸而不屈하고 大便不通하는 등증을 치료한다.

용 법 하루 2첩을 달여서 식후 2시간에 1일 3회 복용한다.

✤ 葛根解肌湯(四象新編)

내 용 葛根 12g, 升麻 8g, 黃芩 杏仁 各 6g, 酸棗仁炒 桔梗 大黃 白芷 各 4g

적응증 陽毒 面赤斑 斑如綿紋 咽喉痛 唾膿血 微惡寒 發熱 目疼 鼻乾 潮汗 閉澁 消渴 狂譫 身熱 腹痛 自利 長感 溫疫 寒厥五日無汗 등증을 치료한다.

용 법 하루 2첩을 달여서 식후 2시간에 1일 3회 복용한다.

✤ 祛風解語散(四象新編)

내 용 升麻 白芷 麻黃 藁本 甘菊 各 等分

적응증 중풍不語에 쓴다.

용 법 床下에서 약을 달이면서 나오는 김으로 薰鼻한다.

✤ 乾栗樗根皮湯(東醫壽世保元)

내 용 乾栗 40g, 樗根白皮 12~20g

적응증 痢疾 夢遺 白淫을 치료한다.

용 법 하루 2첩을 달여서 식후 2시간에 1일 3회 복용한다.

✤ 經驗淸心湯(東醫四象要訣)

내 용 葛根 薏苡仁 山藥 各 8g, 蘿葍子 竹茹 各 6g, 麥門冬 桔梗 石菖蒲 酸棗仁 黃芩 藁本 升麻 白芷 元肉 各 4g, 遠志 2g

가감법 고혈압 중풍에는 加 豨簽九蒸九曝 20g, 桑白皮 12g, 唐皂角 4g, 蠐螬 五個하고, 肢節疼痛 반신불수 신경통에는 加 續斷, 桑枝爲君하며,
두통에는 加 葛根 山藥 各 12~20g, 甘菊 蟬退 各 2g하고,
허로에는 加 鹿茸 黃精 玉竹 魚膠珠 等하며,
불면에는 加 酸棗仁 山藥 各 20g하여 爲君하거나 혹은 酸棗仁炒末 12g을 調服하고,
변비에는 加 大黃하거나 혹은 黃芩爲君하면 順通한다.
大便滑者에는 加 乾栗 樗根白皮 五味子하고
소변불리에는 加 浮萍 蠐螬 楡皮하며
역절풍에는 桑枝 續斷을 加하여 爲君하고 加 蒲黃炒黑 4~8g하며,
백혈병에는 側栢葉을 加하여 爲君하고 加 蒲黃炒黑 4~8g하며,
氣鬱에는 貝母을 加하여 爲君하고 加 使君子 4g하며,
복통에는 元肉爲君하고 加 竹茹 4~8g 하며,
寒多者에는 薏苡仁 乾栗爲君하고,
부종에는 加 蠐螬 楡皮 桑白皮 4~8g 한다.
해수에는 加 桑白皮 杏仁 紫菀 款冬花 貝母 白果하고,
신경성질환에는 加 天麻 貝母 4g하며,
정맥류에는 加 蒲公英 20g, 威靈仙 4~8g, 蒲黃 4g하고,
失音에는 海松子 山藥爲君하고 加 黃精하며,
임질에는 加 沙蔘 40g하고,
현훈에는 加 天麻 貝母 海松子 黃精 甘菊 牛膝 黑大豆하며,
흉복통에는 元肉爲君하고, 加 竹茹 8~12g, 使君子 4g하며,
孕婦胎不安에는 去 薏苡仁 蘿葍子하고

加 續斷 阿膠珠 五味子하며
대하에는 加 龍骨 蒲黃炒黑한다.

주 의 實者는 淸肺瀉肝湯 葛根大承氣湯을 加減用之하고 虛者는 調胃升淸湯 調胃湯에 隨證加減하는 것이 효과적이다.

적응증 중풍 고혈압 신경통 소화불량 전신불수 부종 두통 肢節痛 불면 특히 신경성 질환 등에 加減應用하면 유효하다.

용 법 하루 2첩을 달여서 식후 2시간에 1일 3회 복용한다.

✤ 藁本浮萍湯(四象新編)

내 용 葛根 12g, 蘿葍子 黃芩 葛茸 各 8g(或葛茸 代鹿茸 4g), 浮萍 大黃 各 4g

적응증 浮腫 裏證 熱多者를 치료한다.

용 법 하루 2첩을 달여서 식후 2시간에 1일 3회 복용한다.

✤ 滾痰湯(東醫壽世保元)

내 용 蘿卜子 40g

적응증 중풍구급 中氣 氣滯 氣疾 驚痰에 쓴다.

용 법 짓찧어서 取汁하여 복용한다.

✤ 拱辰黑元丹(東醫壽世保元)

내 용 鹿茸 160~200~240g, 山藥 天門冬 各 160g, 蠐螬 40~80g, 麝香 20g

적응증 허약인 裏證多者에 쓴다.

용 법 烏梅肉과 같이 끓여서 梧子大로 丸을 만든 후 식후 2시간, 1일 3회, 1회 50~70丸씩 따뜻한 물이나 소주로 복용한다.

✤ 瓜蒂散(東醫壽世保元)

내 용 瓜蒂炒黃爲末

적응증 졸중풍 臆膈格格 有窒聲及目瞪者에 쓴다.

용 법 每 1.2~2g을 溫水調下 하거나, 혹은 乾瓜蒂 4g 急煎湯하여 쓴다.

주 의 面色이 靑白하면서 素有寒證 表虛者의 卒中風에는 瓜蒂散을 써서는 안된다.

✤ 蘿葍子承氣湯(四象新編)

내 용 葛根 16g, 大黃 黃芩 蘿葍子 各 8g, 桔梗 升麻 白芷 各 4g

적응증 瘟疫으로 增寒壯熱燥澁하고 頭面項頰赤痛과 裏熱不欲食하고 譫語發狂하며 熱生風하고 兩手厥冷하고 兩脚伸而不屈하며 大便不通 등증을 치료한다(葛根承氣湯과 같다).

용 법 하루 2첩을 달여서 식후 2시간에 1일 3회 복용한다.

✤ 鹿茸大補湯(東醫壽世保元)

내 용 鹿茸 8~12~16g, 麥門冬 薏苡仁 各 6g, 山藥 麥門冬 五味子 杏仁 麻黃 各 4g

적응증 허약인 表寒證 寒證多者에 쓴다.

용 법 하루 2첩을 달여서 식후 2시간에 1일 3회 복용한다.

✤ 麻黃定痛湯(東醫壽世保元)

내 용 薏苡仁 12g, 麻黃 蘿卜子 各 8g, 杏仁 石菖蒲 麥門冬 五味子 桔梗 使君子 龍眼肉 柏子仁 各 4g, 乾栗 7枚

적응증 흉복통 蟲積 鼓脹 회충통 담석통 가슴앓이 등증을 치료한다.

용 법 하루 2첩을 달여서 식후 2시간에 1일 3회 복용한다.

✤ 補肺元湯(東醫壽世保元)

내 용 麥門冬 12g, 桔梗 8g, 五味子 4g, 加山藥 薏苡仁 蘿卜子 各 4g, 則尤效

가감법 변비에는 加 大黃 杏仁 各 4g한다.
적응증 衄血 産後失音 및 小兒泄瀉十餘次 必發慢驚而豫防에 쓴다.
용 법 하루 2첩을 달여서 식후 1시간에 1일 3회 복용한다.

✤ 麝香散(東醫壽世保元)

내 용 麝香 1~2g
적응증 吐瀉 急腹痛 七氣 九氣 氣鬱 등을 치료한다.
용 법 따뜻한 물이나 술로 복용한다.

✤ 山藥補肺元湯(東醫壽世保元)

내 용 麥門冬 12g, 桔梗 8g, 五味子 山藥 薏苡仁 蘿卜子 各 4g
적응증 토혈 衄血 失血 현훈 등을 치료한다.
용 법 하루 2첩을 달여서 식후 1시간에 1일 3회 복용한다.

✤ 山神散(東醫壽世保元)

내 용 遠志 石菖浦 龍骨 各 等分
적응증 卒驚風 牙關緊急 卒中風合 手足拘攣者를 치료한다.
용 법 細末하여 4g을 每 溫水로 調服한다.

✤ 石菖蒲遠志散(東醫壽世保元)

내 용 遠志 石菖蒲 各 4g, 猪牙皂角 1.2g
적응증 卒驚風 牙關緊急 卒中風眼合 手足拘攣者를 치료한다.
용 법 細末하여 每 4g을 溫水調下하거나 혹은 遠志 石菖蒲를 細末하여 溫水調下하고 皂角末은 吹鼻한다.

✤ 十二味鹿茸大補湯(東醫四象大全)

내 용 鹿茸 8~16g, 葛根 龍眼肉 各 12g, 古本 8g, 天門冬 麥門冬 薏苡仁 各 6g, 山藥 五味子 杏仁 升麻 黃芩 各 4g
적응증 虛症을 치료한다.
용 법 하루 2첩을 달여서 식후 2시간에 1일 3회 복용한다.

✤ 熱多寒少湯(東醫壽世保元)

내 용 葛根 16g, 黃芩 古本 各 8g, 蘿卜子 桔梗 升麻 白芷 各 4g
가감법 口眼喎斜에는 加 遠志 石菖蒲 威靈仙 海桐皮하고
반신불수에는 加 遠志 石菖蒲 各 4g, 龍眼肉 2g하며
중풍구급시에는 加 龍腦 少許(熱證)한다.
중풍 언어장애에는 加 天門冬 麥門冬 遠志 石菖蒲 甘菊하고,
중풍 痰盛에는 加 杏仁 麻黃 大黃하며,
중풍 熱證에는 加 麻黃 杏仁하고,
중풍 虛證에는 加 天門冬 麥門冬 龍眼肉 各 8g하며,
痺證에는 加 續斷 40g, 大黃 4g 한다.
적응증 熱多寒少證, 吐蛔 吐瀉 곽란 오심 六鬱 積聚 소변불리 五淋 莖中痒痛 두통 面熱 風熱 眼病 乳蛾 인후병 乳癰 臂痛 疝症 囊腫 陰腫 陰痒 월경불순 대하 痟疾 龜胸 等症을 치료한다.
용 법 하루 2첩을 달여서 식후 2시간에 1일 3회 복용한다.

✤ 牛黃山藥元(四象新編)

내 용 山藥 遠志 各 8g, 牛黃 0.8g
적응증 중풍不語에 쓴다.
용 법 분말로 하여 4개의 丸을 만들어 1일 3회 식후 1시간에 溫水로 복용한다.

✤ 牛黃淸心元(東醫壽世保元)

내 용 山藥 28g, 蒲黃炒 10g, 犀角 8g, 大豆黃卷炒 6.8g, 麥門冬去心 黃芩 各 6g, 杏仁去皮尖 桔梗 各 3.2g, 牛黃 4.8g, 羚羊角 龍腦 麝香 各 4g, 白蘞 2.8g, 金箔七十枚中二十枚爲衣, 烏梅 二十個

적응증 졸중풍 不省人事 痰涎壅塞 精神昏憒 言語蹇澁 手足不遂 中風眼合 等症에 쓴다.

용 법 彈子大로 丸藥을 만들어 1일 1~2회, 1회 1丸씩 복용한다.

✤ 熊膽散(東醫壽世保元)

내 용 熊膽 1~2g

적응증 中風暴瘖 手足拘攣 傷寒面無汗證 寒痰濕痰을 치료한다.

용 법 溫水로 1일 2~3회, 식후 1~2시간에 복용한다.

✤ 二門五味湯(四象新編)

내 용 麥門冬 12g, 天門冬 8g, 五味子 4g

적응증 難産 及 便閉에 쓴다.

가감법 或加 葛根 大黃 蘿菖子 升麻하면 二便閉를 通治한다.

용 법 하루 2첩을 달여서 식후 2시간에 1일 3회 복용한다.

✤ 二聖救苦丸(東醫壽世保元)

내 용 大黃 160g, 皂角 80g

적응증 五行瘟疫을 치료한다.

용 법 綠豆大로 糊丸하여 식후 2시간, 1일 3회, 매회 50~70丸씩 복용한다.

✤ 調胃續命湯(四象新編)

내 용 薏苡仁 乾栗 各 12g, 蘿菖子 8g, 麥門冬 藁本 石菖蒲 桔梗 麻黃 各 4g

가감법 중풍구급시 加 遠志 竹茹 威靈仙 海桐皮 豨薟 竹瀝한다.

적응증 風症에 쓴다.

용 법 하루 2첩을 달여서 식후 2시간에, 1일 3회 복용한다.

✤ 調胃升淸湯(東醫壽世保元)

내 용 薏苡仁 乾栗 各 12g, 蘿卜子 6g, 麥門冬 桔梗 石菖蒲 酸棗仁 元肉 遠志 麻黃 五味子 各 4g

가감법 해수에는 加 款冬花, 桑白皮하고, 息急하는 데는 加 杏仁하며, 下肢沈重無力하면서 腰脚痛이 있을 때는 加 續斷酒洗하고, 痺證에는 加 威靈仙 海桐皮 各 4~8g하며, 肩臂痛에는 加 蠐螬 威靈仙 海桐皮 各 4g 한다.
食後痞滿 脚腿無力, 中消善飢者 및 心肺虛者를 치료한다.

적응증 心肺의 虛寒證을 다스리는 처방으로서 脈緩, 胸悶, 下肢沈重, 易疲勞, 多眠, 頭重, 早朝不爽, 大便軟 혹 1일 2~3회, 평소 易感冒, 포만(복부 gas 팽만) 全身沈重, 困臥 등의 증이 있는 제신경증에 응용된다.

용 법 하루 2첩을 달여서 식후 2시간에 1일 3회 복용한다.

✤ 千金調胃湯(東醫四栗要訣)

내 용 薏苡仁 28g, 乾栗 遠志 石菖浦 各 12g, 麥門冬 天門冬 五味子 各 8g, 唐皂角 桔梗 麻黃 蓮子肉 各 4g

적응증 癎疾을 치료하고 瘈瘲搐搦에 응용한다.

용 법 하루 2첩을 달여서 식후 2시간에 1일 3회 복용한다.

✤ 菖蒲淸心湯(東醫四象要訣)

내 용 薺苨 20g, 石菖蒲 葛根 山藥 各 12g, 酸棗仁 8g, 蘿葍子 竹茹 各 6g, 麥門冬 桔梗 黃芩 藁本 升麻 白芷 元肉 各 4g, 遠志 2g

적응증 중풍 반신불수 言語蹇澁 구안와사 等(非實非虛)

용 법 하루 2첩을 달여서 식후 2시간에 1일 3회 복용한다.

✤ 淸心山藥湯(四象新編)

내 용 山藥 12g, 遠志 8g, 天門冬 麥門冬 蓮子肉 栢子仁 酸棗仁 龍眼肉 桔梗 黃芩 石菖蒲 各 4g, 甘菊 2g

적응증 虛勞 夢泄 無腹痛 설사 舌卷不語中風

용 법 하루 2첩을 달여서 식후 2시간에 1일 3회 복용한다.

✤ 淸心蓮子湯(東醫四象要訣)

내 용 蓮子肉 山藥 各 8g, 麥門冬 天門冬 遠志 石菖蒲 酸棗仁炒 元肉 栢子仁 黃芩 蘿卜子 各 4g, 甘菊 1.5g

가감법 心虛하여 心悸, 不安, 不眠하면 石菖蒲, 酸棗仁炒 8~12g으로 增量하고 遠志는 2g으로 減量한다.

적응증 脈細數 無力 특히 六寸脈이 浮細數하고 舌乾 咽乾하며 舌이 赤裂되어 있고 정충, 불면, 상충, 흉민, 도한, 手足掌多汗, 大便秘, 尿意頻數 등의 증을 俱有하면서 오는 제신경증에 유효하다.

용 법 하루 2첩을 달여서 식후 2시간에 1일 3회 복용한다.

✤ 淸肺瀉肝湯(四象新編)

내 용 葛根 16g, 黃芩 藁本 各 8g, 蘿葍子 桔梗 升麻 白芷 大黃 各 4g

가감법 역절풍에는 加 續斷 蒲黃하고,
燥症에는 加 樺皮 浮萍爲君하고, 加 山藥 12g, 麥門冬 桑白皮 杏仁 各 4g 하며,
口舌生瘡에는 加 山藥 12g, 竹茹 6g, 麥門冬 桑白皮 杏仁 各 4g하고,
삼차신경통에는 加 皀角 蒲公英爲君하며,
중풍구급시에는 加 遠志 石菖蒲하고,
견비통 加 續斷 40g, 麻黃 杏仁 各 4g 한다.

적응증 虛勞 及 夢泄 便秘者를 치료한다.
脈緊 또는 弦하면서 有力하고 易怒 性急하고 두통, 변비, 舌苔黃膩 혹 흑갈색 피부발진 瘙癢, 燥渴引飮등의 증을 俱有한 제신경증에 사용한다.

용 법 하루 2첩을 달여서 식후 2시간에 1일 3회 복용한다.

✤ 淸血降氣湯(院內方)

내 용 葛根 15g, 蓮子肉 山藥 古本 黃芩 各 8g, 蘿卜子 升麻 桔梗 白芷 天門冬 麥門冬 遠志 石菖蒲 酸棗仁 元肉 柏子仁 桑白皮 杏仁 竹茹 大黃 各 4g, 甘菊 2g

적응증 태음인 肝經 鬱熱로 오는 諸症, 心火上炎 불면 변비 등증을 치료한다.

용 법 하루 2첩을 달여서 식후 2시간에 1일 3회 복용한다.

✤ 太陰調胃湯(東醫壽世保元)

내 용 薏苡仁 乾栗 各 12g, 蘿卜子 8g, 五味子 麥門冬 石菖蒲 桔梗 麻黃 各 4g

가감법 痰에는 加 續斷 20~40g하고,
遺尿에는 加 海松子 20g, 山藥 12g, 龍骨 8g하며,
반신불수에는 加 遠志 龍眼肉 黃芩 古

本하고,
중풍 痰盛에는 加 杏仁 桑白皮하거나, 혹 加 升麻 黃芩한다.
痺證에는 加 續斷 40g, 大黃 4g하고, 중풍 熱證에는 加 升麻 黃芩하며, 肩臂痛에는 加 續斷 40g, 蠐螬 大黃 各 4g 한다.

적응증 황달 傷寒時氣頭痛 身痛 無汗 食滯 肥滿 跟脚無力 등을 치료한다.

용 법 하루 2첩을 달여서 식후 2시간에 1일 3회 복용한다.

• 소음인 처방 •

✤ 加減祛風散(東醫四象要訣)

내 용 生薑 20g, 白朮 12g, 桂枝 半夏 白芍藥 各 8g, 陳皮 枳殼 靑皮 烏藥 南星 炙甘草 各 4g

적응증 風痰으로 인한 중풍 반신불수 고혈압을 치료한다.

용 법 하루 2첩을 달여서 식후 2시간에 1일 3회 복용한다.

✤ 加減寬中湯(東醫四象要訣)

내 용 紫檀香 20g, 香附子 12g, 白何烏 8g, 良薑 乾薑 陳皮 靑皮 益智仁 當歸 川芎 白芍藥 各 4g, 厚朴 枳實 唐木香 大腹皮 各 2g, 大棗 2枚

가감법 반신불수 及 전신불수에는 加 五靈脂하고, 신경성질환에는 香附子爲君한다.

적응증 중풍 고혈압 반신불수 신경성질환에 응용한다.

용 법 하루 2첩을 달여서 식후 2시간에 1일 3회 복용한다.

✤ 加減君子湯(東醫四象要訣)

내 용 香附子 20g, 白何首烏 黃芪 各 8g, 白芍藥 當歸 各 6g, 川芎 玄胡索 白朮 4g, 陳皮 砂仁 甘草 各 4g, 蔓荊子 蘇葉 各 3g, 細辛 2g, 大棗 2枚, 生薑 3片

적응증 神經衰弱, 怔忡 頭痛 및 각종 神經性疾患에 응용한다.

용 법 하루 2첩을 달여서 식후 2시간에 1일 3회 복용한다.

✤ 加減歸芍湯(東醫四象要訣)

내 용 當歸 40g, 白芍藥 20g, 肉桂 8g, 良薑 炙甘草 各 8g, 生薑 3片, 大棗 2枚

적응증 不眠, 心臟衰弱에 응용한다.

용 법 하루 2첩을 달여서 식후 2시간에 1일 3회 복용한다.

✤ 加減歸黃湯(東醫四象要訣)

내 용 黃芪蜜炙, 當歸 各 20g, 香附子醋炒 吳茱萸湯泡 陳皮 炙甘草 各 6g, 生薑 3片, 大棗 2枚

적응증 婦人 神經衰弱, 不眠 등에 응용한다.

용 법 하루 2첩을 달여서 식후 2시간에 1일 3회 복용한다.

✤ 加味香附子八物湯(院內方)

내 용 香附子 當歸身 白芍藥酒炒 各 8g, 人蔘 6g, 白朮 白何首烏 川芎 陳皮 桂枝 炙甘草 生薑 大棗 各 4g

적응증 脈平 혹은 緩而無力하며 多思 내성적이며 음식무미, 食不化, 변비, 불면, 두통, 咽乾, 舌燥 등의 증을 俱有한 제신경증에 유효하다.

용 법 하루 2첩을 달여서 식후 2시간에 1일 3회 복용한다.

✤ 薑附湯(東醫壽世保元)

내 용 乾薑炮 40g, 附子炮 1枚

적응증 중풍救急時에 쓴다.

용 법 우선 한첩을 달여서 조금씩 수시로 복용시키거나 鼻飼한다.

✤ 薑朮寬中湯(四象新編)

내 용 白何首烏 赤何首烏 良薑 乾薑 陳皮 青皮 香附子 益智仁 各 4g, 大棗 2枚, 白朮 8~20g

적응증 呑酸 嘈囃 噫氣 上消 下消 莖中痒痛 便閉 惡阻 客忤中惡 夜啼 등증을 치료한다.

용 법 하루 2첩을 달여서 식후 2시간에 1일 3회 복용한다.

✤ 祛風散(四象新編)

내 용 生薑 12g, 桂枝 半夏 各 8g, 白芍藥 白朮 陳皮 枳殼 青皮 烏藥 南星 炙甘草 各 4g

가감법 역절풍에는 加 蒼朮 黃芪하고, 두통에는 加 川芎하며, 견비통에는 加 蒼朮 黃芪한다.

적응증 風痰으로 인한 반신불수를 치료한다.

용 법 하두 2첩을 달여서 식후 2시간에 1일 3회 복용한다.

✤ 牽正散(四象新編)

내 용 白附子 白殭蠶 全蝎 各 等分

적응증 중풍 구안와사를 치료한다.

용 법 散劑로 하여 식후 1시간, 1일 3회, 1회 6~8g을 따뜻한 술로 복용한다.

✤ 桂枝半夏生薑湯(東醫壽世保元)

내 용 生薑 12g, 桂枝 半夏 各 8g, 白芍藥 白朮 陳皮 甘草炙 各 4g

가감법 구안와사에는 加 南星 烏藥 木香 枳殼 白附子 白殭蠶 川椒 各 4g한다.

적응증 虛寒嘔吐 水結胸 乾嘔 惡心 胸痛 등을 치료한다.

용 법 하루 2첩을 달여서 식후 2시간에 1일 3회 복용한다.

✤ 藿香正氣散(東醫四象新編)

내 용 藿香 6g, 蘇葉 4g, 白朮 半夏 陳皮 青皮 大腹皮 桂皮 乾薑 益智仁 甘草炙 各 3g, 生薑 3, 大棗 2

적응증 太陽病 혹은 太陰病 痞氣 滯泄 催産 胞衣不下 小兒龜背 등증을 치료한다.

용 법 하루 2첩을 달여서 식후 2시간에 1일 3회 복용한다.

✤ 官桂附子理中湯(一名 人蔘附子官桂湯)(東醫壽世保元)

내 용 人蔘 12g, 白朮 乾薑炮 官桂 各 8g, 白芍藥 陳皮 炙甘草 各 4g, 附子炮 4~8g, 生薑 3, 大棗 2

적응증 太陰厥陰證을 치료한다.

용 법 하루 2첩을 달여서 식후 2시간에 1일 3회 복용한다.

✤ 芎歸葱蘇理中湯(四象新編)

내 용 人蔘 12g, 白朮 乾薑炮 官桂 各 8g, 白芍藥 陳皮 乾薑 川芎 蘇葉 炙甘草 各 4g, 附子炮 4g, 혹은 8g, 生薑 3片, 大棗 2枚, 忽 5本

적응증 太陰陰毒 乾霍亂 臟厥 陰盛陽虛 咽喉 太陰 少陰 陰危者를 치료한다.

용 법 하루 2첩을 달여서 식후 2시간에 1일 3회 복용한다.

✤ 芎歸香蘇散(東醫壽世保元)

내 용 香附子 8g, 蘇葉 當歸 川芎 蒼朮 陳皮 炙甘草 各 4g, 生薑 3片, 大棗 2枚, 葱 5本

적응증 四時瘟疫 太陽證을 치료한다.

용 법 하루 2첩을 달여서 식후 2시간에 1일 3회 복용한다.

✤ 芪朮湯(東醫四象要訣)

내 용 甘草 40g, 黃芪 白朮 各 20g, 桂枝 陳皮 各 4g

적응증 중풍초기의 手足麻木痛을 치료한다.

용 법 하루 2첩을 달여서 식후 2시간에 1일 3회 복용한다.

✤ 唐橘湯(四象新編)

내 용 橘餠 五個, 唐花(綿花) 一握

적응증 중풍 마비 반신불수에 유효하다.

용 법 하루 2첩을 달여서 식후 2시간에 1일 3회 복용한다.

✤ 當歸溫中湯(四象新編)

내 용 當歸 12g, 白芍藥 10g, 白何首烏 白朮 川芎 桂枝 黃芪 玄胡索 益母草 各 4g, 生薑 3片, 大棗 2枚

적응증 血氣內傷者를 치료한다.

용 법 하루 2첩을 달여서 식후 2시간에 1일 3회 복용한다.

✤ 獨蔘官桂理中湯(四象新編)

내 용 人蔘 40g, 吳茱萸 生薑 各 12g, 白芍藥 當歸 官桂 各 4g

적응증 太陰厥陰症을 치료한다.

용 법 하루 2첩을 달여서 식후 2시간에 1일 3회 복용한다.

✤ 獨蔘八物湯(東醫壽世保元)

내 용 人蔘 40g, 黃芪 白朮 當歸 川芎 白芍藥 陳皮 炙甘草 各 4g, 生薑 3片, 大棗 2枚

적응증 鬱狂初症 陽明症 胃家實을 치료한다.

용 법 하루 2첩을 달여서 식후 2시간에 1일 3회 복용한다.

✤ 木香順氣散(東醫壽世保元)

내 용 香附子 烏藥 靑皮 厚朴 枳殼 半夏 各 4g, 木香 砂仁 各 2g, 桂皮 乾薑 炙甘草 各 1.2g, 生薑 3片, 大棗 2枚

적응증 中氣病을 치료한다. 中氣者는 如人相爭 暴怒氣逆而暈倒也라 先以薑湯救之하고 後用此藥한다.

용 법 하루 2첩을 달여서 식후 2시간에 1일 3회 복용한다.

✤ 白何首烏官桂理中湯(四象新編)

내 용 人蔘 8g, 白朮 乾薑 甘草炙 陳皮 官桂 白何首烏 各 4g

적응증 乾嘔 惡心 등을 치료한다.

용 법 하루 2첩을 달여서 식후 2시간에 1일 3회 복용한다.

✤ 白何烏附子理中湯(東醫壽世保元])

내 용 白何首烏 白朮炒 白芍藥微炒 桂枝 乾薑炮 各 8g, 陳皮 甘草炙 附子炮 各 4g

적응증 太陰病, 吐蛔 中寒 瘟疫 冷滯 咳嗽 蟲積 冷積 蛔積 滯泄 暑泄 虛泄 面寒 胸痛 등을 치료한다.

용 법 하루 2첩을 달여서 식후 2시간에 1일 3회 복용한다.

✤ 補中益氣湯(東醫壽世保元)

내 용 人蔘 黃芪 各 12g, 白朮 當歸 陳皮 炙甘草 各 4g, 蘇葉 藿香 各 1.2g, 或 2g, 生薑 3片, 大棗 2枚

가감법 內傷 飮食無味 及 食後昏困에는 加 白豆蔻 乾薑炮 砂仁 各 4g하고,
五淋에는 加 香附子 川芎하며,
小便不禁에는 加 白朮 巴戟爲君하고, 加 益智仁 破故紙(補骨脂) 韭子하며,
卒中風에는 加 桂枝 南星 枳殼 木香 各 8g하고,
중풍 언어장애에는 加 南星 砂仁 桂枝 山査肉 한다.

적응증 太陽證之亡陽初症 勞倦虛弱身熱 心煩 自汗 권태 痂症 등을 치료한다.

용 법 하루 2첩을 달여서 식후 2시간에 1일 3회 복용한다.

✤ 四逆湯(東醫壽世保元)

내 용 炙甘草 24g, 乾薑炮 20g, 生附子 4g

적응증 중풍救急時에 쓴다.

용 법 우선 한첩을 달여서 조금씩 수시로 복용시키거나 鼻飼한다.

✤ 星香正氣散(四象新編)

내 용 藿香 6g, 蘇葉 南星 唐木香 白芷 大腹皮 白茯苓 厚朴 白朮 陳皮 半夏 各 4g, 桔梗 甘草炙 各 2.5g, 大棗 2枚, 生薑 3片

가감법 중풍구급시에는 加 烏藥 南星 木香 各 4g 한다.

적응증 무릇 少陰人 中風 中氣 痰厥 食厥에 此方을 先用한 後 隨證治之한다

용 법 하루 2첩을 달여서 식후 1시간에 1일 3회 복용한다

✤ 小建中湯(東醫四象要訣)

내 용 白芍藥 20g, 桂枝 12g, 炙甘草 4g, 生薑 5片, 大棗 4枚, 黑糖 40g

가감법 歷節風에는 加 黃芪 20~40g, 當歸 8g하고,
癮疹의 冷水不可近者에는 加 黃芪 8~12g하며,
虛冷腹痛에는 加 人蔘 白朮 乾薑炒 各 8g하고,
積氣 疝氣上攻에는 加 小茴香 吳茱萸 胡椒 玄胡索하며
消化不良에는 加 黃芪 8g, 山査 6g, 砂仁 陳皮 各 4g 한다.

적응증 虛勞性의 疲勞, 腹痛, 悸, 眩暈, 下痢, 便秘, 出血, 黃疸 등을 치료한다.

용 법 하루 2첩을 달여서 식후 1시간에 1일 3회 복용한다.

✤ 蘇合香元(四象新編)

내 용 白朮 木香 沈香 丁香 白檀香 安息香 訶子肉 香附子 蓽撥 藿香 茴香 桂皮 各 80g, 五靈脂 玄胡索 各 40g

적응증 一切氣疾 中氣 上氣 氣逆 氣痛 등증을 치료한다.

용 법 彈子大로 丸藥을 만들어 하루 1~2회 1회 1丸씩 복용한다.

✤ 壽脾解語湯(四象新編)

내 용 白何首烏 紫蘇葉 南星 黃芪 桂枝 各 5g

적응증 중풍의 不語 失音, 牙齒痛 등증을 치료한다.

용 법 하루 2첩을 달여서 식후 2시간에 1일 3회 복용한다.

✤ 升陽益氣附子湯(院內方)

내 용 人蔘 桂枝 白芍藥炒 黃芪蜜炙 各 8g, 白何首烏 官桂 當歸 炙甘草 炮附子 各 4g, 生薑 3片, 大棗 2枚

적응증 易疲勞, 手足冷, 小便淸多 혹 배뇨후 餘盡 養食無味, 脈平 혹 緩而弱, 무기력하고 양기부족 등을 치료한다.

용 법 하루 2첩을 달여서 식후 2시간에 1일 3회 복용한다.

✤ 升陽益氣湯(東醫壽世保元)

내 용 人蔘 桂枝 黃芪 白芍藥 各 8g, 白何首烏 官桂 當歸 甘草炙 各 4g, 生薑 3片, 大棗 2枚

적응증 陰極似陽證 短氣 失血眩暈 등증을 치료한다.

용 법 하루 2첩을 달여서 식후 2시간에 1일 3회 복용한다.

✤ 十二味寬中湯(東醫壽世保元)

내 용 白何首烏 赤何首烏 良薑 乾薑 陳皮 靑皮 香附子 益智仁 各 4g, 厚朴 枳實 木香 大腹皮 各 2g, 大棗 2枚

적응증 四肢倦怠 小便不快 陽道不興 將有浮腫之漸者에 사용한다.

용 법 하루 2첩을 달여서 식후 2시간에 1일 3회 복용한다.

✤ 十全大補湯(東醫壽世保元)

내 용 人蔘 白何首烏 官桂 黃芪 白朮 當歸 川芎 白芍藥 陳皮 炙甘草 各 4g, 生薑 3片, 大棗 2枚

적응증 鬱狂初症 陽明證胃家實을 치료한다.

용 법 하루 2첩을 달여서 식후 2시간에 1일 3회 복용한다.

✤ 如意丹(東醫壽世保元)

내 용 川烏炮 32g, 人蔘 吳茱萸 川椒 白朮 白芍藥 厚朴 肉桂 儅鬼 各 20g, 巴豆霜 10g

적응증 瘟疫 및 一切鬼祟 伏尸 瘴氣 癲狂 失志 陰陽二毒 五癎 五痔久痢

용 법 가루로 하여 梧子大로 蜜丸하여 1일 3회, 1회 3~5~7丸을 薑湯으로 복용한다.

✤ 理中湯(東醫壽世保元)

내 용 人蔘 白朮 乾薑炮 各 8g, 炙甘草 4g

적응증 太陰腹痛 自利不渴 등증을 치료한다.

용 법 하루 2첩을 달여서 식후 2시간에 1일 3회 복용한다.

✤ 人蔘桂枝附子湯(東醫壽世保元)

내 용 人蔘 16g, 桂枝 12g, 白芍藥 黃芪 各 8g, 當歸 炙甘草 各 4g, 附子炮 4g, 或 8g, 生薑 3片, 大棗 2枚

적응증 亡陽證을 치료한다.

용 법 하루 2첩을 달여서 식후 2시간에 1일 3회 복용한다.

✤ 人蔘白何烏寬中湯(東醫壽世保元)

내 용 白何首烏 人蔘 良薑 乾薑 陳皮 靑皮 香附子 益智仁 各 4g, 大棗 2枚

적응증 담음 흉통 부종 등을 치료한다.

용 법 하루 2첩을 달여서 식후 2시간에 1일 3회 복용한다.

✤ 赤白何烏寬中湯(東醫壽世保元)

내 용 白何烏 赤何烏 良薑 乾薑 陳皮 靑皮 香附子 益智仁 各 4g, 大棗 2枚

적응증 사지권태 소변불쾌 陽道不興 將有浮腫之漸者에 쓴다.

용 법 하루 2첩을 달여서 식후 2시간에 1일 3회 복용한다.

✤ 川芎桂枝湯(東醫壽世保元)

내 용 桂枝 12g, 白芍藥 8g, 川芎 蒼朮 陳皮 炙甘草 各 4g, 生薑 3片, 大棗 2枚

적응증 太陽證 鬱狂初症 間日瘧 惡寒時에 Tsmsep 加 蘇葉 4g하면 더욱 효과가 좋다. 鬱狂者는 當發汗해야 한다.

용 법 하루 2첩을 달여서 식후 2시간에 1일 3회 복용한다.

✤ 巴豆丹(東醫壽世保元)

내 용 巴豆 一粒

적응증 大便閉를 치료한다.

용 법 巴豆 一粒을 去殼取粒하여 溫水로 全粒 혹은 半粒을 복용한다.

✤ 八物君子湯(東醫壽世保元)

내 용 人蔘 8g, 黃芪 白朮 當歸 川芎 白芍藥 陳皮 炙甘草 各 4g, 生薑 3片, 大棗 2枚

가감법 酒傷에는 加 良薑 蒼朮하고, 面腫에는 加 白附子하며, 腰脚疼痛에는 加 蒼朮 20g, 白何烏 桂枝 杜沖 破古紙 各 8g 한다.

적응증 鬱狂初症 陽明症 胃家實을 치료한다.

용 법 하루 2첩을 달여서 식후 2시간에 1일 3회 복용한다.

✤ 香附子八物湯(東醫四象新編)

내 용 香附子 當歸 白芍藥 各 8g, 白朮 白何首烏 川芎 陳皮 甘草炙 各 4g, 生薑 3片, 大棗 2枚

가감법 痺證 혹은 견비통에는 加 人蔘 黃芪 桂枝 各 8g, 南星 半夏 川芎 各 4g 한다.

적응증 少陰人 婦人思慮傷脾 咽乾舌燥 隱有頭痛症을 치료한다.

용 법 하루 2첩을 달여서 식후 2시간에 1일 3회 복용한다.

✤ 香砂養胃湯(東醫壽世保元)

내 용 人蔘 白朮 白芍藥 薄荷 香附子 陳皮 乾薑 山査肉 砂仁 白豆蔲 炙甘草 各 4g, 生薑 3片, 大棗 2枚

가감법 下痢淸水에는 加 藿香하고, 卒中風에는 加 桂枝 南星 木香 烏藥 枳殼 川椒 各 8g하며, 중풍 痰盛에는 加 藿香 蘇葉 各 4g, 桂枝 12g 한다.

적응증 大腸怕寒陽明證 혹은 胃家實太陰證 胃虛 및 食滯 黃疸 등증을 치료한다.

용 법 하루 2첩을 달여서 식후 2시간에 1일 3회 복용한다.

✤ 香砂六君子湯(東醫壽世保元)

내 용 香附子 白朮 白何首烏 半夏 陳皮 厚朴 白豆蔲 各 4g, 人蔘 甘草 木香 砂仁 益智仁 各 2g, 生薑 3片, 大棗 2枚

적응증 不思飮食 소화불량 食後倒飽 등증을 치료한다.

용 법 하루 2첩을 달여서 식후 2시간에 1일 3회 복용한다.

✤ 黃芪桂枝湯(東醫壽世保元)

내 용 桂枝 12g, 白芍藥 黃芪 各 8g, 白何烏 當歸 炙甘草 各 4g, 生薑 3片, 大棗 2枚

적응증 亡陽 鬱狂初症을 치료한다.

용 법 하루 2첩을 달여서 식후 2시간에 1일 3회 복용한다.

• 소양인 처방 •

✤ 加減地黃湯(四象新編)

내 용 熟地黃 山茱萸 各 12g, 白茯苓 車前子 澤瀉 菟絲子 各 8g, 羌活 獨活 玄參 忍冬 薄荷 各 4g

적응증 陽道不足 上逆證을 치료한다.

용 법 하루 2첩을 달여서 식후 2시간에 1일 3회 복용한다.

✤ 降火地黃湯(四象新編)

내 용 熟地黃 石膏 茯苓 澤瀉 各 8g, 車前子 羌活 獨活 荊芥 防風 各 4g

적응증 有火者를 다스린다.

용 법 하루 2첩을 달여서 식후 2시간에 1일 3회 복용한다.

✤ 歸腎解語湯(四象新編)

내 용 荊芥 防風 羌活 獨活 各等分, 薄荷少許

적응증 중풍 不語 失音, 風寒失音을 치료한다.

용 법 床下에서 약을 달이면서 나오는 김으로 薰鼻한다.

✤ 導赤降氣湯(四象新編)

내 용 生地黃 12g, 木通 8g, 玄參 瓜蔞仁 各 6g, 前胡 羌活 獨活 荊芥 防風 茯苓 澤瀉 各 4g

적응증 少陽人의 傷寒結胸 氣痰 莖中痒痛 頭痛 乳癰 肩臂痛 足病 小兒夜啼를 치료한다.

용 법 하루 2첩을 달여서 식후 2시간에 1일 3회 복용한다.

✤ 獨活地黃湯(東醫壽世保元)

내 용 熟地黃 16g, 山茱萸 8g, 茯苓 澤瀉 各 6g, 牧丹皮 防風 獨活 各 4g

가감법 중풍 언어장애에는 加 生地黃 16g, 薄荷葉 12g하고, 痺症에는 加 生地黃 16g, 薄荷葉 12g, 防己 8g 한다.

적응증 少陽人의 卒中風 中腑 救急 口眼喎斜 初 癱瘓 骨蒸 食滯痞滿 瘧疾 吐血 自汗 盜汗 脚氣 鶴虱風 등증을 치료한다.

용 법 하루 2첩을 달여서 식후 2시간에 1일 3회 복용한다.

✤ 牧丹皮地黃湯(四象新編)

내 용 熟地黃 山茱萸 茯苓 澤瀉 各 8g, 車前子 羌活 獨活 荊芥 防風 牧丹皮 各 4g

적응증 食脹 氣滯 氣痛 산후복통을 치료한다.

용 법 하루 2첩을 달여서 식후 2시간에 1일 3회 복용한다.

✤ 木通無憂湯(四象新編)

내 용 熟地黃 山茱萸 茯苓 澤瀉 各 8g, 車前子 羌活 獨活 荊芥 防風 各 4g, 木通 12g

적응증 부종(表寒) 소변불리 혹은 이질을 치료한다.

용 법 하루 2첩을 달여서 식후 2시간에 1일 3회 복용한다.

✤ 十二味地黃湯(東醫壽世保元)

내 용 熟地黃 16g, 山茱萸 8g, 白茯苓 澤瀉 各 6g, 牧丹皮 地骨皮 玄蔘 拘杞子 覆盆子 車前子 荊芥 防風 各 4g

적응증 吐血 陰虛午熱 痁症 癎症을 치료한다.

용 법 하루 2첩을 달여서 식후 2시간에 1일 3회 복용한다.

✤ 凉膈散火湯(東醫壽世保元)

내 용 生地黃 忍冬 連翹 各 8g, 梔子 薄荷

知母 石膏 荊芥 防風 各 4g

가감법 鬱症에는 加 黃連 牛蒡子 玄蔘 神麯하고, 또는 紅靈砂 0.8~1.2g을 調服한다.

적응증 上消 纏喉風 및 脣腫之輕症을 치료한다.

용 법 하루 2첩을 달여서 식후 2시간에 1일 3회 복용한다.

✤ 陽毒白虎湯(東醫壽世保元)

내 용 石膏 20~40g, 生地黃 16g, 知母 8g, 荊芥 防風 牛蒡子 各 4g

가감법 動風에는 加 羌活 獨活 各 4g, 柴胡 玄參 梔子 忍冬 薄荷 各 2g하고, 去 防風하면 더욱 효과적이다.

적응증 陽毒發斑 便閉 纏喉風 脣腫而輕者를 치료한다.

용 법 하루 2첩을 달여서 식후 2시간에 1일 3회 복용한다.

✤ 靈砂散(四象新編)

내 용 靈砂 0.4~1g

적응증 傷寒 喘促 소아慢驚風 急腹痛 氣逆 등증을 치료한나.

용 법 細末하여 溫水로 1일 2~3회 복용한다.

✤ 乳香沒藥輕粉丸(東醫壽世保元)

내 용 輕粉 4g, 乳香 沒藥 甘遂 各 2g

적응증 結胸으로 水入卽吐하는 것을 치료한다.

용 법 丸으로 만들어 溫水로 1일 2~3회 복용한다.

✤ 六味地黃湯(四象新編)

내 용 熟地黃 16g, 枸杞子 山茱萸 各 8g, 澤瀉 牧丹皮 白茯苓 各 6g

가감법 腎虛에는 加 肉蓯蓉 菟絲子 龜板하고, 早漏에는 加 鎖陽 8~12g 한다.

적응증 虛勞를 치료한다.

용 법 하루 2첩을 달여서 식후 2시간에 1일 3회 복용한다.

✤ 李氏涼膈散(四象新編)

내 용 連翹 8g, 芒硝 薄荷 各 4g

적응증 積熱 煩躁 口苦生瘡 目赤 頭疼 등증을 치료한다.

용 법 하루 2첩을 달여서 식후 2시간에 1일 3회 복용한다.

✤ 滋降地黃湯(東醫四象要訣)

내 용 葎草 草決明 熟地黃 各 20g, 山茱萸 白茯苓 澤瀉 各 8g, 車前子 羌活 獨活 荊芥 防風 各 4g

적응증 고혈압 현훈에 사용한다.

용 법 하루 2첩을 달여서 식후 2시간에 1일 3회 복용한다.

✤ 豬苓車前子湯(東醫壽世保元)

내 용 澤瀉 茯苓 各 8g, 豬苓 車前子 各 6g, 知母 石膏 羌活 獨活 荊芥 防風 各 4g

적응증 頭腹痛 有泄瀉者 및 身熱泄瀉 陽明證 三陽合病 등증을 치료한다.

용 법 하루 2첩을 달여서 식후 2시간에 1일 3회 복용한다.

✤ 前胡地黃湯(四象新編)

내 용 熟地黃 山茱萸 茯苓 澤瀉 各 8g, 車前子 羌活 獨活 荊芥 防風 前胡 各 4g

가감법 喘息에는 加 瓜蔞仁 6~8g한다.

적응증 咳嗽, 喘息 등증을 치료한다.

용 법 하루 2첩을 달여서 식후 2시간에 1일 3회 복용한다.

✤ 朱砂散(四象新編)

내 용 朱砂 0.8~1.2g

적응증 정신이상 怔忡 소아急慢驚風 喘息 등증에 사용한다.

용 법 極細末하여 냉수로 복용한다.

✤ 地黃白虎湯(東醫壽世保元)

내 용 石膏 20g, 或 40g, 生地黃 16g, 知母 8g, 防風 獨活 各 4g

적응증 結胸譫語 亡陰譫語 太陽似瘧證과 陽明證煩躁 大便不通에 쓰는데, 裏熱大便將澁은 물론 表裏大便不通에 쓴다. 또한 揚手躑足 引飮發狂 舌卷 動風에도 응용한다.

용 법 하루 2첩을 달여서 식후 2시간에 1일 3회 복용한다.

✤ 贊化丹(四象新編)

내 용 熟地黃 82g, 山茱萸 牧丹皮 澤瀉 蘆薈煆 木通 苦蔘 玄蔘 柴胡 前胡 荊芥 防風 連翹 牛蒡子 紫菀 黃連 神麯 麥芽 忍冬 瓜蔞仁 甘遂 各 12g

적응증 瘟疫 邪祟 積聚 驚癎 瘧疾 浮腫 淋疾 두통 식체 痞滿 설사 황달 疳疾 惡瘡 等症을 치료한다.

용 법 먼저 熟地黃에 薄荷水少許로 注入煎鰲하여 膏가 되거던 山茱萸이하의 諸藥末을 和拔千搗하여 모두 40丸으로 分作하여 朱砂로 爲衣한다. 1일 3회 매회 5~9丸을 정화수로 복용하며 변비자는 芒硝湯으로 복용한다.

✤ 淸血地黃湯(東醫四象要訣)

내 용 木通 20g, 生地黃 苦蔘 各 12g, 熟地黃 石膏 白茯苓 澤瀉 各 8g, 車前子 羌活 獨活 荊芥 防風 牧丹皮 黃連 梔子 各 4g

가감법 고혈압 뇌충혈에는 加 牛膝하고, 代赭石 20~40g을 加하면 더욱 좋다.
역절풍에는 羌活 獨活을 增量하고, 반신불수 전신불수에는 羌活 防風을 增量한다.

적응증 중풍 고혈압 반신불수 有熱者에 사용한다.

용 법 하루 2첩을 달여서 식후 2시간에 1일 3회 복용한다.

✤ 七味猪苓湯(四象新編)

내 용 生地黃 16g, 山茱萸 覆盆子 澤瀉 赤茯苓 各 8g, 豬苓 黃栢 各 4g

적응증 陰虛火動 午後熱 骨蒸 등을 치료한다.

용 법 하루 2첩을 달여서 식후 2시간에 1일 3회 복용한다.

✤ 荊防瀉白散(東醫壽世保元)

내 용 生地黃 12g, 茯苓 澤瀉 各 8g, 石膏 知母 羌活 獨活 荊芥 防風 各 4g

적응증 두통 膀胱痛 번조 少陽證 身熱 설사 亡陰證 등을 치료한다.

용 법 하루 2첩을 달여서 식후 2시간에 1일 3회 복용한다.

✤ 荊防地黃湯(東醫壽世保元)

내 용 熟地黃 山茱萸 茯苓 澤瀉 各 8g, 車前子 羌活 獨活 荊芥 防風 各 4g

가감법 盜汗에는 加 浮小麥하고, 불면에는 加 女貞實 草決明炒爲君하며, 정충에는 白茯苓爲君하고 加 龜板 牡蠣粉하며, 중풍 痰盛에는 加 前胡 瓜蔞仁하고, 중풍 熱證에는 去 山茱萸하고 加 生地黃 石膏한다.

적응증 亡陰 身寒泄瀉 浮腫初結 및 調理시에 사용한다.

용 법 하루 2첩을 달여서 식후 2시간에 1일 3회 복용한다.

✤ 荊防敗毒散(東醫壽世保元)

내 용 柴胡 前胡 羌活 獨活 荊芥 防風 赤茯苓 生地黃 地骨皮 車前子 各 4g

적응증 두통 寒熱往來 및 太陽證 少陽證을 치료한다.

용 법 하루 2첩을 달여서 식후 2시간에 1일 3회 복용한다.

✤ 黃連地黃湯(四象新編)

내 용 熟地黃 山茱萸 茯苓 澤瀉 各 8g, 車前子 羌活 獨活 荊芥 防風 黃連 牛蒡子 各 4g

적응증 편두통을 치료한다.

용 법 하루 2첩을 달여서 식후 2시간에 1일 3회 복용한다.

• 태양인 처방 •

✤ 獼猴藤植腸湯(東醫壽世保元)

내 용 獼猴桃 16g, 木瓜 葡萄根 各 8g, 蘆根 櫻桃 五加皮 松花 各 4g, 杵頭糠 반순가락(獼猴桃(다래)를 쓰는 것이 좋으나 없으면 덩굴(藤)을 代用한다).

적응증 태양인의 一切裏病을 치료한다.

용 법 하루 2첩을 달여서 식후 2시간에 1일 3회 복용한다.

부 록

Normal Brain MRI & MRA

Stroke Scales

중풍병 療效評定표준

뇌병변 장애의 장애등급판정기준

Normal Brain MRI & MRA

Coronary section(T1 weighted image)

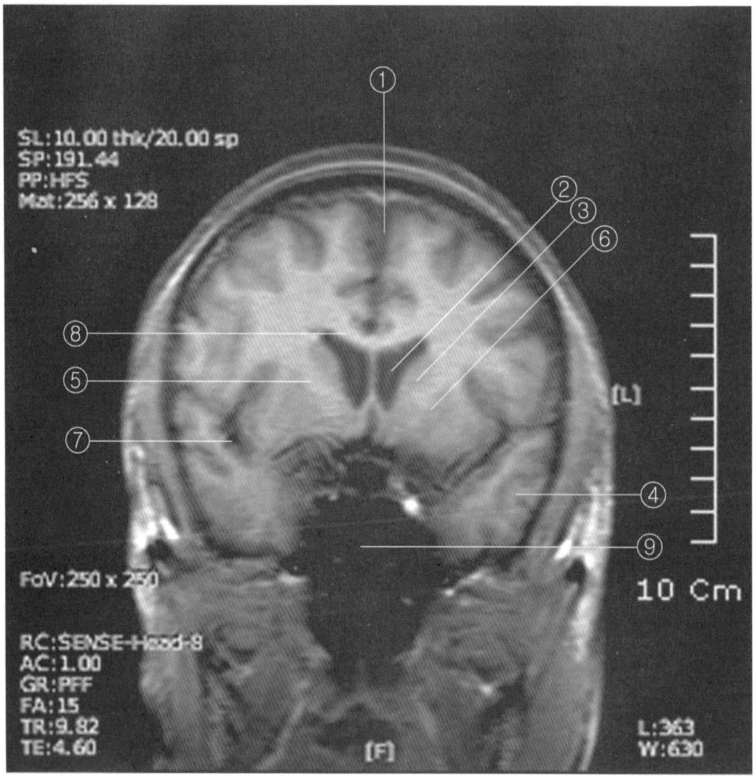

① 대뇌종열(longitudinal fissure of cerebrum)
② 측뇌실(lateral ventricle)
③ 미상핵(caudate nucleus)
④ 측두엽(temporal lobe)
⑤ 내포(internal capsule)
⑥ 피각(putamen)
⑦ 실비우스열(sylvian fissure)
⑧ 뇌량(corpus callosum)
⑨ 접형골동(sphenoid sinus)

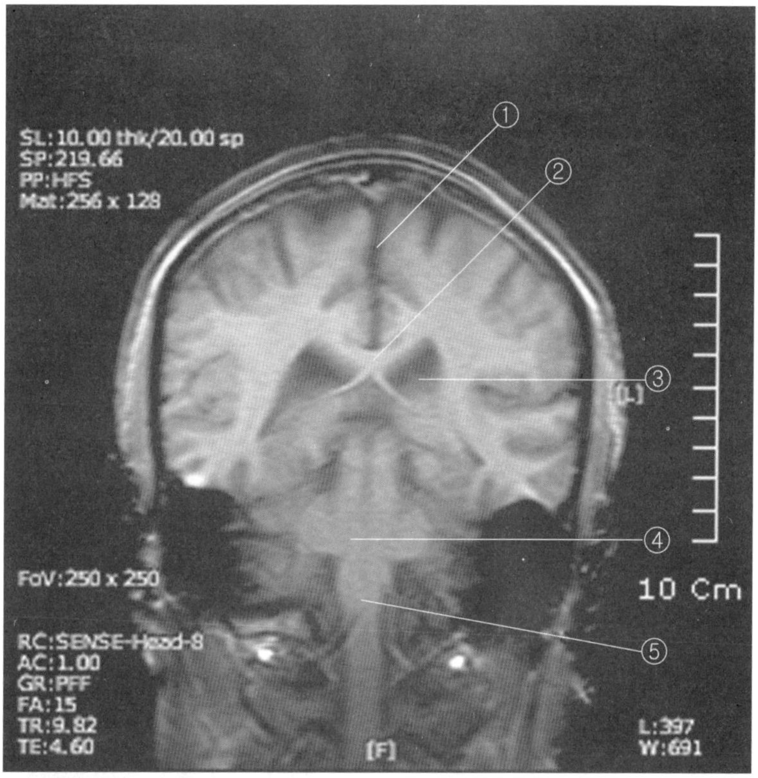

① 대뇌종열(longitudinal fissure of cerebrum)
② 뇌량(corpus callosum)
③ 측뇌실(lateral ventricle)
④ 뇌교(pons)
⑤ 연수(medulla oblongata)

Transverse section(T2 weighted image)

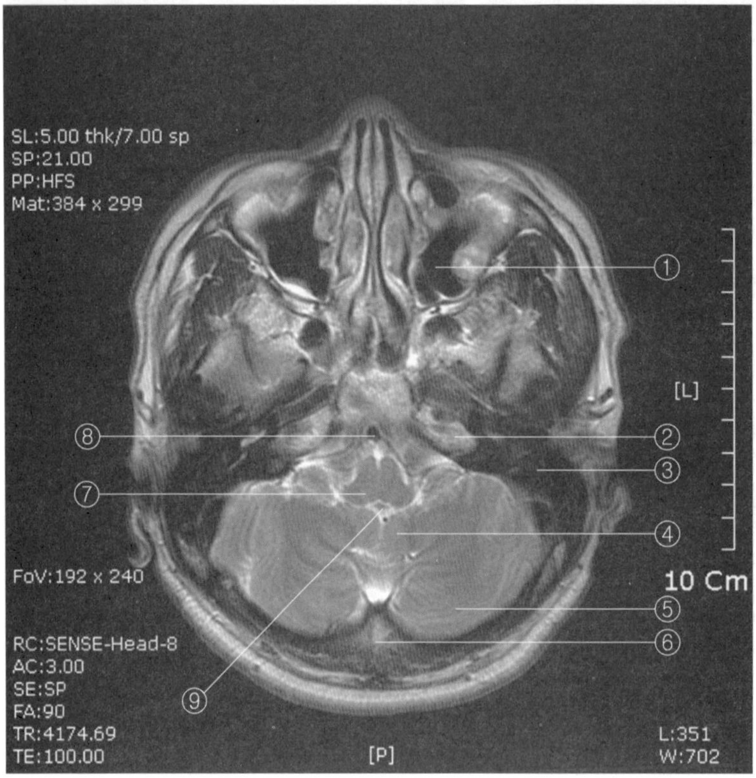

① 상악동(maxillary sinus)
② 측두골(temporal bone)
③ 유골봉소(mastoid air cells)
④ 소뇌충부(cerebellar vermis)
⑤ 소뇌반구(cerebellar hemisphere)
⑥ 대조(cisterna magna)
⑦ 연수(medulla oblongata)
⑧ 뇌저동맥(basilar artery)
⑨ 제4뇌실(fourth ventricle)

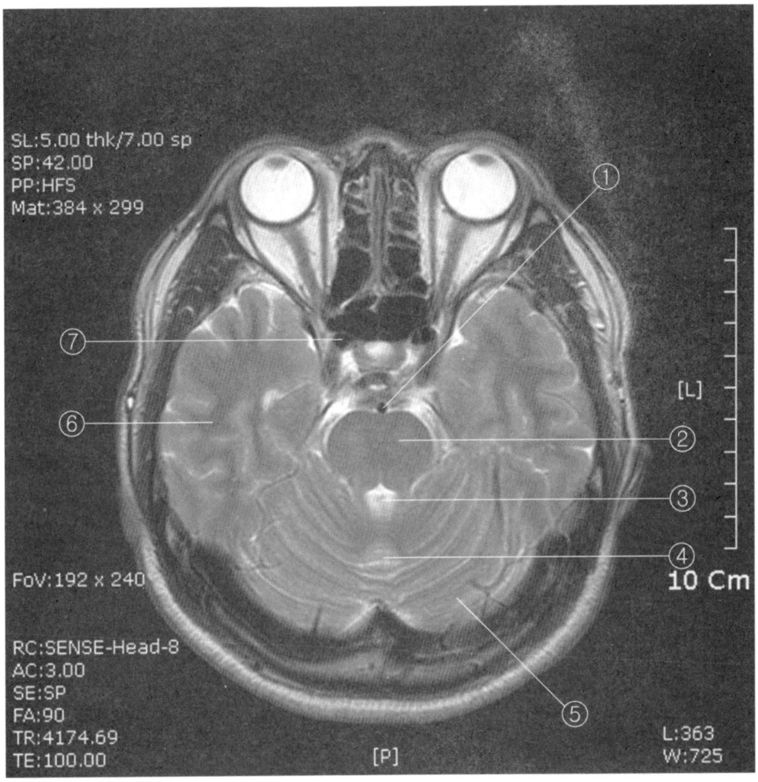

① 뇌저동맥(basilar artery)
② 뇌교(pons)
③ 제4뇌실(fourth ventricle)
④ 소뇌충부(cerebellar vermis)
⑤ 소뇌반구(cerebellar hemisphere)
⑥ 측두엽(temporal lobe)
⑦ 내경동맥(internal carotid artery)

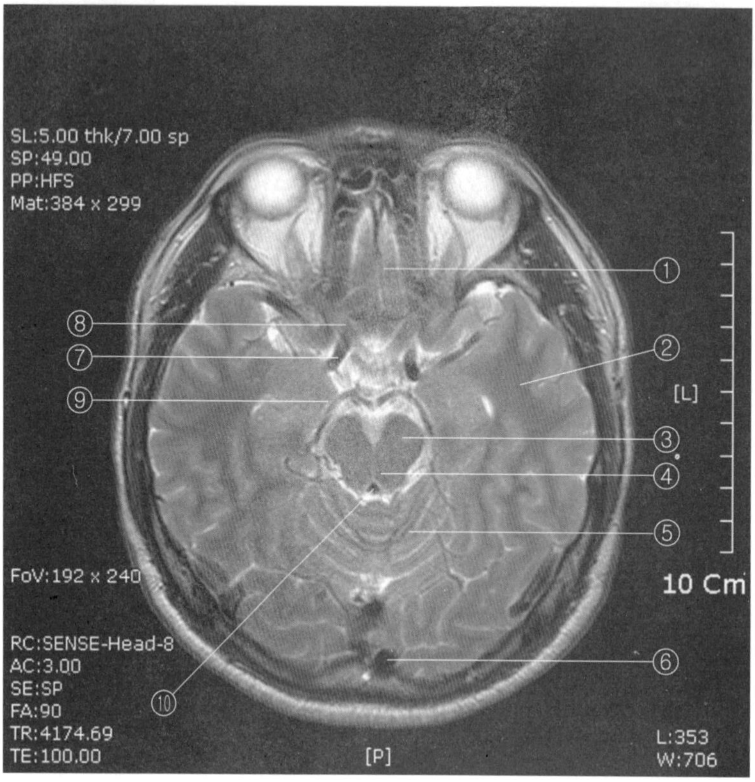

① 전두엽 저부(basal part of frontal lobe)
② 측두엽(temporal lobe)
③ 대뇌각(cerebral peduncle)
④ 중뇌(midbrain)
⑤ 소뇌충부(cerebellar vermis)
⑥ 상시상정맥동(superior sagittal sinus)
⑦ 중대뇌동맥(middle cerebral artery)
⑧ 시교차(optic chiasm)
⑨ 후대뇌동맥(posterior cerebral artery)
⑩ 중간뇌수도관(mesencephalic aqueduct)

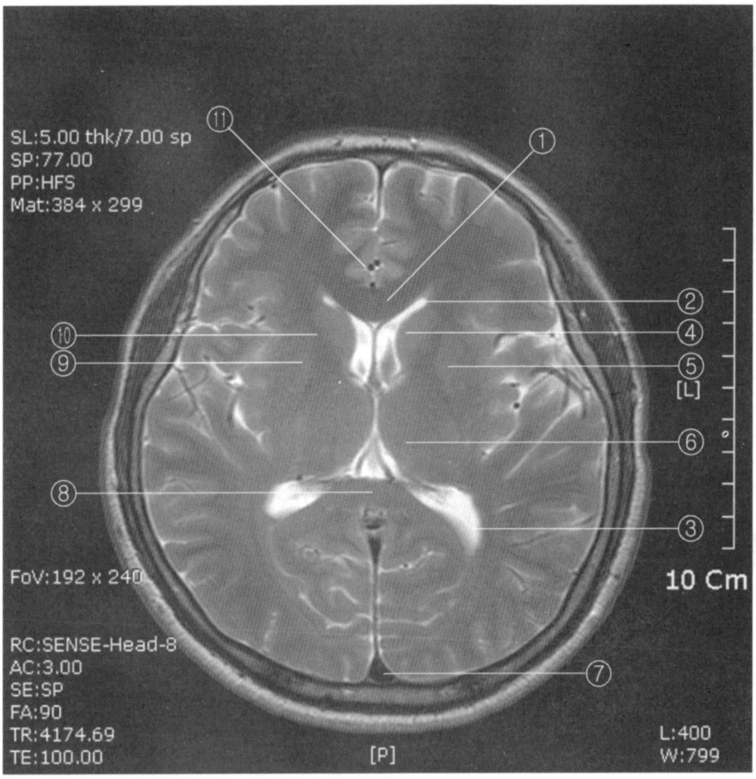

① 뇌량슬부(genu of corpus callosum)
② 측뇌실 전각(anterior horn of lateral ventricle)
③ 측뇌실 후각(posterior horn of lateral ventricle)
④ 미상핵(caudate nucleus)
⑤ 피각(putamen)
⑥ 시상(thalamus)
⑦ 상시상정맥동(superior sagittal sinus)
⑧ 뇌량팽대(splenium corporis callosi)
⑨ 담창구(globus pallidus)
⑩ 내포(internal capsule)
⑪ 전대뇌동맥(anterior cerebral artery)

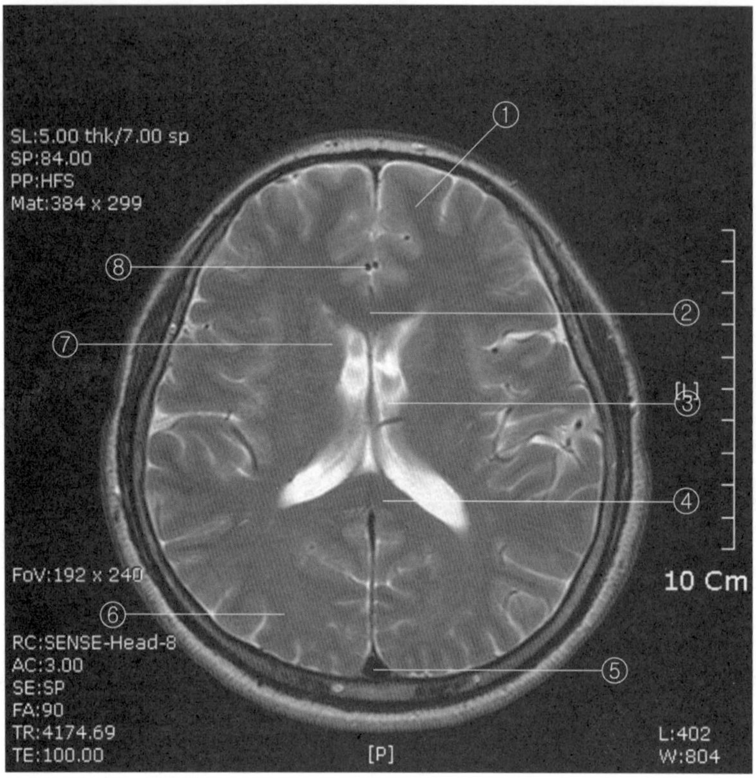

① 전두엽(frontal lobe)
② 뇌량슬부(genu of corpus callosum)
③ 측뇌실(lateral ventricle)
④ 뇌량팽대(splenium corporis callosi)
⑤ 상시상정맥동(superior sagittal sinus)
⑥ 후두엽(occipital lobe)
⑦ 미상핵(caudate nucleus)
⑧ 전대뇌동맥(anterior cerebral artery)

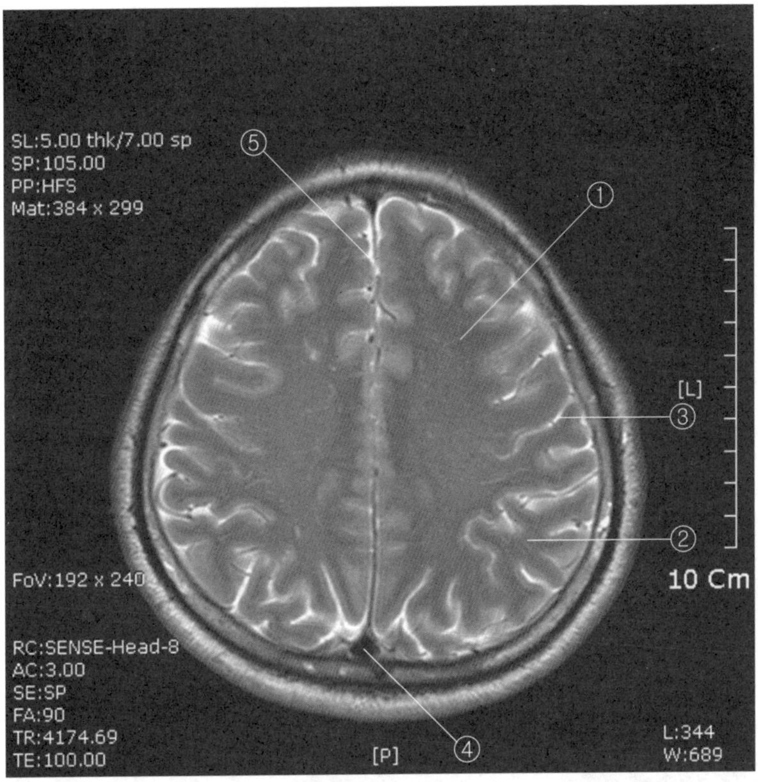

① 전두엽(frontal lobe)
② 두정엽(pariotal lobe)
③ 중심구(central sulcus)
④ 상시상정맥동(superior sagittal sinus)
⑤ 대뇌겸(falx cercbri)

Sagittal Section(T1 weighted image)

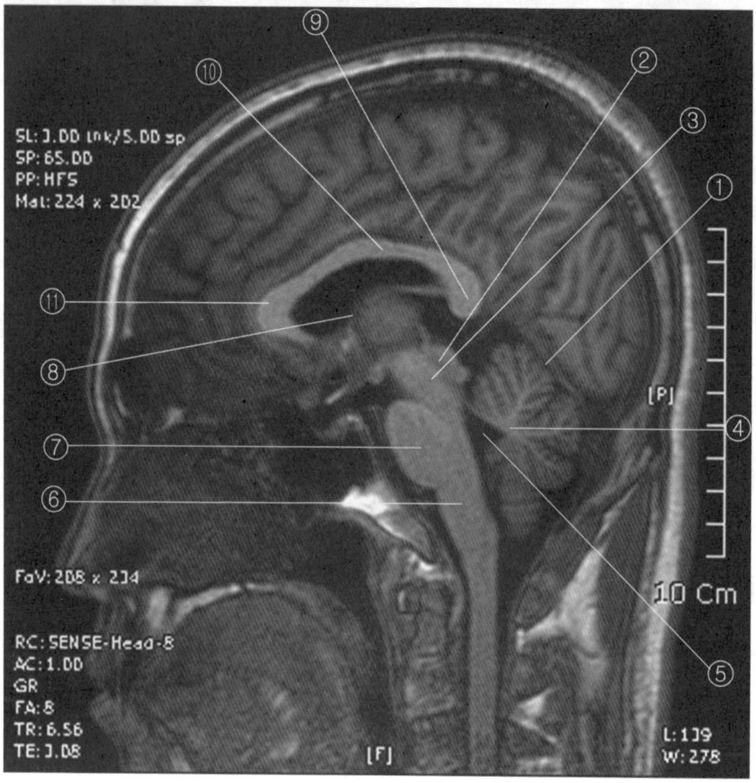

① 소뇌천막(tentorium cerebelli)
② 중간뇌수도관(Mesencephalic aqueduct)
③ 중뇌(midbrain)
④ 소뇌충부(cerebellar vermis)
⑤ 제4뇌실(fourth ventricle)
⑥ 연수(medulla oblongata)
⑦ 뇌교(pons)
⑧ 뇌활(fornix)
⑨ 뇌량팽대(splenium corporis callosi)
⑩ 뇌량체부(trunk of corpus callosum)
⑪ 뇌량슬부(genu of corpus callosum)

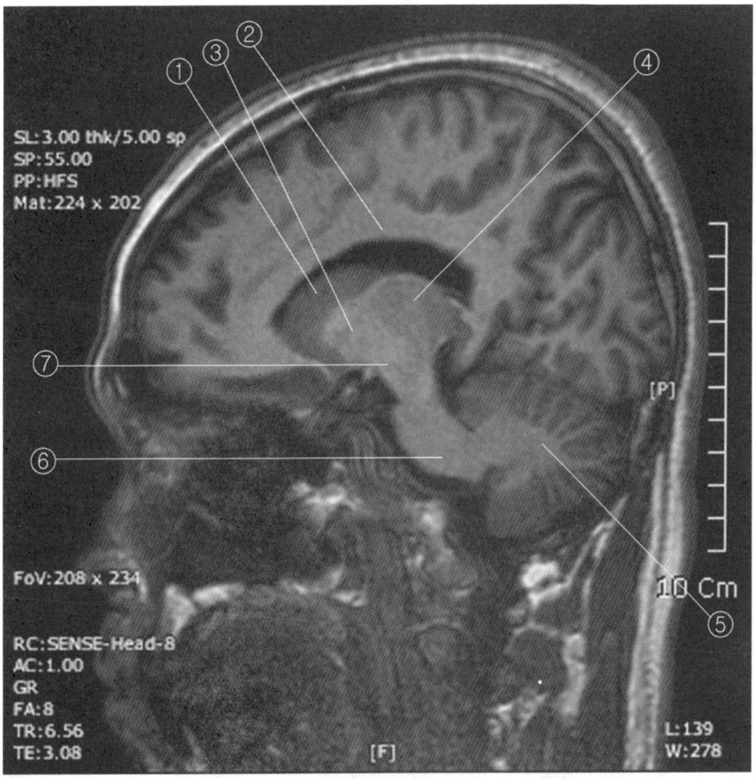

① 미상핵(caudate nucleus)
② 뇌량(corpus callosum)
③ 내포(internal capsule)
④ 시상(thalamus)
⑤ 소뇌반구(cerebellar hemisphere)
⑥ 뇌교(pons)
⑦ 내뇌각(cerobral peduncle)

MRA

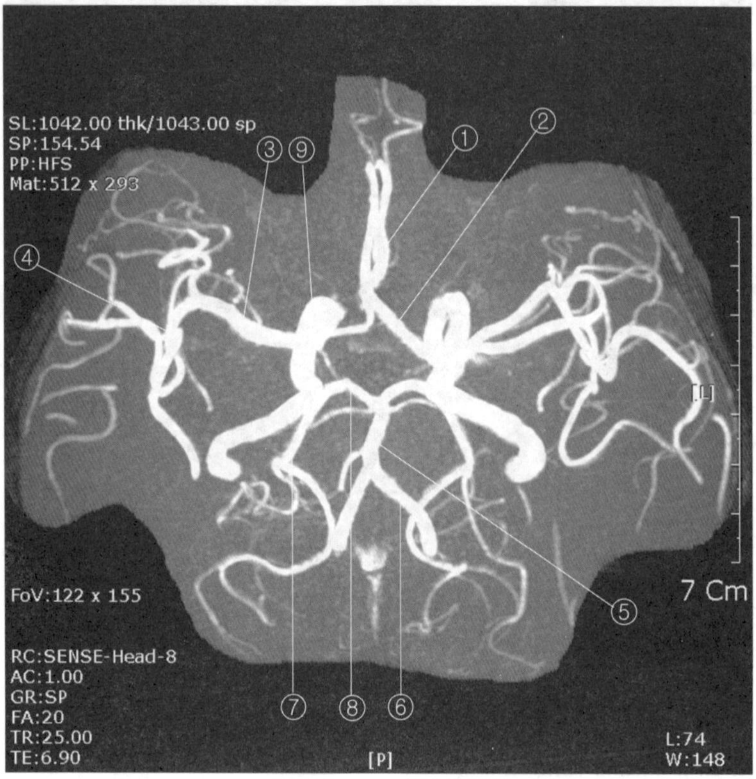

① 전대뇌동맥(anterior cerebral artery)
② 전교통동맥(anterior communicating artery)
③ 중대뇌동맥 M1(middle cerebral artery, M1)
④ 중대뇌동맥 M2(middle cerebral artery, M2)
⑤ 뇌저동맥(basilar artery)
⑥ 추골동맥(vertebral artery)
⑦ 후대뇌동맥(posterior cerebral artery)
⑧ 후교통동맥(posterior communicating artery)
⑨ 내경동맥(internal carotid artery)

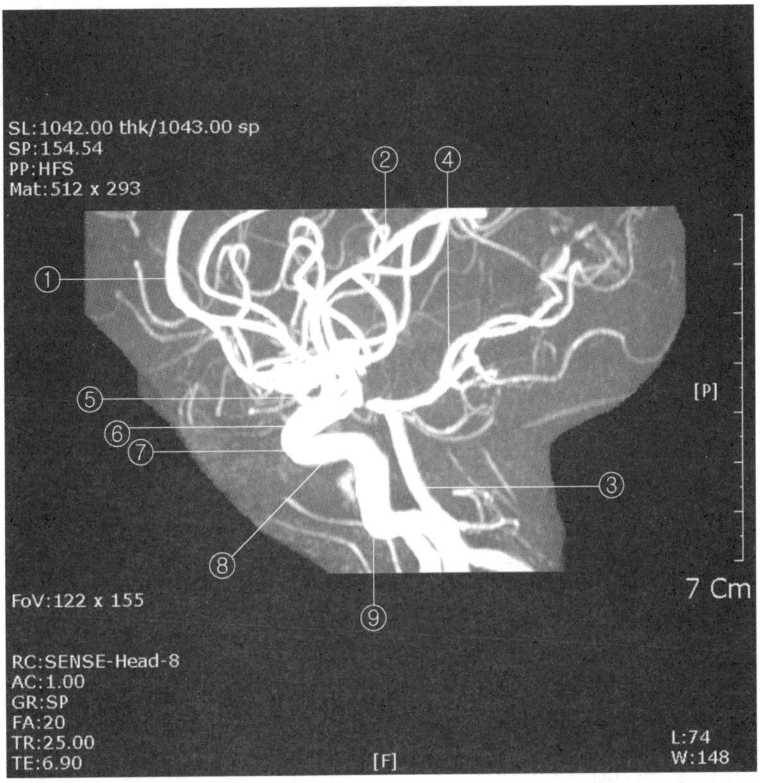

① 전대뇌동맥(anterior cerebral artery)
② 중대뇌동맥(middle cerebral artery)
③ 뇌저동맥(basilar artery)
④ 후대뇌동맥(posterior cerebral artery)
⑤ 내경동맥 C1(internal carotid artery, C1)
⑥ 내경동맥 C2(internal carotid artery, C2)
⑦ 내경동맥 C3(internal carotid artery, C3)
⑧ 내경동맥 C4(internal carotid artery, C4)
⑨ 내경동맥 C5(internal carotid artery, C5)

Stroke Scales

1. 개요

2. Acute Assessment Scales

- Canadian Neurological Scale (CNS)
- Glasgow Coma Scale (GCS)
- Hempispheric Stroke Scale
- Mini-Mental State Examination (MMSE)
- NIH Stroke Scale (NIHSS)
- Scandinavian Stroke Scale(SSS)

3. Functional Assessment

- Berg Balance Scale
- Modified Rankin Scale
- Stroke specific Quality of Life Scale(SS-QOL)

4. Outcome Assessment

- American Heart Association Stroke Outcome Classification (AHA SOC)
- Barthel Index
- Glasgow Outcome Scale (GOS)

5. Other Diagnostic & Screening Tests

- DSM-IV criteria for the diagnosis of vascular dementia
- Hachinski Ischaemia Score
- MEDICAL RESEARCH COUNCIL GRADING FOR POWER
- Modified Ashworth Scale
- International Prostate Symptom Score(IPSS)
- Morning Questionnaire

개요

종류	평가법	소요시간	장점	약점
의식장애 척도 level of consciousness scale	Glasgow Coma Scale	2분	간단하다. 타당성이 높다. 신뢰성이 높다.	
중풍 장애 척도 Stroke deficit scales	NIH Stroke Scale	2분	간단하다 신뢰성이 높다 신경과 의사가 아니라도 시행할 수 있다.	민감도가 낮다
	Canadian Neurological Scale	5분	간단하다. 타당성이 높다. 신뢰성이 높다.	몇 가지 유용한 평가들이 빠져있다.
총괄기능장애 척도 Global disability scale	Rankin Scale	5분	전체적인 기능장애를 평가하는데 유용하다.	보행장애가 유일하게 명시된 평가법이다. 민감도가 낮다
장애/일상생활능력 평가척도 Measures of disability/activities of daily living (ADL)	Barthel Index	5~10분	중풍에 널리 사용된다. 뛰어난 타당성과 신뢰성이 있다.	고위기능에 대한 민감도가 낮다.
	Functional Independence Measure (FIM)	40분	중풍에 널리 사용된다. 이동능력, 일상생활능력, 인지기능, 의사소통까지 측정한다.	"Ceiling" and "floor" effects – 장애가 평가되는 범위보다 심하거나 약하면 정확한 평가가 되지 않는다.
의식상태 평가 Mental status screening	Mini-Mental State Examination	10분	예비검사로 널리 활용된다.	여러 기능들이 합계점수로 표현된다. 실어증 환자의 경우 오류발생 가능성이 있다.

운동능력 평가 Assessment of motor function	Fugl-Meyer	30~40분	광범위한 평가도구이다 감각운동기능과 균형을 평가하는데 있어서 높은 타당성과 신뢰성이 있다.	너무 복잡하고 시간이 많이 소요된다.
	Motor Assessment Scale	15분	운동과 신체이동에 대한 간단하고 좋은 평가도구이다.	안정된 환자들을 대상으로만 신뢰도가 평가 되었다. 민감도는 평가되지 않았음
	Motricity Index	5분	상하지와 체간의 운동기능 평가를 위한 간략한 평가도구이다.	민감도는 평가되지 않았음
평형기능 평가 Balance assessment	Berg Balance Assessment	10분	간단하면서 중풍환자에게 적합하다. 상태변화에 민감하다.	
이동능력 평가 Mobility assessment	Rivermead Mobility Index	5분	신체이동 능력을 평가하는 간단하고 타당하며 신뢰성 있는 검사도구이다.	민감도는 평가되지 않았음
언어장애 평가 Assessment of speech and language functions	Western aphasia Battery	1~4시간	널리 사용된다. 포괄적 평가도구이다.	시간이 많이 소요된다.
우울척도 평가 Depression scales	Beck Depression Inventory (BDI)	10분	널리 사용된다. 검사가 쉽다. 신체증상이 있는 환자에게 유용하다.	노인, 실어증이나 무시 환자에게 덜 효율적이다. 위양성 반응이 높다. 신체증상의 원인이 우울증이 아닐 수 있다.

From: Post-Stroke Rehabilitation:
Assessment, Referral, and Patient Management
Quick Reference Guide Number 16
US Agency for Health Care Policy and Research
AHCPR Publication No. 95-0663: May 1995

Canadian Neurological Scale(CNS)

Mentation		**Score**
Level Consciousness	Alert	3.0
	Drowsy	1.5
Orientation	Oriented	1.0
	Disoriented/NA	0.0
Speech	Normal	1.0
	Expressive Deficit	0.5
	Receptive Deficit	0.0
	Total	______

SECTION A1- NO COMPREHENSION DEFECIT

Motor Functions	**Weakness**	**Score**
Face	None	0.5
	Present	0.0
Arm: Proximal	None	1.5
	Mild	1.0
	Significant	0.5
	Total	0
Arm: Distal	None	1.5
	Mild	1.0
	Significant	0.5
	Total	0
Leg: Proximal	None	1.5
	Mild	1.0
	Total	0
Leg: Distal	Significant	0.5
	None	1.5
	Mild	1.0
	Significant	0.5
	Total	______

SECTION A2- COMPREHENSION DEFECIT

Motor Functions	Weakness	Score
Face	Symmetrical	0.5
	Asymmetrical	0.0
Arms	Equal	1.5
	Unequal	0.0
Legs	Equal	1.5
	Unequal	0.0
	Total	

References

Cote, R, Hachinski, V. C., Shurvell, B. L., Norris, J. W., and Wolfson, C. "The Canadian Neurological Scale: A preliminary study in acute stroke." Stroke 1986; 17:731-737

Cote R, Battista RN, Wolfson C, Boucher J, Adam J, and Hachinski VC. "The Canadian Neurological Scale: Validation and reliability assessment." Neurology 1989; 39:638-643

Cheryl D. Bushnell, MD; Dean CC, Johnston, FRCPC; Larry B. Goldstein, MD. "Retrospective Assessment of Initial Stroke Severity. Comparison of the NIH Stroke Scale and the Canadian Neurological Scale." Stroke 2001;32:656

Glasgow Coma Scale(GCS)

ACTIVITY	SCORE
Eye Opening	
None	1 = Even to supra-orbital pressure
To pain	2 = Pain from sternum/limb/supra-orbital pressure
To speech	3 = Non-specific response, not necessarily to command
Spontaneous	4 = Eyes open, not necessarily aware
Motor Response	
None	1 = To any pain; limbs remain flaccid
Extension	2 = Shoulder adducted and shoulder andforearm internally rotated
Flexor response	3 = Withdrawal response or assumption of hemiplegic posture
Withdrawal	4 = Arm withdraws to pain, shoulder abducts
Localizes pain	5 = Arm attempts to remove supra-orbital/chest pressure
Obeys commands	6 = Follows simple commands
Verbal Response	
None	1 = No verbalization of any type
Incomprehensible	2 = Moans/groans, no speech
Inappropriate	3 = Intelligible, no sustained sentences
Confused	4 = Converses but confused, disoriented
Oriented	5 = Converses and oriented
	TOTAL (3 15):

References

Teasdale G, Jennett B. "Assessment of coma and impaired consciousness. A practical scale."The Lancet 13;2(7872):81-4, 1974.

Hempispheric Stroke Scale

LEVEL OF CONSCIOUSNESS

15 Glasgow Coma Scale Score

LANGUAGE

Comprehension

Give three commands:

1. 'Stick out your tongue' or "Close your eyes'
2. 'Point to the door'
3. 'Place left/right hand on left/right ear and then on left/right knee (using unaffected side)

Score on number correctly followed:

0 = 5
1 = 4
2 = 2
3 = 0

Naming

Ask patient to name the following items:

1. .... Watch or Belt
2. .... Watch strap or Belt buckle
3. .... Index finger or Ring finger

Score on number correctly named:

0 = 5
1 = 4
2 = 2
3 = 0

Repetition

Ask the patient to repeat the following:

1. .... A single word, such as 'dog' or 'cat'
2. .... 'The president lives in Washington'
3. .... 'No ifs, ands, or buts'

Score on number repeated:

0 = 5
1 = 4
2 = 2
3 = 0

Fluency

Score according to patient's spontaneous speech fluency, orask patient to name as many words as he can within one minute beginning with the letter 'A' (excluding proper names)
Score as:
5 = Essentially no verbal output
3 = Moderately loss; inability to recognize stationary finger, sees moving finger
1 = Mild loss; defect to double simultaneous stimulation
0 = Normal

OTHER CORTICAL FUNCTIONS AND CRANIAL NERVES

Visual fields

Test clinically and score hemi-field loss as:
3 = Severe loss; inability to recognize moving hand, no response to threat
2 = Moderate loss; inability to recognize stationary finger, sees moving finger
1 = Mild loss: defect to double simultaneous stimulation
0 = Normal

Gaze

Score eye movements:
2 = Gaze play, or persistent deviation
1 = Gaze preference, or difficulty with far lateral gaze
0 = Normal

Facial expression

Score movement:
3 = Severe weakness; drooling
2 = Moderate loss; asymmetry at rest
1 = Mild weakness; asymmetry on similing
0 = Normal

Dysarthria

Score talking:
2 = Severe dysarthria
1 = Moderate dysarthria
0 = Normal

Dysphagia

Score swallow of glass water:
2 = Severe dysphagia
1 = Moderate dysphagia
0 = Normal

Neglect syndrome

Ask about weak limbs, and ask to bisect a line 7 inches (20 cm) long on piece of paper in visual midline
Score:
2 = Anosagnosia, or denial of body part
1 = Consistently bisects line towards 'good' side of body
0 = Bisects line in middle

Visual construction

Ask patient to copy three figure given, and score:
3 = Unable to copy any figure
2 = Can copy a square
1 = Can copy a 'Greek Cross' ('Cross of St. George')
0 = Can copy 3D drawing of cube

MOTOR FUNCTION

Arm, proximal

Arm, distal

Leg, proximal

Leg, distal

All scored 0-7 as:
7 = No movement (MRC 0)
6 = Trace movement only (MRC 1)
5 = Motion without gravity only (MRC 2)
4 = Moves against gravity but not against resistance (MRC 3)
3 = Moderate weakness (MRC 4 -)
2 = Mild weakness (MRC 4)
1 = Positive drift of arm/leg (MRC 4 +)
0 = Normal (MRC 5)

Deep tendon reflexes

2 = Hypoactive or hyperactive
0 = Normal

Pathologic reflexes

2 = Babinski (plantar) and another abnormal
1 = Babinski (plantar) or another abnormal
0 = Normal

Muscle tone

2 = Increased or decreased
0 = Normal

Gait

Test ability to stand and walk, and score:
6 = Unable to stand unsupported or cannot evaluate
5 = Can stand with support but cannot walk
4 = Severely abnormal; walking distance limited even with support (from aid or person)
3 = Moderately abnormal; no assistance required (apart from a stick/cane), but distance limited
2 = Mildly abnormal (weak, uncoordinated); can walk independently but slowly
1 = Minimally abnormal, no reduction in speed or distance
0 = Normal

SENSORY

Primary modalities (of affected side only), arm

Test touch, pain and score as:

4 = Anaesthesia
3 = Severe hypaesthesia
2 = Moderate hypaesthesia or deficit only; or extinction to double simultaneous stimulation
1 = Mild hypaesthesia or dysaesthesia
0 = Normal

Stereoagnosis

Test ability to distinguish two coins and a key, and score:
3 = Unable to achieve any distinctions
2 = Can distinguish a coin from a key
1 = Can distinguish between two very different sized coins (penny and ten-pence piece, penny and quarter)
0 = Can distinguish between two similar sized coins (penny and nickel, or two-pence piece and ten-pence piece)

OVERALL TOTAL: ____

References

Adams RJ, Meador KJ, Sethi KD, Grotta JC, Thomson DS. "Graded neurologic scale for use in acute hemispheric stroke treatment protocols." Stroke. 1987;18:665-9.

Mini-Mental State Examination (MMSE)

Activity	Score
ORIENTATION **one point for each answer**	
Ask: "What is the: (year)(season)(date)(day)(month)?"	
Ask: "Where are we: (state)(county)(town)(hospital)(floor)?"	____
REGISTRATION **score 1,2,3 points according to how many are repeated**	
Name three objects: Give the patient one second to say each.	
Ask the patient to: repeat all three after you have said them.	
Repeat them until the patient learns all three.	____
ATTENTION AND CALCULATION **one point for each correct subtraction**	
Ask the patient to: begin from 100 and count backwards by 7.	
Stop after 5 answers. (93, 86, 79, 72, 65)	____
RECALL **one point for each correct answer**	
Ask the patient to: name the three objects from above.	____
LANGUAGE	
Ask the patient to: identify and name a pencil and a watch. (2 points)	____
Ask the patient to: repeat the phrase "No ifs, ands, or buts." (1 point)	____
Ask the patient to: "Take a paper in your right hand, fold it in half, and put it on the floor " (1 point for each task completed properly)	____
Ask the patient to:read and obey the following: "Close your eyes." (1 point)	____
Ask the patient to: write a sentence. (1 point)	____
Ask the patient to: copy a complex diagram of two interlocking pentagons. (1 point)	____
TOTAL:	____

References

Folstein MF, Folstein SE, McHugh PR. "Mini-mental state." A practical method for grading the cognitive state of patients for the clinician.J Psychiatr Res. 1975;12:189-198.

NIH Stroke Scale (NIHSS)

Time: ___ ___:___ ___ [ ]am [ ]pm

Administer stroke scale items in the order listed. Record performance in each category after each subscale exam. Do not go back and change scores. Follow directions provided for each exam technique. Scores should reflect what the patient does, not what the clinician thinks the patient can do. The clinician should record answers while administering the exam and work quickly. Except where indicated, the patient should not be coached (i.e., repeated requests to patient to make a special effort).

Instructions	Scale Definition	Score
1a. Level of Consciousness: The investigator must choose a response, even if a full evaluation is prevented by such obstacles as an endotracheal tube, language barrier, orotracheal trauma/bandages. A 3 is scored only if the patient makes no movement (other than reflexive posturing) in response to noxious stimulation.	0 = Alert; keenly responsive. 1 = Not alert, but arousable by minor stimulation to obey, answer, or respond. 2 = Not alert, requires repeated stimulation to attend, or is obtunded and requires strong or painful stimulation to make movements (not stereotyped). 3 = Responds only with reflex motor or autonomic effects or totally unresponsive, flaccid, and flexic.	___
1b. LOC Questions: The patient is asked the month and his/her age. The answer must be correct - there is no partial credit for being close. Aphasic and stuporous patients who do not comprehend the questions will score 2. Patients unable to speak because of endotracheal intubation, orotracheal trauma, severe dysarthria from any cause, language barrier or any other problem not secondary to aphasia are given a 1. It is important that only the initial answer be graded and that the examiner not "help" the patient with verbal or non-verbal cues.	0 = Answers both questions correctly. 1 = Answers one question correctly. 2 = Answers neither question correctly.	___
1c. LOC Commands: The patient is asked toopen and close the eyes and then to grip and release the non-paretic hand. Substitute another one step command if the hands cannot be used. Credit is given if an unequivocal attempt is made but not completed due to weakness. If the patient does not respond to command, the task should be demonstrated to them (pantomime) and score the result (i.e., follows none, one or two commands). Patients with trauma, amputation, or other physical impediments should be given suitable one-step commands. Only the first attempt is scored.	0 = Performs both tasks correctly 1 = Performs one task correctly 2 = Performs neither task correctly	___

2. Best Gaze: Only horizontal eye movements will be tested. Voluntary or reflexive (oculocephalic) eye movements will be scored but caloric testing is not done. If the patient has a conjugate deviation of the eyes that can be overcome by voluntary or reflexive activity, the score will be 1. If a patient has an isolated peripheral nerve paresis (CN III, IV or VI) score a 1. Gaze is testable in all aphasic patients. Patients with ocular trauma, bandages, pre-existing blindness or other disorder of visual acuity or fields should be tested with reflexive movements and a choice made by the investigator. Establishing eye contact and then moving about the patient from side to side will occasionally clarify the presence of a partial gaze palsy.	0 = Normal 1 = Partial gaze palsy. This score is given when gaze is abnormal in one or both eyes, but where forced deviation or total gaze paresis are not present. 2 = Forced deviation, or total gaze paresis not overcome by the oculocephalic maneuver.	______
3. Visual: Visual fields (upper and lower quadrants) are tested by confrontation, using finger counting or visual threat as appropriate. Patient must be encouraged, but if they look at the side of the moving fingers appropriately, this can be scored as normal. If there is unilateral blindness or enucleation, visual fields in the remaining eye are scored. Score 1 only if a clear-cut asymmetry, including quadrantanopia is found. If patient is blind from any cause score 3. Double simultaneous stimulation is performed at this point. If there is extinction patient receives a 1 and the results are used to answer question 11.	0 = No visual loss 1 = Partial hemianopia 2 = Complete hemianopia 3 = Bilateral hemianopia (blind including cortical blindness)	______
4. Facial Palsy: Ask, or use pantomime to encourage the patient to show teeth or raise eyebrows and close eyes. Score symmetry of grimace in response to noxious stimuli in the poorly responsive or non-comprehending patient. If facial trauma/bandages, orotracheal tube, tape or other physical barrier obscures the face, these should be removed to the extent possible.	0 = Normal symmetrical movement 1 = Minor paralysis (flattened nasolabial fold, asymmetry on smiling) 2 = Partial paralysis (total or near total paralysis of lower face) 3 = Complete paralysis of one or both sides (absence of facial movement in the upper and lower face)	______
5 & 6. Motor Arm and Leg: The limb is placed in the appropriate position: extend the arms (palms down) 90 degrees (if sitting) or 45 degrees (if supine) and the leg 30 degrees (always tested supine). Drift is scored if the arm falls before 10 seconds or the leg before 5 seconds. The aphasic patient is encouraged using urgency in the voice and pantomime but not noxious stimulation. Each limb is tested in turn, beginning with the non-paretic arm. Only in the case of amputation or joint fusion at the shoulder or hip may the score be "UN" and the examiner must clearly write the explanation for scoring as a "UN".	0 = No drift, limb holds 90 (or 45) degrees for full 10 seconds. 1 = Drift, Limb holds 90 (or 45) degrees, but drifts down before full 10 seconds; does not hit bed or other support. 2 = Some effort against gravity, limb cannot get to or maintain (if cued) 90 (or 45) degrees, drifts down to bed, but has some effort against gravity. 3 = No effort against gravity, limb falls. 4 = No movement UN = Amputation, joint fusion, explain ______________________ **5a. Left Arm** **5b. Right Arm**	 ______ ______

	0 = No drift, leg holds 30 degrees position for full 5 seconds. 1 = Drift, leg falls by the end of the 5 second period but does not hit bed. 2 = Some effort against gravity; leg falls to bed by 5 seconds, but has some effort against gravity. 3 = No effort against gravity, leg falls to bed mmediately. 4 = No movement UN = Amputation, joint fusion, explain **6a. Left Leg** **6b. Right Leg**	 ______ ______
7. Limb Ataxia: This item is aimed at finding evidence of a unilateral cerebellar lesion. Test with eyes open. In case of visual defect, insure testing is done in intact visual field. The finger-nose-finger and heel-shin tests are performed on both sides, and ataxia is scored only if present out of proportion to weakness. Ataxia is absent in the patient who cannot understand or is paralyzed. Only in the case of amputation or joint fusion may the item be scored "UN", and the examiner must clearly write the explanation for not scoring. In case of blindness test by touching nose from extended arm position.	0 = Absent 1 = Present in one limb 2 = Present in two limbs UN = amputation or joint fusion, explain ________________	______
8. Sensory: Sensation or grimace to pin prick when tested, or withdrawal from noxious stimulus in the obtunded or aphasic patient. Only sensory loss attributed to stroke is scored as abnormal and the examiner should test as many body areas [arms (not hands), legs, trunk, face] as needed to accurately check for hemisensory loss. A score of 2, "severe or total," should only be given when a severe or total loss of sensation can be clearly demonstrated. Stuporous and aphasic patients will therefore probablyscore 1 or 0. The patient with brain stem stroke who has bilateral loss of sensation is scored 2. If the patient does not respond and is quadriplegic score 2. Patients in coma (item 1a=3) are arbitrarily given a 2 on this item.	0 = Normal; no sensory loss. 1 = Mild to moderate sensory loss; patient feels pinprick is less sharp or is dull on the affected side; or there is a loss of superficial pain with pinprick but patient is aware he/she is being touched. 2 = Severe to total sensory loss; patient is not aware of being touched in the face, arm, and leg.	______

9. Best Language: A great deal of information about comprehension will be obtained during the preceding sections of the examination. The patient is asked to describe what is happening in the attached picture, to name the items on the attached naming sheet, and to read from the attached list of sentences. Comprehension is judged from responses here as well as to all of the commands in the preceding general neurological exam. If visual loss interferes with the tests, ask the patient to identify objects placed in the hand, repeat, and produce speech. The intubated patient should be asked to write. The patient in coma (question 1a=3) will arbitrarily score 3 on this item. The examiner must choose a score in the patient with stupor or limited cooperation but a score of 3 should be used only if the patient is mute and follows no one step commands.	0 = No aphasia, normal 1 = Mild to moderate aphasia; some obvious loss of fluency or facility of comprehension, without significant limitation on ideas expressed or form of expression. Reduction of speech and/or comprehension, however, makes conversation about provided material difficult or impossible. For example in conversation about provided materials examiner can identify picture or naming card from patient's response. 2 = Severe aphasia; all communication is through fragmentary expression; great need for inference, questioning, and guessing by the listener. Range of information that can be exchanged is limited; listener carries burden of communication. Examiner cannot identify materials provided from patient response. 3 = Mute, global aphasia; no usable speech or auditory comprehension.	______
10. Dysarthria: If patient is thought to be normal an adequate sample of speech must be obtained by asking patient to read or repeat words from the attached list. If the patient has severe aphasia, the clarity of articulation of spontaneous speech can be rated. Only if the patient is intubated or has other physical barrier to producing speech, may the item be scored "UN", and the examiner must clearly write an explanation for not scoring. Do not tell the patient why he/she is being tested.	0 = Normal 1 = Mild to moderate; patient slurs at least some words and, at worst, can be understood with some difficulty. 2 = Severe; patient's speech is so slurred as to be unintelligible in the absence of or out of proportion to any dysphasia, or is mute/anarthric. UN = Intubated or other physical barrier, explain ______________________	______
11. Extinction and Inattention (formerly Neglect): Sufficient information to identify neglect may be obtained during the prior testing. If the patient has a severe visual loss preventing visual double simultaneous stimulation, and the cutaneous stimuli are normal, the score is normal. If the patient has aphasia but does appear to attend to both sides, the score is normal. The presence of visual spatial neglect or anosagnosia may also be taken as evidence of abnormality. Since the abnormality is scored only if present, the item is never untestable.	0 = No abnormality. 1 = Visual, tactile, auditory, spatial, or personal inattention or extinction to bilateral simultaneous stimulation in one of the sensory modalities. 2 = Profound hemi-inattention or hemi-inattention to more than one modality. Does not recognize own hand or orients to only one side of space.	______

Scandinavian Stroke Scale (SSS)

Function	Score	Prognostic Score	Long Term Score
Consciousness:		___	
-fully conscious	*6*		
-somnolent, can be awaked to full consciousness	*4*		
-reacts to verbal command, but is not fully conscious	*2*		
Eye movement:		___	
-no gaze palsy	*4*		
-gaze palsy present	*2*		
-conjugate eye deviation	*0*		
Arm, motor power *:		___	___
-raises arm with normal strength	*6*		
-raises arm with reduced strength	*5*		
-raises arm with flexion in elbow	*4*		
-can move, but not against gravity	*2*		
-paralysis	*0*		
Hand, motor power *:			___
-normal strength	*6*		
-reduced strength in full range	*4*		
-some movement, fingertips do not reach palm	*2*		
-paralysis	*0*		
Leg, motor power *:		___	___
-normal strength	*6*		
-raises straight leg with reduced strength	*5*		
-raises leg with flexion of knee	*4*		
-can move, but not against gravity	*2*		
-paralysis	*0*		
Orientation:			___
-correct for time, place and person	*6*		
-two of these	*4*		
-one of these	*2*		
-completely disorientated	*0*		

Speech:			____
-no aphasia	***10***		
-limited vocabulary or incoherent speech	***6***		
-more than yes/no, but not longer sentences	***3***		
-only yes/no or less	***0***		
Facial palsy:			____
-none/dubious	***2***		
-present	***0***		
Gait:			____
-walks 5 m without aids	***12***		
-walks with aids	***9***		
-walks with help of another person	***6***		
-sits without support	***3***		
-bedridden/wheelchair	***0***		
Maximal Score	____	***22***	***48***

* Motor power is assessed only on the affected side.

References

Multicenter trial of hemodilution in ischemicstroke--background and study protocol. Scandinavian Stroke Study Group. Stroke1985 Sep-Oct;16(5):885-90.

Berg Balance Scale

Balance Feature	Score (0-4)
1. Sitting unsupported	___
2. Change of position: sitting to standing	___
3. Change of position standing to sitting	___
4. Transfers	___
5. Standing unsupported	___
6. Standing with eyes closed	___
7. Standing with feet together	___
8. Tandem standing	___
9. Standing on one leg	___
10. Turning trunk (feet fixed)	___
11. Retrieving objects from floor	___
12. Turning 360 degrees	___
13. Stool stepping	___
14. Reaching forward while standing	___

Total Score (0-56): ___

Interpretation

0 20, wheelchair bound
21 40, walking with assistance
41 56, independent

References

Berg K, Wood-Dauphinee S, Williams JI, Maki, B:Measuring balance in the elderly: Validation of an instrument. Can.J. Pub. Health, July/August supplement 2:S7-11, 1992.

Berg K, Wood-Dauphinee S, Williams JI, Gayton D:Measuring balance in the elderly: Preliminary development of an instrument. Physiotherapy Canada,41:304-311, 1989.

Modified Rankin Scale

SCORE	DESCRIPTION
0	No symptoms at all
1	No significant disability despite symptoms; able to carry out all usual duties and activities
2	Slight disability; unable to carry out all previous activities, but able to look after own affairs without assistance
3	Moderate disability; requiring some help, but able to walk without assistance
4	Moderately severe disability; unable to walk without assistance and unable to attend to own bodily needs without assistance
5	Severe disability; bedridden, incontinent and requiring constant nursing care and attention
6	Dead

TOTAL (0 6):____

References

Rankin J. "Cerebral vascular accidents inpatients over the age of 60." Scott Med J 1957;2:200-15.

Bonita R, Beaglehole R. "Modification of RankinScale: Recovery of motor function after stroke." Stroke1988 Dec;19(12):1497-1500.

Van Swieten JC, Koudstaal PJ, Visser MC,Schouten HJ, van Gijn J. "Interobserver agreement for the assessment ofhandicap in stroke patients." Stroke1988;19(5):604-7.

Stroke Specific Quality of Life Scale (SS-QOL)

Scoring: each item shall be scored with the following key

Total help - Couldn't do it at all - Strongly agree	***1***
A lot of help - A lot of trouble - Moderately agree	***2***
Some help - Some trouble - Neither agree nor disagree	***3***
A little help - A little trouble - Moderately disagree	***4***
No help needed - No trouble at all - Strongly disagree	***5***

ITEM	**SCORE**
Energy	
1. I felt tired most of the time.	___
2. I had to stop and rest during the day.	___
3. I was too tired to do what I wanted to do.	___
Family Roles	
1. I didn't join in activities just for fun with my family.	___
2. I felt I was a burden to my family.	___
3. My physical condition interfered with my personal life.	___
Language	
1. Did you have trouble speaking? For example, get stuck, stutter, stammer, or slur your words?	___
2. Did you have trouble speaking clearly enough to use the telephone?	___
3. Did other people have trouble in understanding what you said?	___
4. Did you have trouble finding the word you wanted to say?	___
5. Did you have to repeat yourself so others could understand you?	___
Mobility	
1. Did you have trouble walking? (If patient can't walk, go to question 4 and score questions 2-3 as 1.)	___
2. Did you lose your balance when bending over to or reaching for something?	___
3. Did you have trouble climbing stairs?	___

4. Did you have to stop and rest more than you would like when walking or using a wheelchair? ___
5. Did you have trouble with standing? ___
6. Did you have trouble getting out of a chair? ___

Mood

1. I was discouraged about my future. ___
2. I wasn't interested in other people or activities. ___
3. I felt withdrawn from other people. ___
4. I had little confidence in myself. ___
5. I was not interested in food. ___

Personality

1. I was irritable. ___
2. I was inpatient with others. ___
3. My personailty has changed. ___

Self Care

1. Did you need help preparing food? ___
2. Did you need help eating? For example, cutting food or preparing food? ___
3. Did you need help getting dressed? For example, putting on socks or shoes, buttoning buttons, or zipping? ___
4. Did you need help taking a bath or a shower? ___
5. Did you need help to use the toilet? ___

Social Roles

1. I didn't go out as often as I would like. ___
2. I did my hobbies and recreation for shorter periods of time than I would like. ___
3. I didn't see as many of my friends as I would like. ___
4. I had sex less often than I would like. ___
5. My physical condition interfered with my social life. ___

Thinking

1. It was hard for me to concentrate. ___
2. I had trouble remebering things. ___
3. I had to write things down to remember them. ___

Upper Extremity Function

1. Did you have trouble writing or typing? ___
2. Did you have trouble putting on socks? ___
3. Did you have trouble buttoning buttons? ___
4. Did you have trouble zipping a zipper? ___
5. Did you have trooouble opening a jar? ___

Vision

1. Did you have trouble seeing the television well enough to enjoy a show? ___
2. Did you have trouble reaching things because of poor eyesight? ___
3. Did you have trouble seeing things off to one side? ___

Work / Productivity

1. Did you have trouble doing daily work around the house? ___
2. Did you have trouble finishing jobs that you started? ___
3. Did you have trouble doing the work you used to do? ___

TOTAL SCORE: ___

Reference

Williams LS, Weinberger M, Harris LE, Clark DO,Biller J. Development of a stroke-specific quality of life scale. Stroke1999 Jul;30(7):1362-9.

AHA Stroke Outcome Classification (AHA SOC)

Number of Neurological Domains Impaired

Score		Neurological Domains
0	0 domains impaired	**Motor, sensory, vision, affect, cognition, language**
1	1 domain impaired	
2	2 domains impaired	
3	>2 domains impaired	

Severity of Impairment

Level	
A	No / minimal neurological deficit due to stroke in any domain
B	Mild / moderate stroke in >1 doman(s)
C	Severe deficit due to stroke in > 1 domain(s)

Function

Level	
I	***Independent*** in BADL and IADL activities and tasks required of roles patient had before stroke. Patient is able to live alone, maintain a household, and access the community for leisure and/or other productive activities such as shopping, employment, or volunteer work.
II	***Independent*** in BADL but partially dependent in routine IADL. Patient is able to live alone but requires assistance/supervision to access the community for shopping and leisure activities. Patient may require occasional assistance with meal preparation, household tasks, and taking medications.
III	***Partially dependent*** in BADL (<3 areas) and IADL. Patient is able to live alone with substantial daily help from family or cimmunity resources for more difficult BADL tasks such as dressing lower extremities, bathing, or climbing stairs. Patient requires assistance with IADL tasks such as meal preparation, home maintenance, community access, shopping, handling finaces, and/or takinf medications.
IV	***Partially dependent*** in BADL (>3 areas). Paatient is unable to live alone safely and requires assistance with IADL except for simple tasks such as answering the telephone.
V	***Completely dependent*** in BADL (>5 areas) and IADL. Patient is unable to live alone safely and requires full-time care.

AHA.SOC Score: (number of domains) (severity) (function)

Reference

Kelly-Hayes M, Robertson JT, Broderick JP,Duncan PW, Hershey LA, Roth EJ, Thies WH, Trombly CA. The American HeartAssociation Stroke Outcome Classification: executive summary. Circulation1998 Jun 23;97(24):2474-8

Barthel Index

Feeding

0 = unable
5 = needs help cutting, spreading butter, etc., or requires modified diet
10 = independent

Bathing

0 = dependent
5 = independent (or in shower)

Grooming

0 = needs to help with personal care
5 = independent face/hair/teeth/shaving (implements provided)

Dressing

0 = dependent
5 = needs help but can do about half unaided
10 = independent (including buttons, zips, laces, etc.)

Bowels

0 = incontinent (or needs to be given enemas)
5 = occasional accident
10 = continent

Bladder

0 = incontinent, or catheterized and unable to manage alone
5 = occasional accident
10 = continent

ToiletUse

0 = dependent
5 = needs some help, but can do something alone
10 = independent (on and off, dressing, wiping)

Transfers(bed to chair, and back)

0 = unable, no sitting balance
5 = major help (one or two people, physical), can sit
10 = minor help (verbal or physical)
15 = independent

Mobility(on level surfaces)

0 = immobile or <50 yards
5 = wheelchair independent, including corners, >50 yards

10 = walks with help of one person (verbal or physical) >50 yards
15 = independent (but may use any aid; for example, stick) >50 yards

Stairs

0 = unable
5 = needs help (verbal, physical, carrying aid)
10 = independent

TOTAL(0 100):

The BarthelADL Index: Guidelines

1. ***The index should be usedas a record of what a patient does, not as a record of what a patient could do.***
2. ***The main aim is toestablish degree of independence from any help, physical or verbal, howeverminor and for whatever reason.***
3. ***The need for supervisionrenders the patient not independent.***
4. ***A patient's performanceshould be established using the best available evidence. Asking the patient,friends/relatives and nurses are the usual sources, but direct observation andcommon sense are also important. However direct testing is not needed.***
5. ***Usually the patient'sperformance over the preceding 24-48 hours is important, but occasionallylonger periods will be relevant.***
6. ***Middle categories implythat the patient supplies over 50 per cent of the effort.***
7. ***Use of aids to beindependent is allowed.***

References

Mahoney FI, Barthel D. "Functional evaluation:the Barthel Index." MarylandState Medical Journal 1965;14:56-61.

Loewen SC, Anderson BA. "Predictors of stroke outcome using objectivemeasurement scales." Stroke.1990;21:78-81

Gresham GE, Phillips TF, Labi ML. "ADL status instroke: relative merits of three standard indexes." ArchPhys Med Rehabil. 1980;61:355-358

Collin C, Wade DT, Davies S, Horne V. "TheBarthel ADL Index: a reliability study." IntDisability Study.1988;10:61-63

Copyright Information

The Maryland State Medical Society holds the copyright for the Barthel Index.It may be used freely for non-commercial purposes with the following citation:

Mahoney FI, Barthel D. "Functionalevaluation: the Barthel Index."
Maryland State Med Journal 1965;14:56-61. Used withpermission.

Permission is required to modify the BarthelIndex or to use it for commercial purposes.

Glasgow Outcome Scale (GOS)

Note: The scale presented here is based on the original article by Jennett and Bond. It has become common practice in clinical trial administration, however, to use a modified version that places the scores in reverse order (i.e., "good recovery" = 1, "moderate disability" =2, etc.).

SCORE	DESCRIPTION
1	***Death***
2	***Persistant vegitative state*** Patient exhibits no obvious cortical function.
3	***Severe Disability*** (Conscious but disabled). Patient depends upon others for daily support due to mental or physical disability or both
4	***Moderate Disability*** (Disabled but independent). Patient is independent as far as daily life is concerned. The disabilities found include varying degrees of dysphasia, hemiparesis, or ataxia, as well as intellectual and memory deficits and personality changes.
5	***Good Recovery*** Resumption of normal activities even though there may be minor neurological or psychological deficits.

References

Jennett B, Bond M. "Assessment of outcome aftersevere brain damage."
Lancet 1975 Mar 1;1(7905):480-4

DSM-IV criteria for the diagnosis of vascular dementia

A. The development of multiple cognitive deficits manifested by both:

1. Memory impairment (impaired ability to learn new information or to recall previously learned information)
2. One or more of the following cognitive disturbances:
(a) aphasia (language disturbance)
(b) apraxia (impaired ability to carry out motor activities depite intact motor function)
(c) agnosia (failure to recognize or identify objects despite intact sensory function)
(d) disturbance in executive functioning (i.e., planning, organizing, sequencing, abstracting)

B. The cognitive deficits in criteria A1 and A2 each cause significant impairment in social or occupational functioning and represent a significant decline from a previous level of functioning.

C. Focal neurological signs and symptoms (e.g., exggeration of deep tendon reflexes, extensor plantar response, psuedobulbar palsy, gait abnormalities, weakness of an extremity) or laboratory evidence indicative of cerebrovascular disease (e.g., multiple infarctions involving cortex and underlyig white matter) that are judged to be etiologically related to the disturbance.

D. The deficits do not ocurr exclusively during the course of a delirium.

Code based on predominant features

290.41	**With Delirium**: if dilirium is superimposed on the dementia
290.42	**With Delusions**: if delusions are the predominant feature
290.43	**With Depressed Mood**: if depressed mood (including presentations that meet full symptom criteria for a Major Depressive Episode) is the predominant feature. A seperate diagnosis of Modd Disorder Due to a General Medical Condition is not given.
290.40	Uncomplicated: if none of the above predominates in the current clinical presentation

Specify if (can be applied to any of the above subtypes):
With Behavioral Disturbance: if there is clinically significant behavioral disturbance (i.e., wandering)

Coding note: Also code cerebrovascular condition on Axis III.

Reference

American Psychiatric Association: Diagnostic and Statistical Manual of Mental Disorders, Fourth Edition, Text Revision. Washington, DC, American Psychiatric Association, 2000.

Hachinski Ischaemia Score

Feature	Score
Abrupt onset	2
Stepwise deterioration	1
Fluctuating course	2
Nocturnal confusion	1
Relative preservation of personality	1
Depression	1
Somatic complaints	1
Emotional incontinence	1
History of hypertension	1
History of strokes	2
Evidence of associated atherosclerosis	1
Focal neurological symptoms	2
Focal neurological signs	2

Total Score: ______

References

Hachinski VC, Iliff LD, Zilhka E, Du Boulay GH,McAllister VL, Marshall J, Russell RW, Symon L. "Cerebral blood flow indementia."
ArchNeurol. 1975;32:632-7.

Molsa PK, Paljarvi L, Rinne JO,Rinne UK,Sako E. "Validity of clinical diagnosis in dementia: a prospectiveclinicopathological study."
JNeurol Neurosurg Psychiatry. 1985;48:1085-90.

Medical Research Council Grading for Power

Greatest power in the extensors of the affected limb	Score
Normal power	5
Diminished power	4
Movement against gravity	3
Movement with gravity eliminated	2
Flicker when attempting movement	1
No movement	0

Modified Ashworth Scale

Grade	Description
0	No increase in muscle tone
1	Slight increase in muscle tone, manifested by a catch and release or by minimal resistance at the end
2	Slight increase in muscle tone, manifested by a catch followed by minimal resistance throughout the remainder(less than half) of the ROM.
3	More marked increase in muscle tone through most of the ROM, but affected part(s) easily moved.
4	Considerable insrease in muscle tone, passive movement difficult
5	Affected part(s) rigid in flexion or extension

International Prostate Symptom Score(IPSS)

Question	Not at all	Less than 1 time in 5	Less than half the time	About half the time	More than half the time	Almost Always
1. During the last 10 days, how often have you had a sensation of not emptying your bladder completely after you finished urinating?	(0)	(1)	(2)	(3)	(4)	(5)
2. During the last 10 days, how often have you had to urinate again less than 2 hours after you finished urinating?	(0)	(1)	(2)	(3)	(4)	(5)
3. During the last 10 days, how often have you found you stopped and started again several times when you urinated?	(0)	(1)	(2)	(3)	(4)	(5)
4. During the last 10 days, how often have you found it difficult to postpone urination?	(0)	(1)	(2)	(3)	(4)	(5)
5. During the last 10 days, how often have you had a weak urinary stream?	(0)	(1)	(2)	(3)	(4)	(5)
6. During the last 10 days, how often have you had to push or strain to begin urination?	(0)	(1)	(2)	(3)	(4)	(5)
	None	1 Time	2 Times	3 Times	4 Times	5 or more times
7. During the last 10 days, how many times did you most typically get up to urinate from the time you went to bed at night until the time you got up in the morning?	(0)	(1)	(2)	(3)	(4)	(5)

Quality of Life	Delighted	Pleased	Mostly Satisfied	Equally satisfied and dissatisfied	Mostly dissatisfied	Felt unhappy	Terrible
If you were to spend the rest of your life with your urinary condition just the way it is now, how would you feel about that?	(0)	(1)	(2)	(3)	(4)	(5)	(6)

Morning Questionnaire

Item
Sleep Latency(min)
Total Sleep Time(min)
Number of Awakenings
Wake Time during Sleep(min)
Sleep Quality†
Condition upon Awakening‡
Ability to Concentrate†
Ease of falling asleep§
Morning Sleepiness ‖

†: 1=excellent, 2=good, 3=fair, 4=poor

‡: 1=better than usual, 2=as usual, 3=a little worse, 4=much worse

§: 100 mm VAS : 0=very easy, 100=not easy

‖ : 100 mm VAS : 0=very sleepy, 100=not at all sleepy

중풍병 療效評定표준

1996년 국가중의약관리국腦病急症協作組제정

1. 病類진단표준

(1) 의식 : 정상(0점) 기면(3점) 혼미(5점) 반혼수(7점) 혼수(9점)

(2) 언어 : 정상(0점) 構音장애(1점) 말하는 발음이 부정확(語句不全)(3점) 단어발음 부정확(字詞不淸)(4점) 失語(6점)

(3) 안면마비 : 없다(0점) 약간 있다(2점) 전체적으로 있다(2점)

(4) 눈 증상 : 두 눈을 위로 치켜뜬다(2점) 눈이 한쪽으로 쏠리고 깜박거리지 않는다(4점)

(5) 상지마비 : 없다(0점) 약간 있다(1점) 어깨까지 들어올린다(2점) 어깨까지 미치지 못한다(4점) 조금 움직일 수 있다(5점) 전혀 움직이지 못한다(6점)

(6) 손가락 마비 : 없다(0점) 힘이 약하다(1점) 주먹을 쥐었다가 펴는 것이 완전치 못하다(2점) 조금 움직인다(4점) 완전마비다(5점)

(7) 하지마비 : 없다(0점) 45° 이상 들어 올린다(1점) 45°까지 올릴 수 없다(2점) 평면에서 움직일 수 있다(4점) 조금 움직일 수 있다(5점) 전혀 움직이지 못한다(6점)

(8) 발가락마비 : 없다(0점) 힘이 약하다(1점) 구부렸다가 펴는 것이 완전치 못하다(2점) 조금 움직인다(4점) 완전마비다(5점)

(9) 기타 증상 : 동공에 이상이 있다(7점) 抽搐이 있다(7점) 嘔血便血이 있다(8점) 二便自遺한다(8점) 目合口開한다(8점) 鼻鼾息微하다(9점) 脈微欲絶하다(9점) 手撒肢冷하다(9점)

－각 항목의 최고점을 합하면 52점이다.

－1~13점이면 輕型, 14~26점이면 普通型, 27~39점이면 重型, 40점 이상이면 極重型이다.

2. 중풍병 療效評定표준

치료 전 病類진단 점수와 치료 후의 점수를 백분율로 계산한다.

(치료 전 평균점수-치료 후 평균점수)/(치료 전 평균점수)X100%

- 기본적으로 회복 : ≧ 81%, 6점 이하
- 현저히 호전 : ≧ 56% < 81%
- 호전 : ≧ 36% < 56%
- 약간 호전 : ≧ 11% < 36%
- 변화 없음 : < 11%
- 악화(사망포함)

뇌병변 장애의 장애등급판정기준

보건복지부고시제2003-37호 2003. 6. 28.

이 기준은 장애인복지법 제29조의 규정에 의하여 시장·군수·구청장에게 장애인등록을 신청한 사람의 장애등급을 진단·판정하는 때에 적용한다.

1. 장애진단기관 및 전문의

의료기관의 재활의학과·신경외과 또는 신경과 전문의

2. 장애진단 및 재판정 시기

1) 뇌졸중, 뇌손상 등 기타 뇌병변이 있는 경우는 발병 또는 외상 후 6개월 동안 지속적으로 치료한 후에 장애 진단을 하며 동기간이 경과하였다 하더라도 뚜렷하게 기능의 향상이 진행되고 있는 경우는 진단을 미루어야 한다.
2) 식물인간 또는 장기간의 의식 소실 등의 경우 발병(외상)후 6개월이 경과하면 장애진단을 할 수 있으며, 이러한 경우 최초 진단일로부터 2년 후에 재판정을 하도록 한다.
3) 수술 또는 치료로 기능이 회복될 수 있다고 판단하는 경우에는 장애진단을 처치 후로 유보하여야 한다. 다만, 1년 이내에 국내 여건 또는 장애인의 건강상태 등으로 인하여 수술 등을 하지 못하는 경우는 예외로 하되 필요한 시기를 지정하여 재판정을 받도록 하여야 한다.
4) 향후에 장애정도의 변화가 예상되는 경우에는 반드시 재판정을 받도록 하여야 한다. 이 경우 재판정의 시기는 최초의 진단일로부터 2년 이상 경과한 후로 한다. 2년 이내에 장애상태의 변화가 예상될 때에는 장애의 판정을 유보하여야 한다.
5) 재판정이 필요한 경우 장애진단을 하는 전문의는 장애진단서에 그 시기와 필요성을 구체적으로 명시하여야 한다.
6) 장애진단을 하는 전문의는 원인 질환 등에 대하여 6개월 이상의 충분한 치료 후에도 장애가 고착되었음을 진단서, 소견서, 진료기록 등으로 확인하여야 한다(필요시 환자에게 타병원 진료기록 등을 제출케 함).

3. 판정 개요

1) 뇌병변 장애의 판정은 뇌성마비, 외상성뇌손상, 뇌졸중 등 뇌의 기질적 병변으로 인한 경우에 한한다.
2) 장애의 진단은 주된 증상인 마비의 정도 및 범위, 불수의 운동의 유무 등에 따른 팔・다리의 기능저하로 인한 앉기, 서기, 걷기 등의 이동능력과 일상생활 활동(동작)의 수행능력을 기초로 전체 기능장애 정도를 판정한다.
3) 뇌의 기질적 병변으로 시각・청각 또는 언어상의 기능장애나 정신 지체에 준한 지능 저하 등이 동반된 경우는 중복장애 합산 인정기준에 따라 판정한다.

〈장애등급기준〉

장애등급	장 애 정 도
1급1호	가. 보행이 불가능한 사람 또는 주의의 전적인 도움이 없으면 일상생활을 하는 것이 불가능한 사람 나. 2급1호의 가와 나의 증상이 동시에 있는 사람
2급1호	가. 평지에서 50m 이상 보행이 어려운 사람, 고르지 못한 바닥이나 언덕길을 걷는 것이 매우 어려운 사람 또는 손잡이를 잡고도 계단 오르내리기가 겨우 가능한 사람 나. 식사, 세면 및 양치질, 용변처리 등을 어느 정도 할 수 있으나 목욕, 물이 들어 있는 컵을 손으로 흘리지 아니하고 옮기는 일 또는 선반에 물건을 올리는 일 등은 거의 할 수 없는 사람
2급2호	가. 3급1호의 가와 나의 증상이 동시에 있는 사람
3급1호	가. 평지에서 100m 이상 보행이 어려운 사람, 고르지 못한 바닥이나 언덕길을 걷는 것이 어렵은 사람 또는 계단을 오르내리기는 매우 어려운 사람 나. 식사, 세면 및 양치질, 용변처리를 하는데 다소의 어려움은 있으며 목욕, 물이 들어 있는 컵을 손으로 흘리지 않고 옮기는 일, 선반에 물건을 올리는 일 등이 매우 어려운 사람
3급2호	가. 4급1호의 가와 나의 증상이 동시에 있는 사람
4급1호	가. 평지에서 근거리 보행만이 가능하고 고르지 못한 바닥이나 언덕길에서 파행이 뚜렷하고 안정성이 없어 넘어지기가 쉬우며 계단 오르내리기가 어려운 사람 나. 그릇을 씻거나 돈을 세는 일, 주머니 또는 지갑에서 동전을 꺼내는 일, 비교적 굵은 끈을 매는 일, 양복 단추를 끼우는 일 등 주로 손을 사용하는 일을 수행하는데 매우 어려움이 있는 사람
4급2호	가. 5급1호의 가와 나의 증상이 동시에 있는 사람
5급1호	가. 고르지 못한 바닥이나 언덕길을 걷을 때 파행이 뚜렷하며 계단 오르내리기에 안정성이 떨어져 넘어지기가 쉬운 사람 나. 그릇을 씻거나 돈을 세는 일, 주머니 또는 지갑에서 동전을 꺼내는 일, 비교적 굵은 끈을 매는 일, 양복 단추를 끼우는 일 등 주로 손을 사용하는 일을 수행하는데 상당히 어려움이 있는 사람
5급2호	가. 6급 1호의 가와 나의 증상이 동시에 있는 사람
6급1호	가. 고르지 못한 바닥이나 언덕길 보행시에 파행을 보이며, 계단 오르내리기에 안정성이 다소 떨어지는 사람 나. 그릇을 씻거나 돈을 세는 일, 주머니 또는 지갑에서 동전을 꺼내는 일, 비교적 굵은 끈을 매는 일, 양복 단추를 끼우는 일 등 주로 손을 사용하는 일을 수행하는데는 주의와 반복으로 비교적 오랜 시간이 필요한 사람

※ 장애 상태가 각급의 2호에 해당하는 경우 세부내용을 진단서에 기재하여야 한다.

※ 잘못된 진단서 작성 예시 :

- 6급1호의 가와 나의 증상이 동시에 있으므로 5급2호로 판정함 (×)

찾아보기

ㄱ

ㄴ

ㄷ

ㄹ

ㅁ

ㅂ

ㅅ

ㅇ

ㅊ

ㅌ

ㅍ

ㅎ

INDEX

A

B

C

D

U

V

W

X

공동저자약력

김영석

경희대학교 한의과대학 졸업
동 대학원 한의학박사(내과학 전공)
동 부속한방병원 전문수련의 과정수료
동 부속한방병원 임상강사 및 조교수
동 한의과대학 조교수, 부교수, 교수
동 부속한방병원 중풍센터 소장
한중 중풍병 학술대회 중풍소위위원회 한국측위원장
중국 산동 중의약대학 부속병원
　한국국제협력단(KOICA) 파견교수
대한한의학회 회장
중국 성도 중의약대학 부속병원 급진과 방문교수
경희대학교 한의과대학 부속한방병원 심계내과 과장
　및 주임교수
경희대학교 한의과대학 학장

【논문】

- 중풍의 병인, 병리에 관한 문헌적 고찰 및 황련복령탕이 순환 및 중추신경계에 미치는 영향 외 60여편

【주요저서】

- 동의심계내과학, 1987
- 동의심계내과학(상·하), 1995
- 심계내과학, 2006

박성욱

경희대학교 한의과대학 졸업
동 대학원 한의학박사(내과학 전공)
동 부속한방병원 전문수련의 과정수료
동 강남경희한방병원 임상강사 및 조교수
대한중풍학회 편집위원
경희대학교 한의과대학 조교수

【논문】

- 뇌경색환자의 혈압, 맥박 및 뇌혈류에 대하여 水溝-承漿穴 전침자극이 미치는 영향 및 Effect of Chunghyul-dan on Arterial Stiffness: Clinical and Molecular Study 외 20여편

【주요저서】

- 심계내과학, 2006

문상관

경희대학교 한의과대학 졸업
동 대학원 한의학박사(내과학 전공)
동 부속한방병원 전문수련의 과정수료
동 부속한방병원 임상강사 및 조교수
대한중풍학회 간행이사
대한한의학회 편집위원
대한한방내과학회 전산이사
경희대학교 한의과대학 부교수

【논문】

- 뇌경색환자의 뇌혈류 측정 및 뇌혈관반응도 평가에 관한 임상적 연구 및 Uwhangchungsimwon on Expression of Nitric Oxide Synthease and Cell Adhesion Molecule in Human Endothelial Cells 외 40여편

【주요저서】

- 심계내과학, 2006

한창호

경희대학교 한의과대학 졸업
동 대학원 한의학박사(내과학 전공)
동 부속한방병원 전문수련의 과정수료
경원대학교 한의과대학 강사
한국한의학연구원 비상근 자문위원
한의중풍진단표준화위원회 위원
대한한의학회 학술이사, 제도이사
대한한방내과학회 기획총무이사, 편집위원장
대한중풍학회 총무이사, 교육이사
동국대학교 한의과대학 조교수

【논문】

- 川黃連이 自發性 高血壓 흰쥐(SHR)의 血壓에 미치는 影響 및 牛黃淸心元이 eNOS, 세포유착분자, TNF-α 및 p53 유전자 발현에 미치는 영향 외 30여편

【주요저서】

- 의학개론, 2006
- 심계내과학, 2006

임상중풍학

(Integrated clinical approach to stroke)

인　쇄　2007년 8월 10일
발　행　2007년 8월 25일
공　저　김영석, 문상관, 박성욱, 한창호
발 행 인　김정찬
발 행 처　도서출판 정담
주　소　서울특별시 송파구 가락동 10-2 동원빌딩 4층
전　화　443-2683, 2791
팩　스　430-7370
홈페이지　http:www.jdb.co.kr
등　록　제 22-135호
정　가　65,000원

ISBN 978-89-8085-366-3